现代骨科综合治疗策略

（上）

姬长坤等◎编著

吉林科学技术出版社

图书在版编目（CIP）数据

现代骨科综合治疗策略/ 姬长坤等编著. -- 长春 ：
吉林科学技术出版社，2016.6
ISBN 978-7-5578-0740-5

Ⅰ．①现… Ⅱ．①姬… Ⅲ．①骨疾病—诊疗Ⅳ．
①R68

中国版本图书馆CIP数据核字(2016) 第133453号

现代骨科综合治疗策略
Xiandai guke zonghe zhiliao celue

编　　著	姬长坤　黄炳刚　孔祥锋　梁品超　李洪钊　周　勇
出 版 人	李　梁
责任编辑	隋云平　端金香
封面设计	长春创意广告图文制作有限责任公司
制　　版	长春创意广告图文制作有限责任公司
开　　本	787mm×1092mm　1/16
字　　数	1000千字
印　　张	42.5
版　　次	2016年7月第1版
印　　次	2017年6月第1版第2次印刷

出　　版	吉林科学技术出版社
发　　行	吉林科学技术出版社
地　　址	长春市人民大街4646号
邮　　编	130021

发行部电话/传真　0431-85635177　85651759　85651628
　　　　　　　　　　85652585　85635176

储运部电话　0431-86059116
编辑部电话　0431-86037565
网　　址　www.jlstp.net
印　　刷　虎彩印艺股份有限公司

书　　号　ISBN 978-7-5578-0740-5
定　　价　170.00元

编　委　会

前　言

　　现代科学的全面发展，促进了医学发展的脚步，也促进了骨科学的发展。尤其是近 20 年来，与骨科学相关的一些边缘学科的发展，特别是影像学和工艺学等学科的日新月异，直接促进了骨科学诊断和治疗水平的进步，使骨科这一专科医学有了质的飞跃。

　　随着我国经济的飞速发展，人们生活节奏的加快，交通意外、工业和建筑业事故、以及各种自然灾害、战争、运动等所造成的高能量、复杂创伤越来越多，因此扩大骨科医师的知识面，提高救治患者的水平是对每个骨科医师提出的新要求、新挑战。为了适应这一新型医疗形势的要求，我们特组织一批有经验的临床骨科专家，结合他们多年的临床经验编写了这本《现代骨科综合治疗策略》。

　　本书的目的是指导骨科医师开展临床工作，规范其医疗行为，对常见病、多发病提出详细的诊疗策略，使其很快掌握如何组织和实施骨科的临床诊断与治疗。内容包含目前临床新技术、新观点的主流意见。本书在编撰过程中，将科学的临床思维、渊博的医学知识及丰富的临床经验融汇合一，深入浅出、力求实用，尽可能的满足广大基层骨科医务人员的临床需要。

　　由于编写时间所限，加之编写经验不足，书中若存在疏漏或谬误之处，敬请广大读者不吝赐教，以期再版时完善。

目　　录

第一篇　基础篇

第二篇　创伤篇

第三篇　脊柱篇

第四篇　关节篇

第五篇　康复与运动医学篇

第一篇　基础篇

第一章　骨科基础理论

第一节　骨的发生学

在解剖学上，人的骨分为颅骨、中轴骨和附肢骨，共 206 块，它们通过关节连成一个整体，构成机体重要的支撑和保护体系。此外，机体内的软骨，如分布于外耳、呼吸系统、胸廓的软骨，也具有支持作用；构成关节的软骨则具有连接、支持和保护的功能。每一块骨或软骨都是具有一定形态和功能的器官，它们分别由以骨组织或软骨组织为主体，外包骨膜或软骨膜及其分布其中的神经、血管和淋巴管所构成。

在胚胎学上，骨骼起源于外胚层及中胚层。其中，外胚层来源的骨骼只限于头部，由一群来源于脑神经嵴的间充质细胞迁入面部和下颌。身体其他部位的骨骼则起源于中胚层，包括体节的生骨节和其他间充质来源。间充质细胞是多能性的，可向不同的方向分化，在一定区域微环境下可以分化为成纤维细胞、成软骨细胞或成骨细胞。骨骼的发生在胚胎第 4～5 周时就已开始，但要到出生后 20～25 岁才最后完成，并且在此后还要不断更新和改建。

一、软骨的发生

（一）软骨的组织发生

软骨来源于胚胎中胚层间充质的分化。人软骨的发生约从胚胎第 5 周开始，在将要形成软骨的区域，有突起的间充质细胞缩回其突起，细胞变圆，并增殖聚集成团，称为软骨形成中心。此时细胞分化为大而圆的成软骨细胞，可合成和分泌软骨基质及纤维。当基质的量继续增加时，细胞之间的距离越来越大，细胞被包埋在基质的陷窝内，并进一步分化为成熟的软骨细胞。软骨细胞能产生蛋白多糖，其中含有嗜碱性较强的硫酸软骨素，使细胞周围浓度高于其他部位，称为软骨细胞囊。囊内的软骨细胞可进一步分裂增多而构成同源软骨细胞群。基质内的纤维逐渐增多，根据纤维种类不同，可将软骨分为透明软骨、弹性软骨和纤维软骨。

包围在软骨组织周围的间充质，则分化为软骨膜。软骨膜内层细胞为骨原细胞，具有终身分化为软骨细胞的能力，但在成年以后，往往处于潜能状态。

（二）软骨的生长

软骨的生长通常有两种并存的方式。

1.软骨内生长

软骨内生长，又称间质内生长，是幼稚时期软骨生长的主要方式。此种方式表现为软骨细胞不断分裂增殖产生新的软骨细胞，新的软骨细胞产生新的基质，致使软骨从内部膨胀式扩展。细胞分裂所产生的子细胞通过分泌基质而相互分开，从而占据相互分开的软骨陷窝，子细胞进一步分裂所形成的成对的或 4 个乃至更多的软骨细胞相互靠近构成同源细胞群。由软骨内软骨细胞不断地长大，细胞增殖而产生新的软骨细胞，由新的软骨细胞产生新的基质和纤维，使软骨从内部不断向周围扩展。

2.软骨膜下生长

软骨膜下生长，又称附加生长，即在整个胚胎时期，由软骨膜内的骨原细胞经过细胞分裂和分化而成为软骨细胞，由此产生新的基质和纤维。新生的软骨组织附加在原有软骨的表面，使软骨从表面逐渐增生。软骨膜这种形成软骨的能力可延续至出生后，并终身保持这种能力，但在成年期一般处于相对静止状态。

（三）软骨的再生

软骨具有一定的再生能力。软骨受伤后，如果软骨细胞保存完好，软骨基质可以迅速再生。例如，将粗制的木瓜蛋白酶注射入年幼家兔的外耳，可见耳塌陷，此时软骨基质的嗜碱性消失。电镜观察可见弹性纤维消失，但在 48h 后，基质再生，耳也恢复到原有的形态。不过，软骨的再生能力比骨组织弱。软骨损伤或被切除一部分后，一般未见有直接的软骨再生，而是在损伤处首先出现组织的坏死和萎缩，随后由软骨膜或邻近筋膜所产生的结缔组织填充。这种肉芽组织中的成纤维细胞可转变为成软骨细胞，后者进一步分化为软骨细胞，从而产生新的基质，形成新的软骨。因此，成年哺乳动物软骨损伤后的修复主要表现为结缔组织化生，这种化生可在机械力作用的条件下产生，特别是在压力与摩擦相结合的部位。一般认为关节软骨的存在与关节运动时所承受的经常性机械作用有关；当这些机械影响消除时，例如脱臼，关节软骨便处于"解除分化"状态，即重新转变为结缔组织。

二、骨的发生

人体骨发生的基本方式可归纳为两类：大多数骨的发生都是先出现间充质细胞密集，形成透明软骨性雏形，继而经过软骨内成骨的方式骨化成骨；另有部分骨骼则通过膜内成骨方式直接发生于间充质。不论哪一种方式，在它们的发生和生长过程中都包括骨组织的形成和骨组织的吸收两种基本过程。

（一）骨的组织发生

1.骨的组织发生基本过程

包括骨组织形成和骨组织吸收两方面，两者在骨发生过程中总是同时存在，相辅相成，保持动态平衡，使骨的生长发育与个体的生长发育相适应。成骨细胞与破骨细胞通过相互调控机制，共同完成骨组织的形成和吸收，骨形成和骨吸收之间存在耦联。两者在骨组织发生过程中总是同时存在，且不限于胚胎期，在成人骨组织仍继续进行，一方面在形成新骨组织；另一方面旧骨组织在不断被吸收和改建，以适应身体发育的需要。

　　(1)骨组织的形成:骨组织的形成经过两个阶段,首先是形成类骨质,然后是类骨质经过矿化为骨组织。由成骨细胞合成和分泌前胶原蛋白分子,并在细胞外转变为Ⅰ型胶原蛋白分子,它们平行聚合而成胶原原纤维。胶原原纤维借黏合质连接组成胶原纤维,成骨细胞还分泌无定形基质,胶原纤维与无定形基质构成类骨质,当成骨细胞完全埋入类骨质就成为骨细胞。类骨质的矿化是无机盐有序地沉积于类骨质的过程。类骨质矿化包括细胞内和细胞外的复杂生物化学过程,其中最关键的是由无定形的磷酸钙形成羟基磷灰石结晶。一般认为,Ⅰ型胶原蛋白与骨钙蛋白等非胶原蛋白紧密结合,构成网格支架,为矿化提供结构场所,也就是说,如果没有骨有机质的形成,也就无从谈其矿化。Ca^{2+}和P^{3+}是矿化的基本物质,其矿化形式是以羟基磷灰石结晶沉积于类骨质。Ca^{2+}由成骨细胞、软骨细胞或血液提供。P^{3+}主要来源于代谢产物焦磷酸的裂解,然后再与磷脂或磷脂蛋白相结合,构成血液循环中的P^{3+}。

　　成骨细胞和软骨细胞通过膜芽生方式产生基质小泡,并以类似顶浆分泌方式向类骨质中释放。基质小泡近似圆形,大小不一,直径$25\sim200nm$,有膜包被,膜内层有钙结合蛋白和碱性磷酸酶。钙结合蛋白把钙运送至基质小泡内膜的起始钙化点,这与碱性磷酸酶把无机磷酸盐运送到同一部位一样,钙结合蛋白在基质小泡膜内钙结合蛋白的位置与结晶最早沉积在小泡膜内层的部位是一致的。基质小泡为结晶形成提供一个稳定的小环境。然后,基质小泡破裂,将晶体释放到有机基质中,成为最初的羟基磷灰石结晶的晶核,并使矿化范围逐渐扩大,导致类骨质迅速矿化。基质小泡可能与类骨质矿化的启动、维持和停止有关。但是基质小泡如何从细胞转移到有机基质,晶体是怎样转至胶原蛋白结合位点目前尚不清楚。某些非胶原蛋白对羟基磷灰石有高度亲和力,既能促进又能抑制结晶的形成和生长。例如,酸性糖蛋白包括骨桥蛋白、骨唾液酸蛋白和骨酸性蛋白-75,通常仅分布于矿化组织,这些大分子是阴离子,能与钙和羟基磷灰石结合,参与结晶体形成。骨粘连蛋白能与羟基磷灰石结合,它与钙结合后本身构型发生变化,影响骨粘连蛋白与无机盐的相互关系。骨钙蛋白在二价阳离子(如Ca^{2+})的存在下对羟基磷灰石有极高的亲和力,它的作用很可能是调节无机盐形成。

　　类骨质经矿化便成为骨组织,在形成的骨组织表面又有新的成骨细胞继续形成类骨质,然后矿化,如此不断地进行。新骨组织形成的同时,原有骨组织的某些部分又被吸收。

　　(2)骨组织的吸收:骨组织被侵蚀或溶解,称为骨组织的吸收,它涉及骨矿物质溶解和有机物的降解。在骨发生和生长过程中,不仅有骨组织的形成,同时也有骨组织的吸收。骨在不断增大时,尚需变形以适应胚胎时期其他器官的发育,因此已形成的骨组织需要通过再吸收以适应新环境的要求。参与骨组织吸收过程的细胞是破骨细胞,它由多个单核细胞融合而成,其核不再分裂,但可以有新的细胞加入,故与巨噬细胞同源,属于单核-巨噬细胞系统。破骨细胞溶骨过程包括3个阶段:首先是破骨细胞识别并黏附于骨基质表面;然后细胞产生极性,形成吸收装置并分泌有机酸和溶酶体酶;最后使骨矿物质溶解和有机物降解。破骨细胞与骨基质黏附,是破骨细胞募集和骨吸收的关键步骤。功能活跃的破骨细胞,胞质亮区内肌动蛋白微丝的作用使细胞移向骨基质表面,并以皱褶缘和亮区紧贴骨基质表面,两者共同构成破骨细胞的吸收装置。目前认为,骨吸收装置的形成有赖于破骨细胞表面整合素与特异的骨基质蛋白成分之间相互作用。整合素为连接细胞外环境与细胞内骨架之间的重要结构,是细胞膜表面黏附分子,亦是细胞膜表面糖蛋白受体。整合素主要通过识别配体的"精氨酸-甘氨酸-天冬氨酸"

三肽序列(简称 RGD)介导黏附的骨基质中的骨桥蛋白,骨唾液酸蛋白和纤维连接蛋白均含 RGD 序列。破骨细胞膜上已鉴定出来的整合素主要有 $\alpha v \beta_3$、$\alpha_2 \beta_1$ 和 $\alpha v \beta_1$ 3 种,其中以整合素 $\alpha v \beta_3$ 的表达水平最强,它是调节破骨细胞功能最重要的整合素,能介导破骨细胞与骨桥蛋白和骨唾液酸蛋白黏附,而膜内部分又可与 F-肌动蛋白结合,将细胞骨架与细胞外基质联系起来。此外,整合素参与破骨细胞的形成和募集过程。

破骨细胞通过皱褶缘排出大量有机酸,如碳酸、柠檬酸和乳酸,造成局部酸性环境(pH 为 4.5～5.5),使骨基质中的不溶性矿物质转变成可溶的酸性盐而被溶解。近年研究发现,破骨细胞存在泌 H^+ 体系,由液泡 H^+-ATP 酶(V-H^+ ATPase)、碳酸酐酶 II(CA-II)和 Cl^--HCO_3^- 离子交换泵共同组成。破骨细胞存在碳酸酐酶 II 异构体,它可催化 CO_2 和 H_2O,产生 H^+ 和 HCO_3^-。该酶的表达随破骨细胞功能状态的不同而变化,如在骨吸收状态下,破骨细胞 CA-II 呈高表达,若抑制该酶活性可降低破骨细胞性溶骨作用。细胞排泌 H^+ 后,胞膜上的 Cl^--HCO_3^- 离子交换将 HCO_3^- 泵出细胞外,维持细胞内环境稳定。V-H^+ ATP 酶主要分布在破骨细胞皱褶缘区细胞膜上,细胞内外离子的主动转运主要由 V-H^+ ATP 酶完成,并参与 H^+ 的排泌。使用特异性抑制剂巴佛洛霉素 A_1 和伴刀球霉素 B 可显著抑制破骨细胞骨吸收,表明 V-H^+ ATP 酶在骨吸收中起重要作用。

骨有机质中的 I 型胶原,主要由破骨细胞分泌半胱氨酸蛋白酶(CP)和基质金属蛋白酶(MMP)降解。CP 分布于溶酶体,CP 类中起作用的是组织蛋白酶,它在酸性条件下可作用于 I 型胶原蛋白分子交联处的调聚肽段,使胶原蛋白解聚、变性、降解;同时还参与有机质其他蛋白的降解。目前发现有多种组织蛋白酶能降解骨有机质,如组织蛋白酶 L、B 直接参与有机质降解;组织蛋白酶 D 可能通过激活胶原酶间接参与骨吸收;组织蛋白酶 K 在酸性环境下可降解 I 型胶原。间质胶原酶(MMP)是参与降解有机质的另一类重要蛋白酶,包括胶原酶、明胶酶和基质分解素 3 类。胶原酶中的 MMP-1 直接参与 I 型胶原降解。基质分解素中的基质分解素-1(stromelysin-1,Sl-1,MMP-3)参与 MMP-1 和明胶酶(GL)的激活,从而加强骨吸收。破骨细胞中呈特异性高表达分子量为 92000 的明胶酶(GL-B,MMP-9),它可降解 I、III、IV、V 型胶原和明胶,且在酸性条件下仍可保持较高活性。因此,MMP-9 与 MMP-1 和 CP 共同参与 I 型胶原及其片段(I 型明胶)的降解吸收,亦可能降解 IV 型和 V 型胶原,有利于破骨细胞在骨组织中聚集。

破骨细胞皱褶缘还能以胞吞作用摄取细胞外溶解的矿物质和降解的有机物,内吞小泡与初级溶酶体融合,成为次级溶酶体进行细胞内消化。研究发现,破骨细胞可通过细胞内转运,将降解的骨基质蛋白和无机盐运送到游离侧细胞膜顶端区并释放出,其机制可能是通过可溶性 N-乙基马来酰胺敏感因子吸附蛋白受体(SNARE)实现的。这种胞内转运过程是细胞清除降解产物和骨吸收作用的重要调节机制。清除产物有利于维持骨吸收微环境的稳定,促进骨基质进一步降解,而且通过转运释放出骨基质的活性蛋白如 β-转化生长因子(包括骨形态发生蛋白),调节成骨细胞活性和骨改建。

体外实验证明,在骨吸收中成骨细胞也具有重要作用。骨基质表面有一薄层未矿化的类骨质,被成骨细胞分泌的酶降解后,破骨细胞才能黏附在矿化基质上。成骨细胞可分泌破骨细胞刺激因子,使附近的静止破骨细胞活跃;成骨细胞还分泌前胶原酶和纤溶酶原激活剂,后者使血清胞质素原成为纤溶酶；同时前胶原酶转变为胶原酶。这两种酶使类骨质降解，因此，破骨细胞的活动似乎直接依赖于成骨细胞释放的破骨细胞刺激因子和分泌这些酶。

骨的形成和吸收之间存在耦联，例如成骨细胞产生的 IGF-Ⅰ，一方面以自分泌方式作用于成骨细胞前体细胞，分化为成骨细胞，并刺激成骨细胞分泌胶原蛋白分子，合成胶原纤维，促进骨形成；成骨细胞也合成 IGF-Ⅱ，其作用与 IGF-Ⅰ 相似，但较 IGF-Ⅰ 弱。另一方面 IGF-Ⅰ 还可刺激破骨细胞的分化、形成和功能活性。

在胚胎时期，甲状腺发生和分化的时间比较早，并出现一定的生理功能，即分泌甲状腺素和降钙素。前者可使骨化按正常时间出现而不延迟，后者能激活成骨细胞，促进其线粒体摄取钙和降低细胞外基质中游离钙，有利于骨基质的进一步矿化。

2.骨的组织发生基本方式

由于骨的类型不同，骨的组织发生的方式有两种：从胚胎性结缔组织直接骨化形成骨组织，而不经过软骨阶段，称为膜内成骨；先由间充质形成软骨雏形，在此基础上再骨化形成骨组织，称为软骨内成骨。

（1）膜内成骨：只发生在扁骨，如顶骨、额骨、枕骨、颞骨等，以及上、下颌骨和锁骨的一部分。

在将要形成骨的区域，间充质聚集成富含血管的原始结缔组织膜，间充质细胞以细长突起相互接触。膜内某些部位的未分化间充质细胞，即骨原细胞分化为成骨细胞，彼此通过短突起互相连接。成骨细胞产生胶原纤维和基质，并包埋于基质中，即类骨质形成。嗜酸性的类骨质呈细条索状，分支吻合成网。不久类骨质矿化，形成原始骨组织，称骨小梁。最先形成骨组织的部位，称骨化中心。颅顶骨通常有 2 个骨化中心，出现在胚胎第 8 周。骨小梁形成后，来自骨原细胞的成骨细胞排列在骨小梁表面，产生新的类骨质，使骨小梁增长、加粗。一旦成骨细胞耗竭时，立即由血管周围结缔组织中的骨原细胞增殖、分化为成骨细胞。膜内成骨是从 2 个骨化中心各向四周呈放射状地生长，最后融合起来，取代原来的原始结缔组织，成为由骨小梁构成的海绵状原始松质骨。与此同时，骨小梁内的胶原纤维由不规则排列逐渐转变为有规律地排列。由于破骨细胞的溶骨活动，将初建的骨松质吸收，改建形成具有骨板的骨密质和骨松质，即在骨的内外表面构成骨密质，其间为骨松质。在松质骨将保留的区域，骨小梁停止增厚，位于其间的具有血管的结缔组织，则逐渐转变为造血组织，骨周围的结缔组织则保留成为骨外膜。从骨膜内面分化来的成骨细胞又不断形成骨板，使骨不断加厚。在扁骨，其外表面往往以骨形成为主，内表面则以骨吸收为主，以适应脏器的发育。

（2）软骨内成骨：是指在将要发生骨的部位，先由局部间充质细胞分裂增殖，并形成透明软骨，之后透明软骨逐渐退化。伴随血管的侵入，骨原细胞和成骨细胞自软骨膜进入软骨组织，在退化的软骨组织中成骨，并逐渐代替软骨组织的方式，为软骨内成骨。人体的部分颅底骨、脊椎骨、四肢骨和盆骨等，以软骨内成骨的方式发生。

其发生过程是，先由间充质形成透明软骨，其外形与将要形成的骨的外形近似，称软骨雏形。然后，在软骨雏形中段的软骨膜出现血管增生，血供丰富，软骨膜内层的骨原细胞分裂增殖、并分化为成骨细胞，进行造骨，在软骨膜下形成同领圈样的环行骨组织，称骨领。此时，骨领外侧的软骨膜即改称骨膜。

在骨领形成后,由于软骨雏形中段的软骨组织一时缺乏营养而发生退化,软骨细胞肥大变性,细胞质呈空泡样,软骨基质钙化,继而软骨细胞退化死亡,残留互相通连的软骨陷窝。因此处为软骨内部最先成骨的部位,故称初级骨化中心。

初级骨化中心出现之初,外周的骨膜组织包括血管及骨原细胞和破骨细胞等,穿越骨领进入退化的软骨区。破骨细胞溶解钙化的软骨基质,形成一些较大的不规则腔隙,内含血管、骨膜组织和早期形成的骨髓,这些腔隙即称为初级骨髓腔。不久,腔隙内骨膜组织中的骨原细胞增殖分化为成骨细胞,细胞分布在残存的钙化软骨基质的表面进行造骨,形成许多初级骨小梁。在骨领和初级骨小梁形成的同时,破骨细胞也不断地溶骨。因此,骨领外表面的成骨细胞不断成骨,内表面的破骨细胞又不断溶骨,使长骨骨干部分不断增粗及骨髓腔横向扩大;与此同时,初级骨化中心从骨干中段向两端延伸,新形成的初级骨小梁又不断地被破骨细胞溶解吸收,使长骨不断增长及初级骨髓腔纵向扩大。初级骨髓腔逐渐融合扩大,形成较大的骨髓腔。

在初级骨化中心形成之后,在软骨两端,即骨骺,也相继出现新的成骨中心,称为次级骨化中心。次级骨化中心的发生时间因骨而异,大多在出生后数月或数年,少数在出生前。每个长骨有2个或2个以上的次级骨化中心,如胫骨、腓骨、桡骨和尺骨各有2个,股骨有4个,肱骨有8个。同一长骨各骨化中心出现的时间和骨化完成的时间均不相同,并且存在性别差异。次级骨化中心成骨的过程与初级骨化中心相似,但它们的骨化不是沿着长轴,而是呈放射状向四周扩展。待骨化完成后,表面残存的薄层软骨即为关节软骨。关节软骨终身存在,不参与骨的形成。而在骨骺与骨干之间也保存一片盘形软骨,称为骺板。

(二)骨的生长和改建

在人体发生和发育过程中,骨不断生长和改建。骨的生长既有新的骨组织形成,又伴随着原有骨组织的部分被吸收,两者之间保持一种动态平衡。同时在生长过程中还进行一系列的改建活动,骨内部结构不断地变化,使骨与整个机体的发育与生理功

1.长骨的生长和改建

(1)长骨的生长:主要通过骺板的成骨作用进行,该处的软骨细胞分裂增殖,并从骨骺侧向骨干侧不断进行软骨内成骨过程,使骨的长度增加,故骺板又称生长板。从骨骺端的软骨开始,到骨干的骨髓腔,骺板依次分为5个区。①软骨储备区:此区又叫静止区或小软骨细胞区,位于骨骺的骨干侧,并与之相邻接。软骨细胞小,呈圆形,细胞数量少,散在分布。软骨基质呈弱嗜碱性,含有类脂和蛋白多糖,水分较多,胶原纤维交织排列。软骨储备区基本上不存在间质性生长,新生软骨源于周围软骨膜的附加性生长。②软骨增生区:位于储备区深面。软骨细胞迅速分裂并呈扁平形,细胞的长轴垂直于骨的长轴,形成多行并列的纵行软骨细胞柱。细胞在增殖的同时也产生一定量的基质。③软骨成熟区:位于增生区深面,又称软骨肥大区。软骨细胞呈圆形,体积明显增大,细胞仍呈柱状排列,但细胞不再分裂。细胞柱之间的软骨基质甚薄,纵切面上呈窄条状。由于软骨成熟区的软骨细胞增大,基质减少,成为骺板中最薄弱的部位。④软骨钙化区:此区紧接成熟区,软骨基质纵隔有钙盐沉积,呈强嗜碱性,软骨细胞死亡,细胞膜和核膜全部破裂,细胞膜和线粒体上的钙完全消失。退化死亡的软骨细胞留下较大的软骨陷窝。⑤成骨区:成骨细胞在残存的钙化软骨基质表面建造初级骨小梁,骨小梁表面附有成骨细胞和破骨细胞,表明此时骨组织的生成和骨组织的溶解吸收是同时进行的。初级骨小

梁之间为初级骨髓腔。

上述骺板各区的变化是连续进行的。在正常情况下,骺板增生区内软骨细胞的增殖速度,与钙化区内软骨细胞变性和消除的速度相平衡。因此,骺板几乎保持稳定的厚度。骨干长度的增加,就是由于骺板增生区软骨细胞不断分裂增殖,并且当它们退化时又被骨组织所取代的结果。到17~20岁时,增生区内软骨细胞的增生减慢,最后停止,骺板软骨逐渐被骨组织取代,最终骺软骨完全消失,使骨骺的松质骨与干骺端的骨小梁连续,骨骺的骨髓腔与骨干的骨髓腔相通。骺板的消失过程称为骺闭合。骺板消失后,在长骨的干骺之间留下线性痕迹,称为骺线,此后,骨不能再进行纵向生长。一个长骨的两个骨骺的闭合时间可能并不相同,如胫骨的生长主要在近端骨骺,而股骨长度的增加主要发生在远端骨骺,这些知识对放射学和矫形外科学具有临床意义。

(2)长骨的增粗:长骨骨干横径的增大是由于骨外膜不断形成骨领所致。骨外膜内层骨原细胞分化为成骨细胞,以膜内成骨的方式,使骨领不断加厚,骨干变粗;与此同时,在骨干的内表面,破骨细胞吸收骨小梁,使髓腔扩大。骨领表面的新骨形成与骨干内部的骨吸收速度是协调进行的,故骨干增长迅速,而骨干壁厚度的增大则比较缓慢。长骨骨骺的增大则与骨干不同,早在软骨雏形阶段,其两端依靠软骨间质性生长,使其迅速伸长变粗,骨干的两端已变得较大。大约至30岁长骨不再增粗。

(3)长骨内部的改建:长骨生长过程中的重要变化之一是在骨干部形成骨密质,即骨单位的发生。胎儿长骨骨干部最初均为骨松质,以后通过骨小梁的增多和增厚,小梁间的腔隙变小,逐渐形成初级骨密质。随着骨的生长和改建,骨干部的骨外膜下逐渐形成多层至数十层的外环骨板,骨内膜下形成较薄的内环骨板,此时尚无骨单位。骨单位的形成开始于胎儿出生后1岁左右,它的形成是以破骨细胞和成骨细胞的功能保持平衡为基础的。即先由破骨细胞溶解吸收骨质,形成一些纵列的沟或隧道,来自骨膜的血管及骨原细胞进入其中,骨原细胞分化而成的成骨细胞排列在隧道或沟的内表面进行造骨,由外向内逐层形成同心圆排列的骨单位骨板(哈弗斯骨板),中央的纵行管道逐渐变窄,最终形成中央管,形成第1代骨单位。

在个体生长发育中,受支持、负荷和运动等因素的影响,骨单位不断地新生和改建,即原有的骨单位被溶解吸收,逐渐由新生的骨单位所取代。依此方式一代一代的骨单位逐次更新交替,前一代骨单位被溶解吸收的残余部分即为间骨板。在骨单位更新和改建过程中,内、外环骨板也同时进行改建,使长骨在增长增粗过程中,外形也不断变化和重塑。骨密质的更新和改建持续终身,但成年后其过程较为缓慢。

2.扁骨的生长和改建

以颅顶骨为例,胎儿出生后,颅顶骨生长主要是通过骨外膜在骨外表面形成骨组织,同时在骨内面进行骨吸收。从顶骨的中心到外周,骨形成和骨吸收的速率不同,致使颅顶逐渐扩大,顶的曲度变小,顶骨变得扁平。此外,骨缝处的原始结缔组织形成骨组织,也是颅顶骨扩大的原因。因为骨组织可塑性很大,以适应脑的发育,形成大小适宜的颅顶骨。从出生至8岁,颅顶骨由单层初级密质骨改建成内外两层次级密质骨,即形成内板和外板及其间的松质骨板障。直至成年颅顶骨才发育完善,之后停止生长,但内部改建仍缓慢进行。

3.影响骨生长的因素

影响骨生长的因素很多,如遗传基因表达,营养和运动,以及药物、激素、诸多因子和应力作用等。遗传因素和(或)环境因素所致的软骨和骨的先天畸形,如软骨发育不全、短肢畸形、先天性成骨不全和先天性髋关节脱位等。激素对骨发育的影响甚大,骨的生长和代谢受多种激素调节,其中较显著的是垂体的生长激素、甲状腺激素、降钙素、甲状旁腺激素以及性激素等。生长激素和甲状腺激素可促进骺板软骨细胞增殖,使骨不断增长。若这两种激素分泌不足时,身体生长缓慢甚至停顿,成为侏儒症;若生长激素分泌过多,可致身体超长生长,成为巨人症。甲状旁腺激素和降钙素参与调节机体的钙、磷代谢,它们对骨生长的影响已如前述。性激素对骨的生长和代谢也有重要作用。性腺发育不良可致生长障碍;妇女绝经后,雌激素分泌低下,骨盐分解吸收过多,可导致骨质疏松症。

维生素 A、维生素 D、维生素 C 对骨的生长和代谢有重要影响。维生素 A 对成骨细胞和破骨细胞的活动起协调平衡作用,以保证骨的正常发育和改建;维生素 A 严重缺乏,可使骨生长和改建失调,导致骨骼畸形。维生素 D 可促进小肠吸收钙和磷,当此种维生素摄入不足时,尤其在小儿和孕妇易发生钙盐沉积不良,而导致骨质软化,出现脊柱骨、盆骨、四肢骨的变形。维生素 C 在胶原纤维的生成中起重要作用,若维生素 C 严重缺乏,可导致骨基质生成障碍,骨生长停滞,骨折后也不易愈合。

(三)中轴骨的发生

中轴骨包括脊椎、肋骨和胸骨,前两者均来自体节的生骨节,后者则为局部间充质所形成。

1.脊椎的发生

脊柱主要由椎骨组成,所有椎骨均由体节腹内侧的生骨节分化而来。在胚胎第 4 周,生骨节细胞向中轴 3 个方向迁移。向内侧迁移,包绕脊索,先形成软骨,最后骨化成椎体,被椎体所包围的脊索退化消失。向背侧迁移的生骨节细胞,包绕神经管,形成椎骨的左右椎弓,以后还发生了棘突和横突。向腹外侧迁移的细胞形成肋突,并发育成肋骨。脊柱仍保留着节段性起源的痕迹。生骨节细胞迁移形成的各细胞团块之间有疏松的间充质,其内有节间动脉。每个生骨节细胞团的尾端部分致密,头端部分则较疏松,上一生骨节尾端致密部分和下一生骨节头端疏松部分连接,构成前软骨椎体,含有节间动脉的节间组织也并入了前软骨椎体内。在 2 个前软骨椎体之间有来自下一个细胞团头端疏松组织发育而成的椎间盘,其中的一段脊索膨大构成髓核,并有环形纤维环绕。

在出生时,每个椎骨都由 3 个骨性部分构成,三者之间靠软骨相连。青春期开始后不久,每个椎骨内出现 3 个次级骨化中心:棘突顶端 1 个、左右横突尖端各 1 个。椎体上下两表面各有 1 个环状骺。25 岁左右,所有次级骨化中心相互并合,完成骨化。从整个脊柱的发生来看,椎骨的骨化时间有一定顺序。一般来说,椎体的初级骨化中心首先产生于下段胸椎,然后向上向下延伸。第 2 颈椎约在胚胎第 4 个月出现,次级骨化中心先出现于颈椎(除寰椎外),然后由上向下依次产生。腰椎约于胚胎第 3 个月出现。骶椎与尾骨的连合在青春期至 25 岁之间发生。

2.肋骨的发生

肋骨是由椎骨原基形成的肋突发生而成,故来源于生骨节间充质细胞。在正常情况下,只有胸区形成长肋。由肋突形成的肋骨原基在胚胎第 7 周成为软骨性肋,再经骨化形成肋骨。一般于胚胎第 9 周开始出现骨化中心,共有 3 个,分别位于肋骨干、肋骨结节和肋骨头。所有肋骨的远端终身为肋软骨。肋骨在发生之初,即与椎骨相连,当椎骨与肋骨形成之后,两者之间的直接连接变成为滑液性关节连接。肋骨的腹侧端与胸骨连接。颈、腰、骶、尾部的肋骨,在开始发生后不久即萎缩退化。在颈部,肋骨的一部分与椎骨横突合并,一部分合并于椎骨体,两者之间遗留一孔,称为横突孔。腰部的肋骨完全合并于腰椎横突,以后已无痕迹。骶部的肋骨完全与骶椎两旁的扁平骨融合为一体。尾骨除第 1 尾椎有发育肋骨的痕迹外,其余完全消失。

3.胸骨的发生

胸骨是由原位的间充质细胞密集、分化而成。开始发生于胚胎第 6 周,先形成左、右两条纵行的间充质细胞带,称为胸骨原基。以后从上而下彼此间在中线靠近融合。到胚胎第 9 周,两条胸骨原基完全愈合并软骨化,在此期间已有上位的约 6 对肋软骨附于其上。软骨化后,其头端出现一个细胞群,称为前胸骨柄,以后形成胸骨柄,并与两侧锁骨形成关节连接。其尾部演化为 7～8 个小段,称为胸骨段,形成胸骨体和胸骨剑突。胸骨体与肋骨形成关节连接。每一胸骨段各出现一个骨化中心,约始于胚胎第 5 个月,但全部出现骨化中心要到儿童时期,完成骨化过程则需到青春期。胸骨剑突在儿童时期才出现骨化中心。

(四)颅骨的发生

颅骨是由多块骨组合而成,在种系发生上来源于脑颅(神经颅)和咽颅(内脏颅),两者最初均属软骨。先由围绕脑的间充质形成雏形,脑颅的底部仍为软骨内成骨,尤在耳囊(听泡)和鼻囊周围所形成的软骨囊最为典型,而面部骨和颅盖骨则属膜内成骨。一般来说,位于颅底及直接由鳃弓演变来的骨骼均为软骨内成骨,而颅顶及面部侧上方的骨骼则为膜内成骨。

1.脑颅(神经颅)的发生

脑颅具保护脑的功能,可分为软骨性脑颅和膜性脑颅。

(1)软骨性脑颅:包括颅底诸骨,先形成软骨,后经软骨内成骨而形成骨性颅底。在颅底发生中,脊索起着重要的作用。约在胚胎第 7 周,脊索两旁间充质形成左右一对软骨条,名为索旁软骨,又叫基底板,它与来自枕部生骨节的软骨并合,形成枕骨的基部。以后这一软骨向背侧伸展形成枕骨顶盖,包绕脊髓的上端,形成枕骨大孔。与此同时,在脊索头侧亦出现左右 2 条软骨条,称为颅梁软骨,其前端与鼻软骨囊相互并合形成筛板。位于颅梁软骨后端、索旁软骨之前方的垂体区出现垂体软骨,它一方面与前方颅梁软骨融合,同时也与后方的索旁软骨前端融合,构成顶索软骨,垂体软骨左右并合成蝶骨体。筛板与顶索软骨之间原有一个较大的间隙,以后封闭消失,其前端部分形成筛骨,后端部分形成蝶鞍,与前方的眶翼软骨、颞翼软骨融合,分别构成蝶骨小翼和蝶骨大翼。在耳囊周围的软骨形成颞骨的岩部及乳突部,它们在以后又与颞翼软骨和索旁软骨并合形成颞骨,但乳突要到出生后才发育。

在人胚第 9～10 周,软骨颅已可分出枕骨区、蝶骨区、颞骨区和筛骨区。随后各区出现骨化中心,每一中心代表一块小骨片,经愈合后分别形成枕骨、蝶骨、颞骨的岩部和乳突部以及筛骨。但枕骨有一部分为膜内成骨。

(2)膜性脑颅:顶骨和额骨为膜内成骨。被覆在脑表面的间充质先形成间充质组织膜,于胚胎第 9～10 周时出现多个骨化中心,分别形成顶骨、额骨、鼻骨、泪骨、犁骨、蝶骨大翼的眶部、颈部和翼突、额骨的鳞部等。到出生时,头颅的柱扁骨间有致密结缔组织膜构成的颅缝,即额缝、冠状缝、矢状缝和人字缝,形成纤维性连接。在胚胎晚期和婴儿期有 6 个较大的纤维性连接区,称为囟门,它们是左右顶骨与额骨之间的菱形的前囟,左右顶骨与枕骨之间三角形的后囟,前外侧方的左右蝶囟和后外侧方的左右乳突囟。这些结构有利于脑的进一步发育,亦适应于分娩时胎儿颅的形态变化,包括颅顶骨的重叠、额部变扁和枕部拉长等。一般情况下,后囟和蝶囟在出生后 2～3 月内闭合,乳突囟在出生后 1 岁左右闭合,而前囟要到出生后 2 岁半左右才闭合。颅缝的愈合在时间上亦有差异,如额骨的两半在生后第 2 年愈合,额缝在 8 岁时闭合,其他颅缝到成年时才闭合。

2.咽颅的发生

来源于鳃弓中胚层,主要演变为上、下颌骨和咽后部诸骨。它们亦分为软骨内成骨和膜内成骨。

(1)软骨性咽颅:在前两对鳃弓中先形成一些软骨,再衍化为骨骼。第 1 对鳃弓形成 Meckel 软骨,其背侧端于胚胎第 4 个月开始骨化形成中耳的小骨,即锤骨和砧骨;其中部退化,软骨膜衍化为锤骨前韧带和蝶下颌韧带,腹侧端大部分消失。第 2 对鳃弓形成 Reichert 软骨,其背侧端骨化形成中耳的镫骨和颞骨的茎突,腹侧端骨化成舌骨小角和舌骨体上部;介于基突与舌骨之间的软骨退化,其软骨膜衍化为基突舌骨韧带。第 3 对鳃弓形成的软骨形成舌骨大角和舌骨体的下部。第 4 对鳃弓形成的软骨形成甲状软骨的一部分和楔状软骨。第 5、6 对鳃弓在人类不发达,尤其是第 5 对鳃弓有时可不存在,主要形成喉部诸软骨,包括小角状软骨、杓状软骨、环状软骨和甲状软骨的一部分。会厌软骨是由第 3 和第 4 对鳃弓衍生的鳃下隆起中的间充质发育而来。

(2)膜性咽颅:第 1 对鳃弓的上颌突经膜内成骨形成上颌骨、颧骨和颞骨鳞部,颞骨鳞部构成了脑颅的一部分,上颌突的一部分骨化成腭骨和犁骨。第 1 对鳃弓的下颌突内围绕 Meckel 软骨的间充质经膜内成骨形成下颌骨和下颌颞关节的关节盘,但下颌骨的颏部和下颌小头属软骨内成骨。

人类颅骨的发生也反映了种系发生过程。在低等动物,每一个骨化中心代表了一块骨片,相互分开。进化到高等哺乳类动物,包括人类,每个骨片可出现多个骨化中心,且有的骨片可由软骨内成骨和膜内成骨共同形成,如枕骨、蝶骨、颞骨和下颌骨等。

新生儿的头颅与身体其他部位的骨骼相比,体积相对较大,面颅与头颅相比较小,这是由于上、下颌发育尚差,面骨小,鼻旁窦基本上还未形成所致。随着这些骨骼的发育和牙齿的出现,脸面随之增大。7 岁前是颅盖和面部迅速生长的时期。

三、关节的发生

关节是骨与骨之间借结缔组织使相邻骨彼此连接或可以活动的连接结构。关节一般分为滑液性关节、纤维性关节和软骨性关节。前者属活动关节,后两者为不动关节。

（一）滑液性关节

由 2 块正在发生中的骨之间的间充质分化而成。周边的间充质分化为关节囊和关节韧带，中央的间充质退化消失而形成关节腔，被覆在关节囊内表面的间充质细胞分化为间皮，形成滑膜，但关节软骨表面不形成间皮。

（二）纤维性关节

由 2 块发生中的骨之间的间充质分化为致密结缔组织而形成，如颅骨缝。颅骨缝在发育期间和发育完成后为何能继续存在而不发生骨化，推测是因局部结缔组织内有一种抑制骨形成的因子，也可能与碱性磷酸酶的作用有关。骨缝结缔组织中含有胶原纤维、弹性纤维和网状纤维。

（三）软骨性关节

由 2 块发育中的骨之间的间充质分化为透明软骨或纤维软骨而形成，如椎体之间的关节和耻骨联合。

四、骨骼和关节的

（一）侏儒

侏儒是较常见的畸形。由于长骨骺板内的软骨内成骨过程受阻，致使上肢和下肢短小，而头颅相对较大，胸部往往脊柱后弯和腹部突出，颜面的中央区稍有发育不良。

（二）隐性脊柱裂

由于左、右两半椎弓未能愈合所致，易发生于腰椎和骶椎，颈椎亦可发生。一般只累及一个椎骨，其表面的皮肤完整，故只有 X 线摄片才能确定。有脊柱裂的表面皮肤上有一撮毛发，并有一凹窝。颈椎裂易发生于第 1 颈椎（寰椎）。

（三）脊柱裂

脊柱裂多发生在腰骶部，多为复合缺损，包括神经管和椎弓均未闭合，涉及范围大小不一。由于胚胎早期发育时神经褶缺乏其下方脊索和周围间充质的诱导作用或由于致畸因子的作用，造成了脊柱裂。

（四）半椎骨畸形

在正常情况下，发育中的椎体有两个骨化中心，以后融合在一起形成一个完整的骨性椎体。如果其中有一个骨化中心未发生，就会造成半椎骨畸形，它可引起脊柱侧凸。

（五）无颅畸形

无颅畸形是由于神经管的头端在第 4 周仍未能闭合，致使颅盖骨不能形成，常伴有无脑畸形和脊柱严重缺损。

（六）颅缝早闭畸形

颅缝早闭畸形又名颅狭小畸形，是由 1 个或几个骨缝过早关闭所引起的。

（七）小头畸形

小头畸形是一种由于脑发育不良而引起的头颅生长异常。出生时颅盖大小基本正常或略小,但囟门提早闭合,颅缝在出生后第 1 年内就闭合。这种畸形往往有严重智力障碍,但脸面大小正常。致病原因不甚明白,有的可能与遗传有关,有的则与环境因素有关,如电离辐射性损伤、胎儿期的感染等。

(八)副肋

副肋是由于颈椎或腰椎的肋突没有退化并继续发育所致,可能发育完好,也可能发育不全。腰肋比颈肋多见,有单侧副肋也有双侧副肋。当颈部副肋发生于第 7 颈椎时,有可能压迫臂丛神经或锁骨下血管而产生相应的症状。

(九)并合肋

一个椎体的一侧可同时发生 2 个或 2 个以上的肋,这时 2 个肋的背侧部可以相互并合而形成并合肋,常伴有半椎骨畸形。

(十)胸骨裂

严重的胸骨裂是由于左右 2 条胸骨原基未完全愈合所致,可伴有胸腔脏器如心脏的膨出。轻度的胸骨裂,如剑突区的裂孔或裂口,不影响机体生理功能,无临床意义。

(李洪钊)

第二节　骨的形态学

一、软骨

软骨由软骨组织和其周围的软骨膜构成。软骨组织由软骨细胞和细胞外基质构成,是一种特殊类型的结缔组织。软骨细胞被细胞外基质包埋,基质呈凝胶状态,其中含有纤维成分。依所含纤维成分的不同,可将软骨分为透明软骨、弹性软骨和纤维软骨 3 种类型。软骨内无血管、淋巴管和神经。软骨细胞的营养依赖基质的可渗透性从软骨外获得。

软骨具有一定的硬度和弹性,是胚胎早期的主要支架成分,但随着胚胎发育软骨逐渐被骨所取代。胎儿出生后,机体的主要支架是骨。至成年,永久性软骨所占比例极小,散在分布于外耳、呼吸道、椎间盘、胸廓及关节等处。软骨的作用依所处部位而异,如关节的软骨具有支持重量和减少摩擦的作用,耳和呼吸道的软骨可防止管状器官塌陷。此外,软骨对骨的发生和生长也有重要作用。

(一)软骨膜

软骨外面所包裹的一层致密结缔组织,称为软骨膜。软骨膜分为内层和外层。外层纤维较致密,血管少,细胞疏散,主要起保护作用。内层纤维较少,血管和细胞较多,其中一些较小的梭形细胞,称骨原细胞,或称前成软骨细胞,细胞可增殖分化为成软骨细胞或软骨细胞,在软骨的生长和修复中起重要作用。

（二）软骨组织

1.软骨细胞

软骨细胞位于软骨基质的小腔——软骨陷窝内。新鲜软骨中的软骨细胞充满软骨陷窝内，软骨陷窝周围的软骨基质含较多硫酸软骨素，染色时呈强嗜碱性，称为软骨囊。在固定后的切片标本中，软骨细胞的胞质皱缩，细胞变形，软骨陷窝壁与细胞间出现空隙。软骨细胞的形态、大小不一。靠近软骨表面的软骨细胞是从软骨膜内的骨原细胞增殖分化而来，细胞较小而幼稚，呈扁平椭圆形，大多单个存在。渐至软骨深部，软骨细胞逐渐增大，呈圆形或椭圆形，并在软骨陷窝内继续分裂增殖，形成 2～8 个细胞为一群的同源细胞群，但每个细胞仍有自己的软骨陷窝和软骨囊。成熟或较成熟的软骨细胞的核呈偏心位，较小，圆形或椭圆形，有 1 个或数个核仁。胞质弱嗜碱性。处于生长期软骨细胞的胞质嗜碱性增强。软骨细胞具有分泌基质的能力，软骨基质中的胶原原纤维和无定形基质成分均由软骨细胞产生。

2.软骨间质

软骨间质由软骨基质和纤维组成。软骨基质呈凝胶状，具有韧性，内含由成软骨细胞或软骨细胞分泌的软骨黏蛋白，为蛋白多糖大分子物质。蛋白多糖由蛋白质和糖胺多糖组成，糖胺多糖中的透明质酸构成蛋白多糖的主干，干链上连接以蛋白质和其他糖胺多糖（硫酸软骨素和硫酸角质素等）构成的亚单位。软骨基质中的硫酸软骨素含量较多，故呈嗜碱性，且具有异染性，软骨囊的基质内含硫酸软骨素尤多。随着软骨细胞的不断增殖，软骨基质内的纤维也逐渐增多。

（三）软骨的分类

根据软骨间质内纤维种类的不同，将软骨分为透明软骨、纤维软骨和弹性软骨 3 种类型。

1.透明软骨

透明软骨主要分布在关节、肋软骨和呼吸道等处，是体内分布最广的软骨类型。新鲜的透明软骨呈半透明的乳白浅蓝色。光镜下，同源细胞群较明显，基质含量较多，基质中无胶原纤维，但电镜下观察可见许多细小的胶原原纤维，无横纹，纤维相互交织成网。故其抗压性较强，有一定弹性和韧性。

2.纤维软骨

纤维软骨主要分布在椎间盘、关节盂、关节盘、耻骨联合的连接处，以及关节软骨的肌腱附着处。纤维软骨与周围的致密结缔组织相连续，两者之间无明显界限。纤维软骨的结构特点是软骨间质内含大量呈平行或交错排列的胶原纤维束，基质少，呈弱嗜碱性。软骨细胞较小而少，常成行分布于纤维束之间的软骨陷窝内。

3.弹性软骨

弹性软骨分布在耳廓、外耳道、咽鼓管、会厌和喉软骨等处。因有明显的可弯曲性和弹性而得名，新鲜时呈不透明黄色。弹性软骨的组成成分和结构形式与透明软骨近似，但弹性软骨的纤维成分以弹性纤维为主，胶原原纤维较少。弹性纤维有分支，相互交织排列。软骨中心的弹性纤维排列密集，软骨膜下的弹性纤维排列疏松，并与软骨膜的弹性纤维相连续。软骨细胞呈球形，单个或以同源细胞群的方式分布，同源细胞群的细胞数量为 2～4 个。

二、骨

骨是有一定形状,并有多重功能的器官,由骨组织和骨膜构成。

(一)骨组织

骨组织由细胞和矿化的细胞间质(骨基质)组成,是一种特殊的结缔组织。骨组织的特点是细胞间质有大量骨盐沉积,使骨组织成为人体最坚硬的组织之一。

1.细胞

骨组织中的细胞有骨原细胞、成骨细胞、骨细胞和破骨细胞4种类型。其中骨细胞最多,位于骨组织内,其余3种均分布在骨组织表面或附近。

(1)骨原细胞:骨原细胞或称前成骨细胞,胞体小,呈不规则梭形,突起很细小。胞体内有一个椭圆形或细长形的核,染色质颗粒细而分散,故核染色甚浅。胞质少,呈嗜酸性或弱嗜碱性,细胞器很少。骨原细胞具有多分化潜能,可分化为成骨细胞、成软骨细胞或成纤维细胞。

(2)成骨细胞:成骨细胞主要来源于骨原细胞,分布在骨组织表面,呈立方状或矮柱状,像单层上皮样地排列,并借细短的突起彼此连接。成骨细胞高 $50\sim80\mu m$,核大而圆,核仁清晰。胞质强嗜碱性,高尔基复合体发达,线粒体丰富,大多呈细长形。胞质呈碱性磷酸酶强阳性,可见许多 PAS 阳性颗粒。当新骨形成停止时,这些颗粒消失,胞质碱性磷酸酶反应减弱,成骨细胞转变为扁平状。相邻成骨细胞突起之间以及与骨细胞突起之间有缝隙连接。在成骨细胞表面有甲状旁腺激素受体,雌激素受体,$1,25-(OH)_2D_3$ 受体,白细胞介素-1(IL-1)受体,白血病抑制因子(LIF)受体和整合素等,它们影响骨组织的形成和吸收。

成骨细胞有活跃的分泌功能,能合成和分泌骨基质中的多种有机成分,包括Ⅰ型胶原蛋白、蛋白多糖、骨钙蛋白、骨粘连蛋白、骨桥蛋白、骨唾液酸蛋白等;还分泌胰岛素样生长因子Ⅰ、胰岛素样生长因子Ⅱ、成纤维细胞生长因子、白细胞介素-1 和前列腺素等,它们对骨生长均有重要作用;此外,还分泌破骨细胞刺激因子、前胶原酶和纤溶酶原激活剂,它们有促进骨吸收的作用。

(3)骨细胞:骨细胞是位于骨组织内唯一的一种细胞,是一种长寿命的、无增殖能力的细胞(终末细胞)。细胞呈扁椭圆形,较小,单个散在分布于骨基质的骨板内或骨板间。细胞有许多细长突起,相邻细胞突起以缝隙连接相连,相互沟通信息;骨细胞胞体所在骨基质内的空隙称为骨陷窝,突起所在的空隙称为骨小管。

骨组织内的骨陷窝借骨小管相互通连,其内含循环流动的组织液,为骨细胞提高营养和输出代谢产物。在甲状旁腺激素的作用下,骨细胞具有一定的溶骨作用,故在骨细胞周围可见薄层的类骨质。骨基质中的 Ca^{2+} 释放入血,使血 Ca^{2+} 升高。此外,骨细胞还具有感受骨组织局部应变的功能。

(4)破骨细胞:破骨细胞散布于骨组织表面,具有溶骨作用。破骨细胞体积大,直径$50\sim100\mu m$ 不等,有多个细胞核,一般为 $5\sim10$ 个,最多可多达数十个。较幼稚的破骨细胞的胞质呈嗜碱性,较成熟细胞的胞质则为嗜酸性,可呈泡沫状。电镜下,破骨细胞的胞质内含较多溶酶体和大小不等的吞饮泡,细胞贴近骨基质的一面有许多不规则的微绒毛,形成皱褶缘。在皱褶缘周缘的胞质呈一环形的亮区,局部略隆起,胞质内除含大量微丝、微管外,很少见其他细胞器。破骨细胞亮区的质膜紧密吸附在骨基质表面,形成一道如同堤坝似的围墙,使包围的区域成为封闭的微环境。破骨细胞移动活跃,细胞从皱褶缘面释放乳酸、柠檬酸和 H^+ 等,使骨矿物质溶解和羟基磷灰石分解。它还可分泌多种蛋白分解酶,主要包括半胱氨酸蛋白酶(CP)和基质金属蛋白酶(MMP)两类,可降解基质中的 I 型胶原蛋白。故破骨细胞具有很强的溶骨能力,破骨细胞完成吸收活动后,在原来骨组织边缘处留下一个吸收腔。同时,破骨细胞还可内吞分解的骨基质的有机成分和钙盐晶体。骨基质溶解后释放的 Ca^{2+} 被吸收入血,使血 Ca^{2+} 升高。研究表明,成骨细胞功能状态对破骨细胞有显著影响,在成骨细胞功能活跃时可抑制破骨细胞活性;成骨细胞有甲状旁腺激素受体,细胞在该激素的作用下可释放破骨细胞活化因子,刺激破骨细胞使其功能活跃。

破骨细胞是由多个单核细胞融合而成的。破骨细胞无分裂能力,寿命也较短,但可不断由单核细胞融合形成新的破骨细胞。破骨细胞与巨噬细胞同源,也归入单核吞噬细胞系统。

2.细胞间质

骨组织的矿化细胞间质又称骨基质或骨质,由有机成分及无机成分组成,含水很少。有机成分是由成骨细胞分泌形成,占骨干重的 35%,其中主要是胶原纤维(占 95%),还有少量无定形凝胶状的基质(占 5%)。基质含中性或弱酸性糖胺多糖,具有黏合胶原原纤维的作用。基质中还含有钙结合蛋白(如骨钙蛋白),它与钙的运输及钙化有关。无机成分又称骨盐,占骨干重的 65%,主要为羟磷灰石结晶 $[CA_{10}(PO_4)_6(OH)_2]$。骨盐呈细针状,沿胶原原纤维长轴排列,并与之紧密结合。骨盐含量随年龄的增长而增加。有机成分使骨具有韧性,无机成分使骨坚硬。

骨组织中的胶原纤维有规律地分层排列,各层的胶原纤维与基质共同构成薄板状的骨板,厚 $3\sim7\mu m$。同一骨板内的纤维平行排列,而相邻骨板的纤维则相互垂直,此种犹如多层木质胶合板似的结构,有效地增强了骨的支持能力。人体钙的 99% 存在于骨内,骨内还含有大量的磷,因此骨是机体内钙和磷的贮存库。血液中的钙与骨中的钙不断进行交换,每分钟血液中有 1/4 的 Ca^{2+} 参与交换。

(二)骨膜

除关节面以外,骨的内、外表面均被覆一层致密结缔组织的骨膜。外表面的称为骨外膜,分为两层。外层较厚,胶原纤维粗大而密集,细胞较少,有的胶原纤维横向插入外环骨板,称为穿通纤维,起固定骨膜和韧带的作用。内层较薄,结缔组织较疏松,纤维较少,含有较多的骨原细胞或成骨细胞,还有较多的小血管和神经。这些血管连同骨膜组织经穿通管进入骨密质,分支形成骨单位中央管内的小血管。骨膜不仅营养、保护骨组织,而且在骨的生长、改建和修复中具有重要作用。骨内膜被覆在骨髓腔面、骨小梁表面以及中央管和穿通管的内表面,为薄层的结缔组织膜。骨内膜含纤维少,成骨细胞常在骨表面排列成一层,颇像单层上皮,细胞间有缝隙连接,它们与骨细胞突起之间也可有缝隙连接。

(三)骨的结构

骨可分为密质骨和松质骨两种类型。松质骨由大量针状或片状骨小梁相互连接的立体网格构成,骨小梁之间为相互通连的间隙,即骨髓腔,内含骨髓、血管和神经等。密质骨又称皮质骨,它与松质骨具有相同的基本组织结构,即均由板层骨构成,两者主要差别在于骨板的排列形式和空间结构,密质骨的骨板排列十分规律,并且所有的骨板均紧密结合,仅在一些部位留下血管和神经的通道,密质骨的主要功能是机械和保护作用,而松质骨主要起代谢作用。

1.长骨的结构

长骨由密质骨、松质骨和骨膜等构成。典型的长骨,如股骨和肱骨,其骨干为一厚壁而中空的圆柱体,中央是充满骨髓的大骨髓腔。长骨骨干除骨髓腔面有少量松质骨,其余均为密质骨。密质骨的骨板有 3 种常见排列形式:环骨板、哈弗斯骨板和间骨板。

(1)外环骨板:环绕骨干表面并与骨干表面呈平行排列的骨板,约十数层或数十层,比较整齐。外环骨板的外面与骨膜紧密相接,其中可见横向穿行的管道,称为穿通管,又称福克曼管,骨外膜的小血管由此进入骨内。

(2)内环骨板:居于骨干的骨髓腔面,仅由数层骨板组成,不如外环骨板平整。内环骨板表面衬以骨内膜,后者与被覆于骨松质表面的骨内膜相接续。内环骨板中也有穿通管穿行,管中的小血管与骨髓血管相通连。

(3)骨单位骨板:又称哈弗斯骨板,位于内、外环骨板之间,是骨干骨密质的主要组成部分。骨单位骨板呈同心圆排列,中央的管道为中央管,又称哈弗斯管。骨单位骨板和哈弗斯管共同组成骨单位,又称哈弗斯系统。

骨单位是长骨干内主要起支持作用的结构和营养单位,呈长筒形,长 0.6~2.5mm,直径 30~70μm,由十数层骨板围成。长骨骨干主要由大量与骨长轴呈平行排列的骨单位组成。各层骨板间的骨陷窝和骨小管互相通连,最内层骨小管开口于中央管,管内有骨膜结缔组织及血管和神经,骨细胞从中央管内的组织液获得营养,并排出废物。相邻骨单位之间可见黏合线,它是一层含骨盐多、含纤维少的骨基质,构成骨单位的边界,相邻骨单位的骨小管在黏合线处互不通连。相邻骨单位的中央管相互间以横行的穿通管相通连。

(4)间骨板:为填充在骨单位之间的一些半环形或不规则的平行骨板,它是在骨生长改建中原有的骨单位或外环骨板未吸收的残留部分,其中除骨陷窝及骨小管之外,无其他管道。

2.扁骨的结构

扁骨也有密质骨和松质骨。以颅顶骨为例,其内、外两层都是密质骨,两者之间夹一层厚度不一的松质骨。如中间的松质骨缺如,则两层密质骨融合。内、外两层密质骨分别称为内板和外板。外板厚而坚韧,弧度较小,耐受张力;内板薄而松脆,较易折损。内、外板之间的松质骨称为板障,有迂曲的板障管穿行,是板障静脉通行的管道。内、外板和板障及板障管有年龄性变化,一般在 6 岁以前和 50 岁以后,内、外板和板障不易分清;板障管在 2 岁后才可观察到,并随年龄增长逐渐明显,到 10 岁时,出现率可达 32%。扁骨的表面覆有骨外膜,颅骨外板表面的骨外膜叫颅外膜;内板表面由硬脑膜被覆,它们的结构和功能与长骨的骨外膜无明显差别。但成人的颅骨损伤后,往往不易愈合。

(四)骨的再生与修复

骨组织的再生能力较强。骨折时,往往伴有周围软组织损伤和血管破裂出血,出现血块和软组织水肿,断端附近的骨细胞死亡。随即,中性粒细胞和巨噬细胞进入损伤处,吞噬坏死的组织碎片;同时,周围毛细血管分支伸入病变处。新生血管与增殖的成纤维细胞共同形成肉芽组织,逐渐取代血块,弥合骨折裂缝。不久,肉芽组织中出现致密结缔组织和软骨,随后又出现成骨细胞,开始形成新的骨组织,称为骨痂。骨痂将骨折的断端连接在一起,暂时起着固定和架桥的作用。

骨痂以膜内成骨和软骨内成骨的方式不断生成新的骨组织,最后完全变成新生的骨组织,骨折的断端遂牢固接合。新的骨组织大多是骨松质,经过溶骨和改建后逐渐形成骨密质,使骨的外部形状和内部结构恢复原状。骨痂周围的部分仍保留一层不骨化的结缔组织,成为骨外膜。在骨的修复与改建过程中,骨髓腔也随着形成。

三、关节

骨与骨之间借纤维组织、软骨或骨组织以一定的方式相互连接形成的结构称为关节。根据骨间连接组织的不同和关节活动的差异,可将关节分为动关节和不动关节两类。动关节是指那些具有明显活动性的关节,它包括两种:一种是滑膜连接,这种关节具有很大的活动性,一般情况下所说的关节即指这种关节;另一种是联合关节,如耻骨联合和椎间连接,这种关节具有一定程度的活动性,但活动幅度较滑膜连接要小,故也称为微动关节。不动关节是指那些没有活动性或活动性极小的关节,它包括纤维性连接、软骨性连接和骨性连接3种。

(一)滑膜连接

滑膜连接也称滑膜关节,即平常所说的"关节"。它是一种高度特化的关节形式,分布广泛,活动性大,是肢体运动中最重要的关节类型。关节的基本结构包括关节面、关节囊和关节腔。关节面上有一薄层软骨覆盖,称为关节软骨。两骨间通过纤维性结缔组织即关节囊相连接,关节囊内层光滑,称为滑膜。滑膜产生滑液以润滑关节和营养关节内结构。除上述基本结构外,某些关节还有一些辅助结构,如关节盘或半月板、关节唇、滑膜壁和滑膜囊,以及关节内韧带等,它们具有维持关节面的相互适应、加强关节活动性或稳固性等作用。

1.关节软骨

被覆于骨关节面的软骨称为关节软骨。除个别关节(如颞-下颌关节)的关节软骨为纤维软骨外,绝大多数关节软骨为透明软骨,但由于关节软骨所处的部位特殊,因而它在结构、功能、化学成分以及代谢活动等方面均有别于其他部位的透明软骨,具有明显的层次特点。关节软骨表面光滑,厚 $2\sim7mm$,其厚薄因不同的关节和不同的年龄而异,即使同一关节,不同部位的厚度也有不同,使相对应的关节更相适应。关节软骨具有弹性,能承受负荷和吸收震荡。关节软骨与其下方的骨端骨组织(也称软骨下骨)紧密相连,其中有纤维成分从软骨下骨穿入关节软骨,加强了关节软骨的稳定性,亦可使关节软骨所承受的应力更易于向骨转移。关节软骨间的摩擦系数<0.002,为关节活动提供了一个极低阻力的润滑面。

2.关节囊

在关节处包裹两骨端的结缔组织囊状结构称为关节囊,由关节囊封闭的腔即为关节腔。光镜下囊壁可分为两层:外层为纤维层,内层为滑膜层。纤维层为致密结缔组织,与骨端相接处的骨膜外层连续。纤维层富有韧性,可维持关节的稳定。在某些关节,纤维层为肌腱和(或)韧带所加强或取代。滑膜层通常简称滑膜,由薄层疏松结缔组织构成,衬贴于纤维膜内面,其边缘附着于关节软骨的周缘,包被着关节内除关节软骨、关节唇和关节盘以外的所有结构。滑膜内细胞成分较纤维层多,细胞分散排列,胶原性间质穿插其间。胶原的结构特征由内向外逐渐变化,最内层为细颗粒状,然后转变为无周期性横纹的胶原原纤维,最后成为有周期横纹的胶原原纤维,其中有些原纤维附着于滑膜细胞表面。滑膜的功能主要为产生滑液和排除滑液及其中的碎屑。

3.关节液

关节液为关节腔内少量透明的弱碱性黏性液体,通称滑液。滑液的成分包括细胞和非细胞两类,以非细胞成分为主。非细胞成分包括水、蛋白质、电解质、糖、透明质酸等。细胞成分主要有单核细胞、淋巴细胞、巨噬细胞、中性粒细胞,还有一些脱落的滑膜细胞等。滑液维持关节面的润滑,减低两骨关节面之间或关节面与关节盘、半月板之间的摩擦,并为关节软骨提供营养。

滑液的水、电解质、糖和绝大部分蛋白质由滑膜血管的血浆渗透而来。有些部位滑膜的内膜下层毛细血管与细胞性内膜非常靠近,毛细血管为有孔型。加之滑膜细胞分散存在,使血管与关节腔之间无明显的屏障阻碍,有利于液体的渗透。透明质酸是滑液中的一种主要成分,一般认为由滑膜 A 型细胞和关节软骨细胞产生。

4.关节盘与半月板

关节盘是位于关节腔内两关节面之间的纤维软骨板,外周较厚,与关节囊的纤维层相连,中间较薄,向两骨关节面间伸展。关节盘呈圆形,盘状,完全分隔关节腔。若为新月形,不完全分隔关节腔者称为半月板。关节盘与半月板可使两关节面更为适合,减少冲击和震荡,并可增强关节的稳定性。

(二)椎间连接

椎间连接为脊椎骨之间的连接结构。由软骨终板、纤维环和髓核 3 部分构成。软骨终板为覆盖在每个椎体上下两面的一层透明软骨、纤维环和髓核共同构成椎间盘。相邻两椎体通过椎间盘相连。

1.软骨终板

软骨终板是椎间盘与椎体的分界组织,呈半透明均质状。周边较厚,中央较薄,平均厚约1mm。周围增厚区有从椎间盘的纤维环而来的纤维穿过,这些纤维经此而与矿化区软骨的纤维相连续,使相邻的两个椎体牢固地连接在一起。软骨终板有许多微孔隙,渗透性好,有利于椎体与椎间盘之间代谢物质的交流,在沟通纤维环、髓核与软骨下骨组织之间的液体中起半透膜作用。

2.椎间盘

椎间盘是连接相邻两个椎体的纤维软骨盘,由两部分构成,即中央部的髓核和周围部的纤维环。髓核为柔软而富有弹性的胶状物质,是胚胎时期脊索的残留物。纤维环由多层纤维软骨板以同心圆排列而成,韧性大,牢固连接各椎体的上下面,保护髓核并限制髓核向周围膨出。椎间盘既坚韧,又富弹性,对压力具有较大的缓冲作用,允许脊柱做屈伸、旋转等多个方向的运动。

3.髓核

髓核是软而具有弹性的高含水量的胶状物质,位于椎间盘的中央区。含有氨基多糖、胶原纤维、无机盐和水,以及分散于其间的细胞成分。正常髓核中含水量为 $80\%\sim88\%$,40 岁以后含水量逐渐减少,最后可减少至 70%。髓核表面的胶原原纤维全都锚在软骨终板上。髓核中的胶原类型 80% 为 Ⅱ 型胶原。此外,髓核表面也有弹性纤维网,将其与软骨终板相连接。髓核的细胞成分较少,主要为脊索细胞和软骨样细胞两种类型。脊索细胞是一种残余的胚胎性细胞,随年龄增长而不断减少。细胞小而少,核深染,胞质中含有丰富的糖原颗粒,细胞多散在分布,彼此借细胞突起相互连接。软骨样细胞为髓核中常见的细胞类型,一般认为它来自纤维软骨,其形态与功能大致和软骨细胞相同。

(周　勇)

第三节　骨的基质

骨的基质简称骨质,即钙化的骨组织的细胞外基质。骨基质含水较少,仅占湿骨重量的 $8\%\sim9\%$。骨基质由有机质和无机质两种成分构成。

一、无机质

无机质即骨矿物质,又称骨盐,占干骨重量的 $65\%\sim75\%$,其中 95% 是固体钙和磷,无定形的钙-磷固体在嫩的、新形成的骨组织中较多($40\%\sim50\%$),在老的、成熟的骨组织中少($25\%\sim30\%$)。骨矿物质大部分以无定形的磷酸钙和结晶的羟基磷灰石[$CA_{10}(PO_4)_6$ $(OH)_5$]的形式分布于有机质中。无定形磷酸钙是最初沉积的无机盐,以非晶体形式存在,占成人骨无机质总量的 $20\%\sim30\%$。无定形磷酸钙继而组建成结晶的羟基磷灰石。电镜下观察,羟基磷灰石结晶呈柱状或针状,长 $20\sim40nm$,宽 $2\sim3nm$。经 X 线衍射法研究表明,羟基磷灰石结晶体大小很不相同,体积约为 $(2.5\sim5)nm\times40nm\times(20\sim35)nm$。结晶体体积虽小,但密度极大,每克骨盐含 10^{16} 个结晶体,故其表面积甚大,可达 $100m^2$。它们位于胶原纤维表面和胶原原纤维之间,沿纤维长轴以 $60\sim70nm$ 的间隔规律地排列。在液体中的结晶体被一层水包围形成一层水化壳,离子只有通过这层物质才能达到结晶体表面,有利于细胞外液与结晶体进行离子交换。羟基磷灰石主要由钙、磷酸根和羟基结合而成。结晶体还吸附许多其他矿物质,如镁、钠、钾和一些微量元素,包括锌、铜、锰、氟、铅、锶、铁、铝、镭等。因此,骨是钙、磷和其他离子的储存库。骨是钙、磷和镁的储存库。这些离子可能位于羟基磷灰石结晶的表面,或能置换晶体中的主要离子,或者两者同时存在。

骨骼中的矿物质晶体与骨基质的胶原纤维之间存在十分密切的物理-化学和生物化学-高分子化学结构功能关系。正常的羟磷灰石形如长针状,大小较一致,有严格的空间定向,如果羟磷灰石在骨矿化前沿的定点与排列紊乱,骨的矿化即可发生异常,同时也使基质的生成与代谢异常。

二、有机质

有机质包括胶原纤维和无定形基质(蛋白多糖、脂质,特别是磷脂类)。

(一)胶原纤维

胶原纤维是一种结晶纤维蛋白原,被包埋在含有钙盐的基质中。在有机质中胶原纤维占90%,人体的胶原纤维大约50%存在于骨组织。构成骨胶原原纤维的化学成分主要是Ⅰ型胶原,占骨总重量的30%,还有少量Ⅴ型胶原,占骨总重量的1.5%。在病理情况下,可出现m型胶原。骨的胶原纤维与结缔组织胶原纤维的形态结构基本相同,分子结构为3条多肽链,每条含有1000多个氨基酸,交织呈绳状,故又称三联螺旋结构。胶原原纤维的直径为50~70nm,具有64nm周期性横纹。Ⅰ型胶原由20多种氨基酸组成,其中甘氨酸约占33%,脯氨酸和羟脯氨酸约占25%。骨的胶原原纤维和其他胶原蛋白的最大不同在于它在稀酸液中不膨胀,也不溶解于可溶解其他胶原的溶剂中,如中性盐和稀酸溶液等。骨的胶原原纤维具有这些特殊的物理性能,是由于骨Ⅰ型胶原蛋白分子之间有较多的分子间交联。骨胶原与羟磷灰石结晶结合,形成了抗挤压和抗拉扭很强的骨组织。随着骨代谢不断进行,胶原蛋白也不断降解和合成。胶原的功能是使各种组织和器官具有强度完整性,1mm直径的胶原可承受10~40kg的力。骨质含的胶原细纤维普遍呈平行排列,扫描电镜下胶原细纤维分支,形成连接错综的网状结构。

(二)无定形基质

无定形基质仅占有机质的10%左右,是一种没有固定形态的胶状物,主要成分是蛋白多糖和蛋白多糖复合物,后者由蛋白多糖和糖蛋白组成。

蛋白多糖类占骨有机物的4%~5%,由一条复杂的多肽链组成,还有几个硫酸多糖侧链与其共价连接。多糖部分为氨基葡聚糖,故PAS反应阳性,某些区域呈弱的异染性。尽管骨有机质中存在氨基葡聚糖,但由于含有丰富的胶原蛋白,骨组织切片染色呈嗜酸性。还有很少脂质,占干骨重0.1%,主要为磷脂类、游离脂肪酸和胆固醇等。

无定形基质含有许多非胶原蛋白,占有机物的0.5%,近年来已被分离出来的主要有以下几种。

1.骨钙蛋白或称骨钙素　骨钙蛋白是骨基质中含量最多的非胶原蛋白,在成人骨中约占非胶原蛋白总量的20%,占骨基质蛋白质的1%~2%。它一是种依赖维生素K的蛋白质,由47~351个氨基酸残基组成的多肽,其中的2~3个氨基酸残基中含有γ-羧基谷氨酸残基(G1A)链,相对分子质量为5900。一般认为骨钙蛋白对羟基磷灰石有很高亲和力,在骨组织矿化过程中,能特异地与骨羟基磷灰石结晶结合,主要通过侧链GIA与晶体表面的Ca^{2+}结合,每克分子骨钙蛋白能结合2~3mol的Ca^{2+},从而促进骨矿化过程。骨钙蛋白对成骨细胞和破骨细胞前体有趋化作用,并可能在破骨细胞的成熟及活动中起作用。骨钙蛋白还可能控制骨Ca^{2+}的进出,影响肾小管对Ca^{2+}的重吸收,提示它参与调节体内钙的平衡。当成骨细胞受1,25-$(OH)_2D_3$刺激,可产生骨钙蛋白。此外,肾、肺、脾、胰和胎盘的一些细胞也能合成骨钙蛋白。

骨钙素的表达受许多激素、生长因子和细胞因子的调节。上调骨钙素表达的因子主要是 $1,25\text{-}(OH)_2D_3$，而下调其表达的因子有糖皮质激素、TGF-B、PGE_2、IL-2、TNF-A、IL-10、铅元素和机械应力等。

2.骨桥蛋白 又称骨唾液酸蛋白 I（BSP I），分泌性磷蛋白。是一种非胶原蛋白，主要由成骨性谱系细胞和活化型 T 淋巴细胞表达，存在于骨组织、外周血液和某些肿瘤中。OPN 分子大约由 300 个氨基酸残基组成，分子量 44～375ku，其突出的结构特点是含有精氨酸-甘氨酸-天冬氨酸（RGD）基序。骨桥蛋白具有 9 个天冬氨酸的区域，该处是同羟基磷灰石相互作用的部位，故对羟基磷灰石有很高的亲和力。骨桥蛋白浓集在骨形成的部位、软骨成骨的部位和破骨细胞同骨组织相贴的部位，它是成骨细胞和破骨细胞粘附的重要物质，是连接细胞与基质的桥梁。骨桥蛋白不仅由成骨细胞产生，破骨细胞也表达骨桥蛋白 mRNA，表明破骨细胞也能合成骨桥蛋白。此外，成牙质细胞、软骨细胞、肾远曲小管上皮细胞以及胎盘、神经组织及骨髓瘤的细胞也分泌骨桥蛋白。

OPN 能与骨组织的其他组分结合，形成骨代谢的调节网络。破骨细胞中的 OPN 与 $CD44/\alpha_V\beta_3$ 受体形成复合物，可促进破骨细胞的移行。

3.骨唾液酸蛋白又称骨唾液酸蛋白 II（BSP II） 是酸性磷蛋白，相对分子质量为 7000，40%～50% 由碳水化合物构成，13%～14% 为唾液酸，有 30% 的丝氨酸残基磷酸化。BSP II 在骨中占非胶原蛋白总量的 15% 左右。BSP II 的功能是支持细胞粘附，对羟基磷灰石有很高的亲和力，具有介导基质矿化作用。它由成骨细胞分泌。

4.骨酸性糖蛋白-75（BAG-75） 它含有 30% 的强酸残基，8% 的磷酸，是酸性磷蛋白，相对分子质量为 75000。它存在于骨骺板中，其功能与骨桥蛋白和 BSP II 一样，对羟基磷灰石有很强的亲和力，甚至比它们还大。

5.骨粘连蛋白或称骨连接素 它是一种磷酸化糖蛋白，由 303 个氨基酸残基组成，相对分子质量为 32000，其氨基酸末端具有强酸性，有 12 个低亲和力的钙结合位点和一个以上高亲和力的钙结合位点。骨粘连蛋白能同钙和磷酸盐结合，促进矿化过程。能使 I 型胶原与羟基磷灰石牢固地结合，它与钙结合后引起本身分子构型变化。如果有钙螯合剂，骨粘连蛋白即丧失其选择性结合羟基磷灰石能力。骨粘连蛋白在骨组织中含量很高，由成骨细胞产生。但一些非骨组织也存在骨粘连蛋白，如软骨细胞、皮肤的成纤维细胞、肌腱的腱细胞、消化道上皮细胞及成牙质细胞也可产生。骨连接蛋白还与 I 型、III 型和 V 型胶原以及与血小板反应素-1 结合，并增加纤溶酶原活化抑制因子-1 的合成。骨连接蛋白可促进牙周组织 MMP-2 的表达，同时还通过 OPG 调节破骨细胞的形成。

6.钙结合蛋白 是一种维生素 D 依赖蛋白，存在于成骨细胞、骨细胞和软骨细胞胞质的核糖体和线粒体上，成骨细胞和骨细胞突起内以及细胞外基质小泡内也有钙结合蛋白，表明钙结合蛋白沿突起传递，直至细胞外基质小泡。所以，钙结合蛋白是一种钙传递蛋白，基质小泡内的钙结合蛋白在矿化过程中起积极作用。此外，钙结合蛋白还存在于肠、子宫、肾和肺等，体内分布较广。

7.纤连蛋白 主要由发育早期的成骨细胞表达，以二聚体形式存在，分子量约 400ku，两个亚基中含有与纤维蛋白、肝素等的结合位点，亦可与明胶、胶原、DNA、细胞表面物质等结合。纤连蛋白主要由成骨细胞合成,主要功能是调节细胞粘附。成骨细胞的发育和功能有赖于细胞外基质的作用,基质中的粘附受体将细胞外基质与成骨细胞的细胞骨架连接起来,二氢睾酮可影响细胞外基质中纤连蛋白及其受体的作用,刺激纤连蛋白及其受体 ALP、OPG 的表达。

（姬长坤）

第四节　骨的种类

一、解剖分类

成人有 206 块骨,可分为颅骨、躯干骨和四肢骨三部分。前两者也称为中轴骨。按形态骨可分为四类:

（一）长骨

呈长管状,分布于四肢。长骨分一体两端,体又称骨干,内有空腔称髓腔,容纳骨髓。体表面有 1～2 个主要血管出入的孔,称滋养孔。两端膨大称为骺,具有光滑的关节面,活体时被关节软骨覆盖。骨干与骺相邻的部分称为干骺端,幼年时保留一片软骨,称为骺软骨。通过骺软骨的软骨细胞分裂繁殖和骨化,长骨不断加长。成年后,骺软骨骨化,骨干与骺融合为一体,原来骺软骨部位形成骺线。

（二）短骨

形似立方体,往往成群地联结在一起,分布于承受压力较大而运动较复杂的部位,如腕骨。

（三）扁骨

呈板状,主要构成颅腔、胸腔和盆腔的壁,以保护腔内器官,如颅盖骨和肋骨。

（四）不规则骨

形状不规则,如椎骨。有些不规则骨内具有含气的腔,称含气骨。

二、组织学类型

骨组织根据其发生的早晚、骨细胞和细胞间质的特征及其组合形式,可分为未成熟的骨组织和成熟的骨组织。前者为非板层骨,后者为板层骨。胚胎时期最初形成的骨组织和骨折修复形成的骨痂,都属于非板层骨,除少数几处外,它们或早或迟被以后形成的板层骨所取代。

（一）非板层骨

又称为初级骨组织。可分两种,一种是编织骨,另一种是束状骨。编织骨比较常见,其胶原纤维束呈编织状排列,因而得名。胶原纤维束的直径差异很大,但粗大者居多,最粗直径达 $13\mu m$,因此又有粗纤维骨之称。编织骨中的骨细胞分布和排列方向均无规律,体积较大,形状不规则,按骨的单位容积计算,其细胞数量约为板层骨的 4 倍。编织骨中的骨细胞代谢比板层骨的细胞活跃,但前者的溶骨活动往往是区域性的。在出现骨细胞溶骨的一些区域内,相邻的骨陷窝同时扩大,然后合并,形成较大的无血管性吸收腔,使骨组织出现较大的不规则囊状间隙,这种吸收过程是清除编织骨以被板层骨取代的正常生理过程。编织骨中的蛋白多糖等非胶原蛋白含量较多,故基质染色呈嗜碱性。若骨盐含量较少,则 X 线更易透过。编织骨是未成熟骨或原始骨,一般出现在胚胎、新生儿、骨痂和生长期的干骺区,以后逐渐被板层骨取代,但到青春期才取代完全。在牙床、近颅缝处、骨迷路、腱或韧带附着处,仍终身保存少量编织骨,这些编织骨往往与板层骨掺杂存在。某些骨骼疾病,如畸形性骨炎、氟中毒、原发性甲状旁腺功能亢进引起的囊状纤维性骨炎、肾病性骨营养不良和骨肿瘤等,都会出现编织骨,并且最终可能在患者骨中占绝对优势。束状骨比较少见,也属粗纤维骨。它与编织骨的最大差异是胶原纤维束平行排列,骨细胞分布于相互平行的纤维束之间。

(二)板层骨

又称次级骨组织,它以胶原纤维束高度有规律地成层排列为特征。胶原纤维束一般较细,因此又有细纤维骨之称。细纤维束直径通常为 $2\sim4\mu m$,它们排列成层,与骨盐和有机质结合紧密,共同构成骨板。同一层骨板内的纤维大多是相互平行的,相邻两层骨板的纤维层则呈交叉方向。骨板的厚薄不一,一般为 $3\sim7\mu m$。骨板之间的矿化基质中很少存在胶原纤维束,仅有少量散在的胶原纤维。骨细胞一般比编织骨中的细胞小,胞体大多位于相邻骨板之间的矿化基质中,但也有少数散在于骨板的胶原纤维层内。骨细胞的长轴基本与胶原纤维的长轴平行,显示了有规律的排列方向。

在板层骨中,相邻骨陷窝的骨小管彼此通连,构成骨陷窝-骨小管-骨陷窝通道网。由于骨浅部骨陷窝的部分骨小管开口于骨的表面,而骨细胞的胞体和突起又未充满骨陷窝和骨小管,因此该通道内有来自骨表面的组织液。通过骨陷窝-骨小管-骨陷窝通道内的组织液循环,既保证了骨细胞的营养,又保证了骨组织与体液之间的物质交换。若骨板层数过多,骨细胞所在位置与血管的距离超过 $300\mu m$,则不利于组织液循环,其结果往往导致深层骨细胞死亡。一般认为,板层骨中任何一个骨细胞所在的位置与血管的距离均在 $300\mu m$ 以内。

板层骨中的蛋白多糖复合物含量比编织骨少,骨基质染色呈嗜酸性,与编织骨的染色形成明显的对照。板层骨中的骨盐与有机质的关系十分密切,这也是与编织骨的差别之一。板层骨的组成成分和结构的特点,赋予板层骨抗张力强度高、硬度强的特点;而编织骨的韧性较大,弹性较好。编织骨和板层骨都参与松质骨和密质骨的构成。

(蒋鸿儒)

第二章　实验室检查

第一节　血液、尿液的骨科检查

一、骨代谢指标检查

1.骨形成标志物检查

(1)Ⅰ型前胶原羧基端前肽和Ⅰ型前胶原氨基端前肽:出现于细胞增殖期,是骨形成早期指标。是Ⅰ型胶原形成过程中的前胶原细胞外的裂解产物,系未矿化类骨质的成分,与骨基质形成的速率紧密相关。

(2)骨型碱性磷酸酶:骨型碱性磷酸酶出现于骨基质成熟期,是骨形成中期指标,是成骨细胞膜上的一种蛋白,在骨形成及骨矿化过程中起很重要的作用。骨型碱性磷酸酶在血中的浓度能反映骨形成的速率,被认为是反映骨形成的一个很好指标。

(3)骨钙素:骨钙素出现于骨基质矿化期,是骨形成末期指标。成骨细胞合成的骨钙素大部分结合在骨中,小部分约20%左右释放入血液循环,血清骨钙素水平与成骨细胞合成的骨钙素总量呈正相关,因此血清骨钙素可作为反映成骨细胞功能活性的分子标志物。

(4)细胞系信使核糖核酸:如碱性磷酸酶信使核糖核酸、骨钙素信使核糖核酸、骨保护素信使核糖核酸、骨形态发生蛋白-7信使核糖核酸、骨涎蛋白信使核糖核酸A、骨抑素信使核糖核酸、破骨细胞活化因子信使核糖核酸。骨细胞系是从骨组织分离出来并经培养获得的,成骨细胞系信使核糖核酸mRNA是成骨细胞特异性基因的表达,属于基因水平的检测。并且用于形成非胶原的骨基质蛋白的这些基因表达水平的量与骨组织的矿化程度是呈正相关的。

2.骨吸收标志物检查　这些标志物都是骨胶原的降解产物,反映骨吸收,其升高程度与破骨细胞活性的增高是一致的。

(1)Ⅰ型胶原吡啶交联终肽:骨骼中Ⅰ型胶原吡啶交联终肽,参与Ⅰ型胶原三价交叉联合,并在成熟的Ⅰ型胶原蛋白的降解过程中释放出来。血液中可以找到这种终肽的免疫生化完整形式,它似乎衍生于骨骼的重吸收和疏松结缔组织的降解。血清Ⅰ型胶原吡啶交联终肽浓度增加与骨溶解增加相关。

(2)抗酒石酸酸性磷酸酶5b(TRAP 5b):来源于破骨细胞,由破骨细胞刚分泌到血液中的

TRAP 5b 是有活性的酶,但当 TRAP 5b 在血液循环中被清除之前已无活性,并被降解为碎片。这样 TRAP 5b 不会因肝、肾功能受损而在血液中积蓄。血清中 TRAP 5b 均来源于破骨细胞。

(3)Ⅰ型原胶原蛋白的羧基-和氨基-末端的端肽:作为生理成熟过程的一部分,是胶原纤维的短的、非股三螺旋的、由胶原纤维的羧基和氨基末端(α_1-和 α_2-链)与羟吡啶复合物在原位和相邻的胶原纤维螺旋连接物。

(4)吡啶啉和脱氧吡啶啉:在胶原降解的过程中,可以以游离态或与多肽结合两种形式释放到血液循环中,尿液中大约 60%～65% 的交联物都是以与多肽结合的形式存在。

二、与骨代谢相关指标

1.血、尿钙

2.血、尿磷

3.甲状旁腺素

4.25-羟基维他命 D/1,25 双羟基维他命 D

5.类胰岛素生长因子

三、人类白细胞抗原 B27(HLA-B27)检测

HLA-B27 基因属于Ⅰ型主要组织相容性复合体基因,所有有核细胞上均有表达,尤其是淋巴细胞表面含量丰富,人们发现 HLA-B27 抗原表达与强直性脊柱炎有高度的相关性,超过 90% 的强直性脊柱炎患者 HLA-B27 抗原表达阳性,而正常人群中仅 5%～10% 的为阳性。由于强直性脊柱炎症状与许多疾病相类似,临床上难以确诊,因此 HLA-B27 检测在疾病的诊断中具有重要意义,HLA-B27 的检测是该疾病诊断和鉴别诊断中的一个重要指标。

四、血清蛋白电泳和免疫固定电泳

当临床怀疑有多发性骨髓瘤(MM)可能性时,应做血清蛋白电泳(SPE)。而且在以下两种情况下应做免疫固定电泳(IFE)分析(1)SPE 均正常,但临床有 MM 迹象;(2)SPE 有低或高 γ 区(包括单、多克隆)。免疫固定方法结果判定容易,检测周期短,灵敏度高,可以对 MM 病人进行分型,适合用于多发性骨髓瘤的早期诊断,而且有报道 MM 病人骨髓穿刺未发现骨髓瘤细胞的病人,但 IFE 分析有单克隆条带出现。IFE 对 MM 病人分型,对 MM 病人估计预后有所帮助,而且对临床治疗可以提供一定的帮助。

五、炎症反应指标

1.白细胞计数和分类

(1)急性化脓性细菌感染:通常白细胞增加到 >15×10^9/L,其中 >80% 的细胞是粒细胞。

另外,核左移是其特征性的表现,且有时候是其唯一的特征。

(2)组织坏死和无菌性炎症:粒细胞计数仅有轻度上升,核左移少见。

(3)慢性炎症:正常的白细胞计数或轻度上升,常是单核细胞增多。

2.血清蛋白电泳中的 α_1 和 α_2 球蛋白　在蛋白电泳上,急性相反应的最早的特征是 α_1 球蛋白条带的升高,这是由于 α_1 抗胰蛋白酶的浓度上升所引起的,随后是 α_2 球蛋白条带的升高。这是由结合珠蛋白和铜蓝蛋白的浓度升高所致。

3.血沉　是怀疑有炎症反应的筛选试验和检测反应的一种方法。

4.C反应蛋白(CRP)　CRP是典型的急性相蛋白,且是历史上首先被认识的急性相蛋白之一。其血清或血浆浓度的增加是炎性细胞因子如白细胞介素6(IL-6)释放所致,它几乎恒定不变地显示有炎症存在。在临床试验室较容易检测的急性相蛋白中,CRP是最敏感和快速的反应之一。目前,对其他急性相蛋白尚无绝对完美的检测指标。

并发感染的识别:细菌的内毒素是急性相反应的最有效的刺激。所以最高水平的CRP可发生在革兰阴性菌感染,有时高达500mg/L。革兰阳性菌感染和寄生虫感染通常引起中等程度的反应,典型的是在100mg/L左右。病毒感染引起的反应最轻,通常不超过50mg/L,极少超过100mg/L。手术和意外创伤CRP轻度升高,CRP一般在10～50mq/L。

5.降钙素原(PCT)　PCT是一种蛋白质,当严重细菌、真菌、寄生虫感染以及脓毒症和多脏器功能衰竭时它在血浆中的水平升高。自身免疫、过敏和病毒感染时PCT不会升高。局部有限的细菌感染、轻微的感染和慢性炎症不会导致其升高。

6.新蝶呤　新蝶呤浓度的上升显示细胞免疫系统激活。在多重创伤或手术后的患者中,血清新蝶呤浓度是即将发生脓毒性并发症的一个指标。与无菌患者对照,在随后发展为脓毒症的患者中发现新蝶呤明显较高。而且新蝶呤在未存活的脓毒症患者中比在那些存活患者中更高。

7.血清淀粉样蛋白A(SAA)　与CRP相仿,用以评估急性相反应进程。SAA是个灵敏的参数,它在炎症性反应大约8小时后开始升高,且超过参考值上限时间早于CRP。在感染性疾病中,SAA的绝对上升要高于CRP,因此,SAA测定,尤其对"正常"与微小急性相反应可提供更好的鉴别。

(刘红顺)

第二节　骨科细菌学检查

一、正常菌群和创伤骨科常见致病菌

(一)正常菌群

在正常人体体表、与外界相通的腔道,如口腔、鼻咽腔、肠道、泌尿生殖道存在着各种细菌。这些细菌在人体免疫功能正常的条件下对人体有益无害,称为"正常菌群"。它们在宿主细胞上定居、生长、繁殖的现象称为"定植"。

1.皮肤正常菌群 了解皮肤的正常菌群（表2-1）对抽取各种穿刺液、血液、骨科感染标本的取材以及细菌培养结果的判断十分重要。

（1）凝固酶阴性葡萄球菌：包括表皮葡萄球菌、头葡萄球菌、瓦氏葡萄球菌、人型葡萄球菌、溶血性葡萄球菌、里昂葡萄球菌和耳葡萄球菌。某些葡萄球菌偏爱在特定的人体部位定植，形成了"生态环境"。

（2）微球菌属：藤黄微球菌常见于体表，尤其大量存在于妇女、儿童的皮肤上。

（3）不动杆菌属：存在于大约25%的人的腋窝、趾蹼、腹股沟和肘前窝处。

（4）其他革兰阴性杆菌：罕见于皮肤。偶有变形杆菌、假单胞菌（存在于趾蹼部）以及肠杆菌、克雷白菌（存在于手部）。

（5）腐生分枝杆菌：偶可出现在外耳道、外阴部和腋窝皮肤，溶血性链球菌趋向在儿童的皮肤定居。

毛、发的菌群与皮肤相似。

2.肠道正常菌群 肠道（包括空肠末端、回肠、结肠）的正常菌群有：

（1）大肠埃希菌。

（2）产气肠杆菌。

（3）变形杆菌属。

（4）铜绿假单胞菌。

（5）产气荚膜梭菌。

另外还有葡萄球菌属、肠球菌属、拟杆菌属、双歧杆菌、真杆菌、梭杆菌属、消化链球菌、念珠菌属等。

3.其他部位正常菌群

表2-1 人体（除皮肤、肠道外）正常菌群

部位	主要微生物
口腔	α型溶血或非溶血链球菌、肺炎链球菌、奈瑟球菌属、卡他莫拉菌、嗜血杆菌属、类白喉杆菌、真杆菌、核梭杆菌属、拟杆菌属、厌氧革兰阳/阴性球菌、念珠菌属等
鼻咽腔	葡萄球菌属、α型和β型溶血链球菌、肺炎链球菌、奈瑟菌属、嗜血杆菌属、大肠埃希菌、念珠菌属等
眼结膜	表皮葡萄球菌、JK群棒状杆菌、丙酸杆菌属等
前尿道	表皮葡萄球菌、JK群棒状杆菌、非致病性抗酸杆菌、肠球菌属等
阴道	乳杆菌、JK群棒状杆菌、大肠埃希菌、拟杆菌属、肠球菌属、奈瑟菌属、厌氧球菌等

（二）创伤常见致病菌

创伤处致病菌主要来源其一为人体正常菌群，其二为创伤时环境中的致病菌。

人体正常菌群为皮肤和粘膜上的定居者，借由创伤途径直接进入伤口内，形成机会感染。不同程度创伤时致病菌主要有下列几种：

1.葡萄球菌属 金黄色葡萄球菌、凝固酶阴性葡萄球菌。

2.链球菌属　D群链球菌、化脓性链球菌、无乳链球菌为常见。

3.肠杆菌科　以大肠埃希菌、肺炎克雷白菌为常见。

4.非发酵菌群　以铜绿假单胞菌、不动杆菌属为常见。

5.厌氧菌　由咬伤及外伤引发的产气荚膜梭菌（A型）、诺氏梭菌等梭菌属单独感染或混合感染；由皮肤表面的寄生菌，如丙酸杆菌、厌氧球菌、梭菌、拟杆菌等引发的感染。

其他菌种亦可导致创面或（和）深部感染，甚至菌血症、败血症或（和）脓毒血症。创伤后致病菌除与受伤时自身携带菌种、株有关外还常与院内流行菌种、株有关，后者耐药程度常较高。

二、临床常见感染性标本的采集注意事项

1.采集标本前要准备好无菌容器，根据标本的不同选用不同的容器。

2.标本必须直接采自病变部位，采集前应做局部消毒以防正常菌群污染。

3.尽可能在感染早期合适的时间内采集标本，了解感染性疾病的自然进程有助于决定采集何种标本及采集时间。细菌繁殖的高峰时间是在6小时左右，在急诊检查革兰阳性粗大杆菌时应询问病人具体受伤时间以提高阳性检出率。

4.采集好的标本应立即送检。对于厌氧菌培养最好在床边接种或者立即送检。

5.化验单要求写明诊断。如有特殊要求应写在化验单上或直接与实验室联系。

6.培养标本应尽可能在应用抗生素前采集。

7.对于非常凶险的感染或传染性疾病，应特别关注.嘱其反复送检。如怀疑气性坏疽或结核感染、伤寒等，应与实验室取得联系，以便在早期发现病原微生物，以免产生严重后果。

三、常见感染性标本的采集方法

（一）血液培养标本的采集

1.采血指征　对于疑有各类血行感染的患者在进行系统性抗生素治疗前，应进行血培养，患者出现以下体征可作为采集血培养的重要指征：

（1）寒战、发热（体温高于38℃）或低体温（体温低于36℃）。

（2）细胞增多（计数大于$10.0×10^9$/L，特别有"核左移"）。

（3）细胞减少。

（4）血小板减少。

（5）皮肤粘膜出血。

（6）昏迷。

（7）多器官衰竭。

（8）大面积烧伤、创伤、开放性骨折。

（9）感染性心内膜炎、动脉内膜炎、伤寒、布氏菌病。

（10）埋置静脉导管3天以上，放置导尿管，气管切开及辅助呼吸器的使用。

若同时具备以上指征中的数项，应进行血培养。应注意老年菌血症患者可能不发热或低热。

2.采血量和采血时间　一般在病人发热初期或寒战前 30～60 分钟采双瓶血（需氧＋厌氧），连续 3 次，采样部位在肘静脉。成人每次采血 10ml，儿童为 5ml。血液和培养液的比例一般推荐为 1∶5 至 1∶10。

一次静脉采血注入到多个培养瓶中应视为单份血培养。3 份血培养足以检测所有的细菌菌血症和真菌菌血症。15％气性坏疽的病人可以检出产气荚膜梭菌。对间歇性菌血症患者，用于培养的血液应在估计寒战或体温高峰到来之前采集。当血培养明确病原菌后，应尽可能寻找潜在的感染源，如是否为血管内导管、气管切开、导尿管等。寻找到潜在的感染源、适时适地适法采集标本送检以明确并消除感染源。

3.采血应注意事项　血标本采集必须在严格防止污染的条件下进行。

（1）采血部位的消毒：用无菌棉签浸润 2％碘酊涂擦注射部位皮肤一遍，作用 1 分钟后再用 75％的乙醇擦拭 2 遍。擦净残余碘，干燥后即可抽血。

（2）血培养瓶口的消毒：用 75％乙醇消毒瓶口，干燥后将血液注入瓶中并迅速轻摇，充分混匀防止凝固。培养瓶标示后连同化验单一起送检。

（二）伤口及病灶分泌物标本的采集

1.封闭性感染病灶标本的采集　患者的皮肤或粘膜表面先用碘酊消毒，然后用 75％酒精脱碘或用安尔碘消毒 1 分钟。

通过抽吸采集脓肿标本。如果脓性分泌物少，不能通过抽吸来采集，则需用无菌盐水冲洗，收集冲洗物。将抽取的分泌物/冲洗物注入到无菌试管中送检或者直接接种到需氧、厌氧血液培养瓶中。

2.开放性感染病灶标本的采集　也应采用抽吸的方法。在伤口近乎无脓或无脓可吸的情况下可用无菌生理盐水冲洗以便抽吸，也可在伤口感染处刮取一小块组织送检。以溃疡和坏死为特征的近干的化脓渗液伤口亦可使用拭子采集标本，但一般标本质量不及抽吸和活检所得。用拭子采集的标本数量极少，又易被邻近菌群所污染，因此用拭子采集标本时最好采集两份，一份用作培养，另一份用于涂片革兰染色检查。

伤口和脓肿标本的革兰染色检查极为重要。革兰染色检查结果能快速提供病原学鉴别假定，它能用来评价送检标本的质量和指导培养鉴定的逐步进行。涂片革兰染色检查可见细菌形态、急性炎症细胞（多形核中性粒细胞）、胞内菌、细胞和组织坏死所产生的弹性纤维。可通过比较多形核细胞和鳞状上皮细胞的数量来进行伤口标本质量的评价。鳞状上皮细胞数量过多大体上表明了标本有皮肤菌群污染。有污染的标本进一步分离培养鉴定受限。如出现上述情况，应同临床医师取得联系重新采集标本，若无法重新采集也可进行分离鉴定及药敏试验，但在报告单备注上要说明情况。

与体表相通的深部损伤最为棘手，皮肤及窦道易受体表细菌污染，建议进行外科清创同时采集标本。如果不做外科清创，则应努力吸净深层感染物送检，不要用拭子在渗液伤口痂面采集的标本。只有通过抽吸和清创获得的深部标本培养才能提供有用的信息。

3.厌氧菌脓肿标本的采集　厌氧菌（源于正常菌群）具有特征性地在邻近粘膜处产生化脓性感染。标本必须在灭菌、无氧容器中转运到实验室。与开放性感染灶标本采集一样推荐采用抽吸出的液体标本和刮下的组织标本。口腔、牙龈以及邻近区域的感染、吸入性肺炎、脓胸、腹内感染、深部组织脓肿、女性生殖道感染、感染压疮和糖尿病足部溃疡通常均由需氧菌和厌氧菌混合感染所致。因需氧菌和厌氧菌混合感染性脓肿所具有光学显微镜下特征较为明显，故能用革兰染色快速鉴别。

（赵智平）

第三节　关节液检查

关节液的检查目的主要是了解关节状况与其相对应疾病之间的联系以及区分炎性渗出和非炎性渗出，作出排除诊断。

一、采集标本要求

标本采集应使用肝素钠进行抗凝（使用肝素锂和草酸盐抗凝易导致关节液形成结晶，显微镜镜检出现假阳性），应及时送检。

二、检查内容

（一）常规检查
外观（体积、颜色、透明度、粘滞度）、粘蛋白凝块形成试验、pH。

（二）特殊检查
1.临床生化检查　总蛋白、葡萄糖、乳酸、尿酸、酶。

2.血液学检查　细胞计数、细胞分类。

3.显微镜检查（关节液原液）

（1）变性细胞：在细胞浆内它们含有淡绿色至橄榄绿色颗粒，这些颗粒含有免疫球蛋白、类风湿因子、纤维蛋白质和抗核因子。

（2）结晶体的观察：除一般生物光学显微镜检查外，最好用偏振光显微镜作鉴定。临床常见尿酸盐、焦磷酸钙磷灰石、脂类和草酸钙结晶。

（3）淀粉样蛋白：可发现含有淀粉样蛋白的滑膜内壁细胞碎片。

4.免疫化学检查　类风湿因子、抗核因子、免疫球蛋白、补体、细胞因子。

5.细菌学检查　革兰染色、培养。

三、临床意义

关节液检查的临床价值在于区分为四大类型，可分为非炎性渗液、炎性渗液、化脓性渗液、损伤性渗液，通过上述检查进行关节疾病的鉴别诊断。

（李会杰）

第四节　脑脊液检查

一、适应证

凡有以下条件之一者,为进行脑脊液检查的适应证:①有脑膜刺激症状。②疑有颅内出血时。③有剧烈头痛、昏迷、抽搐或瘫痪等症状和体征而原因不明者。④疑有脑膜白血病。⑤中枢神经系统疾病进行椎管内给药治疗、手术前进行腰麻、造影等。

二、标本采集

将抽取的脑脊液分别收集于 3 个无菌小瓶中,每瓶 2～3ml,第一瓶因可能含少量红细胞,宜做细菌学检查;第二瓶做化学或免疫学检查;第三瓶做细胞计数。标本采集后立即送检,以免因放置过久细胞破坏、葡萄糖分解或形成凝块等影响检查结果。

三、检查内容

(一)理学检查

1.颜色　正常脑脊液为无色水样透明液体,在病理情况下,可呈不同颜色改变。

2.透明度　正常脑脊液清晰透明。当含较多的细胞或细菌时则可变为混浊,混浊程度因细胞量或性质不同而异。

3.凝固物　正常脑脊液不含纤维蛋白原,因此不会凝固。当脑脊液中有炎症渗出物时,因纤维蛋白原量和细胞数增多而形成凝块。

(二)化学检查

蛋白质、葡萄糖、氯化物、酶学检查。

(三)显微镜检查

1.白细胞计数及分类计数　正常脑脊液中无红细胞,仅有少数白细胞,外伤及穿刺损伤血管时脑脊液中可有不同数量的红细胞出现。

2.细胞学检查　以离心沉淀涂片、玻片离心法或醋酸纤维膜浓集法收集脑脊液中的细胞成分,可提高肿瘤细胞的检出率。

(四)细菌学检查

正常脑脊液中无细菌,在中枢神经系统感染时可找见相应的病原菌。

1.直接涂片法　标本要求:用无菌管留取,常温下,15 分钟内送到实验室。

将脑脊液离心制成涂片,经革兰染色查找脑膜炎萘瑟菌,肺炎链球菌等,经抗酸染色查找结核杆菌,墨汁染色查找新型隐球菌。

2.细菌培养　标本要求:最好在用药之前采集标本,如果标本量较多,可将标本注入血培养瓶中,如果标本量较少,常温下 15 分钟内送到实验室,不得将标本放入冰箱中保存。

(周　勇)

第三章　影像学检查

第一节　骨科的 X 线检查

骨本身密度很高,与周围软组织有良好的自然对比度,所以 X 线检查是临床骨科最重要的检查方法之一。常规 X 线检查方法包括透视和摄片,必要时可辅以特殊检查(如造影、CT 或 MRI)。其意义有:①判断病变的有无,观察病变的进展,证实或核正初步诊断意见。②确定病变的位置、大小、形状、性质以及和邻近组织的关系。③判断骨龄,了解骨骼的生长发育情况。④指导骨折和脱位的整复、牵引、固定及其他治疗措施。⑤术后复查,判定疗效。⑥用于疾病的鉴别诊断。⑦帮助术中定位。

一、常规 X 线检查方法

(一)透视 X

1.适应证　透视检查方法不能留下记录,判定病变有无进展时,缺少原始记录对比,且对病人和医生有辐射损伤,并非骨科常规 X 线检查,仅限于骨折、脱位的修复和火器伤时寻找金属异物和定位。

2.注意事项　使用透视检查时,首先要加强防护,用小照射野,透视时间要短,尽量减少 X 线照射,切忌在透视下进行骨折整复。

(二)X 线片

骨关节的 X 线检查方法主要是摄片,通过观察骨的密度、皮质形态,对大多数骨关节疾病可做出定性、定量、定位的初步诊断。X 线片可以保存,治疗前后可以对照比较,并能动态观察某些疾病的演变情况。

1.常规 X 线摄片位置

(1)正、侧位片:一般部位均采用正、侧位投照。

(2)正、斜位片:当侧位投照有过多的骨骼影像相互重叠时,应采用斜位。

(3)正位片:适用于骨盆、髋、肩及锁骨等,首先只照正位,如有需要再加照其他位置。

(4)侧位片:适用于跟骨、髌骨等,需要时再加照轴位。

2.特殊 X 线摄片位置　当常规摄片位置不能清楚显示病灶时,需加特殊位片才能很好地显示。

（1）轴位：X 线方向与骨长轴平行，以反映该部位全貌，如髌骨、跟骨等。

（2）开口位：适用于颈椎正位观察第 1、2 颈椎，减少下颌骨的重影。

（3）后前斜位：疑有股骨头后脱位时采用此位置摄片。

（4）穿胸位（肱骨头颈侧位）：观察肱骨上端骨折对位、对线情况。

（5）屈膝位：用以了解股骨髁间窝病变。

（6）双侧对比位：为明确病变性质或对一侧病变有疑问需排除正常变异时，加拍对侧片对比。

（7）功能位（脊椎运动 X 线检查）：为了解椎间盘退变情况、椎体稳定性，取侧位脊椎过伸、过屈位摄片，对诊断很有帮助。

（8）左、右侧弯位：配合正位片，检查特发性脊柱侧弯，确定主弯及代偿性侧弯。

（9）安氏位：检查跟距关节跟骨载距突与距骨侧突间有无畸形。

二、特殊 X 线检查方法

1.体层摄影　　体层摄影系通过一定装置使人体某一层组织清晰显影，而其他层次的影像则模糊不清，可以减少重叠影像，显示常规摄片所不能显示的细微病变。临床上主要用于寻找平片显影不良或临床上有病变的客观表现，但普通 X 线不能显示的微小病灶。骨肿瘤早期采用体层摄影检查，对明确病变性质、范围、程度等，有重要意义，并且能够显示常规摄片不能显示的细小骨质破坏。对于显示慢性骨髓炎的死骨也很有价值。

2.放大摄影　　直接放大摄影是根据焦点、物体及胶片间的几何关系增加物片距离使 X 线影像直接放大的摄影技术，通常放大倍数为 1.5 或 2 倍。间接放大影像是普通 X 线片通过光学放映机进行放大观察，可将影像放大 4～10 倍，用于观察骨骼细微结构和轻微变化，特别是细微的骨小梁早期脱钙、骨皮质侵蚀及关节面的早期破坏等，做出早期诊断。在血管造影中，亦可将细小的微血管放大使之清楚易见。

3.立体摄影　　立体摄影可获得立体影像，即三维成像，主要用于观察结构复杂或厚密部位的病变深度和范围。

4.四肢长度测量　　四肢长度测量适用于骨骺病变引起双侧肢体长度有差异，拟行手术需要精确测量其长度者。

5.应力下摄片（强迫位摄片）　　应力下摄片适用于 X 线平片检查不能显示的关节松弛及关节脱位，最常用于膝、踝关节。检查时采取强迫位置，将被检查肢体放在正位，强迫内翻、外翻足，分别摄片，以了解关节解剖关系有无变化。腰椎在过屈、过伸位拍片，可以排除因椎间盘退变造成的假性脱位。

三、骨关节基本病变的 X 线表现

1.骨基本病变的 X 线表现

（1）骨质疏松：指单位体积内正常钙化的骨组织减少，但单位重量骨内钙盐含量正常，X 线表现为骨的透亮性增强、骨密度降低、骨皮质变薄。

（2）骨质软化：指单位体积骨组织内矿物质含量减少，单位重量骨内钙盐含量亦减少，X线表现与骨质疏松有许多相似之处，如骨密度降低、骨小梁模糊、骨皮质变薄。此外，骨压缩变形、假性骨折线的出现是其特征表现。

（3）骨质增生：亦称骨质硬化，指单位体积内骨盐增多，X线表现为骨的密度增高、骨皮质变厚、骨小梁增粗、髓腔变窄甚至消失。

（4）骨质破坏：原有骨组织被炎症、肿瘤、肉芽组织取代而消失，称之为骨质破坏。X线表现为骨小梁中断、消失，出现局部性密度减低区。良性骨肿瘤或瘤样病变边界清楚，恶性骨肿瘤或急性骨髓炎则表现为斑片状或溶骨性破坏，呈弥漫浸润性，边缘模糊，界限不清。

（5）骨质坏死：指骨的一部分失去血供而发生的病理性改变。骨坏死发生1～2个月后，X线检查才有阳性表现，初期可见骨密度相对增高，中期死骨区表现骨质疏松及囊状破坏，晚期发生骨质破坏。

（6）骨膜反应：骨膜受刺激后骨膜增生，形成骨膜新生骨称为骨膜反应，X线表现多种多样，可见单层、多层、葱皮样、花也样、日光放射样骨膜反应。

（7）骨或软骨内钙化和骨化：X线表现为局限性颗粒状、斑片状或无结构的致密阴影。

2.关节基本病变的X线表现

（1）关节肿胀：X线片可见局部软组织密度增高。

（2）关节积液：表现为关节间隙增宽，与健侧对比有助于诊断。

（3）关节破坏：关节内软组织破坏时，X线表现为不同程度的关节间隙狭窄。累及软骨下骨时，X线表现骨质密度减低，以后逐渐发展至骨性关节面模糊、中断或消失。

（4）关节强直：纤维性关节强直X线表现为关节面模糊，关节间隙不同程度变窄，但关节间隙不消失。骨性强直X线表现为关节间隙明显变窄甚至消失。

四、关节造影

由于关节内结构为软组织密度，缺乏自然对比，选用关节造影可以了解普通X线难以显示的关节软骨、软骨板或韧带的损伤、关节囊病变以及关节结构的变化。当有化脓性炎症，关节面骨折或关节内出血时，禁用此项检查。关节造影最多用于检查膝关节半月板或交叉韧带的损伤，其次是肩关节和腕关节。造影剂可选用气体或有机碘溶液，前者称为阴性造影，后者称为阳性造影。现在多使用双重对比造影，即同时选用气体和有机碘溶液，它具有反差大、对比度强的优点；但需做碘过敏试验，阳性者禁用。

【膝关节造影】

1.适应证

（1）疑有膝关节内损伤性疾患：半月板损伤、交韧带损伤、关节囊和内侧副韧带断裂。

（2）半月板畸形或囊肿。

（3）关节内游离体。

（4）剥脱性骨软骨炎。

（5）滑膜肿瘤。

（6）窝囊肿。

（7）其他已确定为膝关节内疾患，但不能肯定其性质或部位者。

2.**造影方法**　病人仰卧位，取髌骨内上或外上角为穿刺点，严格无菌操作。局部麻醉（局麻）下用 10～20 号穿刺针刺入关节囊，回抽无回血，注入造影剂。气体造影剂常选用过滤空气、氧气或二氧化碳，用量为 80～120ml。阳性造影影剂选用 35%～50% 的有机碘制剂 10ml。双重对比造影时先注入碘剂 8～16ml，并随即注入 10～20ml 气体。注入空气后应防止气体自针眼处外溢。

3.**摄片**

（1）阴性造影：患者取俯卧位，分别于外旋位、内旋位、中间位三个位置投照。

（2）阳性造影：取俯卧、仰卧位，分别投照正位、内旋位、外旋位共 6 张。

（3）双重对比造影：取侧卧位，行水平投照内、外侧半月板，应于内旋位、外旋位、中间位分别投照。

（4）疑有髌骨或髌上囊病变，应摄加强侧位片。

4.**造影征象**　正常膝关节造影片，可清楚显示内、外侧半月板及关节软骨、滑囊、髌下脂肪垫、交叉韧带等结构。如有损伤或病变时，可相应出现充盈缺损、造影剂断裂等征象。

【肩关节造影】

1.**适应证**　肩部疼痛和或运动障碍疑有下列疾患者：

（1）肱二头肌长头脱位或断裂。

（2）肩袖破裂。

（3）关节囊破裂。

（4）冰冻肩。

（5）习惯性肩关节脱位。

2.**造影方法**　病人仰卧位，掌心向上，常规消毒、局麻后用 20 号腰穿针于喙突下一横指垂直刺入，针头触及肱骨头或关节盂时退出，再沿肱骨头或盂缘进入关节腔，注入有机碘造影剂 15～20ml。冰冻肩时只需注入 10ml。

3.**摄片**　于肩关节内旋 30°、外旋 30°，前、后位各一张及肩关节轴位片一张，共 5 张。

4.**造影征象**　造影剂充满整个关节，关节囊呈袋状密度增高影。在外旋 30° 位及后前位上，关节囊呈半圆形充盈。内旋 30° 时，则呈圆形或卵圆形。肱二头肌长头肌腱周围的滑膜鞘允盈后，在外旋 30° 位后前位片上显示为弯曲管状阴影，中央密度减低区为肱二头肌腱阴影脱位或半脱位。

【髋关节造影】

1.**适应证**

（1）主要用先天性髋关节脱位的检查。

（2）帮助了解以下病理性髋关节情况：①髂腰肌和关节囊的关系。②盂唇及股骨头软骨部的情况。③股骨头大小、形态。④关节囊的改变。⑤髋臼软骨情况。⑥关节内韧带情况。⑦髋臼内容物。

2.造影方法　患者取仰卧位透视定位,找到股骨颈连接处内下缘,并在皮肤表面做标志。常规消毒后,在麻醉穿刺点局部和关节囊周围,以 19～20 号穿刺针按皮肤标志垂直刺入直达骨面,进入关节腔后即可注入有机碘造影剂 2～5ml。

3.摄片　髋关节正位拍片,必要时加拍外展外旋位片。

4.造影征象

(1)正常髋关节:股骨头呈圆形,其弧度与髋臼的弧度相对应。髋臼底部造影剂分布均匀,多无积聚,亦无任何充盈缺损。髋臼缘可盖住股骨头外上部分,无增厚或内折,亦无圆韧带肥大等征象。

(2)先天性髋关节脱位时,关节囊狭长呈葫芦状填髋臼底,有充盈缺损。

【窦道及瘘管造影】

1.适应证

(1)探测窦道或瘘管的位置、来源、范围、行程及与体内感染灶的关系,如慢性骨髓炎及骨结核伴有难以愈合的窦道或瘘管手术时定位。

(2)了解创伤或手术并发的窦道或瘘管以及与邻近组织或器官的关系。

(3)先天性瘘管或窦道需行手术治疗时,帮助了解其行程和分支情况。

2.禁忌证

(2)造影部位有急性炎症。

(2)碘过敏者禁用碘造影剂,可换用钡胶造影。

3.造影方法　注射造影剂前首先吸净瘘管或窦道内的分泌物。用刺激性和毒性小的造影剂,直接或经导管间接注入,稍加按压,注射器或导管不抽出,防止造影剂外溢。透视见瘘管或窦道完全充盈后拍摄正、侧位片。

【血管造影】

血管造影多用于四肢血管,对骨骼肿瘤的良、恶性鉴别有重要意义,近年来也用于烧伤、脉管炎及断肢再植等。

(一)四肢动脉造影

1.适应证

(1)肿瘤与炎症:良性骨肿瘤与恶性骨肿瘤的鉴别,了解病变原发于骨本身还是软组织和血管,病变是否侵及骨骼。

(2)明确骨肿瘤软组织受累范围,显示肿瘤与血管的关系及主要供血动脉的走向。

(3)骨肿瘤切除术后疗效观察,根据血管重建情况评估治疗后残留或复发性骨肿瘤。

(4)伴有血管损伤的四肢或骨盆骨折的术前定位和术后疗效观察,如血管成形术后。

(5)闭塞性动脉疾患,如血栓闭塞性脉管炎。

(6)其他:夏科关节、骨缺血性坏死和骨萎缩等。

(7)其他血管疾患,如动脉瘤、动静脉瘘等。

(8)恶性骨肿瘤行动脉插管造影的同时可以做放射和化学治疗,如动脉灌注化疗药物和动脉栓塞等。

2.禁忌证

(1)碘过敏者。

(2)肾功能不全影响造影剂排出者。

(3)一般情况差难以耐受者。

(4)严重高血压或凝血机制有异常者。

(5)穿刺部位有感染者。

(6)可能导致肢体缺血坏死或原有病变恶化者。

3.造影方法　　有直接穿刺法、切开暴露动脉穿刺法及插入导管法三种方法,造影剂常用60%泛影葡胺,造影前做过敏试验。上肢造影剂用量为 10～15ml,下肢用量为 20～30ml,要求在 3～5 分钟内注完,动脉插管应在透视下进行。

4.造影征象　　病变造影表现,基本上有三种变化:①血管形态变化。②肿瘤血液循环及血流动力学改变。③邻近血管的移位情况。

良性骨肿瘤压迫邻近血管发生移位呈握球状,恶性骨肿瘤可见到丰富的血管呈团块、网状增粗扭曲并出现肿瘤湖。肿瘤术后复发者通过造影可排除血肿、感染或纤维化,有助于确诊。

(二)椎动脉造影

椎动脉造影可以协助了解椎动脉受压、狭窄的原因,为临床检查难以确定的椎动脉型颈椎病提供有价值的资料,并可为手术减压提示正确的病变部位和范围。

【脊髓造影】

脊髓造影又称椎管造影,是检查椎管疾病的一种重要检查方法。将造影剂注入蛛网膜下腔,透视观察其充盈和流动情况,拍片了解脊髓的外形、大小,椎管通畅性,梗阻部位、范围、性质等。

1.适应证

(1)采用其他检查手段不能明确定位的髓内或髓外阻塞性病变,如肿瘤、蛛网膜炎等。

(2)临床检查性质不确定的髓内、髓外或椎管结构的病变。

(3)多节段神经损害。

(4)外伤性截瘫。

(5)血管畸形。

(6)椎间盘后突及黄韧带肥厚。

(7)为确定某些椎板切除术后病变复发的原因。

2.禁忌证

(1)全身情况差,不能耐受者。

(2)严重高血压或凝血机制异常者。

(3)椎管内出血。

(4)穿刺部位有炎症。

(5)碘过敏者。

3.造影剂选择　　有机碘造影包括碘水、碘苯酯和非离子型碘液,后者包括 Amipaque、Lso-vist、Ominipaque 等。从临床应用效果看,Ominipaque 是迄今为止最理想的造影剂。

4.造影方法

(1)上升性造影(腰椎穿刺造影):严格无菌操作。侧卧位,经腰椎进入蛛网膜下腔,用持续的平均压力和速度注射造影剂。改为仰卧位,然后逐渐抬高足端床面,使造影剂缓缓上行充填,显示椎管内结构。取侧位、斜位或俯卧位观察造影剂在髓腔内流动的情况以及有无充盈缺损,术后应平卧24小时。

(2)下行性造影(小脑延髓池穿刺造影):当要观察阻塞性病变上缘或因局部有炎症不适于腰穿上行性造影时,选用下行性造影。方法与腰穿造影基本相同,但应抬高头端床面使造影剂下行。

5.摄片　先在透视下观察,如发现梗阻,摄取阻塞端正、侧位局部片。观察椎间盘后突情况时,还需加拍俯卧位水平侧位片。此外,还可根据病变性质和位置做其他位置的摄片检查。

6.造影征象　造影剂呈条带分散成细珠状向前移动,到顶点汇合成柱状。柱状影的中央有比较透明的带状状影,即脊髓影像,正位X线片上呈现与椎管相一致的节段性变化。当有梗阻时,可有相应的充盈缺损、造影剂中断等征象。

7.椎管造影在现代骨科中的地位　随着CT、MRI广泛应用于临床,椎管造影目前已较少应用。CT能观察椎管内结构或病变的横断面特征,易于显示病变累及范围,特别是针对椎管外的病变范围,是椎管造影无法比拟的。但CT扫描时需初步定位,对多节段的病变诊断率不高且易漏诊,椎管造影可以为CT检查提供定位依据。MRI可以同时矢状面成像,能够显示一段或多段椎管,兼有CT和椎管造影的优点;可以作为检查椎管疾患的首选影像诊断方法,但由于费用昂贵,设备不普及,应用受到一定限制。这三种检查方法提供的信息可以相互补充。非离子型碘制剂椎管造影在相当长的时间内仍是一种重要的椎管检查方法。

(梁品超)

第二节　磁共振成像

一、成像原理

磁共振成像(MRI)是检查骨与软组织的最佳手段,可以很好地显示中枢神经、肌肉、肌腱、韧带、半月板、骨髓、软骨等组织,在骨质疏松、肿瘤、感染、创伤,尤其在脊柱、脊髓检查方面用途广泛。

基本原理是某些特定的原子核置于静磁场内,受到一个适当的射频脉冲磁场激励时,原子核产生共振,向外界发出电磁信号的过程称为磁共振现象。磁共振现象产生的三个基本条件为特定原子核、外界静磁场和适当频率的电磁波。特定原子核的质子或中子数为奇数,带有静电荷,具有自旋运动特性,并产生磁场。人体中含有丰富的氢原子,原子核只有一个质子,亦称自旋质子。目前MRI应用的是氢原子核。静磁场是指外磁场,临床应用强度为0.2~3.0T。最常用的磁场强度为0.5~1.5T。射频脉冲是用于激励平衡状态原子核系统的交变磁场,是质子由低能级进入高能级受激状态,以产生磁共振现象。

在磁共振过程中,受到激励的自旋质子产生共振信号到恢复到激励前的平衡状态所经历的时间称为弛豫时间,包括纵向弛豫时间(T_1)和横向弛豫时间(T_2)两种。不同的病变组织具有不同的 T_1 和 T_2 值,这意味着根据不同的 T_1 和 T_2 特点可判断正常与病变的组织(表 3-1)。

表 3-1　正常组织在 MRI 的图像上的信号强度

	水	脂肪	韧带	骨皮质	骨髓	肌肉
T_1WI	低(黑)	高(白)	低(黑)	低(黑)	高(白)	中(灰)
T_2WI	高(白)	高(白)	低(黑)	低(黑)	高(白)	中(灰)

动态增强 MRI 是利用动态对比增强 MRI 成像技术对骨肿瘤进行的诊断,该方法基于肿瘤生长的类型不同,通过 MRI 信号强度的动态变化,反映肿瘤内部的不同血管的强化程度,以鉴别良、恶性肿瘤。此项技术有助于:①对潜在恶性肿瘤的鉴别,如起源于软骨的早期软骨肉瘤和内生软骨瘤,X 线平片难以鉴别,快速动态对比增强 MR 成像,前者出现早期强化,后者无早期强化;②鉴别骨周围软组织肿瘤与水肿,和肿瘤活性部分的显示,有助于术前分期和活检定位;③对疗效的评估和肿瘤复发的检测。动态增强 MRI 可对肿瘤的活性部分与炎性改变进行鉴别,从而确定肿瘤的存在与否。值得注意的是此项检查仍需结合 X 线平片和 CT 检查才能做出更为确切的诊断。

MR 弥散加权成像(DWI)是一种在分子水平了解组织结构的技术,它利用水分子弥散运动的特性进行弥散测量和成像。DWI 可计算出各像素的表观弥散系数(ADC)并获得 ADC 图。恶性骨肿瘤组织的 ADC 值高于正常组织,瘤周水肿和肿瘤内坏死的 ADC 值高于肿瘤实质。ADC 图可较准确地显示肿瘤的实际髓内浸润范围,分辨出肿瘤、瘤周水肿和瘤内坏死的分布。

MR 灌注成像(PWI)是一种评价病变部位血流灌注情况的技术。通过分析灌注参数,可获取病变组织的微循环血流信息。根据病灶信号强度及增加程度对良、恶性骨肿瘤行诊断和鉴别诊断。良性肿瘤边缘与中心部分的信号强度增加值差异无显著性,而恶性肿瘤边缘部分比中心部分信号强度增加值明显为高,其差异有显著性。而根据时间-信号强度曲线诊断和鉴别良、恶性肿瘤,可有部分重叠。

MRI 导向有利于选择活检部位,更多地用于骨髓肿瘤的活检,可提高诊断的正确率。MRI 对肿瘤的分级和显示肿瘤内部病理结构上明显优于 X 线平片和 CT,但对钙化、骨化及骨皮质均显示低信号为其不足。

磁共振波谱(MRS)是一种无创性测定人体内化学代谢物的医学影像学新技术,是在磁共振成像的基础上又一新型的功能分析诊断方法。磁共振波谱对骨与软组织疾病的诊断,尤其是在早期诊断和治疗后疗效评估方面,对临床治疗有着重要的指导作用。目前国内外都将其作为功能成像一个重要课题,尚处于研究阶段。

适应证:由于 MRI 的成像原理不同,MRI 检查应与其他影像学检查取长补短,发挥 MRI 的最大优势。软组织的各种疾患都适用 MRI 检查。骨骼系统有细微的隐性骨折、感染、肿瘤和骨髓疾病都有其他影像学不能显示的影像,关节的检查包括韧带、滑膜、关节软骨、关节内软骨(半月板,椎间盘)、关节积液等。MRI 最大的劣势是对钙化不敏感,常常不易显示。凡装有心脏起搏器的患者,癫痫病人等应慎用或禁用。

二、MRI 的临床应用

(一)MRI 在骨关节损伤、退变方面的应用

MRI 图像可很好地显示骨、关节和软组织的解剖形态,加之其可在多平面成像,因而能显示 X 线平片和 CT 不能显示或显示不佳的一些组织和结构,如关节软骨、关节囊内外韧带、椎间盘和骨髓等,因此,MRI 在显示隐性骨折、骨髓水肿以及软骨骨折方面优于 X 线平片和 CT。MRI 能很好地分辨各种不同的软组织,对软组织的病变较 CT 敏感,能很好地显示软组织水肿、骨髓病变、肌腱和韧带的变性等病理变化。在观察分析肌肉骨骼系统的 MRI 图像时,要善于利用 MRI 多参数成像和多平面成像的特点,获取其他影像学方法难以得到的解剖细节和组织特性的信息。首先要熟悉肌骨系统在各种成像平面上的解剖学表现以及正常组织在各种脉冲序列上的信号特点。其次还要掌握各种基本病理改变的信号特点,要能够从信号表现上推断病变的性质,如病变是囊性还是实性,其中有无骨质增生硬化,有无坏死、出血、钙化、骨化,有无纤维和脂肪的成分,病变周围有无水肿,骨髓的改变如何等。虽然 MRI 可提供很多有关病变的信息,在做诊断时仍然要结合临床以及平片、CT 等其他影像学表现进行综合分析。MRI 在显示骨结构的细节方面尚不如 CT 清晰和明确,对软组织中的骨化和钙化的辨识能力也不及 CT。MRI 和 CT 在骨骼肌肉系统疾病诊断中的作用是一种互补的关系。

1.脊柱脊髓疾病　脊髓疾病包括两部分,骨性部分和椎管内部分。此两部分关系密切,疾病常常互相影响。椎体的疾患可引起椎管内神经系统的症状,神经系统的疾患也可继发椎体的改变。

MRI 检查对于确定脊柱骨折、脱位、椎间盘撕裂、椎旁或椎管内血肿及脊髓损伤的程度及其敏感准确。椎体骨折时可见椎体高度和排列异常,受累椎体周围软组织内因出血水肿表现为长 T_1 和长 T_2 信号改变。陈旧性脊柱骨折因出血、水肿已吸收,受累椎体信号恢复正常,但有椎体楔形变或脊柱成角畸形,因此,MRI 检查在判断脊柱新鲜骨折与陈旧骨折方面具有独特的优势。当脊柱损伤累及脊髓时可表现为不同程度的信号变化,MRI 不仅可以观察急性脊髓损伤的形态学变化,而且可以根据脊髓内信号的变化,精确判断脊髓的损伤程度,同时可发现隐性骨折和脊髓水肿,对制订治疗方案和判定预后有较大的指导作用。

椎管狭窄及椎间盘病变:

(1)椎管狭窄:大多数椎管狭窄症继发于椎间盘突出、脊柱不稳滑脱、韧带肥厚及小关节退变等病理改变。MRI 不仅可观察后纵韧带、黄韧带肥厚和钙化、硬膜囊受压程度和范围,而且可显示脊髓的形态和病理变化,术后 MRI 检查是显示椎管减压范围、脊髓病理变化情况的客观指标。

(2)椎间盘病变:MRI 扫描不仅可以从不同方位显示椎体、椎间盘、椎管内软组织,还可以清楚地显示早期椎间盘退行性改变,是其他影像手段不能发现且临床早期症状不典型最易误诊的阶段,更是导致椎间盘病变进展的基础阶段。MRI 特征:①纤维环断裂,髓核脱离椎间盘

游离于椎管内;②矢状面脱出的髓核上下移位。因此,MRI 扫描对腰椎间盘突出症诊断和分型是既直接又准确的检查方法,尤其是对早期病变的检出,对临床治疗有着重要的意义,应作为腰椎间盘病变的首选检查方法之一。

2.骨关节疾病　　MRI 在骨骼系统的应用越来越广泛。首先在创伤中的应用,MRI 可检出其他影像学不能检出的隐性骨折,已得到广大医生的认可。其次,其在骨髓的疾病检出明显好于其他影像学检查,是 MRI 检查的优势。同样,MRI 对软骨损伤的检查也有优势。骨坏死早期,X 线拍片,CT 扫描均为阴性时 MRI 即可检出骨坏死。另外骨髓水肿、骨髓内感染,肿瘤都可通过 MRI 检查得以确定。除骨髓疾患外,关节软骨的显示 MRI 也明显好于其他影像学检查,MRI 可清晰显示关节软骨的坏死。肌腱、半月板、交叉韧带的检查 MRI 也具有明显优势,因此,大量的半月板检查都使用 MRI 检查。

（1）膝关节损伤:

膝关节韧带损伤:韧带损伤的特点为在各序列成像上均有信号增高改变,仍可见到完整连续的纤维束,但较正常变细;完全韧带撕裂,主要表现为韧带连续中断、扭曲,呈波浪状,并见增厚、增粗、变短,以 T_2WI 显示较好;信号混杂,形态卷曲增粗或呈波浪状。

膝关节半月板的损伤:正常半月板在 MRI 各序列均为低信号,是由于其含有 I 型胶原组织,在上下关节软骨的衬托下,半月板形态显示清楚,既可观察其位置形态,又可观察其内部结构。当半月板发生撕裂时,由于关节滑液渗入损伤处,使低信号的半月板内出现高信号或等信号。MRI 能清晰显示半月板撕裂的部位、形态,并能进行分级,MRI 不仅能早期发现半月板内撕裂,而且在鉴别陈旧性半月板撕裂与新鲜半月板撕裂方面优于关节镜检查,此外,关节镜为有创伤检查,而 MRI 为无创伤检查。因此,MRI 检查为半月板手术方案的制订提供重要的依据。

膝关节周围软组织损伤及关节积液:膝关节损伤易形成膝关节周围软组织肿胀,关节囊及关节腔内积血、积液,MRI 可反映积血、积液的部位及量的动态变化。

MRI 对于膝关节损伤检查的优势:膝关节 MRI 可发现 X 线片不易观察的骨挫伤、骨髓水肿、隐匿性骨折,以及骨、软骨骨折,半月板、韧带撕裂。而且 MRI 是一种无创性检查,具有较高的软组织分辨率,多方位成像等特点,比 X 线片、CT、关节镜等在膝关节损伤的诊断评价上更具一定的优越性。

（2）肩关节损伤:肩关节损伤 MRI 检查包括肩关节撞击综合征、肩关节不稳、盂唇撕裂、肩袖撕裂等。撞击综合征(SIS)又称卡压综合征。当肩关节处于外展体位时,尤其处于 $60°\sim 120°$ 时肩峰下空间缩小且肩腱袖刚好从中穿过,此时由于一些解剖结构病变引起冈上肌出口(肱骨头上方和肩峰下方间的间隙)狭窄,即压迫肩峰下滑囊和(或)冈上肌腱,引起肩部和上臂疼痛为特征的临床综合征。肩关节不稳可分为前、后、下或多方位不稳定,其中以前部不稳最多见。它的病因可能是创伤性的,也可能与盂肱韧带或关节囊的松弛有关,多方位肩关节不稳通常与韧带松弛有关。肩袖撕裂可分为部分性撕裂和完全性撕裂,部分性比完全性发生率高一倍。主要为冈上肌腱撕裂表现为 T_2 加权脂肪抑制像上高信号,关节积液也容易显示。完全撕裂时可见冈上肌腱和冈下肌腱的回缩,肩峰和肱骨间距离缩小。

MRI 可以得到较高的软组织对比度,而且能够多平面成像,它能较清晰地显示关节囊、囊内结构及肩袖等重要组织的解剖形态;肩关节 MR 造影成像改善了关节内和(或)关节外组织结构的对比,极大地提高了诊断的准确性。目前,MRI 已成为肩关节损伤影像学检查诊断的重要手段。

(3)股骨头缺血性坏死:股骨头缺血坏死(ANFH)是常见的骨关节疾病,其病变可导致股骨头塌陷、关节间隙变窄,最终累及整个髋关节,使关节功能丧失,早期诊断直接关系到疾病的治疗和预后。磁共振成像检查应用于本病前,该病的早期诊断较为困难。

正常成人股骨头 MRI 的信号主要由骨髓中脂肪产生,随年龄增长,红骨髓逐渐转化成黄骨髓,即脂肪含量逐渐增高,T_1WI 和 T_2WI 均为高信号。ANFH 的病理演变过程分为四期:Ⅰ期:骨缺血后 6 小时,髓腔造血细胞开始死亡,但缺血区细胞坏死有先后顺序:约在血流中断后 6～12 小时,造血细胞最先死亡;12～48 小时后为骨细胞和骨母细胞死亡;1～5 天后脂肪细胞死亡;此期只有 MRI 检查可发现病变,而 X 线平片和 CT 检查未见异常。MRI 表现为股骨头的前上缘可见一均匀或不均匀的局限性线状或片状异常信号影,T_1WI 呈等或略低信号,T_2WI 呈高或略高信号且与外侧低信号带并行,形成"双线征",它是 ANFH 较为特异的早期征象;Ⅱ期:坏死组织分解,周围出现组织修复,早期的修复反应包括少量毛细血管、胶原纤维增生,以及新骨对死骨的"爬行性替代",MRI 表现为广泛的斑片状、条状或不规则形,低、等、高混合信号;Ⅲ期:修复期:大量新生血管和增生的结缔组织、成纤维细胞、巨噬细胞向坏死区生长,大量新生骨附着在坏死骨小梁的表面,死骨被清除。关节软骨受其修复组织的影响表面不光滑,而后出现皱褶。MRI 表现为在 T_1WI,T_2WI 上均为股骨头变形,呈高低不等,形态不规则的混杂信号,并出现新月征;Ⅳ期:股骨头塌陷合并退行性关节炎改变。MRI 表现为股骨头不规则,可出现骨皮质塌陷和低信号的斑片区或新月状死骨,股骨头塌陷,碎裂。

(二)MRI 在骨感染和骨结核方面的应用

1.骨关节化脓感染　骨关节化脓感染是常见的细菌性骨感染疾患,有血源性和外源性,血源性骨关节感染常见者有化脓性骨髓炎、关节炎和 Brodie 脓肿。外源性有外伤或战伤引起的软组织和骨感染。X 线表现有骨破坏或骨增生,死骨形成。慢性骨髓炎还可以急性发作,严重者可导致关节功能障碍和骨骼畸形等。总之化脓性骨关节感染发展过程复杂,变化多种多样,全身各部位都可发生,有时与骨肿瘤等疾患鉴别困难。

急性化脓性骨髓炎的早期诊断非常重要,但靠 X 线片达到早期诊断有困难,CT 检查优于普通 X 线检查,对软组织肿胀较敏感,对小的破坏区和小的死骨显示好。MRI 优于普通 X 线和 CT,对早期骨髓和软组织的充血水肿十分敏感,在 T_2 加权脂肪抑制像上呈高信号。进展期,骨髓的渗出与坏死在 T_1WI 上为低信号,与正常的骨髓信号形成明显的对比,因此骨髓腔受累的范围显示良好。对脓肿的部位和大小及伸向软组织内的窦道,在 T_2WI 上可清晰显示,有利于指导手术。

急性化脓性骨髓炎估计预后最重要的两条:①哪里有骨膜下脓肿,哪里就将发生骨质破坏;②哪里有骨膜剥离或破裂,哪里将发生死骨,并且不产生骨膜新生骨,将转变为慢性骨髓炎。严重患儿,当大部骨干形成死骨时,如坏死的骨干周围没有骨包壳时,取出死骨后,必形成骨缺损。如死骨上下两端骨膜逐渐骨化,并逐渐扩大包绕骨干的大部时,再取出死骨,则可减少骨缺损的程度。

慢性骨髓炎常见 X 线征象有:软组织肿胀、骨质破坏、骨质增生硬化、骨膜增生、骨包壳和死骨。慢性骨髓炎急性发作时,软组织肿胀,也可发生溶骨性破坏,其破坏边缘模糊,还可产生骨膜反应。而慢性期死骨清除的破坏,周围软组织炎症肿胀已消退,破坏的骨组织为大块死骨,边缘清楚呈虫蚀样,两种破坏极易区别。

2.椎间盘感染 椎间盘感染发生率不高,但却是一种严重并发症,其原因可能为:细菌感染、无菌炎症、人体免疫反应。MRI 对早期发现病变有重要的意义,发病 1～2 周,MRI 表现椎间盘及上下椎体 T_1 加权像低信号,T_2 加权像高信号。发病 2～3 周,CT 见前纵韧带及椎体后缘膨胀,硬膜囊前方低密度软组织影,上下终板不规则,骨破坏。发病 4～5 周,X 线平片显示椎间隙变窄,终板模糊,逐渐骨疏松、骨吸收、椎间隙变宽,3～4 个月后椎体骨性融合。

3.骨关节结核 骨关节结核 95% 继发于肺结核。结核杆菌经血行到达血管丰富的骨松质,如椎体、短管状骨、长管状骨骨骺及干骺端和大关节滑膜而发病,好发部位为脊柱。X 线平片是骨关节结核的常规检查方法,主要表现为骨质疏松、骨质破坏和局部软组织肿胀。MRI 与 CT 对了解小的骨病损及软组织改变,明确病变范围和鉴别诊断具有非常重要的作用。

(1)骨结核的主要 X 线表现:有骨质疏松、骨质破坏、骨的形态改变以及周围软组织肿胀或萎缩等。局部的骨质破坏为最主要征象。骨质破坏 CT 表现为不规则的低密度区,破坏区内可见小斑点状死骨。周围软组织肿胀,出现脓肿可见低密度脓腔,对比剂增强边缘有强化。正常骨皮质和骨小梁 T_1WI 和 T_2WI 均呈低信号,而骨质破坏时 MRI 表现为:骨皮质和骨小梁 T_1WI 呈等一低信号,T_2WI 高信号;骨髓受累的区域,T_1WI 信号降低,T_2WI 信号增高;STIR 则更加清楚显示病灶,表现为明显的高信号。短管状骨结核表现指(趾)骨多发圆形、卵圆形骨破坏,形成典型的骨气臌样改变,颇有特征性。因此,CT 和 MRI 对显示骨结核较小的骨破坏区、死骨和钙化、骨髓内改变以及周围冷性脓肿具有比较高的价值。

(2)脊柱结核:在骨关节结核中最常见,以 25 岁以上的青壮年最多见。腰椎为最好发的部位,胸椎次之,颈椎较少见。

普通 X 线表现:①椎体骨质破坏是脊柱结核主要征象。②椎间隙变窄或消失:病变引起相邻的椎体终板破坏,髓核疝入椎体,椎间盘完全破坏,椎间隙变窄或消失。③椎旁冷性脓肿:脓液聚集在椎体一侧的骨膜下形成椎旁脓肿;当脓液突破骨膜后,由于重力关系沿肌肉筋膜间隙向下垂方向流注,形成流注脓肿。在腰椎可形成腰大肌脓肿,表现为腰大肌轮廓不清或呈弧形突出;在胸椎表现为胸椎两旁梭形软组织肿胀影;在颈椎形成咽后壁脓肿,表现为咽后壁软组织影增宽,并呈弧形前突。④脊柱畸形:因病变广泛,可发生脊柱畸形,可见脊柱后凸或侧凸畸形。

CT 比较容易显示骨质破坏,即使较小的破坏也能够显示,表现为椎体和附件不规则的骨密度减低区。其中可见高密度骨影为死骨。椎旁脓肿表现为椎体周围软组织增宽,中央呈低密度坏死灶,对比增强肿块周围可见强化。CT 可进一步明确脓肿大小、范围以及向椎管内侵犯的情况。

MRI 对脊柱结核的检查非常敏感,早期在椎体内炎性水肿时就出现异常信号。脊柱骨质破坏表现椎体变形和信号异常,多数病灶表现为 T_1WI 均匀较低信号,少数为混杂低信号,T_2WI 表现为均匀或不均匀高信号。增强检查多数表现不均匀强化。椎间盘破坏,T_1WI 多表现低信号，T_2WI 常为不均匀混杂高信号，对比增强呈均匀或不均匀强化。椎旁脓肿表现为 T_1WI 低信号，少数表现等信号，T_2WI 多呈均匀或不均匀高信号。脓肿壁薄且厚薄一致，对比增强呈均匀或不均匀环状强化。附件破坏在 T_1WI 和 T_2WI 上由于周围脂肪信号的影响不易清晰显示，STIR 扫描可清晰显示附件结构的破坏，呈现明显高信号灶。病变压迫脊髓，可见脊髓内出现斑片状 T_1WI 低信号，T_2WI 高信号病灶。

两个以上椎体的溶骨性破坏，椎间隙变窄或消失，脊柱后凸畸形，椎旁脓肿形成和软组织钙化是脊柱结核的平片典型表现。CT 和 MRI 可确定隐蔽的骨质破坏，椎体周围脓肿的位置和范围，同时可发现早期椎体结核病灶。

（三）MRI 在骨肿瘤方面的应用

1.良性骨肿瘤的 MRI 征象　良性骨肿瘤一般不需 MRI 检查，只有怀疑恶变或软组织内有异常改变时进行 MRI 检查。良性骨肿瘤瘤灶边缘清楚锐利，信号强度均匀一致（特别是 T_2 加权像），无浸润性生长。但良性骨肿瘤中的钙化灶可形成无信号区或极低信号区，而使肿瘤信号不均匀。脂肪或血液成分丰富者，在 T_1 和 T_2 加权成像上以均呈高信号影，而脂肪抑制系列中脂肪成分呈低信号，血液呈高信号，二者极易识别；水抑制系列中含自由水成分表现为低信号，其余均表现为高信号。纤维成分较多的肿瘤则呈低信号或中等信号。

骨血管瘤可分为海绵型和毛细血管型，前者由大量薄壁血管及血窦构成，常发生于颅骨和脊柱；后者由增生并极度扩张的毛细血管构成，以扁骨和长骨干骺端多见。骨血管瘤可合并软组织血管瘤。骨血管瘤可发生于任何年龄，以中年较多。好发于脊柱、颅骨、长骨和其他扁骨。该瘤多无明显症状，有些可有局部疼痛、肿块及相应部位压迫症状。骨血管瘤 X 线表现，发生于脊柱者，破坏区多呈栅栏状、网眼状改变。发生于颅骨者，表现为板障膨胀，外板变薄、消失，并可出现放射状骨针。发生于管状骨者，骨质破坏区多呈泡沫状。病变发展较快者，可呈单纯溶骨性囊状破坏；CT 表现为边界清楚的膨胀性骨破坏区，其内可有放射状骨嵴或皂泡状骨性间隔，骨壳多不完整。椎体血管瘤多表现为椎体内纵行粗大骨小梁、分布稀疏，椎体增大。增强扫描多有明显强化；骨血管瘤其 MRI 信号强度在 T_1WI 和 T_2WI 均呈高信号，颇具特征性，其内可见栅栏状、皂泡状或放射针状低信号间隔。

2.恶性骨肿瘤的 MRI 征象　MRI 检查不仅能显示肿瘤的准确部位、大小、邻近骨和软组织的改变以及肿瘤的侵犯范围，对多数病例还能判断其为良性或恶性、原发性或转移性，这对确定治疗方案和估计预后非常重要。非成骨性骨转移性肿瘤在 T_1WI 上呈低信号区，T_2WI 上呈高信号区，成骨性骨肉瘤在 T_1WI 和 T_2WI 上均显示为云絮状低信号区，成骨反应的程度愈重，低信号区愈为明显；软骨肉瘤在 T_1WI 表现为不均匀低信号区，T_2WI 表现为非常不均匀的高低混合信号区，病灶边界不清，可见邻近软组织浸润的征象。MRI 在骨肿瘤的应用价值优于 CT。由于 MRI 没有骨伪影及某些气体的伪影，对于颅底和骨盆的肿瘤显示明显优于 CT；MRI 的信号取决于受检组织的理化特性，对骨肿瘤的诊断较敏感；不必注射造影剂就可观察肿瘤血管（MRA），可清晰显示病变组织及邻近神经结构受侵情况，可清楚显示髓腔内邻近关节的病变。

（1）骨髓瘤为起源于骨髓网织细胞的恶性肿瘤：又称为浆细胞瘤。本病有单发和多发之分，多发者占绝大多数。单发者中约 1/3 可转变为多发性骨髓瘤。晚期可广泛转移，但很少出现肺转移。少数可原发于髓外组织,如硬脑膜、垂体、甲状腺、皮肤、纵隔等。MRI对本病的检出及确定范围非常敏感。骨破坏或骨髓浸润区在 T_1WI 上呈边界清楚的低信号,多位于中轴骨及四肢骨近端。病变弥漫时,为多发、散在点状低信号,分布于高信号骨髓背景内,呈特征性的"椒盐状"改变;T_2WI 上病变呈高信号;STIR 序列由于脂肪信号被抑制,病灶高信号较 T_2WI 更明显。

(2)骨转移瘤:骨转移瘤仅次于肺肿瘤和肝脏肿瘤的居第三位。MRI 溶骨性病灶在 MRI 表现为 T_1WI 呈低信号,T_2WI、STIR 为高信号,增强后有强化。成骨性病灶在 T_1WI 和 T_2WI 上均为低信号,增强后可为轻度或无强化。骨转移瘤可合并有软组织肿块,极少有骨膜反应,如合并病理骨折则可能会有骨膜反应,呈 T_1WI、T_2WI 骨皮质外均匀或不均匀低信号的长条状影。少数扁骨、骨干囊状膨胀性骨转移瘤,T_1WI 呈等信号或不均匀信号,T_2WI 高信号,周边可见低信号环绕,增强后有强化。不同部位转移瘤影像学表现不同。

1)脊柱:为转移瘤的最好发部位,以腰、胸椎多见,次为颈椎。常为多个椎体发病。溶骨型转移。早期呈现局限性骨质疏松或为斑点状、虫蚀样骨破坏,而后融合为大片骨缺损,常易并发病理性压缩骨折。MRI 表现为 T_1WI 呈低信号,T_2WI 为高信号,增强后呈中度或明显强化。椎旁多可见局限性对称性的软组织肿块。椎间隙多无改变。成骨型转移 CT 表现为椎体散在的斑点状或棉团状致密影,可为椎体的一部分亦可整个椎体完全均匀致密。椎间隙不受累。混合型表现为斑点状骨破坏和骨硬化同时存在。MRI 表现为 T_1WI 和 T_2WI 上均为低信号,增强后可为轻度或无强化。CT、MRI 对显示椎体内骨破坏的程度和范围,优于普通 X 线。发生于椎体的转移瘤,最常见于椎体的后部,此与椎体的血管供应有关。椎弓根和椎体附件的破坏,多由椎体病灶的扩展所致,极少见有单独破坏。

2)骨盆:溶骨型转移好发于髋臼上、髂骨翼、耻骨和坐骨。表现为虫蚀样、泡沫状,圆形或卵圆形骨破坏区。MRI 表现为骨皮质破坏和软组织肿块形成。T_1WI 呈低信号,T_2WI 为高信号,增强后病灶及软组织肿块强化。多见于膀胱癌、子宫颈癌或消化道癌肿。成骨型转移多见于髋臼上和骶髂关节附近,CT 表现为边界不清的斑块状或棉球状致密区。MRI 表现为 T_1WI 呈低信号,T_2WI 为低信号,可合并有软组织肿块。发生于耻骨支者尚可见骨膜增生。多见于前列腺癌、乳癌或膀胱癌等的转移瘤。

3)颅骨:大多为溶骨型。破坏区呈圆形或卵圆形骨缺损,边缘清楚或模糊,无硬化边缘。MR 表现为 T_1WI 呈低信号,T_2WI 为高信号,增强后骨破坏区略强化,软组织肿块明显强化。颅底的转移灶多来自鼻咽癌,可沿颅底的神经、血管通道向颅内扩散,严重者可直接侵蚀斜坡、鞍底和岩骨尖等。颅穹隆骨的转移灶,往往来自肺癌。

4)肋骨、胸骨:发生于肋骨、胸骨的转移瘤,常为单纯溶骨性破坏,时有膨胀性改变,常伴骨外软组织肿块。MRI 表现为 T_1WI 呈低信号,T_2WI、STIR 为高信号,增强后有强化。前列腺癌和膀胱癌肋骨的转移常为成骨性,并可累及多条肋骨。乳癌的骨转移多呈混合型转移并可有层状骨膜增生和出现软组织肿块。

5)长管骨:最好发于近躯干的长骨,如股骨和肱骨的近端,膝、肘以下较少见转移。长管状骨的转移瘤多为溶骨型,严重者骨皮质大部破坏,仅余薄层骨壳,或部分消失,并可有局限性软组织肿块,但多无骨膜增生。合并病理骨折时可有骨膜反应。骨干囊状膨胀性骨转移瘤,MRI 表现为 T_1WI 呈等信号或不均匀信号,T_2WI 高信号,周边可见低信号环绕,增强后软组织肿块有强化。发生于骨膜下或骨皮质的转移瘤,可表现为一侧皮质的弧形凹陷,周围可见软组织肿块,颇似骨外软组织肿瘤所致骨皮质的压迫侵蚀。

3.椎管内肿瘤　首选 MRI 检查,既可定位又可定性,尤其在定位诊断上,MRI 具有独特的优势。椎管内肿瘤的定位诊断:按肿瘤的发生部位,椎管内肿瘤分为髓内、髓外硬膜下及硬膜外肿瘤。脊髓增粗,伴有囊性变及病变部位上下端脊髓空洞形成,蛛网膜下腔变窄、消失,硬膜外间隙变形是髓内肿瘤的特征。"硬膜下征"表现为病侧蛛网膜下腔增宽,脊髓受压向健侧移位是髓外硬膜下肿瘤的共同特征。提示硬膜外病变的主要依据是"硬膜外征",即:①肿瘤与脊髓之间 T_1WI 可见低信号裂隙,此为硬脊膜影像及受压变窄的蛛网膜下腔;②肿瘤侧椎管内脂肪中断;③局部硬脊膜增厚;④可伴椎体及附件骨质破坏。据此,一般定位诊断不困难。

(1)髓外硬膜内肿瘤:神经源性肿瘤大多数位于髓外硬膜下,可见髓外硬膜下肿瘤的共同特征,即"硬膜下征"。神经鞘瘤呈圆形或椭圆形,也可骑跨在硬膜内外沿椎间孔生长呈哑铃形,同侧椎间孔扩大是其典型特征,肿瘤多数位于椎管的后外侧,有包膜,边界清楚,T_1WI 呈低信号,T_2WI 为高信号,瘤体较大时常发生囊变、坏死、粘液变性甚至出血,致使肿瘤信号不均,增强扫描实质部分明显强化,有囊变者呈环状强化,是神经鞘瘤的重要 MRI 征象,认识此特征对椎管髓外硬膜下肿瘤的诊断与鉴别诊断有价值。

(2)硬膜外病变:硬膜外肿瘤以转移瘤、淋巴瘤常见,具有硬膜外肿瘤的共同特征,即"硬膜外征"。转移瘤多伴有椎体及附件受累,肿瘤呈长梭形或包绕脊髓的 T_1WI 呈低信号,T_2WI 为高信号。增强后包括椎体内病灶均有明显强化。淋巴瘤多无椎体骨质转移,肿瘤多为 T_1WI 和 T_2WI 均为等信号,可中度或显著强化,肿瘤可局限于椎管内沿着硬膜外间隙纵向生长,呈梭形或侵袭生长包绕、挤压脊髓。当淋巴瘤破坏邻近椎体向椎旁生长形成巨大软组织肿块时,两者鉴别困难,需结合 X 线、CT 等影像学资料进行综合分析。

三、MRI 在软组织肿瘤的应用

MRI 可清晰地显示人体全身各部组织器官横断面、矢状面、冠状面及斜面的组织结构,用于诊断软组织肿瘤可弥补 X 线和 CT 的不足。

MRI 的软组织分辨率和对组织平面的显示能力及多平面直接成像的功能都优于 CT 和 X 线摄影,动态增强 MRI(应用 Gd-DTPA 对比剂)有助于肿瘤的定性诊断。

大多数软组织肿瘤的 T_1WI 呈低信号,T_2WI 为高信号。良性软组织肿瘤的信号均匀,恶性者多为混杂信号,特别在 T_2WI 上尤为明显。肿瘤组织的 T_1WI 呈低信号,T_2WI 为高信号是由于细胞内和细胞外自由水的增加。恶性肿瘤的组织成分较复杂,其产生的信号多不均匀,在 T_2WI 上更能反映这种结构上的异质性。虽然大多数肿瘤的信号差别对组织学诊断提供的信息有限,但由于 MRI 比常规 X 线和 CT 能更多地反映肿瘤的组织成分,有助于对不同肿瘤的鉴别。它把各种肿瘤的组织层次以及肿瘤对骨质或骨髓侵袭程度显示更为清晰,尤其在椎管内肿瘤诊断方面具有独特优势,可直观显示肿瘤的形态、位置,特别是增强扫描不仅可以直接观察脊髓、蛛网膜下腔及椎管内肿瘤本身的形态、内部特征、病变与脊髓的关系、同时可根据肿瘤的血供情况判断肿瘤的性质,是制定治疗计划的可靠依据。

(李会杰)

第三节　脊髓造影

　　脊髓造影（CTM），是将造影剂注入蛛网膜下隙，借以检查椎管内病变的一种影像技术。脊髓造影术可以帮助明确椎管内病变，如脊髓内、外的压迫，以及脊柱解剖结构的损伤和病变所形成的神经压迫（椎间盘、骨赘、骨折片、肿瘤等）。同时可以帮助确定病变的节段水平和范围。在诊断不清时可以行脊髓造影帮助鉴别诊断。尤其是 CT 扫描时，为了增强脊髓与占位性病变相互之间的对比度，将水溶性造影剂注入蛛网膜下隙后，在 CT 扫描的断层上可清晰显示硬膜囊内外的结构。此外，采用高质量水溶性造影剂的脊髓造影还可以帮助研究椎管动态条件下形态和容量的变化，此为核磁共振不具备的优点。但此技术为侵袭性检查，不宜列为常规检查项目。由于核磁共振的快速发展，基本能够代替脊髓造影检查，应为首选。若患者有做核磁共振禁忌证则可选择脊髓造影代替之。全身情况差、穿刺局部皮肤有炎症和碘剂过敏者应列为造影禁忌证，此外，某些无手术指征或不宜手术的病例不宜选择。另外，穿刺造影术后应该注意：①有无迟发性碘过敏反应；②有无局部不适；③有无发热；④有无头晕等神经症反应；如果出现上述反应，应该及时密切观察病情，找到原因，对因或对症治疗。

　　目前常用的造影剂为水溶性碘剂，分离子型和非离子型造影剂两类。非离子型水溶性碘造影剂 Omnipaque 是目前最理想的造影剂。脊髓造影能清楚显示椎间盘突出、椎管狭窄及椎管内占位病变，以及脊髓本身的一些畸形。脊髓造影可分为颈椎椎管造影、胸椎椎管造影及腰椎椎管造影。

　　颈椎椎管造影有两种途径：腰椎穿刺椎管造影和小脑延髓池穿刺造影。前者为上行性造影，后者为下行性造影。前者易操作、安全，但造影剂在蛛网膜下隙行程长，容易弥散，集中于颈椎显影有时效果不佳。后者难度稍大、有一定的危险，但造影效果比较好。

　　胸椎管和腰椎管造影一般选择 $L_{4\sim5}$ 或 $L_{3\sim4}$ 棘突间隙作为穿刺点。注入造影剂后应拍摄仰卧和俯卧的前后位、水平侧位和左右 45°斜位片。必要时拍摄立位。有些患者只有在某些体位下才能诱发出症状，此时，可以利用脊髓造影可以动态观察的优点在能够诱发出症状的体位下拍摄 X 线片。脊髓造影的征象在不同患者可以有不同的表现，椎管狭窄的患者正位可见造影剂呈节段性中断或狭窄，如表现为"宝葫芦"状或"蜂腰"状改变。仰卧水平侧位片可清楚显示病变部位硬膜囊背侧充盈缺损或凹陷，其变化程度与病变一致。神经根管或侧隐窝狭窄可见造影剂于神经根袖下方梗阻，致使神经根袖呈锯齿状；或神经根自硬膜囊发出后即完全受阻即呈"截断状"。造影可以帮助手术方法的选择。如造影显示狭窄主要在椎间盘、小关节平面，而棘突下仍然有较多的造影剂积存（"蜂腰"状表现），CT 仅显示侧隐窝狭窄、黄韧带肥厚，则需要做黄韧带及其附着处部分椎板切除及侧隐窝减压，保留棘突及部分椎板作为稳定结构。如果显示全椎管狭窄，CT 显示椎板及小关节有明显肥厚，则需做广泛椎板切除减压、内固定。椎间盘突出症患者则显示相应节段水平的硬膜充盈缺损，神经根袖消失或变形，有少数患者呈不全梗阻状态。中央型椎间盘突出症患者在脊髓造影正位像椎间隙水平造影剂呈沙漏型、面幕型或折断样缺损；侧位像椎间隙水平造影剂柱前缘内陷，其深度超过 2mm。椎间盘后外侧突出时,在正位及斜位像上,可见造影剂有单侧压迹,伴神经根袖偏斜、抬高或截断。但应该指出,某些患者仅能在侧位造影片上观察到硬膜囊腹侧圆滑的压迹,不能盲目作出诊断,应结合临床考虑。脊髓纵裂是一种少见的畸形,系椎管在生长过程中闭合不良所致的发育障碍,表现为在椎管中有骨性或膜性间隔,将脊髓或马尾分成左右两半,脊髓造影可见脊髓正中有线状低密度影像。髓内肿瘤脊髓造影表现为脊髓呈对称性或不对称性梭形膨大,蛛网膜下隙狭窄并向侧方移位。当椎管完全梗阻时,断端呈正中杯口样压迫。髓外肿瘤、脊柱结核及脊柱外伤骨折等均可显示脊髓受压。

(刘红顺)

第四节 PET 显像

一、概述

正电子发射断层显像(PET)是核医学影像的尖端技术,既具有核医学功能显像的优点,又具有所用发射型正电子核素(^{11}C、^{13}N、^{15}O、^{18}F 等)为人体组成固有元素的特征,因此更能准确反映人体正常或病理状况下的生化过程。临床上所称 PET 既代表了与普通核医学一样,利用示踪原理显示人体生物活动的医学影像技术,也代表完成这一显像技术的设备。

在发达国家 PET 正上升为医学高科技之冠:它集中了核物理、高能物理、电子学、计算机技术、化学、生物、数学、基础医学、临床医学和工程技术的最新成果,不仅已成为检查和指导治疗心脑疾病和肿瘤的最优工具之一,也是研究医学基本理论和实际问题的有力助手,对骨科和其他学科多种疾病的诊断和治疗也给予了很大的帮助。

核医学的本质是“分子”的:它能从体外观察到正常状态和疾病情况下代谢物、药物等分子在体内和细胞内的去向和变化。由于核医学具有灵敏、特异、简便、安全、用途广泛以及能早期发现病变等特点,PET 为主导的核医学发展已成为医学现代化的一个重要标志。

如果说 20 世纪是信息时代,那么 21 世纪将是生物学时代。这是因为近 20 年来分子生物学发展迅速,影响深远。在生物修复、基因工程等前沿领域中,分子生物学新技术突破了传统生物学研究方法的局限性,使人类认识自然、改造自然(也许也改造人类本身)有了全新的手段,获得了大量前所未有、甚至梦想不到的成果。PET 水到渠成、顺理成章地将分子生物学新技术与核医学方法紧密结合,取长补短、相互促进、相得益彰的思路与途径,使“分子核医学”这一新学科成为前沿科技的丰富内容。正如我国科学家王世真先生所预期的:虽然分子核医学的外貌和内涵仍在不断变化之中,但她的前景是美好的,值得我们精心培育,让她健康成长,快速成才,今后能为追求真理、献身医学科学多做贡献。

二、PET 原理和临床应用

PET 与其他解剖影像不同，属于分子影像诊断，可以反映疾病的生物学特性，它可以显示重要生命物质在不同生命状态下的空间分布、数量及时间的变化。

（一）显像剂和设备

PET 显像剂是用正电子发射体 ^{11}C、^{13}N、^{15}O、^{18}F 等标记的代谢显像剂，如糖代谢显像剂、氨基酸显像剂、核酸代谢显像剂、多巴胺和胆碱显像剂；多种结合型显像剂，如多巴胺运转蛋白和多巴胺受体显像剂、5-羟色胺运转蛋白和 5-羟色胺受体显像剂，单胺氧化酶活性显像剂等。这些代谢显像剂、神经递质运转蛋白和受体显像剂对于显示肿瘤和精神、神经系统疾病的代谢和生理改变具有重要作用，而这些改变正是临床医生所要获得用于疾病诊断和治疗的重要依据。在骨科则致力于骨代谢显像剂的研究与应用。

肿瘤代谢改变常早于形态和解剖的改变，PET 显像从分子水平反映肿瘤早期生化和代谢状态的改变，能够在疾病萌芽的时候就及早地诊断出来，及早治疗，这样的"早期健康"理念降低了医疗成本，将有限的医疗资源用于关键环节，避免了浪费大量资源投放在疾病发生之后的多次强化治疗，减低了病人的负担和整个社会的医疗成本，因此美国保健财务管理局依据医学专家提供的大样本肿瘤病例报告逐步扩大了医疗保险支付 PET 检查种类的范围。

美国核医学杂志发布的一项调查报告显示，2005 年全美共进行 PET 检查 1129900 次，93％的 PET 或 PET/CT 的临床研究是关于肿瘤，其中包括骨与软组织肿瘤，7％是心脏和神经系统，检查数比 2003 年增长 60％，两年的平均年增长率为 26.5％；所用设备包括 PET、PET/CT、带符合线路的核医学显像设备，而其中 PET/CT 扫描仪是被推崇的 PET 显像技术；PET 功能显像与 CT 解剖图像的结合可以使疾病得到快速、准确的诊断。北京市从 1998 年北京协和医院第一个 PET 中心的建立到 2007 年这 10 年中，PET、带符合线路的核医学显像设备（SPECT/CT 和 SPECT）、PET/CT 已发展到 20 多台，北京的医务工作者为医学的进步和人民的健康做出了卓著的工作，但是医学专家们并不故步自封，而是针对 PET 应用实践中的问题不断思索，不断改进，不断创新。我们将潜心研究、不断探索，期待着我国医学的进步与发展，日新月异的分子生物科学将继续造福人类。

（二）^{18}F-FDG 肿瘤代谢显像的机制

在医学科学院的 PET 中心，除了 PET 扫描设备外，一般还需要安装回旋加速器和化学合成器，回旋加速器可以生产短半衰期的正电子核素 ^{11}C、^{13}N、^{15}O、^{18}F，其中前三种是人体内最广泛存在的元素；通过化学合成器能够快速制成各种显像剂。为医疗、科研和教学提供服务平台。而医院的临床工作主要是做 PET 病人检查，可以通过规模化的城市医学供应站提供合成好的优质显像剂 ^{18}F-FDG，目前国内、外 PET 检查所使用的显像剂 90％以上都是 ^{18}F-FDG。

^{18}氟-氟代脱氧葡萄糖（^{18}F-FDG）是葡萄糖的类似物，主要反映葡萄糖的代谢状况。由于肿瘤生长迅速，较正常组织细胞需要更多的葡萄糖，所以在代谢旺盛的恶性肿瘤细胞中葡萄糖代谢高于正常细胞。^{18}F-FDG 在体内的分布与葡萄糖类似，而 ^{18}F-带有微量的放射性，用 PET 显像仪可以从体外探测到 ^{18}F-FDG 在体内的分布情况，从而显示肿瘤的部位、数量和代谢

程度。

接受 PET 检查所注射的显像剂是医用放射性示踪药物，无毒、无副作用、无过敏，仅含微量的放射性（正电子核素），半衰期短，通常在几分钟到几小时内就能完全从体内清除，不会对人体构成伤害，因此 PET 检查对人体是安全、无创的。

（三）PET 显像在骨科的应用

1.PET 显像在肿瘤的诊断和治疗中的应用

（1）在转移性骨肿瘤的应用：PET 显像主要应用于下列肿瘤：肺癌、淋巴瘤、恶性黑色素瘤、头颈部肿瘤、食管癌、结直肠癌、乳腺癌、宫颈癌、胰腺癌、卵巢癌、骨与软组织肿瘤。肿瘤的早期诊断和临床分期（有无转移病灶）对于选择和制订治疗方案至关重要，PET 一次显像可显示全身图像筛查，灵敏、全面，使病人得到准确的诊断和恰当的治疗。例如已纳入美国医疗保险支付范围的淋巴瘤的诊断，FDG-PET 的应用改变了 44％的病人分期，从而制定出合理的治疗方案，避免了不必要的手术和无效的治疗，减低了病人的负担和整个社会的医疗成本。

（2）寻找原发肿瘤病灶：PET 对于病理证实的骨转移癌或肿瘤标志物升高的病人寻找原发肿瘤病灶是一种简便、灵敏的方法，可以醒目地显示代谢特别旺盛的肿瘤原发病灶，而这些原发病灶部位往往没有症状，常规方法不易探查。用 PET 全身扫描提示重点部位，有助于明确诊断和及时的治疗。

（3）化疗效果评估：在骨肉瘤（术前）化疗前后和治疗过程中，用 PET 观察肿瘤的代谢变化，进行定量测定，代谢率下降肿瘤增长减缓的病人表明治疗效果好，反之则说明肿瘤对化疗反应不敏感。PET 显像监测用于评价肿瘤的疗效和检查有无远处的转移出现，调整治疗方案，是 PET 显像的适应证之一。

2.在肿瘤手术治疗和随访中的应用　PET 探针是一种外科导向技术，可以用于肿瘤的手术中定位和确定手术边界。肿瘤复发的常见原因是病灶切除不完全，而 PET 探针能检测微克级的小肿瘤：术前将与肿瘤特异结合的示踪剂注入体内，使肿瘤能有更高的放射性分布，当探针接近肿瘤时，就会发出警报并在主机上显示峰值计数。高能 γ 探针用于 PET 显像发现的肿瘤术中定位，PET 探针还可用于确定手术边界。

肿瘤手术后组织结构发生变化，一般的形态学影像检查有时难以鉴别有否复发。而 PET 显像基于功能代谢的变化，可以显示代谢增高的肿瘤，发现小于 1cm 的复发和远处的转移病灶。

3.在骨折的应用　对区分病理性骨折良、恶性的探讨：[18]F-FDGPET 显像在良、恶性病理性骨折中都可以表现为高摄取的阳性显像，用[18]F-FDG 鉴别作用比较有限，但参照 PET 定量分析 SUV 值和观察 PET/CT 图像特征会有一定的临床帮助：良性病理性骨折主要为骨折周围骨皮质摄取[18]F-FDG，骨髓无摄取；而在恶性病理性骨折的局部骨髓[18]F-FDG 高摄取，远处转移病灶也有阳性显像。

4.[18]F-NaF[18]FPET 显像　[18]F-FDGPET 显像的初步临床研究认为，[18]F-FDGPET 显像在乳腺癌等成骨性转移癌疾病的诊断中不能替代[99]Tc-MDP 常规骨显像而单独使用。在当前 PET 的应用中，[18]F-NaF 是骨科核医学最有希望的显像剂，因为在分子水平，氟化物直接与骨代谢相关。[18]F-NaF 的临床研究应该主要在以下方面：

（1）原发骨肿瘤的诊断和鉴别诊断。

（2）骨转移性肿瘤的诊断。

（3）骨骼的炎症与感染。

（4）脊柱压缩骨折的研究。

（5）创伤与运动医学。

（6）关节疾病的应用。

（7）缺血性骨坏死。

（8）骨移植的监测。

（9）骨病变的定量分析和研究。

（10）遗传（基因）与代谢性骨病的应用。

（四）PET 的应用前景和设备的进步与变革

1.[18]F-NaFPET/CT 显像　PET 在骨科的研究，当前可行的、很有前途的是[18]F-NaFPET/CT 显像在临床的应用，是将先进的医用显像剂和设备的研究成果在临床的推广与应用，造福病人。[8]F-NaF 是骨科核医学中有应用前景的显像剂，因为在分子水平，[18]F-NaF 直接与骨代谢相关，而 PET/CT 将 PET 功能显像与 CT 解剖图像的融合使各种骨科疾病得到快速、准确的诊断。与单光子核素[99]Tc-MDP 做 ECT 全身骨扫描和 SPECT/CT 断层显像相比较，[18]F-NaF-PET/CT 显像具有如下优点：

（1）PET/CT 显像的速度快，病人检查的过程所用时间短，全身平面显像 10 分钟，全身断层仅用 2～6 分钟。

（2）[18]F-NaFPET/CT 图像清晰，系统分辨率比 SPECT 骨显像高。对于一些骨关节小的病灶 PET/CT 是目前唯一能够进行功能-解剖检查的影像设备。

（3）诊断基于分子水平，发现病变早，对病灶的检测能力强，检测灵敏度高，准确性明显高于目前常规骨显像。将[18]F-NaFPET/CT 检查与常规骨显像或其他方法相比较，前瞻性评价其临床应用价值将是很有前景的研究。

（4）[18]F-NaF 的半衰期短（仅 110 分钟），对病人的辐射量低，一次 PET/CT 仅相当于做一次 X 线检查的剂量。

（5）[18]F-FDG 主要反映组织细胞对葡萄糖运转的情况，对骨肿瘤的诊断和治疗很有意义；而[18]F-NaF 可反映骨代谢，是骨科 PET/CT 检查的最佳医用正电子示踪剂，必将对骨科疾病诊治水平的全面提高做出非凡的贡献。

2.领先的磁共振类 PET 高级科研平台　核磁类 PET 成像是采用特殊的序列、ECO 梯度技术，实现全身的弥散成像，图像保真性好，对疾病诊断的准确性高，对全身性疾病和疾病的全身筛查会有较大的科研和临床价值，是值得重视的新技术和有发展前景的类 PET 高级科研平台。MRI 类 PET 高级科研平台在骨科的应用可以与[18]F-NaFPET/CT 相对照和比较，取长补短，携手使现代医学成果转化为人民的健康和生活质量的全面提高。

（姬长坤）

第五节　B 超检查

医用超声波诊断系统,基本上是利用其本身能量的特性。由于人体不同组织具有不同的声阻抗,当入射的超声波进入相邻的两种组织或器官时就会出现声阻抗差,当超声波通过这两种组织的交界面上时就会发生反射和折射,在两种组织之间形成了声学界面,不同组织又表现出不同的回声,因而反应出身体组织的内部情形,提供诊断上的情报。超声波由于具有实时的特性,可使检查者在做检查的时候,做动态检查,可以检测出某些肌腱、韧带、关节软骨及骨的病变,其逐渐成为诊断骨科疾患的重要辅助手段。

B 超是一种无创的检查方法,可测定血流、检查血管,可在 B 超引导下行肿瘤活检或介入治疗。

B 超在骨科中的应用:

1.骨折

X 线片对儿童的青枝骨折及骨骺损伤以及一些变异解剖结构等可造成误诊和漏诊,而且短期内过多地摄片还可造成放射性损伤。由于软组织、血肿、骨痂及骨之间的声阻抗差使它们之间形成明显的声学界面,因此超声在骨折及其愈合过程中的临床应用正日益受到重视和开发。正常骨皮质为连续光滑的强回声带,形态与探头侧骨轮廓一致,发生骨折时此回声中断,上下不连续的强回声线即为远近骨折段。实时 B 超可迅速转换探头位置或角度,可探查出形状不规则骨骼或移位不明显、X 线难于确定的骨折,能对骨折进行安全动态监测,同时观察周围韧带、血管等组织。B 超也可用于小儿骨折的诊断,可以观察到骨骺的形态及干骺端与骨骺间的关系,判断骨骺有无损伤及损伤的程度。由于 B 超还可方便地动态观察骨折愈合过程显像 X 线难以显示的纤维骨痂,且所示骨性骨痂的范围和量均较 X 线显著,可以用来监测骨折愈合过程。

2.骨肿瘤

超声声像图可显示骨质破坏、骨膜和骨旁软组织病变的情况,为肿瘤的诊断提供了依据。诊断的准确率较高,它与 X 线、CT 检查等一样可以成为诊断骨肿瘤的有效方法之一。而 B 超检查还能从任意方向和任意角度观察肿瘤与周围组织的关系,从而获取病变的全方位信息,这一点要优于 X 线和 CT 扫描。在 B 超的引导、监视下可从多方位穿刺活检,其诊断准确率要明显高于借助其他影像资料进行定位活检。

3.脊椎退行性变

使用先进的超声仪可在仰卧位空腹进行检查,观察椎间盘突出的部位、范围、形态及大小,超声可以对正常及突出、退变的椎间盘清晰显示其突出程度、形态、方向及与神经根的关系,同时和 CT、MRI 对比分析结果大部分一致。还可应用 B 超监视经皮腰椎间盘切除术,可以显示突出的椎间盘、椎管和椎前大血管及手术器械在椎间隙内轴位断面上的位置,从而保护椎前的大血管和椎管内的硬膜囊,避免神经根损伤。

4.关节疾病

超声可以诊断关节积液,关节积液表现为在髌上间隙、股骨远端前方和股四头肌后方见到液性暗区。关节积液结合临床可以诊断相应的关节炎性疾病,B超定位穿刺出脓液即可确诊。滑膜增厚时,则有不规则实体回声突入暗区内。B超可以诊断X线显示不清的小于6个月的婴幼儿先天性髋关节脱位,B超可显示此时期髋关节的解剖结构。超声可以诊断膝关节半月板损伤,根据声像图上半月板区内出现异常回声,如等信号状回声结构、线状强回声结构、液性暗区或水平位低回声等即可诊断。合并半月板囊肿时还可见到囊肿图像。此外对于腘窝囊肿、侧副韧带损伤、肩袖撕裂等超声均能给予诊断。

5.血管疾病

利用多普勒等超声可以诊断颈动脉、椎动脉以及四肢血管的病变。可诊断动脉损伤、动脉硬化性闭塞症、动脉瘤、深静脉血栓、动静脉瘘等疾病。

6.感染

B超对急性骨髓炎的早期诊断比X线出现骨内破坏病变早7～10天,在急性骨髓炎症状出现后24小时即可探测出局部软组织炎性水肿、骨膜下血肿、骨髓腔内及周围软组织内积脓,疼痛严重部位是骨膜下积脓多的部位,探头沿骨干纵行扫描可准确探明病变的部位和范围。慢性骨髓炎的声像图表现为骨皮质回声带呈不规则浓密强回声,凹凸不平,骨瘘孔处骨皮质局限性回声中断或缺损,骨髓腔显示不清,并可在骨膜下或骨周脓肿期进行定性诊断,有助于与单纯软组织脓肿和蜂窝织炎鉴别。同时,超声对类风湿关节炎的诊断有极高的敏感性。B超诊断化脓性关节炎常见关节积液伴滑膜肿胀增厚,典型表现为一层有回声的膜围绕着液体,可进行关节积液和脓肿的定位以指导穿刺。

（李　伟）

第六节　关节镜检查

目前,临床中用得比较多的是膝关节镜、肩关节镜和椎间盘镜等,它们已成为关节病变诊断和治疗的最重要的方法之一,明显提高了诊断的正确率。

【器械及设备】

1.关节镜为最基本的器械,有直视镜和多种角度的斜面,常用的角度为0°、10°、30°和70°,以0°直视和30°斜视最常用。关节镜由光镜系统、光导纤维和金属套管组成,直径为2～6mm。根据用途,有两种类型的关节镜,一种是用于观察,另一种是用于手术治疗。

2.辅助器械:辅助器械用于所有常规的关节镜手术,包括探针、手术剪、各种咬钳、攫物钳、刮匙、灌吸引针、软骨切削器、Kerrison咬骨钳,还有各种适用于关节镜和辅助器械的鞘和穿破器以及灌洗系统和摄像系统。

3.器械的保养和消毒:光镜系统和照明系统采用甲醛气体消毒,在连续操作过程中,可用活性戊二醛消毒,其余器械的消毒同常规手术器械。

4.麻醉:诊断性关节镜可在局麻、全身麻醉(全麻)下进行,镜下手术需要充分的麻醉。

【膝关节镜】

在膝关节内,关节镜得到最广泛的应用。

(一)关节镜入口

1.标准入口　诊断性关节镜的标准入口有前外侧、前内侧、后内侧和外上侧。

(1)前外侧入口:位于外侧关节线上 1cm、髌腱外侧 0.5cm 处,几乎可见到关节内所有结构,但外侧半月板前角和后交叉韧带不能视及。

(2)前内侧入口:在内侧关节线上 1cm、髌腱内侧 0.5cm 处,用于放入器械,探针探查内侧间室和观察外侧间室。

(3)后内侧入口:位于股骨后内缘、胫骨后内缘之间的三角形凹陷内,可观察内侧半月板后角和后交叉韧带。

(4)外上侧入口:在股直肌外侧,髌骨外上角上缘 2.5cm 处,用于诊断性观察髌股关节的动态情况。

2.选择入口

(1)后外侧入口:屈膝 90°,膝关节外侧关节线与髂胫束后缘和股二头肌前缘交界处。

(2)髌骨中央内侧或外侧入口:位于髌骨中央最宽处横线的内、外侧缘。

(3)辅助性内、外侧入口:于标准前内、前外入口的内、外各 2.5cm。

(4)髌腱正中入口:于髌下极 1cm,髌腱中央。

(二)操作方法

取仰卧位,患肢伸直,大腿部上止血带,但不充气,将髌骨推向外侧,在髌骨外上方与股骨外侧髁之间的间隙处做一小切口。用 18 号关节穿刺针于髌内上方抽出关节液,确定在关节腔内后,再注入 60~100ml 生理盐水充分扩张关节囊,将与生理盐水瓶相连,高于手术台 1m 以上,屈膝 30°,行前外侧入口,插入关节镜。首先用关节镜鞘和锐性套管芯沿股骨髁间窝方向依次穿过皮肤、皮下组织进入关节囊,证实其位于关节内后换钝头套管芯,将膝关节缓缓伸直,深入至髌上囊。插入关节镜,连接照明及摄像系统。

(三)检查顺序

膝关节镜检查应遵照以下顺序:

1.髌上囊　在伸膝与半屈曲位检查。仔细观察内、外侧滑膜皱襞,滑膜的状态及血供有无炎症症状及游离体。正常滑膜很薄,表面光滑,可见其上的血管分布。

2.髌股关节　在关节由伸至屈的过程中,观察关节面是否光滑,有无半脱位。当膝关节于完全伸直位时,可见髌骨中央的嵴内侧和外侧面。

3.内侧间室　关节镜进入内侧间室后,首先观察半月板的游离边缘,屈膝 60°可看到内侧半月板上面。用探针抬高、压低或轻拉半月板,检查是否有撕裂。

4.髁间窝　在髁间窝可检查前交叉韧带、黏膜韧带、脂肪垫。后交叉韧带在股骨的止点。屈膝 45°~90°时,前交叉韧带观察得最清楚。用探针试前交叉韧带的张力,正常是硬而紧的感觉。

5.外侧间室　观察外侧间室时,关节镜由前内侧入口进入,探针经前外侧入口,膝关节置于"4"字位使膝内翻、内旋,检查外侧半月板后角的半月板滑膜附着处,以发现任何后方边缘的撕裂。旋转关节镜并后退时,可见到半月板的中 1/3 呈带有苍白的黄色,再旋转斜角关节镜,可观察前部,能很好地见到半月板的前角。

6.后内侧间室　经后内侧入口用 30°斜角关节镜观察最适宜,可观察内侧半月板后角附着的边缘,半月板后部的滑膜反折、后交叉韧带、股骨髁的后部,后内侧关节囊的边界和滑液的间室。

7.后外侧间室　在后外侧间室所见到的结构是外侧半月板的后角、滑膜关节囊反折等。

(四)检查指标

1.关节炎的诊断:区别正常绒毛和病理性绒毛。

2.膝关节内紊乱的诊断:检查关节内有无游离体、软骨和骨的退行性变,观察半月板有无破裂。

3.在诊断的同时可以完成一般关节的手术,如半月板切除、游离体摘除、滑膜切除、股骨髁剥脱性软骨炎钻孔、髌骨软化症时外侧松解术等。

(五)并发症

常见的并发症有止血带伤、关节软骨面损伤、术后关节血肿及术后感染等。

【踝关节镜检查】

踝关节较膝关节小而组织紧密,关节镜进入和退出困难,应用受到一定限制。所用器械与膝关节相同,可用 3.4mm 或 4mm 的 30°斜面关节镜,检查前应行辅助骨牵引和关节牵开器。

(一)关节镜入口

入口部位的定位准确是成功的关键。

1.前内入口　位于前胫距关节线上,胫前肌之内侧。

2.前外入口　位于前胫距关节线上,第三腓骨肌外侧。

3.后内入口　紧靠跟腱内侧的胫距后关节线上,在胫后动、静脉之外侧。

4.后外入口　紧靠跟腱外侧之胫距后关节线上,在腓神经、小隐静脉内侧。

(二)操作方法

患者平卧位,麻醉成功后,用 14 号针头自前内侧或前外侧入口进入,注入 20ml 生理盐水扩张关节,至出现回流液,然后将注射针头和出水管连接,置放关节镜,连接光源及摄像系统。

(三)检查顺序

从外侧开始顺序检查:

前方:①外侧沟距腓韧带。②腓距关节面。距骨外侧面。③距骨正中。④距骨内侧面。⑤胫距关节面、内侧沟。⑥三角韧带。⑦距骨颈处的前沟。

后面:①内侧沟。②距骨内侧。③距骨中心。④距骨外侧。⑤腓距关节。⑥外侧沟。⑦后方沟。

(四)检查指标

踝关节镜应用于下列情况:游离体、剥脱性骨软骨炎、骨质软化症及各种滑膜炎的活检和滑膜切除、化脓性关节炎的冲洗等。

【肩关节镜检查】

肩关节镜技术近年来有很大的发展,所需器械与膝关节镜相同,辅助用牵引装置,充分牵开肩关节。

（一）关节镜入口

1.前方入口　喙突和肩峰前外缘间的中点。

2.后方入口　肩峰后外侧顶点向下、向内各 1cm。

3.上方入口　位于锁骨上窝、锁骨后缘、肩峰内缘之外侧。

（二）操作方法

在气管插管麻醉下取侧卧位,确定肱骨头位置,上臂外展 45°～60°,前届 15°,于后方入口处用 18 号针头沿喙突方向刺入关节,注入 40～50ml 生理盐水扩张关节,针头拔出做皮肤切口,套管和锐性穿破器沿针的途径插入,拔出穿破器,有回液流出,证实已穿透关节囊,换用钝头管芯,深入关节内,置入 30°节镜,连接光源及摄像系统,在关节镜直视下找到前入口,拔出关节镜,于套管内放一 4mm 粗的斯氏棒,穿出肩前方皮肤,将另一套管在斯氏棒引导下进入关节。

（三）检查顺序

先找到明显标志肱二头肌肌腱,它是维持关节镜准确方向的关键。然后按系统顺序检查肱骨头、肩胛盂(前唇)及前关节囊的上、中、下盂肱韧带,肩胛下肌的后方和隐窝,改变方向,向上观察肩袖、关节盂面及后关节盂唇,将关节镜移至前入口,并插向后上方,可见小圆肌下面和后关节囊。

（四）检查适应证

适用于关节炎游离体摘除滑膜切除、关节不稳者可在镜下了解不稳定方向并行缝合手术,治疗冻肩,切除肱二头肌肌腱断裂后止点的残余部分。

（李　伟）

第七节　计算机断层摄影

计算机断层摄影(CT)是 20 世纪 70 年代出现的全新的影像学检查方法。CT 常规扫描平面为轴位图像,影像没有重叠,解剖关系清楚。骨科应用可突破轴层平面的限制,四肢远段关节可做其他平面扫描,根据临床需要甚至可做斜行扫描。高档的 CT 机可做多平面重组(MPR)、表面遮盖重建(SSD)容积重建技术(VRT)等。

一、多层螺旋CT检查的优点

多层螺旋 CT 容积扫描采集数据量大,扫描速度快,一次扫描可获得多部位检查的诊断信息,并可进行多平面重建图像后处理,为诊断和鉴别诊断提供科学依据。增强扫描,可获得多脏器的诊断依据。检查时无需变换患者的体位,即可获得各种位置的图像。

多层螺旋 CT 三维成像在骨创伤领域对骨折及脱位的显示展现出极大的魅力,可充分显示冠状、矢状和斜位对骨结构的显示。CT 对细微的骨病变、骨化和钙化的显示优于 X 线摄影,其软组织的分辨率也较高。早期骨肿瘤引发的局部症状,经 X 线检查无异常发现时,CT检查有助于发现早期细微骨破坏。

多层螺旋 CT 的出现为骨肿瘤的诊断提供了又一有力的工具。多层螺旋 CT 扫描速度快,患者接受的辐射量少,这样就使薄层及大范围扫描成为现实,结合先进的计算机技术,能得到清晰的后处理图像。MPR 可用以显示骨改变、骨膜反应及肿瘤的细微结构。三维重建能立体地显示肿瘤,且图像细腻,所以既可用以显示骨改变、骨膜反应及肿瘤的细微结构,又可显示骨改变、骨膜反应的整体形态。

二、多层螺旋 CT 的临床应用

(一)在骨创伤方面的临床应用

CT 扫描既可以发现大的骨折,如胫骨平台骨折,又可发现很多部位的细小骨折。当普通平片怀疑有骨折时 CT 扫描可帮助确定有无骨折,甚至可以确定骨折线是否进入关节。脊柱骨折的大部分患者都需要进行 CT 检查,用以观察骨折损伤范围和骨折对椎管的影响以及对脊髓的影响。对无移位的骨折特别是裂纹骨折可清晰观察骨折线的走形。对骨折恢复治疗的患者 CT 扫描可帮助观察骨折部位的内骨痂的形成情况。

多层 CT 三维成像在显示肋骨和钙化肋软骨的全貌、肋骨走形、骨质的完整性、图像的直观性、诊断的准确性等方面是最佳检查方法。此外,骨关节感染的患者 CT 扫描可观察死骨和脓肿的情况。

CT 血管成像(CTA)作为一种无创性显示血管的方法,已广泛应用于临床。多层 CT 扫描速度快,空间分辨率高,图像质量好,可多方位旋转,清晰显示血管与骨组织和血管与周围软组织的关系。CT 血管成像对血管的显示更加清晰,可清晰显示病变与血管的关系和肿瘤的供血血管,为临床制定手术方案提供重要的依据。

(二)在骨肿瘤方面的临床应用

X 线平片能够确定病变的部位、骨质破坏和骨膜增生的性质、软组织肿块、肿瘤骨及肿瘤钙化等,但 CT 由于密度分辨力高,又是断层扫描,图像清晰,无影像重叠,所以对骨质破坏的范围、肿瘤与周围组织的关系及对钙化和骨化的显示更为敏感,甚至 X 线平片是正常时,CT也有可能检出肿瘤。一般肿瘤的 CT 值常大于脂肪和骨髓,使肿瘤与正常骨髓组织间形成鲜明的对比,有利于准确界定肿瘤范围。

良性骨肿瘤表现为边缘清楚的骨质低密度区,多呈膨胀性,有的呈分隔状,骨皮质变薄,但皮质连续性大多完整,钙化常局限在瘤体内,无软组织肿块;恶性骨肿瘤呈溶骨性或浸润性破坏,可见肿瘤新生骨,骨膜反应,常伴有软组织肿块。

CT 灌注成像已开始用于恶性骨肿瘤的研究,临床经验尚少。在静脉团注对比剂后,对选定层面行快速连续扫描,获得时间-密度曲线(TDC)并计算每个像素的血流量(BF)、血容量(BV)、平均通过时间(MTT)、到达峰值时间(TP)和表面通透性(PS)等灌注参数,再得伪彩色灌注参数图,以观察分析组织的灌注量和通透性。据报道,恶性骨肿瘤的 BF、BV、PS 值高于邻近正常组织,而 MTT 值则小于正常组织。CT 灌注成像反映的是骨肿瘤血管的血流动力学和通透性的变化,借以评价肿瘤的良、恶性程度。

(三)在软组织肿瘤方面的临床应用

软组织结构之间密度差异较小,普通 X 线检查有一定的限度,由于 CT 的密度分辨率高,所以软组织、骨与关节都能显得较清楚。

CT 显示钙化最为敏感,可清晰显示软组织内的钙化和骨化。软组织钙化是由于软组织内的钙盐沉着引起。钙化为密度均匀或不均匀的无结构的致密影,而骨化则可见有排列不规则的松质骨的结构。机体软组织内的钙化,几乎均为病理性。引起软组织钙化的病因很多,如:组织变性、坏死或出血、外伤、感染、代谢性疾患(如:甲状旁腺功能亢进)、肿瘤(如软骨类肿瘤、畸胎类肿瘤和血管瘤的钙化)等等。

钙化的形态、范围和密度可多种多样,且与病变的性质、部位和范围有关。CT 能显示钙化或骨化的部位、形态和范围。有时可根据钙化的形态来推测病变的性质,尤其是复杂解剖部位及细微的钙化。CT 可显示早期肌肉内的水肿,早期软组织内细微钙化及骨化性病灶的确定,解剖位置及邻近关系,确定有无软组织肿瘤,以及肿瘤的定性、与周围结构的关系方面优于 X 线常规检查。

脂肪瘤 CT 表现为软组织内边界清楚低密度区,类圆形、有或无包膜,CT 值－80～－130Hu 以下,内可见线样软组织密度纤细分隔,肿瘤增强后无强化。

血管瘤:可见肿瘤局部局限性软组织肿胀、软组织间隙的移位,一般无特殊。有时可见静脉石,静脉石是血管瘤较为特异的征象。深部的血管瘤常伴有相邻骨的改变,如骨的侵蚀,骨膜反应,变形等。由于血流缓慢和血液的淤积,有时在肿瘤内可见到点状和弧线状结构,CT 对于静脉石的显示较 X 线平片敏感。

神经纤维瘤:多发生于皮肤或皮下表浅部位。多发性或丛状神经纤维瘤多见于神经纤维瘤病Ⅰ型,多位于躯干。丛状神经纤维瘤可累及脑神经、脊神经、神经节、颈部躯干四肢的大神经。多数肿瘤为实性,囊变坏死区域少见。CT 常表现为卵圆形或梭形的肿块,肿块密度均匀,密度低。增强后,肿瘤轻度强化或强化不明显。部分可见到内部边缘模糊的云雾状强化。

恶性纤维组织细胞瘤和脂肪肉瘤是成人中常见的软组织肿瘤,CT 检查可见软组织肿块及肿块内密度不均,增强检查软组织肿块明显强化,密度不均,呈混合密度,因肿块内含纤维组织和脂肪所致

(黄炳刚)

第八节 诱发电位检查

诱发电位(EP)是中枢神经系统感受内、外刺激过程中产生的生物电活动。与骨科临床应用关系密切的是躯体感觉诱发电位(SEP)。

【SEP 一般认识】

SEP 是刺激外周感受器、感觉神经或感觉通路上任一点,引起冲动,在外周神经、脊髓和大脑皮质等中枢神经系统诱发的一系列电位反应,是一项非痛性、非损伤性检查方法。它能测

到输入神经的全长,为评价由感觉神经末梢至大脑皮质整个神经传导路线的功能、客观地分析神经功能状况,提供了精确的定位、定量标准。按潜伏期的长短不同,SEP 可分力短潜伏期 SEP(上肢刺激正中神经,<25ms;下肢刺激胫后神经,<45ms)、中潜伏期 SEP(25ms、120ms)和长潜伏期 SEP(120～500ms)。中、长潜伏期 SEP 易受意识形态影响,限制了其在临床上的应用,而短潜伏期体感诱发电位(SLSEP)则几乎不受睡眠及麻醉的影响,且各成分的神经发生源相对明确,少为临床应用。

由于自发电活动的影响,将诱发电位从自发电位中识别是困难的,计算机技术应用于临床后,成功地解决了这一难题,为其应用扫清了障碍。

【SEP 通路】

采用低压脉冲电流刺激上肢正中、尺、桡神经点或下肢腓总、胫神经点,刺激强度以可引起该神经所支配的肌肉轻度收缩,但以不引起疼痛为限。产生的信号主要由末梢神经中大的有髓神经纤维通过脊神经节以及脊髓后角、后束、脑干、视神经上到达对侧大脑皮质感觉中枢,产生相应的 SEP。在这个通路上任一点及头皮上依据脑电图 10～20 分系统安置记录电极,即可获得刺激信号的传导速度和神经的反应程度。

【SEP 在骨科的临床意义】

1.判定病变的范围与程度。

2.定位诊断价值。

3.客观评价神经的恢复情况。

【SEP 在骨科的应用】

(一)脊髓病变

脊髓病变引起 SEP 异常,以脊髓外伤、脱髓鞘及变性病变时改变最明显,脊髓型颈椎病由于颈椎退行性变和骨质唇样增生引起脊髓受压、脊髓内外肿瘤或结核压迫、特发性脊柱侧弯侧神经传导通路受压都可引起 SEP 异常,表现为潜伏期延长明显,波形离散,重者波形消失,说明中枢传导有明确减慢。

(二)腰椎间盘突出

腰椎间盘突出的形式多种多样,临床表现不尽相同,SEP 的异常也各有不同,常见的 SEP 异常表现有:

1.双胫神经 SEP 接近正常,双腓总神经异常,椎间盘突出双侧受压。

2.一侧的胫神经、腓总神经 SEP 波形好于另一侧受压,多见于单侧。

3.双侧胫神经、腓总神经 SEP 均异常,多见于椎间盘突出伴椎管狭窄者。

(三)椎管狭窄

SEP 的"W"外形可部分消失,但一般都有电反应。

(四)周围神经损伤

1.SEP 是对感觉神经传导速度(SCV)的补充,对周围神经(如正中、尺、桡、肌皮、隐、腓肠等神经)在周围 SCV 消失的情况下,进行相应的 SEP 测定是很有帮助的。神经根、神经干、神经丛病变均可使传导速度减慢,潜伏期延长,波幅降低。

2.臂丛神经损伤:刺激正中、尺、桡、肌皮神经,在Erb点、颈部、皮质记录SEP,可以区分神经根节前或节后损伤,指导临床治疗。节前断裂后,神经元胞体和轴突的连续性存在,轴突未变性,传导功能存在,皮质和脊髓EP消失,而Erb点EP良好。节后断裂后所有神经纤维均变性,各部位均检测不出EP。节前损伤后,手术修复是不可能的,应尽早施行替代手术。

3.卡压综合征:在神经受压部位的远端刺激,在神经干或大脑皮质记录SEP,多数表现潜伏期延长,峰间潜伏期增大。

(五)脊柱手术的术中监测

在脊柱侧弯矫形手术或脊髓肿瘤摘除术时,测定SEP,可以了解脊髓的功能状态。麻醉成功后,刺激胫神经或腓总神经,做术前正常SEP。由于麻醉的影响,电位波幅有轻度下降。如果病人有脊髓受损,则在麻醉下和手术的动作中SEP消失。虽然SEP正常时也不能完全排除躯体感觉通路损伤,但SEP如果有明显改变与潜伏期延长,则提示有不可逆转损害的危险。

(六)术后疗效评价

SEP可以作为手术前后观察的指标(如脊髓型颈椎病、腰椎管狭窄症等),了解手术效果。从术后恢复看,一般以波幅升高为主,潜伏期变化不明显。

近几年,检测反映脊髓运动功能的运动诱发电位,正在发展和应用,有广阔的前景。运动诱发电位(MEP)是短暂电流或可变动的磁场刺激头颅或周围神经,在肢体远端接受肌肉动作电位,测定中枢或周围运动传导时间或传导速度的一项新技术。MEP主要反映锥体束和脊髓前角细胞的功能,在脊髓受压、脊髓外伤时阳性率较高,表现为中枢运动传导时间延长。在脊髓手术中,联合应用MEP和SEP,可同时监护感觉和运动功能,能够更好地了解脊髓的功能状。

(李洪钊)

第九节　关节穿刺及其他穿刺活检

一、关节穿刺

关节穿刺不仅可作为疾病的诊断措施,还可对疾病进行治疗。穿刺出的关节液作下列的检查可有助于疾病的诊断。

1.关节液结晶　①尿酸盐结晶:见于尿酸盐引起的痛风。②焦磷酸钙结晶:见于软骨钙质沉着病。③滑石粉结晶:见于滑石粉引起的慢性关节炎。④类固醇结晶:见于类固醇制剂引起的急性滑膜炎。⑤胆固醇结晶:见于结核性,类风湿关节炎。

2.关节液葡萄糖测定　关节液葡萄糖最好与空腹血糖同时测定,非炎症关节炎时两者糖差约 0.56mmol/L,炎症性关节炎时两者糖差为>1mmol/L,或关节液糖明显减少为<2.24mmol/L。

3.关节液透明度　正常关节液清晰透明,炎症性关节病变时呈不同程度的混浊,甚至呈脓样;非炎症性病变可清晰或微混。

4.关节液颜色　正常关节液呈淡黄色或草黄色,关节液呈红色见于穿刺损伤或血友病的病理出血、色素性绒毛结节性滑膜炎等,结核性关节炎,急性痛风性关节炎或红斑狼疮病,关节液呈乳白色。化脓性关节炎、慢性类风湿关节炎、痛风,关节液呈绿色。

5.关节液有核细胞计数　正常 $0.2\sim0.6\times10^9$/L,各种关节炎时可见有核细胞数增加。

6.关节液的细胞分类　正常情况下关节穿刺液可有少量散在的细胞,主要是单核细胞、淋巴细胞及少量中性粒细胞,偶见散在的滑膜细胞。

7.显微镜下类风湿关节炎、痛风及化脓性关节炎等可见类风湿细胞;SLE 等可见红斑狼疮细胞;Reiter 综合征等可见组织细胞(吞噬细胞)。骨关节炎可见多核软骨细胞。

8.关节液黏稠度　各种炎症时关节液黏稠度下降。

9.关节液蛋白测定　各种炎症,如化脓性、痛风性以及类风湿关节炎黏蛋白定性阳性,黏蛋白定性(＋＋＋)以下为异常。炎症性关节炎总蛋白多为 20～30g/L,类风湿关节炎或结晶性滑膜炎总蛋白多为 40～70g/L。

二、其他的穿刺活检方法

经皮穿刺活组织病理诊断可用于肿瘤等疾病的确诊,通常在 B 超、X 线透视、CT 等导向下,将穿刺针穿入病变部位,取活组织作病理诊断,肿瘤患者的标本还可进行化疗药物敏感试验,根据药敏结果指导化疗药物的选择,但对肿瘤患者活检切口要和后续的终极治疗统一考虑。

骨质疏松的骨活检可观察骨代谢及骨量的微细改变。骨活检的常用部位为髂前上棘后方及下方各 2cm 处、此处可同时得到两层皮质骨及其中间的小梁骨。

闭合活检(经皮穿刺)包括抽吸及取芯两种方法。前者适合于细胞成分丰富的肿瘤,如骨髓肿瘤和转移瘤。后者较有利于实质性肿瘤,尤其是含纤维、骨或软骨的肿瘤。闭合活检的优点是:①采用局麻,操作简便、安全、迅速;②最小程度地损伤肿瘤及周围组织,减少扩散及污染;③部分骨肿瘤术前需做化疗(如骨肉瘤),因此,术前明确诊断可决定进一步的治疗方案。同时,化疗前已有病理报告,化疗后的病理组织检查,可以判断化疗的效果,即使因肿瘤的化疗效果好而大部分肿瘤组织坏死,也不至于影响最终的诊断;④特殊部位的肿瘤,对放、化疗敏感的,闭合活检可免去一次手术。闭合活检的缺点:①切取组织太少,诊断的难度更大;②不能在直视下进行,特殊部位、特殊肿瘤需在 CT 引导下进行,否则假阴性率高;③有出血倾向的患者,有可能导致大出血,尤其是特殊部位;④部分坚硬的肿瘤(骨皮质部位的肿瘤或含大量骨质的肿瘤),穿刺有困难。

术者在做闭合活检时应注意下列几点:①像大手术前一样准备患者;②多发病变应选择危险性小,容易取得标本的部位进行;③穿刺点皮肤及深部组织必须健康;④避开大的血管神经,体位可取仰卧位,侧卧位或俯卧位。

(周　勇)

第四章　神经电生理检查

随着物理科学技术的发展,神经电生理检查的方法日趋完善,目前已广泛应用于临床医疗实践,被公认为诊断和鉴别诊断神经、肌肉疾病较为客观、准确、可靠的检查手段之一。它涵盖的方法较多,在这里着重介绍与骨科相关的内容。主要包括:肌电图、神经传导功能测定、躯体感觉诱发电位、运动诱发电位以及强度-时间曲线的基本概念,检查方法和应用。

一、肌电图

神经肌肉在兴奋时,发生生物电变化,使用针电极插入到骨骼肌,将其生物电活动导出,经过多极放大,在阴极示波管的荧光屏上显示出来,并加以观察分析,称之为肌电图。肌电图检查范围:主要是下运动神经元即周围神经、神经肌肉接头和肌肉本身的功能状态。对每块肌肉进行测定时,通常分为四个步骤进行观察:①插入电位即针电极插入肌肉时的电活动;②肌肉完全放松时自发性电活动;③肌肉轻度收缩时运动单位电位的特征;④肌肉最大力收缩时运动单位电位募集类型。

(一)正常肌电图

1.插入电位

当针电极插入肌肉或在肌肉内挪动时,由于针的机械刺激及损伤导致肌纤维去极化,而产生短暂的电活动,称之为插入电位。正常肌肉的插入电位持续时间很短,一般表现为基线的漂移,一旦针极停止移动,插入电位也随即消逝。

2.放松时自发电位

肌肉在完全放松的情况下出现的自发电活动叫做自发电位。正常肌肉在完全放松时,除了可以见到终板电位和高频负电位外,因为没有神经肌肉电活动,不出现肌电位,称为电静息。

3.轻收缩时的肌电图

正常肌肉做轻度收缩时产生的动作电位称为运动单位电位,它来自于针极下几个运动单位的电活动。在检查中主要观察运动单位电位的时限、波幅、相位的变化。

(1)时限:指运动单位电位变化的总时间,包括肌内神经支传导、终板延搁及肌内扩布过程。用毫秒表示(ms)。正常的时限一般在5～15ms之间。测定每块肌肉20个不同电位的时限,再取平均值称之为运动单位电位的平均时限。

(2)波幅:指运动单位肌纤维兴奋时,产生的动作电位幅度的总和。用微伏或毫伏表示(uv、mv)。正常肌肉波幅波动于数百微伏至几毫伏之间。测定每块肌肉20个不同电位波幅,再取平均数称之为运动单位电位的平均波幅。

（3）相位：运动单位电位的相位由离开基线偏转的次数决定。分为单相、双相、三相、四相及多相（五相以上则为多相）。正常运动单位电位多为 2～4 相，多相波电位不超过 20％。相位主要反映运动单位内不同肌纤维放电的同步性，相位增多说明同一运动单位内肌纤维同步不好或有肌纤维脱失。

4.重收缩时的肌电图

肌肉在不同用力收缩时，由于参与收缩的运动单位数目和发放频率不同，因而出现不同的类型。

（1）肌肉不同用力收缩时的募集类型

1）单纯相：肌肉轻度用力时，只有少数运动单位参加收缩，肌电图上呈现出孤立或稀疏相互不重叠的运动电位。

2）混合相：肌肉中等度用力收缩时，参与收缩的运动单位数量增加，肌电图表现为有些区域电位密集，有些区域稀疏尚可看出基线的图形。

3）干扰相：肌肉最大力收缩时，兴奋的运动单位数量最多，放电频率最高，出现重叠相互干扰图形。

此外，我们又将介于单纯相与混合相之间的图形称为近混合相。将混合相与干扰相之间的图形称为近干扰相。

（2）影响肌肉收缩类型的因素：肌肉大力收缩时所募集的类型，在很大程度上取决于受检者的合作程度。如果患者未用最大力量收缩肌肉，则不能达到满意结果即干扰相图形。有些肌肉如腓肠肌，由于跨越两个关节及收缩位置的影响也有可能达不到干扰相的程度。另外操作中针极位置放置不当，也会影响肌肉收缩时的募集类型。

（二）异常肌电图

异常肌电图的表现主要包括插入电位延长、肌肉放松时出现异常自发电位、肌肉轻收缩时运动单位电位的异常以及运动单位募集和发放类型的改变。

1.插入电位延长

插入电位延长是指针电极在插入、挪动时出现电位的骤然排放，由纤颤电位、正相电位、束颤电位等组成。时间超过 3 秒以上。这是由于肌肉失去神经支配后，肌膜对机械刺激兴奋性增高的结果。是神经源性受损的可靠指征。在肌源性损害中，插入电位延长有时也可见到。

2.肌肉放松时出现的异常自发电位

（1）纤颤电位：当神经损伤及变性后，肌纤维失去神经的正常调节而对乙酰胆碱的敏感性大大增强，出现自发性收缩产生的电位。

（2）正相电位：神经损伤变性后，肌纤维自发性收缩产生的另一种异常波。其特点为初始为正相其后出现一个时限较宽，波幅较低的负相波，又称为正锐波。它通常和纤颤电位同时出现。纤颤电位和正相电位亦是神经源性受损的可靠指征。在肌源性损害中纤颤电位和正相电位也可出现，但在数量上相对较少。在检查中视纤颤电位、正相电位数量的多少我室将其分为：少量、中等量及大量异常自发电位，分别用"＋、＋＋、＋＋＋"所表示。

（3）束颤电位：是肌肉放松时出现的自发性运动电位。常在脊髓前角细胞、神经根病损中出现。束颤电位仅表示运动单位兴奋性增高，不能单独确立诊断，所以为诊断时的参考电位。

(4)肌强直电位：是一种高频发放的特殊电位。由针刺、挪动、叩击时诱发，操作中可听到飞机俯冲样声音或像摩托车发动时的声音，常出现在肌强直疾患和某些肌病中。在神经源性病变中偶尔也可以出现较短暂的肌强直放电。

3.肌肉轻收缩时运动单位电位的异常

(1)神经源性受损：当神经完全性受损时，对于完全失去神经支配的肌肉，随意收缩时没有肌肉动作电位出现，称为病理性电静息；当神经不全受损时，在部分失去神经支配的肌肉中，随意收缩时可见肌肉动作电位，但平均时限增宽、波幅早期下降，慢性期由于神经末梢侧支芽生增多，波幅增高，多相波明显增多。

(2)神经再生时运动单位电位的变化：外伤后周围神经外膜连续性尚存或经手术吻合新生的神经纤维通过膜管逐渐长入肌膜，早期运动单位内只有少数肌纤维恢复了神经支配，在肌电图上表现为成簇的多相小波在基线上起伏称为新生电位。这是神经再生早期可靠指征。随着新生轴索支配肌纤维数目的增多逐渐转变为再生电位，直至恢复到正常运动电位。

(3)肌源性受损：由于肌纤维变性、坏死，数量减少，密度下降导致运动单位电位平均时限缩短，平均波幅降低。一般平均时限小于正常值20%，平均波幅低于正常值70%具有诊断意义。此外，由于存活的肌纤维功能异常，导致肌纤维兴奋同步性差，常出现短棘波多相电位，又称为肌病电位。

4.肌肉最大力收缩时运动单位电位募集类型的改变

在神经源性损害中，由于运动单位减少，导致发放的运动单位电位数量减少，所以达不到干扰相的图形，根据受损程度不同肌电图可表现为不同募集类型，比如：单纯相、近混合相、混合相等。在肌源性损害中，可出现密集细碎的干扰相电位称之为病理干扰相。这是肌源性受损特征性表现。

(三)肌电图的临床应用

1.确立有无周围神经损伤

由于受心理因素和社会因素影响，有些患者出现癔症瘫或夸大病情等功能性麻痹，肌电图检查可提供确切的客观依据，协助临床诊断。

2.区别神经源性与肌源性受损

肌电图是鉴别神经或肌肉疾病最灵敏的检查方法之一。主要依据前述神经源性与肌源性受损在肌电图上的特征表现明确诊断。

3.判断神经损伤程度及损伤部位

肌电图可显示受检肌为正常肌电图、神经功能障碍、部分失神经支配或完全失神经支配，从而判断所支配神经的损伤程度。又可根据不同肌肉神经支配的异常情况，判断损伤的部位在脊髓前角细胞、神经根、神经丛、神经干、神经支。

4.观察神经再生及恢复

如前所述，肌电图可提供神经再生的早期指征即新生电位。若定期检查，肌电图还可提供再生是否顺利的信息，如果神经再生顺利，新生电位逐渐恢复为正常运动电位。如果运动电位长期停留于某一阶段无进展，则表明神经再生受阻，常需再次手术。

5.术前筛选动力肌、术后观察移位肌功能

由于神经受损严重或肌肉缺损,失去了直接修复的可能,常需进行肌肉移位等功能重建,术前肌电图检查可以客观了解肌肉的功能情况,有助于临床筛选动力肌和手术设计。术后协助临床观察移位肌功能,并指导患者进行功能锻炼。

（四）肌电图检查的禁忌证及需要说明的问题

1.禁忌证

（1）患有血液病的患者,如血友病、血小板减少、白血病等,不适宜做此项检查,以免形成血肿。

（2）患有严重的高血压、心脏病、脑血管病、精神障碍的患者及孕妇,以免造成突发性意外。

（3）患有严重的糖尿病,而血糖又未能得以控制的患者,以免发生感染。

（4）肝炎活动期的患者,以免造成交叉感染。

2.需要说明的问题

（1）肌电图检查是一项有创伤性的,且需要患者配合的检查方法。因此,在检查的过程中会给受检者带来一定的疼痛和不适,检查前需向患者讲明,以得到患者的理解与配合。

（2）肌电图检查对周围神经损伤的早期诊断有一定困难,因为纤颤电位、正相电位多在神经受损后 2～3 周出现,因此,此项检查常需在神经损伤 15～20 天以后进行。

（3）肌电图检查是将针电极经皮肤插入受检肌进行测定,因此,在肌肉的选择上,应尽量选择浅层肌肉及与其他肌腹重叠交叉较少的肌肉,以减少误差。

（4）肌电图检查可以根据神经、肌肉电生理改变,确定受损的性质,受损的程度、部位和范围,但不能作病因诊断。

（5）工作人员的临床经验、操作的准确性、分析判断的能力以及患者在检查中能否合作与诊断的可靠性密切相关。

二、神经传导功能测定

神经传导功能测定是检查神经传导功能的一项客观、可靠的检查方法。包括运动神经传导和感觉神经传导。

（一）神经传导的基本原理

1.神经兴奋性和传导性

神经纤维具有高度的兴奋性和传导性,当其接受到外界刺激后将发生兴奋,神经的兴奋性表现为神经冲动。神经冲动从一个部位传播到整个神经即为神经的传导性。

2.神经冲动按一定方向传导

在完整的机体内,神经总是向着一定方向传导。运动神经纤维将来自于中枢神经系统的冲动传向远端肌肉,即离心性传导。感觉神经纤维是将来自外周感受器的冲动传向中枢,即向心性传导。但所有神经均能双向传导。

3.刺激的特征

为了使神经兴奋,对神经进行电刺激,一个能引起神经冲动使肌肉收缩的有效刺激,必须包括强度、时间、频率三个因素。

(1)刺激强度:引起神经冲动必须有足够的刺激强度。当刺激强度使所有神经纤维发生兴奋后,再增加刺激强度肌肉的收缩不再增加称为超强刺激。在临床操作中,应使用超强刺激以使肌肉收缩达到最大值。刺激强度常用电流毫安(mA)表示。在个体之间或同一个体不同神经所需最大刺激强度也不同。一般为 5~40mA。

(2)刺激电流时限:一个有效刺激必须具有一定的作用时间,常选用 0.1~0.5ms。当神经损伤较重时对短时限兴奋性降低,可将电流时限加至 1.0ms。

(3)刺激电流频率:刺激电流频率对神经冲动也有显著影响。刺激频率过高,使刺激落入前一个刺激的绝对不应期内,造成神经不发生兴奋。高频电刺激还会增加患者的不适和疼痛感。刺激电流频率常选用 1Hz。

(二)神经传导的影响因素

1.生理因素

(1)温度:肢体温度对神经传导影响很大,传导速度、末端潜伏期、波形都会受到温度的影响而变化,一般认为体温变化1℃,传导速度变化约 5%(2.2~2.4ms)。因此,受检肢体必须保温,尤其在寒冷的冬季,如检测中遇到远端潜伏期延长或传导速度减慢时,需重复测定并注意提高肢体温度,避免造成误诊。

(2)年龄:神经传导速度与年龄大小有关,婴幼儿期由于髓鞘发育还不完善,导致神经传导速度很慢,3~5 岁以后由于髓鞘发育成熟,神经纤维增加而接近成年人。老年以后由于节段性脱髓鞘等因素而又趋减慢。

(3)神经纤维的粗细:纤维粗则传导快,而肢体神经自近端至远端逐渐变细,所以神经近端传导较远端传导快。

2.病理因素

(1)机械压迫:机械压迫可导致神经传导速度减慢,潜伏期延长。严重压迫可致传导性中断。

(2)缺血:血流阻滞造成神经缺氧,使传导速度减慢。

(3)脱髓鞘:髓鞘脱失神经传导受阻。

(4)神经轴突直径改变:神经外伤使轴突断裂,经一段时间后,传导性消失。神经轴突变性、再生、直径变细,传导速度减慢,诱发电位波幅降低。

(三)运动神经传导速度

1.测定方法及观察指标

(1)测定方法:肢体置于自然松弛位,肢体温度保持在 30~32℃之间。在所测定的神经干通路上选择两个或两个以上点,分别予以超强脉冲刺激,从该神经支配的远端肌肉用肌电图仪记录各刺激点的诱发动作电位。

(2)主要观察指标:①潜伏期即刺激点到出现诱发电位的时间;②神经干传导速度(m/s)即=近、远端刺激点的间距÷(近端刺激点潜伏期-远端刺激点潜伏期)。

2.骨科常用运动神经传导刺激及记录位置

(1)上肢神经:①正中神经的刺激点于肘前肱动脉内侧、腕横纹正中,记录点在拇短展肌;

②尺神经的刺激点于腋窝、肘部尺神经沟处及腕横纹尺侧,记录点在小指展肌;③桡神经的刺激点于 Erb 点、桡神经沟,记录点在伸指总肌。

(2)下肢神经:①股神经的刺激点于腹股沟处股动脉外侧、大腿中下 1/3 内侧肌间隔,记录点在股内侧肌;②腓总神经的刺激点于腘窝外侧缘、踝背侧正中,记录点在趾短伸肌;③胫神经的刺激点于腘窝处腘动脉外侧、内踝后侧,记录点在小趾展肌。

此外,为了满足临床工作的要求,还可测定神经干至肌腹中点的末端最大传导时间即末端潜伏期和诱发电位的最大波幅。常用的神经包括膈神经、面神经、副神经、腋神经、肌皮神经、前臂骨间掌侧神经、坐骨神经等。

(四)感觉神经传导速度

1.测定方法及观察指标

(1)测定方法:在神经干通路上选择刺激点与记录点,采用叠加平均技术记录诱发电位。感觉神经传导的测定方法有两种即顺向记录法和反向记录法。顺向法是刺激手指或足趾末梢神经,在近端顺向收集其感觉神经电位。反向法是刺激神经干反向性于手指或足趾上收集其感觉神经电位。

(2)主要观察指标:①潜伏期即自刺激伪迹到负向波峰顶的传导时;②波幅即诱发电位峰~峰值;③神经干传导速度。

2.骨科常用的感觉神经刺激及记录位置

(1)上肢神经:①正中神经的刺激点在示指,记录点于腕横纹正中、肘前肱动脉内侧;②尺神经的刺激点在小指,记录点于腕横纹尺侧、肘部尺神经沟处;③前臂内侧皮神经(反向法)的刺激点在上臂中下 1/3 内侧肌间隔,记录点于肘横纹下 8~10cm 尺侧;④桡浅神经的刺激点在拇指根部,记录点于桡骨茎突上 7cm 处。

(2)下肢神经:①腓肠神经(反向法)的刺激点在小腿中部,记录点于跟腱与外踝之间;②胫神经的刺激点在蹲趾,记录点于内踝后侧。

(五)神经传导功能的临床应用

1.有助于神经嵌压综合征的诊断　在神经受压时,于压迫的局部及其远端出现神经的传导阻滞。如临床常见的腕管综合征表现为正中神经远端潜伏期的延长;肘管综合征表现为尺神经传导速度的减慢。因此,在神经电生理诊断中,神经传导功能测定,对神经嵌压部位的确立是十分重要的检测方法。

2.有助于判断神经损伤程度及连续性是否存在　在周围神经损伤中,如果肌电图检查显示完全性受损,传导功能也丧失,说明神经完全损伤且轴索连续性中断,但外膜连续性可能存在;如果刺激神经干近端可见清晰的诱发电位,则提示神经连续性存在。

3.有助于鉴别诊断　肌源性疾病、癔症瘫、脊髓前角细胞病损等非骨科疾病,在临床上也可表现为肌肉麻痹及萎缩,这些疾病神经传导功能正常,结合肌电图检查即可鉴别。

4.有助于遗传性神经病的诊断　进行性腓骨肌萎缩症系遗传性进行性神经疾病,患者常因足畸形就诊于骨科,该病患者除了在肌电图上表现为神经源性受损外,神经传导功能常提示广泛异常,可为临床提供诊断依据。

5.有助于发现神经异位支配　利用刺激点与记录点的变化进行神经传导功能测定,可发现神经变异支配。

6.协助神经筛选、配合自体神经移位 由于神经损伤严重,无法进行原位修复,应用邻近神经实施移位是治疗的主要手段,因此,术前了解移位神经功能至关重要,神经传导功能测定则可协助临床判定移位神经的功能。

三、躯体感觉诱发电位与运动诱发电位

(一)躯体感觉诱发电位

对躯体感觉系统,主要是深感觉系统进行电刺激,冲动通过脊髓后索和内侧丘系上达皮层,在其通路上定点接收的反应波称为躯体感觉诱发电位(简称体感诱发电位)。此项检查可提供从刺激点到大脑皮层整个感觉通路的电生理活动信息,当周围神经、神经丛、神经根、脊髓后索、脑干或大脑皮层受损时,可从不同部位记录到相应的改变。在骨科应用方面,主要通过对诱发电位的分析,用于有关诊断及手术监护。

1.体感诱发电位的测定及通路

脉冲电刺激混合神经远端,刺激强度为感觉阈的 2～3 倍,刺激频率 3 次/秒,扫描速度 5～10ms/D,平均叠加次数 200～500 次。操作中至少做二遍,以保证良好的重复性。

(1)上肢体感诱发电位:临床常选用正中神经,其次尺神经、肌皮神经:它们分别反映 C_6～T_1、C_8～T_1、$C_{5～6}$ 感觉通路的信息。刺激位置在正中神经腕部、尺神经腕部、肌皮神经皮支,记录位置常于 Erb 点(N9)、C_7 棘突(N13)、对侧头颅(N20)接收。N9 代表臂丛诱发电位,N13 代表脊髓诱发电位,N20 代表皮层诱发电位。

(2)下肢体感诱发电位:临床常选用胫后神经,它反映 L_2～S_2 感觉通路的信息。刺激位置在内踝后侧,记录位置常于腘窝、$T_{11～12}$、头颅正中接收,它们分别代表周围神经诱发电位、腰髓诱发电位、皮层诱发电位。

2.体感诱发电位的临床应用 (1)臂丛神经根性损伤的定性、定位诊断:臂丛神经损伤时,需多种电生理检测方法来判断损伤情况,其中后根损伤的判定,上肢体感诱发电位对区别节前、节后损伤,具有十分重要的诊断价值。

(2)胸腔出口综合征的诊断:胸腔出口综合征是由多种原因所致的胸腔出口处狭窄,压迫邻近神经、血管引起的病症。受压的神经主要在 C_8～T_1 神经根或臂丛神经内侧束。临床症状主要表现为以尺神经为主的运动和感觉障碍及前臂血液循环障碍。测定上肢尺神经体感诱发电位,N9 可出现波幅降低、潜伏期延长,有助于诊断。

(3)神经根病损诊断:脊椎骨质增生、椎间盘突出、椎管狭窄、脊柱肿瘤等均可造成神经根受压,引起神经根充血、水肿、变性。肌电图检查对运动神经根受损可提供临床重要的诊断依据,体感诱发电位测定则对了解感觉神经根的功能具有一定意义。

(4)脊髓病损诊断:体感诱发电位对于脊髓病损诊断是一个较好的检查方法。如脊柱外伤合并脊髓损伤、脊髓型颈椎病、脊髓空洞症等骨科常见疾病可出现脊髓段或脊髓到皮层段传导减慢,波幅降低或消失。

(5)手术监测:体感诱发电位可作为手术中的监测手段。根据手术部位,手术方式选择相应神经进行监测,主要观察体感诱发电位的潜伏期、波幅、波形的变化。由于麻醉对诱发电位波幅有一定影响,监测时在麻醉生效后,首先测定诱发电位观测值,作为术中监测的基础指标。一般认为:诱发电位潜伏期较标准值延长超过10%,波幅降低50%以上,波形异常,时限增宽则提示可能有脊髓损伤。此外,对于臂丛神经根性损伤,术中直接刺激暴露的神经根,可对术前电诊断给予客观证实、修正和补充,有利于临床采取最佳治疗方案

(二)运动诱发电位

运动诱发电位是检查运动神经系统传导功能的一项神经电生理检查法。主要包括:高压单脉冲电刺激(简称电刺激)和短时高强度脉冲磁场刺激(简称磁刺激),电刺激可造成局部明显疼痛和不适,因而限制了临床广泛应用。磁刺激有磁场的助导,电流可以没有阻抗的通过各种生物体组织,不会引起局部疼痛和不适,易被受检者接受。运动诱发电位的检查可以刺激大脑皮层和深在周围神经,对中枢运动通路和深部近端周围神经病损的诊断和疗效观察有一定价值。

1.检查方法

(1)刺激部位:线圈经颅刺激皮层运动中枢、经椎旁刺激脊神经根、经 Erb 点刺激臂丛神经等。

(2)记录位置:上肢常选用小指展肌或拇短展肌,下肢常选用胫前肌,记录肌肉复合动作电位。

(3)观察指标:诱发电位的起始潜伏期、诱发电位波幅和中枢运动传导时间。

2.临床应用

经颅进行刺激可测定中枢运动传导时间,所以主要用于中枢运动通路病损的诊断,如多发性硬化、侧索硬化等。对以脱髓鞘为主的格林-巴利综合征,可以帮助确诊和发现近端运动纤维病变。在骨科应用中,对脊髓型颈椎病有一定诊断价值。对于周围神经近端损害的诊断意义尚不肯定。而对一般周围神经损伤,还是传统运动神经传导速度测定更为准确、可靠。运动诱发电位也可作为术中监测的手段,但此项监护技术要求条件比较高,并需要与麻醉医师、手术医师的密切合作,目前还未广泛应用于临床。

四、强度-时间曲线

强度-时间曲线是测定神经、肌肉兴奋性的一项电生理检查法,它能比较全面地反映出引起组织兴奋的强度和时间的特征。可作为下运动神经元病变的辅助诊断。

检查方法:将刺激电极置于所测定肌肉运动点上,从最长或最短的波宽开始,调节输出电流强度,用肉眼观察肌肉收缩反应,求取阈反应的刺激电流强度。依次缩短或延长脉冲宽度,可以求得一系列阈刺激的数据,每一个阈刺激各有一定的强度阈值和时间阈值,将这些数据记录在坐标纸上,依次相连,形成的曲线称为强度-时间曲线。横坐标代表刺激时间,纵坐标代表刺激强度。

检查结果:强度-时间曲线可以显示肌肉的状态是由正常神经所支配,还是部分地失神经支配或完全性失神经支配。当支配肌肉的神经正常时,在肌肉运动点刺激所获得的强度-时间

曲线为一条自左至右斜率逐渐下降的曲线,即神经反应曲线。当肌肉部分失神经支配时,曲线表现的是肌肉和神经组织各自对刺激所产生的反应,表现为曲线抬高、右移并出现弯折。当肌肉完全失神经支配时,曲线无弯折,位置显著右移,阈强度明显升高,表现为肌肉反应的特征。

临床应用:强度-时间曲线诊断意义在于判断周围运动神经元病变的神经功能状况,估计神经受损的程度及预后的判断,若连续多次测定还可观察神经变性或再生过程。然而,这项测定的缺点是用肉眼观察肌肉收缩判定结果,其准确性低,也不能区别神经源性与肌源性损害,不能完全满足临床诊断的需求。但这项检查在周围神经损伤时,曲线改变较早,可早期获得肌肉失神经支配的信息,仍具有一定应用价值,因此,可作为肌电图检查的补充。

（李会杰）

第五章　骨活检术

一、活检的对象和目的

骨科活检技术对于骨科医师是一项重要的技术，主要用于骨肿瘤、软组织肿瘤以及骨与软组织病变的诊断和鉴别。根据患者提供的临床信息和影像学表现，怀疑患者有肿瘤可能或者不能明确诊断时应该考虑使用活检技术，获取病变组织的标本送病理检查，以便在术前获得准确的诊断，根据诊断制订周密的手术计划。

非肿瘤的骨病变也能导致常规影像学上的局部异常。包括创伤、代谢性骨病、骨循环疾病、滑膜病等，尤其是骨感染特别需要鉴别。骨科医师在见到骨的局部病灶时应时刻考虑到这些疾病。如果怀疑是骨肿瘤，应将其归入以下三种主要类别：①良性骨肿瘤；②恶性原发骨肿瘤；③骨转移瘤。每一大类还分各亚型，需要进一步的临床及影像学解释。在这种情况下，医师应决定是否继续负责该患者的治疗还是将其介绍到骨肿瘤专家处治疗。有恶性骨肿瘤表现的患者应转诊给有经验的骨肿瘤专家，活检及进一步检查应留给骨肿瘤专家完成。

尽管活检通常对技术的要求不高，但根据活检的表现做出最终的决定却需要详细的思考及丰富的经验。如果计划或方法不合适往往会对病人的诊断及治疗产生相反的效果。活检方法、切口的不当及活检的并发症会极大影响对骨与软组织肿瘤的治疗。

为了正确活检，外科医生首先应保证初步诊断及分期是适当的，包括临床表现、化验及影像学，这些为医生提供了关于肿瘤范围的信息，然后由他提出鉴别诊断从而决定最佳的活检部位，是闭合活检、切开活检还是切除活检，以及活检组织如何处理。活检对治疗及预后都有意义，因此活检应由最终计划为患者治疗的医师执行。高度怀疑为恶性的病变应马上交由骨肿瘤医师进行活检并进一步分级。

二、适应证和方法

活检的适应证：临床表现和影像学表现都为良性的骨与肌肉病变，如骨囊肿、脂肪瘤，不需要行活检，只有表现为良性侵袭性、恶性和诊断不明确的时候才行活检，以明确诊断和对疾病进行分类。

活检位置的选择有重要的意义，因为骨与软组织肉瘤可能会种植于伤口。正确的活检位置应位于恶性肿瘤手术的切除范围内。由于保肢手术的应用广泛，活检位置的选择更加关键。

当活检位置在肿瘤切除范围之外时,可能会导致不必要的切除。因此活检部位的选择一定要建立在考虑到几种可能术式的基础之上。制订手术方案主要依据活检前的鉴别诊断及决定肿瘤切除范围的肿瘤分期。至于术式的选择则只能通过对骨与软组织肿瘤的手术及诊断经验而定。为了选择合适的活检部位,医师应熟悉各种截肢术的切除范围及在何种情况下可以行何种保肢术。为此,医师应在活检前了解患者可能的诊断及肿瘤的范围以建立初步的手术方案。如果医生只关注于取得一块组织以供诊断而忽略了可能的最终手术过程,他很可能会将切口选错位置,从而威胁到保肢手术的可行性乃至患者的存活,即使转诊后也会给骨肿瘤专家的进一步治疗带来巨大的麻烦。对于活检位置的选择很难制订专门准则。肢体的横切口通常为禁忌,因其很难与骨或肌腱膜间室等纵向结构一同被切除。因此肢体活检通常采取纵行切口。主要的神经血管结构应避开,因为活检时的污染可能导致这些结构最终被切除。活检通道也不应穿过正常的间室结构或关节,这样就不必在手术时导致正常间室被切除。

活检方法总的来说可分为闭合活检和开放活检,其中闭合活检又分为针吸穿刺活检和套管针穿刺活检,开放活检又分为切开活检和切除活检。

闭合活检是指不需要切口而通过活检针穿刺取材的方法。软组织病损特别是位置较深的病变,使用闭合活检可以减少活检成本并节约诊断时间。另外,对于因肿瘤快速扩散而累及皮肤的患者,应避免切开活检。软组织肿物的闭合活检可以在门诊进行,这样可以为医患双方提供方便并减少手术风险。穿刺技术包括针吸穿刺和套管针穿刺。不管哪种闭合活检方法都需要仔细研究影像学表现,确定进针路径,对于复杂部位可以在 C 形臂机或者 CT 引导下穿刺。

针吸穿刺活检应当采用相对较小的针头(直径 0.7mm),在经验丰富的医师操作下,将细针穿刺至病变部位,吸取少量病变组织。这种方法对恶性肿瘤的诊断准确度可达 90%。然而,对于特殊的肿瘤类型或组织分级其准确率则很低,因为获得的组织太少且组织结构被破坏。细针穿刺对于诊断局部软组织肿物是否复发及淋巴结转移很有价值,很少用于原发骨肿瘤的活检。

套管针穿刺活检是目前主要使用的活检方法。所有的穿刺活检均应在手术室进行,部分椎体肿瘤可在 CT 室局麻下进行。可以使用一种直径为 3.5mm 的穿刺针,针尖呈环钻样可以穿入病变骨皮质进入髓腔内,通过负压吸引(20ml 注射器)进行取材;也可使用另一种直径为 2mm,含标本槽的套管针,通过套筒快速滑动将肿瘤切削入标本槽进行取材,不是通过负压抽吸。术前行静脉全麻或局麻,以避免疼痛干扰穿刺取材,如条件允许尽可能静脉全麻操作,减少患者痛苦。根据术前制订的取材部位、途径进行取材。穿刺时,穿刺孔及针道位于手术切口上,便于日后进行手术治疗时能将穿刺污染区完整切除。穿刺针道尽可能与肢体的长轴平行,通过肌肉而不应通过肌间隙取材,以避免肿瘤局部扩散、种植。取材结束后轻压取材部位数分钟止血以减少污染范围,特别应避免污染重要的血管神经束。椎体肿物通常在 CT 或 G 形臂机指导下自椎弓根进入病灶取材,以减少出血及对周围正常组织的污染。该技术的诊断准确度可达 96%,然而由于取到的标本量有限,在处理标本之前应仔细计划,并由有经验的病理医师进行分析。

闭合活检的一个局限性是有限的活检无法完成更多当前的临床研究,如细胞遗传学或流式细胞计量等。此外,其对软组织肉瘤分级的诊断准确度会明显降低。而这恰恰具有重要的临床指导意义,因为很多当前治疗方案都会对高度恶性的软组织肉瘤采取术前化疗。同样,尽管诊断报告的准确性较高,未被诊断的报告不能作为否认恶性肿瘤存在的证据,因为标本可能来自肿瘤邻近的正常组织或假包膜。闭合活检由于给骨造成较小的损伤,可以降低因活检导致病理骨折的风险。闭合活检特别适用于骨盆或脊柱等难于到达的部位。当如代谢性疾病、感染或局部复发被高度怀疑时,闭合活检是最理想的方式。而在非均质的肿瘤,闭合活检则存在取材上的问题,这种情况下需要在手术室行强化影像引导下的穿刺,同时它也会给经验不够丰富的病理医师带来诊断上的困难。即使在最有经验的机构,也有 25%～33% 的概率出现取材不足,而即使取材充足,上述机构的诊断准确率也只有 80%。原发骨肿瘤及影像学无法诊断的患者其闭合活检诊断准确率要比均质的肿瘤包括转移瘤及多发骨髓瘤等患者低。

对于恶性肿瘤,没有经验的医生不能做闭合活检。因为闭合活检时肿瘤细胞会污染针道,因此在最后的确定性手术时针道和肿瘤必须一起切除。由于新辅助化疗或放疗将推迟最终手术的进行,那时针道的位置将难于辨认。因此可以在活检时用墨汁在针道附近的皮肤上做记号。最终手术的外科医生对针道的方向和位置也应该有足够的了解。对恶性肿瘤行闭合和开放活检都会被肿瘤细胞污染,因此应该由有经验的外科医生来做。最好是活检和手术由同一位医生来完成。

开放活检分为切开活检和切除活检。在开放活检中,可获得相对较大量的组织标本,从而帮助有经验的病理学家更准确的做出诊断,这是其一个优点。开放活检也可以减少经验不足的医师取材错误。但是其风险、并发症及后续取材部位不足等缺点也会明显增加,尤其是在施术者经验不足的情况下,开放活检更易造成术后血肿、肿瘤细胞扩散、术后感染,还可造成病理骨折。

如果术前诊断肯定,或者肿瘤体积小,放射学提示是良性肿瘤的话,那么就可以行切除活检,可以达到诊断和治疗的双重目的。骨样骨瘤和骨软骨瘤的诊断通常都是基于切除活检结果的。

是否对软组织肿瘤行切除活检是一个复杂的决定过程,恶性可能性小的皮下肿块通常更倾向于进行病灶切除。相反,对于体积大的深部软组织肿块直接行病灶切除术可能会引起广泛的肿瘤细胞污染进而限制了下一步的治疗选择。如果切除活检的病理结果提示为恶性肿瘤,应评估切除的边界是否符合恶性肿瘤的切除边界,如果不够则应行扩大切除术。

切开活检是较常使用的技术,尤其对于恶性肿瘤而言。因为只要技术成熟,它所造成的肿瘤细胞污染比起切除活检更少。进行切开活检时,注重技术细节对于获取高质量标本和减少肿瘤细胞污染是很关键的。在相对能够获取足够标本的基础上切口应该尽可能小。当接近恶性肿瘤的假包膜时,肌肉的颜色会从红色变成鲜肉色。恶性肿瘤通常是灰色或者白色的,而且它的假包膜总是被丰富的扩张的毛细血管所包绕。对于恶性肿瘤来说,不能仅切取肿瘤的假包膜,其包膜和肿瘤的交界面也应该切取活检。任何恶性肿瘤的外周部分都是肿瘤最具有代表性和最有诊断价值的部分,中心部分通常已经坏死。标本组织严禁使用血管钳夹取。一般很少有必要获取的多个组织样本,因为这种做法会造成肿瘤细胞的外溢导致污染。

外科医生选择切开活检的部位应该根据平片、CT、磁共振所显示的最低分化和钙化最少的部位,因为这通常是最具代表性的部位。应该避免在 codman 三角区进行活检,因为有可能把反应骨误当成成骨肉瘤。除非软组织没有被累及,否则对恶性骨肿瘤活检时无须取骨样本,凿取含有恶性肿瘤的骨皮质可能会引起病理骨折而造成截肢的后果。如果一定要获取骨样本,那么凿小的圆孔,以减少应力的集中。如果需要一个大骨窗,那就必须凿成椭圆形,方法是先在骨的长轴上凿出两个独立的圆孔,然后使用动力锯平行地切割使两孔相通。使用骨凿将多个钻孔连通所形成的长方形骨窗可能会引起应力集中在各个角而发生骨折,因此不应使用。术者最好不使用术中定位装置,除非它们是通过切口的。仔细彻底地止血对防止术后血肿的形成是很必要的。如果存在骨窗,应该填塞骨水泥以预防肿瘤对软组织的污染。活检的切口应该小心地缝合以防止切口坏死或者溃疡,特别是因肿瘤压迫或者放射治疗造成皮肤营养受损的切口更应小心。如果有可能是恶性肿瘤那么应该避免使用切口引流,因为引流管通道可能会成为肿瘤传播的通道,所以最终手术时必须连同活检部位一并切除。如果一定要放置引流,其留置方向应与切口线保持一致,如果引流管和活检部位距离太远或者活检切口的缝合面很大,那么要将活检部位连同引流通道一并切除在技术上几乎不可能的。

对恶性肿瘤进行活检时是否使用止血带尚无定论。虽然未经证实,但反对者认为使用止血带会使静脉血淤滞,导致松开止血带时发生瘤栓的危险性增高。他们还认为伤口关闭后松止血带会形成深部的血肿。但是,放置止血带也有它的优势,能够使活检部位的视野更加清晰,使手术进行地更加快捷,失血更少。在止血带释放之前,如果手术步骤明确且能迅速完成,那么是可以防止瘤栓形成的,但这只是在理论上可行,尚未经过科学地论证。

放置止血带有两件事是必须防范的。首先,不能对患肢进行压迫驱血,因为这将使肿瘤细胞进入血流。其次,如果不是马上要行最终的手术的话,那么应该松开止血带并且在伤口关闭之前仔细地进行止血。如果先关闭伤口后送止血带的话,那么很可能会因为假包膜里的血管出血而形成一个大血肿,这对于后续手术治疗很不利,因为血肿所蔓延到的各个地方都应被认为受到了肿瘤的污染。

三、标本的处理

针吸穿刺活检所得到的标本量很小,往往只充满了细针的尖部,这时需要准备玻璃片,用5ml的空注射器对着细针的尾部将标本吹到玻璃片上。往往需要两块或者以上的玻璃片,一块进行快速染色,送至病理医生行快速病理检查,获得诊断。另外的玻璃涂片用作其他的染色和病理检查。如果快速病理显示穿刺所取的并非典型的病变结构,往往需要立即进行二次穿刺以获得正确的标本。

套管针穿刺活检所取的标本比针吸穿刺活检的要多。将导管针从病灶取出后,用针芯或充满肝素盐水的注射器将标本推出,所有取出的组织标本置于肝素盐水中,先进行肉眼判断,洗去血块,剔出坏死组织及质硬骨组织,如标本量过少,可以反复多次取材,以确保获取足够病变组织。将有代表意义的条索状或块状的肿物标本轻轻放入甲醛溶液中浸泡固定,应避免挤压标本,送病理科进行病理学检查。如果要行快速冰冻检查则直接将挑选的有代表性的部分标本送病理科,不能在甲醛溶液中浸泡,其余标本用甲醛浸泡行常规石蜡病理检查。

切开活检和切除活检往往能获得足够多的标本。如果要行快速冰冻病理检查,则取一部分有代表性的标本直接送病理科,其余标本放入甲醛溶液中浸泡固定,应避免挤压标本,用作以后的脱钙、常规石蜡切片、HE 染色和病理组织学观察。

即使不在同一次麻醉下行最终的手术,也最好行快速冰冻病理检查,有经验的病理科医师可以根据快速冰冻病理检查马上判断出所取的组织是否为病变组织和是否有足够的标本,避免了再次麻醉下行二次活检的尴尬。

四、病理组织诊断

骨与软组织肿瘤的诊断依靠临床表现、影像学表现和病理检查三结合,其中病理诊断在手术决策中起着很大的作用。通过活检,在术前能获得病理诊断,如果标本足够还能获得肿瘤的分级,手术医师就能根据肿瘤切除原则选择合适的边界对肿瘤进行彻底的手术。

在行活检之前,外科医生必须和病理科医生讨论将实施活检的病人的影像学表现和可能的诊断,这样能帮助病理科医生得到更为有用的冰冻病理结果,还可以确保送检的组织是诊断所需要的,而不是其他的组织。除了对病理切片进行苏木精、伊红染色和常规的石蜡包埋外,还需要对病理组织进行其他的检查,因为在临床上,经常会发生将感染误认为是肿瘤,同样,肿瘤也可能被误认为是感染。因此,应将活检的标本进行需氧、厌氧、真菌和抗酸的培养,以确定病灶是否为感染所致。对于圆形细胞肿瘤和软组织肿瘤,电子显微镜检查是一种重要的诊断手段,这时应将活检标本用戊二醛浸泡而不应该使用甲醛。

免疫组织化学染色诊断对于鉴别恶性肿瘤的价值不高,而且有些免疫学标记只能用于冰冻的检查而不能用于标本固定之后的检查。组织学检查目前使用不多,因为需要辅以其他很多特殊的技术,比如细胞分析、组织印迹、组织培养、激素受体、流式细胞技术以及最近兴起的细胞遗传学知识。同时,病理医生的知识面及经验对病理诊断也有很大影响,我们建议临床医生应与病理医生密切交流,提高诊断水平,这种信息交流在活检诊断中至关重要。

对于快速冰冻病理检查,病理医师能判断出所取的标本是否为病变组织和是否有足够的标本,能对肿瘤有初步的诊断。尤其是准备在同一次麻醉下活检与手术治疗同时进行时,冰冻病理检查显得更为重要。冰冻病理只能对软组织适用,对于有硬的骨质的标本不能采用。实际操作中,即使是骨肿瘤,标本中也有柔软的部分,能用于冰冻病理检查,能区分出是转移癌、感染或者是原发的骨肿瘤。只有在临床诊断、影像诊断和冰冻病理诊断完全吻合时才能在同一次麻醉下行最终的手术,在诊断上哪怕有半点迟疑,都必须等到石蜡切片结果明确后才能施行最终的手术。

(史茹峰)

第六章　围手术期有关问题

一、术前检查

骨科手术按时间要求的迫切性不同,可分为急诊手术、限期手术和择期手术。三种手术术前准备基本相同,但急诊手术因伤势较重,加之伤口污染、损伤严重可能继续出血等,通常需要较短时间内完成必要的术前准备,而后二者可以从容不迫做完必要检查,待条件适宜,再行手术。急诊手术因其紧迫的特殊性,以下单独列出。

(一)急诊手术前准备

一般骨科急诊创伤患者多为复合伤,因此需要有一组人员参加抢救,通常由普通外科医生领头,负责急诊患者快速有效地处理,然后骨科医生可按下列三个步骤处理,即:首诊检查、再次检查及有效处置。

1.首诊检查　主要是保护生命体征,一般遵循 ABC 原则。

(1)保持气道通畅(airway,A):在交通事故中,可预防性死亡的最常见原因为气道梗阻。急诊首诊医生应首先检查患者呼吸道是否通畅,排除任何气道梗阻因素。

(2)呼吸支持(breathing,B):对患者气道通气功能进行评价,检查有无危及生命的急症如张力性气胸、巨大血胸、反常呼吸及误吸等。张力性气胸可通过严重的气胸体征及胸膜腔正压引起的纵隔偏移、静脉回流减少而诊断,此时应立即行胸膜腔穿刺减轻症状。这需要在 X 线完成之前进行。反常性呼吸(连枷胸)表现为患者虽能自主通气,但患者有持续的发绀和呼吸困难,可通过观察胸壁的反常运动而诊断,需要通气支持治疗。对于呕吐物、血块、脱落牙齿,需要及时清除,处理的措施有患者颜面部向前托起,经鼻腔或口腔的气管插管和气管切开等,气管切开一般用于紧急情况,不能作为一种常规方法。另外,在急性窒息患者还可行环甲膜穿刺,但注意一般不适用于 12 岁以下儿童。

(3)循环功能支持(circulation,C):检查患者的生命体征,即刻进行循环功能的评价和支持是必需的。控制外出血,加压包扎,抬高患肢,帮助减少静脉出血,增加静脉回心血量,而传统的头低位帮助不大。

(4)功能判定:对清醒患者,进行快速规范的神经系统检查是必要的。对不清醒患者,按照Glasgow 评分(GCS),根据患者对光反射、肢体活动和痛觉刺激反应来评判患者病情和预后。

2.再次检查　再次检查的内容如下:

(1)病史:病史应包括外伤发生的时间、地点、损伤机制、患者伤后情况、治疗经过、转送过程及患者既往史,如患者神志不清,应询问转送人员和家属。为便于记忆,可按照"AMPLE"顺序进行:A:过敏史;M:药物;P:过去患病;L:最后进食时间;E:外伤发生情况。

（2）详细的体格检查:体格检查应小心、全面,从头到脚依次进行。首先是神志情况,主要根据 Glasgow 评分（GCS）;仔细检查头面部,注意检查可能隐藏在头发内的损伤;对于高位截瘫患者,要注意区分头外伤和颈髓损伤,常规 X 线检查是必需的,颈部在明确损伤前一定要固定;血胸、气胸是可预防性死亡的常见原因,注意要监测血压和肺通气功能,详细检查胸部,仔细阅读胸部 X 线片;腹部损伤也是可预防性死亡的常见原因,仔细检查腹部体征并监测生命指征变化,必要时行腹腔穿刺和灌洗术。四肢外伤一般比较明显,但要注意多发伤和合并血管、神经损伤的可能性。

（3）对任何可疑骨折行 X 线放射检查:对所有多发伤患者,在初次检查后,都应行胸片、颈椎侧位和骨盆像检查,如怀疑脊柱骨折,应行脊柱正侧位及颈椎张口位像检查,必要时进行 CT 检查。对意识有障碍的头部外伤患者,常规行头颅 CT 检查。

3.有效处置

在多发伤患者的诊治中,可能会包括许多专家参与的多次手术和操作。应该综合患者全身病情,适时讨论手术时机、类型和手术操作范围。

（二）常规手术前准备

常规手术的术前准备应包括以下内容:

1.术前一般准备

（1）了解患者一般情况,包括患者的心理状况;发现并治疗潜在感染灶。

（2）了解活动情况,即患者术前活动能力的评定。

（3）指导患者床上练习大小便。

（4）术前晚灌肠,术前 6～8 小时应禁食水。

（5）术后功能锻炼器械的学习与使用。由于骨科手术后患者大多需要配合康复锻炼,因此术前应指导患者学习使用。

（6）预防应用抗生素;一般于麻醉后,皮肤切开前静脉应用广谱抗生素。

2.必要的其他多系统术前检查及重要脏器功能评估

（1）血、尿及生化常规检查,明确血红蛋白/红细胞容积,尿常规分析,肝肾功能等。

（2）出凝血时间检查。

（3）查血型,交叉配血试验。

（4）常规心电图检查,如高龄或既往心血管病变,需行超声心动图检查;或根据专科会诊意见行相关特殊检查。

（5）胸片检查。

（6）根据需要进行肺功能/血气分析检查。

3.患者全身准备及必要的术前会诊

（1）了解患者思想准备情况,征得患者及家属对手术的理解,并由患者及家属签署手术知情同意书。

（2）麻醉前准备,如术前 2 周最好戒烟,练习卧位深呼吸、咳痰,如术前应用抗凝药物,则应在术前一定时间停用,必要时复查凝血功能。如出血在 500~600ml,可考虑准备吸引-收集-过滤-回输装置。根据患者具体情况可考虑术前预存自体血,以减少术后异体输血。

(3)有骨科之外疾病如高血压、糖尿病的患者,应控制血压及血糖接近或达到正常水平,必要时请相应科室会诊。

4.明确诊断和手术指征

术者必须全面掌握病史,临床表现和影像化验检查资料,将资料归纳分析后,得出明确诊断,提出充分的手术指征,排除禁忌证。

5.手术方法的选择与设计

结合患者具体情况及手术者的经验、客观物质条件和文献经验教训选择合理手术方案,如牵涉到胸腹或盆腔脏器时,可联合专科会诊。术前要设计好手术途径、体位、麻醉方式和所需器械。

6.手术部位的皮肤准备

术前备皮,保证手术部位皮肤血供良好,切口尽量避开窦道、溃疡处,四肢手术剪指(趾)甲,术前沐浴更衣,如皮肤条件差,做好植皮或转移皮瓣的准备。

二、术中准备

术中准备应包括以下内容:

1.超净手术室(层流)

骨科的人工关节和一些脊柱外科大手术要求严格的无菌技术,需要超净手术室。

2.严格无菌技术

骨科手术对无菌技术要求更高,刷手、穿手术衣、戴手套均应正规操作。

3.准备手术部位

包括安放患者手术体位,四肢手术视具体情况需绑扎止血带,手术部位皮肤灭菌范围更为广泛,铺无菌巾既要求将手术部位以外皮肤严格隔离,又要求在变更体位时不被污染。

4.注意保护切口

切皮前再次酒精消毒,贴护肤膜或套用无菌棉织套。

5.严格掌握操作技术,把创伤降到最低

切口要整齐,操作要细致、轻巧,对重要部位多做锐性剥离,擦拭伤口要轻柔,使组织创伤减少到最低限度,尽量缩短手术时间,减少无效动作。

6.熟练骨科技术操作

如骨膜剥离技术、肌腱固定技术、植骨术、内固定技术等,熟练掌握各种骨科手术器械和设备的使用。

7.防止术中并发症的发生

术中需对重要血管、神经或周围重要脏器加以识别,予以保护,防止损伤,正确使用内固定器械,对术中可能要发生的意外情况做好应对的心理准备,术毕清点器械敷料,避免遗物存留。

三、术后处理

（一）术后程序

1.完成手术，根据手术情况，患者返回病房或 ICU。

2.患者一般情况。

3.观察患者活动方式/体位。

4.重要生命指征。

5.1～4 小时翻身、咳嗽、鼓励深呼吸。

6.术后引流管的护理和引流液的观察与记录。

7.术后多数患者需要留置尿管，应加以保护，减少或防止泌尿系感染的发生。

8.术后镇痛情况。

9.给予镇静安眠药物。

10.术后复查血红蛋白/血细胞比容。

11.饮食方式。

12.多种维生素和维生素 C 的补充。

13.抗凝情况。

14.严密监测生命体征，如血压低于 90/60mmHg、心率大于 100 次/分或体温＞38.0℃，要引起警惕。

15.及时更换伤口敷料，根据引流量及时拔除引流管（条）。

16.四肢手术后及包扎石膏的患者，应抬高患肢，严密观察指（趾）部血运情况，观察有无感觉运动障碍。

17.术后 X 线复查。

18.指导功能锻炼。

19.如有需要，建议患者申请社会服务救助。

（二）预防性应用抗生素

应参照卫生行政管理机构的使用规范进行，开放性骨折和其他许多骨科手术都要求预防应用抗生素，如超过 2 小时的开放性骨折、植入假体手术或修复神经、肌腱的患者。预防性抗生素应用期限视具体手术情况而定，一般应用 24 小时，少数可延长到 48 小时，翻修术等术中情况复杂或怀疑有感染的患者根据具体情况选择合适的抗生素种类和应用时间。应用前一定要明确患者的过敏史。

（三）止痛、镇静和催眠药物的应用

基本上所有骨科急症患者都会有疼痛和焦虑，使患者情绪尽快稳定下来非常重要。用药应根据患者体表面积、既往药物应用剂量和病情来决定。

1.理想的止痛、镇静药物

用量应使患者保持规律的昼夜作息制度，即白天清醒无痛，夜间安然入眠。日间因可以分散注意力，轻度的疼痛不适可以忍受，而夜间不同，失眠可导致患者虚弱。可考虑在患者入院后应用非成瘾性止痛剂。

2.止痛剂

应用前应了解患者疼痛的严重程度。最有效的止痛方法是使用由患者控制的胃肠外途径鸦片类止痛剂。胃肠外应用止痛剂,可在避免毒性作用同时保持血液中最低有效浓度。吗啡和杜冷丁是最常用的药物。

3.麻醉剂

这些药物有共同的副作用,持续应用4周后会产生成瘾性。药物作用和副作用都有个体差异,要通过实验性应用药物尽快找出合适患者的最有效药物。注意:对于慢性疼痛病史的患者,麻醉剂不能有效控制疼痛,一般要联合应用止痛剂。药物的副作用包括呼吸抑制和咳嗽反射、降低膀胱的敏感性和结肠活动、恶心呕吐等,要及早采取措施干预。

4.镇静催眠药物　对于过度焦虑患者,镇静药联合止痛剂往往有效。如患者正在接受功能锻炼,要在当天避免使用肌松剂。

(四)预防血栓和栓塞

1.老年人和卧床超过1天者都应采取预防措施,包括抬高患肢,鼓励患者做肌肉收缩功能锻炼改善循环,有条件时可应用弹力绷带和弹力袜,或使用足底静脉泵。高危患者包括:既往有血栓病史,既往下肢手术史或慢性静脉曲张病史,口服避孕药,肿瘤或骨盆、股骨骨折,吸烟,下肢行关节置换后等。对这些患者应常规预防性治疗。腰麻或硬膜外麻醉可能会减少DVT发生的几率。对于高危患者术前应行多普勒超声检查。

2.肝素、低分子肝素、维生素K拮抗剂和Xa因子的抑制剂均可应用于预防性治疗。一旦发现新的血栓,就应将抗凝改为治疗量,并根据血栓具体类型选择合适的治疗方案,如抗凝、溶栓、取栓等。在预防血栓治疗的同时要注意抗凝引起的并发症(出血、感染等)。

(五)尿潴留

创伤或术后尿潴留并不少见,如果膀胱已经扩张,需要有数天的时间才能恢复至正常的敏感性,因此如果患者需要导尿的话,应使用细尿管,5ml气囊,留置尿管接引流袋。尿管应根据患者排尿恢复情况拔除。

(六)便秘

尽量采取有效的措施,保证患者大便习惯不受影响,饮食习惯改变和止痛剂应用常会引起便秘。如果患者正常进食后仍有便秘,可口服通便药物,必要时可用开塞露塞肛或灌肠。矿物油也会有所帮助,但会造成维生素吸收障碍。

(七)皮肤

注意避免褥疮的发生。术后或创伤患者不能经常改变体位的,必须定时翻身。皮肤检查对截瘫或四肢瘫或合并脑部复合伤患者是必须的。如骨科情况不允许经常搬动体位,可用特殊气垫床或旋转床,以防褥疮。

(八)功能锻炼

术后功能锻炼方式应制定详细计划并酌情调整。这不仅可有效恢复良好的功能,也有助于预防血栓的发生,并可改善心肺功能。规律翻身、帮助咳嗽排痰、深呼吸和四肢功能锻炼对早期功能恢复非常重要。

(黄炳刚)

第七章　常用治疗技术

第一节　石膏固定

一、定义

熟石膏撒在绷带上做成石膏绷带,温水浸泡后聚合,放出热量。反应如下:$(CaSO_4)_2H_2O$ $+3H_2O_2 \leftrightarrow (CaSO_4 + 2H_2O) + $ 热量。热量产生的多少与石膏用量和水温有关。石膏分子之间的绞锁形成决定了石膏固定的强度和硬度,在石膏聚合过程中如果活动将影响绞锁的过程,可使石膏固定力量减少 77%。石膏聚合过程发生在石膏乳脂状期,开始变得有点弹性,逐渐变干、变亮。石膏干化的过程和环境的温度、湿度及通风程度有关。厚的石膏干化过程更长些,随着干化过程的进行,石膏逐渐变硬。

二、适应证

1.用于骨折、脱位、韧带损伤和关节感染性疾病,用来缓解疼痛,促进愈合。

2.用于稳定脊柱和下肢骨折,早期活动。

3.用来稳定固定关节,改善功能,比如桡神经损伤引起的腕下垂等。

4.矫正畸形。比如用于畸形足和关节挛缩的治疗。

5.预防畸形,用于神经肌肉不平衡和脊柱侧凸患者。

6.术后促进愈合及防止病理性骨折,如神经吻合术、肌腱移植、韧带修复、关节融合固定术、截骨术、关节移植、显微外科等术后。

三、禁忌证

1.全身情况差,尤其是心肺功能不全的高龄患者,不可在胸腹部包扎石膏绷带。

2.孕妇、进行性腹水者忌作胸腹部石膏。

3.有直接妨碍病情观察的特殊情况时。

四、原则

尽管石膏作为广泛应用的一种治疗方法已经有 100 多年的历史了,但不能把它看做是万能的。石膏固定的原则有以下两点。

1.三点固定原则

术者在肢体的两端用力塑形,第三个点则位于石膏定点的对侧。骨膜和其他软组织一般要求位于石膏夹板的凸侧来增加石膏的稳定性。

2.水压原则

如果一桶水放在一个坚硬的容器内,容器可克服水自身的重力而保持水的高度不变。在胫骨骨折时,如果石膏强度足够的话,那么在复位固定后,利用水压原则,长度就不会丢失。

五、注意事项

1.内置薄层内衬,保护骨突起部位。

2.水温适宜,以 25～30℃ 最佳。

3.待气泡完全停止排逸再排水,手握石膏绷带两端向中间挤,减少石膏丢失。

4.石膏绷带贴着肢体向前推缠,边缠边抹,松紧适宜。

5.100°～90°方法:如果欲将关节固定于90°屈曲位,则绑缠石膏时应屈曲100°,塑形前将其恢复至90°。

6.石膏厚度根据石膏绷带质量和性能而定,应掌握厚薄适宜。

7.石膏固定应包括邻近上下关节,避免过长或过短;如胫骨骨折后石膏固定,应包括踝关节。

8.留出肢体末端观察血液循环。

9.一般固定关节于功能位,如髋人字石膏固定,个别骨折为了防止复位后再移位,需要将关节固定于非功能位,但在 2 周左右初步愈合后,需要及早改为功能位固定。

10.石膏固定完毕,需在石膏上注明骨折情况和固定日期。

11.交待患者注意事项,患肢抬高,锻炼未固定的关节、肌肉功能。如出现肢体肿胀、疼痛、麻木或感觉异常,及时随诊。

（李洪钊）

第二节　牵引技术

利用持续的作用力和反作用力来缓解肌肉及其他软组织的回缩和紧张、挛缩等,以达到骨折及关节脱位的复位、制动和功能锻炼的目的。牵引力通常由重锤提供,反牵引由人体重本身提供。下肢牵引时抬高床脚可加大反牵引力。两个成角的牵引力的合力的方向是其两边构成的平行四边形的对角线,牵引力大小则为两边牵引力的平方和的平方根值。此外,定滑轮用于改变力的方向,动滑轮可省力一半。

牵引的功能:①整复骨折、脱位,并维持复位后的位置。②防止与矫正关节畸形,解除肌肉痉挛与疼痛。③治疗颈椎病、腰椎间盘突出、坐骨神经痛等疾病。④术中、术后的辅助治疗,如脊柱侧弯术前牵引,防止水肿,方便护理的术后管理等。⑤骨关节感染的牵引以利于制动、止痛,防止病理性骨折等。

【牵引的分类】

(一)按牵引用具及部位

1.皮肤牵引。

2.骨牵引。

3.枕颌带牵引。

4.骨盆悬吊牵引等。

(二)按牵引力学设计

1.固定牵引。

2.滑动牵引。

3.联合牵引。

(三)按牵引的特殊名称

1.Brown 架的牵引。

2.Russell 牵引。

3.Bryant 牵引等。

【牵引的用具】

1.牵引床。

2.床脚垫:通常制成高约 20～40cm 不等的方木块。

3.Brown 架、Thomas 架等特殊支架。

4.骨牵引针,如克氏针(Kirschner 针)、斯氏针(Steinmann 针)、颅骨牵引弓(Crutchfield 钳)、马蹄形牵引弓等。

5.滑车、牵引绳、牵引锤,各种特殊设计的牵引带,如枕颌带、骨盆悬带等。

6.皮牵引用的胶布、撑木或称扩张板及涂擦皮肤的乙醚、复方安息香酸酊等。

【牵引的适应证】

(一)皮肤牵引

1.儿童、年老体弱或肌肉不发达者的骨折、脱位。

2.稳定骨折或骨折已做内固定或外固定但尚需制动者。

3.暂时制动。

4.骨关节感染疾病的制动以期止痛,防止关节挛缩、病理性骨折等。

5.术前、术后的辅助性治疗,如瘢痕挛缩、陈旧性关节内骨折、脱位等。

（二）骨牵引

适用于不宜手法及手术复位的骨折、脱位，如：

1.粉碎性骨折。

2.肌肉发达者。

3.严重软组织损伤，开放性骨折。

4.肢体严重肿胀或感染等。

5.颈椎骨折、脱位，骨盆骨折等。

【牵引方法】

（一）皮牵引

1.贴胶布区域皮肤剃毛，涂乙醚或安息香酸酊。

2.长宽合适的胶布纵向贴于肢体。

3.扩张板置于肢体末端外 4～5cm 胶布中央，与牵引绳相连。

4.骨突起处垫少许棉花或纱布。

5.胶布外缠绷带。

6.牵引重量开始稍轻，后调整至治疗重量，一般不超过 5kg。

7.牵引时间不超过 1 个半月。

（二）骨牵引

1.颅骨牵引　①剃头、仰卧、头肩垫高，头略伸出床缘，扶正。②两乳突经颅顶额状线与鼻梁至枕骨粗隆连线的交点为中心，于其两旁 5cm 处做额状切口。③消毒、局麻后用颅骨钻与额状线成 45°角钻穿颅骨外板。④安置牵引弓。⑤调整螺丝及牵引方向，牵引重量 3～12kg 不等（视情而定）。

2.胫骨结节牵引　①适用于股骨粗隆间骨折、股骨干骨折、髋关节脱位、骨盆骨折等。②穿针点为胫骨结节下、后一横指交叉点。③由外向内进针，以免伤及腓总神经。④牵引重量为体重的 1/10～1/7。

3.股骨髁上牵引　①适应证同胫骨结节牵引，但牵引力大于之。②穿针点为髌上缘与腓骨小头上缘纵线交点。③由内向外进针以免伤及股血管。

4.跟骨牵引　①适用于胫腓骨骨折。②穿针点为内踝下、后各两横指交叉点。③由内向外进针以免伤及胫后神经血管。④牵引重量 3～6kg。

5.尺骨鹰嘴牵引　①适用于肱骨干或髁上骨折。②穿针点为曲肘 90°时尺骨鹰嘴下一横指处。③由内向外进针以免伤及尺神经。④牵引重量为 2～3kg。

【注意事项】

1.牵引 2～3 天内应使骨折复位，以后维持牵引于此位置。

2.测量肢体长度或摄片以了解复位情况，过度牵引或牵引力不够均有害于骨折复位和愈合。

3.牵引下的护理。

4.调整牵引方向、力量，牵引器具的位置等。

5.牵引下的功能锻炼。

（李　伟）

第三节 支具治疗

一、作用

1.防治畸形。

2.制动。

3.稳定关节。

4.有利于功能锻炼。

二、常用支具

1.上肢常用支具

(1)腕托:稳定腕关节。在腕托基础上附加弹性装置,使手指或腕关节被动伸直,可用于伸肌瘫痪患者的功能锻炼。

(2)对掌支具:制动拇指于对掌位。

2.下肢常用支具

(1)长腿支具或护膝装置:稳定膝关节,防止畸形。

(2)踝足支具:稳定踝关节,防止畸形。

(3)病理鞋:矫正足部畸形,稳定踝关节,补偿下肢短缩。

3.脊柱常用支具

(1)颈椎支具:常用塑料围领或头颅环装置,用于颈椎骨折脱位、颈椎不稳或颈椎术后固定。

(2)胸腰椎支具(Boston支具):常用硬塑料制作,用于脊柱侧弯矫形或脊柱术后维持脊柱稳定性。

(3)颈-胸-腰支具(Milwaukee支具)。

(周 勇)

第四节 小夹板固定术

小夹板固定术是中医对骨折治疗的伟大贡献。它经历了从多个相连的窄小而坚硬的竹片到目前的4～5块软质木夹板、从单纯的夹板到加有各种压垫的演进历程,逐步地符合生物力学的原理,备受医生和病人的欢迎。通过4～5块夹板和压垫以及被固定肢体肌肉及上、下关节的活动,动态地帮助骨折复位,且有利于骨折的愈合而少有关节的僵硬发生。它操作简单、调整方便、经济实惠,不足之处是对关节附近的骨折不便使用。广义的小夹板还包括铁丝夹板、石膏夹板、塑料夹板等。

【适应证】

1.四肢骨折和损伤的治疗性固定和制动。

2.四肢骨折和损伤的临时性固定和制动以便转运。

3.四肢骨折内固定术后辅助性外固定。

4.四肢陈旧性骨折复位后的固定。

5.纠正畸形,如足内翻等畸形。

【禁忌证】

1.关节内或关节附近的骨折。

2.极不稳定的四肢骨折。

3.严重的开放性骨折以及有严重的软组织感染的骨折。

4.脊柱骨折。

5.软组织过度肿胀时暂时不宜。

【小夹板的种类及制作】

(一)制作材料

1.木制夹板:以柳木、杉树皮为佳,具有可塑性以利制成适应肢体的外形,有韧性抗折,有弹性以利肌肉的舒缩。其厚度多为 2.5～4mm,边缘光滑圆钝,接触皮肤的一面粘一毡垫,外包棉绳套或灯芯绒,可根据常规成批生产或临时修剪。

2.铁丝夹板:用直径 4mm 左右的铁丝制成矩形,矩形间用较细的铁丝缠绕成网状。用时衬上厚实的棉花,用绷带缠绕。此类夹板可临时塑成各种形状,多用于临时性固定。

3.石膏夹板。

4.厚纸板、竹片、铝片等制成的夹板。

(二)压垫

1.作用　夹板的力点。

2.材料　吸水、散热、无刺激的毛头纸为佳。

3.类型　①平垫。②塔垫。③梯垫。④高低垫。⑤抱骨垫。⑥葫芦垫。⑦横垫。⑧合骨垫。⑨分骨垫等。

(三)横带

横带宽 1.5～2cm,长短以绕肢体 2 周能打结为度,亦可用 4～6 层绷带包扎,其作用是固定夹板并给夹板合适的压力。

【小夹板操作】

1.骨折手法复位。

2.通常对患肢进行松软的绷带包扎。

3.选择必要的压垫,如分骨垫、高低垫等,以利骨折复位及充填夹板与肢体间的较大空隙。

4.选择 4～5 块大小长度合适的夹板贴附于肢体表面。

5.于夹板上等距地搁上 4～5 条横带,松紧度以保持横带上下移动 1cm 为宜(此时压力为 0.8kgf)。

6.小夹板亦应使用灵活,可有超关节夹板、特形夹板等。

【注意事项】

1.绑扎松紧适宜:太松固定无效,太紧可能导致肢体血循环障碍。因此,开始一周应随时调整夹板的松紧度。

2.鼓励肢体功能锻炼。

3.必要时定期拍片复查,以排除骨折移位。

【小夹板固定术举例】

1.前臂小夹板。

2.上臂小夹板。

3.大腿小夹板。

4.小腿小夹板

(周　勇)

第五节　外固定架技术

一、定义

将骨折的远近端用骨针或钉穿过,在皮肤外将穿过骨折两端的骨针固定在外固定架上,从而达到使骨折复位和固定的目的,即外固定架技术。

二、作用

1.能保持骨折端的良好对位。

2.可牵开骨折两端以延长肢体。

3.可利用加压技术,促进骨折愈合。

4.可以纠正早期的成角畸形与旋转畸形。

二、适应证

1.开放性骨折及开放性骨折患者的转送,方便伤口处理。

2.治疗骨折不连。

3.肢体延长术。

4.多段骨折。

5.不稳定的粉碎骨折。

6.关节融合术。

四、种类

1.单边式半针外固定架。

2.双边式骨外固定架。

3.四边式骨外固定架。

4.半环、全环与三角式骨外固定架。

五、注意事项

1.熟悉解剖,避免损伤重要血管与神经。

2.严格无菌操作,针口处应用酒精敷料包扎。

3.慎选穿针的粗细及穿针部位,不能离骨折端太近或太远。

4.穿针在局麻下进行,穿针时宜使用慢速钻进针。

5.应每天检查外固定架连接部位有无松动以及针眼处有无感染。

6.根据骨折情况,指导患者早期进行功能锻炼。

（李　伟）

第六节　骨折内固定术

一、内固定的发展

早在 16 世纪就有人陆续用金、铁、铜、银、铂等金属材料和硬质玻璃、象牙、牛骨等非金属材料来植入体内,用以固定或填补骨缺损。19 世纪,Thomas Gluck 用象牙设计了各种骨折内固定物、关节和骨的替代物。后来虽然失败了,但他提出的一些应用植入物固定的原则至今仍有实用价值。1886 年,Hansmann 报道了应用接骨板治疗骨折的方法,以后 Lambotte(1909)、Sherman(1912)及 Inane(1914)陆续进行了报道,但多不成功。这些学者对内固定用具的形状、强度和组织相容性做了一些改进,这可称为第一代接骨板,现今很少使用。在此基础上,Tounsend 和 Gilfillan(1943)、Eggers(1948)以及 Collison(1952)设计了槽式钢板,他们认识到骨折断端的接触及加压对骨折愈合有利,利用肌肉的强力和收缩力来消除因骨折断端骨折坏死、吸收形成的间隙以保持骨折端持续接触,以利于骨愈合。但由于接骨板不够牢固,未能推广使用。这是第二代接骨板。第三代接骨板,即加压接骨板,是受到 Key(1932)和 Charnley(1948)膝关节加压融合术的影响而设计的。Damis 是真正加压接骨板的先驱,他所设计的接骨板,是利用接骨板内的一个附件装置,形成骨折端的互相压缩。其后,Venable(1951)、Boreau(1952)和 Bagby(1956)对其提出了一些改进,到 1961 年 Muller 骨板的应用,使 Damis 接骨板发生显著变化。其压缩力足而可靠,至今仍在应用。又有不少学者对 Bagby 设计的自动加压型或自身加压型接骨板进行了改进,如 Denham 自身加压接骨板,Kendo 和 Marumo 加压板和动力加压型接骨板(D.C.P)。

内固定的发展还包括髓内钉和加压螺钉的应用。1932 年,Smith-Petersen 用三翼针治疗股骨颈骨折,近年来有不少学者报道应用加压骨松质螺钉或滑行钉板治疗股骨颈骨折取得了较满意的结果,有取代三翼钉之势。髓内钉的应用是从 1940 年 Kuntscher 用它治疗股骨干骨折开始的,随后有许多形式的髓内针出现,近年又有加压髓内针的设计。

20 多年前,以瑞士 Muller 为首的 AO 学派在不断改进中研制出一套完整的内固定原则、方法和设备,取得了良好效果,使骨折的内固定术趋于完善,已在欧美各地广泛使用。

二、内固定原则

AO 学派制定了四项手术原则:①骨折特别是关节内骨折的解剖复位。②用无创性技术保留骨折块和软组织的血液循环。③设计牢固的内固定,使之能满足局部生物力学的要求。④骨折附近的肌肉和关节早期主动和无痛地活动,以预防“骨折病”。这四点中,良好的内固定最重要。AO 派认为只有骨折达到解剖复位和加压内固定后,骨折处间隙很小,中央管才可以直接增生、塑型,经由活的骨皮质跨过死的皮质骨在骨折处直接架桥,形成“一期愈合”。若固定物与骨之间有活动,则骨被吸收而致内固定松动不利于骨折愈合。

三、内固定的适应证和禁忌证

1.骨折治疗是手法复位还是切开复位内固定,需结合病人全身情况、局部病变以及技术力量、物质条件、经验教训等综合因素考虑,以下内固定的适应证可供参考:

(1)凡是手法难以复位或复位后难以固定的骨折,最终难达到功能复位的标准而严重影响功能者。

(2)骨折端有肌肉、肌腱、骨膜或神经等软组织嵌入,手法难以复位者。

(3)有移位的关节内骨折,手法复位很少能达到解剖复位,如不行内固定,日后必将严重影响关节功能。

(4)有严重移位的撕脱骨折,一般因有肌肉、韧带、关节囊等软组织牵拉,复位较困难,如髌骨、鹰嘴、肱骨大结节等处骨折。

(5)有严重移位的骨骺分离或骨折,必须正确复位、紧密接触、牢固固定,否则易发生不愈合,畸形愈合及骨骺发育停止。某些骨折甚至进行内固定也不愈合,应事先解释清楚。

(6)骨折并发主要的血管或神经损伤(包括断肢再植),需先内固定骨折部,而后吻合血管、神经。但 Conndly 和一些学者认为,开放复位内固定不但费时,且增加了手术创伤、术后感染的几率,应先集中精力修复血管损伤。如有可能应用牵引、外固定架、石膏托等处理,这种意见恐怕只能提供参考,再根据具体情况酌情使用。

(7)一骨多折或多处骨折为便于护理和治疗,防止并发症,可选择适当部位切开复位内固定。此外,骨折合并身体其他部位或器官的损伤特别是严重的颅脑损伤,为了治疗和护理的方便,也需行内固定。

(8)无论是开放还是闭合方法治疗后发生的骨不连接或骨延迟愈合者。

(9)病理性骨折:特别是大肢体的长骨病理性骨折,切开复位即可治疗骨折又可清除病灶。

(10)开放性骨折:在内固定处理上意见不一致,一般不超过6~8小时。损伤部位轻、技术设备条件好,可以施行内固定,否则延期固定,但火器伤和电击伤禁忌内固定。

2.禁忌证

(1)手法复位即可达到功能复位或解剖复位而无需切开内固定者,如无移位骨折或对位好的嵌入骨折等。

(2)难以应用内固定或内固定不牢固者,如骨折片太小或骨质弱、软等。

(3)伴有活动性感染或骨髓炎者。

(4)局部软组织条件不佳,如严重烧伤、瘢痕和软组织感染者。

(5)全身一般情况差,不能耐受麻醉或手术者。

四、骨固定的时机选择

切开复位内固定的时机视病情和局部骨折情况而定。某些骨折病人常伴有颅脑损伤或胸腹伤,合并严重休克,应优先处理危及生命的损伤,然后再处理骨折。开放性骨折或脱位或伴有血管损伤的骨折均应紧急手术。对一般的闭合性骨折则可择期手术。因骨折早期一般伴有皮肤水疱、水肿、青紫、瘀斑,甚至裂伤,应待皮肤创面愈合,水疱、水肿、瘀斑消退后再行手术,可延迟3~4天甚至2~3周。不少学者认为,延迟1~2周实行内固定,不但可增加愈合的机会,而且可增加愈合的速度,但有时延迟过久、卧床时间过长会使全身一般情况很快变差。如髋部骨折的老年病人,应争取在24~48小时内手术。一般的骨折,如延迟至4~6周手术,则骨折已初步愈合,已有部分骨痂形成,局部损伤的肌肉发生纤维化,使复位更为困难,同时晚期手术对骨折愈合干扰很大,应当尽量避免。

五、内固定的选择与使用方法

1.螺钉 有普通螺钉和加压螺钉之分。

(1)普通螺钉:普通螺钉螺纹致密,其前端多有一纵形沟槽,使用时一般需先用钻头在骨面钻孔,然后再施入螺钉。骨内螺纹是自行攻出的,因而也称"自攻螺钉"。使用普通螺钉时应注意所选钻头应稍小于螺钉,在骨皮质太大则不起固定作用,太小则难以旋入或使螺帽破碎;在骨松质可更小或不钻孔以便增加螺钉的固定作用。此外,普通螺钉也可作为加压螺钉应用,只是近侧骨皮质扩孔要够大,使螺钉在近侧骨皮质无作用,只抓住远侧骨皮质而起到加压固定作用。

(2)加压螺钉:又称 AO 螺钉或 ASIF 螺钉。标准加压螺钉一般较粗,螺纹比普通螺钉更水平、更深,其前端无沟槽,螺纹不能自行攻出,因而又称"非自攻螺钉"。在放入螺钉前,必须用螺丝攻旋出阴螺纹,然后才能旋入螺钉。加压螺钉钉帽呈六角形凹槽,需用六角形螺丝锥。加压螺钉一般又分为:①骨皮质螺钉:全长螺纹可做一般内固定用,如近侧皮质扩孔过大,则可起加压螺钉作用,用于断端间的加压固定。②骨松质螺钉:半螺纹,能牢固抓住骨松质,常用于干骺端。钉尾需有一宽垫圈,否则钉尾将陷入骨质。③踝部螺钉:主要为内踝骨折而设计,其尖端锐利,不用预先钻孔即能旋入,也可应用于干骺端。

螺钉必须穿过双侧骨皮质,钉头露出 2～3mm 为好,上钉前需用探测器测量深度,选用长短合适的螺钉。螺钉旋入时,螺丝刀需紧压钉尾,与钉成一直线,然后旋入。与接骨板一起使用时,螺钉先不完全拧紧,待全部螺钉拧入后,再逐一拧紧,但不可拧过头以免滑丝,反而失去了固定作用。使用骨松质螺钉时,远端螺纹全穿过骨折线方能起到加压作用。

2.接骨板 分为普通接骨板、带槽接骨板和加压接骨板。

(1)普通接骨板:多由铬镍不锈钢制成,包括 Lane 板。Sherman 板和一般直形板,而以直形板最常用。直形板其横断面略有弧度,强度较高,骨板长度需为所固定骨干直径的 4～5 倍。目前国产钢板规格基本为五种,即 8 孔、长 6 孔、短 6 孔、长 4 孔和短 4 孔,分别用于股骨、胫骨、肱骨及尺骨、桡骨。对掌指骨骨折还有特制的小型 2 孔钢板及螺钉。

(2)滑槽接骨板:其上、下段各有一沟槽,特别设计的螺钉经沟槽固定于骨折两段,由于肌肉的收缩和张力,使断端不断接触和压缩,消灭间隙,促进愈合。但固定不牢靠,可造成螺钉和钢板松动,滑脱或折断。现已为加压钢板所代替。

(3)加压接骨板:多选用强度较高的植入材料,较一般钢板宽、厚、短,根据其使用的加压机制,可分为两型:①加压器型:骨折复位后钢板一端先以螺钉固定,然后在另一端使用加压器使两骨折端加压,然后用螺钉固定钢板。②自动加压型:将钢板钉孔做成一定形状的斜面,随着拧紧螺钉的过程,钉帽檐钉孔的斜面向骨折端方向滑动,在断端产生加压作用。

3.髓内针 种类较多,而应用较广的是"V"形和梅花形两种,皆是根据其横断面不同而分的。髓内针有三个角,可打入髓腔内,有三个点卡在髓腔内壁,骨折断端不易发生旋转,固定牢靠。其最好的适应证是发生于髓腔峡部的横形、短斜形或短螺旋形以及一骨多处骨折,还可用于骨折延迟愈合、畸形愈合、不愈合以及病理性骨折。长骨畸形截骨术后、长管状骨良性肿瘤切除术后或骨折后需大量植骨者。选择使用髓内针时还应考虑病人的年龄,年老或年幼均不宜使用。年老骨质疏松,髓内针固定后易松动,不易达到牢固固定之目的,且在操作过程巾易发生劈裂。年幼患者骨骺生长快,一旦未及时拔针,髓内针相对短缩,针缩至骨内会造成拔针困难,且操作时有可能伤及骨骺。髓内针的使用方法有闭合性和开放性两种:

(1)闭合性髓内针固定:需在电视 X 线机监视下进行,髓内针经骨折端的小切口进入髓腔,经骨折处直达远折端足够深度固定骨折。此法无须切开骨折部,不剥离骨膜,对骨折愈合有利,但技术难度大。

(2)开放性髓内针固定:在骨折部做切口,暴露骨折端,直视下复位。分逆行法和顺行法:①逆行法开放髓内针固定:暴露骨折端后,将针尾插入上折段髓腔,针尖套上嵌插器,将髓内针打入上折段至针尾穿出近折端骨质至皮下,切开皮肤把髓内针向上打出至针尖露出骨折端外仅 0.5cm 左右,将下折端套在髓针尖上,复位后将嵌插器套在针尾将髓内针打入下折段,针尾留 1cm 左右有孔部于骨外。②顺行法开放髓内针固定:与逆法不同的是,针尖从骨折近端上端打入越过骨折线进入下折段。

使用髓内针时应注意:①髓内针的长度和粗细:使用前应精确测量长骨骨髓腔的长度及峡部的宽度,选择合适的髓内针,太细固定不牢靠,太粗往往"卡壳",进退两难。②针的方向:"V"形针和梅花针都应开口向内,背嵴向外,便于以后拔针。③针尾:原则上在不影响拔出时越短越好,一般留置 1cm 左右。④注意打入时发生骨质劈裂、骨折端分离。

4.不锈钢丝　不锈钢丝可用于以下各种情况:

(1)髌骨、尺骨鹰嘴、股骨大转子等处骨折,可用不锈钢丝环扎固定或与克氏针联合应用。

(2)粉碎性长骨干骨折,在髓内针固定后,也可用钢丝环绑大的碎片。

(3)某些短管状骨如指骨、掌骨、跖骨,可用不锈钢丝缠绕骨折部。

(4)C_1、C_2 脱位行切开复位,可用钢丝将环椎后弓与 C_2 或 C_3 棘突固定。

使用不锈钢丝时应将其拉直,不应扭曲、打褶。为增强张力可绞成双股或多股。钢丝环扎时要有张力,将其拧紧,剪去多余部分,将残端弯成圆圈使其紧贴骨面,埋入软组织内,以免损伤组织,产生疼痛。

5.骨针以骨圆针多见,少有呈三棱形。有粗细长短不同的规格,细的用于固定掌指骨,粗的可用于做骨牵引,小于 1.5mm 直径的称为克氏针,粗于 1.5mm 的称斯氏针。骨针在骨科应用很广,除可用做骨牵引外,尚可单独使用固定骨折,如指骨、掌骨、距骨、尺骨、桡骨、肱骨颈与股骨颈等的骨折。

(李　伟)

第七节　关节穿刺及引流

一、定义

关节穿刺及引流是一项有创检查和治疗的方法。在局麻下进行,需根据需要准备不同型号的穿刺针、套管针及注射器,在严格无菌操作下进行。

二、适应证

1.四肢关节积液、积脓须行关节腔穿刺抽液检查或引流,或注射药物进行治疗。

2.需行关节腔造影术以了解关节软骨或骨端的变化。

三、各关节穿刺部位及方法

1.肩关节穿刺术

患肢轻度外展外旋,肘关节屈曲位,于肱骨小结节与喙突之间垂直刺入关节腔。也可以从喙突尖下外侧三角肌前缘,向后外方向刺入关节腔。

2.肘关节穿刺术

肘关节屈曲90°,紧依桡骨小头近侧,于其后外方向前下进针。也可在尺骨鹰嘴顶端和肱骨外上髁之间向内前方刺入。还可经尺骨鹰嘴上方,经肱三头肌腱向前下方刺入关节腔。

3.腕关节穿刺术

经尺骨茎突侧面下方,垂直向内下进针,也可在桡侧进行,但需注意避免损伤桡动脉。

4.髋关节穿刺术

在髂前上棘与耻骨结节连线的中点,腹股沟韧带下2cm,股动脉的外侧垂直进针,也可取下肢内旋位,从股骨大转子上缘平行,经股骨颈向内上方刺入。

5.膝关节穿刺术

髌骨四周无重要血管和神经,均可穿刺,标准穿刺点在髌骨外上方及髌骨内外侧下方,可通过此三点做穿刺及经套管针安置引流冲洗管。

6.踝关节穿刺术

紧贴内外踝尖部,向内上方进针,经踝部与相邻的距骨之间刺入关节腔。

四、操作注意事项

1.应边进针,边回抽,如抽到新鲜血液,应退针少许,改换穿刺方向再进针。
2.对抽出的关节液作肉眼观察,各种镜下及细菌培养检查。
3.关节腔有明显积液者,应尽量抽尽积液,局部加压包扎,适当予以固定。
4.关节腔内注射激素不应超过3次。

（李洪钊）

第八章 针刀疗法

第一节 颞颌关节功能紊乱症

颞颌关节功能紊乱症是口腔科的常见疾病,好发于 20～40 岁的青壮年人,女性较多,常发生在一侧。因很多人早期症状不明显,而不及时就医,所以,临床上见到的慢性病患者较多,病程可由几个月到几年、十几年。发病早期,针灸、局封、手法等治疗都有较好疗效,若病程迁延日久,上述方法就难以根治,针刀疗法的应用使这一难题得以较好的解决。

【局部解剖】

下颌关节是颜面部唯一可以活动的左右联动的关节(铰链状-滑动关节,在关节下腔的运动是铰链式,即旋转运动,在关节上腔的运动是滑动),位于耳廓前、颧弓的下后方,由颞骨的下颌窝和下颌骨的髁状突以及居于二者之间的关节纤维软骨盘所组成。主动张口、闭口和咀嚼。关节的周围有关节囊包绕,关节囊大而富有弹性,关节凹又比髁突大 3 倍。在颞下颌关节的周围有许多韧带,如颞下颌韧带、茎突下颌韧带和蝶下颌韧带等,它们是悬吊下颌骨和限制下颌于正常运动范围的结构。

下颌窝前缘有关节结节,下颌头前内面有一翼肌窝,有翼外肌附着。下头起自翼外侧板的外面,两束肌纤维皆斜向外后方,止于下颌颈前面的翼肌窝、下颌骨髁突及关节囊。

髁突在下颌窝的正常位置,依赖于正常的牙关系和咀嚼肌群来维持。

开闭口运动时,用手指在耳前触到的是髁突的后外缘,髁突与外耳道软骨部之间有腮腺上突及腺内的面神经支和颞血管,髁突的内侧有颈内动脉、下颌颈的后方有耳颞神经通行。

【病因病理】

颞颌关节功能紊乱的发病原因比较复杂,一般认为是关节的慢性劳损所致,且与精神紧张、单侧长期用力嚼硬物、牙齿缺损、外伤及寒冷刺激,先天畸形等因素有密切关系,因为它们都可以使关节周围肌群失去力学平衡而诱发本病。如翼外肌功能亢进出现的关节弹响即是,正常情况大开口的末尾、翼状肌停止收缩,如果翼状肌因上述因素损伤、痉挛,大开口末仍继续收缩,就可使关节盘和髁突拉过关节结节出现弹响。

其病理特点是:由于各种因素引起颞颌关节肿胀或松弛,咀嚼肌群痉挛,关节内软骨盘磨损,关节周围韧带与关节囊粘连结疤,关节运动时牵扯周围病变组织而引起症状。

【临床表现】

绝大多数患者发病缓慢,初起隐痛不适,继而出现颞颌关节活动异常,有关节摩擦音,甚至开口障碍。开口初期和闭口末期出现弹响,弹响时可伴不适感和关节疼痛。颞颌关节以疼痛为主,静止时,有的患者疼痛不明显。持续或用力咀嚼、受寒冷刺激时症状可加重。

【诊断】

1.受寒冷刺激史、劳损史。

2.颞颌关节处有轻微的肿胀,张大口略受限,耳前触诊有轻度空虚感,有时可见两侧不对称。

3.常见的压痛部位有:乙状切迹和上颌结节后方、颞颌关节后区、关节结节处、髁状突前斜面,有的患者局部可无明显压痛。

4.X线检查多无明显异常,偶尔可见关节密度增高或有钙化点。

【鉴别诊断】

1.下颌关节化脓性关节炎　幼儿发病较高,其特点是发病快、局部红肿、疼痛,可出现跳痛、烧灼痛、拒按,开口时疼痛加重,并伴有轻微全身症状。

2.颞颌关节囊和关节盘松弛症　因关节松弛、开口过大常伴有关节绞锁或半脱位,大开口位X线平片可见髁状突前移至关节结节前方,关节造影可见关节囊松弛及关节半脱位。

3.下颌关节增生性关节炎　多发于40岁以上的人,女性多于男性,开口运动出现绞锁,有关节摩擦音或弹响,X线可见颞下颌凹骨质致密、增厚、不光滑、髁状突骨质致密、变形,边缘有骨刺生成,血沉多正常或稍快。

【治疗】

1.无明显功能障碍,局部无压痛,关节弹响发生在开口末、闭口初、弹响的声音是单纯清脆的弹拨声,多为翼外肌痉挛所致。

患者侧卧位,患侧朝上、闭口、在颧弓下凹处(下关穴)定点,刀口线与人体纵轴平行,针体垂直于下颌颈部骨面刺入,针刃达下颌头前面之翼肌窝、纵行疏通剥离。稍提起针刀令针体垂直皮肤,触及紧张痉挛之软组织,切割2~3刀,切断部分过于紧张的翼外肌纤维,出针。

2.颞颌关节周围有明显压痛点者。

患者取侧卧位,患侧朝上。令患者做轻微开口、闭口动作,术者手指放在耳前方的颞颌关节处,扪清髁状突的前后缘和关节面的最高点以及周围的压痛点、硬结、条索。刀口线与髁状突的软骨面平行,针体垂直皮肤刺入达骨面纵行疏通剥离,在髁状突后缘切2刀;颧弓下缘压痛点,刀口线与下颌头之纵轴方向一致,针体垂直骨面刺入,纵行疏通剥离,横行摆动,有硬结,可将刀口线转动90°,纵行切几刀。

针刀治疗完毕,对患者面颊部,下颌部轻揉按摩几分钟。

右手戴无菌手套,中、示指伸入口腔内向下扣住下颌骨。左手拇指压在髁突部,其余四指扶住下颌。令助手将患者头部固定,右手带动一颌骨作水平摆动手法,左手拇指在髁突尖部作揉捻动作,之后,令患者张大口,右手向下拉几下下颌骨。

【注意事项】

1.纠正不良的咀嚼习惯,避免寒冷刺激、过度疲劳。

2.下颌颈及髁突后有颞神经、面神经,针刀操作时切勿损伤。

(杜志峰)

第二节　慢性外伤后头痛

头部受外伤后引起的疼痛,称外伤后头痛。外伤后头痛根据其病程长短又分为急性外伤后头痛和慢性外伤后头痛。头痛发生于外伤后 14 天内,持续疼痛在 2 个月以内者,称为急性外伤后头痛。头痛持续 2 个月以上者,称为慢性外伤后头痛。有人称为"外伤性头痛"、"脑外伤后综合征"、"脑震荡后遗症"等,属难治之症。临床中常见,无特效方法治疗而多缠绵难愈。伴发的失眠多梦、多汗等症状,经多种方法治疗后可消失,头痛之症则难以根除。我们根据张介宾《类经》所言:"凡病邪久留不移者,必于四肢八溪之间有所结聚,故当于节之会处索而刺之",于头部、枕部寻找治疗部位,用针刀将外伤引起的筋结刺破松解,取得根治之效。

【局部解剖】

颅顶枕区,结构由浅入深可分为皮肤、浅筋膜、帽状腱膜及枕额肌、腱膜下结缔组织、颅骨外膜等 5 层,其中皮肤、浅筋膜、帽状腱膜 3 层连接紧密,因此可将此 3 层视为 1 层,称为"头皮"。

1.**皮肤**　此区皮肤厚而致密,并有两个显著特点,一是含有大量毛囊、汗腺和皮脂腺,为疖肿或皮脂腺囊肿的好发部位;二是具有丰富的血管,外伤时易于出血,创口出血较快。

2.**浅筋膜**　由致密的结缔组织和脂肪组织所构成,并有许多结缔组织小梁,使皮肤和帽状腱膜紧密连接,将脂肪分隔成无数小格,内有神经和血管。感染时渗出物不易扩散,在早期即可压迫神经末梢引起剧痛。另外,小格内的血管丰富,多被周围结缔组织固定,创伤时血管断端不易自行收缩闭合,故出血较多,常需压迫或缝合止血。

浅筋膜内的血管和神经,按其分布范围不同,可分为前、后两组。前组:距正中线约 2cm 处,有滑车上动、静脉和滑车上神经。距正中线约 2.5cm 处,尚有眶上动、静脉和眶上神经。后组:有枕动、静脉和枕大神经等,它们主要分布于枕部。

3.**帽状腱膜**　前连额肌、后连枕肌,两侧则逐渐变薄,续于颞浅筋膜浅层。头皮裂伤若未伤及帽状腱膜时,创口裂开不明显;若横行伤及腱膜时,因额肌和枕肌的收缩,则创口裂开较大。

4.**腱膜下疏松结缔组织**　是帽状腱膜与颅骨外膜之间的一个潜在的疏松组织间隙,内含少量疏松结缔组织,又称腱膜下隙。此间隙在颅顶部范围很广,向前可至眶上缘,向后可达上项线。因其与头皮和颅骨外膜连接疏松,故移动性较大。头皮撕脱伤多发生于此层。腱膜下隙有出血时,易广泛蔓延,常形成较大的血肿,其瘀斑可发于上眼睑皮下。此隙内有若干静脉,分别与颅骨的板障静脉及颅内的硬脑膜窦相通,若发生感染可经此通道继发颅骨骨髓炎或向颅内扩散,因此称腱膜下隙为颅顶部的"危险区"。

5.颅骨外膜　即颅骨骨膜,由致密的结缔组织构成,借少量的结缔组织与颅骨表面相连,二者容易剥离。

颞区的软组织结构,由浅入深可分为皮肤、浅筋膜、颞筋膜浅层、颞筋膜深层、颞肌及颅骨外膜等6层。

【病因病机】

外伤后头痛是头部受外伤后短期内出现的症状,是在脑的轻度器质性病变基础上加上精神紧张,及头皮浅筋膜撕裂伤,使浅筋膜小格内丰富的血管断裂,造成血肿,局部炎性渗出刺激浅筋膜内的神经产生疼痛。

轻度脑挫伤可引起自主神经功能失调,脑血管舒缩调节紊乱,可以发生脑水肿、脑点状出血和小软化灶,以致大脑实质发生变性,导致大脑皮层功能减弱和皮层与皮层下功能失调。

患者对外伤时的刺激,以及对外伤后情景的回忆,可产生气愤、恐惧,加之临床症状,造成极大心理压力。担心留下后遗症,要求对方赔偿损失等等精神负担过重,终日胡思乱想亦是致病因素之一。

随着伤后的治疗,如外伤缝合、止血、卧床休息等措施,上述因素一般在1个月左右即可得以消除。而头痛症却多不愈,其轻重常常与外伤的程度成正比。虽继续调节和营养自主神经,甚至针灸调节经络,疗效亦不佳,其主要原因即是颅外急性的水肿、血肿、撕裂伤修复后,头部软组织,尤其是浅筋膜挛缩,与周围组织结疤粘连、牵拉、挤压了头部丰富的血管、神经而导致顽固性头痛。颈上段骨错位和软组织损伤也是产生头痛的重要原因。

【临床表现】

头痛可位于全头部,呈胀痛或搏动性痛,有时则表现为紧箍样痛。疲劳、震动、情绪激动、天气变化可诱发或加重头痛。有些患者伴有头昏、失眠、多梦、易疲劳、注意力不集中,记忆力减退,不伴恶心、呕吐症。

【诊断】

1.头部外伤史。

2.青壮年多见,男性多于女性,外伤后持续头痛2个月以上。

3.头部有明显压痛硬结或手术瘢痕,枕项部肌肉紧张、变硬。

4.神经系统无阳性体征。脑电图检查显示轻度异常。

5.X线片排除颅骨骨折,CT、MRI检查排除颅内占位性病变和潜在病损区。

【鉴别诊断】

功能性头痛:一般情况好,无头部外伤史,头痛为持续性,部位不定。是由神经衰弱症、用脑过度、睡眠不足、过度疲劳所致。检查无特殊发现。

【治疗】

1.患者坐位或俯卧位,在头部压痛点、硬结处进针(多在颞浅动脉走行方向的顶支处,眶上切迹处,C_2、C_3横突、关节突部)。刀口线与人体正中线平行,针体垂直皮肤刺入,达浅筋膜纵行切开数刀,刀下可传出"嘶嘶"的切割声,术者手下有突破感。有硬结者,可将针刀刺入硬结,按其体积大小、范围,网状切几刀,有松动感后将针深刺至颅骨骨面,若骨面有瘢痕组织(刀下滞涩)纵行疏通剥离,横行铲剥,出针后迅速压迫针孔1分钟。

2.枕项部肌肉紧张、有压痛者,可按局部肌肉、韧带损伤等病诊断,在压痛点处针刀松解治疗。

【注意事项】

1.向患者做好思想工作,打消其紧张、顾虑情绪,并调动患者主观能动性。

2.治疗部位要剃去毛发,严格消毒,防止感染。

3.头部毛细血管丰富,针后要常规压迫针孔1分钟左右,防止瘀斑的生成,血肿的发生。

(杜志峰)

第三节　枕部神经卡压性头痛

头痛是一个非常复杂的疾病。引起头痛的因素很多,如精神因素、外伤、血管舒缩功能失调、颅内压高、颅内压低、颅内占位性病变等。但从日常临床所见,长期折磨患者的顽固性头痛,很多是由于枕项部软组织劳损、变性组织挤压或牵拉枕部的枕大神经和枕小神经引起的。以前对这类头痛的治疗多用药物维持,给患者带来无限烦恼,形成恶性循环。目前较为常规,有效而无副作用的治疗方法当首推传统的中医中药、针灸、推拿。通过辨证或局部治疗可迅速缓解症状,却难以治愈。其原因即是难以将卡压或牵拉神经的变性软组织松开减压。我们对此类头痛的病因进一步进行研究,试图寻找更有效更便捷的治疗方法。通过大量临床实践证实,针刀对此类顽固性头痛的治疗多可取得立竿见影之效。

【局部解剖】

枕大神经为第2颈神经后支的内侧支,从寰椎后弓和枢椎椎板之间走出,钩绕头下斜肌下缘和头半棘肌之间穿过头半棘肌至斜方肌,穿过斜方肌腱膜和颈深筋膜,在上项线下方发出分支,分布于上项线以上颅顶的皮肤,枕动脉多位于枕大神经的外侧。

枕小神经由颈2、3前支组成,沿胸锁乳突肌后缘,向后上方走行,至枕部穿过腱弓分布于枕区外侧,耳廓背面上1/3的皮肤。

斜方肌、胸锁乳突肌止点之间有一横行腱弓相连,该腱弓位于项深筋膜下方,两者密不可分。枕大、小神经及枕动脉从腱弓下穿过。在腱弓与枕大、小神经之间有2～3个黄豆大小的淋巴结。枕大神经穿斜方肌点距正中矢状面约2.5cm;枕小神经穿浅筋膜点距正中矢状面约5cm。第3枕神经穿斜方肌点距正中矢状面7.4mm。

枕大神经支配后枕部及头顶部皮肤的感觉,枕小神经支配耳后及颞部的感觉,其分支对头顶也有影响。

【病因病理】

1.睡眠姿势不正,如枕头过高、工作紧张、长期低头,保持一定姿势过久等,工作环境潮湿、寒冷使头项部肌肉、筋膜劳损。

2.外伤使头项部肌肉挫伤,寰枢椎关节移位。局部炎性渗出刺激,周围肌肉痉挛、筋膜紧张挤压神经。

3.后枕部淋巴结肿大、卡压腱弓下的神经和血管。

上述因素都可使头项部肌肉痉挛、变性、粘连、结疤,特别在枕大神经与枕小神经运行线路上和穿出筋膜处的软组织损伤变性,可压迫和刺激神经而导致症状。

【临床表现】

后枕部木痛、跳痛,有时牵及头顶痛,甚至涉及前额及眼眶,有紧箍感、压迫感。一侧乳突、耳后、颞部疼痛,多呈持续性疼痛,天气变化、低头时间长、洗热水澡、情绪紧张、感冒等因素会使症状加重。多伴有后枕部、耳后部酸胀不适,局部喜按压。

【诊断】

1.颈部外伤、劳损史,病程在 3 个月以上。

2.枕大神经、枕小神经支配区疼痛、麻木,转头和咳嗽时可加重疼痛。

3.在枕大神经、枕小神经穿出肌肉、筋膜处,第 2 颈椎棘突、第 2 颈椎横突后结节,斜方肌、胸锁乳突肌止点有压痛、硬结、条索或软组织变硬。

4.部分患者有颅骨膜肌压痛,范围从痛点到整个帽状腱膜大小不等。以偏头痛为主,病程较长的患者,多有颞肌变性(硬结或条索)疼痛,压之可减轻头痛。

5.X 线片可示上位颈椎项韧带钙化,开口位片可见环齿关节左右间隙不等宽。

【鉴别诊断】

1.颅内占位性病变　　发病缓慢、逐渐加重,伴有颅内高压症状如喷射状呕吐等,CT 或 MRI 可检出颅内肿瘤。

2.三叉神经痛　　疼痛部位在三叉神经分布区,骤然发生闪电、刀割、火烧样剧烈疼痛。大多数疼痛部位表浅、呈阵发性,每次疼痛可持续数秒或数分钟,间歇期一如常人。可因进食、讲话、洗脸动作等激发了局部的触发点引起疼痛发作,多发于女性。

3.五官科疾病头痛　　多为钝痛或隐痛,并伴有病变器官的相应症状。如屈光不正,尤其是近视、散光也可引起头痛,通常是晨起较轻、午后加重、视力疲劳后加重。不用眼力则头痛减轻或消失,视力检查对诊断有意义。副鼻窦炎头痛主要在额部或鼻窦及附近组织有压痛,X 线摄片可见窦腔阴影模糊或出现液面。

【治疗】

患者坐位或俯卧位(胸下垫薄枕),枕骨隆凸以下备皮。

1.于枕骨隆凸下 1~3cm,即枕骨上、下项线之间,正中线旁开约 2.5cm、5cm 处压痛点进针。刀口线与枕大神经、枕小神经走行方向一致(与人体正中矢状面平行),左手拇指按压住最痛点或变硬软组织。针刀贴拇指甲面,靠压痛点内侧 1mm 处,针刀刺入皮肤约 0.2~0.5cm,针刀触及较硬组织,稍用力可刺入,穿过后有突破感,在此层面纵行切开 2~4 刀,纵行疏通后继续刺入达颅骨骨面纵行疏通横行摆动出针。

2.枢椎横突、棘突部位软组织变硬、压痛,左手拇指压迫至骨面,刀口贴于拇指甲背面,刀口线与人体矢状面一致,针体与压痛部位骨面垂直刺入,遇变性软组织如硬结、条索、板结处,纵行切开数刀。局部不紧涩,稍松软后继续进针达骨面,横行拨动 2 下,如骨面韧性组织较多,可切 2～4 刀出针。

3.颞部疼痛或压痛点,多有硬结,压之有舒服感。刀口线与局部神经血管分布方向一致,针体垂直皮肤刺入达骨面、纵行疏通,横行剥离颞肌与骨面的粘连。若骨面没有阻挡感,可将针体略提起切 2 刀变硬的软组织,纵行、横行摆动针体。患者多有酸胀感,有的可有向远端放射感。

若头夹肌、斜方肌、胸锁乳突肌在枕部的附着点损伤、有硬结,按常规方法处理。

4.手法治疗:若枢椎棘突、横突有硬结、软组织钝厚,针刀松解后应配合手法矫正颈椎 1～3 后关节,常可提高疗效或防止复发。因为颈椎上段关节错乱常是枕后软组织劳损的原因,同时椎体位置不正亦会压迫或刺激颈 2～3 神经前后支而表现头痛。我们采用安全可靠的两点一面复位法操作方法如下:

令患者仰卧治疗床上,头顶靠近床头,术者立于床头。一手掌压于患者一侧面部,另一手掌置于患者枕后,示指勾拉枢椎棘突,拇指推顶枢椎同侧关节突或椎板边缘,与另一手配合令患者头颈向一侧偏转至最大限度,两手同时用力——压面部、推顶关节突,可闻关节移动弹响,推顶关节突的拇指可有枢椎移动感。

若枢椎棘突向右偏歪,则头右转,手压左面,推顶左侧关节突。反之,则推顶右侧关节突。

或依 X 光片显示环齿关节之齿突偏歪方向而定,即拇指推顶齿突偏向一侧的枢椎关节突。

【注意事项】

1.针刀在寰枕之间操作,切勿刺入枕骨大孔或刺伤延髓。针体方向要垂直枕部颅骨骨面。

2.在松解第 2 颈椎横突后结节压痛时,一定要先达到骨面,在骨面上操作,之后,将针刀稍向上提起一些,在病变软组织处松解。谨防针刀刺入寰枢横突间损伤椎动脉。

3.在枕大、枕小神经出口处治疗,一定注意患者反应,有剧痛或沿枕神经方向的触电感时,应改换针刀刀口位置再行操作,出针后最好压迫针孔 1 分钟。

4.枕后汗液分泌较多,又易与衣领接触摩擦,局部消毒要严格,术后两天不要洗头。

(杜志峰)

第四节　颈椎病

颈椎病是临床中的常见病和多发病。随着科学技术的发展,对颈椎病的研究愈加深入、细致。随着我国人民平均寿命的延长,颈椎病已成为严重影响人们工作和生活的疾病。据有关统计资料表明,颈椎病的发生率已高于下腰痛而成为骨科门诊的首发病。甚至有人进行调查后认为,如果 50 岁左右的人群中,颈椎病的发病率为 25%,60 岁左右的人群中,发病率即可达到 50%,而 70 岁左右的人群,颈椎病的发生率就是 100% 了。可见随着人年龄的增长,其发病率不断增高,与我们 30 年前对颈椎病的认识也大大前进了一步。那个时候,对颈椎病的认识只限于颈、肩、臂、手的疼痛、麻木症状,而对因影响椎动脉、交感神经、脊髓而产生的症状,多归为其他疾病,使诊断与治疗陷入了误区,即使现在对颈椎病的认识越来越全面,诊断越来越准确,而在治疗方面依然是一个很棘手的问题。使大量的颈椎病患者处于痛苦不堪的境地,四处求医而终无疗效或疗效不显著者大有人在,大量的手术治疗亦不能彻底解决患者的痛苦。我们认为问题的关键主要是对颈部软组织的慢性损伤重视不够。

所谓颈椎病是指由于颈椎间盘退变引起颈椎骨关节,软骨及其周围韧带、肌肉、筋膜等损伤及其继发性改变如关节增生,椎间隙变窄等,刺激或压迫了神经根,脊髓、椎动脉、交感神经及其周围组织而引起的一系列复杂综合征。如把颈椎病引起的症状、体征归纳起来,我们会发现,上自头颈,下至脚趾,浅至皮肤,深至内脏的异常都可能与颈椎病有关。它不仅表现在疼痛,还表现在颅脑方面的问题,精神方面的状态等似乎与颈椎无关的症状。

因为针刀对慢性软组织损伤的卓越疗效,对骨质增生的特殊认识,使得在治疗颈椎病方面取得了可喜的成绩,弥补了一般非手术疗法的不足,解决了手术疗法也不宜解决的结疤、粘连问题,大大简化了治疗程序,缩短了疗程。

【局部解剖】

1.颈椎骨

颈椎共有 7 个椎骨,是脊椎骨中体积最小,活动度最大的骨骼,其解剖生理结构也较为复杂。除第 1、2、7 颈椎在结构上有特殊外,其余 4 个颈椎的结构是基本一样的,又称普通颈椎。

(1)普通颈椎

1)椎体:椎体较小,呈横椭圆形,其横径约比矢状径大 1/2。椎体后缘比前缘略高,其上面横径上呈凹陷状,在其两侧及稍后方有崤状隆起,称为钩突即椎体上面在矢状径上的隆凸。

钩突在 $C_3 \sim C_7$ 呈矢状位,在 T_1 近似额状位。椎体下面在横径上呈隆凸状,在矢状径上呈凹陷。与下位椎骨体钩突的对应部呈斜坡状。这样,相邻椎骨的椎体钩突隆起与椎体,凹陷部形成的斜坡相互咬合,构成椎体的侧方关节-钩椎关节,又称椎体半关节、弓体关节、Luschka关节。钩椎关节为滑膜关节,限制椎体向侧后移动,防止椎间盘损伤后向侧后方突出。其前方有颈长肌,外侧有横突孔(横突孔内有椎动脉、椎静脉及包绕其上的交感神经丛通过)。后外侧参与构成椎间孔前壁(有颈神经根及根动脉通过)。内侧有椎间盘,其位置非常重要。

2)椎弓:从椎体侧后方发出,呈弓状。由一对椎弓根和一对椎板所组成。椎弓根既短又细,与椎体外缘呈 45°方向连接,其上、下缘各有一沟状凹陷,分别称为上切迹和下切迹,相邻椎体的上、下切迹围成椎间孔,有神经根和伴行血管穿出。

3)棘突:多数呈燕翅状分叉,便于肌肉、韧带附着。颈椎棘突末端两个叉常发育不对称,且棘突偏歪者约占 23.8%。

4)横突:发自椎体和椎弓根的侧方,根部与钩突紧密相连,向外前方伸展,其状短而宽,体积较小。其末端分成两个骨结节——前结节和后结节。横突中央部有一圆形孔称为横突孔,有椎动脉和椎静脉通过。据观察,第 5 颈椎的横突孔与椎体的距离最近。紧贴横突孔的后方有一自内向外下走行的斜形深沟,有脊神经由此沟穿出,故又称脊神经沟。横突及其后的关节突上有许多肌肉附着,由前向后顺序有颈长肌、头长肌、前斜角肌、中斜角肌、后斜角肌、肩胛提肌、颈夹肌、髂肋项肌、颈最长肌、头长肌、头半棘肌、多裂肌等。

5)关节突:位于横突之后,椎弓根与椎板的分界处。呈短柱状,左右各一,并分为上关节突和下关节突,关节面呈卵圆形,表面平滑,与椎体纵轴呈 45°角,邻近椎体的上关节突与下关节突组成后关节,又称椎间关节,此关节属滑膜囊关节。

(2)特殊颈椎

1)寰椎:寰椎无椎体,由枢椎齿突取代,呈不规则环形,它由一对侧块和前后两个弓及两个横突组成。寰椎的前弓较短,正中后面有一凹形关节面,与齿突相关节,称为寰齿关节。后弓相当于棘突的部分,有一个小结节。在侧块后面有一斜形深沟通向横突孔,沟内有椎动脉通过。侧块的两端有一三角形的横突,尖端向外,且无分叉、有肌肉与韧带附着,对头颈部的旋转活动起平衡作用。

2)枢椎:即第2颈椎。是颈椎骨中最坚固者,椎体上方有指状突起,称为齿突。齿突前面有卵圆形关节面,与寰椎前弓的关节面构成寰齿关节。其椎体较普通椎体小,于齿突两侧各有一朝上的关节面,与寰椎的下关节面组成寰枢外侧关节。椎弓根短而粗。其下方有下关节突,其上方有一浅沟,与寰椎下面的浅沟形成椎间孔。横突较短小,没有前结节,没有沟槽。棘突粗大分叉。

3)第7颈椎:又称隆椎。棘突很长且末端不分叉,呈结节状高隆于皮下。其椎体大小与形状介于普通颈椎与胸椎之间。其横突较粗大,前结节不显,有时前结节变大甚至形成颈肋。横突一般较小。

2.颈椎的连接

寰椎与枢椎之间的连接同上所述,有其特殊的连接方式。枢椎至第7颈椎之间的连接方式基本上是一样的,即两椎体之间有椎间盘、椎体之前、后缘分别有前纵韧带和后纵韧带。同时周围有各组肌群参与连接,使颈椎的稳定与平衡有了保证。

(1)椎间盘:又称椎间纤维软骨盘。是由髓核、纤维环、软骨板组成,连接于上、下两个椎体之间的主要结构。除寰、枢椎之间没有,其余椎体之间都有,从枢椎下方到第1胸椎上方,颈部共有6个椎间盘。

1)髓核:位于椎间盘的中央部位,是由类黏蛋白组成的胶状物,富含水分,幼儿时含水量高达80%以上,随着年龄增加而逐渐减少,70岁时约含水分70%。髓核富有弹性,可变形,压力大时,水分可被挤出,压力解除,水分又可被吸回。所以髓核可缓冲力的冲击和震荡,保护大脑与脊髓。

2)纤维环:是环绕在髓核周围的纤维软骨组织,质地坚韧而富有弹性。分浅深两层,浅层纤维分别与前纵韧带和后纵韧带相连接,深层纤维则依附在软骨板上,在中心与髓核相融合。

3)软骨板:构成椎间盘的上、下壁,与椎体的松质骨紧密相连。纤维环与软骨板牢固地结合在一起,使髓核密封其间。软骨板有通透性,椎体的水分和营养物质可通过软骨板到髓核,髓核中的水分也可透过软骨板进入椎体。

椎间盘将两个颈椎连接在一起。其前缘高度约为后缘的2倍以适合颈椎上、下椎体的形状,并维持颈椎的生理前凸。颈椎间盘的横径比椎体的横径小,即不伸展至相邻椎体的后外缘,所以钩椎关节部没有椎间盘组织。

(2)颈椎椎骨间的连接

1)椎体间连接

①前纵韧带:为人体最长而坚韧的韧带。连接在颈椎椎体的前面,可分三层:深层纤维跨

越椎间盘,将上、下椎体和椎间盘连接紧密,中层纤维跨越 2~3 个椎体,浅层纤维可跨过 3~5 个椎体。主要作用是限制颈椎过度后伸。

②后纵韧带:起自第 2 颈椎,沿椎体后面直达骶管。在颈部较宽,与椎间盘接触处稍厚而坚韧。此韧带在椎体处连接较松。

③椎体之间有椎间盘,后外侧有钩椎关节,关节外侧有一冠状韧带增加关节的稳定性。

2)椎弓间连接:包括椎间关节及周围的韧带

①关节突关节:又称椎间关节、后关节。从第 2 颈椎以下,颈椎的下关节突与上关节突平行对合组成、关节面与水平面约成 45°斜角向上,关节面上有透明软骨,关节内有滑膜,关节囊较为松弛。关节的滑动度较大,主要作用是限制椎骨间的活动范围,控制其活动方向。颈椎中立不动时,下位颈椎的上关节突关节面朝后上与上位颈椎朝前下方向的下关节突关节面对应。颈椎前屈时,上位颈椎的下关节突在下位颈椎的上关节突上向前滑动,颈椎侧屈、旋转时,凹侧下关节突向后下滑动,凸侧关节突向前上滑动。

②黄韧带:又称弓间韧带,为黄色纤维组织。上起颈椎椎板下缘的前面,下止于下位椎板上缘及稍后面。薄而宽、坚韧而富有弹性,中间有一裂隙,有静脉通过,主要作用是限制颈椎过度前屈,并维持颈椎对位。

③棘间韧带:自棘突根部至尖部连接于上下两颈椎棘突之间,多发育不良,前方与黄韧带愈合,后方移行于项韧带,有限制颈椎过度前屈的作用。

④项韧带:为一三角形的弹力纤维,底向上尖向下。基底部附着于枕外嵴和枕外粗隆,前缘即三角形的尖端附着于寰椎后结节及 C_2~C_7 的棘突尖部,后缘即三角形的底游离而肥厚,有斜方肌附着其上,项韧带向下与胸椎棘上韧带相连。项韧带的骨化率较高,多与青少年时代的外伤有关。

(3)颈椎与颅骨的连接

依靠寰枕关节及周围肌肉、韧带。寰枕关节是由寰椎的上关节凹与枕骨髁构成,关节囊较松弛。连接于枕骨大孔前缘与寰椎前弓上缘之间的寰枕前膜是前纵韧带的延续部分,宽而薄。连接于枕骨大孔后缘与寰椎后弓上缘之间的寰枕后膜、中部稍厚与寰枕前膜相比较窄小。前方与硬脊膜相邻,后方接头后小直肌,两侧与关节囊相接。有枕下神经和椎动脉穿膜而过。

3.与头颈活动相关的主要肌肉

(1)颈前部

1)颈长肌:下内侧部起于 C_5~T_3 椎体前面,止于 $C_{2~4}$ 椎体及 $C_{5~7}$ 横突前结节;上外侧部起于 $C_{3~6}$ 横突前结节,止于寰椎前结节,该肌收缩可使颈前屈。

2)头长肌:起于 $C_{3~6}$ 横突前结节、斜向上内止于枕骨底,两侧收缩可使头前屈。

(2)颈外侧

1)斜角肌:分前、中、后斜角肌。前斜角肌起自 $C_{3~6}$ 横突前结节,斜向外下,止于第 1 肋骨上面的斜角肌结节。中斜角肌位于前斜角肌后方,起于 C_1 横突或 $C_{2~6}$ 横突的后结节,向下止于第 1 肋骨上面。后斜角肌在中斜角肌后方,起于 $C_{5~7}$ 横突后结节,向外下止于第 2 肋外侧。斜角肌受 $C_{2~8}$ 神经支配。肋骨固定而收缩该肌可使颈前屈。

2)胸锁乳突肌:有两个头,胸骨头呈腱性较窄,起于胸骨上缘;锁骨头呈肌性,较宽,起于锁骨内 1/3 之上缘,纤维斜向后上止于乳突和枕骨上项线。两侧同时收缩使头后仰,单侧收缩令头面转向对侧。受副神经及 $C_{2\sim4}$ 神经前支支配。

（3）颈后部

1）浅层肌

①斜方肌:起于枕骨上项线、枕外隆凸,项韧带及全部胸椎棘突;向外上止于锁骨的肩峰端、肩胛冈、肩峰。当肩胛骨固定,该肌收缩可使头颈后仰。

②肩胛提肌:位于斜方肌深面。起于 $C_{1\sim4}$ 横突后结节,向下止于肩胛骨内上角及肩胛骨脊柱缘的上部。肩胛骨固定时,该肌收缩可使颈后仰,单侧收缩可使颈侧屈。

2）深层肌

第一层:

①夹肌,包括头夹肌和项夹肌。均起于项韧带下部、C_7 棘突,$T_{1\sim4}$ 棘突及其棘上韧带。斜向外上方止于颞骨乳突后缘、枕骨上项线的肌束为头夹肌;止于 $C_{2\sim3}$ 横突后结节的肌束为项夹肌。两侧同时收缩使头后仰,单侧收缩使头向同侧转动。该肌受 $C_{2\sim5}$ 后支支配。

②最长肌:为骶棘肌的一部分,位于髂肋肌内侧,分为背最长肌、颈最长肌和头最长肌。其中颈最长肌起于 $T_{1\sim6}$ 横突向上止于 $C_{2\sim6}$ 横突后结节;头最长肌起于上数胸椎横突与下数颈椎后关节突形成同宽肌束,于头夹肌和胸锁乳突肌的深面,向上止于颞骨乳突后部和下部,同时收缩可使头颈后仰。

第二层:横突棘肌,包括半棘肌、多裂肌、回旋肌,因整个脊柱都有,我们只描述头颈段。

①颈半棘肌:起于上位胸椎横突,跨过 4～6 个椎骨止于颈椎棘突部。

②头半棘肌:起于上部数个胸椎横突和下部数个颈椎关节突、肌纤维垂直向上,止于枕骨上、下项线间的骨面。颈半棘肌、头半棘肌牵引颈椎向后,维持颈椎前凸的生理屈度。

③颈多裂肌:为多个小肌束,位于头、颈半棘肌的深层,起于关节突,斜向内上跨过 1～2 个颈椎,止于棘突的下缘,防止颈椎向前滑脱。

④项回旋肌:位于最深层,起于下位椎骨的关节突,向上止于上位椎骨棘突根部和部分椎板。单侧收缩可使颈椎回旋,双侧同时收缩可使颈椎后仰。

第三层:包括椎枕肌、横突间肌、棘突间肌。

①椎枕肌,又称枕下小肌群,包括头后大、小直肌和头上、下斜肌。4 对小肌作用于寰枕和寰枢关节,由枕下神经支配。

a.头后大直肌起于枢椎棘突,肌纤维斜向外上,止于枕骨下项线外侧份。双侧收缩使头后仰。

b.头后小直肌起于寰椎后结节,向上止于枕骨下项线内侧份,收缩可使头后仰。

c.头上斜肌:起于寰椎横突,向上止于上、下项线间骨面的外侧。

d.头下斜肌起于第 2 颈椎棘突,斜向上外止于寰椎横突。

②横突间肌:位于相邻两颈椎横突之间。

③棘突间肌:相邻两颈椎棘突间的短小肌肉。

使头前屈（35°～45°）的主要肌肉有:头长肌、头前直肌;使头后仰（颈后伸可达 35°～45°）的主要肌肉有:头后大、小直肌、头半棘肌、头夹肌和斜方肌;使头侧倾（颈侧屈可达 45°）的肌肉主要有:本侧的头外直肌、胸锁乳突肌和斜方肌;颈部旋转(角度可达 60°～80°)的肌肉有头夹肌、颈夹肌和胸锁乳突肌。

4.椎管与椎间孔

对单个颈椎而言,椎体、椎弓根、椎板相连围成的近似三角形的圈为椎孔,其左右径大,前后径小。颈椎的椎孔叠加连接起来就形成了颈椎椎管。其前壁为颈椎椎体后面、颈椎间盘后缘和后纵韧带;两侧壁是椎弓根、椎间孔;后壁为椎板、黄韧带、关节突关节。颈椎管内有颈段脊髓及其被膜,在椎管与脊髓被膜之间有脂肪组织和静脉丛。颈椎管狭窄部多出现在第 7 颈椎、第 4 颈椎、第 5、6 颈椎处。其矢状径的变化与临床症状密切相关。

颈椎椎间孔的前壁由钩椎关节和下位椎骨的钩突组成;后壁为椎间关节的内侧部,上壁为上位颈椎的下切迹,下壁为下位颈椎的上切迹。呈骨性管道,为神经根穿出椎管的部位,也是血管、淋巴管的通道。

5.颈脊髓

颈脊髓位于颈椎管内,外观为扁圆柱形,是脊髓的上端,上与延髓相延续,下与胸髓上端相连接。脊髓共分 31 节段,每节段有一对神经根,颈脊髓有 8 个节段。颈 4～胸 1 节段体积较大,形成颈膨大,与形成支配上肢的神经有关。该节段粗大,而所在的颈椎管却不相应地有所增大,反而相对上段有些狭窄,所以容易受到阻压,这也是引起脊髓型颈椎病的一种原因。

颈髓外有三层被膜,由内到外分别是软脊膜、蛛网膜、硬脊膜,对颈髓有固定作用。颈髓由灰质和白质组成。

颈髓的血运也很丰富,其营养动脉一个来自椎动脉,一个来自伴脊神经走行的前后根动脉。

颈髓的功能与脊髓各段一致,主要有五种功能:

(1)感觉的传导功能:包括浅感觉、深感觉、内脏觉、复合感觉。

(2)运动的传导功能:人体肌肉都是由脊髓前角大运动细胞所支配的,细胞一旦破坏可引起瘫痪。

(3)躯体的营养作用:前角细胞对所支配的肌肉有营养作用。

(4)可以支配内脏的活动。

(5)反射功能:通过脊髓使机体对内、外环境的各种刺激产生一定的定型反应。

锥体束的骶、腰、胸、颈各节段神经纤维依次由外向内排列,即身体下部的运动纤维在锥体束的表面。

6.颈脊神经

脊神经位于脊髓两侧,颈脊神经共有 8 对。

由颈脊髓发出前根和后根在椎管内向椎间孔处伸展,穿经脊髓周围诸层被膜时被包裹其外,在椎间孔内侧前根和后根汇合成颈脊神经向椎间孔延伸,穿过椎间孔离开椎管(第 1 颈神经穿行于枕骨与寰椎后弓之间)。前根,又称腹侧根,其纤维来自前角细胞,分布于横纹肌,是运动性纤维,主要功能是将中枢的兴奋传导致肌肉,使之收缩或舒张,从而产生准确而协调的动作。后根又称背侧根,沿脊髓的后外侧沟排列成行,为感觉性传入纤维,主要是将外周的刺激(痛觉、温觉、触觉等)传入中枢。所以,穿出椎间孔的颈脊神经是混合性神经(尚无椎旁之交感神经纤维混合）。

颈脊神经从椎间孔穿出后又分成 3 支。

（1）第 1 分支最细，又称脊膜支或窦椎神经，分出后调回头又经椎间孔（钩椎关节外侧）返回椎管，所以，又称为脊脑返回神经支，之后又分成升支、降支。两支相互吻合形成脊膜前丛和脊膜后丛，向上延伸入颅内。窦椎神经分布于椎管内各组织，包括椎骨、硬脊膜、后纵韧带、钩椎关节、椎间关节的关节囊等。

（2）脊神经前支：1～4 颈神经的前支组成颈丛；5～8 颈神经的前支和第 1 胸神经前支的大部分组成臂丛。

（3）脊神经后支：分内侧支和外侧支，第 1 颈神经的后支比前支大，又称枕下神经，分布于枕下三角诸小肌并支配项上部和枕后皮肤。第 2 颈神经后支的内侧支为枕大神经，分布于颅顶部皮肤和头半棘肌。第 3 颈神经后支的外侧支为肌支、内侧支支配枕外隆凸附近的皮肤等等。

颈脊神经根的特点是：①根部较短，几乎是平行伸展，对脊髓有固定作用。②通过椎间孔时，前方是钩椎关节，后方是关节突关节，内侧为椎体关节边缘，易在此骨性管道中受累。③因该处易受刺激和压迫如关节错位、骨质增生而引起炎性反应，使纤维蛋白渗出而发生粘连。

第 2～7 颈神经从相对应椎骨上方的椎间孔穿出，第 8 颈神经从颈 7、胸 1 椎之间穿出，这也是颈神经与椎体序列的对应特点。

7.颈丛和臂丛

（1）颈丛：

由颈 1～4 脊神经前支构成

1）枕小神经（$C_{2\sim3}$）：沿胸锁乳突肌中点后缘稍上方上行，分布于枕外部、耳廓后面及乳突部的皮肤。

2）耳大神经（$C_{2\sim3}$）：沿胸锁乳突肌的外面向前上方行至耳垂下，分布于耳垂及耳后隆突的皮肤。

3）膈神经（$C_{3\sim5}$）：是颈丛的主要肌支、支配膈肌。

颈丛还包括颈皮神经、锁骨上神经、运动支等。

（2）臂丛

1）臂丛在锁骨上的分支：肩胛背神经（C_5）支配肩胛提肌和菱形肌；锁骨下神经（C_5）支配锁骨下肌；肩胛上神经（$C_{5\sim6}$）支配冈上肌、冈下肌；肩胛下神经（$C_{5\sim7}$）支配肩胛下肌和大圆肌；胸长神经（$C_{5\sim7}$）支配前锯肌；胸前神经（$C_5\sim T_1$）支配胸大肌和胸小肌；胸背神经（$C_{7\sim8}$）支配背阔肌。

2）臂丛在锁骨下的分支：从后束分出腋神经和桡神经；从内侧束分出正中神经内侧根、尺神经、臂内侧皮神经和前臂内侧皮神经；从外侧束分出正中神经外侧根和肌皮神经。

8.椎动脉

椎动脉多发自锁骨下动脉第一段的后上方，有时也来自主动脉弓或无名动脉。椎动脉经四个节段（颈段、椎骨段、枕段、颅内段）供应大脑、脊髓、神经等的营养。有人统计：双侧椎动脉供给大脑的血量约占脑血流总量的 11%。

（1）椎动脉第一段，又称颈段，是指从锁骨下动脉发出到进入横突孔前这一段。该段在前斜角肌和颈长肌外缘之间上行，后方有第 7 颈椎横突，第 7、8 颈神经前支，颈交感神经干和星状神经节紧贴在椎动脉后面，并发出交感神经纤维，与椎动脉伴行。椎动脉前方有椎静脉、颈内静脉、颈总动脉和甲状腺下动脉横过。

（2）椎动脉第二段，又称椎骨段。椎动脉一般从第 6 颈椎横突孔进入，沿上方横突孔上行，位于第 2～6 颈神经前支的前方、钩椎关节的外侧，周围有神经丛和静脉丛从第 1 颈椎横突孔穿出。

（3）椎动脉第三段，又称枕段。由寰椎横突孔穿出后，从寰椎侧块的后面绕过到寰椎上的椎动脉沟，转向前方穿入寰枕后膜向上进入枕骨大孔。该段椎动脉穿过椎枕肌的间隙，迂回曲折，易使血流不畅。有学者发现，寰枢、寰枕段椎动脉经过时形成 6 个弯曲，以利于颈椎上段旋转活动的需要。

（4）椎动脉第四段，又称颅内段。进入枕骨大孔后各分出一支脊髓后动脉，再发出一支脊髓前动脉。向上行至桥脑下缘，两侧椎动脉汇合成基底动脉。并发出小脑后下动脉，内听动脉等供血于小脑、延髓和内耳等。

9.颈交感神经

颈交感神经来源于胸 1～5 脊髓灰质侧角内，通过灰交通支与颈神经相连。并有吻合支与有关脑神经相连接，也有神经纤维进入眼部支配扩瞳肌和上眼睑的平滑肌。

颈交感神经的分布范围广泛，既分布到头颈部也分布到上肢，分布到咽部和心脏。椎动脉周围的交感神经，进入颅内后随迷路动脉分布到内耳，也随椎骨部椎动脉的分支入椎管，分布到脊膜和脊髓。

颈交感神经干位于颈部血管后方，颈椎的前外方，左右各 1 条，由 3～4 个神经节组成，分别为颈上、颈中、颈中间和颈下神经节。颈下神经节常与第 1 胸神经节合成星状神经节，即颈胸神经节。两侧的交感神经节多不对称。

（1）颈上神经节：位于 $C_{2\sim3}$ 横突水平，紧贴颈长肌表面，在横突之前，颈内动脉之后，是颈神经节中最大的一个。呈梭形，发出的节后纤维主要进入 $C_{1\sim3}$ 颈椎，其他分支有颈内动脉神经支、颈外动脉神经支、颈内静脉神经支、心上神经支、咽喉神经支等。

（2）颈中神经节：是颈交感神经节中最小的，常位于第 6 颈椎横突水平，多位于甲状腺下动脉弓上，形状不定，甚至可以缺失，其节后纤维进入 $C_{4\sim6}$ 颈神经。

（3）颈中间神经节：又称椎节或椎动脉神经节，多数人没有该神经节。其位置相当于 C_7 椎体之前。该神经节常有交通支与第 6 或第 7 颈脊神经相连，也有分支包绕椎动脉，并可与膈神经和迷走神经相通。

（4）颈下神经节：位于第 7 颈椎横突与第 1 肋骨头之间，除多与胸 1 神经节合并为星状神经节外，还发出心下神经支、锁骨下神经支、椎神经支。

颈交感神经不仅与颈椎各组织关系密切，多涉及颅内、咽喉、舌、眼、心脏、甲状腺、膈、食管、血管等，而在椎动脉壁上也分布有丰富的交感神经，一旦受到刺激则出现交感神经症状。

【病因病理】

颈椎的发病与外伤、劳损、椎间盘退变、先天性畸形有密切关系。

1.外伤 颈部突然向某一方向运动时(前屈、后仰、旋转、侧屈)引起颈周软组织的撕裂和关节错位；或外力直接撞击在头颈部,导致软组织急性挫伤,组织撕裂、水肿或血肿。没能彻底治疗而发展成为纤维性变,使肌肉、韧带、关节囊等粘连骨化造成椎旁软组织肌力失衡。项韧带钙化多见于 $C_{3\sim6}$ 之间的夹肌,半棘肌和小菱形肌附着处。

2.劳损 长期低头工作或坐姿不良；睡姿不对,如枕高枕、枕低枕等；以及反复做同一动作,用力不当或用力过于持久,可使颈部肌肉长时间处于紧张状态而缺血,致软组织慢性损伤而变性,如韧带肥厚、钙化、椎间盘脱水退变。

3.先天畸形 先天性椎管狭窄,其椎管、椎间孔、横突孔等骨性管道比正常人狭小。但又不致于引起症状,因其代偿功能相对较差,对正常人来说不致有影响的病变如骨质增生、韧带肥厚、椎体微小错位等,然而对先天椎管狭窄者,则可能刺激、压迫管内组织而出现症状。(三叉神经脊髓束在颈髓中,当寰枕关节错位时,即可受到刺激而引起三叉神经疼痛)先天性椎体融合、颈肋等,亦使局部组织活动度减小,使周围软组织易于损伤而引起症状。

4.椎间盘退变 椎间盘从 20～30 岁即开始退化变性,若有颈部的急慢性损伤,则可加速退化过程。软骨板逐渐变薄或破损,使其向髓核渗透营养液的作用减弱或消失,从而使髓核代谢失常。因其持续受压,含水量减少,弹性减弱而成为纤维软骨实体,从而使椎间盘厚度变小。纤维环在持久的外力作用下,弹性变弱,在一定诱因作用下可致纤维环破裂,髓核突出。突出的髓核逐渐钙化、骨化,可使椎间隙变窄、椎体失稳。颈椎失稳后,使其关节活动度增大,附着在关节突、钩椎关节、椎体边缘的肌肉、韧带受牵拉力过大,发生损伤。日久机化、软组织骨化,即我们通常所见的骨赘。骨质增生随年龄的增长而增加,主要是为了加强椎体的稳定性。

由于上述原因导致颈椎椎节不稳、生理屈度变直,肌肉、韧带肥厚、变性、挛缩等,在一定诱因作用下,如过度疲劳、睡眠姿势不良、感受寒湿刺激、扁桃体发炎肿大、扭转头颈时用力不协调、内分泌失调(患糖尿病、甲亢及围绝经期、月经期的妇女)等,常可加重局部肌肉痉挛,导致或加重椎体错位,使周围肌肉、韧带、筋膜水肿、发炎等,牵拉、刺激、压迫脊髓、神经根、椎动脉、颈交感神经而导致一系列病症的发生。

椎体错位使椎间孔变窄、上关节突前移,当钩椎关节骨质增生,后关节处有骨赘时,更易刺激或压迫由此通过的神经根。椎体错位还可使附着在椎体、关节突、横突、棘突上的肌肉、韧带拉紧或松弛,从而使周围的血运失常,局部病变组织水肿、充血或局部代谢缓慢,代谢产物刺激神经根而引起神经分布区的疼痛和麻木。据观察,上关节突(关节突前突,从后方压迫神经根)是形成神经根受压迫的常见原因。其特点是,头颈后仰时出现症状或使原有症状加剧。

椎间盘退变后变薄,使颈椎的总长度缩短,椎动脉相对变长,长则必曲,长而纤曲的椎动脉必然造成血流缓慢。

椎动脉穿过颈椎横突孔的上行途中,与钩椎关节,关节突关节相距较近。椎动脉可因颈椎错位或钩椎关节骨质增生挤压而被扭曲,造成血液循环障碍,如果仅一侧受压,常不出现脑动脉缺血症状。因为人的代偿能力很强,必要时可以生出侧支循环。但是,如果一侧椎动脉受压后,另一侧又受到了刺激或压迫(如向健侧转头时),则可出现脑缺血症状。如果寰枕、寰枢关节错位,则可加大椎动脉第三段的扭曲,旋转头颈时,可造成双侧椎动脉血流受阻。

与椎动脉位置较近的横突前、后结节上附着有大量肌肉、肌腱、筋膜、椎间盘突出、椎体错位等原因都可使这些软组织劳损变性,在附着点处挛缩、结疤或出现骨质增生,并可诱发无菌性炎症,挤压、刺激椎动脉壁而出现症状。因为椎动脉壁上分布有丰富的交感神经丛,受到激惹,可使椎动脉痉挛而致血流减少,出现椎-基底动脉供血不足,引起脑缺血现象,即出现所谓的颅脑症状。

若头颈后仰受限并出现眩晕等脑缺血症状者,多说明是上颈段失稳。病因主要是颈伸肌的损伤所致的肌痉挛;颈部旋转时发病者,则多是上颈椎失稳,如寰枕关节错位,寰枢关节错位等,颈部的旋转肌群受累;颈部后伸发病,多是下颈段($C_{5\sim7}$)颈椎不稳,屈肌群受累所致。当上述受累肌收缩时,加剧了肌肉的痉挛、缺血而使椎动脉上的交感神经受刺激,产生即时性脑缺血症状。

椎间盘突出,突出物推顶后纵韧带向后进入椎管,逐渐出现组织变性或骨化,若呈锐性刺状扎在脊髓之上,可使脊髓损伤。若是突出物慢慢突入椎管内形成钝性骨赘挤压脊髓,并在脊髓的代偿范围内,可不出现脊髓压迫症状。此时,常可因致病因子,如黄韧带肥厚、钙化,使穿过其间的静脉受阻,后纵韧带肥厚或钙化刺激或阻断了椎动脉之脊髓前动脉支,使脊髓的营养缺失而致脊髓功能失常。出现四肢运动和感觉障碍等,在早期为功能障碍性改变,多可逆转,如病程过久,未能得到正确的治疗,可以导致脊髓变性、软化,甚至有空洞形成。此时,即成为难以逆转的损害,所以,脊髓在受压和缺血状态下,应立即采取有效措施,不应拖延而失去治疗时机。

由于椎间盘退变、椎间隙变窄,关节突的关节囊及其周围的韧带挛缩、肿胀,椎间孔的纵径势必缩短,如再遭受外伤或椎旁软组织劳损,即可发生脊柱错位,使椎间孔横径(前后径)、椎间孔矢状径均缩短。有人做尸解证实,椎间孔缩小 1/3 时,神经根即受到刺激,如缩小 1/2,神经根即可受到压迫。魏征等人从 100 例正常人,100 例颈椎病患者 X 线斜位片上测量,正常人椎间孔纵径最大 12.9mm,最小 9.6mm;横径最大 8.8mm,最小 7.1mm,而颈椎病患者椎间孔横径均小于 6mm。

另外,神经根可受突出的椎间盘、变窄的椎间孔或骨刺的压迫,神经根受压后根袖可发生纤维化增生肥厚,轻者神经纤维可有炎性改变,重者可有瓦勒变性。

椎体错位、椎间盘突出、韧带钙化或骨质增生等因素,牵扯或乐迫了交感神经时,可以引起自主神经功能紊乱,出现很多器官和内脏的症状。例如,颈上交感神经节一般在 $C_{1\sim3}$ 横突的前方,上位颈椎旋转错位时,横突即会牵拉、挤压、刺激颈上交感神经节,出现相应的眼部及其他五官器官的症状。颈动脉丛损害可导致眼循环障碍,造成视网膜病变。

颈交感神经有心支支配着心脏,如果上位颈椎错位或周围组织病变,可引起窦性心动过速、心悸,$C_4\sim C_6$ 错位或周围组织病变多引起心动过缓,$C_7\sim T_2$ 错位,多引起心房纤颤等。

总之,外伤、劳伤、椎间盘退变、先天畸形等因素使颈椎的生理平衡失调,解剖位置发生错动,并相应地出现肌痉挛。持续的肌痉挛又可诱发病变区域软组织的缺血性肌痛,乃致牵扯痛,或使损伤的肌组织、腱组织、椎间盘组织逐渐钙化、骨化,生成尖锐的骨刺刺激和压迫脊髓等组织,在诱发因素作用下突然发病。其关键病变即是椎体错位,软组织急、慢性损伤,所以,根据临床实际归纳,椎体的错位不外乎是向前或向后错移、向左、向右移位,或者椎体本身前倾、后仰、左旋、右旋等变化,相应地使钩椎关节、关节突关节发生不同的位置变化,使周围的软组织的动态平衡不同程度地被破坏。人体为维护相对平衡可使不同肌群出现代偿性肌痉挛或被动拉长损伤,产生一系列反应。所以治疗自然也要从骨结构稳定,软组织动态平衡失调两方面进行调整。

【临床表现】

颈椎病的临床表现颇为复杂,临床中,通常按损伤部位不同,影响的组织不同,产生的症状不同,归纳患者的症状特点,分成几种类型以便诊查,下面按型分述之。

1.颈型颈椎病   又称韧带、关节囊型颈椎病,指颈椎间盘退变引起的椎节失稳,肌肉、韧带、关节囊的损伤引起的颈部僵硬、疼痛,活动受限,是其他型颈椎病的前驱症状。临床上反复出现的"落枕"、"失枕"绝大多数属于此型。

多在夜间或晨起时发病,一般为颈项部深而弥散的持续性酸痛、胀痛及不适感。一些患者项强或感觉头放在什么位置都不舒服、不自觉地想活动颈椎,活动颈椎时可闻及颈部发出的异常响声,有自然缓解和反复发作的倾向。多发于青壮年,女性多见,与职业有关,如缝纫师、手术医生、绘画师等长期低头工作者。也可有整个肩背部疼痛发板,颈部活动受限或呈斜颈姿势等表现。一般情况下疼痛及不适感不向下传。患者多伴有头痛,且以偏头痛为主,也可出现枕部痛、顶部痛及耳后痛。

2.神经根型颈椎病   是指因颈椎间盘退行性变、刺激或压迫了颈神经根引起的颈、肩、臂、手疼痛、麻木、肌肉萎缩等一系列临床症状。是临床上最常见的一种情况,也是几十年前医学界对颈椎病的认识。所以有人又称该型颈椎病为狭义的颈椎病,也往往是其他类型颈椎病的早期表现。

(1)根性痛:沿颈脊神经节段走行方向或分布区的烧灼样或刀割样疼痛,可由颈根部呈电击样、针刺样疼痛放射到前臂、手,向躯干可放射至上胸、背、心前区、腋部等,颈部活动、腹压增高如打喷嚏、咳嗽时可使疼痛、麻木感加重。

(2)颈部疼痛、僵硬感、活动受限,头颈多向患侧倾斜以减轻疼痛。多伴有枕部疼痛和麻木感($C_{1\sim3}$神经根受刺激和压迫)。C_4以下神经根受压时,可按受累神经节段分布区出现症状。

(3)病情较重者,可出现手指麻木、活动不灵、握力减退、持物坠落等现象。病程长者,可出现受累神经所支配的肌肉无力、萎缩,如大小鱼际萎缩。主要是由于颈椎椎体后缘骨赘压迫脊神经前根所致。有的患者伴有自主神经受累表现,如手酸胀怕凉。

发病后进展很快,夜间症状加剧,病人睡眠时患肢向上、喜屈肘侧卧位。

3.脊髓型颈椎病   是指因颈椎间盘退变继发颈椎后缘增生,椎间盘向后突出、后纵韧带及黄韧带肥厚等使椎管狭窄而致脊髓受压,脊髓供血不足时,产生的髓性感觉、运动与反射障碍等一系列综合征。轻者可丧失部分或全部劳动能力,重者则四肢瘫痪、卧床不起。

病程较长,发病缓慢或隐性发病(即没有明显外伤史等),多见于中老年人,男性多于女性。临床上大部分患者先出现下肢无力,双腿迈步时发紧(如缚绑腿感)肌肉跳动,初期症状时好时坏呈渐进性加重。有些患者可出现跛行、易跌跤、足尖不能离地或站立不稳等症。随后可见躯干或下肢麻木、逐渐向上发展,最后出现上肢无力、手持物易坠落,可导致四肢瘫、截瘫、三肢瘫、偏瘫、交叉瘫等,其出现的感觉,运动障碍都是由下向上发展,感觉平面不整齐。发展至后期,可表现为瘫痪或麻木的肢体怕凉、酸胀、血运障碍、浮肿,可出现尿急、排空不良,甚至大小便失禁。有些患者上肢麻木、酸胀,昼轻夜重,晨起时手胀,握拳困难,活动后可好转。病人多有胸、腰部束带感。

4.椎动脉型颈椎病　是指因椎动脉受到病理性损害,使血流量减少,椎动脉供血不足而产生的综合征。国外有人统计,约70%的颈椎病伴有椎动脉受累。多发生于50~60岁的人群,并可随年龄增长,发病率增高。其发病后的临床特点是:脑部症状多于四肢症状,临床症状的出现与加重,与颈椎的活动有着密切的关系,一般规律是向健侧仰头转颈时出现病状或使症状加重。

本型颈椎病症状异常复杂,大半个脑部都有可能受累。

(1)60%~80%的患者是以头痛发病。这是由于椎基底动脉供血不足,促使侧支循环血管扩张引起的一种血管性头痛,呈发作性胀痛、跳痛,多局限于枕部、顶枕部、一侧颞部,并伴有自主经紊乱症状,如呕吐心慌等易误诊为偏头痛,早晨起床转动头颈,乘车颠簸时出现或加重头痛。

(2)眩晕则以后期为主,是该型的主要临床表现,是由于内耳及脑部缺血所致,常伴有耳鸣、脑鸣等,仰头时容易发作。患者走路不稳,头重脚轻或站立不稳、自觉地面转动、倾斜。有的患者只表现为头晕、眼花。

(3)自主神经与内脏功能紊乱:患者常伴有恶心、呕吐、上肢不适、流涎、心律失常等自主神经紊乱症状。有的还出现尿频、尿急、项背胸部烧灼感、蚁行感、胸闷等症状。

(4)运动、感觉平衡障碍:可有面部表情肌麻痹,眼周甚或一侧面肌痉挛;走路时突然腿软,持物落地;或讲话不清,口吃,喝水反呛;口角和舌部发麻,肢体酸重麻木等,走路不稳,有的白天尚可,夜晚无灯时,躯体平衡失调。

(5)视觉症状:复视、弱视、近视、视野缺损,一过性黑蒙,眼前闪彩,视雾等,多是一过性症状。

(6)猝倒:患者转动头颈时,突感头昏,头痛,下肢无力而失控,随即坐倒在地,病人意识清楚,跌倒后可自行爬起,继续原来的活动。

(7)记忆衰退:记忆力减退,明显地表现在遗忘最近的事情,患者多述脑子不清楚,丢三落四。

(8)精神症状,以神经衰弱为主要表现,约占40%,多伴有失眠、健忘、多梦、嗜睡。出现愣神,短暂行为失常等,其中精神抑郁者较多。

5.交感神经型颈椎病　当影响了颈段硬脊膜、后纵韧带、小关节、颈神经根、椎动脉等组织反射性刺激颈交感神经或直接牵拉刺激颈交感神经而出现的一系列症状。

交感神经受刺激可以引起脊髓血管痉挛或栓塞而出现脊髓病变,表现脊髓型颈椎病征象;也可以使椎动脉痉挛引起椎动脉供血不足,表现椎动脉型颈椎病的征象。

症状涉及范围十分广泛,临床表现复杂,下面归类分述之。

(1)五官病症:眼睛干涩或流泪,眼睑无力或下垂,眼球发胀,视物模糊,飞蚊症,眼冒金星等。耳部有听力减退,耳鸣;咽喉部可有异物感及不适感,鼻咽部分泌物增多或减少,表现为慢性鼻炎、咽炎;易出现口腔溃疡、牙痛、流涎。

(2)头面部病症:头痛、头沉、头昏,可因疲劳、受寒冷刺激而诱发,女性多在月经期发作,而与颈部活动无关。头痛较严重时,可伴恶心。有时,面部充血、无汗。

(3)出汗异常:表现为多汗或无汗,多局限于一个部位,如双手、双脚、头部、颈部等。

(4)心血管症状:心律失常,心动过速或过缓或忽快忽慢。心前区疼痛。血压不稳,可忽高忽低,也可表现为高血压或低血压。患者精神紧张,情绪不稳。

(5)其他表现:上、下肢发凉、发木或发红、怕热、项背部烧灼感,疼痛过敏、浮肿。对天气变化、环境变化敏感,不适应。胃肠功能紊乱,闭经、尿频、尿急、尿不净。

颈椎病还有其他型如食管压迫型,是指椎前缘骨赘压迫食管引起吞咽困难等症状。而且临床中所见,颈椎病多是上述多种类型的综合反应,既有神经根压迫症状,又有交感神经受刺激反应,还有椎动脉供血障碍引起的颅脑症状等,有人又称之为混合型颈椎病。

【诊断】

为叙述方便,按上述各型分述诊断。

1.颈型颈椎病   患者主诉项背部疼痛、酸胀、发僵、头颈活动时有弹响或钙化组织摩擦音,晨起不适感较重。患者头多向一侧偏歪,有反复落枕史。触诊,患者颈部肌肉紧张变硬或有变性组织钝厚感,项枕部各肌肉、筋膜、韧带附着点处多有压痛及条索。X线片显示:颈椎生理曲度改变及颈椎退行性改变征象。

2.神经根型颈椎病(以 $C_{5\sim6}$、$C_{6\sim7}$ 为好发部位)

(1)患者主诉颈肩臂手疼痛、麻木或肌肉萎缩,颈部活动受限,前臂及手无力。

(2)颈肩背部有明显压痛点,患侧颈肌紧张,后关节囊肿胀,椎旁压痛点最近的棘突多有偏歪,损伤部位的颈椎横突尖前压痛且向上肢该神经分布区放射。颈项活动可诱发或加重疼痛、麻木。

(3)臂丛牵拉试验和椎间孔挤压试验阳性。

臂丛牵拉试验:患者颈部前屈,术者一手放于患者头部病侧,另一手握患肢腕部、两手呈反方向推拉,患者若感觉患肢有放射性麻木和疼痛为阳性。

椎间孔挤压试验:患者坐位,头稍偏向患侧、术者立于患者背后,用手向下压头顶部,使椎间孔变小,患者若出现放射性疼痛或麻木为阳性。

(4)定位诊断

1)C_4 椎体以上病变,主要表现在后枕部疼痛、麻木,枕部痛觉和温觉减退,枕大神经出口处压痛,枕部上下项线处、枢椎棘突多有压痛点。

2)$C_{4\sim5}$ 椎间隙病变:C_5 神经根受累,颈部疼痛,并有沿颈、肩、上臂外侧、前臂桡侧向腕部的放射性疼痛,麻木部位在三角肌区。$C_{4\sim5}$ 椎旁肌压痛,C_4 棘突偏歪,肱二头肌反射消失或减退。三角肌运动障碍,患者不能做肩外展运动。

3)$C_{5\sim6}$ 椎间隙病变:C_6 神经根受累,疼痛和麻木沿肩部、上臂外侧,前臂桡侧放射至手的拇指和示指,前臂桡侧麻木,肱二头肌无力,肱二头肌反射减弱或消失,肩胛骨内上缘压痛,$C_{5\sim6}$ 椎旁肌压痛,C_5 棘突偏歪,向桡侧伸腕无力。

4)$C_{6\sim7}$ 椎间隙病变:C_7 神经根受累,疼痛和麻木沿上臂外侧,前臂桡侧放射至手,中指麻木,$C_{6\sim7}$ 椎旁肌压痛,肩胛骨内缘中部压痛,多有 C_6 棘突偏歪,肱三头肌反射减退或消失,伸腕及伸指肌肌力减弱。

5)C₇～T₁椎间隙病变：C₈神经根受累,疼痛和麻木沿上臂内侧、前臂尺侧放射至手.环指和小指麻木。C₇～T₁椎旁肌压痛,肩胛骨内下缘有压痛,多有 C₇ 棘突偏歪,肱三头肌腱反射减退或正常,屈指无力或障碍。

临床中,往往遇到多个神经根受累,其临床表现也就更为复杂。即使因一个椎间隙病变致椎体旋转错位,影响斜角肌的功能,刺激或压迫臂丛神经,也可出现整个上肢的感觉和运动障碍。定位诊断对颈椎病的慢性期治疗有重要意义。

(5)X 线诊断：侧位片多有生理曲度改变,如生理曲度变直,甚至后凸畸形。椎间隙变窄,项韧带钙化,后关节影重叠(全部椎体呈双影时无意义),椎体边缘及后关节骨刺生成。斜位片可见椎间孔变形、变小,可辨清骨刺是在钩椎关节还是在后关节。正位片可见椎体向一侧偏斜,多向健侧偏斜,有棘突位置偏歪,钩椎关节间隙左右不对称。

3.脊髓型颈椎病

(1)多在 40 岁以上发病,有锥体束刺激和压迫征。如果沟动脉受压或受刺激累及锥体束深部,则先上肢发病后波及下肢。如果锥体束受外来物直接压迫刺激,多先出现下肢无力、麻木等症状。如果累及脊髓前中央动脉,则表现上、下肢同时出现症状。轻者,上、下肢无力、麻木、震颤、活动不便,手不能做精细活;重者,失去工作和生活能力,甚则卧床不起。

(2)多无明显诱因,缓慢发病,波浪式进行性加重。颈部症状不明显或者根本没有颈部疼痛、不适、活动受限等症状。即可发生在较高部位,也可发生在较低部位,即使发生截瘫,其感觉改变的平面也不规则。

(3)反射障碍

1)生理反射：上肢的肱二头肌、肱三头肌反射亢进或者减弱;下肢的跟腱反射和膝腱反射亢进;腹壁反射、提睾反射、肛门反射可减弱或者消失。

2)病理反射：上肢的病理反射比下肢病理反射出现的要早。霍夫曼征阳性、踝阵挛、髌阵挛、巴宾斯基征阳性。

霍夫曼征：检查者用左手托住患者腕部,令掌面朝下,右手示指和中指夹住患者的第 2 指节,右手拇指向下弹拨患者的中指指甲,若患者拇指及其他各指快速屈曲,即为阳性。是上肢的锥体束病理征,但此征也可从少数反射活跃的正常人身上引出。

踝阵挛：令患者仰卧,下肢伸直,检查者一手托起患者腘窝,另一手握住脚掌并向上推使足骤然背屈,并使足保持跖屈位,维持适当推力;若踝关节出现有节律的伸屈动作,则为阳性。

髌阵挛：令患者仰卧,下肢伸直,检查者用拇、示指抵住髌骨底,骤然向远端推并维持一定的推力,若出现股四头肌呈节律性收缩使髌骨阵发性跳动,则为阳性。

巴宾斯基征：是锥体受损的特征性反射。以针在足底外缘,由后向前划过,正常情况下足趾跖屈,若踇趾背伸,其他足趾呈扇形散开,则为阳性。

(4)屈颈或伸颈试验阳性：头颈中立位,骤然将头颈前屈、后伸,或者令患者保持屈颈和伸颈的姿势片刻,若出现上肢触电样麻木,并连接下肢放射至足部,则为阳性,是脊髓受压的重要指征。

(5)X 线片检查：可见椎体后缘骨赘生成,前纵韧带、后纵韧带钙化,先天性椎体融合等。

侧位片可显示生理曲度变直,过屈、过伸等功能位片与正侧位片对比,可发现有椎体梯形变。

从侧位片上测出椎体与椎管的矢状径,颈椎椎管矢状径与颈椎椎体矢状径之比多小于0.75(椎管狭窄),正常人大于0.75。

测量方法:从椎体后缘中点到椎板连线的最短距离为椎管矢状径;从椎体前缘中点到椎体后缘连线的最短距离为椎体矢状径。

(6)CT 和 MRI 检查:对脊髓型颈椎病的检查十分重要,对因骨刺和软组织所致的颈椎椎管狭窄对脊髓的压迫,可以清晰显示。

(7)腰椎穿刺、奎氏试验、肌电图、脊髓碘油造影等检查手段也可做为参考。

(8)注意排除其他脊髓疾患,如肌萎缩性脊髓侧索硬化症、脊髓空洞症、多发性神经炎等。

4.椎动脉型颈椎病

(1)45 岁以上,有椎基底动脉供血不全所引的症状,如头痛、头晕、恶心、呕吐、记忆力减退、视物昏花、耳鸣、猝倒等,而且这些症状的出现与加重与颈部活动有密切关系。

(2)枢椎棘突及其周围,$C_{5～6}$棘间隙旁多有压痛,椎动脉点压痛。

(3)X 线片检查:开口位片对该型的诊断有重要意义。主要观察齿侧间隙是否左右对称,寰枢椎间"八"字间隙是否宽窄不均,枢椎棘突是否偏歪。

正位片可显示钩椎关节左右是否对称,有没有骨赘生成。

侧位片可发现椎体前后有骨赘,项韧带钙化颈椎生理曲度改变,后关节重影。

斜位片可显示钩椎关节骨赘的大小、方向,后关节是否前突。

(4)脑血流图:椎-基底动脉区(枕乳导联)可见缺血改变,在临床中有一定的参考价值。

(5)应排除颅内占位性病变和脑血管病变。

5.交感神经型颈椎病　单纯交感神经型颈椎病,临床中较少见,也不易明确诊断。该型颈椎病多与神经根型、椎动脉型同时发病。其 X 线表现,与上述其他型表现相似。以自主神经紊乱的症状为主,如头痛、胸痛、手凉、手足发烧、胸背部烧灼感等,肢体症状多以酸胀、难受感为特点。

根据星状神经节封闭后的反应,进行诊断也是临床中常用的方法,如封闭后,上述自主神经紊乱的症状大部分缓解或消失,应考虑交感神经型颈椎病。

【针刀治疗原则】

临床中的颈椎病,单纯以某型出现的,以颈型为多。一般都是两型或两型以上,症状与体征同时出现,即混合型颈椎病在临床中最多见。

通过对颈椎病病因病理的分析,其主要症结就是椎体错移,周围软组织急、慢性损伤,骨刺虽然也是一种致病因素,但如没有上述两种因素影响,骨刺本身一般是不引起症状的(骨刺尖部较锐利并刺入脊髓者或直接压迫神经根和椎动脉者除外),所以我们的治疗就相对简单化了——针刀松解变性软组织,配合手法调整颈椎错移,术后颈围固定以巩固疗效,之后加强颈部肌肉功能锻炼——这也是针刀治疗颈椎病的基本原则。

为便于诊断与治疗,我们根据颈椎椎体位移的形式不同,分为钩椎关节旋转移位型(即病变椎体左右旋转错移)、钩椎关节侧方移位型(即病变椎体左右方向水平位错移)、钩椎关节前后方移位型(即病变椎体前后移位)等。其临床症状与体征则是神经根型、脊髓型、交感神型、椎动脉型的混合。治疗时,针对病椎移位的方向使用手法整复。

【治疗】

1.首先考虑对压痛点及变性软组织的针刀松解。常见的治疗部位有:枕骨隆凸、枕上项线、枕下项线、颞骨乳突下缘、各颈椎棘突、上段胸椎棘突及横突、颈椎横突前、后结节,关节突部位、后关节关节囊、肩胛骨脊柱缘、冈上窝、冈下窝、下颌支后浅筋膜处、锁骨内侧上缘、喙突等。常见的肌肉、韧带损伤有:项韧带,椎枕肌,胸锁乳突肌,前、中、后斜角肌,胸小肌,肩胛提肌,头夹肌,颈夹肌,棘间韧带,黄韧带,头最长肌,颈最长肌,头、颈半棘肌,颈回旋肌,颈多裂肌,项筋膜,耳下颈浅筋膜,横突间肌,寰枕筋膜这些肌肉和韧带的损伤,会出现一些压痛点。

根据患者临床症状、体征 X 光片等,判断病在上、病在下,针对性寻找上述易损部位。检查上述肌肉、韧带的起止点有无压痛,有无钝厚感、硬结与条索。针刀分别以常规方法松解并把变硬部位的筋膜用切开剥离法松解。

2.根据椎体错动情况,按分型针对性治疗,多采取颈椎牵引状态下针刀及手法操作。

(1)钩椎关节旋转移位型:在罹患椎体横突的前结节或后结节寻找压痛点和条索与结节,有阳性反应者即为治疗点。在横突末端体表投影处定点,刀口线与颈椎纵轴平行,针体垂直于横突后结节或前结节骨面刺入,缓慢进针、达骨面后,将针刀刃移至前结节或后结节,在骨面上散刺几下,令刀口线与前斜角肌或肩胛提肌纤维方向垂直切几刀。出针,常规按压针孔 1 分钟。必要时,可切开罹患椎体棘突的上、下部的棘间韧带浅层。

颈椎上位椎体病变,用两点一面颈椎复位手法治疗,之后,轻揉局部肌肉。

颈椎下位椎体病变,尚可用旋转复位法纠正错位。

(2)钩椎关节侧方移位型:在椎体移位后外凸的一侧,选其横突末端为治疗点,针刀刀口线与颈椎纵轴平行,针体垂直于横突后结节外侧骨面,刺入皮肤后缓慢进针达骨面,将刀口线调转 90°,在横突末端上、下缘处各切几刀,松开部分横突间肌、横突间韧带,注意针刀刺入勿深,以防损伤椎动脉。

于颈椎后面进针(治疗点选在病变椎体上、下棘间隙处),切开病变椎体棘突上下缘的棘间韧带,剥离棘突尖部钝厚的项韧带。并在正中线治疗点左右各旁开 1～1.5cm 处选两点。刀口线与颈椎纵轴平行,针体垂直后关节突骨面刺入,达骨面后,移刀刃于肿胀、肥厚之关节囊、刀口线调转 90°角纵切几刀。

术后,坐位牵引颈椎 5 分钟。牵引状态下术者立于患者颈椎凸侧,双手拇指重叠压在移位椎体横突末端,余四指自然伸开,握住颈部。着力点在凸侧病变的横突上。使患者颈椎左右方向来回摆动,并在患者颈椎达最大侧屈位时,术者拇指骤然向对侧推动,可感手下移位椎体之震动感,闻及关节弹响声。

(3)钩椎关节前后移位型:在罹患椎体棘突上下缘各选一点,左右水平旁开 1～1.5cm,再各选 1 点,共 6 点。

针刀松开棘间韧带,后关节变性的关节囊或关节突上变性的软组织。若有黄韧带肥厚,可在牵引状态下,针刀松开棘间韧带后,针刀侧偏中线少许(约 5mm),继续进针,针下有坚韧之阻力感,切开一部分黄韧带不必完全切开。左右各切 2～3 刀,出针。

将患者做颈椎牵引,重量稍偏大一些,约 5～10kg 重。牵引 20 分钟后,嘱患者充分放松颈部肌肉,术者双手握住颈部,双手拇指推顶住向后移位的椎体棘突,或双示指置于向前移位椎体的正前方。前后方向来回推晃颈部,推晃 4～5 次后,在头颈被推顶到最大后伸位的时候,突然加大拇指推顶棘突的力量,将头颈推到过伸位。再将头颈拉到最大屈曲位的时候,突然加大双示指处的向后的拉力,将头颈过屈,动作要敏捷,要用巧劲儿,绝不可用死力,推拉动作约在 1～2 秒完成,迅速使患者恢复正常牵引位,操作时,多可在手下感到复位的震动感。

(4)寰齿关节错位型:在枢椎和第 3 颈椎棘突间取一进针点,松解颈 2、3 间的棘间韧带。

对枢椎棘突的治疗不容忽视。其上附着了许多肌肉、韧带,当枢椎旋转、前后错位,都可使其上附着的肌肉、韧带损伤,而在棘突上结疤、粘连。所以若枢椎棘突上下、左右有压痛或有挛缩变性软组织时,应先行针刀松解剥离。

出针后,选用颈椎牵引治疗器,令患者坐位牵引 10 分钟。对枢椎后移者,可为患者在牵引状态做手法整复:双拇指叠压于枢椎棘突后,令患者颈椎前后晃动 3～4 下,待患者颈椎呈最大后仰位时,骤然加力向前推动,可闻关节弹响声。

然后解除牵引,患者坐位,医生左手托住病人下颌处,右手反复捏拿颈后部肌肉,以枕后三角为重点。再让患者仰卧位,术者立于患者头前床头,行两点一面复位法:若齿状突歪向左侧,则令患面向右转,医生左手示指钩住枢椎棘突、拇指推顶枢椎左侧横突后粗隆,双手同时协同用力。若齿状突歪向右侧,则令患者头向左转,医生左手压于患者右面颊,右手示指钩住枢椎棘突,拇指压于右侧枢椎横突后粗隆,双手协同用力。矫正寰齿关节旋转移位。

(5)寰枕筋膜挛缩型:主要是枕后肌群、寰枕后膜等组织,慢性损伤后挛缩,引起寰枕之间间隙变窄,挤压椎动脉、枕下神经、枕大神经引起的症状。

针刀重点松解椎枕肌在枕骨上、下项线间的附着点,寰枕后膜。

让患者正坐方凳上,令头后仰,在枢椎棘突和后枕部接触的地方选作进针点(即在枢椎棘突与枕骨之间压痛处),在同一水平面上,左右旁开约 1.5cm 处压痛处各选一治疗点。患者俯卧位,术者立于患者头前床边。刀口线与人体纵轴平行,针体垂直枕骨刺入,探至枕骨面,沿骨面向枕骨大孔后缘摸索,到枕骨大孔边缘。调转刀口线,与骨边缘平行,纵行切开 3～5 刀。旁开的两个治疗点与上同样进针,刺达骨面后纵行疏通,横行摆动,稍提针刀(约 0.5cm)调转刀锋垂直于变性之椎枕肌肌纤维,纵切 1～3 刀后出针。之后,令患者下巴和床头边缘齐平,床头边缘垫一薄枕,医生左手托住患者下颌,手背压在薄枕上,右手放于患者后枕部。同时让助手双前臂压住患者背部,双手挽住患者双肩,固定患者身体。医生右手下压患者后枕,使患者以下颌为轴主动低头,与助手形成对患者后颈部肌肉的对抗牵引。保持 1～2 分钟,右手突然加大用力,弹压后枕部 1～2 下。

3.颈围固定　治疗后,立即将准备好的大小合适的颈围围住颈部,起保护作用。嘱患者不要大范围转动头颈,尽量保持头的中立位。睡觉时,要枕低枕头或不垫枕头,7～15 天后方可解除固定。

4.药物治疗　从治疗之日起,可配合中药调理,以缩短疗程,巩固疗效。参考药方如下:

当归尾 15g,桃仁 10g,红花 10g,乳香 10g,川续断 10g,没药 10g,桂枝 15g,茯苓 15g,紫丹参 10g。

头晕者,可加白芍 10g、杭菊花 10g。

视物不清者,可加野菊花 10g、草决明 10g、密蒙花 10g。

肌肉疼痛者,可加防风 10g、制川乌 10g、制草乌 6g。

上肢麻木者,可加防风 10g,制川、草乌各 10g,羌活 10g,秦艽 10g,络石藤 10g,银花藤 3g,桑枝 10g。

恶心者,可加柿蒂 10g、生姜 10g、姜半夏 10g。

胸闷不适者,可加广木香 10g、枳壳 10g、川厚朴 10g。

下肢无力,步态笨拙者,可加用黄芪 60g、地龙 12g、伸筋草 15g。

若有脊髓压迫症状,可加服壮骨丸(原健步虎潜丸,以淡盐水送服)。

水煎服,可用白酒半两为引,以助活血之功,日服 1 付,分两次服完。

5.康复治疗　颈部解除颈围后,可进行一周的颈部按摩,加强颈部肌肉功能锻炼,每天做颈部体操 2 遍。

6.注意事项

(1)颈椎部解剖结构复杂,神经、血管密集,针刀松解治疗,有一定的难度,一定要熟悉颈部解剖及掌握进针要领,操作要稳、准、轻、快。

(2)治疗时要密切注意患者反应,不可一味追求疗效,忽视病人的耐受力。当针刀刺至深部操作,力所不及时,不可强行,以免酿成事故。

(3)手法正骨时,不可使用蛮力,切忌粗暴。

(4)痊愈后患者应纠正工作、生活中的不良姿势,如长时间低头工作者,应定时活动颈部,防止肌肉劳损。睡眠时,枕头不可过低、过高,并注意颈部保暖。以仰卧为主,侧卧为辅。以睡木板床为佳。

(5)对严重的脊髓型颈椎病后期患者,应建议其手术治疗。

(杜志峰)

第五节　腰椎间盘突出症

腰间盘突出症是指因腰椎间盘突出而引起的脊柱不稳、周围组织损伤影响腰部脊髓、神经根的功能而出现的腰腿痛等一系列症状。常发于 20~50 岁的成年人。由于腰椎间盘突出是纤维环破裂所致,故又有人称为"腰椎间盘破裂症"。一些人把腰椎间盘突出与腰椎间突出症画等号,是不科学的。国外有人做过数千例尸检发现,有腰椎间盘突出而一生没有腰腿痛等病史者,占近 50%。也就是说,腰椎间盘突出并不是都引起不良症状。该病是临床上最常见的疾病之一,也是骨伤科的疑难病症,在认识上还存在不少的争议。

【局部解剖】

1.腰椎

腰椎骨共有 5 个,大而厚,每个椎骨都由椎体、椎弓及椎弓上的上、下关节突,横突和棘突组成。椎体后缘与椎弓围成椎孔,椎骨连接起来,椎孔形成椎管,脊髓由椎管通过。

椎弓根的上切迹较浅,下切迹较深,分别围成椎间孔的上、下壁。椎间孔的前壁是椎体和椎间盘的后外侧,后壁是后关节的关节囊、黄韧带外侧缘,椎间孔呈上宽下窄的耳状,上、下径比前后径大。是节段性脊神经穿出椎管、以及供应椎管内血运的动、静脉管、窦椎神经出入的门户。

腰椎的横突基底部背面都有一个小突起,称为副突,棘突较宽呈垂直向后状,有50%以上偏歪。

关节突位于椎管的后外方、上关节突宽而厚斜向后外,软骨面向后内,与上位腰椎的下关节突相对组成关节,关节间隙接近矢状位,而且下关节突都被上关节所抱拢,以限制腰椎的旋转运动。上关节突后缘膨隆向外凸出的部分,为关节突乳突。副突与乳突之间有骨沟,由脊神经后内侧支通过。

腰椎椎孔形状一般为卵圆形、三角形或三叶形,$L_{3\sim5}$多为三叶形。椎孔两侧向外陷入部分称为侧隐窝,与椎间孔也连接。

腰椎骨之间由椎间盘连接。椎间盘由软骨板、纤维环、髓核组成。软骨板上、下各一,位于椎体骺环之内。纤维环分为外、中、内三层,各层由粘合样物质连接牢固。相邻纤维层交叉排列,其前、侧都较厚,后侧部较薄,外层纤维环内有游离神经末梢。髓核位于纤维环中间,在椎间盘的偏后侧。

椎间盘的主要功能是:承担和传送压力,吸收脊椎震荡,缓冲外力,维持脊柱的稳定,保持脊柱应有的弹性。髓核是椎间盘的主要部分,纤维环与软骨板有保护和固定髓核的作用。软骨板有许多微孔,是髓核的水份和代谢产物的通道,内无神经组织,可以承受压力,保护椎体。在渗透压下水分可以扩散至无血管的椎间盘内,维持髓核的含水量。髓核的含水量随年龄增长而减少。(水的含量占髓核总量的90%～70%)。在相邻椎体间的运动中,髓核具有支点作用,如同滚珠,随脊柱屈伸向后或向前移动。在压力作用下可变扁,并将压力向各个方向均匀传布。

腰椎体与椎间盘前面是后腹壁的中央部分,前纵韧带由上而下渐次增宽,附于椎体与椎间盘的前方,大动静脉位于椎体前侧,腰椎间盘侧方与腰大肌相邻,后方与后纵韧带相连。

后纵韧带自第一腰椎平面以下,开始逐渐变窄,至$L_5\sim S_1$之间,宽度只相当于原来的一半,腰椎间盘位于脊柱下段,承受压力大。下腰段又是脊柱活动量最大的部分,腰椎间盘受牵拉、挤压的机会比较多,所以比颈胸部椎间盘突出多见。

2.腰部的神经

在腰椎的蛛网膜下腔,神经根背侧支和腹侧支构成了马尾神经。与椎间孔接近水平位时,相对应的神经根背侧支和腹侧支组成脊神经。背根神经节也在此处,它发出的椎窦神经,通过椎间孔后,重返椎管,与脊神经背支的内侧分支分布在骨膜、椎间关节、韧带,并支配椎管内硬膜和硬膜外血管相应结构。

腰脊神经为混合神经,经椎间孔出椎管,分为背(后)侧支和腹(前)侧支。背侧支又分为背内侧支和背外侧支,支配脊椎后侧的韧带、肌肉和椎间关节,不仅调节脊柱正常的生理性活动,还能控制非生理性活动。后内侧支出骨纤维管后向内下方斜行,至椎板的后面转向下方跨越1～3个椎骨,分布于关节连线内侧的关节囊韧带及肌肉。腰神经后支内侧支骨纤维管位于腰椎上关节突根部的背面,在腰椎乳突与副突间的骨沟内,由外上向内下。后内侧支骨纤维管有四个壁,上壁为乳突,下壁为副突,前壁为乳突副突沟或有腱膜附着,后壁为上关节突副突韧带。$L_{1\sim3}$脊神经背外侧支(又称皮神经)构成臀上皮神经,$L_{4\sim5}$脊神经背外侧支缺失。腹侧支与骶神经腹侧支构成腰骶神经丛,主要包括股神经、闭孔神经、坐骨神经。

神经根从硬膜的前壁两侧穿出。腰4神经根从腰4椎体上缘平面处发出,不经椎间盘处而出腰4椎间孔;腰5神经根从腰4椎体下缘水平面发出,跨过$L_{4\sim5}$椎间盘处而出L_5椎间孔;S_1神经根从L_5椎弓根下缘水平发出,跨$L_5\sim S_1$椎间盘而出骶1骶孔。

坐骨神经由$L_{4\sim5}$神经根与骶$1\sim3$神经根前支组成,是人体最粗的神经。由梨状肌下孔穿出骨盆入臀部,从大腿后侧下行,在腘窝上分为胫神经和腓总神经。支配臀部深层肌肉,大腿后侧肌肉,小腿及足的全部肌肉,以及除隐神经支配区以外的小腿及足的皮肤感觉。

脊神经根的动脉分布在根鞘的外层,在神经的深部,有动脉呈螺旋状分布,静脉不伴动脉同行数量亦少。神经根还有大量动、静脉吻合支。这些交错连接可使神经根的压力上升及下降时,进行血液压力的调整以维持相对平衡。

3.活动腰椎的主要肌肉、韧带

腰部的肌肉是腰椎活动的动力结构,为保证肌肉充分发挥作用,腰背部尚有强大的筋膜,作为肌肉的起点和保护装置,是协助肌肉产生动力的结构。

腰背筋膜浅层较厚,起于腰椎、骶椎棘突、棘上韧带和髂嵴,与背阔肌、下后锯肌之起始腱膜相融合。腰背筋膜深层起于腰椎横突,把骶棘肌与腰方肌隔开。

腰背部的浅层肌有背阔肌、下后锯肌;中层有骶棘肌、横突棘肌、横突间肌、棘突间肌;深层有腰方肌、腰大肌。

腰椎在人站立位时,以骨关节承受重力,由椎体韧带维持姿势,腰椎活动,主要依靠肌肉的功能来实现。前屈动作由腹肌先收缩,背伸肌控制其活动。过屈时,后背肌则松弛。腰背伸主要由腰背中层肌的收缩实现,过伸时,由腹肌收缩协助维持位置及防止过伸,侧屈时腹壁肌、腰方肌、臀中肌收缩。腰椎转动,主要由腹内斜肌和腹外斜肌的收缩完成。臀肌与腘绳肌在腰椎运动时,也起着一定的作用。

棘突间肌位于棘间韧带两侧,相邻两个椎体棘突之间,可后伸腰椎。

骶棘肌:起于骶骨背面,腰椎棘突、髂嵴后部和胸腰筋膜,沿脊柱两侧上行,分三个部分,最内侧的是棘肌,中间部分是最长肌,最外侧一列是髂肋肌。骶棘肌在腰部比较发达,主要作用是伸脊柱,腰部受损伤,该肌痉挛起保护作用。

横突间肌,位于相邻两横突间,分内、外两束。内侧肌束起于上位横突副突,向下止于下位上关节突乳突;外侧肌束起止于相邻两横突外侧,内外束之间有脊神经后支穿出。一侧收缩使腰椎侧屈。

腰方肌:呈长方形,起于髂腰韧带,髂嵴后部内缘,斜向上内止于第12肋内侧半之下缘,脊柱两侧对称分布,一侧收缩使脊柱侧屈。

腰回旋肌:较发达,起于横突根部和关节突,向上跨越1~2个椎板后,止于棘突根部和部分椎板。

腰多裂肌:起于骶骨背面、腰椎横突,向上跨越2~4个椎骨后,止于腰椎或胸椎棘突。

腰多裂肌和腰回旋肌单侧收缩使腰椎旋转。

相邻棘突间有棘间韧带、黄韧带、棘突上连有棘上韧带。

【病因病理】

发生本病的原因不外乎内因和外因两个方面。内因是椎间盘的退行性改变,外因是外伤、劳损与寒湿侵袭等。

1.椎间盘退化 一般认为椎间盘退化从 30 岁开始,但 20 岁以后,髓核即失去光泽,胶冻样结构消失,成为软化破裂的团块,30 岁后其含水量减少,弹性减弱。纤维环开始变性,弹性减少,在压应力和剪应力的作用下,各纤维层之间胶原纤维发生断裂,由浅层向深层发展,直到髓核。随年龄增长,纤维环磨损部分产生网状变性和玻璃样变,失去韧性。软骨板也随年龄增长而变薄、钙化和不完整,并产生软骨囊性变和软骨细胞坏死。椎间盘几乎没有血液循环,依靠软骨板的渗透性进行新陈代谢,软骨板的退化使椎间盘的营养供应发生变化,椎间盘自身的修复能力较弱。腰椎负重较大,活动频繁,受到的应力广泛,加快了椎间盘的退变。

2.外伤和劳损 在弯腰状态和受压力时,腰椎间盘变形,其吸水能力减低,营养补充不上,只有压力解除后,椎间盘才恢复原形和恢复其吸水能力。所以,长期保持一种姿势或持续长时间受力,可使髓核不能正常充盈,纤维环也得不到充足的营养,容易因外力而损伤。

腰部活动主要依靠腰椎周围的肌肉,长期弯腰姿势工作,反复扭转腰椎等,使腰部肌肉急、慢性损伤。出现腰部疼痛、发板、发硬,肌肉对腰椎的保护作用明显下降,此时,若骤然扭腰、弯腰、椎间盘受力过大即被挤出。

3.寒湿侵袭 长期在寒冷、潮湿环境中工作、学习、生活。寒性收引,湿性重着,侵袭人体经脉,可阻遏经气运行。腰背部肌肉痉挛、小血管收缩,使椎间盘营养缺乏。腰椎局部力平衡失调,椎间盘持续受力而不断撕裂损伤,髓核突出。若腰椎间盘本已退变或有一定生理缺陷,复受寒湿刺激、肌肉、筋膜紧张、收缩或痉挛很容易导致腰椎间盘突出。

腰椎间盘突出后,椎间隙变窄,黄韧带肥厚,后关节半脱位或假性腰椎滑脱,使腰椎处于不稳定状态。

髓核的胶原纤维,软骨板和破裂的纤维环可能刺激或压迫腰神经根和马尾神经,亦可能激发机体的自身免疫反应,导致神经充血、水肿、炎症,产生腰腿疼痛等症状。因为腰椎下两个椎间盘所受应力大,劳损重,退变快,突出的比率较大,而且腰 5、骶 1 神经又分别跨过椎间盘从椎间孔穿出,出现症状的情况就较多。

腰椎间盘突出最多是突向椎体内形成 Schmorl 结节,其次是突向后外侧和后方。大部分对脊髓和神经根并不造成威胁。而且纤维环及髓核组织含水 70%～80%,突出后,可因失去营养,水分流失而皱缩。皱缩后的体积只相当于原体积的 1/4,所以,即使突出的初期压迫了神经根,随着水分的脱失,体积的缩小也可使压迫减轻或解除。

我们认为:腰椎间盘突出本身可能不引起症状,即使引起症状也多是压迫神经根,但压迫神经根应产生麻木而非疼痛。所以,临床上所见的主要症状应多是因腰椎间盘突出后继发的腰椎不稳——椎间隙变窄,后关节半脱位等使腰椎周围肌肉、韧带损伤,如多裂肌、横突间肌、横突间韧带损伤等诱发。这些不协调力的变化影响了神经根的血供,出现神经根水肿,因神经根内血流减慢,可使神经根组织内废物集聚,产生神经根的功能改变。腰臀部肌肉的急、慢性损伤,也使腰臀部肌肉痉挛,影响局部血运、代谢产物不能及时排出,废物或致痛物质沉积而诱发疼痛等。这也是手法治疗能迅速改善或消除症状的内在因素。

有腰腿痛症状的腰椎间盘突出症,100%有梨状肌和其他臀肌的损伤,症状明显者,梨状肌刺激症也必严重。随着病程的延长,还可波及阔筋膜张肌、阔筋膜、髂胫束、股二头肌、小腿三头肌、腓骨长肌等,出现局部的压痛。腰臀腿部的肌肉损伤在腰椎间盘突出症发病后的1～3个月后,其病理变化即主要是肌肉、韧带的挛缩、结疤及粘连,腰臀腿部肌肉的动态平衡失调,如横突间肌水肿、痉挛、挛缩等变化,刺激或压迫腰脊神经后支;上关节突副突韧带损伤增厚或骨化卡压后内侧支神经均可致顽固性腰腿痛等。这也就是慢性腰突症难以治愈的主要原因。同时,髓核突出后破裂,与神经根袖粘连于椎间孔,也出现神经根的长期牵扯刺激症状。

临床证实,除了巨大突出物进入椎管,压迫马尾神经,出现鞍区麻痹,大、小便失禁等症状者,需手术治疗外,其余"腰突症"均可用针刀配合手法和药物治疗。

【临床表现】

1.腰背疼痛　绝大多数腰椎间盘突出症患者有腰背疼痛,既有先腰痛后腿痛者,也有先腿痛而后腰痛者。患者疼痛范围较大,主要在下腰部和腰骶部。疼痛较深在,定位不准确,间歇性反复发作。多因转身或弯腰等动作而诱发,休息后好转。严重者,卧床不起,咳嗽、打喷嚏、用力大便时,使疼痛加重,腰部活动受限,多表现为不能后伸。

2.下肢放射痛　一侧下肢沿坐骨神经分布区域出现放射性疼痛,为本病的主要症状。大部分发生在腰背痛后,也可与腰背痛症状同时出现,少数患者先出现腿痛。多表现为钝痛,逐渐出现,慢慢发展。疼痛呈放射性,由臀部开始,逐渐放射至大腿后外侧,小腿外侧,至足跟、足背、足趾,影响站立和行走。患者行走时喜身体前倾,卧床时喜侧卧,呈弯腰屈髋屈膝状。既有持续性疼痛,又有突发性加重(如某种体姿、咳嗽、蹲位大便时)。腿痛重于腰痛是此病的特点。有些患者双侧下肢疼痛,有些患者双下肢交替疼痛,走路多时疼痛可加重。

3.麻木和发凉　病程久者,常有小腿后外侧、足背、足跟、足掌的麻木和发凉。少数患者有鞍区麻痹。

4.下肢肌肉无力或瘫痪　腰4～5椎间盘突出使腰5神经麻痹可出现胫前肌、腓骨长肌、腓骨短肌、伸蹬长肌麻痹或无力而使足下重,腰5骶1椎间盘突出引起的骶1神经根麻痹多出现小腿三头肌无力等症状。

巨大椎间盘突出至椎管,压迫马尾神经可出现双下肢放射痛,会阴区麻木、大小便无力,女性有假性尿失禁,男性可出现阳痿。

【诊断】

1.有扭伤或受凉史,多发生在青壮年。

2.腿痛重于腰痛,腿痛是典型的坐骨神经放射痛。不同的神经根受压出现不同的皮肤感觉麻木区,肌肉运动无力,肌肉萎缩,反射减弱或消失。

腰3、4椎间盘突出时(约占5%),腰4神经根受累。疼痛由腰背部向骶髂、臀部、大腿前外侧、小腿前侧传导,伸膝无力,主要出现小腿前内侧皮肤麻木。膝腱反射减弱或消失。

腰4、5椎间盘突出时(约占45%),腰5神经根受累,疼痛由下腰部向腰骶、髂部、臀部、大腿和小腿后外侧放射,蹬趾背伸无力,麻木部位多出现在小腿外侧部、足背皮肤和蹬趾。

腰5骶1椎间盘突出时(约占50%),骶1神经根受累,疼痛由腰部、髋部沿大腿、小腿外侧放射至足跟外侧,足跖屈踇趾屈曲无力,多出现小腿和足外侧三个足趾感觉麻木。跟腱反射减弱或消失。

3.患者行走时姿态拘谨,腰椎凸向一侧,一侧骶棘肌痉挛。病变部位棘突旁压痛,并向下肢麻窜。上述情况在腰4、5间盘突出症患者身上表现明显。腰5骶1椎间盘突出症患者,脊柱多不侧弯,棘突旁压痛也不典型,甚至根本没有压痛。病变棘突棘上韧带钝厚,上下棘突间隙不等宽,棘突歪向一侧。

4.特殊检查

(1)直腿抬高试验阳性:患者仰卧,患肢膝关节伸直,抬高时(正常主动直腿抬高可达80°～90°)不能达到正常角度,有阻力,感到疼痛沿坐骨神经放射者,为阳性。1965年Goddard和Reid在椎板切除术中,观察直腿抬高时,发现腰4神经根可移动1.5mm,腰5神经根可移动3mm,骶1神经根可移动4mm。

(2)直腿抬高加强试验阳性:患者仰卧,患肢膝关节伸直时,渐渐抬高,出现坐骨神经放射痛时,再将患肢降低至放射痛消失。此时,将患肢脚掌突然背屈,再次引发坐骨神经放射痛者为阳性。

(3)屈颈试验阳性:患者取坐位或半坐位,双下肢伸直,使坐骨神经处在一定的拉紧状态。令患者向前屈颈时,引起患侧下肢放射痛者为阳性。这是因为屈颈时,从上方牵拉了硬脊膜和脊髓,刺激受累神经根所致。

(4)仰卧挺腹试验阳性:病人仰卧位,抬臀挺腹使臀部离开床面时,患者病侧下肢出现放射性疼痛者为阳性。若挺腹时,无坐骨神经放射痛,可令患者咳嗽,或医生用手压迫病人的腹部,若出现腿部放射痛,也为阳性。

(5)神经压迫试验阳性:患者仰卧位,患侧下肢髋关节和膝关节呈90°屈曲,令患者慢慢伸直膝关节,可引起坐骨神经放射痛。然后让患者再稍屈膝关节,待坐骨神经痛消失为止,医生用手指压迫股二头肌腱内侧之腘神经,如果出现由腰向下肢的放射痛则为阳性。

5.其他检查

(1)X线检查:腰椎X线平片检查,是诊断腰椎间盘突出症的重要手段。首先可以排除骨质破坏性疾病,如结核、腰椎化脓性炎症、原发肿瘤和转移癌、强直性脊柱炎等。腰椎间盘突出时,腰椎正位片可呈侧弯,左右间隙,上下椎间隙不等宽,棘突偏歪等,也可显示正常。腰椎侧位片,可显示腰椎生理曲度变直或呈反张,除腰5骶1外,下一椎间隙比上一椎间隙窄,即腰4、5椎间隙比腰3、4椎间隙窄,显示腰4、5椎间盘突出(正常情况,除腰5骶1外,都是下一椎间隙比上一椎间隙宽)。还可见到椎间隙前后宽窄不一,椎间关节半脱位。严重者或晚期病患者,可见椎体前后缘骨质增生。必要时,可做椎管造影检查、MRI检查。

(2)CT检查:正常情况下,椎间盘后缘与椎体骨边缘平行,椎间盘突出时,椎间盘弧形的后缘局部突出,使硬膜外脂肪受压、移位,硬脊膜囊变形,侧隐窝前后径缩短等。

(3)感觉检查:用棉花绒轻擦或用针头点刺双下肢皮肤进行对比检查,可查出不同区域的皮肤感觉障碍。若足背、小腿前外侧皮肤感觉减退,可能是腰4、5椎间盘突出引起;若足底外侧、足跟皮肤感觉减退,可能是腰5骶1椎间盘突出所致。

【治疗】

1.急性腰椎间盘突出症发作较重时,以绝对卧床休息一周为宜。

2.除病变棘突旁的深压痛(多在后关节突周围)外,常在下述部位找到压痛点:腰 4～骶 1 的棘间和棘突上、臀大肌骶骨附着点、臀中肌髂骨附着点、臀小肌髂骨附着点、髂嵴上缘和后缘、坐骨结节上外缘腘绳肌附着点、股骨中段、下段髂胫束覆盖区、梨状肌体表投影区、腓骨头前下方、腓骨长肌、小腿三头肌等处多有硬结和条索及肌肉变硬。

上述压痛点用针刀松解剥离,有硬结和条索者,可纵行或横行切几刀。肌肉变硬者,以切割、松解筋膜为主。1 周松解 1 次,术后用腰椎斜扳法矫正偏歪棘突。

腰椎侧扳法:患者侧卧位,靠床的下肢伸直,上位下肢屈曲。术者在床边与患者面对站立,一肘压于患者肩前部,一肘压于臀部,两肘相对用力使患者腰扭转。当力点集中于患椎棘突部时,压于臀部的肘骤然用力,使错动关节复位,可闻关节弹响声。

同时,腰部深层小肌肉的损伤、结疤、粘连、钙化,治疗时也不可忽视,如横突间肌、多裂肌等。治疗点多在这些肌肉的起止点,即乳突、横突副突上。对横突间肌、乳突副突韧带紧张变硬压迫腰脊神经后支和后内侧支者,应行切开剥离法。针刀刺至病变部位松解时,局部有酸胀感并可向下肢传导。

3.患者下肢以麻木为主,直腿抬高受限,多应考虑神经根袖与突出的髓核粘连。针刀松解椎间孔,在病变间隙(棘突间)水平旁开 3～4cm 处定点,刀口线与人体纵轴平行,针体垂直皮肤刺入,探至骨面,即为下位椎体的横突。将针刀提至皮下,将针体向外向后各约 45°倾斜,即将针刀刀刃斜向内上方刺至上位椎体横突根部,针刀达骨面后,贴横突下缘、椎弓根下缘探至椎间孔骨边沿,小幅度提插松解,将神经根与椎间孔间的软组织粘连疏剥开,针下有松动感出针。然后,使患肢被动直腿抬高至 90°,向上推压两下以牵拉神经根,使未松开的粘连拉开。也可配合采用连续提腿按压手法治疗。

4.严重病例,中央型椎间盘突出症等,宜住院治疗。

患者俯卧治疗床上,用牵引带行腰椎持续牵引,15 分钟牵引力约在 40～120kg 之间。在牵引状态下做针刀松解术。在罹患椎间隙水平线左右旁开 1.5cm 处及上、下棘突间,选 3 个治疗点。必要时,再与相邻上、下棘突间隙各选 3 个治疗点。

(1)棘突之间的治疗点,针刀刀口线与脊柱纵轴平行,针体与皮肤垂直,刺入(约 0.5cm)达棘突间隙,将刀口线旋转 90°,垂直于棘间韧带纤维方向,切开松解。若有黄韧带肥厚,可将黄韧带切开。切开黄韧带时,若有阻力突然消失的感觉,切勿再深刺。

(2)脊柱两侧的治疗点:针刀刀口线与脊柱纵轴平行,针体倾斜 60°角,针尖斜向脊柱侧刺入达横突副突或关节突骨面,纵行疏通剥离,横行摆动。若上关节突副突韧带钙化、骨化,针达其上有硬韧感,可用针刀在关节突边缘仔细摸索切割,把变性的韧带切开松解。然后提起针刀,刀刃向外倾斜 45°(针柄向脊柱方向倾斜)、针尖达横突下缘、刀口线旋转 90°,切开剥离横突间韧带和横突间肌数刀。

(3)起针后,创可贴保护针孔。松开牵引带,患者俯卧治疗床上,令患者双膝关节屈曲 90°,第一助手立于患者两膝之间,双手握住患者双踝关节上缘。术者和第二助手立于治疗床两侧,左手四指握拳,拇指伸直,右手四指握于左手拳外,拇指腹压于左手拇指指甲上,双手拇指叠加,指腹压于患椎棘突旁压痛处。两人面对面,各自压住自己的一边。

第一助手将双小腿垂直提起,使患者髂前上棘离开床面为止。在第一助手提双小腿的同时,术者和第二助手双拇指一齐下压椎旁压痛点(两侧对称下压)。当第一助手放下小腿,患者膝部着床时,术者和第二助手也同时松开下压的拇指。

第一助手见患者膝部已着床面,术者和第二助手已松开后,再提起患者的双小腿,高度如前。术者和第二助手在第一助手提起小腿的同时,再一次用双拇指按压患椎两侧压痛点,如此连续提压 15 至 20 次。

将患者小腿放下、伸直,检查患椎两侧压痛点,无放射痛或放射痛明显减轻,即可停止整复,如放射痛无改变,可再做一遍,但一般不超过 3 遍。

连续提腿复位手法的治疗机理和力学分析如下:

提腿复位手法是以人体一部分脊柱和大腿为杠杆,术者和第二助手的双拇指为支点,形成一个倒置的杠杆。这个杠杆的一端是膝部,另一端是患椎以上三个椎体的位置,一般在腰 1 和腰 2 的位置。这样杠杆的上段是 3～4 个椎体的长度,下段是患椎以下骶部和大腿的长度。按一般的人体长度计算,下段长度相当于上段长度的五倍左右。按杠杆原理,在下段末端膝部加 1kg 的力,在 $L_{1～2}$ 椎体位置就可产生 5kg 的力。我们测量过一般年轻医生向上提腿的力约在 20kg 左右,这样上端就产生 100kg 的力。按杠杆原理,支点的受力应是两端力的总和,即 120kg(术者和第二助手向下用力,借助医生自身体重,也便于用力,一般是可以抵抗住这一杠杆力的。连续 4～5 次提腿就要休息 1～2 分钟)。

由于这样强大的支点力和椎间盘上、下的椎体对椎间盘产生的一种连续活动着的剪力,作用于椎间盘可使其还纳或改变位置。同时,这种复位法使腰椎做连续的过伸运动,可使患椎周围的软组织得到松解,错移的椎体复位。

(4)手法结束后,按脊柱外伤病人的搬运方法,送回病房。在搬送时,保持患者躯体平直。患者恢复期,应仰卧于病床,下肢可做屈伸活动,但躯干不得任意活动,更不得坐起。在床上可做翻身动作,但必须保持躯体平直,不得扭转腰部。大小便时,要保持腰部前凸位。

(5)药物治疗处方:紫丹参 10g,当归尾 10g,桂枝 15g,川芎 10g,乳香 6g,没药 6g,炮穿山甲(碎)10g,金银花 20g,红花 10g,大贝母 10g,杜仲 10g,熟地黄 24g,伸筋草 15g,菟丝子 12g,生甘草 6g,水煎服,每天 1 付,共服 15 付。

(6)康复治疗:手法治疗一个星期后,嘱患者在床上做飞燕式锻炼,每天 50～100 次。并做下肢抬举锻炼,双下肢每天各做 50～100 次。

(杜志峰)

第六节　腰背筋膜劳损

腰背筋膜劳损是引起慢性腰背痛的常见疾患之一,又称腰背筋膜炎、腰背纤维组织炎等,其病变在筋膜上,多有压痛,但病理切片上多数没有炎症变化。患者多追忆不到明显的外伤伤史,外表又看不出显著的器质性改变,只表现为疼痛不舒,而疼痛也不很剧烈,大部分患者生活可以自理,能继续工作,却又影响劳动能力的发挥。过去只采取对症处理的方法治疗,效果不理想,是临床治疗中较为棘手的病症。对顽固病患者,手术剥离粘连,扩大裂口,切除脂肪疝和静脉丛以解除对神经的压迫,可取得较好的疗效。针刀以手术的治疗原理剥离粘连,切开挛缩的筋膜,亦能取得同样的治疗效果。

【局部解剖】

腰背筋膜分为前、中、后三层,纤维组织十分丰富,并且富有弹性,对保护腰部肌肉及支撑腰椎负重有十分重要的意义。后、中两层分别包裹骶棘肌的后面(浅面)和前面(深面)。后层最厚,向上与深筋膜相续,在骶棘肌后面形成一坚韧的被膜,附于棘突和棘上韧带。其后有背阔肌和下后锯肌,也是两块肌肉部分肌纤维的起点。中层附于腰椎横突尖,向上附于第 12 肋,向下附于髂骨嵴。前层即腰方肌筋膜,最薄,覆盖于腰方肌的前面,起自腰椎横突的前面及椎体的基底。在骶棘肌外缘,前、中、后层相连形成腹横肌腱膜,作成腹横肌的起始部。

腰神经后外侧支沿横突背面向外下方斜行。$L_{1\sim3}$ 的后外侧支本干在骶棘肌表面向下走行一段较长距离后,再穿过腰背筋膜至皮下,构成臀上皮神经,分布在臀部皮下。

背腰部由胸神经后支分布,上 6 对胸神经内侧支所发出的皮支沿中线两侧穿过斜方肌至皮下,分布于背部皮肤;下 6 对胸神经的内侧支一般不发出皮支,而由胸神经的外侧支发出,穿背阔肌至皮下,分布于背下部及腰部。

神经后支与小血管并行穿出腰背筋膜时,都形成一个固有裂孔。筋膜损伤容易受到卡压而产生疼痛等症状。

【病因病理】

1.引起腰背筋膜劳损的原因很多,常见的原因有:

(1)长期从事腰用力或弯腰活动工作,长期的腰部姿势不良,以及双下肢不等长的长途行走、脊柱侧弯等不协调因素,引起筋膜慢性撕裂伤。

(2)腰部急性扭挫伤之后,没有获得及时而有效的治疗,或治疗不彻底,或反复轻微损伤,使损伤的肌肉筋膜发生粘连。

(3)平素体虚、肾气虚弱,又外感风、寒、湿邪,如夜卧当风、卧于潮冷地面休息等,外邪留滞肌肉筋膜,使肌肉筋膜拘挛、经络闭阻、气血运行障碍所致。

(4)精神因素:各种外界压力或轻微的疼痛刺激,使患者神经紧张,肌张力增高,筋膜持续绷紧,甚至肌筋膜痉挛而损伤。

(5)皮肤、肌肉感染,治愈后结疤粘连。

2.病理改变主要有以下几种情况:

(1)筋膜被撕裂:有纵裂,也有横裂,常有脂肪从裂隙中突出而形成内疝,或有神经支从此处通过而被挤压。

(2)纤维素沉着:正常筋膜本身很光滑,且层次分明,但由于渗出的纤维素沉着,就使得筋膜与筋膜、筋膜与周围组织之间发生了丝棉样的粘连,其中常有血管神经通行,由于粘连而造成各种组织间的相互挤压和牵拉。

(3)神经支的压迫——筋膜裂隙愈合形成瘢痕,压迫其中的神经支而产生症状。

(4)神经支的行径畸形或位置变异、血管怒张、肌肉痉挛、筋膜破坏、脂肪堆积等变化亦是常见的病理现象。

【临床表现】

以腰背痛为主,疼痛多为隐痛。开始为腰背酸胀不舒,软弱无力,时轻时重,经常反复发作,休息后减轻,劳累后加重,适当活动后减轻。弯腰工作困难,若勉强弯腰则腰痛加剧,常需(喜)。用双手捶腰以减轻疼痛。不能久坐,不能下蹲。少数患者有臀部及大腿后上部胀痛,兼有风寒湿邪者,腰背痛与天气变化有关,局部酸痛发沉、发凉,阴雨天加剧,重者乏力,喜暖怕凉,受凉或劳累后可加重发作,腰痛如折,活动欠利。

【诊断】

1.少数患者有急性受伤史,大多数患者有慢性劳伤史。

2.多发于中老年人,青少年少见。腰背酸痛、发僵,形似板,步行时上身少动,清晨3~4点疼痛加剧,活动后减轻。

3.触诊检查可有局限性压痛点,或检出痛性筋结或条状筋束,压之疼痛并可向周围或远端扩散。有些患者的病变部位可有皮肤增厚、提捻皮肤有橘皮样感,皮下偶尔有水肿或粘连,但局部压痛不明显。有些患者由于局部血液循环较差,触摸腰背部皮肤时感觉发凉。

4.背肌牵拉试验阳性:嘱患者俯卧,双手紧抓床头,医生双手握患者踝部,一侧一侧地牵拉下肢,腰背部出现疼痛者为阳性。

5.X线检查:有时可见脊柱生理屈度的改变,如腰椎侧弯、生理屈度变直,或有骨质增生现象。

【治疗】

腰背肌筋膜劳损疼痛范围较广,仔细检查可在疼痛区内发现一至数个敏感压痛点,而这些压痛点多为脊神经后支由筋膜穿出的部位,神经血管束受到卡压或刺激而产生症状。只要将紧张、挛缩、增厚的筋膜松开,解除对神经血管的卡压,症状即可缓解或消失。

1.患者俯卧位,选准压痛点,用0.5%普鲁卡因在压痛点注射一个皮丘,选凹刃针刀或平刃针刀,刀口线与人体纵轴平行,针体垂直于皮肤刺入,缓慢进针至浅层筋膜上,探寻被卡压的腰背皮神经,刺中时疼痛剧烈,即是病变部位。在此处切割松解筋膜,即使切断了被卡压的腰背皮神经,也没有什么不良影响,同样达到治疗效果。有筋结、筋束者一并切开。

2.病程较长,压痛不明显,但皮肤有增厚、粗糙、皱褶等变化者:可在此处用钩针刀划割增厚、挛缩、粘连的浅层筋膜。在反应部位下缘定点,将钩针刀刃立起,尖部垂直于皮肤,刺入,令钩针刀之钩刺入皮下,向右旋转针体90°,使钩针刀刃平放,针柄与皮肤约呈15°角,向前平推1cm左右,该处若有粘连或瘢痕组织可被钩针刀背钝性推开。再向左旋转针体90°,使针刀钩刃立起来,垂直于筋膜,下压针柄,将钩刀刺入浅筋膜,可闻"嘎嘣"的突破筋膜声,手下有突破感。然后上提针柄,使针体与皮肤约呈45°~60°角,针刀钩钩住腰背浅层筋膜,回拉针刀,可听到"吱"的筋膜割裂声,针刀从原孔起出。

3.横突尖部压痛,腰背中层筋劳损,与"腰三横突综合征"的治疗方法相同。疼痛较重者,可配服芬必得一周,酒醋热敷或用1%~2%的硫酸镁热敷。经常服用壮腰健肾丸以补肾气,祛寒湿。

【注意事项】

1.治疗阶段注意保暖,勿受风寒,不可继续做使腰背筋膜劳损的运动。

2.卧床休息时,应经常翻身变换体位,以保持腰背筋膜良好的血液循环。

3.治愈后应加强腰背肌功能锻炼,防止复发。

（杜志峰）

第二篇　创伤篇

第九章　创伤的急救与处理

创伤急救的目的:维持伤员的生命,避免继发性损伤,防止伤口污染。这就要求医护人员必须熟练掌握创伤急救知识与救护技能,力求做到快抢、快救、快送,尽快安全地将伤员转送至医院进行妥善地治疗。

创伤急救的原则:先抢后救,先重后轻,先急后缓,先近后远,连续监护,救治同步。

创伤救护的步骤:先止血、包扎,然后妥善地固定,并采用正确的搬运方法及时地转送。同时应维护伤员的呼吸道通畅,及时救治心跳、呼吸骤停及创伤昏迷等急危重症患者,积极防治休克等各种并发症。

一、现场急救技术

急救医学将保持呼吸道通畅、止血、包扎、固定、搬运称为现场急救的五项技术。

(一)保持呼吸道通畅

多发伤常合并异物或分泌物造成的呼吸道堵塞,可引起伤者出现窒息、青紫和呼吸困难。在现场急救中要首先查清有无呼吸道堵塞。清除堵在口腔、咽喉部的异物或分泌物,必要时行气管插管或气管切开,为进一步的救治奠定基础。

(二)止血

1.一般止血法　比较小的创伤出血,用生理盐水冲洗局部后,覆盖无菌纱布,用绷带加压包扎。

2.指压止血法

(1)头面部出血指压止血法:①颞浅动脉指压止血法:在耳前一指处压迫颞浅动脉,可减少同侧头皮和额、颞部出血。②面动脉指压止血法:在下颌骨咀嚼肌的前方,触到面动脉的搏动处,将面动脉压在下颌骨上,可止住同侧下半面部出血。③颈总动脉指压止血法:在胸锁乳突肌内侧触到颈总动脉搏动处,将颈总动脉压向后方的颈椎横突上,可止住同侧头面部出血。但该处压迫止血的时间不宜过长,而且只能压迫一侧,不能双侧同时压迫,以免引起脑部缺血。

(2)肩部出血指压止血法:在锁骨上窝向下向后触到锁骨下动脉搏动,将此动脉压在第一肋骨上,可止住同侧肩部和腋窝部出血。

(3)上肢出血指压止血法:手、前臂、上臂中下段的动脉出血,在上臂肱二头肌内侧可触到肱动脉的搏动,用拇指或四指并拢将肱动脉压在肱骨上止血。

(4)下肢出血指压止血法:足部、小腿、大腿动脉出血,在腹股沟中点偏下方可触到股动脉搏动。用双手拇指或拳将股动脉压在股骨上止血。

3.加压包扎止血法　适用于全身各部位的静脉和大多数的动脉出血。

4.填塞止血法　用无菌纱布1～2层贴于伤口,再向内填塞纱块或纱布,或直接用消毒急救包、棉垫填塞伤口,外用绷带或三角巾加压包扎,松紧以达到止血为度。待出血停止时,再更换填塞的纱块。

5.止血带止血法　当四肢大血管出血用加压包扎法无效时采用。常用的止血带有橡皮管(条)与气压止血带两种,要严格掌握使用方法和注意事项。止血带缚上时间太长将导致肢体疼痛,甚至引起肢体缺血性坏死而致残,严重者可危及伤员生命。

6.屈肢加垫止血法　在腋窝或肘窝、腹股沟和腘窝处加纱布垫或棉垫,上臂内收靠近胸壁或屈肘、屈髋、屈膝,用绷带或三角巾固定其于内收或屈曲位,即可止血。

(三)包扎

1.绷带包扎法　最普遍的一种伤口包扎法,其取材、携带和操作方便,方法容易掌握。

(1)环形包扎法:环绕肢体数圈包扎,每圈需重叠,用于胸腹和四肢等处小伤口及固定敷料。

(2)螺旋形包扎法:先环绕肢体三圈,固定始端,再斜向上环绕,后圈压住前圈的1/2～2/3。用于肢体周径变化不大的部位,如上臂和足部等。

(3)螺旋反折包扎法:先环绕肢体数圈以固定始端。再斜旋向上环绕,每圈反折一次,压住前圈的1/2～2/3。此法用于肢体周径不等的部位,如小腿和前臂等。

(4)"8"字环形包扎法:先环绕肢体远端数圈以固定始端,再跨越关节一圈向上,一圈向下,每圈在中间和前圈交叉成"8"字形,此法用于关节部位的包扎。

2.三角巾包扎法　此方法应用灵活,包扎面积大,效果好,操作快,适用于头面胸腹四肢等全身各部位。使用时要求三角巾边要固定,角要拉紧,中心舒展,敷料贴体。

3.多头带包扎法　此方法多用于头面部较小的创面和胸、腹部的包扎。操作时,先将多头带中心对准覆盖好敷料的伤口,然后将两边的各个头分别拉向对侧打结。

4.急救包包扎法　此方法多用于头胸部开放性损伤。使用时拆开急救包,将包中备有的无菌敷料和压垫对准伤口盖住,再按三角巾包扎法将带系好。

5.其他包扎法

(1)体腔脏器膨出包扎法:在急救现场若遇腹部开放性损伤,腹腔脏器膨出,不能将污染的脏器纳入腹腔内,先用无菌纱布覆盖,再用碗或口盅扣在膨出的脏器之上,或用纱布、毛巾做成环状保护圈,再用三角巾或绷带包扎,避免继续脱出、干燥或受压等,同时避免运送途中因搬运伤员使伤口暴露增加感染或继发性损伤的机会。

(2)其他:外露的骨折端等组织亦不应还纳,以免将污染物带入深层,应用消毒敷料或清洁布类进行严密的保护性包扎。在无包扎器材的急救现场,可就地取材,用衣服、帽子、毛巾和书包等物进行包扎。

(四)固定

急救处理时,将骨折的肢体妥善地固定起来,目的是防止骨折断端活动而造成新的损伤,减轻疼痛,预防休克,这对骨折的治疗有重要作用。凡是可疑骨折,均应按骨折处理。不必脱去闭合性骨折患者的衣服、鞋袜等,以免过多搬动患者,增加疼痛,若患肢肿胀剧烈,可剪下衣袖或裤管。闭合性骨折有穿破皮肤、损伤血管、神经危险时,应尽量消除显著移位,然后用夹板固定。不可在现场试行复位,因为并不具备复位所需条件。固定材料可就地取材,如选用绷带、棉垫、木夹板、树枝等。固定时应防止皮肤受压损伤,四肢固定露出指、趾尖,便于观察血运。固定完成后,应密切注意肢端血运,出现血循环不良时,应及时处理。

(五)搬运与转送

伤员经止血、包扎、固定等处理后,要将伤员尽快搬运和转送到救护站或医院进行治疗。其运送先后次序应是先转运危及生命者,然后转运开放性损伤和多发性骨折者,最后转运轻伤员。需要时应给予伤者镇痛药或抗感染药物,防治疼痛性休克和感染的发生,但颅脑损伤和未确诊的胸、腹部损伤患者不宜使用镇痛药物。

二、创伤的处理

(一)伤口

创伤常造成伤口,从伤口的部位、大小深浅、是否与骨端或内脏相通可判断创伤的轻重程度。伤口一般分为创面、创缘、创腔和创底四个部分。

(二)清创术

清创术就是清除伤口内的异物、坏死组织和细菌,使污染伤口转变成为干净伤口,缝合后使之能一期愈合。

清创术的步骤和内容如下。

1.准备　清创前须对伤员进行全面评估,如有休克,应先抢救,待休克好转后争取时间进行清创。如颅脑、胸、腹部有严重损伤,应先予处理。如四肢有开放性损伤,应注意是否同时合并骨折,进行 X 线检查协助诊断。应用止痛和术前镇痛药物。如伤口较大,污染严重,应预防性应用抗生素,在术前 1 小时,术中、术后分别用一定量的抗生素。注射破伤风抗毒素轻者用1500U,重者用 3000U。

在麻醉下进行伤口的清洗和消毒。四肢损伤可用神经阻滞麻醉或局麻,颅脑损伤、开放性气胸或多部位损伤者应用全麻。

2.清创

(1)清洗去污:分清洗皮肤和清洗伤口两步。

1)清洗皮肤:用无菌纱布覆盖伤口,再用汽油或乙醚擦去伤口周围皮肤的油污。术者按常规方法洗手、戴手套,更换覆盖伤口的纱布,用软毛刷蘸消毒皂水刷洗皮肤,并用水冲净。然后换另一只毛刷再刷洗一遍,用消毒纱布擦干皮肤。两遍刷洗共约 10 分钟。

2)清洗伤口:去掉覆盖伤口的纱布,以生理盐水冲洗伤口,用消毒镊子或小纱布球轻轻除去伤口内的污物、血凝块和异物。

(2)清理伤口:擦干皮肤,用碘酊、酒精消毒皮肤,铺盖消毒手术巾准备手术。术者重新洗手,穿手术衣,戴手套后即可清理伤口。

对浅层伤口，可将伤口周围不整皮肤缘切除 0.2～0.5cm，切面止血，消除血凝块和异物，切除失活组织和明显挫伤的创缘组织（包括皮肤和皮下组织等），并随时用无菌盐水冲洗。

对深层伤口，应彻底切除失活的筋膜和肌肉（肌肉切面不出血，或用镊子夹镊不收缩者，表示已坏死），但不应将有活力的肌肉切除，以免切除过多影响功能。为了处理较深部伤口，有时可适当扩大伤口和切开筋膜，清理伤口，直至比较清洁和显露血循环较好的组织。

如同时有粉碎骨折，应尽量保留骨折片；已与骨膜游离的小骨片则应予清除。

浅部贯通伤的出入口较接近者，可将伤道间的组织桥切开，变两个伤口为一个。如伤道过深，不应从入口处清理深部，而应从侧面切开处清理伤道。

伤口如有活动性出血，在清创前可先用止血钳钳夹，或临时结扎止血。待清理伤口时重新结扎，除去污染线头。渗血可用温盐水纱布压迫止血，或用凝血酶等局部止血剂止血。

（3）修复伤口：清创后再次用生理盐水清洗伤口。再根据污染程度、伤口大小和深度等具体情况，决定伤口是开放还是缝合，是一期还是延期缝合。未超过 12 小时的清洁伤口可一期缝合；大而深的伤口，在一期缝合时应放置引流条；污染重的或特殊部位不能彻底清创的伤口，应延期缝合，即在清创后先于伤口内放置凡士林纱布条引流，待 4～7 日后，如伤口组织红润，无感染或水肿时，再作缝合。

头、面部血运丰富，愈合力强，损伤时间虽长，只要无明显感染，仍应争取一期缝合。

缝合伤口时，不应留有死腔，张力不能太大。对重要的血管损伤应修补或吻合；对断裂的肌腱和神经于应修整缝合。显露的神经和肌腱应以皮肤覆盖；开放性关节腔损伤应彻底清洗后缝合；胸腹腔的开放性损伤应彻底清创后，放置引流管或引流条。

（三）术后处理

1.适当固定。

2.适当抬高患肢和更换敷料。

3.密切观察患肢远端血循环和神经功能。

4.正确使用抗生素。

5.术后感染的处理。

（四）内治

1.预防伤口感染　用五味消毒饮合黄连解毒汤加减，以清热解毒，化瘀通络。或适当使用抗生素，防治感染。

2.伤口瘀肿疼痛　用复元活血汤或活血止痛汤等加减，以活血化瘀，消肿止痛。

3.伤口感染　按痈和附骨疽分三期“消、托、补”。可配合使用抗生素抗感染。

4.防治休克、并发症和继发症　根据患者具体情况，辨证施治。可输液防治休克。

（刘红顺）

第十章　骨折概述

第一节　骨折定义与分类

一、定义

骨折即骨的完整性或连续性的中断,它也包括骨骺分离和骺板折断。骨折常合并周围的软组织损伤,如皮肤、肌肉、肌腱、血管、神经、韧带以及关节囊损伤等。这些损伤与骨折的治疗、修复以及功能恢复均有密切关系。骨折的成因主要包括:

1.直接暴力

骨折发生在暴力直接作用的部位。例如,车轮撞击小腿,胫腓骨骨干在被直接撞击的部位发生骨折。

2.间接暴力

暴力通过传导、杠杆或旋转作用使远处发生骨折。例如,走路滑倒时,以手掌着地,根据跌倒时上肢与地面所成之不同角度,可发生桡骨远端骨折、肱骨髁上骨折或锁骨骨折。

3.肌拉力

肌肉突然猛烈收缩,可拉断肌肉附着处的骨质。例如,在骤然跪倒时,股四头肌猛烈收缩,可发生髌骨骨折。

4.积累性劳损

长期、反复、轻微的直接或间接伤力(例如,远距离行军时)可集中在骨骼的某一点上发生骨折,如第二、三跖骨及腓骨干下 1/3 的疲劳骨折。骨折无移位,但愈合慢。

5.骨骼疾病

以上 4 种均系健康骨骼受各种不同暴力作用而断裂,称为外伤性骨折。病变骨骼(例如,骨髓炎、骨肿瘤等)遭受轻微外力即断裂时,称为病理性骨折。

二、骨折分类的原则

在完全应用这一系统时,首先必须按照 Müller 的描述清楚地了解及判读骨折的本质,因为这将决定骨折的特性并成为其分类的基础。第二步便是将骨折的根本特征以文字的方式记录下来,接下来的挑战便是如何处置该骨折及对可能的疗效作出预测。解读这一分类的关键在于对骨折的准确描述。按照创伤骨科学会(OTA)系统,每一块骨及每一区域的骨均被编号,每一长骨被分成 3 个节段。

1.分类计划

首先将每一骨骼的骨折分为 3 型,再进一步分为 3 组及其亚组。形成一个 3-3-3 的递进式等级结构。而将骨折由组进一步分为亚组的工作,通常只有在手术中对骨折的细节进行充分了解后才能建立。根据骨折形态的复杂性、治疗的难易度及预后将这些组及其亚组按照从易到难的顺序进行排列。在此分类中,任何骨折均可通过对以下问题的解答得出其所属类型:

(1)哪一块骨?

(2)骨的哪一节段?

(3)哪一型骨折? 属于哪一组?

(4)属于哪一亚组?

2.骨、节段、分型及分组

亚组代表了同一组内 3 种不同的特征。每一组骨折可以再细分为 3 个亚组,分别以编号1、2、3 表示。这样每一骨节段共有 27 个亚组,而每一块骨可分为 81 个亚组。

在其二元式概念里,依然保存现在的三阶段式结构,但在每一层次都必须在 2 个答案中作出 1 个选择。例如,当一个长骨骨折被确认为骨干骨折后,首先要回答关于其严重程度的双选题:"这是一个单纯骨折,还是多碎片式骨折?"如果骨折被确认为单纯骨折,即 A 型,下一个问题是有关损伤机制的:"骨折由螺旋引起,还是由弯曲引起?"如果由螺旋引起,该骨折被分类为A_1。双选题的另外一个好处在于如果无法对此 2 个答案作出选择,则提示影像学资料可能不够完善,需要提供更多信息。

3.骨折诊断编码

在此系统中,按照解剖部位及形态学特征对骨折作出诊断。通过回答以上提出的问题,使用一种五元字母数字编码描述骨折:■■－口口.口。此五元编码由代表解剖部位的首 2 位数字(骨及骨节段)、其后代表骨折类型的字母及最后代表骨折形态学特征的 2 位数字组成。使用此系统时,首先应清楚了解各个字母及数字所代表的意义。各个骨的数字代号已被制定并可在图中查到。需要特别注意的是桡骨和尺骨、胫骨和腓骨分别被作为一个长骨处理。

(1)骨的节段:一个长骨通常可被分为 1 个骨干部,2 个骨骺部和 2 个干骺部。长骨中段与端段的分界由以下方法决定:以骨骺部最宽的部分为边长画一个正方形,其范围内为端段,范围外为中段。

在此分类中,干骺部与骨骺部被作为一个节段,因为干骺部骨折的形态学特征会影响关节骨折的治疗和预后。

在此,需要特别提出骨折中心这一重要概念。按照这一概念,即使当一个无移位的骨裂贯穿关节时,也有可能根据其中心所在将其分类为中段(骨干部)骨折。在决定骨折的解剖部位前,必须先确定其骨折中心。

(2)骨折中心:单纯骨折的中心很容易确定。楔形骨折的中心是指楔形最宽处。而一个复杂骨折的中心通常只有在复位后才可判断。

当列出所有骨折后,便可以对其进行编码。虽然骨折的类型及分组均很易确定,但是对亚组的判定则多在复位后才可作出。

（3）长骨：骨折的解剖部位由2个数字代表，1个代表骨，另1个代表骨节段。

1）骨：尺桡骨与胫腓骨一样被看作一个骨干，因此全身共有4处长管状骨。1＝肱骨；2＝桡尺骨；3＝股骨；4＝胫腓骨。

2）骨折类型：在骨近段（—1）或远段（—3），所有骨折都可分为A、B及C 3型。

3）组、亚组、限定及修改：不管哪一个骨的节段发生骨折，当它被确定为A、B及C型后，均可通过回答双选题来将其分组（1，2，3）。需要时，这些组又可细分为亚组（.1，.2，.3）。在特别复杂的情况下，这些亚组还可细分下去，称为限定。

（4）软组织损伤的分类：在对开放性或闭合性骨折进行分类时，有许多不同的变数，包括皮肤损伤（IC，IO）、肌肉及韧带损伤（MT）及神经血管损伤（NV）。

（5）脊柱损伤的分类：与AO Müller对长骨的分类相同，脊柱损伤也依其严重性及解剖位置按等级划分。

骨折的严重程度由A型到C型渐增，同样的方式也适用于组及组以下亚组分类中。脊柱损伤的分级首先由其稳定性决定，同时尽可能地考虑其预后。

对脊柱骨折进行分类应充分照顾到不同的脊柱水平所具有解剖特性的差异。脊柱（编号5）主要分为4个节段，除骶骨作为一个整体外，其他的锥体各自构成1个亚节段。通常依照放射学所见的典型损伤特征将之进行分型。对不同分型的主要损伤机制可大致叙述如下：

①A型：压力负荷，引起压缩性或爆裂性骨折。

②B型：张力负荷，引起横向牵拉性损伤。

③C型：轴向扭力，引起旋转性损伤。

因为在下部颈椎（51.03到51.05），由张力负荷引起损伤远较轴向扭力严重，所以张力负荷引起的损伤被归为C型，而轴向扭力则被归类为B型。

（6）骨盆环损伤的分类：骨盆损伤的分类是在M.E.Müller等人所提议的通用AO分类命名法，及M.Tile等人提议的分类命名法的基础上作出适当调整而制定的。此分类同样分为骨（6），节段（1，2），分型（A，B，C）及分组（1，2，3）。此分类还可依照专科医师或临床研究的特殊需要，进一步分为3个亚组（.1，.2，.3）及其限定。

骨盆环损伤可按解剖部位分为前部损伤、后部损伤及前后部联合损伤。

骨盆前部或前支损伤可表现为：

①耻骨联合分离。

②单侧或双侧耻骨支骨折，可能伴有耻骨联合分离。

③腹直肌起点撕脱。

④复合损伤。

骨盆后部或后支损伤可以为单侧或双侧，它可能包括：

①髂骨：髂骨骨折通常由坐骨大切迹延伸至髂嵴，但也可延伸至髋臼的后柱部分。

②骶髂关节：骶髂关节损伤可以是单纯关节脱位，但更常见的是伴有部分骶骨或髂骨骨折。

③骶骨：骶骨骨折可以是垂直骨折，或骶臀线以下的横向骨折。垂直骨折在骨盆环骨折时常见，横向骨折则为真正的脊柱损伤。

判断骨盆环损伤稳定性的最重要因素是后部结构有无移位。所有骨盆环损伤,可根据其后部骨或韧带损伤的程度分为稳定、旋转不稳定,但垂直稳定或旋转及垂直均不稳定。任何使骶臀线连续性中断的损伤均表示骨盆后部有复合移位。

(7)髋臼损伤的分类:我们对髋臼骨折及其分类的了解主要来自于 Judet 及 Letournel 的工作。在日常处理髋臼骨折时,Letournel 所提倡的分类得到了广泛的应用。

解剖上,髋臼损伤一方面可被分为部分关节或全关节骨折,另一方面又可分为单柱或双柱(前柱及后柱)骨折及横向骨折。

(8)足部骨折的分类:AO 足及踝部专业组建立足部骨折的分类的工作已接近完成。

(黄炳刚)

第二节 骨折的愈合

一、骨折的愈合

骨折愈合的过程就是"瘀去、新生、骨合"的过程,整个过程是持续的和渐进的,一般可分为血肿机化期、原始骨痂期和骨痂改造期。

(一)血肿机化期

骨折后,因骨折本身及邻近软组织的血管断裂出血,在骨折部形成了血肿,血肿于伤后6~8小时即开始凝结。骨折断端因损伤及血循环中断,逐渐发生坏死,约有数毫米长。断端及邻近组织细胞发生坏死,在骨折区很快引起一个急性炎症反应,血管扩张充血,血浆渗出,导致局部急性水肿,同时急性炎性细胞、多形核白细胞和巨噬细胞向骨折处迁移。急性炎症反应时间大约在 1 周左右。继之,血肿逐渐机化,肉芽组织再演变成纤维结缔组织,使骨折断端初步连接在一起,这就叫纤维性骨痂,约在骨折后 2~3 周内完成。在这一时期若发现骨折对线对位不良,尚可用手法再次整复、调整外固定或牵引方向加以矫正。此期应内服活血祛瘀药物,以加强骨折断端局部血液循环,并清除血凝块以及代谢中分解产物。

(二)原始骨痂期

骨折后 24 小时内,骨折断端处的外骨膜开始增生、肥厚,外骨膜的内层即生化层,成骨细胞增生,产生骨化组织,形成新骨,称骨膜内骨化。新骨的不断增多,紧贴在骨皮质的表面,填充在骨折断端之间,呈斜坡样,称外骨痂。在外骨痂形成的同时,骨折断端髓腔内的骨膜也以同样的方式产生新骨,充填在骨折断端的髓腔内,称内骨痂。充塞在骨折断端之间由血肿机化而形成的纤维结缔组织,大部分转变为软骨,软骨细胞经过增生、变性钙化而骨化,称软骨内骨化。这种位于骨折断端间的骨痂,称桥梁骨痂。内外骨痂与桥梁骨痂的形成速度并不一致,往往在骨折处呈一个梯度的变化,即在骨折中心含有血肿,血肿周围是松软的纤维软骨,软骨岛周围是塑形较好的软骨,在软骨外层是新生骨。这样,力学性能最差的位于中心,力学性能最好、塑形能力最强的位于外周。由此可见,外骨痂生长最快,作用也最大;桥梁骨痂生长缓慢,作用也较弱,所以在骨折治疗中要注意保护骨膜和防止较大的血肿。当内外骨痂与桥梁骨痂自骨折两端向骨折线生长,彼此会合后,又经过不断钙化,其强度足以抵抗肌肉的收缩、成角、剪力和旋转力时,则骨折已达到临床愈合,一般约需 4～8 周。此时,骨折处无压痛,沿患肢纵轴叩击时亦无疼痛,自动或被动活动患肢时,骨折处也无异常活动,如 X 线照片显示骨折线模糊,周围有连续性骨痂,则可解除外固定,加强患肢的活动锻炼。但若此时发现骨折对位对线不良,则手法整复已相当困难,调整外固定亦难以改善。这一时期内服药物以接骨续筋为主,佐以活血化瘀。

(三)骨痂改造期

骨折部的原始骨痂进一步改造,成骨细胞增加,新生骨小梁也逐渐增加,且逐渐排列规则和致密,而骨折端无菌坏死部分经过血管和成骨细胞、破骨细胞的侵入,进行坏死骨的清除和形成新骨的爬行替代过程,骨折部位形成了骨性连接,一般需要 8～12 周才能完成。此期内服药物应以补肝肾、养气血、壮筋骨为主。

随着肢体的活动和负重,在应力轴线上的骨痂,不断地得到加强和改造;在应力轴线以外的骨痂,逐渐被清除;使原始骨痂逐渐被改造成永久骨痂,后者具有正常的骨结构。骨髓腔亦再沟通,恢复骨之原形。成人其所需时间一般为 2～4 年,儿童则在 2 年以内。

二、骨折的临床愈合标准和骨性愈合标准

掌握骨折的临床愈合和骨性愈合标准,有利于确定外固定的时间、练功计划和辨证用药。

(一)骨折的临床愈合标准

1.局部无压痛,无纵轴叩击痛。

2.局部无异常活动。

3.X 线照片显示骨折线模糊.有连续性骨痂通过骨折线。

4.功能测定:在解除外固定情况下,上肢能平举重量 1kg 达 1 分钟,下肢能连续徒手步行 3 分钟,并不少于 30 步。

5.连续观察 2 周骨折处不变形,则观察的第一天即为临床愈合日期。2、4 两项的测定必须慎重,以不发生变形或再骨折为原则。

(二)骨折的骨性愈合标准

1.具备临床愈合标准的条件。

2.X 线照片显示骨小梁通过骨折线。

三、影响骨折愈合的因素

认识影响骨折愈合的因素,以便利用对愈合有利的因素和避免对愈合不利的因素。

(一)全身因素

1.年龄　骨折愈合速度与年龄关系密切。小儿组织再生和塑形能力强,骨折愈合速度较快。老人骨质疏松,机能衰减,骨折愈合速度缓慢。如股骨干骨折的临床愈合时间,小儿需要 1 个月,成人往往需要 3 个月左右,老年人则需更长的时间。

2.健康情况　身体总是动员体内一切力量来促进骨折愈合的。身体强壮,气血旺盛,对骨折愈合有利;反之,慢性消耗性疾病,气血虚弱,如糖尿病、重度营养不良、钙代谢障碍、骨软化症、恶性肿瘤或骨折后有严重并发症者,则骨折愈合迟缓。

(二)局部因素

1.断面的接触　断面接触大则愈合较易,断面接触小则愈合较难,故整复后对位良好者愈合快,对位不良者愈合慢,螺旋形、斜形骨折往往也较横断骨折愈合快。若有肌肉、肌腱、筋膜等软组织嵌入骨折断端间,或因过度牵引、内固定不恰当而造成断端分离,则妨碍骨折断面的接触,愈合就更困难。

2.断端的血供　组织的再生,需要足够的血液供给。血供良好的松质骨部骨折愈合较快,而血供不良的部位骨折则愈合速度缓慢,甚至发生迟缓愈合、不愈合。例如,胫骨干下 1/3 的血供主要依靠由上 1/3 进入髓腔的营养血管,故下 1/3 部骨折后,远端血供较差,愈合迟缓;股骨头的血供主要来自关节囊和圆韧带的血管,故头下部骨折后,血供较差,愈合迟缓,甚则发生不愈合。腕舟骨的营养血管由掌侧结节处和背侧中央部进入,腰部骨折后,近段的血供就较差,愈合迟缓。

3.损伤的程度　有大块骨缺损的骨折、严重的粉碎性骨折、一骨数段骨折或软组织损伤严重、断端形成巨大血肿者,骨折的愈合速度缓慢。骨痂的形成,主要来自外骨膜和内骨膜,故骨膜的完整性对骨折愈合有较大的影响。骨膜损伤严重者,愈合也较困难。

4.感染　感染可引起局部长期充血、脱钙,使骨化过程难以进行,感染未有效控制,骨折难以愈合。如果感染停止,骨折是可以愈合的。

5.骨疾病　某些骨病和骨肿瘤造成的病理骨折,在其原发病未处理好前,骨折愈合较困难。如果原发病处理好,骨折可以愈合。但恶性肿瘤患者,往往预后不良。

6.固定　恰当的固定可以维持骨折整复后的位置,防止软组织再受伤和血肿再扩大,保证骨折愈合过程顺利进行。而固定不足,如固定范围过小、固定强度过弱、固定时间过短等,可增加骨折断端的剪力或旋转力,干扰骨痂生长,或破坏愈合中的骨痂,使骨折迟缓愈合或不愈合。反之,固定太过,使局部血运缓慢、骨代谢减退、骨质疏松、肌肉萎缩,对骨折愈合也不利。

7.运动　在有效固定保证骨折不再发生移位的条件下,进行肢体恰当练功活动,能加速骨折局部血液循环,增加骨折断端的垂直压应力,从而促进骨折愈合;而不恰当的运动,如超过固定强度的活动,与创伤机制一致的活动,以及某些骨折应禁止的活动等,都对骨折愈合不利,甚至发生迟缓愈合或不愈合。

8.药物　骨折三期辨证,早期活血化瘀,消肿止痛;中期接骨续筋和营生新;后期补肝肾,养气血,强壮筋骨。通过正确的内外用药,能增加骨折局部的血液循环,促进血肿的吸收和机化,加速骨折愈合过程。误治则影响骨折的愈合。

（孔祥锋）

第三节 骨折急救与治疗原则

一、骨折急救

骨折急救之前,对伤情判断是一个重要环节,首先应对全身伤情进行判断。多数情况下,骨折局部的疼痛较其他组织器官损伤引起的疼痛更明显,这是对多发伤引起漏诊的主要原因。了解受伤机制有助于对伤情的判断。现代生活中车祸伤、高空坠落伤、建筑物坍塌挤压伤等高能量损伤日益增多,骨折往往为复合伤的一部分。骨折常伴的内脏损伤在腹部常合并肝、脾破裂、肠破裂、肠系膜损伤等;胸腔闭合性损伤常合并肺挫伤、血气胸等;颅脑损伤也较为常见;骨折也可引起局部损伤,如脊柱骨折损伤脊髓、骨盆骨折损伤尿道、肱骨骨折损伤桡神经等。因此,在事故现场实施急救之前,用较短的时间进行全面的查体十分必要。

骨折急救原则是抢救生命、保护患肢、妥善转运。

1.抢救生命

就骨折本身而言一般只引起疼痛及肢体功能障碍等,能造成生命威胁的一般多是由于高能量损伤引起的多发伤或骨折合并伤。多发性骨折患者的累计失血量往往较大,尤其是骨盆粉碎性骨折,可能会引起失血性休克,多发性肋骨骨折可能造成严重的血气胸,颈椎骨折所致的高位截瘫引起呼吸肌麻痹,骨折刺伤大血管引起急性大量出血等。抢救时首先使患者脱离肇事现场,以免进一步损伤。对于严重挤压伤者,不能仅凭神志及生命体征的暂时稳定而判定危险系数,而应在尽短的时间内送往医院。通过对患者一般情况的观察,包括神志、面色的改变以及生命体征的测量,可作出休克的初步诊断。对创伤性、失血性休克者有条件时可以立即进行输液、输血,无条件时,尽快转送至附近医院抢救。对颈椎损伤伴有呼吸困难者应保护好颈椎。对颅脑损伤伴有昏迷者,转送途中应注意保持其呼吸道通畅。

2.对伤口的处理

(1)包扎:对开放性骨折的小量出血伤口,一般可通过加压包扎止血。对骨折端外露且污染严重者包扎时勿将骨折外露端纳入伤口内,以免同时将细菌带入,造成深部感染。

(2)止血带的使用:当四肢开放性骨折刺破较大血管,一般加压包扎难以止血时,应使用止血带。可使用气囊止血带,也可用橡皮带,应急时甚至可用衣服条。操作时应注意捆绑部位,上肢应放在上臂根部,下肢应放在大腿根部,若放在肘关节或膝关节及以下均为不正确,因为该处骨间动脉及胫后动脉供血难以阻断,而静脉回流被阻断,反而使伤口出血增加。

3.固定制动

骨折固定的目的是制动,制动可以减少骨折端对周围组织的进一步损伤,减少疼痛以及便于搬动。凡确诊为骨折或疑有骨折者均须制动固定。急救时不必脱去衣裤,肿胀明显或有开放伤口者应剪开衣裤,再行固定。有明显畸形的四肢长骨骨折及关节脱位者,可以先行纵向牵引,使之大体复位后再行固定。

固定材料要求坚硬,宁长勿短,可用夹板、专用固定材料,也可就地取材,如木棍、木板、树枝等,战伤时也可用枪支做固定。四肢骨折固定应包括上、下关节,颈椎骨折用颈围或用沙袋垫于颈部两边,避免颈部转动,胸腰椎骨折用担架或宽木板(或门板)等。

在无任何固定材料情况下,也可利用正常肢体,骨折下肢可与健侧下肢捆绑在一起,骨折上肢可贴胸固定。

4.妥善转运

伤员经过初步处理,在病情相对稳定的情况下,应尽快转运至附近的医院做进一步处理。在搬动过程中应注意正确的搬动姿势。颈椎骨折者应将头颈、胸部保持同一水平,勿将头自然下垂。胸腰椎骨折,应由 3 人在同一边,将躯体保持水平,切忌一人搬上,一人搬下,中间悬空。四肢骨折者应保持伸直位。

5.院内急救

院内急救作为院前救治的延续,也是挽救生命、减少伤残的重要环节。院内早期救治的原则是应保持呼吸道通畅,有效止血,积极抗休克,全面检查其他部位损伤,以抢救生命为主。抗休克以输血补液和止血为主,保持水、电解质平衡。严重创伤的预后,不仅取决于创伤的严重程度,亦与院前抢救、复苏效果、抗感染措施的成效、手术时机与方式的选择和后续治疗是否恰当有关。对院内创伤的急救应积极治疗致命的合并伤,如有肝、脾等内脏破裂,应尽快剖腹探查,除患者因颅内血肿发生脑疝外,剖腹探查术常先于开颅术。对于骨折或骨折的合并伤患者,只要病情允许,宜进行急诊手术处理,以利于伤员稳定病情,减少并发症,提高治愈率和降低病死率。因此,创伤后院前现场急救和院内急救处理,在降低病死率、减少伤残方面均具有重要的意义。

二、骨折治疗基本原则

骨折治疗基本原则:骨折复位、骨折固定(包括外固定、内固定)等。

(一)骨折复位

1.骨折复位的意义

(1)维持良好的骨折端对合,有利于骨愈合。

(2)避免外观上的畸形发生,如短缩、成角、旋转等。

(3)关节内的解剖对位,减少创伤性关节炎的发生。

(4)维持正常的肌张力,有利于功能康复。

(5)减少骨折对周围组织器官的压迫,如脊柱骨折压迫脊髓、肋骨骨折压迫肺组织等。

(6)有利于改善骨折端的微循环。

2.复位的要求

(1)解剖复位:解剖复位是最理想的复位结果,指骨折复位后达到骨骼正常形态或近似正常形态。欲达到解剖复位,往往要付出一定代价。反复的手法复位,可能会加重骨折周围的软组织损伤,破坏骨折愈合所需的生理环境,因此对于解剖复位的要求不可强求,另外反复透视也会给医务人员带来伤害。对于一些复位要求较高的骨折,手法复位困难或不能奏效时往往需要切开软组织,在直视下方可达解剖复位。

各个部位的骨折及骨骼的不同部位对复位的要求亦不同,关节内骨折应努力达到解剖复位。

(2)功能复位:功能复位是指骨折达到一定的复位要求,各种移位达到基本矫正,骨折愈合后能够恢复良好的肢体功能的复位结果。当解剖复位难以实现或因为追求解剖复位而要付出更大的代价,甚至严重影响功能康复时,应考虑功能复位。

功能复位在成年及儿童之间,上、下肢之间以及骨骼的不同部位要求不尽相同。如儿童股骨干骨折,在没有旋转及成角畸形的情况下允许重叠 1~2cm,上肢骨折允许的成角及短缩可以大于下肢骨折,长骨干骨折的复位不如骨端骨折复位要求高。就成人长骨干骨折而言,允许存在的复位偏差(功能复位的要求)概括如下:

1)短缩:2cm 以内,上肢可略多。

2)移位:侧方移位小于 1/2,前后方向移位应更小。

3)成角:<10°,上肢及股骨向外前方可略多。

4)旋转:10°以内,上肢可略多。

5)分离:<3mm。

3.复位方法

(1)手法复位:手法复位的时机越早,复位成功率越高,应争取在骨折部位未发生肿胀以前进行,若骨折超过 2 周,骨折端已有软骨痂形成,则复位较困难。

手法复位基本要点:

1)远端对近端,少数特殊情况下也可近端对远端。

2)勿用暴力,争取做到稳、准、轻、巧。

3)避免反复多次复位。

4)按一定程序进行:手法复位往往一种手法难以奏效,常使用综合手法,一般程序为先矫正短缩,然后矫正旋转,再矫正侧方移位,最后矫正成角。

5)矫枉过正:是手法复位时应用过度复位来对抗骨折再移位倾向。一般情况下由于软组织绞链作用的缘故,即使过度复位也不致于造成反向成角。

(2)基本手法:

1)复位前准备:用手触摸骨折端,对骨折移位情况大致了解,心中构建出一立体移位状态,再决定手法的程序。

2)对抗牵引:这是最基本的手法,其目的是克服肌肉抵抗力、纠正短缩、重叠移位,由于骨折端往往不规则,因此应过牵引少许,中医称之为"欲合先离"。牵引时应注意由轻到重,持续用力,勿用冲击或暴力。

3)反折手法:主要针对重叠较多、对抗牵引难以奏效的横断性骨折。反折手法一般使用巧力,是一种省力的方法,先加大成角,使骨折端顶端,再通过反折利用软组织绞链作用,使其复位。对于青枝骨折或单纯成角畸形,只用折顶手法即可。

4)端压手法:这是一种对抗牵引手法的后续手法,短缩矫正后,用拇指按压骨折端,使其就位,一般用于较整齐的横断骨折。

5)分骨手法:主要用于尺桡骨双骨折的骨折端相对靠拢时使用,通过该手法使骨间膜张开,分骨后应使用分骨垫。

6)回旋挤压手法:主要用于短斜形"背靠背"移位。

7)挤捏手法:主要用于爆裂骨折向两侧分离,如跟骨骨折。

8)间接屈伸:主要用于近关节的成角移位骨折,如股骨髁上骨折。

（二）骨折外固定

1.夹板固定

夹板固定治疗骨折是一种古老而行之有效的方法,由于其具有操作简单、可调性强、对机体创伤小、可早期功能锻炼、取材容易(可用木板、树皮、金属板和高分子材料等)、价格低廉等优点,因而能延用至今,在我国仍是一种治疗四肢骨折的常用手段。

（1）夹板固定的原则:

1)适用于长管状骨较稳定的骨折。

2)可作为四肢骨折内固定或牵引术的一种辅助固定方法。

3)不适应于软组织损伤严重或肿胀明显部位的骨折。

4)使用夹板应按肢体形状预先塑型。

5)配合压垫作用能更好地稳定骨折端。

6)捆扎的松紧度要适中、均匀。

7)固定后要密切观察松紧度,及时调整。

8)早期功能锻炼:一般情况下采用非超关节固定,故可早期进行关节活动是小夹板的一大优点。

9)定时复查 X 线,因夹板是通过皮肤、肌肉等间接进行力传导,故稳定性稍差,易发生再移位。

10)若为骨折手术前的临时制动、止痛,一般无需准确复位,应采用超关节固定。

（2）小夹板固定的步骤:

1)骨折的整复:在实施小夹板之前进行骨折复位,选择合适的手法,将移位的骨折端沿着与移位方向相反的途径倒退回原位,骨折即可得到整复。一般应按远端对近端的基本原则,特殊情况下也可酌情采用近端对远端方法,整复时间越早越好,麻醉可采用局部血肿或肢体神经阻滞麻醉,必要时配合 X 线调整以达到满意的位置。

2)保护皮肤:一助手在牵引下维持复位,在伤肢皮外包1～2层棉纸或套以纱套,以免压坏皮肤。将预先做好的压垫准确地放置在肢体适当的部位,用胶布固定。

3)安放夹板:选用小夹板的型号要合适,根据不同部位进行塑型,按各部位的要求放置前后内外侧的夹板,由助手扶托固定。

4)捆扎布带:一般用 4 根,先扎中段的,然后再扎两端的,松紧度以能上下移动各 1cm 为准。

布带捆扎完毕后应检查伤肢末端的血循环及感觉情况,如一般情况良好,再行 X 线检查骨折端对位情况。

2.石膏固定

石膏固定与夹板固定一样均为皮肤外固定,依靠间接力传导发挥作用,对骨折端的稳定作用较差,只适用于相对稳定的骨折。其操作较简单、价廉,是骨科医师必须掌握的治疗骨折的方法。

(1)与夹板固定的区别在于:

1)夹板使用前塑型,石膏为操作过程中塑型更符合肢体形状。

2)很少使用压垫。

3)不如夹板调整方便,石膏内使用棉垫,抗挤压性能好过夹板,需调整机会相对少。

4)石膏一般需超关节固定,除依靠局部挤压固定作用以外,还借助制动作用以增强骨折端的稳定性。

5)石膏的使用范围广,除四肢骨折外,还运用于颈、胸、腰椎、关节骨折。

6)可使关节固定在各种需要的位置。

7)石膏不可以重复使用。

8)石膏可采用开窗的方法应用于有创面的骨折。

(2)石膏的种类及操作时注意事项:

1)石膏种类包括石膏托及石膏管型。石膏托分为单托及前后托,制作较简单、轻便,制动性稍差,但便于调整,适用于四肢较稳定的骨折或辅助固定。石膏管型制作往往需要2人以上合作完成,石膏一旦凝固,容积固定,不易调整,故不适应于骨折早期治疗,一般待肿胀消退后使用。石膏管型应用范围较广,除四肢石膏管型外,还有石膏颈围、石膏背心、髋人字石膏、肩人字石膏、蛙式石膏等。

2)石膏制作时应注意层数适当,及时塑形,局部勿打褶,凝固前勿折断,手足远端外露,便于观察肢体血循环,松紧适度。

3)注意肢体位置摆放,一般情况下放在功能位。

4)若需开窗应在石膏半凝固状态时进行。

3.牵引术

牵引既是一种复位手段,也是一种固定制动的治疗方法。

牵引术在创伤骨科的治疗中应用较广泛。它是一种操作简单、创伤小、便于开展的治疗方法,是利用持续的牵引力使肌肉的抵抗力减弱,使骨折或脱位缓慢复位并得到维持。

牵引术的不足之处在于患者须长时间卧床,对老年人来说易引起压疮、深静脉血栓、坠积性肺炎、尿路感染等并发症。关节长期不能做屈伸活动,易引起关节僵硬及肌肉萎缩。另一不足之处在于只能施予纵向牵引力,缺少端压力,因而对重叠骨折难以达到解剖对位。

(1)牵引术的适应证:由于外固定架的广泛应用及内固定的方法及器械的不断改进,牵引术因患者须长期卧床,故用于骨折的治疗渐少,但仍有一些情况下较实用:

1)儿童四肢骨折。

2)严重粉碎性骨折,手法复位及切开复位困难者。

3)近关节的不稳定性骨折,如股骨粗隆间骨折、胫骨下端粉碎性骨折。

4)肌肉丰富部位的骨折,手法及外固定困难者。

5)污染严重的开放性骨折,既不适应内固定,也不适应夹板、石膏等。

6)短缩明显或肌力较大部位的骨折行手术前的准备,以便于术中复位。

(2)牵引方法:

1)皮牵引:是利用胶布贴于伤肢皮肤上或用泡沫塑料布包压于伤肢皮肤上,并予绷带包扎增加摩擦,力量是直接作用在皮肤上,以牵开紧张的肌肉,再利用肌肉在骨骼上的附着点,使牵引力传递到骨骼上,通过牵引与反牵引力对肢体的拉伸,使骨折、脱位获得复位和维持复位。

皮牵引的牵引力较小,适用于小儿股骨骨折、肱骨不稳定性骨折或肱骨骨折在外展架上的牵引治疗及成人下肢骨折的辅助牵引等。要求接触的皮肤无损伤及炎症。

皮牵引的设备较简单,传统的胶布皮牵引包括胶布、绷带、扩张板、牵引绳、滑轮、牵引支架、重锤等,现在亦有现成的牵引套,若牵引力大应将床脚垫高。

皮牵引时注意事项:

1)适用于小儿及年老患者,皮肤必须完好。

2)牵引前需刮除汗毛,并用肥皂洗净,以便增加黏附力。

3)牵引重量一般在 5kg 以下,不宜过大,否则易损伤皮肤引起水泡,影响继续牵引。

4)骨突部位(如:内外踝部等)及主要浅表神经行走处应做局部的衬垫。

5)牵引时间一般为 2～3 周,并要定时检查伤肢长度及牵引部皮肤情况,及时调整重量和体位。

2)骨牵引:是用克氏针或斯氏针穿过骨骼特殊部位,通过牵拉克氏针或斯氏针沿肢体进行纵向牵引。因牵引力较大,往往需要一个反向力量做对抗,如下肢牵引可利用头低脚高位用身体重量做对抗,并应经常检查(如体边透视或摄片)有无过牵引,随时调整牵引重量,另外应注意针孔护理,预防针孔感染。

常用的四肢骨牵引术

(1)股骨髁上牵引:

适用于:股骨上段骨折、股骨粗隆间骨折、股骨颈骨折、骨盆骨折伴骨盆环变形以及髋关节脱位(尤其是中央型脱位)。

穿刺点:进针点先在髌骨上方 1cm 处的水平线与股骨内髁最高点的纵线交叉点,也可直接选择股骨内髁最高点稍上方(有骨质疏松的老年人应更高)。

方法:患肢放于布朗架或托马架或骨科牵引床上,足摆放在中立位。消毒后局麻,进针前应将皮肤稍向上牵拉少许。在进针点切一约 0.3cm 长小口,斯氏针与大腿纵轴垂直,水平击入或用手摇钻钻入,穿过对侧骨皮质后,再局麻后穿出对侧皮肤,注意针两侧外露部分应等长,针两头用胶布包裹或用小瓶套入。牵引重量应根据年龄、肌力大小及骨折部位及骨折类型来决定,一般为体重的 1/7 左右,若牵引力要求过大,应将床尾抬高。

(2)胫骨结节牵引:

适用于:股骨中、下段骨折以及股骨髁上牵引的全部适应证。与股骨髁上牵引比较,牵引力稍小,不适用于过大重量牵引,由于不穿过关节囊,因而对膝关节功能影响小,引起膝关节僵硬的机会少。

穿针方法:准备工作同股骨髁上牵引。

进针点：在胫骨结节下方 1cm 划一条水平线，与腓骨小头前缘划一条纵线的交叉点。方法与股骨髁上牵引方法相似，由外向内，避免损伤腓总神经。牵引重量一般为体重的 1/8 左右。

（3）跟骨牵引：

适用于：胫骨平台骨折、胫骨下端骨折、股骨髁上骨折、胫腓骨开放性骨折、胫腓骨不稳定性骨折，尤其是严重粉碎性骨折等。

穿针点：内踝下端至跟骨内侧后下缘顶点连线的中点。

穿刺方向：由内向外穿针，避免损伤胫后动脉。

牵引重量：4～6kg。注意不宜过重，避免过度牵引，应定时复查，维持重量 2～3kg。

（4）跖骨牵引：

适用于：跖跗关节脱位手法复位困难或复位后不稳定者及楔骨、舟状骨压缩性骨折。

穿刺方法：根据需要，选择穿刺固定 1～4 跖骨或 2～4 跖骨，穿针方向可由内向外，也可由外向内，但要注意勿伤及跖趾关节。

该牵引力向上，而向下的对抗牵引力可利用小腿超踝管形石膏，也可用跟骨牵引做对抗。

牵引重量：2～3kg 或更大，复位后维持重量 1～2kg。

（5）尺骨鹰嘴牵引：

适用于：肱骨颈部骨折、肱骨干及肱骨髁间、髁上粉碎性骨折复位困难或难以固定者及陈旧性肘关节脱位。

穿针点：尺骨鹰嘴下方 3cm 处向尺骨嵴两侧旁开 2cm。

穿刺方向：由内向外，避免损伤尺神经。

牵引体位：患者仰卧，前臂放于布带上，肘屈曲 90°向上提起牵引弓，使上臂垂直于床面，用 2 根牵引带，1 根牵引骨牵引弓，1 根牵引布带，前臂放于水平位。

（6）指骨牵引：

适用于：掌骨及近节指骨不稳定性骨折。

穿针点：位于末节指骨基底部。

牵引装置：可用特制的指骨牵引架或超腕前臂石膏管形，再用较硬的钢丝弯成"U"形，插于石膏内，用橡皮筋连接穿刺针到牵引装置远端。

（7）颅骨牵引：

适用于：颈椎骨折或颈椎骨折伴有颈椎脱位。

定位：两侧乳突连成一冠状线，再将鼻尖与枕骨粗隆连成一矢状线，两线交叉点即为中点，张开颅骨牵引弓，在冠状线上，向两侧对称的点即为牵引点，一般为中点旁开 8～12cm 处，但要注意，距离过小牵引弓容易脱落。另一种定位方法定点为两侧耳尖与头顶作连线，与冠状线的两个交点为牵引点。

方法：患者剃去头发，取仰卧位，颈两侧垫沙袋固定，用甲紫（龙胆紫）定位。消毒后于定位点局麻，切约 0.3cm 长小口，达颅骨表面，用带限深器的钻头，垂直于颅骨板钻通颅骨外板，安放牵引弓，拧紧并缩小牵引弓两针之间距离，然后用手大力试牵引（为避免术后牵引弓脱落），针孔用无菌敷料覆盖，系绳绕过床头滑轮。

牵引重量：一般为 6～8kg，必要时也可用至 10kg 以上，复位后改维持牵引 2～3kg。

几种特殊牵引

(1)垂直悬吊皮牵引：

适用于：3 岁以下儿童的股骨骨折。

方法：用胶布条固定于双侧小腿及膝部，患儿平仰卧位，双侧髋关节屈曲 90°。双下肢垂直向上，利用躯体做对抗牵引力。牵引力以臀部离床面少许即可。

(2)枕颌牵引：

适用于：较轻度的颈椎骨折、颈椎间盘突出症等。

根据患者牵引时的体位，分为水平牵引与垂直牵引 2 种。

牵引重量：水平牵引 3～4kg，垂直牵引 6kg 以上，根据病情及患者头部重量而定。

(3)骨盆兜悬吊牵引：

适用于：骨盆骨折向两侧分离及耻骨联合分离。

方法：用骨盆兜兜住骨盆，两端用木棍相连。通过木棍用绳索上提，通过牵引器或牵引架牵引。

牵引重量：以臀部离开床面少许为宜。

4.外固定架固定

骨外固定架（也称骨外固定器）固定术是一种介于内固定与外固定之间的特殊固定方法，它以经皮方式将钢针或螺纹钉固定于骨骼，再将支架在皮外连接于固定针，形成一稳定的框架结构，其稳定性取决于组成支架的材料的钢度、韧度以及各连接部分的稳定程度。

骨外固定器历史悠久，种类繁多。19 世纪末即开始将简单的外固定架用于临床，当时是用单根骨针固定，直到 20 世纪 50 年代，外固定架有了多种改良后，在临床上取得了一定疗效。1954 年，瑞士人 Hoffmann 总结了 10 多年的外固定架的使用经验并发表了一系列文章，在欧美地区得到了一定范围的推广。同时期苏联人 Ilizarov 研制了全环式外固定器，此后的 20 年时间里，在外固定器的结构上及材料上有了迅速发展。到 20 世纪 70 年代，得到骨科界普遍认可，广泛应用于骨折治疗、肢体延长、关节融合、畸形矫正等。在我国，李起鸿在 Ilizarov 支架基础上，研制出半环槽式外固定架（1982），使得操作简单许多。1989 年，夏和桃研制了组合式外固定支架。1984 年，意大利人 Bastiani 研制了单边式支架，使操作更为方便。20 世纪 90 年代初，于仲嘉在 Bastiani 支架的基础上改进了结构，型号多样化，达 20 多个型号，应用于身体各个部位，如四肢、骨盆骨折及长骨多段骨折，取得了良好的效果。

(1)外固定架的构造：外固定支架的基本结构包括固定针、固定针夹块、连接杆。根据基本结构的构型不同，组合成各种外固定器。固定针是骨骼与外固定支架之间连接成一稳定框架结构的中间结构，外固定器的弹性固定也是通过固定针来实现的。

固定针的力学部分有 3 处：①钉-骨界面：要求固定牢固，固定针体要求一定的强度和韧度，以达到牢固固定与弹性固定的目的。②钉尾与夹块之间抓持：要强有力，达到三维稳定，避免微动，各型外固定器的固定针不同，有克氏针、斯氏针、螺纹钉等。③连接杆：是外固定器的主体部分，其力学性能决定了外固定器的整体稳定性，制作连接杆的材料有铝材、钢材，还有可透 X 线的塑料、高分子合成材料等，连接杆的压缩—延长功能可以通过移动固定夹来实现，也可由套筒式连接杆或螺纹杆的上下移动来完成。

外固定支架的固定方式包括单边单平面、双边单平面、多边多平面及随意针固定。

（2）外固定支架的优点：

1）手术创伤小，即使闭合复位困难需要切开复位，也只需切小口。

2）骨折断端干扰小，无须剥离骨膜，对骨折端附近肌肉等组织损伤也小，有利于骨愈合。

3）操作方便，缩短手术时间。

4）骨折端可以施加压力，且加压可连续进行，有利于骨愈合。

5）可以施以撑开力，以维持骨的长度及外形。

（3）适应证：

1）四肢开放性骨折、粉碎性骨折。

2）断肢再植的骨折固定。

3）伴有骨缺损的骨折，需要维持肢体长度的。

4）陈旧性骨折，或伴有骨不连、延迟愈合者。

5）伴有感染的骨折。

6）病理性骨折。

7）全身情况差，不能承受较大手术者。

8）多发骨折，多部位需要固定者。

9）伴有多发伤复合伤的骨折，须简单处理。

10）患者不愿意接受二次手术的骨折。

（4）缺点及并发症：

1）针孔感染及针孔渗液。

2）生活不方便，尤其在冬季穿衣服时。

3）恐惧心理。

4）支架露在皮外影响美观。

5）影响关节活动，尤其在股骨骨折时应用钢针限制了肌肉收缩及阔筋膜的滑动。

6）固定针松动及滑移。

（5）外固定架基本操作：各型外固定架的结构不同其操作有所不同，但其基本步骤为复位、穿钉、安装连接杆。若为闭合复位，往往需在安装连接杆后透视下复查或调整。

（6）外固定器的理想要求：目前，各型外固定器各有优缺点，既有合理的一面，也有需要改进的部分；一个理想的外固定器应具有几个方面优点：

1）操作简便：穿针要求随意性强，支架安装及拆卸简单。

2）钉骨界面要求牢固固定，不易松动，螺纹钉为旋入式，钉骨界面固定牢。

3）钉与夹板之间牢固固定，避免微动。

4）钉间距大，钉组间距小，其稳定性能好。

5）固定针的钢度强、生物性能好，具有一定的韧性，满足弹性固定要求。

6）连接杆轻巧、坚固，能透 X 线。

7）压缩与牵开功能于一体。

8)连接杆靠近肢体。

临床常见的外固定支架

骨外固定器经过几十年的发展,其种类繁多,结构各异,各有优缺点,具有代表性的外固定器有 Hoffmann 外固定器、Ilizarov 全环式外固定器、李起鸿半环槽式外固定器、钩槽式外固定器、AO 外固定器、组合式外固定器、Bastiani 骨外固定器等。

1.半环槽式支架

(1)特点:为多针多边多平面式,穿针可选择任意合适部位,多针在不同平面穿过肢体两侧,因其固定针细小,故对肢体损伤小。连接杆为螺纹杆,半环型弓环可在螺纹杆上做纵向长距离移动,固定针夹块为栓式,可做任意转动,其稳定性能依靠多针在多平面的均衡的延长及加压力来实现。因其固定针为细小的骨圆针,故弹性固定性能好,多维稳定,固定牢靠。但安装及拆卸操作复杂,结构庞大,生活不便。较适合于骨延长术、关节融合术及各种四肢骨折。

(2)基本构造:

1)固定针为 2～2.5mm 克氏针。

2)弓环为约占周长 4/5 环状,分大、中、小号,一组往往需 2～3 个同一型号弓环,其上有供固定夹随意移动及安放连接杆的槽。

3)固定夹为嵌槽栓子。

4)连接杆由 3 根螺纹杆组成。

5)螺母、旋转时在螺纹杆上下移动,起加压和延长作用,两螺母相对靠近挤压固定弓环。

6)侧方加压器用于大骨块的复位固定或侧方移位、成角畸形的复位固定。

(3)操作方法:

1)复位:手法复位或切开复位。

2)穿针:常规选择 3 个平面穿针,在同一平面由 2 枚克氏针呈 25°～45°交叉穿针,与骨干垂直,穿过肢体两侧皮肤。若需增加固定强度,可增加固定。

3)安放侧方加压器:对斜形、螺旋形骨折及有大骨块时可加用侧方加压器固定。

4)固定:将固定针固定于弓环上,再安放 3 根螺纹连接杆,旋转螺母,将弓环夹紧,根据需要延长或加压。

2.组合式外固定器

(1)特点:通过各种部件的组合,可组成各种构型,如单边单平面、双边单平面、三角式、方框式、半环式等,以适应各种骨骼的固定。该支架灵活、通用、穿针随意性强、操作容易,适用于各种骨折、骨缺损、骨不连及骨延长手术。

(2)基本构造:

1)固定针有 3 种,即用于全针固定的斯氏针、用于半针固定的 Schanz 针和加压用的加压针。固定夹为四槽式,在固定杆上可上下移动及转动,可夹持来自任意方向的固定针。

2)连接杆为圆柱形,有单纯固定和伸缩固定 2 种。

3)弓环用于安装固定夹。

4)矫形垫片有平垫和斜坡垫 2 种,用于横向固定针及斜向固定针的固定。

5)万向接头起固定连接杆与弓环的作用。

6)连接杆固定夹可同时固定 2 根平行的固定杆。

（3）操作方法：

1)复位：手法复位切开复位均可,但股骨干骨折一般以切开复位为主。

2)穿针：对股骨一般选用斯氏针全针固定,对胫骨及上肢可选用 Schanz 针半针固定,对较大的骨块或侧方移位做加压针固定。穿针尽量在同一平面,但针间不要求平行或垂直于骨干。针间距不宜过小,一般不少于 4cm,距骨折断端及关节面不少于 2cm。Schanz 针及加压固定针应先钻孔,斯氏针可直接钻过肢体两侧。

3)固定：先安装固定夹,再安装连接杆及弓环,对有大骨块及侧方移位者最后安放加压固定针。

3.Bastiani 骨外固定器

（1）特点：Bastiani 骨外固定器为单边半针固定。该外固定器引进我国后,经过改进,目前已拥有多种型号,包括微型用于掌指骨骨折,三关节型用于多段骨折,超关节型用于关节内骨折或近关节骨折,以及骨盆支架、髋部支架等。在我国目前已普遍应用于临床,临床上又称为"单侧多功能外固定支架"。

（2）基本构造：

1)固定针为半螺纹,前端带螺纹,尖端稍细,拧入两侧骨皮质,其抗拔力强,钉-骨界面固定牢。螺纹钉有粗纹和细纹 2 种,粗纹用于松质骨,细纹用于皮质骨。

2)固定针夹块宽大,有 5 个钉槽,一般选用 2 个钉槽,距离越大稳定性越好,钉槽与钉接触面广,夹持螺纹钉有力、稳固。

3)万向球头关节是该外固定器主要特色,可做 360°的旋转及 60°的摆头,因此允许穿钉时有一定的偏差。

4)连接杆粗壮有力,套筒式连接可拉长及缩短以完成牵伸及加压作用。

5)结构简单且均为半边式固定,因此对患者功能锻炼影响较小,尤其使患者下地行走方便。

（3）不足之处：

1)钉间距短,钉组间距过大,远离骨折端,因此稳定性稍差。

2)穿钉须在模具下进行,不能随意穿钉。

3)对骨折端的加压及延伸为偏心性,受力不均匀,加压时可致骨折端移位。

4)连接杆中部的套筒式伸缩装置距离偏小,常出现伸缩空间不足。必须严格设计穿针点。

5)固定钉较粗大,钉孔反应及感染机会多。

（4）操作方法：

1)复位：手法复位或切开复位,复位后临时固定。

2)穿钉：根据不同骨骼的不同部位,选择不同型号的外固定器及相应的模具。在模具指引下,于骨折两端适当位置选择进钉点,一般位于骨折断端与骨端之中点为宜。于第一进钉点处切开一 0.5～1cm 的小切口,用直钳分离软组织,直达骨皮质,第一根钉可用模具,也可不用模具,但应垂直于骨皮质,将外套管连同管蕊定位器插入切口,顶住骨皮质,取出管蕊定位器,放入内套管,用低压电钻钻孔,钻过对侧骨皮质,勿过深,以免伤及对侧软组织,拧入螺纹钉,应过对侧骨皮质少许。其余 3 根螺纹钉应在模具指引下用同样方法钻孔拧入螺纹钉。在使用模具时应将模具的长度调整好,注意保留加压(或延伸)的距离。一般情况下拧入 4 枚螺纹钉,对不稳定性骨折也可拧入 5~6 枚螺纹钉。

3)固定:缝合钉孔皮肤后,安放外固定器,先拧紧夹块,放松万向关节及压缩延长装置,进一步复位满意后,锁紧万向关节,安装压缩延长器,适当加压或延长,锁紧连接杆上的压缩延长套筒。

(三)骨折内固定

1.内固定原则

(1)AO 理论:由于 X 线的发现和消毒无菌技术的发展,20 世纪 50 年代以前金属内固定物就已用于治疗各种骨折,并取得一定疗效,但同时也出现了如骨不连、再骨折、内固定变形折断、感染等并发症。尽管在许多国家都已开展了内固定手术,却缺乏系统的理论体系及治疗原则。50 年代后期,AO 学派总结了既往的内固定经验并提出了骨折内固定治疗的一系列理论,70 年代成立了 AO 组织。由瑞士 Robert Schneider 教授发起,多位外科及骨科医师组成,以骨折内固定为主要研究目的的研究小组成立,命名为 Association for Osteosynthesis,德文 Arbeit für Osteosynthese(简称 AO),在英语国家称其为 The Association for the Study of Internal Fixation(简称 ASIF)。AO 对骨折的分类、诊断、治疗以及内固定材料的设计及操作技术进行了一整套系统的阐述,在世界各地延用至今。

AO 理论中关于内固定的治疗原则:

1)解剖对位:是一种理想的复位结果,对于所有关节内骨折后的功能康复具有重要意义,对于骨干及干骺端骨折恢复其长度、纠正旋转、维持轴线有着十分重要的意义,同时增加固定后的稳定性,为早期活动提供条件。

2)坚强固定:坚强的内固定使骨折端达到"绝对的稳定",实现骨折一期愈合(指没有外骨痂情况下的愈合,外骨痂的出现被认为是不稳定的间接证据)。坚强的固定为早期功能锻炼提供了条件。

3)立即活动:指早期无痛下的活动。早期活动可避免"骨折病"的发生,如:肌肉萎缩、关节功能障碍、骨质疏松等。

4)无创操作:并非绝对无创伤,是指手术操作时对骨折端附近软组织的破坏尽量少,包括皮肤、肌肉、骨膜等。

AO 原则的核心是解剖复位后通过骨折端的加压固定,消除微动,使骨折端达到绝对稳定,即无骨痂状态的一期愈合,从而实现无痛状态下的立即活动。AO 技术经历 40 多年的发展,逐步成熟,已形成了一整套理论,在世界各地得到普及并取得了较好的疗效,尤其是无辅助支具下的早期活动,使关节功能恢复较快,避免了废用性肌萎缩的发生。AO 于 1969 年设计了动力加压接骨板(DCP),该接骨板的螺钉孔呈偏心斜坡状,钻空时选在螺钉孔内远离骨折一端,当拧入螺钉时钉头从钢板表面斜滑向骨表面过程中,使骨折断端间产生轴向挤压力,即动力加压固定,这也是 AO 最早的杰作。

实际上,AO 理论的无创操作与解剖复位坚强固定两者难以得兼,为达到解剖复位及固定的要求,往往必须切开较多的软组织,甚至进行大范围的骨膜剥离,势必造成骨折端的血供严重破坏。在近些年来的临床实践中,AO 坚强固定的弊病不断出现,由于应力遮挡造成的钢板下骨质疏松、骨痂生长迟缓甚至出现骨不连,在去除钢板后发生再骨折的情况常常发生,因此不得不延长取钢板时间。有人做过 AO 钢板固定后骨折端的生物力学研究,发现经加压钢板固定后骨折端的骨小梁排列顺序紊乱。

(2)BO 理论:针对 AO 理论过分强调生物力学固定而带来的诸多弊端,如骨质疏松、延迟愈合、取出内固定后的再骨折等(称为"骨折病"),在 20 世纪 90 年代,AO 派学者经过反思后,相继提出由生物力学固定向生物学固定的转变,真正意义上重视 AO 理论中的微创操作及骨折端生理环境的保护,最大限度地保护血供。BO 理论实际上是将 AO 理论的核心转移。BO概念包括:

1)不过分强调解剖复位。

2)远离骨折端进行复位,减少对骨折端生理环境的破坏。

3)使用低弹性模量的内固定材料。

4)内固定的有限接触。

Palmar(1999)指出:"骨折的治疗必须着重于寻求骨折稳固和软组织完整之间的一种平衡,特别是对于严重粉碎性骨折,过分追求解剖学重建,其结果往往是既不能获得足以传导载荷的固定,而且使原已损伤的组织的血运遭到进一步的破坏"。这一论点基本上反映了 BO 概念的核心。

BO 概念具体体现在复位方法及内固定物的改良上。BO 理论下的复位是在尽量减少软组织损伤的前提下进行的,且内固定物对骨折周围生理环境影响降到最小,统称为微创系统,缩写为 LISS。间接复位的基本要求是做常规切口进入骨折部位后,不剥离骨膜,远离骨折端使用器械进行复位,或是利用钢板的挤压作用实现,即将钢板预弯成形,将钢板与骨折的一端固定后,通过钢板与骨折的另一端贴附和挤压,使骨折复位。这一方法适用于胫骨干的短斜形骨折,若复位仍困难,可以用带尖的复位钳或克氏针撬拨来协助复位。间接复位方法可以有效地保留碎骨片与骨膜及软组织之间的附着,对于重度粉碎性骨折的复位,是通过软组织绞链作用得以复位,无须追求解剖复位。

实际上,无论是 AO 理论中的直观下的解剖复位,还是 BO 概念下的远离骨折端的不强求解剖复位,均带有片面性和极端化。若能在直观下采用最小的损伤,避免破坏骨折端的生理环境下达到解剖复位或近解剖复位,才是附合临床实际要求的处理态度,毕竟骨折解剖复位是获得骨折复位后稳定的重要因素。另外应根据不同部位骨折的特点,采用灵活的复位方法及复位要求。总之,复位固定的最终目的是为了获得早期骨愈合及达到良好的功能康复。

BO 概念下的内固定方法包括各种微创钢板、不扩髓的髓内针技术及有限内固定等。

(3)加压固定原则:加压指两个面之间相互挤压。按部位分为骨折断端间加压和骨折块间加压。按时间分为静力加压、动力加压和静动结合加压。

1)骨折端间加压:又称为轴向加压,可以减小或消灭骨折断端间隙,同时使断端之间产生挤压力。动力加压钢板是通过特殊设计的钢板螺钉孔来实现。预弯后的钢板在拧完全部螺钉后也可产生骨折断端偏心挤压作用,但是弯度不宜过大,以防螺钉拔出,同时要注意预弯后钢板的螺钉安放顺序,先拧入中间两孔并加压。交锁髓内钉在完成远端锁钉后回抽时可产生轴向加压作用等。斜型骨折的螺钉加压:长骨干横形或＞60°的短斜形骨折,特别是骨折面呈锯齿状时,一般可以通过轴向加压可以达到良好的固定。若骨折面倾斜度＜40°,轴向加压时由于剪切力的缘故可能会造成移位。此时可通过拉力螺钉,垂直于骨折面固定。

2)骨折块间加压:在完成轴向加压时,往往骨折块也同时加压,对于游离的骨折块可以通过拉力螺钉实现,也可以用普通螺钉通过扩大钉尾侧骨皮质孔,使其失去螺纹作用来实现加压,从而达到骨折块间加压的目的。

3)静力加压:也称一次性加压,其压力一旦形成往往不会改变,如加压接骨板、拉力螺钉、螺栓等。

4)动力加压:也称连续加压,其连续的压力来自于内固定物本身,如预弯后的钢板、形状记忆合金等,也可以来源于肌肉收缩或负重产生的轴向压力,如动力加压交锁髓内钉或普通交锁髓内钉解锁后,梅花钉等术后的负重行走。张力带固定也是将分离力转变成加压动力。

5)静动结合加压:骨折固定的早期,因需要牢固的坚强固定而采用静力性固定,随着时间的推移,骨折端有了一定的稳定程度,再将静力性固定转化为动力性固定。如股骨不稳定性固定,采用静力性交锁髓内钉,6～8周后骨折端软骨痂形成,取出一端锁钉,改静力固定为动力固定,采用单侧多功能外固定器的早期锁定压缩延长装置,1～2月后解除锁定,变静力固定为动力固定。

(4)支持原则:由于长骨的干骺端由大量的松质骨及较薄的皮质骨组成,对抗压力的能力较弱,易受到压力及剪力性变形造成皮质骨粉碎,致压缩性改变。如果在对侧(张力侧)安放加压钢板,由于压力侧已粉碎,不能承受来自加压钢板带来的压应力,也就是缺乏支撑力,这时应考虑使用能够克服压力作用的支撑钢板。另一方面由于长骨干骺端粉碎性骨折造成短缩倾向.应采用支持钢板,如桡骨远端、胫骨上端或下端粉碎性骨折。支撑钢板设计有1或2个卵圆形支撑孔,孔的形状与加压钢板的加压孔相同,只是在钻孔的部位选在卵圆孔的近骨折端,当拧入螺钉时,钉头在孔的斜坡上滑移产生支撑作用。安装螺钉时,先安放不带支撑孔一侧的螺钉,再安放支撑孔螺钉及其余螺钉。由于干骺端骨表面形状不规则,安放前应塑形。

(5)有限内固定原则:任何一种内固定各有优缺点。无论钢板或交锁髓内钉,虽然可以取得坚强固定的效果,但对骨折局部的生理干扰总是难免;再者,坚强固定带来的应力遮挡,如骨质疏松、骨折延迟愈合、骨不连等时有发生。

如果用较少的内固定物及简单的微创操作技术能使骨折固定后达到有效的稳定,并在较短的时间内达到骨愈合,并且不影响关节的功能康复,这种内固定称之为"有限内固定"。

有限内固定是相对的,针对"内固定过度"而言,如:单纯的斜形胫骨骨折,用1～2枚螺钉固定或钢丝捆绑,由于腓骨的功能完整,因此简单内固定完全可以达到稳定的效果,无须采用坚强的钢板或髓内钉固定。如何掌握"有限"的尺度,要根据骨折的部位、骨折类型、复位后的稳定程度、骨折的生长速度以及医师的经验而决定。

1)有限内固定适应证:

①稳定性骨折或复位后稳定的骨折,如单根腓骨骨折。

②非负重部位的骨折,如肋骨骨折、髂骨翼骨折。

③儿童骨折,因其愈合快,无须长时间依赖内固定支撑。

④老年、体弱者不能耐受复杂内固定手术者。

⑤多发骨折或重度复合伤,须同时手术者。

⑥因其他疾病须长期卧床且不能做早期功能锻炼者,如合并脊柱骨折须长时间卧床的下肢骨折者。

2)有限内固定的优点:

①操作简单、省时,尤其对多发性骨折合并全身情况较差时,更显优势。

②损伤小,可以采用闭合复位或小切口,不剥离骨膜,对骨生长环境干扰少。

③取内固定容易,甚至无须住院。

④价格低廉,减轻患者经济负担。

3)有限内固定术的应用前提:虽然有限内固定术有许多优点,但不能盲目追求,以免发生内固定松动及再骨折。

4)有限内固定常用的内植物:钢丝、螺钉、克氏针(或斯氏针)、螺栓等。

5)有限内固定结合外固定:针对不稳定的四肢粉碎性骨折、螺旋形骨折、斜形骨折等,单独使用外固定(夹板、石膏、外固定器等),只能起到远近骨折段的相对稳定,即使操作中复位满意,但由于骨折断端不稳定以及来自四肢长骨两端强大的机械应力而造成骨折端复位失败。而选择复杂的内固定,骨折端的不稳虽然得以解决,但随之带来的骨折端生理环境的破坏,易造成骨延迟愈合或骨不连等。将两者的优点有机地结合,即采用有限的内固定使骨折断端满意地复位固定,保持骨折处的结构完整的同时,再辅以长节段的外固定以减少骨折端的剪力和折弯力,既达到了复位固定牢固,又保护了骨折生长的生理环境。在辅助外固定器材中,外固定器优于夹板和石膏。外固定器固定既确切可靠,又不需超关节固定,可做早期关节功能锻炼。这种方法最适合于长骨干粉碎性骨折。

(6)张力带原则:当骨骼承受应力作用时,就会产生相应的变形。偏心位承重的骨骼都承受弯曲应力。弯曲应力包括压力与张力,一般来说凸侧产生张力,凹侧产生压力。张力使骨折的移位表现为分离。一般情况下骨骼的破坏(骨折)总是先从张力侧开始,最后波及压力侧。实验证明,骨骼抗受压能力较强,抗拉伸能力较弱。因此在选择内固定时,应考虑到对抗张力,使张力减少抵消,或使张力变为压力的原则,即内固定的张力带原则。

临床常见的张力带固定:

1)股骨干骨折:将加压钢板放置在凸侧(前外侧)。

2)髌骨骨折:使用克氏针固定后,用钢丝绕过克氏针两端,放于髌骨前面(张力侧)。

3)肩锁关节脱位或锁骨外端分离性骨折:将钢丝置于上方。

4)尺骨鹰嘴骨折:纵向穿针后,钢丝绕过鹰嘴后方。

5)撕脱性骨折:如内踝骨折分离、肱骨大结节撕脱、股骨大粗隆撕脱、肱骨内上髁撕脱性骨折等,均可采用张力带固定。

2.内固定手术时机选择

就骨折本身而言,手术时机越早疗效越好,可以减少疼痛,缩短住院治疗时间;再者骨折早期解剖清晰,机化组织尚未形成,复位效果好。如果骨折合并其他脏器损伤,如胸、腹腔脏器损伤,泌尿系损伤,颅脑损伤,失血性休克等,骨折的手术必须延期。因此,关于骨折的手术时机,应综合考虑急诊手术和限期手术。

（1）急诊手术：

1）开放性骨折：在全身情况允许下应立即手术,原则上不宜超过 8h。污染较轻者,可适当延长。

2）伴有血管损伤：指大血管损伤须行血管重建者。

3）脊柱骨折并脊髓严重受压,出现不全截瘫者,应急诊手术。但脊髓损伤致完全性截瘫,是否需急诊手术意见不一。

4）四肢骨折合并骨筋膜室综合征者,应尽早行减压同时完成内固定。

5）关节脱位合并骨折,手法复位失败者,需尽早切开复位。

（2）限期手术：

1）合并其他脏器损伤、失血性休克等,须等全身情况好转后尽快手术。

2）局部软组织损伤严重,出现水疱,应待肿胀消退,软组织情况好转后手术,一般在伤后 5～7d 进行为宜。过早手术易造成术后感染,且术中出血较多。

3）软组织挫裂伤合并不同程度的污染,宜先清创缝合,待伤口愈合无感染时进行手术。

4）手法复位后再移位或手法复位后不稳定者,一般要求 7d 以内复查,便于手术。

5）合并周围神经损伤,如肱骨骨折合并桡神经损伤、股骨骨折合并坐骨神经损伤等宜尽早手术。

6）多发性骨折,全身情况允许者,应早期手术,便于护理。

3.内固定方法

根据不同骨骼的不同部位,选择内固定的方法及材料亦不同,四肢长骨干骨折一般采用髓内钉及钢板内固定,骨端骨折一般采用与骨骼形状相吻合的钢板固定,不规则骨一般选用随意塑形的重建钢板固定,撕脱性骨折可单独使用拉力螺钉,也可使用钢丝张力带,长斜形骨折可采用有限的钢丝捆绑或皮质骨螺钉,髋部骨折可根据骨折部位的高低而采用髋拉力螺钉、钉板（如滑动鹅头钉等）固定等。总之,内固定方法的选择并非一成不变,除依据不同骨骼不同部位外,还要考虑到骨折的类别、稳定程度、年龄以及医师的习惯和对内固定器材掌握情况来决定。

常用内固定材料

1.螺钉

（1）全纹螺钉：该螺钉一般与钢板同时使用,少数情况下也可单独用于皮质骨的简单固定,一般不用于松质骨固定。该螺钉螺纹较浅,无自攻性能,在拧入前常需要攻丝,螺钉尾槽有一字、十字及内六角形,而内六角形尾槽使用方便,旋入力强,目前常用。钻孔时宜选直径较螺钉直径小 0.3～1mm,也就是螺钉去螺纹后直径的钻头。

（2）半螺纹螺钉：也称拉力螺钉或松质骨螺钉,一般用于松质骨的固定,也可用于需要起拉力合拢作用的皮质骨。该螺钉体部无螺纹且较细,头部带螺纹,螺纹较普通螺钉深,把持力强,在拧入螺钉时.螺钉头部前进,不断将远端拉向近端,而近端无螺纹骨皮质不移动。该螺钉型号较多,一般较粗。使用时一般也需要攻丝。

（3）自攻螺钉：该螺钉在钉头部纵向开一攻丝槽，槽的边缘螺纹中断，锐利，使用时不用攻丝，使用方便，可省时。但在进钉时因其强大的自攻挤压作用，往往引起螺钉附近骨块的移位，故一般较少用于粉碎性骨折的碎骨片及骨折端处。

（4）可吸收螺钉：由一种非金属高分子材料制成，有生物降解性能，但其刚度、强度较低，一般用于骨端骨折、关节内骨折及受力较小部位的骨折。其优点为无须二次手术。

（5）空心加压螺钉：实际上是一种特殊的拉力螺钉，其中间为空心，贯穿螺钉全长，可通过一枚适当粗细的克氏针。该克氏针作为导针用，主要用于螺钉安放空间较小的骨折或需要准确安放螺钉的骨折，如股骨颈骨折、胫骨平台高位骨折、股骨髁间骨折等。

2.螺栓

螺栓是将螺杆的前端加一螺帽，固定于骨皮质外。在旋转时，螺帽和螺栓尾部的钉头之间的距离缩小时使骨折得以加压。螺栓可以被看成一种特殊的加压螺钉，因其从骨皮质的两侧相对加压，与依靠松质骨的把持力的拉力螺钉相比，螺栓的拉力更大。螺栓主要用于需要强大合拢力的骨端的劈裂骨折，尤其是合并骨质疏松的老年人骨折。

在使用螺栓时，配以宽大的垫片会加大螺栓的拉力，同时可避免螺帽及钉头嵌入骨皮质内而失去拉力作用。

3.接骨板

（1）自动加压钢板与支撑钢板：以上两种钢板的主要特点均在于钢板孔结构的设计上，其钢板孔呈卵圆形斜坡状，在卵圆孔的一边偏心钻孔后，当螺钉拧入时，从孔的斜坡高处滑向低处时，螺钉连同骨皮质纵向位移。若向骨折端方向纵向位移，则为加压；若反向位移，则为支撑。动力加压接骨板（简称DCP）是指在使用加压钢板钻孔时，选在钢板卵圆孔的远离骨折端的一边；在使用支撑钢板时，钻孔选在靠近骨折端的一边。加压钢板与支撑钢板为AO的早期代表性接骨板。

（2）有限接触钢板：由于普通接骨板与骨皮质表面广泛而紧密地接触，使骨膜受到挤压，造成骨膜血供破坏，甚至钢板下软组织坏死；再者钢板下缺少骨痂生长空间，因此当拆除钢板后，骨痂少或无骨痂，易造成再骨折。有限接触钢板是在加压钢板的基础上，将钢板的骨接触面进行处理、改进，使之成为非平面接触，如葫芦状、点状、波纹状、桥式接触等，大大减少了钢板与骨表面的接触。

1）AO有限接触钢板：是AO最早推出的有限接触钢板，也是目前普遍使用的一种。与骨接触部分为钢板孔周围及板孔之间中线狭窄部分，其接触面如葫芦状，其安放螺钉的操作同普通加压钢板。

2）点接触钢板：将钢板的骨接触面设计成均匀排列的点状，每一个点呈微型锥状，在施以加压时，若骨表面不甚平整，其点尖部分可深入骨皮质少许，使钢板与骨表面受力趋于均衡。点接触钢板进一步减少了钢板与骨表面的接触。

3）桥式接骨板：主要用于严重粉碎性骨折。该钢板的中间部分（主要在粉碎区段）呈弯弧形，该部分不与骨表面接触，也不需要钢板孔，在钢板两端分别以3枚或以上螺钉固定。

该钢板固定的坚强程度较其他加压钢板稍差，一般在特殊情况下使用。

（3）微创内固定系统钢板（LISS 钢板）：是一种 BO 概念下的内固定钢板。

1）结构：钢板孔带有螺纹，螺钉头亦带有与钢板孔相匹配的螺纹，钉板之间可以锁定，呈稳定状态。该钢板可被看做为一内支架结构，故钢板与骨之间无须紧密接触，因此可避免术中因拧紧螺钉而造成骨折端复位丢失，同时也避免了钢板挤压骨膜而造成骨愈合困难及骨表面软组织挤压坏死，引起感染。

2）微创操作：手法复位，必要时可采用撬拨，不强求解剖复位。于远离骨折端处切开 3cm 左右的切口，切开深筋膜，不切开骨膜，用骨膜剥离器在深筋膜与骨膜之间建立一潜行隧道。接骨板稍做预弯后，经切口插入潜行隧道放好位置，钢板两端各插入 1 枚克氏针维持钢板位置，在孔之相应位置切小口，在专用模具下钻孔，拧螺钉。骨折远近端各拧入 4 枚螺钉，其中至少 2 枚需用 LISS 锁钉螺钉，其余为标准螺钉。LISS 钢板主要用于胫骨上段、胫骨下段及股骨下段骨折。安放钢板位置：胫骨放在内侧，股骨放在外侧。

LISS 钢板最大限度地保护了骨折愈合必需的生理环境。缺点是闭合复位困难，操作比较复杂，费时多。

（4）锁定加压接骨板（LCP）：是 2001 年 AO 组织在动力加压接骨板（DCP）和有限接触动力加压接骨板 LC-DCP 以及微创固定系统（LISS）的基础上研发出的一种全新的接骨板-内固定系统。

钢板特点：LCP 最主要的改进之处在于钢板的螺钉孔。该螺钉孔将不带螺纹的普通螺钉孔与带螺纹的锁定螺钉孔，完美地结合在 LCP 的一个孔内，可以根据需要选择标准螺钉或锁定螺钉。标准螺钉偏心安放可起到加压作用。

锁定螺钉与接骨板之间的吻合，锁扣状态使螺钉具有良好的成角稳定性和固定的强度，因此不存在螺钉在孔内的摇摆，因此避免了在拧紧螺钉时的复位丢失。由于接骨板与骨面之间无须加压接触，保护了骨膜。锁定加压接骨板也可以作为普通加压接骨板使用。

LCP 不强调经皮插入，但骨膜必须保留，操作时较 LISS 简单许多，且适用范围较广。锁定加压接骨板（LCP）现在已成为 AO 接骨板的标准概念，集加压接骨板技术与生物学固定技术于一身。

（5）异形钢板：又称解剖型钢板。它是根据骨骼特定部位的解剖形态设计的。特别适用于四肢长骨的干骺端骨折及干骺端与骨干移行部位的骨折，以及各部位不规则骨骼的内固定。异形钢板的使用扩大了钢板内固定的使用范围。

（6）动力髋螺钉钢板（DHS 钢板）、动力髁螺钉钢板（DCS 钢板）：对于股骨粗隆部骨折及股骨髁部、髁上骨折采用普通接骨板只能解决骨折一端的固定，而骨折的另一端（股骨粗隆以上，股骨髁部）缺乏接收多根螺钉固定的空间的长度，若使用少数（一般 1～2 根）的普通螺钉达不到牢固固定的目的。若为粗隆间基底部骨折或股骨髁部"T"型、"Y"型骨折，1～2 枚普通拉力螺钉也不能满足骨折间隙处的加压，因此针对一端螺钉少须加压的情况下，将其改为单根粗大的强拉力螺钉（又称动力加压螺钉），即可完成骨折整体的牢固固定。将动力加压螺钉套人防旋转的套筒内即可解决单根螺钉的旋转问题。这种将钢板与动力加压螺钉组合起来的钢板称为动力髋（或髁）螺钉钢板。临床上主要用于股骨粗隆部各种类型的骨折及股骨下端包括髁上骨折及髁间骨折。

4.髓内钉

20世纪30～40年代，法国医生 Kuntsher 设计了"V"形不锈钢针用于髓腔内固定，引起全世界骨科界的轰动，从此开始了髓内钉固定的时代。50年代，梅花钉问世，在我国广泛开展，取得了一定的临床效果。以上2种髓内钉是靠钉的表面突起（梭角）与骨髓腔内壁的挤压力实现防旋功能，适应于长管状骨狭窄段骨折，对于粉碎性尤其伴骨缺损骨折的短缩倾向难以控制。70年代开始针对髓内钉防旋问题陆续研制了各种形状的髓内钉，如：矩形髓内钉、分叉式髓内钉、鱼口状髓内钉、插销式髓内钉、髓内扩张自锁钉、带锁髓内钉和 Gamma 钉等。各种类型的髓内钉均有其优缺点，主要区别在于：①防旋强度；②操作的方便性；③对骨折处的生理环境的影响。

（1）髓内钉对骨折愈合的影响：移位的骨折首先造成髓腔内沿纵轴方向走行的髓内滋养血管的损伤，由骨外膜方向而来的血管呈横行进入骨皮质，骨折对其影响较小，因此骨折后的生骨主要由皮质外完成，临床上，骨折后外骨痂生长快且多，足以证明。当髓内钉插入骨髓腔时，髓内血管呈进一步破坏，但对骨折后的骨愈合（外骨痂形成）影响较小。Klein 等人的活体犬实验研究表明，当胫骨插入髓内钉后暂时造成髓内血管循环的破坏，很快通过骨外膜血循环大大地代偿髓腔内血循环的缺失。

（2）髓内钉与钢板相比较，主要表现在：

1）可以有效地保护骨膜，使骨折后的主要骨愈合方式免于破坏。

2）钢板为偏心性固定，而髓内钉固定为中心性固定，更符合生物力学原理。

3）钢板为静力性固定，而髓内钉固定可为动力性固定，应力遮挡小。

4）长节段固定较钢板短节段对骨折断端成角应力小。

5）髓内钉取出时只需切开小切口抽出，损伤小。

6）由于带锁髓内钉在安放远端锁钉时有时困难，甚至锁钉失败，不得不在 X 线下安放，给医务人员带来伤害。因此，各种新型防旋转的内锁或髓内钉应运而生，如自锁式髓内钉、自动扩张自锁钉等。

（3）带锁髓内钉：带锁髓内钉由于解决了普通髓内钉的致命弱点——骨折端的旋转，大大扩展了髓内钉的应用范围。最新资料表明，在欧美等发达国家，治疗长管状骨骨折，髓内钉的使用率达90％以上。20世纪80年代以来，带锁髓内钉也是国内应用的主流。

（4）目前几种常用的防旋髓内钉：

1）静力型带锁髓内钉：这是一种抗旋转性能稳定可靠的髓内钉。它是在主钉的两端通过锁钉穿过主钉中间圆孔固定于骨的两侧皮质。Gross-Kempf 钉（G-K 带锁髓内钉）和 Klemm 钉是最具有代表性的带锁髓内钉，它具有抗旋性能强、防止短缩及成角的优点；但也有其不足之处，如：应力遮挡明显超过其他髓内钉，锁钉处的应力集中，增加了髓内钉断钉的发生率，另外，远端锁钉的安放有时比较困难，锁钉失败时有发生。

防止静力型带锁髓内钉的应力遮挡引起骨不连的措施：

①术中回抽：当完成远端锁钉后将主钉回抽，使骨折端紧密接合。

②术后动力化，一般于术后6～8周，骨折端相对稳定后，取出远端锁钉，使之在负重时产生轴向加压力。

③将锁钉孔的圆形改成卵圆形,使锁钉在孔内有一个轴向移位空间,实际就是动力化固定(这与动力型带锁髓内钉、一端不带锁钉完全不同),但不适合于具有短缩倾向的粉碎性骨折。

2)动力型带锁髓内钉:将静力型带锁髓内钉的一端(远端或近端)的锁钉解除,即成动力型带锁髓内钉。动力型带锁髓内钉允许髓内针在髓腔内滑移,不能起到抗短缩功能,因此,不适用于有短缩倾向的粉碎性骨折。至于要解除哪端锁钉应根据四肢长骨骨折的部位来决定,一般为髓腔窄的一端,否则失去抗旋转性能。

由于解除带锁髓内钉一端的锁钉,虽起到动力化作用,但抗旋转功能受影响较大,将一端的圆孔改制成卵圆孔,完全可以起到动力化作用,故也称其为动力型带锁髓内钉。卵圆型孔被称为动力孔。

3)Gamma钉:它结合普通交锁髓内钉技术,将近端横行的锁钉改为滑动螺纹钉,固定于股骨头颈部,可为单根或双根。适用于股骨上端内侧皮质粉碎的股骨转子下骨折或反斜形转子间骨折,或合并转子间(或下)骨折的股骨干骨折。在安放髋螺钉时,要求主钉的深度及旋转度准确,因此手术难度要比交锁髓内钉大,技术要求高。

4)逆行股骨交锁钉:它是一种自下而上打入的交锁髓内钉,进钉点位于股骨髁间窝。该钉为直形,主要用于股骨中下段及髁上骨折。但要求股骨髁完整,锁钉牢固。由于股骨中下段略向前方有一弧形,而髓内钉为直型,因此进钉点应选在股骨髁间窝偏前方少许,避免自髁间窝中点进钉后造成骨折向后成角。

该髓内钉的使用须显露膝关节(一般用髌骨外脱位切口),因此术后对膝关节功能有一定影响。有人主张在关节镜下操作,以减小切口。但该手术若在闭合下操作,易造成骨屑遗留于关节腔,对功能影响更大。

5)Zickel钉:自股骨内外髁分别向上打入1枚矩形钉,钉尾带锁,钉头部分叉张开以防旋转。主要用于股骨髁上非关节内的骨折。因不需显露膝关节,故对关节功能影响小。

6)髓内扩张自锁钉(ZESN):是由李健民、胥少订于1992研制的一种自锁式髓内钉。它是靠髓内钉两侧的铡刀张开挤压骨髓腔内壁,起到防旋及防短缩作用。由于其防旋结构均位于髓腔内,不穿过骨皮质,故可避免应力集中,较G-K带锁髓内钉而言,不用担心锁钉失败问题,但锁定力相对较弱,防旋性能较差。

7)Fixion膨胀髓内钉:该髓内钉由金属薄壁管和4条纵向支撑侧柱组成,近端带螺纹口,内设单向阀门,插钉前金属薄壁呈压缩状,缩小了髓内钉的直径;插钉后向钉体内注入生理盐水使髓内钉顺应髓腔形状而膨胀,膨胀后4条侧柱呈矩形展开,紧密抵靠在髓腔内壁上,髓内钉全段与髓腔内壁骨界面产生坚强的衔接内固定效应,以达到防旋转作用。它采用自锁式固定技术,与G-K带锁髓内钉相比操作简单,无远端锁钉失败,无须扩髓。

该钉有3种型号:

①Fixion M型:不带锁钉,用于长骨中段附近骨折。

②Fixion L型:近端带锁钉,用于长骨近、远端骨折。

③Fixion PF型:近端带滑动式锁钉,用于股骨转子间骨折。

(5)带锁髓内钉应用的几个问题:

1)应力遮挡与动力化:G-K带锁髓钉孔的远、近端各为2个圆形锁钉孔,当4枚锁钉固定后,限制了骨折端的轴向的锁钉,使之动力化。但骨折若在长骨两端的膨大部位,取出骨端的锁钉,有可能造成骨折不稳定,发生再移位或再骨折,应慎重行之。但也有学者认为,从临床实际看,静力型固定不影响骨折的愈合的时间,无须动力化。

AO带锁髓内钉主钉一端的 2 个锁钉孔,1 个为圆形,1 个为卵圆形,卵圆形孔为动力锁钉孔。根据需要,选择动力孔锁定还是静力孔锁定。

一般而言,对于稳定性骨折,如横形、短斜形骨折及 Hensen 分类法中Ⅰ、Ⅱ型粉碎性骨折,环形皮质接触 50％以上且可以控制其长度及旋转的采用动力型固定,Hensen 分类中不稳定的Ⅲ、Ⅳ型骨折采用静力型固定。

2)是否扩髓:髓腔内壁为坚硬的皮质骨,扩髓后再选择与扩髓器相一致的髓内钉,其力学性能更加稳定,扩髓后选择髓内钉的粗细有了可靠的依据,穿钉时不致造成穿针困难及骨折端爆裂。扩髓对髓内影响是暂时的,对骨外膜的生骨影响不大。

扩髓主要缺点在于增加感染的机会,偶有发生脂肪栓塞综合征及急性呼吸窘迫综合征。

一般而言,股骨更要求力学性能稳定,故宜选择扩髓,肱骨及尺桡骨可选择不扩髓技术,甚至不切开复位,胫骨骨折根据具体情况选择扩髓与不扩髓。髓腔内径明显不规则须扩髓,开放性骨折不宜扩髓。

3)是否切开复位:一般而言,闭合复位容易,可考虑不切开复位;反之勉强闭合复位,也可带来诸多副损伤,增加过多手术时间,且骨折端的解剖对位较难实现。有限切开复位是一种简便、易行且对骨折生理环境影响较少的复位方法,值得推广。

4)远端锁钉安放:远端锁钉安放失败是带锁髓内钉的一大难题,有时为安放远端锁钉,消耗大量时间,反复钻孔造成远端锁钉锁定不牢。常用的远端锁钉安放技术包括:

①C 臂 X 线定位:这是交锁髓内钉最早使用的远端锁钉瞄准方法,其操作复杂且医务人员要遭受 X 线射线的伤害,目前很少应用。

②瞄准器的使用:由于交锁髓内钉安装器械的改进,准确度增高,目前已普遍应用于临床,取得良好效果。

③激光技术结合 C 臂 X 线技术。

④磁场定位。

⑤B 超定位。

⑥切开、中心点定位:这是在其他瞄准方法不能成功时所采用的一种方法。

三、老年性骨折的治疗原则

1.老年性骨折的定义

一般情况下年龄＞60 岁,即进入老年期。随着人寿命的延长,老龄化日趋明显。另一方面由于男女之间生理上的差别,尤其是出现骨质疏松的年龄不同、程度不同,我们将男性 70 岁以上、女性 65 岁以上发生的骨折称为"老年性骨折"。

2.老年性骨折的特点

（1）骨质疏松是造成老年人骨折的首要因素：引起骨折疏松的原因包括活动量的减少，钙摄入不足，吸烟及某些药物不良反应及女性老人雌激素缺乏等。骨质疏松造成骨折愈合缓慢。

（2）轻微外力可导致严重骨折：由于老年患者骨质疏松以及软组织保护能力下降，肌肉萎缩，应急力下降，往往轻微外力即可造成骨折，甚至严重骨折。

（3）全身并发症多：进入老年期一般或多或少存在一些全身性疾病，如心血管病、高血压、糖尿病、气管肺部疾病、脑梗死等。骨折后长期卧床更容易造成原有并发症的加重或出现新的并发症，另外由于老年人皮肤弹性减弱，卧床易引起压疮。

（4）抵抗力及免疫力下降：老年人的机体免疫能力低下，对疾病的抵抗力下降，一旦出现全身并发症往往难以控制，压疮及伤口一旦感染，往往不易愈合。

3.老年性骨折的预防

由于老年性骨折的处理比较困难，疗效不定，因此需重视老年性骨折的预防。首先是营造一种生活、工作的安全环境，适当进行运动以增加肌力，提高应急能力，同时减轻骨质疏松的发生。适当补充营养，食富含钙、磷、维生素 D 及微量元素的食物，妇女进入更年期适当补钙及雌激素，均有利于骨质疏松的预防。

4.老年性骨折的治疗原则

（1）避免长期卧床尤为重要：积极采取治疗措施，以避免长期卧床，减少并发症。针对下肢骨折，应采取可靠的固定手段，以达到早期活动的目的。切开复位可靠的内固定，往往是达到此目的的有效途径。如果仅考虑到老年人体质差或合并全身其他系统并发症而放弃手术治疗，这是一种错误的思维方式。非手术治疗即使避免了手术台上的风险，但长期卧床带来的并发症也将随之而来，生存质量无法保证。对于老年人下肢骨折应创造条件，采用坚强的手术内固定。

（2）有限内固定的合理使用：由于老年人，尤其体质差、合并全身并发症的患者，对大手术耐受性降底，但不固定又难以达到早期活动的目的，因此对这类患者可考虑行有限的内固定，可通过经皮或小切口来完成，如Ⅰ、Ⅱ股骨颈骨折行经皮空心加压螺钉固定，股骨粗隆间骨折行小切口 DHS 固定，股骨髁间、胫骨平台骨折行经皮加压钉或螺栓固定等。

（3）人工髋关节置换的应用：由于人工髋关节置换手术具有近期疗效好的特点，对于老年人Ⅲ型或Ⅳ型的股骨颈骨折可考虑行此术，以利于早期活动。近来多数学者主张对于头下型或头颈型股骨颈骨折，因其愈合困难，即使无明显移位，也主张行人工髋关节置换。甚至越来越多的学者对于基底型股骨颈骨折、股骨粗隆间严重粉碎性骨折，采用人工假体置换，均为老年人患者早期活动、减少并发症提供条件。若骨质疏松明显，可使用骨水泥。

（4）老年性脊柱骨折：大多数老年性脊柱骨折由于骨质疏松引起，常常出现多节段压缩。一般无神经压迫症状情况下，主张采用保守治疗，包括卧床硬板床休息、局部垫枕、支具等。在4～6 周，疼痛缓解即开始下地活动。对于极少数爆裂性骨折合并神经系统症状时，才考虑行减压及复位椎弓根内固定。若为严重骨质疏松患者，内固定易失败，因此要慎重考虑。经皮椎体成型是近些年逐步发展起来的一项新技术，主要为缓解疼痛，它是将骨水泥通过椎弓根途经注入椎体内，因其不能恢复椎体高度，解决不了脊柱小关节的紊乱，远期疗效不定，因此对该术式仍有争议。球囊扩张椎体成型术是一种较为合理的术式,它是将球囊经微创术式放入椎体内,扩张使椎体高度恢复后球囊内注入骨水泥。若配合金属内固定,其疗效更可靠。

(5)老年性上肢骨折:对于老年性上肢骨折首选手术还是非手术治疗,仍有争议。针对老年人功能要求不高,且骨质疏松内固定难以牢靠,以及体质差不愿手术等特点,采用非手术治疗是合适的,方法包括手法复位、夹板式石膏固定,一般在4～6周,疼痛缓解后即开始功能锻炼,尤其是肩关节的早期活动,防止肩周炎尤为重要。对于手复位明显,手法复位效果不佳,畸形明显,估计对日后功能影响较大者可采用手术内固定,一般可考虑坚强固定、早期活动。对于严重骨质疏松者,内固定要适可而止,必要时采用有限内固定配合外固定。

总之,对于老年性骨折患者应想方设法使其早期活动,防止并发症至关重要,否则长期制动带来的危害甚至超过骨折本身。

四、开放性骨折治疗原则

开放性骨折是指骨折部位的皮肤(或黏膜)及软组织破损致骨折端与外界相通。裂口处可有来自骨髓腔的出血,故出血较多,甚至有骨髓内脂肪滴流出。如果只有皮肤的裂伤,而深筋膜破裂,骨折断端未与外界相通,是非开放性骨折。

开放性与闭合性骨折的最大区别在于,外界的细菌可经过破裂伤口污染骨折端深部,因此处理开放性骨折最重要的目的是预防感染。清创是重要手段,必须做到彻底。闭合伤口及骨折复位固定同样重要。

合理使用抗生素只是预防感染的辅助手段,决不能因为有了强效抗生素而忽略清创。

在实施开放性骨折处理之前,应判断软组织损伤的程度及类型,确定有无血管神经损伤,再者必须了解受伤的时间及污染程度,根据影像学来判断骨折的类型。综合以上多种因素,考虑采用何种骨折固定方法。

开放性骨折应作为外科急症处理,虽不必采取争分夺秒的急救手术,但随着时间的推移感染的机会迅速增加,一般认为超过8h感染难免,超过12h应视为感染伤口。

(一)开放性骨折的分类

1.按软组织损伤轻重分类

(1)轻度:一般为骨折端自内向外刺破皮肤引起,此类软组织多为一较小的裂口,软组织损伤较轻。

(2)中度:多为直接暴力引起,如压伤、刀砍伤等。软组织损伤在先,骨折在后,此类软组织损伤范围较大,多有肌肉、肌腱、韧带、关节束等损伤,往往需要行软组织修复手术。

(3)重度:多为严重暴力所致,如绞轧伤、辗压伤等。该类开放性骨折合并广泛性软组织损伤,甚至血管神经损伤,皮肤、肌肉常有毁损。一期修复有时比较困难,一般先将失活组织清除,尽量覆盖骨折断端后再做二期软组织修复。

2.Guotilo 分型

该分型,针对伤口大小、污染程度、软组织损伤和骨折情况将开放性骨折分为 3 型 5 级。

(1)Ⅰ型:伤口长度<1cm,伤口较清洁,骨折简单,多为骨折端自内向外刺破。

（2）Ⅱ型：伤口长度＞1cm，软组织损伤较广泛，伤口中度污染，骨折中度粉碎。

（3）Ⅲ型：软组织广泛性损伤，污染严重，骨折粉碎且不稳定。

1）ⅢA型：骨折处有软组织覆盖，骨折为多段或粉碎。

2）ⅢB型：软组织广泛严重损伤，部分软组织坏死或缺损，骨膜剥离，骨折严重粉碎，污染严重。

3）ⅢC型：并发较大的动静脉损伤或关节开放性脱位。

由于开放性骨折的原因是多方面的、复杂的，造成的损伤往往不尽相同，因而，无论哪种分类方法都难以概括完全。

分类的方法有多种，不管采用何种分类方法，其目的都是为了指导治疗，也为所采用的治疗措施提供依据。

（二）开放性骨折的处理原则

1.清创

创面周围污染严重或有油污，应首先用肥皂水刷洗（油污多的先用汽油等脂溶性液体除去），只限于刷洗创面以外的皮肤，创面内不宜刷洗。创口的冲洗，不要只"冲"不"洗"。"冲"往往只能解决创口表面的较大污染，而用手伸进创口内洗，可清除伤口深部及潜在空隙内的污染物，这一点尤为重要。

（1）清创顺序：皮肤、皮下组织、筋膜、肌肉、肌腱、骨骼，按由浅至深的顺序。

（2）步骤：在止痛下进行，一般采用硬膜外或臂丛麻醉。对四肢开放伤使用止血带以防止冲洗创面时大量渗血及活动性出血，当冲洗完毕清除坏死组织前，可放松止血带以便确定失活组织。

皮肤刷洗后，伤口内先用过氧化氢（双氧水）冲洗 1～2 遍，特别要注意深部不能遗漏，以防厌氧菌感染，再用大量生理盐水或冷开水反复冲洗，最后用聚维酮碘等消毒液冲洗。根据污染程度，反复冲洗 2～3 遍，最后用干纱布擦干，用碘酒、乙醇消毒皮肤（创面内不宜使用）。

（3）失活组织的清理：对于损伤严重的失活组织应予以剪除，不能姑息，若担心清除过多的软组织，使伤口闭合产生困难，而勉强保留，日后若出现坏死及感染，将会带来更大的麻烦。

对糜烂而不规则的皮肤边缘应予修整，常规切除距伤口边缘 1～2mm。

清除失活组织，一般以软组织有出血或渗血即可，不宜去除过多而造成软组织覆盖困难。

2.伤口闭合及组织修复

（1）避免死腔：当剪除失活组织及皮下脂肪后往往留有空隙，如果只是将皮肤简单缝合，易成死腔，造成细菌繁殖引起感染。在闭合伤口前应将深部组织缝合，消灭死腔，若清除过多坏死组织而造成死腔过大，应放置引流或加压包扎。

（2）覆盖骨折端：骨折端在严格的清创及复位（或内固定）后，尽量用周围组织缝合覆盖，若组织缺损过多，难以覆盖创面，可松解附近肌肉组织，予以覆盖。若只将薄层皮肤缝合在骨折表面，易造成皮肤坏死及感染。

（3）伤口闭合：无论创面污染程度如何，只要皮肤有血供，即有存活可能，应尽量一期闭合，即使将来发生感染，再做处理也比较容易。若皮肤缺损不多，缝合时又张力过大，可以在切口两侧（或一侧）纵向切口做减张缝合。减张切口一般在 1～2 周肢体肿胀消退后做二期缝合，若仍不能缝合,可行二期植皮。若清创后创面皮肤缺损过大,而污染并不严重,又存在骨外露,可考虑做带血供的肌皮瓣一期闭合伤口;若污染严重,估计感染难免者,可以暂用凡士林纱布覆盖,待做二期植皮或皮瓣。

(4)软组织修复:骨折周围软组织主要包括肌肉、肌腱、筋膜、神经、血管。

1)修复:①肌肉组织:清除失活的肌肉组织后可原位缝合,若缺损过多亦可只缝合肌膜。②肌腱组织:尽量做一期吻合,肌腱缺损者可做肌腱移植修复,应注意缝合时张力适当。③神经断裂:可做端端吻合,缝合神经外膜,也可在显微镜下做束膜间缝合,若神经缺损可做神经移植。④血管断裂:若主要动脉断裂且伤口远侧血供障碍,应做血管吻合;若一条主要动脉断裂而远端血供良好,不必强求做血管吻合。

2)皮肤撕脱伤的处理:广泛性皮肤撕脱伤或皮下广泛性潜行游离者,往往皮肤无血供,应将皮肤翻开(皮肤完整者亦应切开),彻底切除皮下脂肪,行原位植皮,切除脂肪的范围以见到有流血或出血点为止。

(5)清创的时间:对清创的时间难以做明确的划分,原则上在全身损伤情况下应立即进行。一般在伤后 8h 以内由于细菌尚未繁殖,经严格的清创,多数伤口可达到一期愈合。若伤口污染轻,软组织损伤不重,即使达 12h 以上,甚至达 24h,经严格清创也有可能达到一期愈合。

3.骨折的复位与固定

(1)开放性骨折的早期固定,有如下的必要性:

1)有利于患者体位的变动,便于护理,减少长期卧床的并发症。

2)使骨折端达到解剖或近解剖复位,有利于骨折愈合,避免延期二次手术的痛苦,缩短了疗程。

3)早期复位固定较二次手术复位减少痛苦,解剖层次清楚,操作容易,避免畸形愈合。

4)骨折端的稳定,避免了对骨折端周围软组织(包括神经、血管、肌肉、肌腱、皮肤等)潜在威胁,提高了机体局部的抗感染能力,有利于伤口愈合。

5)有利于早期功能锻炼,促进肢体的功能康复。

6)在行各种软组织修复时,如血管、神经、皮瓣等,骨折固定必须同时进行。

(2)固定原则:

1)对于开放性骨折的固定必须尽早进行,尤其是一期内固定,以免术后感染固定失败。

2)必须在清创彻底的基础上进行。

3)固定方法应选择操作简单,时间短的,尽量避免重新切开或过分扩大原伤口。

4)对污染重或软组织毁损伤者不主张采用髓内钉固定。

(3)固定方式:

1)外固定架固定:该固定操作简单,有时固定物远离伤口,不会造成伤口内异物加重感染的危险性等,有利于创面的处理。因此外固定架可适应于各种开放性骨折的固定,尤其适应于污染严重软组织毁损,需要行软组织修复的开放性骨折,对于严重粉碎性骨折伴有骨缺损的开放性骨折者,可通过外固定架维持其骨骼形状,防止短缩,便于日后处理,同时在固定期间进行关节功能锻炼,避免关节僵硬,从而影响功能康复。

2)有限内固定:有限内固定与坚强的钢板、髓内钉相比,虽固定力弱,但由于内固定物小,异物反应少,在开放性骨折中是一种简便、有效的固定方法,适用于:①简单骨折,如螺旋形、斜形骨折。②非负重部位的骨折,如肱骨内外髁骨折、尺骨鹰嘴骨折、内外踝骨折等。③四肢长骨的粉碎性骨折,移位明显,在外固定架整体固定情况下,对骨折端的局部固定、恢复骨解剖形状十分有效。

3)一期坚强固定:坚强固定具有"一劳永逸"的效果,在无须任何外固定的基础上可达到早期功能锻炼目的,尤其在负重部位的骨折更显优越性。但必须严格掌握适应证,主要适应于就诊时间短,一般不超过几小时的患者。对污染轻的 Gustito Ⅰ型、Ⅱ型骨折,完美的清创术是行内固定的前提。

坚强固定主要包括钢板及髓内钉 2 种。钢板固定可利用开放性骨折原伤口或稍加延长切口完成,操作相对较简单,但由于钢板占据一定空间,在软组织肿胀明显、张力大时,关闭切口有时较困难,尤其在胫腓骨骨折固定时更为常见,因此在行钢板固定时,以选择生物力学性能好的薄片、解剖型钢板为宜。钢板固定意味着异物潴留于开放性伤口,因此感染机会较髓内钉多。一旦切口感染出现钢板外露,视其感染创面的情况决定是否立即取出。若只是皮肤皮下浅层感染,无骨髓炎情况,钢板不必急于取出。

对开放性骨折能否使用髓内钉固定,一直以来存在争议,20 世纪 80 年代以前视为禁忌,认为一旦发生感染,易导致骨髓炎,处理困难,后果严重。近些年来,许多学者进行了大量的临床验证,治疗开放性骨折,髓内钉较钢板固定感染率明显小,这可能与髓内钉的金属异物未与损伤的软组织接触有关,也与不用剥离骨膜及切开更多的软组织有关。交锁髓内钉较非带锁髓内钉,对骨折固定更加牢固,这也是感染机会小的一个重要因素。

在选择坚强内固定时,无论是钢板还是髓内钉固定,要十分慎重。对于软组织条件好的 Gustito Ⅰ型开放性骨折,均可适用;对于 Gustito Ⅰ型及Ⅲ A 型,应慎重考虑;对污染轻、就诊时间短者,在清创彻底的条件下,也可考虑使用。不扩髓的髓内钉较扩髓者,感染机会更小。

总之,对于开放性骨折的固定,外固定架及内固定相辅相成,各有适应证。

4.抗菌药物的使用

预防开放性骨折的感染,重点在于清创的时机及清创的质量。任何试图通过使用大量强效的抗生素预防开放性骨折的感染,而忽视清创的思维均是错误的。

如何合理使用抗生素应从以下几个方面考虑:

(1)使用的时机:抗生素在开放性骨折感染预防中主要作用是延长伤口从污染发展为感染的时间,因此在患者就诊时即应使用。若超过 8h 再使用,作用明显下降,甚至达不到预防感染的目的。清创前使用抗生素尤为重要,清创后使用时间应根据创面污染的程度决定,一般 3~5d 即可。

(2)抗生素的种类:许多学者研究证实,开放性骨折造成污染或感染的致病菌多为革兰阴性菌,Merritt 在 1988 年进行了细菌学调查以后,认为细菌的来源主要在院内且多为 G^- 菌,因此在选择抗生素种类时强调使用对 G^- 菌敏感的抗生素,但也有人主张选用广谱抗生素。笔者认为对于 Gustito Ⅰ型、Ⅱ型开放性骨折,在清创及时、彻底的情况下,可考虑选用一种以抗 G^- 菌为主的抗生素;对于损伤严重、污染严重的 Gustito Ⅲ型开放性骨折,至少选用一种抗 G^- 菌及一种广谱抗生素预防感染;对已感染者,应根据感染创面的药敏试验来选择抗生素。

（3）局部抗生素的使用：在清创时，冲洗液中加入适量抗 G^- 菌的抗生素，如 500ml 冲洗液中加入庆大霉素 16 万 U 或加入多黏菌素 500 万 U 或杆菌肽 5 万 U。闭合伤口前也可放置抗生素缓释剂，如庆大霉素链珠。对于污染特别严重，估计感染难以避免者或盲管伤、贯通伤者，可采用伤口内抗生素液灌注。在使用抗生素灌注治疗时应减少全身使用抗生素，甚至不用。

（黄炳刚）

第四节 骨折的并发症

一、感染

（一）概述

感染是骨折的严重并发症，可导致骨折的延迟愈合，甚至不愈合。感染多发生在开放性骨折，如闭合性骨折的皮肤深层有损伤，也有较高的感染危险。由于感染，使骨折的治疗更加困难。预防骨折的感染，是骨折治疗的一个重要环节。

（二）病因及发病机制

骨折的感染与患者的局部组织损伤程度和范围、伤口污染的严重程度、就诊的时间及早期处理是否恰当有着密切的关系。引起骨折感染的常见因素如下：

1.清创时间过晚　在骨折的急救转运过程中，如延误时间而失去早期清创的最佳时机，可使污染的开放性骨折转化为感染。

2.清创及引流不彻底　清创未能早期彻底，引流不充分或不畅，创伤区坏死组织及血肿的存留，为细菌的繁殖提供了条件。

3.皮肤的损伤　覆盖骨折部位的皮肤有严重的挫伤，此时为潜在性开放性骨折，应按开放性骨折处理，不然则易引起骨折的感染。

4.骨折的固定不良　骨折未能有效地得到固定，其周围软组织不能良好地覆盖骨折区，使局部血液循环不良，抗感染能力差，易导致骨折的感染；如再使用较长的钢板内固定，使血液循环更加不良，更易导致感染。

（三）病理

骨折感染的病理相似于骨髓炎的病理表现，其特点如下：

1.有死骨和骨死腔存在，骨死腔内充满着坏死肉芽组织和脓液，死骨浸泡在其中，成为经久不愈的感染源。

2.由于炎症经常反复急性发作，使髓腔滋养血管被破坏，加上软组织内纤维瘢痕化，所以局部血液循环不良，修复功能差，骨折常延迟愈合，甚至不愈合。

3.骨膜反复向周围生长形成骨包壳，形成骨折的炎性愈合，但包壳内有多出开口，向内与死腔相通，向外与窦道相通。

4.窦道壁有大量的炎性纤维瘢痕,脓液经窦道口排除后,炎症可暂时趋向缓解,窦道口可暂时闭合,当骨死腔内脓液积聚后可再次穿破,由此反复发作。

（四）临床表现

有外伤骨折及手术的病史。一般全身症状不明显,急性发作时可有全身中毒症状。早期感染可在骨折发生或手术治疗后1周左右,患肢常局部红肿、疼痛,创口可见脓性分泌物。感染的晚期,患肢可有窦道口并流脓,偶可流出小死骨,可反复破溃长期不愈合,患肢组织厚硬并有色素沉着。急性发作时全身中毒症状重,患者高热伴寒战,精神不振。局部疼痛且皮温升高.患肢呈半屈曲状态不敢活动。当脓肿穿进皮下时,局部红肿、痛、热明显。病情严重者可合并感染综合征,如中毒性休克,类似急性血源性化脓性骨髓炎的表现。

X线表现:可见骨折段骨膜增厚,骨密度增加。骨干内可见密度增高的死骨,其边缘不规则的透光带为死腔。骨折段呈现延迟愈合或不愈合的表现,无明显连续性骨痂的形成。骨折段即使炎性愈合,但骨干形态不规则,密度不均,髓腔狭小甚至消失,骨干内可见死骨,骨小梁紊乱,失去正常排列,病变远侧骨有不同程度的萎缩脱钙。骨折使用内固定者(如髓内钉、钢板、螺钉等)可见内植物周围有骨吸收带。

（五）诊断

1.在骨折的发生或治疗后,局部红肿、疼痛,创口可见脓性分泌物或有窦道口流脓。个别急性发作时有全身中毒症状,局部红肿、痛、热明显,实验室检查可见白细胞总数升高,中性粒细胞比值增大。以上表现应考虑为骨折后的感染。

2.对创口及窦道口的分泌物,涂片检查有脓细胞或细菌则可明确诊断,并应同时进行细菌培养和药敏试验。

3.局部穿刺:对早期诊断有重要价值。在肿胀及压痛最明显的骨折段处,用粗针头先穿入软组织内,抽吸如无脓液再穿入骨折段骨膜下,如抽出脓液,涂片检查有脓细胞或细菌则可明确诊断,并应同时进行细菌培养和药敏试验。

4.X线检查:早期无骨膜反应不能否定诊断。但仔细观察,可见骨折段处的松质骨内有模糊阴影,骨纹理不清,松质骨有虫蛀样散在骨破坏。若病变再发展,可见游离致密的死骨、围绕骨干形成的骨包壳,骨折段可有延迟愈合及不愈合表现,内植物周围可有骨吸收带。

5.MRI 检查:早期骨内病灶检查显示 T_1 信号加强,对早期诊断有价值。

（六）鉴别诊断

1.急性蜂窝织炎

全身中毒症状轻,病灶局限于肢体一侧,局部红、肿、痛、热及压痛等急性炎症表现均较骨感染明显,并有波动感。一般无外伤骨折及手术病史。

2.化脓性关节炎

一般无外伤骨折及手术病史。起病和临床症状与急性骨感染相似,关节部位红、肿、痛、热、压痛明显。抽液检查有大量脓细胞,涂片可发现细菌。急性骨感染的炎症表现主要在骨折段,关节也可有反应性积液,但抽液检查脓细胞极少,涂片无细菌存在。

（七）治疗

对骨折的感染应重在预防。对开放性骨折应早期彻底清创,清除污染,摘除异物,切除坏死组织,复位和固定骨折,使污染的开放性骨折转变成为清洁的闭合性骨折,促进骨折的愈合,再使用抗菌药物治疗,以控制和预防感染。如骨折断面暴露,无软组织覆盖,应早期采用邻近肌肉覆盖或邻接皮瓣覆盖,或采用一期游离组织移植修复创面,如仅为皮肤剥脱伤或缺失,可采用植皮术修复创面。抗生素的应用不能代替开放性骨折的早期清创处理,仅可作为预防感染的辅助疗法,但合理使用抗生素对预防感染也是较为有效的。

对已发生骨折感染的治疗:

1.充分引流　彻底、充分地引流是控制感染最重要的措施。引流口要宽大,通道尽量为直线,深达骨折端。应保持引流的持续通畅。

2.病灶清除　切除窦道及其周围的炎性组织,清除骨折端感染区内的存留异物(包括缝线、内固定物等),取出游离死骨,消灭骨死腔。如取出内固定物后骨折端不稳定,可改为外固定支架固定。

3.抗生素局部灌注　如感染脓腔在骨折端周围,应及时进行局部抗生素灌注,以免发展成为骨髓炎而导致骨不连和骨折畸形愈合。

4.全身使用抗生素　在细菌培养和药敏实验未明确之前,先应用广谱抗菌药物,后依据细菌培养及药敏实验,选择敏感抗生素,给予的药量应足够。

5.全身支持治疗　必要时可少量多次输血及输入高价蛋白,增强机体的抵抗力。

二、神经及血管损伤

（一）神经的损伤

1.概述

骨折伴神经损伤是骨折常见的并发症之一,尤其是与神经走行相邻近部位的骨折,更易发生神经损伤,故在骨折的临床诊断及治疗时应引起高度的重视,因神经的损伤比单纯骨折带来的后果更为严重,在治疗上也较单纯骨折的治疗更为困难。

2.病因及发病机制

对由骨折创伤导致的神经损伤,应了解其损伤的原因、类型及特点,对确定诊断、治疗方案及预后的判断均有重要价值。

(1)切割性损伤:由锐利骨折块切割所致,可为完全性断裂或不完全性断裂,但均为神经干的断裂伤,应行早期修复治疗。

(2)牵拉性损伤:牵拉造成的神经干损伤,轻者为神经传导功能障碍或轴索中断,重者则可造成神经干断裂。前者多可自行恢复,后者损伤广泛而严重,修复也困难。

(3)压迫性损伤:骨折端的压迫可致神经干损伤。轻微压迫者可有麻痛、肌无力等症状,严重压迫者可致轴索中断。如能及时解除压迫,神经功能多可自行恢复。

(4)缺血性损伤:周围神经较肌肉耐受缺血,单纯神经缺血性损伤少见,多是因周围肌肉组织的缺血而导致神经继发性损伤。如早期恢复供血,神经功能多自行恢复,如缺血严重可发生神经干的纤维瘢痕索条,治疗上较为困难,预后多不理想。

3.病理

由骨折创伤引起神经损伤的病理改变可分为如下类型:

(1)神经干断裂:神经干的连续性中断,或连续性虽未中断,神经干内可有瘢痕组织,神经纤维的再生受到阻挡,均视为神经干的断裂。常由切割伤、牵拉伤、压迫及缺血等因素造成。需手术修复才可恢复功能。

(2)神经轴索中断:损伤处神经干的轴索及髓鞘的连续性中断,其远段的神经纤维发生退行性改变,由于施万鞘及各层神经膜未断,轴索可沿原路再生而长入末梢,一般功能恢复较好,多无须手术治疗。常由闭合性骨折造成。

(3)神经传导功能障碍:神经暂时失去传导功能,可持续数小时、数天或数月,表现为运动及感觉功能不完全性障碍,可逐渐自行恢复。常由轻度的局部压迫导致。

4.临床表现及诊断

神经损伤后,其所支配的肌肉即发生麻痹,数周后肌肉便萎缩。临床常可见到各种特异性畸形,如桡神经损伤后的垂腕、指,尺神经损伤后的爪状指,正中、尺神经损伤后的扁平手,腓总神经损伤后的足下垂等。

(1)运动功能障碍的检查:检查肌肉是否麻痹,不可简单地以关节活动功能为依据,如肱二头肌(肌皮神经支配)麻痹时,患者可利用肱桡肌(桡神经支配)和旋前圆肌(正中神经支配)来屈肘。要确切地了解肌肉的麻痹情况,应仔细检查每个肌肉肌腱的收缩情况。

(2)感觉功能障碍的检查:每个感觉神经在皮肤上的分布区域都有相对固定的范围,而且互相重叠,没有重叠的部位,称为单一神经分布区。如桡神经损伤时,只有拇指蹼背侧一小块皮肤感觉完全丧失。当神经损伤后,其早期感觉丧失的范围较大,以后可逐渐地缩小,直到单一神经分布区,最后待神经修复后逐渐恢复。

1)痛觉的检查:检查所用的针,其尖锐度应适宜,过于尖锐或过于圆钝,都会影响检查的结果。检查时应从感觉消失区向周围逐点检查,才比较准确。

2)触觉的检查:可使用棉毛来进行检查,不可用较粗重的物品,以免使检查的结果与深部感觉相混合。

3)两点辨别觉的检查:手部正常的两点辨别觉在成年人为 4～6mm。在手指的远端,其两点辨别觉能力最强,而靠近近端则减弱。

4)Tinel 征的检查:沿神经干向其远端叩击,其远端的支配区出现传导痛为阳性,可用来判断神经再生的情况,因感觉纤维的新生支可有传导痛。如沿神经干向其远端叩击的行程中,Tinel 征阳性终止,说明神经纤维再生受阻。Tinel 征只能判断感觉神经的再生情况,间接地用来了解神经干损伤的恢复。

(3)自主神经功能障碍:沿神经干分布的自主神经在损伤后,可反映在与感觉神经纤维分布到皮肤上的相同区域。主要表现为皮肤出汗停止、干燥、脱屑、皮纹变平、皮薄发亮、指甲弯屈及出现裂痕。

自主神经功能障碍的检查:用手触摸,可感觉到皮肤区域无汗时的光滑感,检查时应与健侧皮肤区域对比。将检查的皮肤区域涂上含碘液体,待其干燥后再涂上含淀粉物,有出汗的区域则变紫色,无出汗的区域则无明显变化。

(4)神经损伤的肌电图检查:肌电图检查对神经损伤的临床诊断、治疗及预后判断都有着很重要的价值。当神经轴索中断时,其传导速度减慢或传导中断。当神经部分损伤时,其传导速度减慢,如为完全性损伤,则传导中断。同时,肌电图也可以较为准确地判断神经干损伤的部位和程度。

5.治疗

应依据神经损伤的不同情况,采取不同的治疗原则和方式。

(1)治疗原则:

1)闭合性神经损伤的治疗原则:骨折创伤引起的闭合性神经损伤,多为牵拉或压迫伤,可造成神经轴索的中断或神经干断裂。在早期,应密切观察有无神经功能恢复的征象,一般不做常规性手术探查。当高度怀疑神经被嵌入骨折端或脱位于关节内时,应进行手术探查。当骨折或脱位本身需行手术治疗时,应同时探查损伤的神经。

2)开放性神经损伤的治疗原则:开放性骨折伴随的神经损伤,一般多为神经的切割伤、撕裂伤或挤压伤,通常在早期清创手术时,同时修复损伤的神经,如果不能较为彻底地清创或患者就诊较晚,则可暂时先标记好损伤的神经,待二期处理。

(2)治疗方式:

1)损伤神经的松解:神经干受到牵拉性损伤或较长时间的压迫性损伤,可导致神经轴索的断裂,可形成神经干内、外的瘢痕组织压迫,阻碍神经纤维的再生,影响功能的恢复。需要进行神经干的松解手术,首先松解神经干周围的瘢痕组织,并游离出神经干,如神经干外观良好并质地柔软,可不做神经干内松解。如神经干内有较硬的瘢痕,应在手术显微镜下做神经干内松解术,切除瘢痕组织。神经干松解术后,应将神经干放置在血液循环良好的软组织床上,以利于恢复血液循环,防止受压,促进恢复。

2)损伤神经的吻合:对神经干的部分或完全性断裂,应做神经吻合。吻合可分神经外膜吻合和神经束膜吻合,两者均被提倡在手术显微镜下进行,以提高吻合的质量,达到更理想的恢复。无论是神经外膜吻合或神经束膜吻合,吻合后的神经干,均应无张力下放置在血液循环良好的软组织床上。随着显微技术的成熟,神经干外膜吻合有逐渐被神经束膜吻合所取代的趋势。损伤神经干如有缺损,难以直接吻合时,可有如下几种方法解决:游离神经干的两断端、屈曲相邻的关节、神经移位(如将尺神经从肘后移至肘前)及神经移植等。

3)损伤神经修复后的处理:神经损伤后,可产生一系列的并发症,如肌肉萎缩、关节脱位、关节畸形、关节僵硬、压疮、营养性溃疡等。这些并发症会影响肢体的功能康复。所以,在神经损伤的治疗同时,对并发症也应给予恰当的处理。如被动活动麻痹肢体的关节,预防关节僵硬。将麻痹的肢体应用支托放置在关节的功能位上,防止关节在非功能位上僵硬。电刺激预防肌肉萎缩,同时对神经本身的恢复也有促进作用。早期主动锻炼已恢复的肌肉,以更好地发挥肢体的运动功能。

(二)血管的损伤

1.概述

由骨折引起的相邻部位伴行血管损伤,是骨折的严重并发症,轻者可导致肢体的缺血性肌挛缩,重者可发生肢体的坏死。所以,对血管损伤进行早期诊断,及时、恰当地进行处理是极其重要的。

2.病因及发病机制

(1)压迫性损伤:骨折的断端可压迫邻近伴行的血管,导致肢体的缺血。如移位的肱骨髁上骨折,可压迫肱动脉,导致前臂的缺血性肌挛缩。

(2)切割性损伤:骨折端尖锐的骨折块可刺破相邻的血管壁或切断相邻的血管,导致局部的出血、血肿及肢体的缺血。如股骨髁上骨折,远端尖锐的骨折块可刺破或切断胭动脉。

(3)撕裂性损伤:由骨折断端间产生的分离及剪切力,可造成局部贴附较紧密的血管撕裂性的损伤,导致局部的血肿、出血,甚至休克、死亡。如骨盆骨折的骶髂关节分离性损伤,可撕裂骨盆内静脉丛和附于盆壁的中小动脉,导致可危及生命的大出血。

(4)创伤性血管栓塞性损伤:创伤性血管栓塞主要是指深静脉系统血栓的形成和肺栓塞,多发生在骨盆和下肢骨折损伤,上肢损伤极少见。深静脉血栓形成预示的后果是肺栓塞,发生率为4%~11%,其中1%~3%是致命性的。创伤性血管栓塞形成的原因是多方面的,其中最主要的因素是创伤后的血液高凝状态、静脉淤滞、过度扩张及血管内膜损伤等,而肺栓塞是由下肢静脉血栓脱落,被转运到肺所致,其病死率极高。

3.临床表现及诊断

由骨折并发的四肢大血管损伤可出现肢端的缺血表现:如上肢的肱动脉受压,可在前臂及手部出现皮肤苍白、发凉、麻木感、桡动脉搏动减弱或缺失。胭动脉的刺伤或压迫损伤,如发生在膝上内、外侧及膝中动脉以远,由于侧支循环的作用,足背动脉搏动并不减弱或轻微减弱,皮肤温度仅比健侧略低,此时需要高度警惕,切不可观察时间过久。如考虑胭动脉有损伤的可能,应立即进行血管介入选择性造影检查,如发现膳动脉影像有中断,说明有动脉损伤。骨盆骨折的血管损伤,常常伴有创伤性休克的表现,较容易诊断。创伤性血管栓塞损伤,以下肢深静脉血栓形成多见,大部分出现在创伤或手术后的3~7d,骤然发生,多无自觉症状,特征的表现是肢体肿胀、皮肤苍白、凹陷性水肿,栓塞的静脉呈索条状并有压痛,静脉多普勒及B型超声多可明确诊断。静脉造影是最可靠的诊断方法,但属于有损害的检查,通常不列为常规检查手段。

4.治疗

(1)上肢血管损伤的治疗:常见于伸直型移位的肱骨髁上骨折,骨折端可压迫肱动脉,而刺破该血管的较少见。严重者可导致前臂的缺血性肌挛缩,可使手的功能全部丧失。治疗上应及时复位骨折并给予固定,解除对动脉的压迫,同时应对前臂掌侧的深筋膜减压,预防筋膜间区综合征。

(2)下肢血管损伤的治疗:多见于屈曲型股骨髁上骨折。由于骨折线是由前下斜向后上方,远折段因受腓肠肌牵拉易向后移位,常可刺破或压迫胭动脉,而刺破血管的较为多见。考虑为胭动脉有损伤的病例,应立即进行手术探查,修补或吻合动脉。如有动脉缺损者,可取大隐静脉桥接移植,恢复动脉供血。修复血管后,应同时对小腿的深筋膜进行切开减压,预防筋膜间区综合征,对骨折本身应进行固定治疗。

(3)骨盆血管损伤的治疗:骨盆骨折出血多是休克的主要原因。出血多的原因主要是损伤了骨盆内静脉丛和附于盆壁的中小动脉;其次是骨盆松质骨骨折端的出血,常可造成休克和腹膜后血肿,如同时合并内脏器官的损伤,问题可更加严重而且病死率高。骨盆骨折的大血管损伤极少见,如髂外、内动脉及伴行静脉,其出血极其猛烈,多来不及抢救而死亡。

治疗首先是补充血容量和制止或减少局部出血,恢复有效循环血量,纠正休克。①应紧急快速静脉补充大量血液和平衡液,提升动脉灌注压,促进血流动力学的恢复,以维持生命重要器官及组织的正常灌注(如脑组织、心脏、肾脏等)。②减少搬动患者,以免加重出血和休克。③早期应用骨盆夹、骨盆钳或骨盆固定支架固定不稳定型骨盆骨折,防止腹膜后血肿凝块移动,有利于控制再出血。④血管介入造影选择性栓塞止血:严重休克,经输血1000～2000ml,血压不稳定者,在排除内脏损伤后,此时可采用股动脉插入导管,先注入76%复方泛影葡胺,显示髂动脉及其分支,如有造影剂外溢,表示有动脉分支损伤出血,定位后再注入血管栓塞材料止血,如凝血海绵碎块等,一般能达到有效的止血目的。由于骨盆侧支循环丰富,单纯手术结扎髂内动脉,常常达不到止血的目的,甚至手术探查会招致更广泛的出血。

(4)创伤性血管栓塞的治疗:深静脉血栓的关键是在预防,主要是促进静脉血液回流、改善血液高凝状态、减轻静脉淤滞、过度扩张及血管内膜损伤等,尤其是防止下肢静脉血栓的脱落而发生肺栓塞。创伤或手术后抬高患肢、主动活动下肢关节及收缩肌肉、持续被动运动下肢关节(CPM)或安置下肢气性持续压力装置,以上均可以促进静脉血液回流、减轻静脉淤滞及过度扩张。药物预防包括华法林药物预防法、二氢麦角毒和肝素联合药物预防法,可促进静脉血液回流、减轻静脉淤滞及过度扩张、减轻血管内膜损伤,同时能改善机体的血液高凝状态。对下肢深静脉血栓一般不必手术取栓,血栓多数可溶解机化,使栓塞的静脉再血管化和再内膜化,在一定程度上恢复通畅。个别下肢深静脉血栓可伴发动脉痉挛而导致皮肤发绀的肢体静脉型坏疽(股青肿),常需要手术取栓。对于有高度肺栓塞危险的患者,可考虑手术取出栓子或放置下腔静脉滤器,有预防肺栓塞发生的作用。

三、筋膜间区综合征

(一)概述

筋膜间区综合征是指肢体在发生创伤或骨折后,在四肢的骨骼和筋膜相对封闭的筋膜间室内,因组织的内压升高导致间室内的主要容物(如肌肉与神经干)发生变性和缺血性坏死的临床综合病征。

在四肢的肌肉之间(如屈肌与伸肌之间),有坚强的筋膜进入肌群或肌肉之间,并附着于骨上并和骨膜相结合,称之为肌间隔。筋膜间室实际上是由固有筋膜、肌间隔和骨3部分组成的骨纤维鞘管腔,内含肌肉、血管和神经等组织,筋膜间区综合征就是发生在这样腔室中的综合征。在四肢的筋膜间区中,前臂与小腿都是双骨,中间有坚强的骨间膜,由双骨、骨间膜、肌间隔与筋膜构成的间隔区较为坚韧,无扩张余地,当间隔区的内压增高时,易于发生筋膜间综合征。在解剖结构上,属于这类的筋膜间区在前臂有2个,为前臂掌侧和背侧筋膜间区。在小腿有4个,为小腿前侧、外侧、后深及后浅筋膜间区。手骨内在肌及足底内在肌在两掌骨之间,亦属于此种筋膜间区。上臂及大腿均为单骨,无骨间膜,其筋膜间区由单骨、肌间隔和筋膜组成,富有弹性及扩张余地,筋膜间区综合征发生较少。

(二)病因及发病机制

凡可以使筋膜间区的内容物体积增加,其内压增高或使筋膜间区的容积减小,使其内容物体积相对增加者,均可发生筋膜间区综合征。

1.筋膜间区内容物体积增加

骨折后的出血,血液流入筋膜间区内,因筋膜间区的结构完整,积血使其内容物体积增加、内压力增高。严重的软组织挤压、挫伤后,造成毛细血管通透性增加,发生持续的渗血,在筋膜间区中引起内容物体积剧烈扩张、内压增高。以上均使筋膜间区内容物增加、内压力增高,而发生筋膜间区综合征。

2.筋膜间区容量减少

开放性损伤后关闭创口,筋膜可因创伤和清创产生部分缺损,清创后强行缝合筋膜层,不但减少了筋膜间区的容积,又使损伤组织的水肿无缓冲的余地,很容易引起筋膜间区内的压力急骤上升。敷料包扎过紧,使筋膜间区容积压缩,而损伤组织肿胀和渗出使筋膜间区内容物增加、内压增高。肢体受重物挤压较长时间,在压力去除后,受伤的骨骼肌组织出血,反应性肿胀,使筋膜间区内容物增加、内压力增高。以上均可发生筋膜间区综合征。

当肢体发生骨折或创伤挤压后,筋膜间区的骨折端、肌肉出血及肿胀,使筋膜间区内容物的体积增加,因骨筋膜管室腔的容积相对不变,不能向周围扩张,而使筋膜间区的内压力增高。当压力增高使间区静脉压增高而回流受阻时,毛细血管内压力也增高,从而渗出增加,致使筋膜间区内容物的体积增加,使内压进一步升高,当组织间压超过组织毛细血管灌注压时,形成恶性循环;即内容物增加、内压升高,使静脉压升高,再使毛细血管压升高渗出增加,进而内容物增加。在一般情况下,内压增高但不大于该间区的动脉主干收缩压,虽然动脉血流减少,但不至于中断,但肢体远端仍有血运而不至于坏死。但当筋膜间区内压增高使区内毛细血管压闭时,微循环中断,筋膜间区内组织可因缺血、缺氧而发生坏死,毛细血管在缺氧状态下通透性增加,又加重了渗出,形成了进一步的恶性循环。

(三)病理

不论是什么原因引起的筋膜间区综合征,间区内肌肉和神经组织的病变结局是缺血后变性坏死,功能丧失。当切开筋膜后肌肉立刻膨出,颜色变暗,部分肌肉失去收缩活性。镜下可见肌纤维肿胀、断裂、正常结构不清、广泛的变性,大量的中性粒细胞和红细胞浸润于肌纤维间并严重水肿、渗出,小血管阻塞。骨骼肌缺血超过8h则为不可逆损害,神经干对缺血的耐受性虽较肌肉长,但比较敏感,缺血30min,可出现神经功能障碍,缺血12～24h,可致永久性功能丧失。皮肤对缺血耐受性最强,皮肤虽部分缺血,但一般无坏死。伤后1个月多,坏死的肌肉因纤维化而开始挛缩,使筋膜间区内容物减少,因压力降低,静脉及淋巴回流改善,肿胀开始消退。伤后1～2个月间区肿胀可完全消退,但由于肌肉挛缩已经形成,于3～4个月呈现挛缩畸形。如前臂的Volkman挛缩、小腿的马蹄内翻畸形等。

（四）临床表现

1.早期表现

（1）疼痛：伤后肢体可持续性剧痛，进行性加剧，为本病最早的症状。这是筋膜室内神经受压和缺血的重要表现。神经对缺血最敏感，感觉纤维出现的症状最早，故早期必须给予足够重视，及时进行诊断和处理。至晚期，当缺血严重时，神经功能丧失后，感觉消失。

（2）感觉异常：在筋膜间区的神经支配区，感觉异常是随疼痛出现的最早症状之一。由于疼痛症状的遮盖，患者很少主诉感觉异常，因此特别应引起重视。

（3）皮肤外观变化：早期肢体末端苍白、发绀、发凉。若不及时治疗，进一步发展呈暗紫色。

（4）肿胀和压痛：肢体肿胀是本征最早体征，在前臂、小腿处，由于有较坚韧的筋膜包绕，肿胀不显著，但皮肤肿胀明显，常起水疱。肌腹处压痛明显是筋膜间区内肌肉缺血的重要体征。

（5）被动牵拉痛：被动牵拉受累筋膜间区肢体远端的指（趾）时，可产生广泛而剧烈的肌肉痛，此为发病早期的表现，而且是临床表现最典型的体征。

2.晚期表现

晚期表现主要有肢体挛缩畸形及神经干损伤2个方面。在前臂，屈肌挛缩较伸肌为重，故呈屈腕、屈指畸形。在小腿，其后侧肌群肌肉丰富，挛缩程度远较胫前肌群为重，呈现马蹄内翻畸形。

（五）诊断

早期诊断对筋膜间区综合征的有效治疗是一个决定性的因素。早期诊断的依据：①患肢的外伤史，肿胀，剧痛。②筋膜间区张力增高，压痛明显。③肌肉活动障碍，在前臂表现为手指屈伸障碍，小腿表现为足趾背屈及跖屈障碍。④筋膜间区的肌肉被动牵拉痛。⑤感觉障碍。具备上述②、③、④项即可确诊。

（六）治疗

筋膜间区综合征本身是一种具有恶性循环、进行性坏死的疾病，伤后24h即可形成。故应及时治疗，不可拖延。一般认为在发病24h内得到治疗者，可以完全恢复。36h内得到切开治疗者，术后功能仍可恢复。3～8d得到切开治疗者，深层肌肉大部分坏死，但浅层尚好，术后留有轻度缺血挛缩畸形。18d到3个月得到切开治疗者，肌肉缺血性挛缩已无法改善。

1.非手术治疗

对早期临床表现较轻的筋膜间区综合征，即受伤到开始治疗时间最早为6h，最迟为12h的，可先以20％甘露醇250ml静脉快速输入，2h后再同样输入。经2次甘露醇输入后症状明显改善，肿胀迅速消退，疼痛减轻，仍可维持观察。但由于本病发展快，后果严重，对其治疗还应以早期切开减压为宜。

2.手术治疗

手术切开筋膜减压是最可靠的治疗方法。

（1）手术指征：

1）肢体明显肿胀与疼痛。

2）筋膜间区张力大、压痛。

3）被动牵拉痛。

4）神经功能障碍体征。

5）经 2 次甘露醇静脉快速输入无明显改善的。

（2）手术方法：筋膜间区综合征在上肢常见为前臂掌侧，下肢为小腿。手术切口可采用间断小切口，也可采用全长直切口，再纵行切开筋膜减压，减压要充分彻底。

（3）术后处理：用网眼纱布覆盖创面，后用大量无菌敷料包扎，待肢体充分消肿和创面肉芽生长良好后，行延期缝合或游离植皮。

四、脂肪栓塞综合征

（一）概述

脂肪栓塞综合征是长骨干骨折、骨盆骨折、髓内钉内固定的严重并发症，尤其是在多发性长骨干骨折，其肺部脂肪栓塞发生率高达约 90%，但几乎都是无症状的亚临床型，仅有少数发展到有症状的临床型，病死率在 2.5%～20%。如发展成为呼吸窘迫综合征，病死率在 50%～80%。

（二）病因及发病机制

其发病机制目前仅停留在学说上，较为认可的是毛细血管机械性栓塞和局部急性化学性炎症学说。骨折后由骨髓腔中释放出的脂肪滴，经局部的静脉破裂口进入血液循环，再转运到肺部毛细血管床发生栓塞。脂肪滴的直径为 20～40μm，直径<20μm 的肺部毛细血管能被脂肪滴栓塞，血液中的血小板、纤维素、红细胞、白细胞也可黏附在脂肪滴上，增大体积扩大栓塞范围，同时可导致局部产生急性化学性炎症反应。直径较小的脂肪滴可通过肺部毛细血管进入体循环，再转运到身体其他部位发生栓塞（如脑栓塞等）。

（三）病理

肺组织有大块梗死和出血。肺泡的毛细血管被脂肪填塞充满，肺泡间质充血、水肿和大块出血。肺间质有中性粒细胞、淋巴细胞和巨噬细胞浸润，肺泡毛细血管内膜肿胀增厚。

（四）临床表现

脂肪栓塞综合征发展迅速，潜伏期短，创伤后 24h 发病者占 40%～60%。90% 在创伤的 3d 后发病，病情变化急剧，以肺、脑病变为主。

1.主要临床表现

（1）体温升高：一般在 38℃ 左右，少数为高热在 39℃ 以上。

（2）呼吸系统症状：呼吸急促困难，发绀，胸痛，咳嗽咳痰，痰中带血，肺部有啰音。

（3）循环系统症状：首先出现心动过速及心律不齐，心脏扩大，静脉压升高，浅表静脉怒张，甚至发生心力衰竭。如肺循环阻力骤然升高，可发生猝死。

（4）中枢神经系统症状：脑部缺氧或脂肪栓塞，可迅速出现功能紊乱，如头痛、烦躁不安、嗜睡、昏迷、抽搐等，如呼吸中枢受累可出现呼吸不规则、呼吸骤停。

（5）皮下出血点：在腋、肩、胸、腹、股前方及眼结合膜等处，可见出血点，但常于发病后几小时至几天内消失。

2.实验室检查

血红蛋白迅速下降是特征之一,如无明显临床出血的情况下,对血红蛋白下降要格外警惕。血小板可减少及红细胞沉降率增快。血清脂酶检测,一般伤后 3～4d 开始升高,7～8d 达高峰。尿及痰中可查到脂肪滴。

3.X 线检查

伤后 48h 可出现肺阴影,典型者呈"暴风雪花"样阴影。

4.眼底检查

眼底可见脂肪滴和出血。

5.血气分析

主要表现为难以纠正的动脉血氧分压降低,$PaO_2 < 8kPa(60mmHg)$,出现得越早病情就越重。

(五)诊断

1.诊断标准

(1)主要标准:①皮下及眼结合膜出血点;②非胸部创伤的呼吸系统症状,肺 X 线片的表现;③非颅脑外伤的中枢神经系统症状。

(2)次要标准:①动脉血氧分压降低,$PaO_2 < 8kPa(60mmHg)$;②血红蛋白下降至 100g/L 以下。

(3)参考标准:①血小板减少;②心率超过 110 次/min;③红细胞沉降率快,可达 70mm/h;④体温在 38℃以上;⑤尿中有脂肪滴;⑥血清脂肪酶升高;⑦血清游离脂肪酸增高。

如主要标准占 2 项以上,或主要标准只有 1 项另加次要标准或参考标准 4 项以上者,可以确诊。若无主要标准项目,只有次要标准 1 项和参考标准 4 项以上者,为隐性脂肪栓塞综合征。虽然这些诊断标准已被广泛应用,但对脂肪栓塞综合征的早期诊断都没有充足的敏感性。脂肪栓塞综合征在亚临床期,如能应用迅速而敏感的方法早期发现,在治疗上有重大意义。

2.临床分型

(1)暴发型:病后经短时间清醒后,很快发生谵妄、昏睡、昏迷、痉挛等,1～3d 死亡。因病情发展极快,肺部 X 线片无典型的表现,临床诊断较难,但尸检可证明。

(2)完全型:即该征的典型重症。潜伏期 12～24h,突然发热、脉快、肺和脑系症状、皮肤点状出血,病情发展迅速。此型临床最多见。

(3)不完全型:即非典型的表现,亦称亚临床型。潜伏期 1～6d,只有部分症状,缺乏典型表现,易被忽略。如此时做骨折的手术治疗,尤其是髓内钉固定,会很快发展成暴发型。

(六)鉴别诊断

应与脑外伤、肺挫伤、肺部感染、败血症、血栓性肺栓塞鉴别。若脂肪栓塞综合征与上述病变并存,诊断时应特别注意。

(七)治疗

关键是在预防,应强调早期防治休克和及时可靠地稳定骨折。目前临床主要使用的是支持和预防对症的综合治疗措施。

1.纠正休克

在休克期及低血容量时,本病的发生率增高,故应及时、有效地补充有效循环血容量。

2.稳定骨折端

可防止骨髓腔内的脂肪滴进一步进入骨髓腔内的静脉血流。

3.呼吸系统支持

对于轻症,可用面罩吸氧。重症患者,应用呼吸机辅助呼吸。

4.保护中枢神经系统功能

脑细胞对缺氧的耐受最差。脑缺氧昏迷者,应进行头部降温(冰袋或冰帽),对高热患者进行颈动脉降温,可以降低脑细胞的代谢,减轻脑细胞的缺氧损害,必要时可采用高压氧仓治疗。

5.使用抗菌药物,预防肺部继发感染。

6.抗脂肪栓的药物治疗

(1)肾上腺皮质激素:效果较好,已被广泛应用。有稳定细胞膜、抑制脂肪酸的毒性、抑制血小板聚集、降低毛细血管通透性、减少肺间质水肿和脑水肿及稳定肺泡表面活性物质的作用。对肾上腺皮质激素,应早期、大剂量应用,可获得较为满意的效果。

(2)小分子右旋糖酐:有降低血液黏稠度、疏通毛细血管、改善微循环的作用,可预防或减轻本病的弥散性血管内凝血。

(3)抑肽酶:有抑制脂酶分解中性脂肪的作用,可降低骨折后的高脂血症,降低脂肪酸对毛细血管内膜的损害作用。

(4)清蛋白:在血液中能与脂肪酸结合,可减少脂肪酸的毒性作用。

(5)乙醇:用5%葡萄糖液配成5%的乙醇溶液1000ml缓慢滴注,可在12h内滴完。有扩张毛细血管的功能,并能降低脂肪酸的毒性作用。

五、挤压综合征

挤压综合征通常系指四肢或躯干肌肉丰富的部位,受外部重物、重力的长时间压榨,或长期固定体位的自压,而造成的肌肉组织的缺血性坏死,出现以肢体肿胀、肌红蛋白尿及高血钾为特点的急性肾功能衰竭。常见于因地震建筑物倒塌、工地塌方、车祸等肢体受压,神志不清、瘫痪患者等被动体位造成自压,高位断肢再植后,甚至见于解脱止血带后的患者。

以往该综合征的病死率极高,可达50%以上。近年来,由于对急性肾功能衰竭不断的深入研究,以及人工肾等透析方法的有效应用,其病死率已明显下降。

(一)发病原因及其机制

挤压综合征的主要病因是受压部位的肌肉缺血、坏死,肌组织崩解,大量的分解产物,如肌红蛋白、钾、磷等进入体循环,引起低血容量性休克、高血钾、筋膜间室综合征和急性肾功能衰竭。其演变过程如下。

1.当肢体遭受较长时间挤压后,受压部位的肌肉,只要其外来压力>6.67kPa(50mmHg)时,就可使肌肉内营养血管受压,血运停止,而发生肌肉缺血。当肌肉缺血2h,可使肌肉重量增加 20%～30%；缺血 3h，则达 30%～50%；若缺血 12h，就会发生肌肉坏死。

Fitts 等对同一挤压伤伤员，将受挤压伤和未受挤压肢体的肌肉进行对比分析，结果发现受压的肌肉色素丧失 75%，钾丧失 66%。由于受损肌肉释放出大量的肌红蛋白，是一个螺旋式多肽组成的低分子蛋白，其分子量（17500）比血红蛋白分子量（68000）小，约为 1/4，故在正常情况下很容易通过肾小球而随尿排出。但在肾血流低灌注条件下，加之代谢性酸中毒时，肌红蛋白在酸性尿液中以及同时伴有高盐时，就变成易于沉淀的酸性血红蛋白，从而在远曲小管内形成机械性阻塞，因此 Fitts 认为肌红蛋白是导致挤压伤后急性肾功能衰竭的重要原因。他用橡皮管较长时间紧勒兔的肢体，此时虽可发生与人体相类似的筋膜间隔综合征症状，但由于兔肌肉内不含肌红蛋白，故不出现肌红蛋白尿，也不发生急性肾功能衰竭。此时若将人体肌红蛋白注入兔体内，并使尿液酸化，则立即发生急性肾功能衰竭。可见肌红蛋白是发生急性肾功能衰竭的重要因素。

Ncaeb、Hardaway、Kurtz 等研究发现，由于创伤后机体的应激反应，以及挤压伤后坏死组织释放出大量凝血活酶进入血液，从而使血浆纤维蛋白原、血小板显著升高，试管内凝血时间于伤后 24h 明显缩短，所以使挤压综合征早期血液就处于高凝状态。因此肾小球毛细血管内随时都有可能发生凝血，导致和加重肾微循环障碍。

2.肢体受压一旦解除挤压因素，由于伤肢的动脉干受损不重，因此会发生减压后的再灌注损伤，在再灌注损伤中，组织内氧自由基的生成起重要作用。自由基是外层有一个或多于未配对电子的分子、原子或原子团，因而它具有很强的氧化能力。氧自由基的活性比分子氧强，具有细胞毒性，可破坏蛋白、脂类及糖类，改变核苷的生化性质，作用于细胞膜的磷脂双层的游离脂肪酸不饱和链，发生脂质的过氧化反应，导致溶酶体、线粒体和细胞膜破坏。氧自由基形成后，又产生继发的羟基自由基和过氧化氢（H_2O_2），这两种物质对细胞也有很大的毒性，分解胶原及透明质酸，造成细胞肿胀，上皮组织基膜被破坏，血管通透性增加。甚至有些血管破裂，致使大量血浆样液体或血液渗至血管外间隙。据 Oden 报道 1 例 75kg 成人发生严重挤压综合征时，在 48h 内竟有 ≥12L 的液体被隔离在肌肉内。由于脱水和大量血浆外渗，回心血量减少，使有效循环血量急剧下降，因而发生低血容量性休克。后者可引起肾血管反射性痉挛，从而导致肾缺血。因此挤压伤后发生急性肾功能衰竭，是肾缺血和肾毒素所致。

由于血容量减少，血压降低，当 <7.98kPa（60mmHg）时，可发生肾血管痉挛而致肾缺血；另外某些亲血管活性物质对肾脏微循环的影响：如肾上腺素、去甲肾上腺素、5-羟色胺、组胺、血管紧张素、肾素、乳酸等物质在严重创伤后通过体液因素，使肾脏微血管发生强而持久的反射性痉挛收缩而致肾缺血，如肾缺血在 3h 以上，肾脏即发生器质性病变。在挤压综合征中直接影响肾小管上皮细胞的毒性物质是受损肌肉释放出的肌红蛋白，在肾血流低灌注情况下，加上代谢性酸中毒，使其在肾小管内沉淀，阻塞肾小管，而发生肾功能障碍。

在肾小球附近有一个"近球装置"，由 3 种细胞构成，即入球小动脉壁的近球细胞、致密斑细胞和位于致密斑与肾小球之间的极细胞。其中致密斑是远曲小管的一种特殊细胞，尿液在此于醛固酮控制下，完成 90% 的钠离子回收。如某种原因使尿中钠离子浓度增高，就给致密斑细胞以刺激，并将信息传递给近球细胞，近球细胞就把线粒体形成的肾素释放到血中，肾素可使血管紧张素增多，从而导致肾功能衰竭。

（二）病理变化

1.肌肉的病理变化

受挤压的肌肉挫伤、淤血，加之筋膜间隔内压力升高，使肌肉缺血，甚至坏死，以致肌肉苍白，质脆易碎，弹性消失，类似鱼肉样，镜下观察肌纤维变性、肿胀，横纹排列紊乱或模糊不清，甚至消失，严重者肌纤维断裂、破碎，甚至溶解坏死，呈固缩烛状。

2.神经的病理变化

神经因受压缺血，早期出现肿胀，充血，严重受压时，神经苍白变扁，呈带状。镜下观察可见神经髓鞘断裂，部分纤维变性，束间瘢痕形成，严重者轴索断裂，营养血管中断。

3.肾脏的病理变化

由于血容量不足，心输出量下降，使肾血供重新分配，肾皮质血流从80％下降至10％，所以肾皮质苍白，髓质血流从14％升到80％，使其充血呈暗红色。镜下观察整个肾单位及间质充血、水肿。部分肾小球萎缩，内皮细胞轮廓不清，仅见固缩的杆状细胞核，毛细血管腔内有凝集的红细胞、色素颗粒和血栓形成，导致管腔狭窄，甚至闭塞。肾小管的病变表现在近曲小管细胞质内出现空泡，核溶解、固缩；远曲小管、亨利襻和集合管的上皮脱落，细胞浊肿、解离、坏死。色素管型堵塞肾小管。急性肾功能衰竭的病理变化主要是肾小球、入球小动脉、出球小动脉内均有充血。严重者在肾小球内有血红蛋白、肌红蛋白充填，有纤维蛋白沉着。肾小球细胞有许多细胞小体形成，细胞内有空泡。这是病理学上的一个特点，看到这个变化就可以认为有急性肾功能衰竭。

（三）临床表现

临床表现可分为局部表现与周身反应2方面。

1.局部表现

主要表现为创伤后四肢肿胀。一般在外部压力解除后，即出现受压部位肿胀，并逐渐加重。此外可见高位皮肤有压痕，皮肤变硬，张力增强，皮下淤血，并可于受压皮肤周围有水疱形成。有的伤肢外观可无明显改变，甚至还能自如活动，常被忽视而漏诊，并因未限制活动而使伤情发展。因此，在临床检查时，要严密观察伤肢的变化，注意肿胀情况、皮肤张力大小、水疱数目。要仔细检查伤肢血液循环状态。值得注意的是，尽管有时肢体远端脉搏不弱甚至增强，但由于伤肢肿胀致使小血管阻塞，则肌肉组织仍有发生缺血坏死的危险。故此，一定要注意检查肢体的肌肉和神经功能，以判断骨筋膜室肌群的受累情况。

2.周身反应

在未出现急性肾功能不全时，周身症状可不明显。出现肾衰竭后，其症状及经过与一般急性肾功能衰竭相似。

（1）休克与血压：部分患者早期可不出现休克，或休克期短暂而未被发现。部分患者则因大量血液成分进入组织间隙，或有开放伤口失血较多，在解除外部压力后数小时内，即出现低血压甚至休克。若随着病情的进展，出现明显高血压，预示肾脏病变严重。

（2）肌红蛋白尿：发现肌红蛋白尿是诊断挤压综合征的一个重要依据，也是与单纯创伤后急性肾衰的重要区别点。患者在伤肢解除压力后24h内，出现棕红色或褐色尿，或自述"血尿"，就应考虑为肌红蛋白尿。有人证实，肌红蛋白在血中和尿中的浓度于肌体解除压力后

12h达到高峰,其后逐渐下降。经过1～2d后,尿色可自行转清,此时尿肌红蛋白试验可呈阴性反应,但应考虑到肌红蛋白血症,它可因循环因素而呈"潮式"现象,也可因肌红蛋白阻塞肾小管而在尿中不能检出。因此,尿的肌红蛋白测定在不同时间,所得的检查结果可以不同。测定尿肌红蛋白,可用"滤纸盐析法",当条件不允许时,可先进行尿的镜检及尿潜血试验(联苯胺试验)。若尿中的红细胞少,而潜血试验阳性时,则应高度怀疑肌红蛋白尿。此时可取患者血1～2ml,沉淀后,如血清色泽正常,提示没有溶血,则说明尿潜血系由肌红蛋白所致。

(3)高血钾症及心脏问题:挤压综合征因有大量肌肉坏死而血中释出大量的钾,加上肾功能衰竭排钾困难,在少尿期,血钾可以每日2mmol/L的速度上升,甚至24h升到致命水平。患者常可因高血钾所致严重心律紊乱和心肌中毒死亡。

高血钾同时伴有高血磷,高血镁及低血钙症,可以加重对心肌抑制和毒性作用。因此,有时测定血钾浓度并不甚高(5mmol/L),也会造成严重的心脏功能紊乱。此外,挤压综合征可引起心肌充血、弥散性小出血灶、间质水肿,以及心肌实质出现大小不等的坏死灶等心肌损害。笔者观察到某些患者,在电解质紊乱完全被纠正后,心电图可长期存在广泛心肌损害的改变。所以,在治疗过程中,应经常进行血钾、钠、氯、钙、磷等的测定,以判定电解质紊乱程度及透析等治疗效果。进行心电图检查,重点检查高血钾对心肌的损害。

(4)酸中毒及氮质血症:肌肉缺血坏死以后,有大量磷酸根、硫酸根等酸性物质释出,使体液pH值降低,致发生代谢性酸中毒。严重创伤后组织分解代谢旺盛,大量中间代谢产物积聚体内,非蛋白氮、尿素氮迅速增高,出现急性肾功能不全。因此,临床上可有神志不清、呼吸深大、烦躁烦渴、恶心等酸中毒、尿毒症的一系列表现,此时应注意了解血中二氧化碳结合力、非蛋白氮与尿素氮的变化情况,详细记录每日入量和尿量,经常测尿相对密度,若尿相对密度低于1.018时,是诊断的重要指标。

(5)其他临床检验:如测定天冬氨酸氨基转移酶(ALT)、肌酸磷酸激酶(CPK)等肌肉缺血坏死所释出的酶,以了解肌肉坏死程度及其消长规律。检查血红蛋白、红细胞计数、血细胞比容,以估计失血、血浆成分的丢失、贫血和少尿期尿潴留的程度。测定血小板、出凝血时间,可提示机体凝血、纤溶机制的异常。白细胞计数用以提示有无感染存在。再如血气分析、血镁测定等,均有助于进一步的临床研究。

(四)临床分型

伤后伴有肌肉缺血坏死,并不一定发生挤压综合征,只有在肌肉缺血性坏死的容量达到一定的程度时,才发生典型的临床经过。因此有人按伤情转复、骨筋膜室肌群受累的容量和相应的化验检查结果的不同,将挤压综合征分为3级:

Ⅰ级:肌红蛋白尿试验阳性,肌酸磷酸激酶(CPK)增高,而无肾功能衰竭等周身反应者。若伤时早期未做筋膜切开减张,则可能发生周身反应。

Ⅱ级:肌红蛋白尿试验阳性,明显增高,血肌酐和尿素氮增高;少尿,有明显血浆渗入组织间,有效血容量丢失,出现低血压者。

Ⅲ级:肌红蛋白尿试验阳性,明显增高,少尿或尿闭,休克,代谢性酸中毒以及高血钾者。

Ⅰ～Ⅲ级的共同点,即均有肌红蛋白尿,这对早期发现和诊断挤压综合征十分重要。Ⅰ级没有肾功能衰竭,严格说,不能称此为挤压综合征。因此,有人把Ⅰ级称为骨筋膜室综合征,并将其和挤压综合征视为一个系列的疾病。

（五）诊断

要降低挤压综合征的病死率，很重要的一点在于早期发现，早期诊断。从受伤现场直到医院的全过程都要严密注意。医疗救护人员对有肢体受压史的患者，应考虑到有挤压综合征的可能性，应进行初步检查，对可疑者做标记，按重伤患者对待，收住院详细检查。应注意：①详细采集病史：记载致伤原因和方式，肢体受压和肿胀时间、伤后有无红棕色"、"深褐色"或"茶色"尿的历史，伤后尿量情况，相应的全身症状等；②体检和伤肢检查：测定血压、脉搏，对判断有无失血、体液丢失以及休克最为重要，应对伤肢做好仔细检查；③尿液检查：包括常规、相对密度及尿潜血的检验。凡①、②、③项检查是阳性结果，可以诊断为挤压综合征，并应及时处理，如有条件，应做肌红蛋白测验，凡结果阳性者即可确定诊断。凡①、②两项阳性而尿检阴性者，可以列为可疑诊断，或诊断为骨筋膜室综合征，继续严密观察。挤压综合征患者多有合并伤，而有时合并伤需紧急处理，且要注意合并伤能掩盖挤压综合征。因此，既不应只注意需要急救处理的伤情，也不能忽视了严重的挤压综合征。

（六）预防和治疗

1.现场急救处理

（1）抢救人员应迅速进入现场，抓紧一切时间、积极抢救患者，力争早期解除重物的外部压力，减少本综合征发生的机会。

（2）伤肢应制动：尤其对尚能行动的患者，要说明活动的危险性，尽量减少伤肢活动。

（3）伤肢应暴露在凉爽的空气中（冬季要防冻伤），或用凉水降低伤肢温度。

（4）伤肢不应抬高、按摩或热敷。

（5）如挤压的伤肢有开放伤及活动出血者，应止血，但避免应用"加压绷带"，更不应该用止血带（有大血管断裂时例外）。

2.早期预防的几项措施

（1）在转运途中对受压超过 45min 的患者，或不论时间长短受压史者，可一律用碱性饮料，用 8g 碳酸氢钠溶于 1000～2000ml 水中，再加适量糖及食盐饮用，既可利尿，又可碱化尿液，防止肌红蛋白在肾小管中沉淀，对不能进食者，可用 5％碳酸氢钠 150ml，静脉滴注。

（2）纠正血容量丢失，防止休克：由于受压肢体在解除压力后迅速肿胀，造成"第三间隙"异常，致使有效血容量减少，要及时补充液体、纠正血容量不足状态，以防止休克，增加肾血流量，预防肾血管痉挛，减少肾缺血、缺氧的机会，保障肾脏功能。所用液体有低分子右旋糖酐和等渗盐水，有条件时也可输血浆或全血。

（3）伤肢早期切开减张：该措施对防止和减轻挤压综合征的发生及促进伤肢功能的恢复，有很大的帮助，根据发病机制与临床实践，早期骨筋膜室切开减张可达到下列目的：①可避免肌肉发生缺血性坏死，或缓解其缺血受压的过程；②肌肉虽然已经发生缺血性坏死，但可通过减张引流，防止和减轻坏死肌肉释出的有害物质侵入血流，减轻机体中毒症状和有利于伤肢功能的恢复。因此，在有条件的医疗单位而又有适应证的情况下，均应及时切开减张。

3.伤肢处理

（1）由于截肢并不能降低挤压综合征发病率和病死率，因而不应作为伤肢早期处理的常规措施。通常仅适用于：①肢体受严重的长时间的挤压伤后，患肢无血运或有严重血运障碍，估计即使能保留肢体也确无功能者；②由于患肢的毒素吸收所致的全身中毒症状，经过减张等处置并不能缓解，且有逐渐加重的趋势，将截肢作为一个挽救生命的措施；③伤肢合并有特异性感染（如气性坏疽）。

（2）早期切开减张术：

1）适应证：有明确致伤原因、尿潜血或肌红蛋白试验阳性，不论受伤时间长短，不论伤肢远端有无脉搏，凡有 1 个以上肌肉间隔区受累，局部有明显肿胀，张力高或局部有水疱发生，有相应运动感觉障碍者。

2）应当切开每一个受累的骨筋膜室，从上到下充分暴露肌肉，因此皮肤切口也应与筋膜一致，通常沿肢体纵轴方向切开减压。上臂，由筋膜形成前侧肌群筋膜间隙及后侧肌群筋膜间隙。前侧切口应在肱二头肌上，后侧切口应在肱三头肌上。前臂由骨间膜、桡骨、尺骨构成伸侧和屈侧 2 个筋膜间隙，伸侧切口应在肱桡肌与桡侧伸腕肌之间，屈侧切口应在屈肌群上。手部分大鱼际肌和掌中筋膜间隙，可分别在其间隙上切开减张。大腿由前、内、后 3 个筋膜间隙组成。切开前侧伸肌筋膜间隙时，切口应在股四头肌上。切开后侧屈肌筋膜间隙时，切口应在股二头肌的内侧。切开内侧内收肌筋膜间隙时，切口应在内收肌上、小腿由内、外侧肌间隔、骨间膜及胫腓骨分为 4 个筋膜间隙，即前侧筋膜间隙、外侧筋膜间隙、浅层后侧筋膜间隙、深层后侧筋膜间隙。可做 4 个切口，前侧筋膜间隙的切口应在胫前肌群上；外侧筋膜间隙的切口应在腓骨肌上；浅层后侧筋膜间隙的切口应在腓肠肌上；深层后侧筋膜间隙的切口应从胫骨内侧，循后缘进入。小腿减张在必要时可将腓骨上 2/3 切除或截断，可以一次切开上述 4 个筋膜间隙。

3）切开后处理：发现有坏死肌肉组织，必须彻底切除，不可姑息。否则将容易造成继发感染，往往需再次手术治疗，不利于伤肢的愈合。对肌肉组织是否坏死难以判断时，可每 1～2d 在换敷料时观察，一般在剪除肌肉时不出血，或夹之无收缩反应者，均表明肌肉已坏死。如果判断困难，可做病理检查以确定是否切除。若坏死肌肉范围广，一次切除对机体损伤过大，可分期切除。切开术后用敷料包扎，不可加压。若切口不大，伤肢肿胀消退后，多能自行痊愈；若伤口过大，而局部又无感染者，可以缝合伤口，内置引流条。不能自行愈合时，应植皮。手术操作、换药和护理，必需严格无菌技术。伤口渗液量过多，极易造成低蛋白血症，应适当输血及补充血浆，以利于伤口早日愈合。密切观察伤口变化、分泌物性质和颜色，每日测体温 4 次，做白细胞计数、伤口分泌物培养，及时选用适当抗生素。警惕继发脓毒症。在肢体切开后，伤肢可稍行抬高。

4.急性肾功能衰竭的治疗

急性肾功能衰竭的诊断一旦成立，就应严格按照下列原则处理：

（1）水和电解质紊乱的处理：

1）水中毒的防治：严重创伤者应每日称体重，进行中心静脉压监测，防止液体输入过多。每日补水量＝不显性失水量＋可见失水量－内生水量。不显性失水量成人常温每日 600～800ml。发热、气管切开、出汗、高温时，应酌情增加。如体温 38℃以上者，每增加 1℃，应增加 200～250ml。内生水量每日 300～400ml，严重感染时为 500～600ml。

2）高血钾症的防治：彻底清除坏组织和血肿、纠正酸中毒、预防和控制感染、供给足够的热量、减少体内蛋白分解。也可缓慢静脉滴注 10％葡萄糖酸钙 30～50ml 或 5％氯化钙 50ml，但在使用洋地黄时禁用。但实际中不应拘泥于指标。

3）酸中毒的处理：二氧化碳结合力＞17mmol/L（即 38％容积）时，可不处理。如＜15mmol/L 时，应使用碱性药物，常用 5％碳酸氢钠。但大量输入钠离子有水、钠过量并引起肺水肿及心力衰竭的可能。此外血液 pH 值升高，可使血钙降低引起抽搐，故如酸中毒不十分严重时，可不处理。碳酸氢钠用量为 5％溶液 5ml/kg，先输入 1/2 量，观察 4～6h 后，根据症状及化验结果，再决定可否继续使用。

4）低钠血症、高镁血症加低钙血症的处理：低钠血症多为稀释性低钠，一般不需特殊处理。高镁血症和低钙血症可对症处理，必要时使用透析治疗。

5）营养和饮食管理：对肾功能衰竭患者，过去往往限制蛋白质摄入以减轻氮质血症。但近年来多主张对症状轻者适当补充蛋白质，以减少内源性蛋白分解的增加而产生的营养不良，避免对创伤的愈合、免疫功能及体力康复产生不利影响。一般每日至少补充 20g。全静脉营养的应用提高了急性肾功能衰竭的疗效。使用的营养液内含人体 8 种必需氨基酸、35％葡萄糖、多种维生素等，被称为肾衰注射液。透析治疗时必须补充蛋白质。

（2）抗生素的使用：在急性肾功能衰竭患者，感染是致死的主要原因之一。常用的抗生素中，有些是由肾脏排泄的，也有的对肾脏有毒性。因此，使用时要选择既有效，对肾脏毒性又小的品种。

（3）肾包膜剥脱术治疗肾功能衰竭：此法早有报道，国内也有少数临床应用。对此尚待进行更多的实践与总结。

（4）透析疗法：有腹膜透析和血透析。

六、损伤性骨化

损伤性骨化系指由于外伤、创伤及手术后，局部骨骼肌及软组织内出现钙化、骨化病灶，导致肿胀、疼痛或关节功能障碍等症状的一类疾患。

（一）损伤性骨化的病因

损伤性骨化作为一种运动损伤，多发生于男性青少年，发生部位以髋部及肘部多见，也常常发生在一些创伤后忽略肌肉软组织损伤的患者。损伤性骨化的病因尚不清楚，但均与关节等部位创伤后反复多次推拿、复位或粗暴的活动关节导致局部出血等有关。临床上关于损伤性骨化的发生率，还没有很好的文献报道。Michelsson 通过动物试验证明损伤性骨化与伤后反复手法造成软组织多次损伤、出血有关。现代研究表明损伤性骨化与各型血友病有一定关系。部分凝血因子的缺乏以及损伤后的继发出血可以被当作决定因素。然而典型的血友病患者发生损伤性骨化的并不多。有症状的损伤性骨化多发生于肘关节及其周围。损伤后骨化的原因据推测与以下因素有关：一为关节、骨等损伤后，局部骨膜剥离，且在局部形成血肿，由于启动了骨折愈合程序，血肿逐渐机化，并在骨膜内细胞因子、骨膜细胞等共同作用下发生骨化；二是关节囊、韧带等胶原性支撑组织，由于损伤及伤后反复受损，出现反复出血，激活了局部的生长因子及酶等因素,使间叶组织生成软骨和骨所致。

另一类继发于关节置换术后,与置换过程中骨屑的遗留、血肿形成及软组织的损伤等有关,其形成不在本节讨论范围之内。

(二)损伤性骨化的临床表现及诊断

损伤性骨化有 2 种表现形式:一种位于关节周围软组织内;另一种位于周围骨骼肌肉。其表现主要是:一般在创伤后半个月至 1 个月时,原发伤已愈合,但关节出现伸屈活动障碍,骨骼肌及周围软组织肿胀、疼痛,在关节活动度训练时疼痛加重且逐渐加重,关节活动度逐渐减小。关节或软组织局部压痛,组织僵硬,出现硬性肿块等。

X 线摄片可以明确诊断,异常表现可在损伤后 18～21d 出现,但是还是落后于临床症状。明确的放射学证据常在损伤后 1～2 个月出现。早期在局部出现白色云雾状阴影,随着病情的逐渐加重,云雾状阴影逐渐加深,可有部分缩小,边缘光滑,与周围组织分界清楚。钙化时无骨小梁,而骨化时则可见骨小梁影。应注意,X 线摄片的表现与临床表现不相一致,有时 X 线片表现并不严重,但临床表现可非常严重;而 X 线表现严重者,关节功能有时影响并不大。这可能与骨化钙化病灶的位置以及周围韧带组织挛缩有关。临床各种实验室检查可作为损伤性骨化的诊断指标,但没有特异性指标。如血清碱性磷酸酶及红细胞沉降率可升高,MRI 及 CT 检查是非常有效的,但其在损伤性骨化临床诊断中的作用,文献还未有报道。

损伤性骨化病理表现有 3 型:

1.邻近骨干部位的扁平状新骨形成。

2.蕈状新骨形成,但仍与骨干相连。以上 2 项骨膜释放的成骨细胞起到关键作用。

3.明显的肌肉软组织内脱离骨干的新骨形成。

损伤性骨化病理可总结为以下几方面:纤维组织血肿转化为软骨及骨,血肿机化,依附于骨膜的肌肉内骨形成,骨膜破裂并释放成骨因子到邻近骨膜的肌肉组织。肌肉内结缔组织转化为骨与软骨组织。文献多有报道肌肉组织内成骨前体细胞在各型损伤性骨化病理表现中都有表现,其中 BMP 可能起到重要作用。

(三)损伤性骨化的治疗与预后

损伤性骨化的治疗较为棘手。早期切除骨化病灶,虽可以较早恢复关节的活动度,但有可能遗留骨化病灶,以及再次出血、手术损伤等而引起损伤性骨化的复发;如过晚手术,则关节长时间处于固定位置。由于缺乏活动刺激,可导致关节周围韧带、肌腱等的挛缩,关节软骨的退变等,也可导致关节运动范围的下降。

损伤性骨化的治疗主要是 RICE(休息,降温,加压,抬高)。虽然吲哚美辛已广泛应用于手术后异位骨化的治疗,但还没有研究表明其有用性,其作用可能是二磷酸盐阻止了骨形成,而且无禁忌。没有大量证据证明手术介入治疗为一绝对有效的方法,手术切除的指征是骨化增大致加剧局部损伤以及影响邻近关节活动度,从而导致功能障碍。一般来说,异位骨化严重影响关节功能时,须在损伤后 3～6 个月,待骨化充分稳定后,做骨化块的切除及关节松解术,术后重新开始活动度训练。在无大量骨形成之前不宜采取手术切除,未成熟骨组织的切除往往导致广泛复发。医师应向患者说明,损伤性骨化治疗需很长时间,甚至持续数月。

邓柏杰等利用早期手术及中药治疗损伤性骨化,通过手术观察,病程在 6 个月以内者,术后关节活动度增加范围明显高于病程在 6 个月以上者,并认为创伤性骨化性肌炎应以早期手术为主,并提出早期手术的指征:肘部活动受限,无自发性疼痛,软组织无肿胀,皮肤无红热、弹性好,X 线检查有异生骨块。术后应用中药薰洗肘关节,可以获得较好效果。李成等也应用中药薰洗治疗骨化性肌炎 2 例取得良好效果。

损伤性骨化由于病因不明及病情的复杂,其治疗效果不佳,应在治疗中积极地加以预防。

(四)创伤性骨化性肌炎的预防

创伤性骨化性肌炎重在预防,已成为广大骨科医师的共识。首先,应避免对关节部位,尤其是肘关节损伤进行粗暴的反复"治疗",不准对肘部骨折、脱位等进行暴力推拿、复位等,因为在反复刺激下,可形成广泛的骨膜下血肿,以及血肿扩散,而引起损伤性骨化。其次,对关节损伤后的关节运动功能障碍,应采用轻柔的手法进行关节功能的恢复,而避免过度推拿、牵拉。早在 20 世纪初,Thomas 及 Waston John 等已指出,强力的被动牵伸和引起明显疼痛的粗暴手法反而增加肘关节僵硬的危险,而应避免使用。进行肘关节活动的被动训练时,医护人员必须认识到有发生骨化性肌炎的危险,而不能用大力的扳拗。第三,一旦有骨化性肌炎发生,应立即暂停肘关节活动度训练,采用前臂吊带或石膏托等进行肘关节制动,使关节固定于功能位,在不引起肘部疼痛的前提下做上肢各关节的主动活动。待疼痛、肿胀及压痛等症状消失后,X 线表现骨化已静止后,方可进行肘部屈曲、前臂旋转等功能训练,并以无痛训练及主动运动为原则,切忌过度活动。最后,口服消炎镇痛药有助于预防骨化性肌炎的发生,在手术前及当天开始口服双氢芬酸钠(扶他林)25mg,3 次/日,可有效防止骨化性肌炎,如果上消化道不能耐受,可用消炎痛栓纳肛。

总之,骨化性肌炎发生后,就可能会对患者造成终身残疾,故在初诊肘部骨折、脱位等损伤时,应谨慎预防,合理治疗,同时治疗后应采取因人而异、因病而异的措施,谨防发生骨化性肌炎。

七、关节功能障碍

骨折后的关节功能障碍较为常见,尤其是邻近关节部位骨折、关节内骨折及老年人骨折等最为多见。

(一)关节功能障碍的原因

骨折后关节功能障碍的原因主要有两大方面,即骨性因素及软组织因素。

1.骨性因素

骨性因素是指由于关节内或邻近关节的骨折,未得到良好的复位,使关节的对合关系受到破坏而产生的关节运动范围过小或过大。例如,股骨髁上、髁间骨折,由于髌骨及股中间肌在膝关节屈伸过程中需在股骨髁表面滑动,当骨折不能良好复位时,髌骨等的滑移将受阻,而引起膝关节功能障碍,此亦为伸膝装置损伤的一种。对下肢负重关节而言,恢复关节面的平整与咬合关系尤为重要。

2.软组织因素

(1)关节内软组织因素:骨折后关节功能障碍的软组织因素较多,又可以分为关节内因素及关节外因素。关节内因素是指骨折后由于关节内的结构异常改变而导致的关节功能受限,最常见为膝关节。当膝关节周围骨折时,膝关节内的交叉韧带、半月板等易同时受到损伤,在治疗中如未能及时修复,则在骨折愈合后韧带断裂则表现为膝关节不稳,不能行走,半月板损伤可表现为疼痛、交锁等。同时,膝关节周围骨折后,常出现膝关节积血。主要是由于膝关节滑膜受到损伤的刺激导致创伤性滑膜炎或滑膜出血。当骨折治疗后,膝内血肿未消除而出现血肿机化,导致股骨、胫骨、髌骨关节面间的广泛纤维索带形成,从而引起关节功能障碍。

关节本身的感染,也是引起关节功能障碍的原因之一。关节部位骨折后,由于关节本身的抗感染能力较弱,容易发生关节感染。关节感染后,滑膜产生大量的富含纤维蛋白原的渗出液,以及巨噬细胞的吞噬、白细胞的聚集、关节软骨的退变等,均可导致关节结构的进一步破坏而引起关节功能障碍。

(2)关节外软组织因素:关节外软组织的影响主要表现为:①关节囊的挛缩;②肌腱、韧带的变性、挛缩;③关节周围骨化及骨化性肌炎;④关节周围滑动装置的粘连。骨折,尤其是关节周围骨折后,由于害怕过早的关节活动将引起骨折的移位,而长时间将关节固定于一个位置,关节囊缺乏日常的牵拉刺激而逐渐发生挛缩,使关节限制于固定的位置,从而引起关节功能障碍。如膝关节长时间固定于屈膝位后,后关节囊挛缩并与周围组织发生粘连,导致日后伸膝时发生困难。同时,关节长时间处于某一体位时,跨越关节的肌腱、韧带等也将发生挛缩,肌肉发生萎缩,甚至变性,而丧失伸缩能力。当需要运动关节时,即可因为肌腱、韧带的相对"短缩"而产生障碍。如手部骨折后,将掌指关节固定,其关节囊及侧韧束、蚓状肌肌腱等均易发生挛缩、变性,使手的关键关节丧失运动功能。肘关节骨折脱位等容易产生肘关节周围损伤后骨化,由于周围有骨性组织的阻挡而产生关节功能障碍。关节正常功能的发挥,也依赖于周围软组织间以及软组织与骨组织间的正常滑动,当正常的滑动装置(如腱膜、深部滑囊、滑膜等)发生损伤,变性等疾患后,关节周围的软组织即发生粘连,从而导致关节功能障碍,最常发生的是伸膝装置粘连以及肩关节周围炎。

(二)关节功能障碍的治疗

不是所有的关节功能障碍均需要治疗。当患者为老年人,或要求不高,不严重影响关节功能的运动丧失,可以不行治疗,或仅进行相对保守的治疗。但当患者为年轻人,或对关节功能要求较高时,则需要行相应的保守或手术治疗。

1.保守治疗

对关节功能障碍由于软组织原因所引起且时间较短者,保守治疗常常可取得一定疗效。保守治疗包括理疗、热敷、被动运动等。有学者利用"被动运动+关节松动+牵引"的综合运动疗法改善膝关节功能障碍,取得了良好的疗效,且强调在运动前进行蜡疗,改善结缔组织的黏弹性,改善关节活动范围。同时应注意,保守治疗需持之以恒,贵在坚持,否则达不到应有的效果。

2.手术治疗

对强直性关节功能障碍,保守治疗无效者及因骨折未能良好复位而引起的关节功能障碍,常需手术治疗。依据不同的病因选择合适的手术方式,在术中充分暴露,术后加强功能锻炼,防止再次功能障碍。术中未能良好松解而依赖术后的功能康复是达不到效果的做法。其他辅助方法,如术后关节内应用玻璃酸钠治疗膝关节僵硬、应用带蒂筋膜复合瓣移植入关节内治疗膝关节功能障碍及关节清理术等均可取得良好的疗效,在条件具备时宜加以应用。

(李会杰)

第十一章 上肢骨折

第一节 锁骨骨折

锁骨是有两个弯曲的长骨,位置表浅,桥架于胸骨与肩峰之间,是肩胛带同上肢与躯干间的骨性联系。锁骨呈"∽"形,内侧段前凸,且有胸锁乳突肌和胸大肌附着,外侧段后凸,有三角肌和斜方肌附着。锁骨骨折较常见,多发生在中 1/3 处,尤以幼儿多见。

【病因病机】

多因摔倒时肩外侧或手部着地,外力经肩部传达至锁骨而发生,以短斜行骨折为多。骨折后,内侧段可因胸锁乳突肌的牵拉向后上方移位,外侧段则由于上肢的重力和三角肌以及胸大肌牵拉而向前下方移位,相互重叠。

直接暴力多引起横断或粉碎骨折,临床较少见。骨折严重移位时,锁骨后方的臂丛神经和锁骨下动、静脉可能合并损伤。

【诊断要点】

因锁骨位于皮下,骨折后局部肌肉痉挛、肿胀、疼痛、压痛均较明显,可摸到移位的骨折端,故不难诊断。患肩内收下垂,常以健手托着患侧肘部,以减轻上肢重量牵拉,头向患侧倾斜,下颌偏向健侧,使胸锁乳突肌松弛而减少疼痛。幼年患者缺乏自诉能力,且锁骨部皮下脂肪丰厚,不易触摸,尤其是青枝骨折,临床表现不明显,易贻误诊断,但在穿衣、上提其手或从腋下托起时,会因疼痛加重而啼哭,常可提示诊断。X 线正位片可显示骨折类型和移位方向。根据受伤史、临床表现和 X 线检查即可作出诊断。

锁骨外侧 1/3 骨折时,需要判断喙锁韧带是否已损伤,因为该韧带损伤与否直接关系到治疗方法的选择和预后。不能肯定诊断时,可拍摄双侧应力 X 线片。即让患者坐位或站立位,以手腕各悬挂一 2.25～6.75kg 重物(不是提在手中),放松上肢肌肉,然后拍摄双肩正位 X 线片。如患肩喙锁韧带断裂,则 X 线片显示为骨折移位加大,并且喙突与锁骨之间距离增宽。锁骨的胸骨端或肩峰端关节面的骨折,常规 X 线片有时较难确定诊断,必要时需行断层 X 线检查。

诊断骨折的同时,应详细检查患肢末梢血液循环、肌肉活动及皮肤感觉,以除外锁骨下神经、血管的损伤。

【治疗】

幼儿无移位骨折或青枝骨折可用三角巾悬吊患侧上肢。有移位骨折,虽可设法使其复位,但实际上没有很好的方法维持复位,最终锁骨总要残留一定的畸形。外形虽不雅观,但一般不影响肩关节的功能。婴幼儿由于骨塑形能力强,因此,一定的畸形在发育中可自行矫正,不必为取得解剖复位而反复整复,不宜随意采用手术治疗。有移位骨折可按以下方法治疗。

1.整复方法　患者坐位,挺胸抬头,双手叉腰,术者将膝部顶住患者背部正中,双手握其两肩外侧,向背侧徐徐牵引,使之挺胸伸肩,此时骨折移位即可复位或改善,如仍有侧方移位,可用提按手法矫正。

2.固定方法　在两腋下各置棉垫,用绷带从患侧肩后经腋下,绕过肩前上方,横过背部,经对侧腋下,绕过对侧肩前上方,绕回背部至患侧腋下,包绕8～12层。包扎后,用三角巾悬吊患肢于胸前,即为"∞"字绷带固定法;亦可用双圈固定法。一般需固定4周,粉碎骨折可延长固定至6周。大多数病例均可达临床愈合。

3.手术治疗　采用切开复位内固定术应慎重,手术创伤加之骨膜的广泛剥离,可导致骨折延迟愈合甚至不愈合。对粉碎骨折移位严重、开放性骨折、多发骨折或断端骨片损伤锁骨下神经、血管及有刺破皮肤可能时,可行切开复位,克氏针或钢板螺丝钉内固定术。

4.药物治疗　初期宜活血祛瘀,消肿止痛,可内服活血止痛汤或肢伤一方加减,外敷接骨止痛膏或双柏散;中期宜接骨续筋,内服可选用新伤续断汤、续骨活血汤、肢伤二方,外敷接骨续筋药膏;中年以上患者,易因气血虚弱,血不荣筋,并发肩关节周围炎,故后期宜着重养气血,补肝肾,壮筋骨,可内服六味地黄丸或肢伤三方,外贴坚骨壮筋膏。儿童患者骨折愈合迅速,如无兼证,后期不必用药。

5.练功活动　初期可作腕、肘关节屈伸活动,中后期逐渐作肩部练功活动,重点是肩外展和旋转运动,以防止肩关节因固定时间太长而致功能受限制。

(黄炳刚)

第二节　肱骨外科颈骨折

肱骨外科颈骨折是指发生于肱骨解剖颈下2～3cm处的骨折。本骨折多见于中、老年患者,尤其有骨质疏松者,骨折发生率增高。

【病因病机】

外科颈位于解剖颈下,为松质骨与皮质骨交界处,是应力上的薄弱点,易发生骨折。大、小结节间沟内有肱二头肌长头肌腱通过,骨折后若整复不良,可并发肱二头肌长头肌腱腱鞘炎。紧靠肱骨外科颈内侧有腋神经向后进入三角肌内,臂丛神经、腋动静脉通过腋窝,故骨折严重移位时可合并神经血管损伤。

肱骨外科颈骨折多数为间接暴力所致。跌倒时手掌或肘部着地,传达暴力导致肱骨外科颈部发生骨折。患肢在受伤时所处的位置不同,可发生不同类型的骨折。临床常分为以下五型。

1.裂缝骨折 肩部外侧受到直接暴力打击,可造成肱骨大结节骨折合并肱骨外科颈裂缝骨折,系骨膜下无移位骨折。

2.嵌插骨折 受传达暴力所致的肱骨外科颈骨折,两断端互相嵌插。

3.外展型骨折 患者跌倒时,上肢处于外展位,导致骨折处两断端外侧嵌插,内侧分离,骨折端向前、内侧突起成角,此型骨折多见。若骨折远端向内侧移位明显时,常伴有肱骨大结节撕脱骨折。

4.内收型骨折 患者跌倒时,上肢处于内收位或轻度外展位,导致骨折处两断端内侧嵌插,外侧分离,骨折端向外侧突起成角,此型骨折少见。

5.肱骨外科颈骨折合并肩关节脱位 当上肢处于外展外旋位时遭到较大暴力,可导致骨折及肱骨头向前下脱位。此类骨折脱位,整复困难,若处理不当易造成患肢严重功能障碍。

【诊断要点】

有明显外伤史,伤后局部疼痛、肿胀明显,功能障碍。检查时在上臂内侧可见明显瘀斑,肱骨外科颈局部有环形压痛和纵轴叩击痛,除无移位骨折外,可有畸形、骨擦音和异常活动。合并肩关节脱位者,可出现"方肩"畸形,在腋下或喙突下可扪及肱骨头。X线检查可确定骨折类型及移位情况。

根据受伤史、临床表现和X线检查可作出诊断。

【治疗】

无移位的裂缝骨折或嵌插骨折,仅用三角巾悬吊患肢3~4周即可。有移位骨折常闭合复位后固定治疗。

(一)整复

患者取仰卧位,一助手在伤侧肩外展45°、前屈30°、上臂中立位、屈肘90°位,沿肱骨纵轴向下牵引,另一助手用布带绕过患侧腋下并向上提牵,纠正短缩、成角移位,然后术者根据不同类型采取不同手法复位。

1.外展型骨折 待骨折重叠错位被纠正后,术者双手握骨折部,双拇指按于骨折近端的外侧,余指抱骨折远端内侧向外捺正,助手同时在牵拉下徐徐内收上臂即可复位。

2.内收型骨折 待骨折重叠错位被纠正后,术者双拇指压住骨折的外侧向内推,其余四指拉骨折远端向外,助手同时在牵拉下徐徐外展上臂即可复位。如骨折部向前成角畸形明显者,应改为两拇指推挤骨折远端,其余四指按住成角处,逐渐将上臂上举过头顶即可纠正。

3.合并肩关节脱位 可先持续牵引,使盂肱关节间隙增大,手法纳入肱骨头,然后整复骨折。

(二)固定

超肩关节夹板固定法:选用四块夹板,其中内侧夹板较其他三块稍短,且在该夹板的一端用棉花包裹呈蘑菇状大头垫,其余三块顶端穿孔系以布带,以便做超关节固定用。

外展型骨折固定时,大头垫应顶住腋窝部,并在骨折近端外侧放一平垫;内收型骨折则大头垫应放于肱骨内上髁的上部,并在外侧成角突起处放一平垫;其余三块夹板分别放在上臂的前、后、外侧,使夹板近端超肩关节,远端达肘部,用三条扎带将夹板捆紧;一短布带穿过三块超肩关节夹板顶端的布带做环状结扎,再用一长布带系于环内侧,并绕对侧腋下(用棉花垫好)打结。将患肢屈肘悬吊于胸前,固定 4～6 周。

外展型骨折应使肩关节保持在内收位,切不可做肩外展活动,尤其在固定早期更应注意这一点,以免骨折再移位。内收型骨折早期固定在外展位,勿使患肢做内收动作。对移位明显的内收型骨折,除夹板固定外,可配合皮肤牵引 3 周,肩关节置于外展前屈位,其角度视移位程度而定。

(三)功能锻炼

固定早期可做握拳,屈伸肘、腕关节,舒缩上肢肌肉等活动。3 周后练习肩关节各方向活动,活动范围循序渐进,每日练习十余次。解除夹板固定后,应配合中药熏洗,以促进肩关节功能恢复。练功对老年患者尤为重要。

(四)药物治疗

按骨折治疗三期用药原则进行内外用药,解除固定后可用海桐皮汤等熏洗,以促进肩关节恢复功能。

（李会杰）

第三节　肱骨干骨折

(一)发病

肱骨干骨折可发生于任何年龄,以成人多见,多为直接暴力所致,如产伤、机器卷压伤等。投掷、跌倒等间接暴力亦可致伤。以横形和螺旋形骨折多见,桡神经损伤可发生在肱骨中 1/3 骨折。

(二)诊断要点

1.上臂肿胀、疼痛、侧突畸形,不能高举。

2.有挤压痛、假活动、骨擦音和肘部冲击痛。

3.正侧位 X 线片,可明确骨折部位、类型及移位程度。

4.如有腕下垂,手不能伸直,虎口背侧感觉丧失,应考虑到桡神经损伤。

(三)相关解剖

肱骨干近端起于胸大肌止点的上缘,远端至肱骨髁上。肱骨干近端部分呈圆柱形,远端的 1/3 更近似于三棱柱形。3 条边缘将肱骨干分成 3 个面:前缘,从肱骨大结节嵴到冠状突窝;内侧缘,从小结节嵴到内上髁嵴;外侧缘,从大结节后部到外上髁嵴。前外侧面有三角肌粗隆和桡神经沟,桡神经和肱动脉从此沟经过。前内侧面形成平坦的结节间沟。前外侧面和前内侧面远端相邻的部位为肱肌的附着点。后面形成一个螺旋形的沟,容纳桡神经由此通过,此沟的外上方和下方分别为肱三头肌的外侧头和内侧头附着点。内侧和外侧的肌间隔将上臂分成前、后两个肌间隔。肱二头肌、喙肱肌、肱肌、肘肌、肱动脉和静脉,以及正中神经、肌皮神经和尺神经均在前肌间隔内。后肌间隔内包括肱三头肌和桡神经。肱骨干的血液供应来自肱动脉的分支。从肱动脉发出的一支或多支营养血管、肱深动脉或旋肱动脉,提供肱骨干远端和髓内的血液供应。骨膜周围的血液循环也是由这些血管和许多小的肌支，以及肘部动脉吻合构成的。在手术治疗骨折的时候必须小心避免同时破坏骨膜周围的血液供应。

（四）骨折分类分型

AO 分类法是一种被大家公认的比较好的解剖分类方法。所有骨干骨折均可按 2 块主要骨折块的接触情况分为 3 类：A.接触大于 90％ 为简单型骨折，骨折为横断、螺旋或斜形；B.部分接触：为楔形骨折或蝶形骨折，合并一附加的骨折块；C.无接触：复杂螺旋骨折、双段骨折或粉碎骨折。每一种骨折类型又根据骨折的解剖位置分为 1,2,3 三个亚型。

（五）切开复位内固定的适应证

1.保守治疗不能达到满意的对位和对线。

2.合并的肢体损伤需要早期活动。

3.大段骨折。

4.病理性骨折。

5.骨折伴有大血管损伤。

6.在 Holstein 和 Lewis 所描述的那种肱骨远端螺旋骨折中，采用手法复位和夹板或石膏后出现桡神经麻痹。

7.伴发损伤的治疗要求卧床休息。有些肱骨干骨折伴有肘关节骨折，需要早期活动该关节，是内固定的相对适应证。内固定用于闭合复位的严重的神经功能障碍，如不能控制的帕金森病，也可能是手术的适应证。

同时做上肢和下肢牵引常很困难，在这种情况下，对肱骨干骨折也可选用切开复位内固定治疗。

（六）手术入路

1.前外侧入路　前外侧入路通常用于肱骨干近 1/3 和中 1/3 的骨折，它也可以同时用于远端骨折。此外，当使用前外侧入路治疗远端骨折时，桡神经则更容易暴露。

患者采取仰卧位，肩下垫枕以支撑肩胛骨。铺单时应该暴露颈部、肩部、肘部和前臂。肩关节外展 45°～60°。皮肤定位标志包括喙突、三角肌胸肌肌间沟、肱二头肌外侧沟和外上髁。皮肤切口从喙突远端 5cm 开始，沿着三角肌胸肌肌间沟走行。切口顺着二头肌外侧缘向下延续至肘关节上方 7.5cm。分离浅筋膜和深筋膜，注意保护肱骨头静脉。通过三角肌和胸大肌之间可以暴露肱骨干的近端。再往远端，将二头肌牵向内侧，暴露肱肌。沿着肱肌长轴向深方纵行切开（中线偏外侧）暴露肱骨干。由于肱肌的外侧部分受桡神经支配，内侧部分由肌皮神经支配，因此在应用此入路时要保护好支配肱肌的神经。屈曲肘关节，沿着肱肌内侧起点的前方附着部分分离，有助于更好暴露肱骨。虽然桡神经绕着肱骨干走行，但是通过肱肌的外侧部分可以保护桡神经。再往远端，仍然通过肱肌的内侧和外侧暴露肱骨。操作中应该避免损伤外侧的桡神经和内侧的前臂外侧皮神经。

2.后侧入路　后侧入路是通过切开肱三头肌暴露从鹰嘴窝到中上 1/3 的肱骨。在单纯的肱骨远端骨折中，后侧入路非常有用。同时它也适用于需要对桡神经损伤进行探查和修复的手术。

患者取俯卧位或者侧卧位,上臂外展90°,肘关节处于休息位。铺单时暴露肘和肩关节。采用直切口从肩峰后外侧缘到鹰嘴尖。典型的切口是从三角肌的游离缘到鹰嘴尖近端4cm。近端顺着肱三头肌长头腱和外侧头腱之间钝性分离。远端要从肱三头肌腱进行锐性分离,保护臂外侧皮神经。在内侧头的近端,肱深动脉和桡神经沿着螺旋沟走行,应该仔细暴露和保护。近端暴露受到腋神经和肱骨后方血管丛的限制。

此入路最大的缺点是桡神经和肱深动脉穿越切口区域,因而存在损伤的风险。

3.外侧入路 扩大的外侧入路除了具有外侧入路可以暴露肘关节的优点外,还可以进一步暴露肱骨近端。患者取卧位,在肱三头肌和臂部前侧肌群之间的肌肉平面暴露远端2/3的肱骨。桡神经可以在臂部远端完全暴露。如果需要的话,将肱三头肌后侧切开,切口可进一步向近端或前外侧延长(通过三头肌间隙)。

4.前内侧入路 通过肌间隔的后侧可以暴露肱骨干的前内侧面,切口可以从内髁向近端延长。需要从肱三头肌内游离尺神经并牵向内侧。肱三头肌从内侧肌间隔和邻近肱骨干的后表面游离。在暴露的过程中有伤及正中神经和肱动脉的危险。在骨折的固定中很少使用这种切口;然而在伴有血管损伤的治疗时却很有用。

(七)内固定

肱骨干骨折可应用钢板螺丝钉、髓内钉内固定或外固定器。横行或短斜行骨折,可使用4.5mm的AO加压钢板。用6孔或8孔钢板固定。这类骨折通常很牢固,术后仅需要用吊带悬吊支持上肢3～4周。3.5mm等较小的钢板尤其适用于更为远端的骨折。长斜行和螺旋形骨折可使用拉力螺丝固定,但必须加用某种类型的外固定如肱骨外展支架。若技术条件允许,这种情况使用髓内钉更好。

(八)钢板和髓内钉临床应用对比

从目前发表的文献看,肱骨干骨折后使用钢板没有发现肩和肘的问题。发生骨不连、术后神经麻痹、继发感染的患者不到5%。相比而言,使用顺行髓内钉的研究中,20%的患者存在肩部问题,10%的患者出现骨不连。使用钢板可以将并发症降到最低。

(九)并发症

桡神经损伤:桡神经是肱骨干骨折最容易损伤的神经,因为它呈螺旋形经过骨干中部背侧,它在上臂远端穿过上臂肌间隔前行进入前臂的位置相对固定。通常桡神经损伤是挫伤或轻度牵拉伤,随着骨折愈合,神经损伤有可能恢复。虽然神经有被尖锐的骨块边缘切断、损伤的可能,但这种情况很少发生。如骨折已经愈合,经过3～4个月神经损伤没有恢复,可做神经探查。因为通常桡神经损伤是挫伤或轻度牵拉伤,常规探查有可能增加不必要的手术和并发症。早期探查和修复断裂的神经的效果并不比后期修复效果好。

(孔祥锋)

第四节　肱骨髁上骨折

肱骨下端较扁薄,髁上部处于松骨质和密骨质交界处,后有鹰嘴窝,前有冠状窝,两窝之间仅为一层极薄的骨片,两髁稍前屈,并与肱骨纵轴形成向前 30～50°的前倾角,髁上部是应力上的弱点,容易发生骨折。前臂完全旋后时,上臂与前臂纵轴呈 10～15°外翻的携带角,骨折移位可使此角改变而呈肘内翻或肘外翻畸形。肱动脉和正中神经从肱二头肌腱膜下通过,桡神经通过肘窝前外方并分成深浅两支进入前臂,肱骨髁上骨折时,易被刺伤或受挤压而合并血管、神经损伤。肱骨髁上骨折多见于儿童。

一、病因病理

肱骨髁上骨折多为间接暴力所致,如爬高墙、攀树跌下,嬉戏追逐跌倒,或不慎滑跌等。根据暴力和受伤机理不同,可将肱骨髁上骨折分为伸直型和屈曲型两种,其中伸直型最多见,约占髁上骨折的 90% 以上。

(一)伸直型

肘关节伸直位或近于伸直位跌倒,手掌先着地,暴力经前臂传达至肱骨髁部将肱骨髁推向后上方,由上而下的身体重力将肱骨干推向前方,使肱骨髁上骨质薄弱处发生骨折。骨折线由前下斜向后上,骨折远端向后上方移位而骨折近端向前方移位,骨折严重移位时,向前移位的骨折近端常穿过肱前肌,甚至损伤正中神经和肱动脉。肱动脉损伤可引起筋膜间隙区综合征,若处理不当或处理不及时,则前臂屈肌群肌肉发生缺血坏死,继而纤维化形成缺血性肌挛缩。受伤时肱骨下端除遭受前后方暴力外,还同时伴有来自尺侧和桡侧的侧方暴力,造成骨折远端同时伴有侧方移位。根据骨折远端侧方移位的不同,又可分为尺偏型和桡偏型。尺偏型为骨折远端向尺侧移位,尺侧骨皮质可有小碎片或嵌压塌陷,尺侧骨膜多被剥离而桡侧骨膜多断裂,骨折整复后远端还容易向尺侧再移位,即使达到解剖对位,仍因尺侧骨皮质压挤缺损而向尺侧倾斜,故此型肘内翻畸形发生率较高。尺偏型临床占大多数。桡偏型为骨折远端向桡侧移位,桡侧骨皮质受挤压而塌陷,桡侧骨膜多被剥离,尺侧骨膜多断裂,骨折整复后若远端向桡侧倾斜较严重,则会遗留肘外翻畸形,但临床发生率较低。受伤时肱骨下端还可出现旋转暴力,造成骨折远端旋前或旋后移位。一般尺偏型远端多旋前移位,桡偏型多旋后移位。骨折远端侧方或旋转移位严重时,还可损伤桡神经和尺神经,但多为挫伤。

(二)屈曲型

肘关节在屈曲位跌倒,肘尖先着地,暴力经尺骨鹰嘴把肱骨髁由后下方推至前上方,而造成肱骨髁上屈曲型骨折。骨折线由后下方斜向前上方,骨折远端向前上方移位。此型很少发生血管、神经损伤,骨折远端亦可因侧方暴力和旋转暴力造成侧方移位和旋转移位。根据骨折远端侧方移位的不同,亦可分为尺偏型和桡偏型。

若以上暴力较小,可发生青枝骨折或裂缝骨折,或呈轻度伸直型和屈曲型骨折移位。若肱骨下端受到压缩性暴力,则发生粉碎型骨折,尺骨半月切迹向肱骨下端劈裂,而于髁上骨折同时伴有髁间骨折,内、外两髁分成两块骨片,故又称肱骨髁间骨折。若骨折严重移位,亦可损伤肱动脉及桡、尺、正中神经。

一般来说骨折类型与受伤姿势有关,但并非是必然的因果关系。

二、诊断要点

无移位骨折肘部可有肿胀、疼痛,肱骨髁上处有压痛,功能障碍。骨折有移位者,肘部疼痛、肿胀较明显,甚至出现张力性水泡,有畸形、骨擦音和异常活动。伸直型肱骨髁上骨折肘部呈靴状畸形,但肘后肱骨内、外上髁和鹰嘴三点关系仍保持正常,这一点可与肘关节后脱位相鉴别。此外,还应注意桡动脉的搏动、腕和手指的感觉、活动、温度、颜色,以便确定是否合并神经或血管损伤。神经损伤表现为该神经支配范围的运动和感觉障碍。若肘部严重肿胀,桡动脉搏动消失,患肢剧痛,手部皮肤苍白、发凉、麻木,被动伸指有剧烈疼痛者,为肱动脉损伤或受压,处理不当则发展形成缺血性肌挛缩。骨折畸形愈合的后遗症以肘内翻为多见,肘外翻少见。粉碎型骨折多遗留肘关节不同程度的屈伸活动功能障碍。肘关节正侧位 X 线片可显示骨折类型和移位方向。伸直型骨折远端向后上移位,骨折线多从前下方斜向后上方。屈曲型骨折远端向前上方移位。骨折线从后下方斜向前上方。尺偏型远端向尺侧移位,桡偏型远端向桡侧移位。粉碎型骨折两髁分离,骨折线呈"T"型或"Y"型。根据受伤史、临床表现和 X 线检查可作出诊断。

三、治疗方法

无移位骨折可置患肢于屈肘 90°位,用颈腕带悬吊 2～3 周,有移位骨折应整复固定治疗。粉碎型骨折或软组织肿胀严重,水泡较多而不能手法整复或整复后固定不稳定者,可在屈肘 45～90°位置进行尺骨鹰嘴牵引或皮肤牵引,重量 1～2kg,一般在 3～7 天后再进行复位。并发血循环障碍者,必须紧急处理,首先应在麻醉下整复移位的骨折断端,并行尺骨鹰嘴牵引,以解除骨折端对血管的压迫,如冰冷的手指温度逐渐转暖,手指可主动伸直,则可继续观察。如经上述处理无效,就必须及时手术探查肱动脉损伤情况。合并神经损伤一般多为挫伤,在 3 个月左右多能自行恢复,除确诊为神经断裂者外,不须过早地进行手术探查。尺偏型骨折在治疗过程中应注意预防肘内翻畸形。

(一)整复方法

肱骨髁上骨折整复手法较多,现将临床上常用的两种整复手法介绍如下:

1.患者仰卧,两助手分别握住其上臂和前臂,作顺势拔伸牵引,矫正重叠移位。若远端旋前(或旋后)应首先矫正旋转移位,使前臂旋后(或旋前)。然后术者两手分别握住骨折远近端,自两侧相对挤压,矫正侧方移位。矫正上述移位后,若整复伸直型骨折,则以两拇指从肘后推远端向前,两手其余四指重叠环抱骨折近段向后拉,并令助手在牵引下徐徐屈曲肘关节,常可感到骨折复位时的骨擦感;整复屈曲型骨折时,手法与上相反,应在牵引后将远端向背侧压下,并徐徐伸直肘关节。

2.患者仰卧,助手握患肢上臂,术者两手握腕部,先顺势拔伸,再在伸肘位充分牵引,以纠正重叠及旋转移位。整复伸直型尺偏型骨折时,术者以一手拇指按在内上髁处,把远端推向桡侧,其余四指将近端拉回尺侧,同时用手掌下压,另一手握患肢腕部,在持续牵引下徐徐屈肘。这样,尺偏和向后移位同时可以矫正。尺偏型骨折容易后遗肘内翻畸形,是由于整复不良或尺侧骨皮质遭受挤压,而产生塌陷嵌插所致。因此,在整复尺偏型肱骨髁上骨折时,应特别注意矫正尺偏畸形,必要时可矫枉过正,以防止发生肘内翻畸形。

(二)固定方法

伸直型骨折复位后固定肘关节于屈曲90~110°位置3周。夹板长度应上达三角肌中部水平,内外侧夹板下达(或超过)肘关节,前侧板下至肘横纹,后侧板远端呈向前弧形弯曲,并嵌有铝钉,使最下一条布带斜跨肘关节缚扎时不致滑脱;采用杉树皮夹板固定时,最下一条布带不能斜跨肘关节,而在肘下仅扎内外侧夹板。为防止骨折远端向后移位,可在鹰嘴后方加一梯形垫;为防止肘内翻,可在骨折近端外侧及远端内侧分别加塔形垫。夹缚后用颈腕带悬吊。屈曲型骨折应固定肘关节于屈曲40~60°位置1~2周,前后固定垫位置应与伸直型相反,余同伸直型固定,以后逐渐屈曲至90°位置1~2周。如外固定后患肢出现血循环障碍,应立即松解全部外固定,置肘关节于屈曲45°位置进行观察。

(三)练功活动

骨折复位固定后,即可开始练功活动,应多作握拳、腕关节屈伸等活动,粉碎骨折应于伤后1周在牵引固定下开始练习肘关节屈伸活动,其他类型骨折应在解除固定后,积极主动锻炼肘关节伸屈活动,严禁暴力被动活动,以免发生损伤性骨化,影响肘关节的活动功能。

(四)药物治疗

肱骨髁上骨折的患者以儿童占大多数,且骨折局部血液供应良好,愈合迅速。内服药治则,早期重在活血祛瘀、消肿止痛。肿胀严重、血运障碍者加用三七、丹参,并重用祛瘀、利水、消肿药物,如茅根、木通之类。中、后期内服药可停用;成人骨折仍按三期辨证用药。合并神经损伤者,应加用行气活血、通经活络之品。早期局部水泡较大者,可用针头刺破,或将泡内液体抽吸,并用酒精棉球挤压干净,外涂紫药水。解除夹板固定以后,可用中药熏洗,以舒筋活络、通利关节,预防关节强直。

(孔祥锋)

第五节　肱骨外髁骨折

肱骨外髁骨折是指发生在肱骨下端外侧髁部的骨折,包括肱骨外上髁、肱骨小头及小部分肱骨滑车在内的骨折。儿童肘关节有6个骨骺,即肱骨下端4个骨骺、桡骨小头骨骺和鹰嘴骨骺。肘部各骨骺的出现和闭合都有一定年龄。肱骨外髁包含非关节面的外上髁和关节面的肱骨小头两部分。前臂伸肌群附着于肱骨外上髁,对骨折的移位可造成一定影响。肱骨外髁骨折是儿童常见的一种肘关节损伤。

【病因病机】

本病多由间接暴力所致,跌倒时手部先着地,肘关节处于外翻位或内翻位均可引起肱骨外髁骨折,绝大多数发生在5~10岁的儿童。一般多由外力从手部传达至桡骨小头撞及肱骨外髁而引起,或因附着肱骨外髁的前臂伸肌群强烈收缩而将肱骨外髁撕脱。分离的骨折块包括整个肱骨外髁、肱骨小头骨骺、邻近的肱骨滑车一部分和属于肱骨小头之上的一部分干骺端。外髁骨折后,由于前臂伸肌群的牵拉,骨折块可发生翻转移位,有的甚至可达180°。根据骨折块的移位情况可分为无移位骨折、轻度移位骨折和翻转移位骨折三种,翻转移位骨折又可分为前移翻转型和后移翻转型。若旋转发生于两个轴上,表明骨折块上的筋膜完全被撕裂,由于前臂伸肌群的牵拉,致关节面指向内侧,而骨折面指向外侧。在纵轴上旋转,还可致骨折块的内侧部分转向外侧,而外侧部分转向内侧。

【诊断要点】

伤后肘关节呈半屈伸位,活动功能严重障碍,以肘外侧为中心明显肿胀、疼痛,于肱骨外髁部压痛明显,分离移位时,在肘外侧可摸到活动的骨折块或骨擦感,但早期可因明显肿胀而掩盖畸形,及至消肿以后,在肘外侧才发现骨突隆起,肘关节活动障碍。晚期可出现骨不连接、进行性肘外翻和牵拉性尺神经麻痹。

肘关节X线正侧位片可明确骨折类型和移位方向。在年幼患者,大部分骨折块属于软骨性,仅骨化中心才在X线片上显影,以致常被误认为仅是一块小骨片的轻微骨折,甚至被漏诊。事实上,骨折块是相当大的一块,几乎等于肱骨下端的一半,属关节内骨折,若处理不恰当,往往会引起肢体严重的畸形和功能障碍,故在处理时,应当充分估计这一点,不能完全以X线片上所显示的形态来衡量骨折的严重程度。根据受伤史、临床表现和X线检查可作出诊断。

【治疗】

无明显移位的肱骨外髁骨折,仅屈肘90°、前臂悬吊胸前即可。有移位的骨折,要求解剖复位,最好争取在软组织肿胀之前,在适当的麻醉下,予以手法整复。若伤后时间超过1周或闭合复位不满意,应切开复位。晚期未复位者,则视肘关节的外形和功能而考虑是否手术。如晚期因肘外翻引起牵拉性尺神经麻痹,可施行尺神经前置术。

1.整复手法　如单纯向外移位者,屈肘、前臂旋后,将骨折块向内推挤,使骨折块进入关节腔而复位。有翻转移位者,凡属前移翻转型者,先将骨折块向后推按,使之变为后移翻转型,然后用以下方法整复(以右肱骨外髁翻转骨折为例)。

复位时,可先用拇指指腹轻柔按摩骨折部,仔细摸认骨折块的滑车端和骨折面,辨清移位的方向及翻转、旋转程度。然后术者左手握患者腕部,置肘关节于屈曲45°、前臂旋后位,加大肘内翻,使关节腔外侧间隙增宽,腕背伸以使伸肌群松弛,并以右食指或中指扣住骨折块的滑车端,拇指扣住肱骨外上髁端,先将骨折块稍平行向后方推移,再将滑车端推向后内下方,把肱骨外上髁端推向外上方以矫正旋转移位,然后用右拇指将骨折块向内挤压,并将肘关节伸屈、内收、外展以矫正残余移位。若复位确已成功,则可触及肱骨外髁骨嵴平整,压住骨折块进行肘关节伸屈活动良好,且无响声。另一方法是用钢针插入顶拨翻转移位的外髁骨折块的上缘,使之复位。

2.固定方法

(1)夹板固定:有移位骨折闭合整复后,肘伸直,前臂旋后位,外髁处放固定垫,尺侧肘关节上、下各放一固定垫,四块夹板从上臂中上段到前臂中下段,四条布带缚扎,使肘关节伸直而稍外翻位固定2周,以后改屈肘90°位固定1周。亦可用四块夹板固定肘关节屈曲60°位3周,骨折临床愈合后解除固定。

(2)石膏固定:主要适用于无移位或轻微移位(不超过1mm)骨折,曲肘90°用石膏后托制动2～4周,定期复查X线片,X线片证实骨折愈合良好,即可拆除石膏,开始功能锻炼。

3.手术治疗　肱骨外髁骨折,如复位不满意,骨折块向外移位或残留不同程度的旋转畸形,在骨愈合过程中将发生迟缓愈合、畸形愈合或不愈合。因此,手法整复失败,或固定过程中发生再移位者,应切开复位克氏针内固定。

4.药物治疗　与肱骨髁上骨折相同。

5.练功活动　有移位骨折在复位1周内,可作手指轻微活动,不宜作强力前臂旋转、握拳、腕关节屈伸活动。1周后,逐渐加大指、掌、腕关节的活动范围。解除固定之后,开始进行肘关节屈伸,前臂旋转和腕、手的功能活动。

(黄炳刚)

第六节　尺骨鹰嘴骨折

(一)解剖

鹰嘴突是一个较大的弧形突出,由尺骨近段和后方组成,位于皮下,易于遭受直接创伤。鹰嘴突与冠状突一起组成了鹰嘴的"C"形切迹(又称"半月切迹"),其较深的凹陷关节面与滑车关节面相关节,构成了肱骨关节。由于解剖结构的特点,肱骨关节基本上只允许肘关节在前后方向上活动,即屈伸活动,并且提供了肘关节的内在稳定性。在后方,肱三头肌腱附着于鹰嘴后上部,进入鹰嘴止点之前覆盖关节囊。肱三头肌表面的筋膜向内、向外扩展,称为"鹰嘴支持带"。支持带分别向内外侧延伸并附着于前臂筋膜,鹰嘴和尺骨近端的骨膜。尺神经位于内上髁后面的尺神经沟内,经过肘后内侧,向前穿过尺侧腕屈肌两个头之间至前臂掌侧,并位于该肌的深面。

(二)损伤机制

尺骨鹰嘴骨折可以由直接暴力引起,如肘端部跌伤,暴力作用于肘后侧,即鹰嘴后方。也可间接作用于肘部,肱三头肌收缩的间接力量使鹰嘴撕脱骨折。不容置疑的是,肌肉肌腱的张力,包括静态和动态下所产生的应力决定了骨折类型和移位程度。若肘部受到了较大暴力或属高能量损伤,强大外力直接作用于前臂近端后侧,使尺桡骨同时向前移位,由于滑车对鹰嘴的阻挡,使其在冠状突水平发生骨折,骨折端和肱桡关节水平产生明显不稳定,表现为鹰嘴的近骨折端常常向后方明显移位,而尺骨远折端则会和桡骨头一起向前方移位,称之为"鹰嘴骨折合并肘关节前脱位"或"经鹰嘴的肘关节前脱位"。因大多是直接暴力所致,故鹰嘴或尺骨近端骨折大多粉碎,且多合并冠状突骨折。此种损伤比单纯鹰嘴骨折要严重,如果鹰嘴或尺骨近端不能获得良好的解剖复位和稳定的内固定,则易出现持续性或复发性畸形。

（三）临床症状与诊断

1.症状和体征　鹰嘴骨折属关节内骨折,常发生关节内出血和渗出,导致肿胀的疼痛。骨折端可触及凹陷,并伴有疼痛即活动受限。不能抗重力伸肘是可以引出的最重要的体征,表明肱三头肌的伸肘功能丧失,伸肌装置的连续性中断,此体征的出现与否对确定治疗方案非常重要。有时合并尺神经损伤,特别是直接暴力导致严重粉碎骨折时,更易出现,应在确定治疗方法之前仔细评定神经功能,以便及时进行处理。

2.放射学检查　评估鹰嘴突骨折时,最容易出现的错误是未能获得一个真正的肘侧位 X 线片,它不能充分判断骨折长度、粉碎程度、半月切迹处关节面撕裂范围及桡骨头有无移位。应尽可能获得一个真正的侧位片,以准确掌握骨折特点。正位 X 线平片也很重要,它可呈现骨折在矢状面上的走向。

（四）分类

目前临床上应用比较广泛的简单实用、易于反映骨折的移位程度和骨折形态的是 Cohon 分类:

Ⅰ型:骨折无移位,稳定性好。

Ⅱ型:骨折有移位。

无移位骨折是指移位小于 2mm,轻柔屈肘 90°时骨折块无移位,并且可抗重力伸肘,可以采取保守治疗。更为重要的是,骨折形态决定了此种骨折需用钢板进行固定,而不是简单的张力带固定。

（五）治疗

成人的尺骨鹰嘴骨折中骨块分离者,需做切开复位和内固定。复位必须准确,因为任何残留的关节面不整齐会引起活动受限、恢复延迟和创伤性关节炎。固定应足够牢固,以便进行轻度的主动功能锻炼,甚至在 X 线摄片显示骨折完全愈合以前能开始活动。鹰嘴近侧部分的撕脱骨折,虽然是关节外的骨折,但是这种骨折破坏了肱三头肌的附着,故应手术治疗。

常用的手术治疗方法有:①切开复位和 8 字形钢丝固定。②髓腔内固定。③髓内钉或螺丝钉与张力带联合应用。④手工塑形的钢板和螺丝钉。⑤近侧骨块切除。

通常要联合使用 2 种方法,其选择取决于骨折的性质和部位、粉碎的程度和病人的年龄。切开复位内固定以及鹰嘴骨块的切除各有其倡导者。

主张切开复位内固定者认为:①这个方法可使骨块达到解剖复位,并获得平滑的关节面。②牢固的固定可行早期活动。③可保持肘关节稳定性。④肱三头肌的伸直力量得到保持。

主张切除鹰嘴骨块者认为:①由于骨块已被切除,消除了可能的关节面不平整。②可以避免发生固定装置失败及以后去除内固定装置的问题。③骨块切除不会损害肘关节的稳定性和伸肌力量。④可以早期进行肘关节活动。对于简单的横行或斜行骨折的固定可应用 2 枚 2mm 的克氏针做内固定夹板以及一根 1.0mm 的钢丝作环绕固定,这样即可以抵消旋转和成角移位力；又可将骨折处的牵拉力量转变为加压力量。对于一些特定类型的斜形骨折应附加1枚拉力螺丝钉固定以达到均衡的加压。应用1枚折块间加压的松质骨螺钉以及钢丝固定是另一种可选择的固定方式。对于粉碎骨折推荐使用后方接骨板固定。

尺骨冠状突骨折是一种不常见的骨折，占肘关节脱位的 10％～15％。作为鹰嘴的前支撑，冠状突基底部连接内侧副韧带的前束和前关节囊的中间部分。

1.分类

Regan 和 Money 在骨折块大小的基础上将冠状突骨折分为 3 型。

Ⅰ型骨折是单纯的冠状突尖端撕脱。

Ⅱ型骨折是单纯或粉碎性骨折，冠状突损伤少于 50％。

Ⅲ型骨折是单纯或粉碎性骨折，冠状突损伤达 50％。

2.损伤机制　　对于Ⅰ型和Ⅱ型骨折被描述为受到关节囊和肱肌的撕脱力量而产生的，被称为"撕脱性"骨折的观点。通过研究显示是错误的。第一，冠状突尖在关节镜和关节切开时可以清晰地看到没有与软组织相连。NeilCage 的解剖学观察可再次证明。第二，Amis 和 Miller 的研究显示，轴向的间接力量在水平向产生的剪切力是引起大部分冠状突骨折的机制。第三，单纯冠状突骨折和肘关节脱位时出现的冠状突骨折二者之间骨折类型相似，强烈支持损伤的剪切机制。事实上，许多权威人士认为，冠状突骨折的出现是肘关节不稳定的特有体征。因此，尽管Ⅰ型冠状突骨折在力学基础上可能不需要修复或固定，但就损伤机制和软组织损伤的可能性来说，固定是必要的。

3.治疗　　对于冠状突骨折的肘关节脱位，通过肘关节伸直 30°，或大于 30°，直到完全伸直时合半脱位或悬挂脱位，来证明肘关节不稳定，需要做手术固定。Ⅰ型和Ⅱ型冠状突骨折用粗缝合线固定，缝线穿过肱肌与冠状突的附着点，并通过尺骨近端的两个钻孔，然后牢固扎紧。Ⅲ型冠状突骨折时采用螺丝钉行碎骨块间固定技术。

（李会杰）

第七节　桡骨头骨折

桡骨头骨折包括桡骨头部、颈部骨折。桡骨近端包括桡骨头、桡骨颈和桡骨结节。桡骨头关节面呈浅凹形，与肱骨小头构成肱桡关节。桡骨头尺侧边缘与尺骨的桡切迹相接触，构成桡尺上关节。桡骨头和颈的一部分位于关节囊内，环状韧带围绕桡骨头。桡骨头骨化中心 5～6 岁出现，至 15 岁骨骺线闭合。桡骨头部骨折以青少年较多见，桡骨颈部骨折以儿童多见，多为骨骺分离或青枝骨折。

一、病因病理

桡骨头骨折多由间接暴力所致，跌倒时患肢外展，肘关节伸直、前臂旋前位，手掌先着地，暴力沿前臂桡侧向上传达，引起肘部过度外翻，使桡骨头撞击肱骨小头，产生反作用力，使桡骨头发生骨折。根据骨折的发生部位、程度和移位情况,一般分为六种类型。

1.青枝骨折

桡骨颈外侧骨皮质压缩或皱折,内侧骨皮质被拉长,骨膜未完全破裂,桡骨头颈向外弯曲。仅见于儿童。

2.裂缝骨折

桡骨头部或颈部呈裂缝状的无移位骨折。

3.劈裂骨折

桡骨头外侧劈裂,骨折块约占关节面的 1/3～1/2,且常有向外或外下方移位。

4.粉碎骨折

桡骨头呈粉碎状,骨碎片有分离,或部分被压缩而使桡骨头关节面中部塌陷缺损。

5.嵌插骨折

桡骨颈骨质嵌插,在颈部有横形骨折线,无明显移位。

6.嵌插合并移位骨折

桡骨颈骨折或桡骨头骨骺分离,骨折近端向外移位,桡骨头关节面向外倾斜,桡骨头关节面与肱骨下端关节面由平行改变为交叉,骨折近两远端外侧缘嵌插,呈"歪戴帽"样移位。严重移位时,桡骨头完全翻转移位,其关节面向外,两骨折面相互垂直而无接触,骨折近端同时还可向前或向后方移位。如为桡骨头骨骺分离,则大多整个骨骺向外移位,并可带有一块三角形的干骺端。

以上各型可单独出现,亦可两型混合出现。暴力较小时,可仅为桡骨颈青枝骨折或桡骨头裂缝骨折。垂直暴力较大时,可发生桡骨颈嵌插骨折或粉碎骨折。肘外翻暴力较大时,可发生桡骨劈裂骨折或嵌插合并移位的桡骨颈骨折或桡骨头骨骺分离。

二、诊断要点

伤后肘部疼痛,肘外侧明显肿胀,但若血肿被关节囊包裹,可无明显肿胀,桡骨头局部压痛,肘关节屈伸及前臂旋转活动受限,尤以旋转前臂时,桡骨头处疼痛加重。肘关节 X 线正侧位照片可明确骨折类型和移位程度。根据受伤史、临床表现和 X 线检查可作出诊断。但 5 岁以下儿童,该骨骺尚未出现,只要临床表现符合,即可诊断,不必完全依赖 X 线照片。

三、治疗方法

对无移位或轻度移位的嵌插骨折而关节面倾斜在 30°以下者,估计日后对肘关节的功能影响不大,则不必强求解剖复位。对明显移位骨折则应整复达到良好的对位。

1.整复方法

整复前先用手指在桡骨头外侧进行按摩,并准确地摸出移位的桡骨头。复位时一助手固定上臂,术者一手牵引前臂在肘关节伸直内收位来回旋转,另一手的拇指把桡骨头向上、向内侧推挤,使其复位。

若手法整复不成功,可使用钢针拨正法:局部皮肤消毒,铺巾,在 X 线透视下,术者用钢针自骨骺的外后方刺入,针尖顶住骨骺,向内、上方拨正。应用此法时,要求术者必须熟悉局部解剖,避开桡神经,并注意无菌操作。

移位严重,经上述方法仍不能整复者,应切开复位,如成年人的粉碎、塌陷、嵌插骨折,关节面倾斜角度在 30°以上者,可作桡骨头切除术,但 14 岁以下的儿童不宜作桡骨头切除术。

2.固定方法

无移位骨折或轻度移位骨折用夹板固定肘关节于 90°位 2～3 周。有移位骨折复位满意后,在桡骨头部置一长方形平垫,呈弧形压于桡骨头外侧,用胶布粘贴,将肘关节屈曲 90°,前臂旋前位,用前臂超肘夹板固定 3～4 周。

3.练功活动

整复后即可作手指、腕关节屈伸活动,2～3 周后作肘关节屈伸活动。解除固定后,可作前臂轻度旋转活动,活动度逐渐加大,直至痊愈。桡骨头切除术后,肘关节的练功活动应更提早一些。

4.药物治疗

按骨折三期辨证用药。儿童骨折愈合较快,在中后期主要采用中药熏洗,内服药可减免。

（赵智平）

第八节　桡、尺骨干双骨折

前臂由桡、尺骨构成,其功能为旋转,尺骨是前臂的轴心,通过桡尺近侧、远侧关节及骨间膜与桡骨相连。桡骨围绕尺骨旋转,自旋后位至旋前位,回旋幅度可达 150°。前臂肌肉较多,有屈肌群、伸肌群、旋前肌和旋后肌等。骨折后可出现重叠、成角、旋转及侧方移位,故整复较难。前臂骨间膜是致密的纤维膜,几乎连接桡、尺骨的全长,其松紧度随着前臂的旋转而发生改变。前臂中立位时,两骨干接近平行,骨干间隙最大,骨干中部距离最宽,骨间膜上下松紧一致,对桡、尺骨起稳定作用;当旋前或旋后位时,骨干间隙缩小,骨间膜上下松紧不一致,而两骨间的稳定性消失。因此,在处理桡、尺骨干双骨折时,为了保持前臂的旋转功能,应使骨间膜上下松紧一致,并预防骨间膜挛缩,故尽可能在骨折复位后将前臂固定在中立位。在治疗双骨折中要注意克服骨干的成角、交叉愈合趋势以及上或下尺桡关节脱位,才能够保证前臂的良好功能。

【病因病机】

桡、尺骨干双骨折可由直接暴力、传达暴力或扭转暴力所造成。有时导致骨折的暴力因素复杂,难以分析其确切的暴力因素,而且前臂桡、尺骨干双骨折易发生开放,其发生率仅次于胫、腓骨干骨折。

1.直接暴力　多由于重物打击、机器或车轮的直接压轧,或刀砍伤,导致同一平面的横断或粉碎骨折。由于暴力的直接作用,多伴有不同程度的软组织损伤,包括肌肉、肌腱断裂、神经血管损伤等。

2.间接暴力　跌倒时手掌着地,暴力通过腕关节向上传导,由于桡骨负重多于尺骨,暴力作用首先使桡骨骨折,若残余暴力比较强大,则通过骨间膜向内下方传导,引起低位尺骨斜行骨折。

3.扭转暴力　跌倒时手掌着地,同时前臂发生旋转,导致不同平面的桡、尺骨螺旋骨折或斜行骨折。多为高位尺骨骨折和低位桡骨骨折。

【诊断要点】

伤后局部肿胀、疼痛、压痛明显,前臂功能丧失。完全骨折时多有成角畸形、骨擦音和异常活动,但儿童青枝骨折仅有成角畸形;X线片时应包括肘关节和腕关节,除确定骨折类型和移位方向外,还可确定有无桡尺近侧、远侧关节脱位。

【治疗】

桡、尺骨干双骨折可发生多种移位,如重叠、成角、旋转及侧方移位等。若治疗不当可发生尺、桡骨交叉愈合,影响旋转功能。因此,治疗的目标除了良好的对位、对线以外,特别应注意防止畸形和旋转。

1.整复方法　患者平卧,肩外展90°,肘屈曲90°,中、下1/3骨折取前臂中立位,上1/3骨折取前臂旋后位,由两助手作拔伸牵引,矫正重叠、旋转及成角畸形。桡、尺骨干双骨折均为不稳定时,如骨折在上1/3,则先整复尺骨;如骨折在下1/3,则先整复桡骨;骨折在中段时,应根据两骨干骨折的相对稳定性来决定。若前臂肌肉比较发达,加之骨折后出血肿胀,虽经牵引后重叠未完全纠正者,可用折顶手法加以复位。若斜行骨折或锯齿骨折有背向侧方移位者,应用回旋手法进行复位。若桡、尺骨骨折断端互相靠拢时,可用挤捏分骨手法,术者用两手拇指和食、中、无名三指分置骨折部的掌、背侧,用力将尺、桡骨间隙分到最大限度,使骨间膜恢复其紧张度,向中间靠拢的桡、尺骨断端向桡、尺侧各自分离。

2.固定方法

(1)夹板固定:若复位前桡、尺骨相互靠拢者,可采用分骨垫放置在两骨之间;若骨折原有成角畸形,则采用三点加压法。各垫放置妥当后,依次放掌、背、桡、尺侧夹板;掌侧板由肘横纹至腕横纹,背侧板由鹰嘴至腕关节或掌指关节,桡侧板由桡骨小头至桡骨茎突,尺侧板自肱骨内上髁下达第5掌骨基底部,掌、背两侧夹板要比桡、尺两侧夹板宽,夹板间距离约1cm。缚扎后,再用铁丝托或有柄托板固定,屈肘90°,三角巾悬吊,前臂原则上放置在中立位,固定至临床愈合,成人6～8周,儿童3～4周。

(2)石膏固定:手法复位成功后,也可用上肢前、后石膏夹板固定,待肿胀消退后改为石膏管型固定,一般8～12周可达到骨性愈合。

3.手术治疗　对于开放性骨折;多发性骨折;不稳定骨折;同一肢体多发骨折或同一骨干多段骨折;手法整复不满意或外固定无法维持骨折端对位者;神经血管或肌腱损伤者;畸形愈合前臂功能受限者,可切开复位以钢板或髓内针内固定。

4.药物治疗　按骨折三期辨证用药,若尺骨下1/3骨折愈合迟缓时,要着重补肝肾、壮筋骨以促进其愈合,若后期前臂旋转活动仍有阻碍者,应加强中药熏洗。

5.练功活动　初期鼓励患者作手指、腕关节屈伸活动及上肢肌肉舒缩活动;中期开始作肩、肘关节活动,如弓步云手,活动范围逐渐增大,但不宜作前臂旋转活动。解除固定后作前臂旋转活动。

(孔祥锋)

第九节　桡、尺骨干单骨折

在桡骨或尺骨干发生骨折称为尺、桡骨干单骨折。尺骨干骨折在临床上较少见，多发于青壮年。桡骨干骨折是常见的前臂损伤之一，多发生于青少年。

【病因病机】

尺骨为一长管状骨，位于前臂内侧，位置表浅，整个骨骼均可在皮下摸得，中 1/3 及下 1/3 段较为细弱，且其背侧、内侧无肌肉保护，容易遭受暴力打击而造成骨折。骨折多发生于中、下 1/3 交界处，该段血液供应较差，骨折后愈合较缓慢。桡骨位于前臂的外侧，参与前臂的旋转活动。桡骨干上 1/3 骨质坚固，且有丰厚的肌肉包裹，不易发生骨折，桡骨干中、下 1/3 段肌肉较少，为桡骨生理弯曲度最大之处，是应力上的弱点，骨折多发生于此处。

尺骨干骨折多由直接暴力打击所致，多为横断或粉碎性骨折；桡骨干骨折多为间接暴力所致，多为短斜形或螺旋形骨折。尺、桡骨干单骨骨折因有对侧骨的支持，一般无严重移位；由于骨间膜的作用，骨折断端多向对侧移位。成人桡骨干上 1/3 骨折，骨折线位于旋前圆肌止点以上时，由于附着于桡骨粗隆的肱二头肌以及附着于桡骨上 1/3 的旋后肌的牵拉，骨折近端多向后旋转移位；骨折远端在附着桡骨中部及下部的旋前圆肌和旋前方肌的牵拉下，向前旋转移位。成人桡骨干中或中下 1/3 骨折，骨折线位于旋前圆肌止点以下时，因肱二头肌与旋后肌的旋后倾向，被旋前圆肌的旋前力量相抵消，骨折近端处于中立位；骨折远端因受旋前方肌的牵拉而向前旋转移位。当骨折有明显移位时，可合并上或下尺桡关节脱位，出现成角、重叠畸形。儿童骨质柔嫩，多为青枝骨折或骨膜下骨折。

【诊断要点】

伤后局部肿胀、疼痛、压痛明显。完全骨折时，可有骨擦音，前臂旋转功能障碍，但不完全骨折时，尚可有部分旋转功能。有移位骨折可有明显的成角、旋转畸形，若发生在较表浅骨段，可触及骨断端。

X 线正侧位摄片应包括上、下尺桡关节，注意有无合并上、下桡尺关节脱位。X 线摄片可确定骨折部位和移位情况。

根据受伤情况、临床表现和 X 线检查可作出诊断。

【治疗】

无移位骨折直接用夹板固定即可；有移位骨折应整复固定治疗。

1. 整复

患者平卧，肩外展，肘屈曲，两助手行顺势拔伸牵引。骨折在中或下 1/3 时，前臂中立位牵引 3～5 分钟，在断端重叠拉开后，采用分骨法纠正；若掌背侧移位用提按手法复位。桡骨干上 1/3 骨折时应逐渐由中立位改为旋后位牵引，术者一手拇指将骨折远端推向桡侧、背侧，另一手拇指挤按近端向尺侧、掌侧，使骨折复位。

2.固定

在维持牵引下,先放置掌、背侧分骨垫各 1 个;若桡骨干上 1/3 骨折须在近端桡侧再放一个小固定垫,以防止近端向桡侧移位,然后依次放上掌侧、背侧、桡侧和尺侧夹板;若桡骨干下 1/3 骨折时,桡侧板的远端应超腕关节,将腕部固定在尺偏位,借紧张的腕桡侧副韧带限制远端向尺侧移位。尺骨下 1/3 骨折时,则应使尺侧板远端超腕关节,将腕部固定于桡偏位。最后用四条扎带缚扎,并将患肢屈肘 90°,前臂中立位,用三角巾或绷带悬吊胸前。桡骨上 1/3 骨折时,应将前臂固定于旋后位或中立位稍旋后。固定时间为 4～6 周。

3.功能锻炼

初期鼓励患者做握拳锻炼,待肿胀基本消退后,开始肩、肘关节活动,如小云手,大云手等。但不能做前臂旋转活动。解除固定后,可做前臂旋转活动锻炼,如反转手等。

4.药物治疗

与尺、桡骨干双骨折相同。

（黄炳刚）

第十节　桡骨下 1/3 骨折合并下桡尺关节脱位

桡骨下 1/3 骨折合并下桡尺关节脱位又称盖里阿齐骨折。下桡尺关节由桡骨尺切迹与尺骨小头构成,其主要通过三角纤维软骨相连结。三角纤维软骨的尖端附着于尺骨茎突,三角形的底边则附着于桡骨下端尺骨切迹边缘,前后与关节滑膜相连,它横隔于桡腕关节与下桡尺关节之间。下桡尺关节的稳定,主要由坚强的三角纤维软骨与较薄弱的掌背侧下桡尺韧带维持。前臂旋转活动时,桡骨尺切迹围绕着尺骨小头旋转。桡骨下 1/3 骨折合并下桡尺关节脱位可发生于儿童和成人,以 20～40 岁的成年男性多见。

一、病理病因

直接暴力和间接暴力均可造成桡骨下 1/3 骨折合并下桡尺关节脱位,以间接暴力所致者多见。直接暴力为前臂遭受重物打击、砸压或机器绞伤所致,桡骨多为横断或粉碎骨折,桡骨远端常因旋前方肌牵拉而向尺侧移位,还可同时合并尺骨下 1/3 骨折。间接暴力多为向前跌倒,手掌先着地,暴力通过桡腕关节向上传达至桡骨下 1/3 处而发生骨折,多为短斜或螺旋骨折,骨折远端向上移位并可向掌侧或背侧移位,同时三角纤维软骨及尺侧腕韧带被撕裂或尺骨茎突被撕脱,造成下桡尺关节脱位。跌倒时,若前臂在旋前位,桡骨远端向背侧移位,若前臂旋后位或中立位,则桡骨远端向掌侧移位,一般向掌侧移位多见。骨折后,由于受外展拇长肌和伸拇短肌的挤压作用,远端向尺侧、掌侧移位,断端向尺侧成角;受旋前方肌的牵拉,远端向前旋转移位。儿童桡骨下段骨折可为青枝骨折,下桡尺关节脱位有时不明显,常发生尺骨下端骨骺分离,骨骺随桡骨远端向背侧移位,脱位的方向有三:桡骨远端向近侧移位,最常见;尺骨小头向掌或背侧移位,以背侧移位多见;下桡尺关节分离。一般三个方向的移位同时存在。按照骨折的稳定程度及移位方向,临床可分为三种类型。

1.稳定型

桡骨下 1/3 横断骨折或青枝骨折、成角畸形合并下桡尺关节脱位,或尺骨下端骨骺分离,多见于儿童。

2.不稳定型

桡骨下 1/3 短斜或螺旋或粉碎骨折,骨折移位较多,下桡尺关节脱位明显,多见于成人。

3.特殊型

桡、尺骨双骨折伴下桡尺关节脱位。成人脱位较严重,青少年桡、尺骨双骨折位置较低,移位不大,有时尺骨可有弯曲畸形,骨折相对稳定。

二、诊断要点

伤后前臂及腕部疼痛、肿胀,桡骨下 1/3 部向掌侧或背侧成角,尺骨小头向尺侧、背侧突起,腕关节呈桡偏畸形。桡骨下 1/3 压痛及纵轴叩击痛明显,有异常活动和骨擦音,下桡尺关节松弛并有挤压痛,前臂旋转功能障碍。前臂 X 线正侧位照片应包括腕关节,以观察是否有下桡尺关节脱位和合并尺骨茎突骨折,以确定骨折类型和移位情况。正位片上,下桡尺关节间隙变宽,成人若超过 2mm,儿童若超过 4mm,则为下桡尺关节分离。侧位片上,桡尺骨干正常应相互平行重叠,若两骨干发生交叉,尺骨头向背侧移位,则为下桡尺关节脱位。桡骨干骨折有明显的成角或重叠移位而尺骨尚完整时,应考虑合并下桡尺关节脱位的可能。根据受伤史、临床表现和 X 线检查可作出诊断。若临床检查时,只注意骨折征象而忽略下桡尺关节脱位体征,或 X 线照片未包括腕关节,或阅片不仔细,均可造成下桡尺关节脱位的漏诊,因此,临床上应认真检查和仔细阅片,以免漏诊。

三、治疗方法

对桡骨下 1/3 骨折合并下桡尺关节脱位的治疗,要力求达到解剖复位或接近解剖复位,尤其对骨折断端的成角和旋转畸形必须矫正,以防前臂旋转功能的丧失。稳定型骨折可按桡骨下端骨折处理,不稳定型骨折先整复下桡尺关节脱位,然后整复骨折,用夹板固定。特殊型骨折先整复下桡尺关节脱位,然后按桡尺骨干双骨折处理,对尺骨仅有弯曲的青枝骨折,须先将其弯曲畸形矫正,然后再整复脱位和桡骨骨折。桡骨下 1/3 骨折极不稳定,手法整复固定较为困难,手法整复不成功者,应切开复位内固定。兹介绍不稳定型骨折的整复固定方法。

1.整复方法

患者平卧,肩外展、肘屈曲、前臂中立位,两助手行拔伸牵引 3~5 分钟,将重叠移位拉开。然后整复下桡尺关节脱位,术者先用手将向掌或背侧移位的尺骨远端按捺平正,再用两拇指由桡、尺侧向中心紧扣下桡尺关节。关节脱位整复后,将备妥的合骨垫置于腕部背侧,由桡骨茎突掌侧 1cm 处绕过背侧到尺骨茎突掌侧半环状包扎,再用 4cm 宽绷带缠绕 4~5 圈固定。然后嘱牵引远段的助手,用两手环抱腕部维持固定,持续牵引。桡骨远折段向尺侧掌侧移位时,一手作分骨,另一手拇指按近折段向掌侧,食、中、环三指提远折段向背侧,使之对位。桡骨远折段向尺侧背侧移位时,一手作分骨,另一手拇指按远折段向掌侧,食、中、环三指提近折段向背侧,使之对位。骨折整复后,再次扣挤下桡尺关节。如合骨垫松脱,则重新固定。经 X 线透视检查,位置满意,再正式固定。

2.固定方法

在维持牵引和分骨下,捏住骨折部,掌、背侧各放一个分骨垫。分骨垫在骨折线远侧占 2/3,近侧占 1/3。用手捏住掌、背侧分骨垫,备用二条粘膏固定。根据骨折远段移位方向,再加用小平垫。然后再放置掌、背侧夹板,用手捏住,再放桡、尺侧板,桡侧板下端稍超腕关节,以限制手的桡偏。尺偏板下端不超过腕关节,以利于手的尺偏,借紧张的腕桡侧副韧带牵拉桡骨远折段向桡侧,克服其尺偏倾向。对于桡骨骨折线自外侧上方斜向内侧下方的患者,分骨垫置骨折线近侧,尺侧夹板改用固定桡、尺骨干双骨折的尺侧夹板(即长达第 5 掌骨颈的尺侧夹板),以限制手的尺偏,有利于骨折对位。成人固定于前臂中立位 6 周,儿童则为 4 周。

（姜鸿儒）

第十一节　尺骨上 1/3 骨折合并桡骨头脱位

尺骨上 1/3 骨折合并桡骨头脱位为上肢最常见、最复杂的骨折合并脱位,又称孟氏骨折。本病可发生于任何年龄,但多发生于儿童。

【病因病机】

上桡尺关节由桡骨头环状关节面与尺骨桡切迹构成,桡骨头被附着在尺骨桡切迹前后缘的环状韧带所约束。前臂旋转活动时,桡骨头在尺骨桡切迹里旋转。桡神经在肘前部向下分为深支和浅支,深支绕过桡骨头,进入旋后肌深、浅层之间,然后穿出旋后肌位于骨间膜表面走向远侧。

直接暴力和间接暴力均能引起尺骨上 1/3 骨折合并桡骨头脱位,而以间接暴力所致者为多。根据暴力作用的方向和骨折移位情况,临床可分为以下三种类型。

1.伸直型　比较常见,多见于儿童。跌倒时肘关节处于伸直或过伸位,手掌先着地,外力由掌心通过尺桡骨向前上方传达,先造成尺骨斜形骨折,继而迫使桡骨头冲破或滑出环状韧带向前外方脱位,骨折端也向前外方突起成角。成人在直接暴力打击尺骨背侧,可导致伸直型横断或粉碎性骨折。

2.屈曲型　多见于成人。跌倒时肘关节处于屈曲位,手掌先着地,暴力由掌心传向后上方,先造成尺骨横断或短斜形骨折,并向后外方成角,桡骨头也向后外方脱出。

3.内收型　多见于幼儿。跌倒时肘关节处于内收位,手掌着地,暴力由掌心传向上外方,先造成尺骨冠状突下方骨折并突向桡侧成角,桡骨头向外侧脱位。

4.特殊型　多见于成人,临床少见。为尺、桡骨双骨折合并桡骨头向前脱位。其发生机制与伸直型大致相同,但暴力较大。

尺骨上 1/3 骨折合并桡骨头脱位时,由于桡骨头的牵拉,常可造成桡神经深支的损伤。其发生率约为 1/10。

【诊断要点】

伤后肘部及前臂肿胀,移位明显可见尺骨成角畸形,各型骨折相应地在肘关节的前、外或后方可摸到脱出的桡骨头,骨折和脱位处压痛明显。检查时应注意腕和手指的感觉与运动功能,以便确定是否有合并桡神经损伤。

X 线摄片须包括肘、腕关节,以免遗漏上下尺桡关节脱位的诊断。正常桡骨头与肱骨小头相对,桡骨干的纵轴线向上延长,一定通过肱骨小头的中心。肱骨小头骨骺一般在 1～2 岁时出现。因此对 1 岁以内的婴幼儿患者,最好同时摄健侧 X 线片,以便对照。

一般根据外伤史、临床表现和 X 线检查可作出诊断。

【治疗】

本病绝大多数可采用手法复位,前臂夹板固定。开放性骨折的骨折端未在创口内直接暴露者,可在清创缝合后采用闭合手法复位;骨折端外露者应在清创的同时在直视下将其复位,但不必采用内固定。手法复位失败者,应早期切开整复内固定。合并桡神经挫伤者,亦可采用手法复位、夹板固定,桡神经多能在 3 个月左右自行恢复。

(一)整复

原则上应先整复桡骨脱位,后整复尺骨骨折。患者取平卧或坐位,前臂置中立位,由两助手顺势拔伸,矫正重叠移位。

1.伸直型骨折　术者两拇指放在桡骨头外侧和前侧,向尺侧、背侧推挤,同时肘关节徐徐屈曲 90°,使桡骨头复位,然后术者捏住骨折断端进行分骨,在骨折处向掌侧加大成角,再逐渐向背侧按压,使尺骨复位。

2.屈曲型骨折　术者两拇指放在桡骨头外侧和背侧,向尺侧、掌侧推挤,同时肘关节徐徐伸直,使桡骨头复位,然后在骨折处先向背侧加大成角,再逐渐向掌侧挤按,使尺骨复位。

3.内收型　助手在拔伸牵引的同时外展肘关节,术者拇指放在桡骨头外侧,用力向内推挤,使桡骨头复位,此时尺骨向桡侧成角也随之得到矫正。

4.特殊型　先按伸直型复位法推挤桡骨头复位,然后按桡尺骨干双骨折处理。

(二)固定

先在尺骨骨折部的掌侧与背侧各放置一分骨垫,在骨折部的掌侧(伸直型)或背侧(屈曲型)放置一平垫;在桡骨头的前外侧(伸直型)或后外侧(屈曲型)或外侧(内收型)置放一葫芦垫,在尺骨内侧两端各放一平垫并用胶布固定。在前臂的掌侧、背侧、桡侧和尺侧放上长度适宜的夹板,用扎带(四根)捆绑,伸直型骨折脱位应将患肢固定于屈曲位 4～5 周;屈曲型或内收型骨折,宜将患肢固定于伸肘位 2～3 周后,改屈肘位固定 2 周。

因桡骨头脱位后有可能自行还纳,在 X 线检查时可仅见尺骨骨折,但此时也应按脱位固定,不然会再次发生脱位。

(三)功能锻炼

初期做指、腕关节屈伸活动及上肢肌肉舒缩活动;中期开始做肩、肘关节活动(如小云手、大云手等),活动范围逐渐增大,但不宜做前臂旋转活动。解除固定后做前臂旋转活动,如反转手等。

（四）药物治疗

按骨折三期辨证用药,若尺骨下 1/3 骨折愈合迟缓时,要着重补肝肾、壮筋骨以促进其愈合,若后期前臂旋转活动仍有障碍者,应加强中药熏洗。

（孔祥锋）

第十二节　桡骨远端骨折

桡骨远端骨折是指距桡骨远端关节面 3cm 内的骨折,此部位是松质骨和皮质骨交界处,是解剖薄弱的部位之一,容易发生骨折,其发生率约占急诊骨折病人的 17%,是骨科最常见骨折之一。最多发生在 6~10 岁和 60~69 岁,女性比男性更多见。

（一）损伤机制

桡骨远端骨折损伤的范围、程度与受到撞击时手腕关节的位置、前臂的旋转度和骨与韧带的质量有关。多见于间接暴力,如跌倒时,手臂伸出、前臂旋前、腕背伸手掌着地;少见屈曲暴力、扭转暴力和直接暴力。

（二）影像学检查

常规 X 线平片检查是检查桡骨远端骨折基本的影像技术,包括前后位和侧位。CT 检查较 X 平片能更直观、更准确地反映关节内骨折损伤的程度和位置。水平位像可以较清楚反映桡骨远端骨折粉碎、位移、旋转的情况;冠状位像可反映骨折移位、短缩、压缩的程度,关节面的完整性;矢状位像对于判断骨折移位、压缩、旋转、关节面的完整性、掌背侧骨皮质支撑情况、桡腕关节掌背侧脱位和半脱位均有重要价值。CT 检查不仅为那些复杂的骨折特别是关节内骨折的正确诊断提供清晰的图像,还可以为手术治疗计划提供参考。

（三）分类

桡骨远端骨折认识的分类方式很多。许多人名被用于此处骨折的命名,如:Colles 骨折、Smith 骨折、Barton 骨折。现有的分类方法主要根据受伤机制和骨折的形态进行分类,但没有一种方法能包括所有的骨折情况,而且多数方法与骨折的稳定性无直接关联。

（四）治疗

近年来,各国学者更加重视骨折是否波及桡腕或下尺桡关节、移位程度和稳定性,这些因素对骨折严重程度的判断、治疗及预后是很重要的。过去某些观点认为,桡骨远端骨折即便畸形明显对功能影响也不严重,随着对桡骨远端骨折认识的加深,以及对生活质量要求的提高,这种观点肯定是不全面的。特别是近 10 年来,对于桡骨远端骨折复位与重建的要求越来越高,并发展了不同的治疗方法。

1.桡骨远端稳定骨折

无移位或轻微移位的桡骨远端骨折一般属于稳定骨折,可以是关节外骨折也可以是关节内骨折。这类骨折可采用闭合复位加石膏管型固定进行治疗。复位后即刻拍摄 X 线片复查了解复位情况。首先要恢复的是桡骨高度,其次为掌倾角,再次为尺偏角。若复查发现固定复位松动,应考虑骨折是不稳定的,如果要保证病人的功能需要,应手术治疗。

2.桡骨远端不稳定骨折

桡骨远端骨折复位不满意或复位后再移位的病例大部分为不稳定骨折。不稳定骨折有以下特点:①桡骨远端背(掌)侧皮质粉碎,关节面移位大于2mm。②掌倾角向背侧倾斜超过20°～25°。③桡骨短缩大于4mm。④复位后不稳定,易发生再移位。

涉及关节内的粉碎骨折,也属于不稳定骨折。关节面破坏严重,集分离、嵌插、压缩、旋转、脱位等多种改变在一起,手法复位往往无效或只能部分改善,而这种改善由于没有可靠的支撑,复位后常发生再移位。这种关节内的不稳定骨折主要影响的是桡腕、桡尺和下尺桡关节的相适合的关系,应采用手术治疗来恢复其解剖关系。

（赵智平）

第十三节　　腕舟骨骨折

舟骨是最大的一块腕骨,细长略弯曲呈舟状。其跨越了远近排腕骨间关节,中段较细的腰部为骨折多发处。多见于成年人。

【病因病机】

多为间接暴力所致,跌倒时,手掌着地,腕关节强度桡偏背伸,暴力向上传达,舟骨被锐利的桡骨关节面的背侧缘或茎突缘切断。骨折可发生于腰部、近端或结节部,其中以腰部多见。由于掌侧腕横韧带附着在舟骨结节部,而舟骨其余表面多为关节软骨所覆盖,血液供应较差。骨折后,骨折近段血供破坏较严重,而且骨折端承受剪力较大,除结节部骨折愈合较佳外,其余部位骨折容易发生迟缓愈合、不愈合或缺血性坏死。

【诊断要点】

伤后局部轻度疼痛,腕关节活动功能障碍,鼻烟窝部位肿胀、压痛明显,将腕关节桡倾、屈曲拇指和食指而叩击其掌指关节时亦可引起疼痛。X线检查,腕部正位、侧位和尺偏斜位片可协助诊断。但第一次拍摄X线片未发现骨折而临床表现仍有可疑时,可于2～3周以后重复X线检查,因此时骨折端的骨质被吸收,骨折较易显露。

【治疗】

舟骨骨折很少移位,一般不需整复。若有移位时,可在用手牵引下使患腕尺偏,以拇指向内按压骨块,即可复位。鼻烟窝部位处放棉花球作固定垫,然后用塑形夹板或纸壳夹板固定腕关节伸直而略向尺侧偏、拇指于对掌位,固定范围包括前臂下1/3、腕、拇掌及拇指指间关节,新鲜及陈旧性骨折均可采用。亦可用短臂石膏管型固定腕关节于背伸25°～30°、尺偏10°、拇指对掌和前臂中立位。结节部骨折一般约6周均可愈合,其余部位骨折愈合时间可为3～6个月,甚至更长时间,故应定期作X线检查,如骨折仍未愈合则须继续固定,加强功能锻炼,直至x线正斜位片证实骨折线消失,才能解除外固定。对迟缓愈合的腕舟骨骨折,中后期应加强接骨续筋,益肝补肾中药内服和熏洗。

1.**整复方法**　患者取坐位,前臂轻度旋前位,术者一手握患侧腕上,另一手拇指置于阳溪穴处,其余四指环握拇指,在牵引下使患腕尺偏,然后以拇指向掌侧、尺侧按压移位的骨折远端,即可复位。

2.**固定方法**

(1)夹板固定:复位后,可在阳溪穴处放置一固定垫,然后用纸壳夹板固定腕关节伸直而略向尺偏,拇指于对掌位,固定范围包括前臂下 1/3、远端至掌横纹处、拇指掌指关节,新鲜或陈旧性骨折均可采用。将腕关节固定于背伸 25°～30°、尺偏 10°、拇指对掌和前臂中立位。固定时间一般在 12 周左右。

(2)石膏固定:手法复位后以石膏管型从肘下至远端掌横纹及拇指近节,固定拇指于对掌位,腕关节中立位或背伸轻度尺偏位。

3.**手术治疗**　手术指征一般限于骨折不愈合及有并发症者,对青壮年患者,骨折端有轻度硬化,舟骨腰部骨折,时间已超过 3 个月,仍无愈合征象,但未并发创伤性关节炎者可考虑自体骨移植术;近侧骨折端发生缺血性坏死,已有创伤性关节炎形成,可行近端骨折块切除术或腕关节融合术。

4.**药物治疗**　早期治宜活血祛瘀,消肿止痛,可内服活血止痛汤或壮筋养血汤。中期宜接骨续损,可内服肢伤二方或正骨紫金丹等。后期宜养气血,补肝肾,壮筋骨,内服健步虎潜丸、六味地黄丸或补中益气汤,外用五加皮汤或骨科外洗二方煎水熏洗。

5.**练功活动**　早期可作手指的屈伸活动和肩、肘关节的活动,如屈肘挎篮、小云手等,但禁忌做腕桡偏动作。中期以主动握拳活动为主。后期解除固定后,可作握拳及腕部的主动屈伸、旋转活动。骨折迟缓愈合者,暂不宜作过多的腕部活动。

(黄炳刚)

第十四节　掌骨骨折

掌骨各部位发生骨折均称为掌骨骨折,包括掌骨颈、干、基底部骨折。临床以掌骨基底部骨折常见。

【病因病机】

第 1 掌骨短而粗,活动度较大,骨折多发生在基底部。第 2、3 掌骨细长,且较突出,握拳击物时,暴力常落在第 2、3 掌骨上,故易骨折。第 4、5 掌骨短细,其中以第 5 掌骨易受直接暴力而骨折,而当其受间接暴力时可致掌骨颈骨折。

1.**第 1 掌骨基底部骨折**　多由间接暴力引起,骨折远端受拇长屈肌、拇短屈肌与拇内收肌的牵引,近端受拇长展肌的牵拉,骨折端向桡背侧突起成角。如骨折线呈斜形经过第 1 掌腕关节面时,骨折远端可向背、桡侧移位,出现第 1 掌骨基底部骨折脱位。

2.**掌骨颈骨折**　由握拳时掌骨头受到冲击的传达暴力所致,第 5 掌骨颈骨折多见。骨折后断端受骨间肌与蚓状肌的牵引,向背侧突起成角,掌骨头向掌侧屈曲,因手背伸肌腱牵拉,以致近节指骨头向背侧脱位,掌指关节过伸,手指越伸直,畸形越明显。

3.掌骨干骨折　可为单根或多根掌骨骨折,骨折后因骨间肌及屈指肌的牵拉,使骨折端向背侧成角和向侧方移位,单根掌骨骨折移位较轻,而多根骨折移位较重,且对骨间肌的损伤也比较严重。

【诊断要点】

受伤后局部肿痛,功能障碍,有明显压痛,纵轴挤压或叩击掌骨头则疼痛加剧,如有重叠移位,则该掌骨短缩,可见掌骨头凹陷。

拍手部的正位与斜位 X 线片。

根据受伤史、临床表现和 X 线检查可作出诊断。

【治疗】

掌骨骨折治疗要求正确复位,合理而有效的固定。

（一）整复及固定

1.第 1 掌骨基底部骨折　先将拇指向远侧与桡侧牵引,再将第 1 掌骨头向桡侧与背侧推扳,同时以拇指用力向掌侧与尺侧压顶骨折处,以矫正向桡侧与背侧突起成角。经整复后应用外展夹板固定。若伴有脱位,复位同前,可在复位后用细钢针经皮做闭合穿针内固定;或在局部加压短臂管型石膏外固定的同时加用拇指牵引。

2.掌骨颈骨折　应在掌指关节屈曲 90°位,压顶近节指骨头,使指骨基底部托住掌骨头,然后沿近节指骨纵轴推顶。同时用拇指将掌骨干向掌侧按压才能准确整复,复位后用铝板将掌指关节固定在屈曲 90°位包扎。

3.掌骨干骨折　横断骨折、短斜骨折整复后比较稳定,可在牵引下先矫正向背侧突起成角,以后用食指与拇指在骨折两旁自掌侧与背侧行分骨挤压,即可复位。复位后在维持牵引下,在骨折两旁放两个分骨垫以胶布固定。如骨折片向掌侧成角,则在掌侧放一小毡垫以胶布固定,最后在掌侧与背侧各放一块夹板,以胶布固定,外加绷带包扎。对斜形、粉碎性、短缩较多的不稳定骨折,宜加用指骨末节骨牵引,固定时间 4 周。

（二）功能锻炼

待骨折愈合后才能解除外固定,进行掌、指间关节的伸屈活动练习。

（三）药物治疗

按骨折三期辨证用药。

（李会杰）

第十五节　指骨骨折

一、病因病理

直接暴力和间接暴力均可造成指骨骨折,但多由直接暴力所致,且又多为开放性骨折。骨折有横断、斜形、螺旋、粉碎或波及关节面等。骨折可发生于近节、中节或末节,而以近节骨干骨折最多见。

1.近节指骨干骨折

骨折断端因骨间肌与蚓状肌牵拉而向掌侧突起成角。

2.指骨颈骨折

骨折亦向掌侧突起成角,由于伸肌腱中央部的牵拉,远端可向背侧旋转达90°,使远端的背侧与近端的断面相对而阻止骨片的复位。

3.末节指骨基底背侧骨折

末节指骨基底背侧为指伸肌腱扩张的止点,多由于手指伸直时,指端受暴力弯曲引起撕脱性骨折。如在接球时,指端被球撞击所致。骨折后末节手指屈曲呈典型的锤状畸形,不能主动伸直,又称锤状指。

二、诊断要点

骨折后局部疼痛、肿胀,手指屈伸功能受限。有明显移位时,近节、中节指骨骨折可有成角畸形,有骨擦音和异常活动。末节指骨基底部撕脱骨折有锤状指畸形,手指不能主动伸直。指骨均在皮下,较容易触摸,只要注意检查,不易漏诊。X线手指正、斜或侧位照片可明确骨折部位和移位情况。

三、治疗方法

指骨骨折治疗,必须正确整复对位,尽量做到解剖复位,不能有成角、旋转、重叠移位畸形,以免妨碍肌腱的正常滑动,造成手指不同程度的功能障碍。闭合性骨折可手法复位、夹板固定,开放性骨折应及时清创处理。复位后手指应尽量固定在功能位,既要充分固定,又要适当活动,做到固定与活动的有机统一,从而使骨折愈合与手指功能恢复齐头并进,既快又好地恢复手部的功能。

1.指骨干骨折

在神经阻滞麻醉下先拔伸牵引,再用拇指与食指自桡尺侧挤压矫正侧向移位,然后将手指远端逐渐掌屈,同时以另一手拇指将近端自掌侧向背侧顶住以矫正向掌侧突起成角。复位后根据成角情况放置小固定垫,用夹板局部固定患指,再令患指握一裹有3～4层纱布的小圆柱状固定物(小木棒或玻璃瓶),使手指屈向舟状骨结节,以胶布固定,外加绷带包扎。3周后去除固定,用舒筋活血药熏洗,进行功能锻炼。

2.指骨颈骨折

整复时应加大畸形,用反折手法,将骨折远端呈90°向背侧牵引,然后迅速屈益手指,屈曲时应将近端的掌侧顶向背侧。固定方法与指骨干骨折相同。

3.末节指骨基底背侧撕脱骨折

整复和固定较容易,只要将近侧指间关节屈曲、远侧指间关节过伸,便可使指骨基底向被撕脱的骨片靠近,然后用塑料夹板或石膏固定。如系末节指骨粉碎骨折或指端骨折,其骨折块较小,又合并开放性骨折时,在清创缝合时,应将碎片切除,以免将来引起指端疼痛。

（赵智平）

第十二章　下肢骨折

第一节　股骨颈骨折

股骨颈骨折系指股骨头下与股骨颈基底部之间的骨折。多见于老年人，以 50～70 岁者最多，女性略多于男性。

【病因病机】

股骨颈、头和髋臼构成髋关节。股骨颈与股骨干两轴线之间形成一向内的倾角，称为颈干角，正常值在 110°～140°之间。颈干角随着年龄的增长而减小，儿童为 151°，至成人颈干角在 125°～135°，平均 127°。颈干角大于正常值为髋外翻，小于正常值为髋内翻。股骨颈的中轴线与股骨两髁中点间的连线形成一个夹角，称为前倾角，正常值在 12°～15°。在治疗股骨颈骨折时，必须注意保持正常的颈干角和前倾角，特别是颈干角，否则会遗留髋关节畸形而影响髋关节的功能。

股骨头、颈部的血运主要来自三个途径：①关节囊小动脉：由旋股外动脉、旋股内动脉、臀下动脉和闭孔动脉的吻合部经关节囊进入股骨头、颈，形成外骺动脉的上、下干骺动脉，供应股骨颈和大部分股骨头的血运。②股骨干滋养动脉：此路血运仅达股骨颈基底部，少部分与关节囊的小动脉有吻合支。③圆韧带的小动脉：由闭孔动脉发出的一支小动脉，叫内骺动脉，比较细，仅供股骨头内下部的血运，与前述外骺动脉之间有吻合支。股骨头的血运主要来自关节囊和圆韧带的血管，若其中一组血管受到破坏，可通过另一组血管的吻合代偿维持股骨头的血运。如果吻合不好，代偿不完全或两组血管同时受到破坏，将使股骨头发生缺血性坏死及继发创伤性关节炎。

股骨颈部细小，处于松质骨和皮质骨交界处，负重量大；又因老年人肝肾不足，筋骨衰弱，骨质疏松，即使受轻微的直接外力或间接外力，如平地滑倒、髋关节旋转内收、臀部先着地，也可引起骨折。青壮年、儿童多由车祸、高处坠下等强大暴力致伤。

股骨颈骨折按骨折部位分为 3 类：头下部、颈中央部和基底部骨折。前两种骨折线在关节囊内，为囊内骨折，其骨折线高，股骨头血运较差，易造成骨折不愈合，股骨头缺血性坏死的发生率较高。基底部骨折骨折线的后部在关节囊外，故叫囊外骨折，因其骨折线低，对股骨头颈血供无影响，骨折易愈合。

股骨颈骨折按损伤姿势及 X 线摄片还可分为外展型和内收型两类。外展型骨折常在下肢处于外展位跌倒,多为头下部骨折,移位少,骨折常互相嵌插,骨折线与股骨干纵轴线的垂直线所成的倾斜角往往小于30°,骨折局部剪力小,较稳定,血运破坏较少,故愈合率较高。内收型骨折常为下肢处于内收位跌倒所致,多为颈中央部骨折,亦可发生在头下部或基底部,移位多较明显,极少嵌插,骨折线与股骨干纵轴线的垂直线所成的倾斜角往往大于50°,骨折处剪力大,极不稳定,骨折远端多内收上移,血运破坏较大,骨折愈合率低,股骨头缺血性坏死率较高。临床上外展嵌插型骨折若不给予有效的制动或固定,亦可转变为严重的内收型骨折。

股骨颈骨折还可根据骨折移位程度分类,常采用 Garden 分型,分为四型:不完全骨折,骨完整性仅有部分出现裂纹;完全骨折但不移位;完全骨折,部分移位且股骨头与股骨颈有接触;完全移位的骨折。这种分类方法对估计预后较为合理。

【诊断要点】

老年人跌倒后诉髋部疼痛,不敢站立或行走,应考虑股骨颈骨折的可能。

伤后髋部有自发疼痛,做被动或主动活动均能引起患处剧痛。纵轴叩击痛阳性,患侧腹股沟韧带中点下方有压痛。多数患者伤后即出现髋关节功能丧失,不能坐起、站立和行走,但有部分无移位的线状骨折或嵌插骨折患者,伤后仍可站立、行走甚至骑自行车,对这些患者要特别注意。有移位骨折伤肢外旋、短缩,髋、膝关节轻度屈曲。囊内骨折因受关节囊束缚,外旋角度较小,约45°~60°;囊外骨折则外旋角度较大,常达90°。可扪及大转子上移至内拉通线之上,患侧布赖恩特三角较健侧缩短。

摄髋关节正、侧位 X 线片可明确骨折部位、类型和移位情况。

根据受伤史、症状、体征及 X 线检查等可作出诊断。

【治疗】

股骨颈新鲜无移位或嵌插骨折,断端稳定,无需复位,一般仅需卧床休息,局部制动。对新鲜有移位的骨折,采用闭合手法复位,加压螺纹钉或130°角钢板固定,此法简便安全可靠,治疗效果好,对老年人囊内骨折亦可考虑行人工股骨头置换术。

(一)复位

1.骨牵引逐步复位法　在局麻下,行患肢外展中立位胫骨结节骨牵引,一般牵引重量4~8kg,牵引2~3日后,将患肢由中立位改为微内旋位,以便纠正骨折端向前成角,使复位的骨折端紧密扣住,并在床旁摄髋关节正、侧位 X 线片,如发现尚未复位,则调整内收或外展角度,或适当调整牵引重量,至获得满意复位为止,一般应在1周内完成。若仍有残余移位,则采用手法整复纠正。

2.屈髋屈膝复位法　患者仰卧,助手按压两侧髂骨嵴,固定骨盆。术者立于患侧,用对侧肘托腘窝部,同侧手握患侧小腿远端,将患侧髋、膝关节屈曲90°,沿股骨干纵轴向上牵引,纠正短缩畸形,然后伸髋内旋外展,纠正向前成角,并使骨折端扣紧,最后使患肢伸直。复位后做手掌试验,如患肢外旋畸形消失,说明复位成功。

(二)固定

发生无移位或嵌插型骨折,患者卧床休息,将患肢置外展中立位,患足穿丁字鞋固定,亦可行轻重量皮肤(外展位10°~15°)牵引6~8周。对移位的骨折,可选用持续牵引维持固定或加压螺纹钉或130°角钢板固定,并保持患肢外展中立位或稍内旋位。

（三）功能锻炼

早期可做患侧踝、足趾关节屈伸活动，逐步开始股四头肌舒缩活动，以防止肌肉萎缩、关节僵硬及骨质脱钙等。解除固定和牵引后，逐渐加强患肢髋、膝关节的屈伸活动。3个月后摄 X 线片复查认可后，扶双拐不负重步行锻炼。若有内固定可早期离床活动。

（四）药物治疗

按三期辨证用药。股骨颈骨折多属于老年患者，因此早期应注意并发症的防治。若老年人出现便秘、腹胀者，不可攻下太过，服麻子仁丸润肠通便即可，若中期局部肿痛不甚，可提前使用补肝肾、壮筋骨药物。

（黄炳刚）

第二节　股骨转子间骨折

股骨转子间骨折又称股骨粗隆间骨折，是指股骨颈基底至小转子水平以上部位所发生的骨折。患者多为高龄老人，男多于女，青壮年发病者较少。股骨转子部的结构主要是松质骨，周围有丰富的肌肉层，血运丰富，骨折后很少发生骨折不愈合或股骨头无菌性坏死，其预后远较股骨颈骨折为佳。

【病因病机】

发病原因及受伤机制与股骨颈骨折相同。因转子部骨质松脆，故多为粉碎骨折。股骨颈和股骨干之间形成一个内倾角，亦称颈干角，正常值在 $110°\sim140°$ 之间。颈干角大于正常值为髋外翻，小于正常值为髋内翻。股骨颈的中轴线与股骨两髁中点间的连线形成一个角度，称前倾角或扭转角，初生儿为 $20°\sim40°$，随年龄增长逐渐减少，成人为 $12°\sim15°$。

根据转子间骨折线的方向和位置，临床上可分为三型：顺转子间骨折、反转子间骨折、转子下骨折。

1.顺转子间骨折　骨折线自大转子顶点开始，斜向内下方行走，达小转子部。根据暴力的情况不同，小转子或保持完整，或成为游离骨片，但股骨上端内侧的骨支柱保持完整，骨的支撑作用还比较好，髋内翻不严重，移位较少。远端因下肢重量而轻度外旋。粉碎型则小转子变为游离骨块，大转子及其内侧骨支柱亦破碎，髋内翻严重，远端明显上移，患肢呈外旋短缩畸形。

2.反转子间骨折　骨折线自大转子下方斜向内上方行走，达小转子的上方。骨折线的走向与转子间线或转子间骨嵴大致垂直。骨折近端因外展肌与外旋肌群的收缩而外展、外旋，远端因内收肌群与髂腰肌的牵引而向内、向上移位。

3.转子下骨折　骨折线经过大小转子的下方。骨折近端受外展、外旋肌群牵拉处于外展外旋位；远端受内收肌群牵拉而内收上移。

骨折的稳定关键在于内侧骨皮质的状态。其中，顺转子间粉碎骨折、反转子间骨折及转子下骨折均破坏内侧皮质的完整，造成皮质的碎裂或小粗隆的游离，导致内侧皮质支柱作用消失，易形成髋内翻，均属不稳定骨折。

【诊断要点】

伤后局部剧烈疼痛、肿胀明显,患者不能站立或行走,患肢明显短缩、内收、外旋畸形。股骨转子间骨折和股骨颈骨折均多见于老年人,临床表现和全身并发症也大致相仿。但股骨转子部血运丰富,肿胀明显,有广泛的瘀斑,压痛点多在大转子处,预后良好;而股骨颈骨折瘀肿较轻,压痛点在腹股沟中点,囊内骨折愈合较难。双髋 X 线正位及患髋侧位片可明确诊断和骨折类型。

【治疗】

治疗关键在于避免髋内翻,减少并发症。

1.整复方法　无移位骨折无须整复,有移位骨折应采用手法(与股骨颈骨折同)整复或骨牵引整复,整复时必须注意纠正股骨颈干角和股骨颈前倾角,避免遗留髋关节内翻及旋转畸形,影响髋关节的功能。

2.固定方法　无移位的骨折采用丁字鞋固定。有移位的骨折应采用持续牵引与外展石膏固定结合,牵引重量为 6~8kg,固定患肢于外展中立位 6~8 周。

3.手术治疗　少数不稳定骨折、不宜长期卧床或经手法复位不理想者,可行内固定治疗。方法用侧方钉板或髓内针固定。

4.药物治疗　根据骨折三期辨证用药,早期应注意活血化瘀,消肿止痛,对年老体衰、气血虚弱者,不宜重用桃仁、红花之类,宜用三七、丹参等活血止痛之品,使瘀祛而又不伤新血。

5.练功活动　固定期间,应鼓励患者早期在床上进行全身锻炼,嘱患者每天作踝关节屈伸运动与股四头肌舒缩锻炼,预防气血瘀滞。解除固定后,先在床上作髋膝关节的功能活动,以后可扶双拐作不负重步行锻炼,待 X 线片证实骨折愈合后方可逐步负重。

(李会杰)

第三节　股骨干骨折

股骨干骨折是骨科临床上最常见的骨折,约占全身骨折的 6%,由于股骨是下肢主要的负重骨,如果复位不当,骨折可引起长期的功能障碍及严重残疾。股骨干骨折多为高能创伤所致,常合并多系统损伤。目前有数种治疗股骨干骨折的方法,骨科医师必须了解每一种方法的优缺点及适应证,为每例患者选择恰当的治疗。骨折的部位和类型、骨折粉碎的程度、患者的年龄、社会和经济需求以及其他因素均可影响治疗方法的选择。

不管选择哪种治疗方法,下面的治疗原则已获得一致认可:恢复肢体的对线、旋转和长度;保存血液供应,以促进骨折愈合并防止感染;促进患肢及全身的康复。

(一)应用解剖

股骨是人体中最长的管状骨。骨干由骨皮质构成,表面光滑,后方有一股骨粗线,是骨折切开复位对位的标志。股骨干呈轻度向前外侧突的弧形弯曲,其髓腔略呈圆形,上中 1/3 的内径大体一致,以中上 1/3 交界处最窄。

股骨干为三维肌肉所包围,其中伸肌群最大,由股神经支配;屈肌群次之,由坐骨神经支配;内收肌群最小,由闭孔神经支配。由于大腿的肌肉发达,股骨干直径相对较小,故除不完全性骨折外,骨折后多有错位及重叠。

股骨干周围的外展肌群,与其他肌群相比其肌力稍弱,外展肌群位于臀部附着在大粗隆上,由于内收肌的作用,骨折远端常有向内收移位的倾向,已对位的骨折,常有向外弓的倾向,这种移位和成角倾向,在骨折治疗中应注意纠正和防止。否则内固定的髓内钉、钢板,可以被折弯曲、折断,螺丝钉可以被拔出。

股动、静脉在股骨上中 1/3 骨折时,由于有肌肉相隔不易被损伤。而在其下 1/3 骨折时,由于血管位于骨折的后方,而且骨折断端常向后成角,故易刺伤该处的动、静脉。

股骨大转子、股骨外髁、髌骨和膝关节间隙是股骨主要的体表标志。股骨外侧最主要的软组织结构是阔筋膜、髂胫束和股外侧肌,它们共同作用形成张力带。根据手术进路的选择,股外侧肌常向腹侧回缩而远离股骨粗线或它可被轻柔提起形成微创内固定技术所谓的"通道"。骨盆和胫骨的额外骨性标志对评估肢体成角、旋转和长度很重要。粉碎性骨折时,健肢也应铺巾,以便手术中进行比较。

(二)分类

1.根据骨折的形状可分为

(1)横行骨折:大多数由直接暴力引起,骨折线为横行。

(2)斜行骨折:多由间接暴力所引起,骨折线呈斜行。

(3)螺旋形骨折:多由强大的旋转暴力所致,骨折线呈螺旋状。

(4)粉碎性骨折:骨折片在 3 块以上者(包括蝶形的),如砸压伤等。

(5)青枝骨折:断端没有完全断离,多见于儿童。因骨膜厚,骨质韧性较大,伤时未全断。

2.Winquist 将粉碎性骨折按骨折粉碎的程度分为 4 型

Ⅰ型:小蝶形骨片,对骨折稳定性无影响。

Ⅱ型:较大碎骨片,但骨折的近远端仍保持 50% 以上皮质接触。

Ⅲ型:较大碎骨片,骨折的近远端少于 50% 接触。

Ⅳ型:节段性粉碎骨折,骨折的近远端无接触。

(三)诊断

一般有受伤史,伤后肢体剧痛,活动障碍,局部肿胀压痛,有异常活动,患肢短缩,远端肢体常外旋。根据成角畸形、短缩、反常活动和疼痛等临床症状,就能明确诊断股骨干骨折、股骨转子下骨折。

软组织损伤评估应该是临床完整体检不可缺少的一部分。由于大腿软组织覆盖很厚,因此股骨开放性骨折较少见。大腿损伤表皮完整,但深部肌层可撕裂。不要忽略皮下组织脱套损伤,需仔细检查神经血管功能。

X 线片检查可以作出诊断。标准 X 线检查包括 2 个平面摄片。摄片需包括相邻关节,以免遗漏患肢股骨颈或胫骨近端骨折。年轻病人股骨骨折往往是遭受严重暴力所致,因此常可伴其他损伤。多发性损伤或可疑伴有骨盆、脊柱、膝关节损伤,需仔细检查以明确诊断,这些创伤会影响整个治疗。

（四）治疗

1.术前规划　单一骨折术前准备无特殊,粉碎骨折需仔细分析,需要 2 个平面的高质量 X 线片。骨干近端或股骨转子下骨折常极不稳定且伴疼痛,应在健髋屈曲 90°后,水平摄侧位片。使用髓内钉时,需拍摄高质量的骨盆和股骨近端 X 线片,排除股骨颈和转子的隐匿骨折。有了 X 线片,即可制订手术方案。粉碎骨折时,健肢正位片可作相互比较。

肢体长度及对线(向前成角、内翻和外翻、旋转畸形)的恢复与纠正是治疗的主要目标。简单骨折不必解剖复位就可纠正长度。根据 X 线片和临床检查即可判断向前成角、内翻和外翻。

术中髋膝关节被铺巾覆盖,但将关节屈曲 60°就可观察肢体有无旋转畸形。

2.体位和复位　依术者的经验和偏好,可在普通可透射 X 线的手术床或骨科牵引床上进行手术,病人可以仰卧也可以侧卧。髓内钉手术时,C 形臂电透机需获得 2 个平面的图像。

用骨科牵引床牵引或骨骼牵开器可闭合复位股骨干骨折。根据骨折的不同平面,可方便地采用骨骼牵开器纠正肢体的内收、外展畸形。髓内钉手术时用短的髓内钉采用所谓的"操纵杆技术"可控制近端股骨移位。粉碎性骨折可经韧带牵引复位。

3.手术切口　顺行髓内钉手术时,在股骨大转子顶点近端 12～15cm 处做 3～5cm 纵向切口即可。根据各种不同品牌髓内钉设计,其进钉点有所不同。常规的顺行带锁髓内钉用于股骨中 1/3 骨折和股骨远端骨折。用 C 形臂电透机确保进钉点在正、侧两平面上均在股骨髓腔中央是最重要的。

对于手术切开安放接骨板时,手术切口应在大腿外侧的股骨大转子和股骨外髁之间连线上。切开阔筋膜,沿肌间隔牵开股外侧肌,应保护股动脉穿支。

如采用微创技术放置接骨板,手术切口在股骨外髁前外侧 3～5cm。骨折间接复位(用股骨牵开器)后,在肌腹下沿股骨干用骨膜剥离器分离并插入接骨板,接骨板的固定螺钉经小切口拧入。

4.内植物的选择　选择内植物的依据很多,包括:①骨折部位及形态。②髓腔大小,有无其他内植物(假体)。③软组织状况。④病人情况(多发性损伤,ISS 评分)。⑤个人经验和爱好。⑥内植物的有效性、手术器械和术中 X 线检查。

股骨转子下骨折可用髁接骨板、动力髁螺钉(DCS)、股骨近端髓内钉(PFN)和带螺旋刀刃的实心股骨髓内钉。股骨干骨折是髓内钉的指征。单纯股骨中 1/3 骨折适用于通用髓内钉或新型的扩髓空心带锁髓内钉。对于复杂的骨折、股骨上下 1/3 骨折,实心或空心髓内钉均可使用。少数病例可用宽的有限接触加压接骨板、长的髁接骨板或动力髁螺钉。

无论是开放性还是闭合性损伤,如有严重软组织创伤,建议使用外固定支架、不扩髓髓内钉或有限扩髓髓内钉治疗。鉴于外固定支架对病人局部和全身影响最小,推荐在多发性损伤病人、ISS 评分超过 40 时采用。为避免钉道感染,可在 1～2 周内更换更可靠的内固定。

5.股骨干骨折是扩髓或不扩髓髓内钉的最好适应证之一　实心股骨髓内钉可以是传统髓内钉,也可以是带锁髓内钉。不扩髓股骨髓内钉须在远端和近端进行带锁固定。

股骨干骨折也可用接骨板固定,如股骨干骨折伴股骨颈骨折,多发性损伤和截骨矫形手术,可以用切开技术或半切开技术施行接骨板手术操作。

由于股骨骨折常伴有膝关节的韧带损伤,笔者建议在骨折固定后,在麻醉状态下全面进行同侧膝关节物理检查。

6.术后护理　近端股骨骨折内固定后,应伸展髋关节以防屈曲挛缩。股骨干骨折内固定术后,肢体应取 90°～90°(髋关节屈曲 90°,膝关节屈曲 90°)位置,防止挛缩,便于膝关节活动。股骨远端内固定后,应将膝关节屈曲 30°～60°置于 CPM 操练机上,以便活动。要及时开始理疗,不迟于术后第二天。

根据病人全身情况、伴随损伤和依从性,术后几天即可开始行走。如病人能遵从医嘱,几乎所有病例均可部分负重(10～15kg)。依照骨折类型和内固定方式,医生应根据病人个体情况逐渐增加负重。

(五)并发症

1.髓内钉手术　髓内钉手术中至关紧要的是股骨大转子的髓内钉进钉点,特别是股骨近端或转子下骨折。需详细了解不同类型髓内钉使用方法。术中应特别注意骨片旋转移位,这是骨折错位或畸形愈合最常见的原因。

2.接骨板内固定　接骨板内固定术中,最应引起重视的是解剖复位时骨片游离失活。只有简单骨折方可解剖复位坚强内固定。严重粉碎骨折需用长接骨板桥式固定,使骨折部位不受干扰。股骨转子下骨折的治疗难题是接骨板疲劳,尤其是在无内侧骨皮质支撑时。植骨可在内固定失败之前使骨折愈合。

3.外固定支架　股骨骨折用 Schanz 螺钉复位相当困难,而采用组合式三套管技术或套管对套管连接持骨钳很容易达到骨折复位,即使是术后也易于调整。如多发性损伤,作为临时性固定装置,钉道不应妨碍以后的手术,也不应影响股外侧肌。螺钉应从股骨外侧肌间隔平面自后向前打入股骨干。

(刘红顺)

第四节　股骨髁上骨折

股骨髁上骨折,是发生在腓肠肌起点上 2～4cm 范围内的骨折,多发生于青壮年。

一、病因病理

股骨髁上骨折多由高处跌下,足部或膝部着地,间接暴力所引起,也可因直接打击所造成。此外,若膝关节强直、废用性骨质疏松,更容易因外力而发生股骨髁上骨折。

股骨髁上骨折可分为屈曲型、伸直型,一般以屈曲型多见。屈曲型骨折线多由后上斜向前下方,呈斜形或横断骨折,远段因受腓肠肌的牵拉和关节囊的紧缩,而向后移位,容易压迫或损伤腘动、静脉和神经;伸直型骨折线从前上斜向后下,远段向前移位。

二、诊断要点

临床表现与股骨干下 1/3 骨折类似,检查时应注意防止膝关节过伸而造成血管神经损伤。若局部出现较大血肿,且胫后动脉、足背动脉搏动减弱或消失时,应考虑为腘动脉损伤。膝关节正侧位片可确定骨折类型和移位情况。

三、治疗方法

对青枝骨折或无移位的骨折,应将膝关节内的积血抽吸干净,然后用夹板固定,前侧板下端至髌骨上缘,后侧板的下缘至腘窝中部,两侧板以带轴活动夹板超膝关节固定,小腿部的固定方法与小腿骨折相同,膝上以四根布带固定,膝下亦以四根布带固定。有移位的屈曲型骨折可采用股骨髁部冰钳或细钢针牵引;伸直型骨折则采用胫骨结节牵引。骨牵引后只配合手法整复即可复位,整复时要注意保护腘窝神经血管,用力不宜过猛;复位困难者,可加大牵引重量后再整复。骨折对位后局部用夹板固定,两侧板的下端呈叉状,骑在冰钳或细钢针上。

若用上述方法仍不能复位或合并腘动、静脉损伤和压迫者,可考虑手术探查、切开整复内固定。

练功方法与股骨干骨折基本相同,但因骨折靠近关节,易发生膝关节功能受限,所以应尽早进行股四头肌舒缩活动和关节屈伸活动。5～7 周后解除牵引,改用超膝关节夹板固定直至骨折愈合。

药物治疗按骨折三期辨证施治,解除夹板固定后应用中药熏洗并结合理筋按摩。

(赵智平)

第五节　股骨髁间骨折

股骨髁间骨折又称股骨双髁骨折,为关节内骨折,是膝部较严重的损伤,青壮年多见,骨折愈合后易出现膝关节强直。

【病因病机】

损伤病因与股骨髁上骨折相类似,但较髁上骨折承受的暴力要大。多因自高处坠落下,足部触地,先发生股骨髁上骨折,如暴力继续传达,骨折近端嵌插于股骨髁之间,将股骨髁劈开分内外两块,成为"T"或"Y"形骨折,由于暴力强大,肌肉牵拉力等因素,故移位严重。髁间骨折为关节内骨折,关节腔常有大量积血。

【诊断要点】

伤后膝部疼痛,肿胀严重,有皮下瘀斑,膝关节呈半屈曲位,下肢功能丧失,患肢缩短,膝部可能有横径或前后径增大,局部压痛明显,并可扪及骨擦音。应注意检查腘窝有否血肿,足背、胫前动脉的搏动,以及小腿和足背的皮肤感觉、温度,以便确定是否伴有血管神经损伤。膝部

X线正侧位片可明确骨折类型和移位情况。根据受伤史、临床表现和X线检查可作出诊断。

【治疗】

治疗髁间骨折,应达到良好的对位,使关节面光滑完整,才能有效地恢复关节的功能和防止创伤性关节炎、关节强直的发生。

1.整复方法　整复前应先吸净关节腔内积血。对股骨内外髁分离者,可采用股骨冰钳牵引;无明显移位者,用胫骨结节牵引。在牵引下用两手掌压迫股骨内外两髁,使骨折块复位。

2.固定方法　骨折对位后局部超膝关节用夹板固定。

3.手术治疗　较严重的关节内骨折,有明显移位,手法整复不能达到满意复位者,应施行切开复位内固定手术。

4.药物治疗　药物治疗按骨折三期辨证施治。

5.练功活动　牵引期间应舒缩股四头肌,6～8周后解除牵引,继续用超膝关节夹板固定,指导患者练习不负重步行锻炼和关节屈伸活动。骨折愈合后坚强后再负重行走。

（黄炳刚）

第六节　髌骨骨折

髌骨骨折占全部骨折损伤的10％,大部分髌骨骨折由直接及间接暴力联合所致。由于髌骨位于膝前皮下,易受到直接暴力损伤,如膝部撞在汽车的仪表上或摔倒时膝前部着地等。这些损伤常导致粉碎性或移位性骨折,也可使股骨下端及髌骨的软骨受到损伤。间接损伤所致的骨折常由膝关节屈曲位股四头肌强烈收缩所致,这些骨折一般是横形的,且可以合并内外侧支持带的撕裂。大部分髌骨骨折是由直接和间接暴力联合作用所致。髌骨骨折造成的最重要的影响为伸膝装置的连续性丧失及潜在的髌股关节不匹配。

髌骨骨折常合并关节积血及局部触痛。如果骨折移位或伴有支持带撕裂,可出现一可扪及的缺损区,患者不能主动伸直受伤的膝关节,提示伸膝装置断裂及支持带撕裂,需手术治疗。

（一）应用解剖

髌骨略呈三角形,尖端向下被包埋在股四头肌肌腱内,其后方是软骨面,与股骨两髁之间软骨面成关节。其下极为粗糙面,在关节外。髌骨后方之软骨面有两条纵嵴,中央嵴与股骨髁滑车的凹陷相适应,并将髌骨后软骨面分为内外两部分,内侧者较厚,外侧者扁宽。内侧嵴又将内侧部分为内侧面及内侧偏面,髌骨下端通过髌腱连于胫骨结节。

髌骨是人体中最大的籽骨,它是膝关节的一个组成部分。切除髌骨后,在伸膝活动中可使股四头肌力减少30％左右,因此,髌骨能起到保护膝关节、增强股四头肌肌力、伸直膝关节最后10°～15°的滑车作用。除不能复位的粉碎性骨折外,应尽量保留髌骨。髌骨后面是完整的关节面,其内外侧分别与股骨内外髁前面形成髌股关节。在治疗中应尽量使关节面恢复完整,减少髌股关节炎的发生。横断骨折有移位者,均有股四头肌腱扩张部断裂,至股四头肌失去正常伸膝功能,治疗髌骨骨折时,应修复肌腱扩张部的连续性。

致伤机制:骨折为直接暴力和间接暴力所致。直接暴力多因外力直接打击在髌骨上,如撞伤、踢伤等,骨折多为粉碎性,其髌前筋膜及髌两侧腱膜和关节囊多保持完好;骨折亦可为横断型骨折。间接暴力,多由于股四头肌猛力收缩,所形成的牵拉性损伤,如突然滑倒时,膝关节半屈曲位,股四头肌骤然收缩,牵髌骨向上,髌韧带固定髌骨下部,而股骨髁部向前顶压髌骨形成支点,三种力量同时作用造成髌骨骨折。间接暴力多造成髌骨横行骨折,移位大,髌前筋膜及两侧扩张部撕裂严重。

(二)分类

1.无移位的髌骨骨折　约占 20%。

2.有移位的髌骨骨折　约占 80%。

(1)髌骨横行骨折:髌骨中 1/3、髌骨下 1/3 骨折。

(2)髌骨粉碎性骨折。

(3)髌骨下极粉碎性骨折。

(4)髌骨上极粉碎性骨折:较少见。

(5)髌骨纵行骨折。

(三)诊断

髌骨骨折系关节内骨折。骨折后,关节内大量积血,髌前皮下淤血、肿胀,严重者皮肤可发生水疱。有移位的骨折,可触及骨折线间的间隙。有明显外伤史,有压痛,较易诊断,髌骨正侧位 X 线片可确诊。对可疑髌骨纵行或边缘骨折,须拍轴位片证实。边缘骨折,多为一侧,而副髌骨多发生在髌骨的外上角,骨块边缘整齐、光滑、多对称存在,以此鉴别之。

髌骨骨折应拍摄前后位、侧位及轴位 X 线片,对骨折进行影像学检查和评估,横形骨折在侧 X 线片上最清楚,而垂直型骨折、骨软骨骨折及关节面不平滑,最好在轴位 X 线片上观察,有时需要对观察对侧膝关节的 X 线片,以便将急性髌骨骨折与二分髌骨相鉴别,二分髌骨是由髌骨上外侧部分未融合所致,一般为双侧。

(四)治疗

1.非手术治疗——石膏固定

此法适用于无移位髌骨骨折,骨折移位较少,关节面不平整轻(分离小于 3~4mm;关节面不平小于 2mm),伸肌支持带损伤者,不需手法复位,抽出关节内积血,包扎,用长腿石膏托或管型固定患肢于伸直位 4~6 周。在此期间,练习股四头肌收缩,去除石膏托后练习膝关节伸屈活动。

急性髌骨骨折的最初治疗应包括:患肢伸膝位或轻度屈膝位夹板固定,膝部用冰袋冷敷,为防止软组织损害,冰袋不应直接与皮肤接触。骨折移位轻微,关节面略有不平且伸肌支持带完整闭合性骨折,非手术治疗可获得成功。

2.手术治疗

合并伸肌支持带撕裂的骨折、开放性骨折以及超过 2~3mm 移位或关节面不平的骨折,最好采用手术治疗。治疗目的是:恢复关节面的外形,修复伸膝装置并确切固定,以允许早期活动。皮肤正常时,应尽快施行手术治疗。延迟手术可影响患者的康复,并对患者的预后产生一定程度的不利影响。如果皮肤存在挫伤或裂伤,最好是在接诊后立即或稍后很快施行急诊手术。一旦裂伤或擦伤部位出现感染,手术必须延迟 7～10 天,直至手术伤口被污染的危险减至最小。

髌骨骨折最佳的治疗方法仍有不同的观点。认可的方法包括:各种钢丝技术、螺钉固定、部分髌骨切除术、全髌骨切除术。开放性髌骨骨折属于外科急症,应该立即进行清创和冲洗,早期的软组织覆盖(5 天内)可减少感染的发生率。治疗闭合性髌骨骨折的方法也可成功地用于治疗开放性髌骨骨折。

钢丝固定最常用于横形骨折。粉碎性骨折如果骨折块足够大,并且用拉力螺钉固定可使其成为横形骨折,则也可用钢丝固定。最牢固的固定方法是改良张力带钢丝固定。如果早期活动,他们建议应将钢丝直接固定在骨内,而不是将其穿绕髌骨周围的软组织固定。聚酯纺织线和纺织钢缆也已应用,似乎能够提供类似不锈钢丝的固定。也有报道应用关节镜辅助经皮螺钉固定治疗移位的横形骨折。

由于对髌骨切除术存有异议,因此,如果切实可行,我们尽力保留所有的髌骨,至少髌骨近端或远端的 1/3。选择髌骨部分切除术时,应尽可能多地保留髌骨。可将较大的骨折片拉力固定在一起,以增加残余髌骨的体积。

手术方法:髌前横弧形切口,长约 12.5cm,弧顶部朝向远侧骨折块,此切口可提供足够的显露,以便进行骨折复位及修复伸肌扩张部和滑膜的破裂。也可采用正中纵行切口或髌旁外侧切口,特别是在粉碎性骨折或预期将来需行关节置换时更宜选择这样的切口。如果一部分皮肤有严重挫伤,应尽可能避开或切除小的挫伤区,因为该部位皮肤缝合无明显困难。将皮肤及皮下组织向远、近侧牵开,显露髌骨前面的全貌、股四头肌和髌肌腱。如果骨折块明显分离,意味着有伸肌扩张部的撕裂,必须仔细地探察内侧和外侧。去除所有小的游离骨折块,检查关节内面,尤其是髌股沟部位有无骨软骨骨折。行关节内彻底冲洗,以去除血凝块和小的碎骨片。用大的巾钳或合适的持骨钳将骨折块解剖复位,然后根据外科医生所主张的内固定方法将骨折固定。骨折复位固定后检查关节面,确保骨折解剖复位。仔细地用间断缝隙缝合方法由靠外侧的末端向关节的中线修复滑膜、破裂的关节囊及伸膝装置。

(1)环绕髌骨周缘的环形丝固定:环绕髌骨周缘的环形钢丝固定是以前最常用的方法,通过沿髌骨周围软组织环扎的钢丝难以达到坚强的固定,故若使用这种方法,必须延迟 3～4 周后才能开始膝关节活动。

(2)张力带钢丝固定:对于髌骨骨折的固定,AO 组织已经应用并且建议张力带钢丝固定原则。将钢丝置于适当的位置可将造成骨折块移位的分离力或剪切力转换为骨折部位的压应力,从而加速骨折愈合并允许膝关节术后立即活动和功能锻炼。

(3)改良张力带钢丝固定:用两组钢丝固定,一组钢丝于紧靠髌骨上极的股四头肌肌腱的止点处横穿过,然后,向下经过髌骨的止点。将钢丝收紧,使骨折轻微复位过度或关节面张开。第二组钢丝横向穿过在髌骨的上、下极偏前面所钻的横孔,然后将其收紧。

3.髌骨粉碎性骨折的治疗

较为常见的是,只有在髌骨下极发生粉碎性骨折,而留下一个较大且相对正常的近侧骨折块,这个骨折块是构成伸膝装置的重要部分,应予以保留。以往曾经过分强调该骨折块后来可能引发髌股关节炎,应细心观察将髌肌腱缝合在骨折块上的具体操作,以防止骨折块发生倾斜,倾斜的骨折块中磨损髌沟。

全髌骨切除术适用于不能复位、不能部分切除的严重粉碎性骨折。切除粉碎骨块时,应尽量保护其骨膜及股四头肌腱膜。切除后缝合撕裂的扩张部及关节囊,使其恢复到正常松紧度。然后,将股四头肌腱下拉与髌腱缝合。不能直接缝合者,可用股四头肌腱翻转修补缝合。在股四头肌腱上做倒 V 形切口,把切下的腱瓣下翻,修补切除髌骨后新形成的缺损。也可用股外侧肌及股四头肌腱的外侧部的腱膜瓣向下翻转修补切除髌骨处的缺损,术后石膏托固定 4 周,练习膝伸屈活动。

(五)并发症

1.创伤性髌骨关节炎　常由于原发损伤重或关节面复位后不平整所致。表现膝关节疼痛,X 线片显示关节间隙变窄,关节周围骨密度。

2.髌骨再骨折　发生率 1%～5%,由于骨愈合后短期内股四头肌腱控制膝关节稳定作用尚未完全恢复,加之髌骨内固定不够坚强,膝关节制动时间不足,当患者锻炼或行走时,在保护不充分的情况下,患膝突然腿打软,股四头肌猛力收缩,造成再骨折,若骨折后骨块分离大,髌旁腱膜组织撕裂,仍需切开复位内固定。

3.髌骨骨折延迟愈合或不愈合　髌骨骨折骨不愈合发生率低,为 2.4%～4.8%。

治疗:对无症状或症状轻微者采用非手术治疗,虽然骨折不愈合,但是患膝功能尚可;对于有明显症状的患者采用手术治疗,根据具体情况做切开复位张力带钢丝固定,髌骨部分切除或髌骨全切除,术后大部分患者功能明显改善。

(刘红顺)

第七节　胫骨髁骨折

胫骨上端的扩大部分为内髁和外髁,其平坦的关节面称胫骨平台,故胫骨髁骨折又称胫骨平台骨折,多发生于外髁。青壮年多见。

一、病因病理

多由间接暴力所致。受伤姿势是高处坠下,足先着地,膝关节过度内翻或外翻引起髁部骨折。若两髁受力不相等时,则受力较大的一髁发生骨折;若内外两髁所受压力相等时,则两髁同时发生骨折。膝关节过度外翻可造成胫骨外髁压缩塌陷骨折,有时甚至合并内侧副韧带和半月板损伤;内翻时可造成胫骨内髁骨折或合并外侧副韧带损伤,骨折后多有不同程度的关节面破坏。

二、诊断要点

伤后膝部明显瘀肿、疼痛、功能障碍,可有膝内、外翻畸形。若侧副韧带断裂,则侧向试验阳性。若交叉韧带亦断裂时,则抽屉试验阳性。膝关节 X 线正侧位照片可显示骨折类型和移位情况,疑有侧副韧带损伤者,还应在被动外(内)翻位拍摄双侧膝关节正位 X 线片,与健侧对比关节间隙的距离。根据受伤史、临床表现和 X 线检查可作出诊断。

三、治疗方法

胫骨髁骨折为关节内骨折,骨折线通过关节面,既不容易整复,又不容易固定。治疗的目的是恢复关节面平整。倘若负重过早,骨折块可再移位,严重影响关节功能。故治疗时应达到正确复位,坚强的内固定或外固定,待骨性愈合后才能考虑负重;同时,又要恢复膝关节屈伸功能,所以,在固定期间进行适当的锻炼,模造一个较光滑的关节面,促进关节功能的恢复。无移位骨折,先在无菌操作下,抽吸干净关节内积血或积液,用超关节夹板固定 4～6 周。有移位骨折,则视具体情况,确定复位手法及固定方式,要求做到解剖复位,并在有效的固定下,进行适当的功能锻炼。

1.整复方法

一般在腰麻或局部血肿内麻醉下进行,患者仰卧,在无菌操作下抽吸干净关节内积血,将患膝屈曲 20～30°位。对移位不多,关节面无塌陷或塌陷不严重的单髁骨折,以外髁为例,助手一手按于股骨下段向外侧推,同时另一助手握小腿下段牵拉并向内扳拉,使膝呈内翻位,并扩大膝关节外侧间隙,有利于骨折复位。当膝关节外翻被矫正时,膝关节囊即紧张,可以将骨折块拉回原处。在助手牵拉的同时,术者用拇指推压骨片向上、向内,以进一步纠正残余移位。对骨折移位较多的单髁骨折,一助手握大腿下段,另一助手握小腿下段进行对抗牵引,在保持牵引下,远端助手略内收小腿使膝内翻,在外侧关节囊(若未破裂)被拉紧的同时,将骨折块拉向近、内侧。术者站于患侧,用两手拇指按压骨折片向上、向内复位。对于双髁骨折,手法复位时,两助手分别握大腿下段及小腿下段对抗牵引,在牵引下,术者以两手掌合抱,用大鱼际部置于胫骨内、外髁上端之两侧对向挤压,迫使骨折块复位。复位后应加用持续牵引。

2.固定方法

无移位骨折可用超膝关节夹板固定 4～6 周。有移位骨折在整复后,经 X 线照片复位良好,用超膝关节夹板固定。先在外髁的前下方放好固定垫,注意勿压迫腓总神经;双髁骨折则在内、外髁前下方各置一固定垫。放好固定垫后,可用夹板作固定。若骨折块移位较多的单髁骨折或双髁骨折,整复后骨折块仍有移位趋势,可加胫骨下端或跟骨牵引;亦可选加小腿皮肤牵引,以增强骨折复位固定的稳定性,减少继续移位。牵引时间一般为 4 周左右,重量 3～5kg 左右;夹板固定一般为 6～8 周。

3.练功活动及药物治疗

复位固定后,即应进行股四头肌功能锻炼及踝、趾关节屈伸活动,经 8 周左右,骨折已临床愈合,可去除夹板,做膝关节主动功能锻炼,活动范围由小到大,注意避免过早下地负重活动。同时根据骨折三期辨证用药。

(孔祥锋)

第八节　胫腓骨干骨折

胫腓骨干骨折是指胫骨结节、腓骨小头以下及胫腓骨远端内、外踝以上的骨折。为临床常见的骨折,各种年龄均可发病,尤以 10 岁以下儿童和青壮年为多见。

【病因病机】

胫骨中、下 1/3 处比较细弱,是骨折的好发部位。胫骨的前内缘仅有皮肤遮盖,此处骨折容易刺破皮肤造成开放性骨折。胫骨的滋养血管,由胫骨干上 1/3 的后外方进入,在皮质骨内下行一段距离后进入髓腔;胫骨下 1/3 还缺乏肌肉附着,故胫骨中下段发生骨折后,往往因局部血液供应不良发生迟缓愈合或不愈合。

胫腓骨干骨折中由直接外力所致者居多,其次为间接外力所引起。直接暴力常因交通事故、工农业生产受到外伤所致。暴力多来自外侧或前外侧,骨折多为横断、短斜面、粉碎性,胫腓骨两骨折线多在同一水平,软组织损伤较重,常为开放性骨折。间接暴力常因高处跌下,足先着地后扭转或跌倒等所致,骨折多为斜形或螺旋形,双骨折时,腓骨的骨折线较胫骨为高,软组织损伤较轻。

胫腓骨干严重骨折出血、血肿以及肌肉挫伤,可使小腿筋膜室内压增高,压迫血管影响血液循环而发生小腿筋膜室综合征。

【诊断要点】

有明显外伤史,患肢疼痛剧烈、肿胀、功能障碍,触摸压痛明显,纵向叩击痛。有移位者,可出现肢体短缩、成角及足外旋畸形,并可触及骨擦音和异常活动。若损伤严重者,在小腿前、外、后侧间隔区单独或同时出现极度肿胀,扪之硬实,肌肉紧张无力,有压痛及牵拉痛和麻痛,胫后或腓总神经分布区的皮肤感觉消失,即属筋膜室综合征的表现。发生严重挤压伤、开放性骨折时,还应注意早期创伤性休克的可能。

X 线摄片应包括胫腓骨全长的正、侧位片,可明确骨折类型、部位及移位方向。

根据外伤史、症状、体征及 X 线检查等可作出诊断。

【治疗】

胫腓骨干骨折的治疗原则是恢复小腿的长度和负重功能,因此应重点处理胫骨骨折。对骨折端的重叠、成角和旋转移位,应予以完全纠正,避免影响膝、踝关节负重功能和发生关节劳损。对无移位的骨折,只需用夹板固定,直至骨折愈合;对有移位的稳定骨折(如横断骨折),可采用手法整复和夹板固定;对有移位的不稳定骨折(如斜形、螺旋形骨折),可用手法整复,夹板固定配合跟骨牵引。如复位失败,可采用手术治疗开放复位,钢板内固定或带锁髓内钉固定。

(一)复位

患者平卧,膝关节屈曲 20°～30°,一助手用肘关节套住患肢腘窝部,另一助手双手握住足部,沿胫骨纵轴牵引 3～5 分钟,矫正重叠及成角畸形。若骨折近端向前内侧移位,术者两手环抱小腿骨折远端,在持续牵引下,近端助手将骨折近端向后外侧按压,术者两手将骨折远端向前内侧端提,一般可复位。对于斜形、螺旋形骨折,骨折远端易向外侧移位,术者立于患肢外侧,用拇指置于骨折远端前外侧胫腓骨间隙,挤压胫腓骨间隙,将骨折远端向内侧挤压,其余四指置于骨折近端的内侧,向外用力提拉,并嘱握足部的助手在牵引下稍内旋,可完全对位。复位后维持牵引下,术者两手握住骨折部,嘱握足部的助手徐徐摇摆骨折远端,使骨折端紧密扣合。最后以拇指和食指沿胫骨前嵴及前内侧面来回触摸骨折部,检查对线对位情况。

(二)固定

1.夹板固定　应针对骨折断端复位前移位方向及其倾向性放置适当的固定垫。

(1)上 1/3 骨折:膝关节置于屈曲 40°～80°位,五块夹板均下达距内外踝约 4cm 处;内外侧夹板上超过膝关节 10cm,胫骨前嵴两侧放置两块前侧夹板,外前侧夹板正压在分骨垫上,两块前侧夹板上平胫骨内、外髁,后侧夹板的近端超过腘窝部,在股骨后远端做超膝关节固定;腓骨小头处应加棉垫保护。

(2)中 1/3 骨折:外侧夹板下平外踝,上达胫骨外髁上缘;内侧夹板下平内踝,上达胫骨内髁上缘;后侧夹板下抵跟骨结节上缘,上达腘窝下约 2cm,以不妨碍膝关节屈曲 90°为宜;两前侧夹板下达踝上,上平胫骨结节。

(3)下 1/3 骨折:内、外侧夹板上达胫骨内、外髁平面,下平齐足底;后侧夹板上达腘窝下约 2cm,下抵跟骨结节上缘;两前侧夹板与中 1/3 骨折固定方法相同。

夹板放好后,用布带先扎好中间 2 道,再捆两端。

2.跟骨牵引　适用于患肢严重肿胀并患有皮肤挫伤不宜立即做夹板固定者;粉碎性、斜形、螺旋形等不稳定骨折及开放性骨折。跟骨牵引方法见前骨牵引。牵引重量一般为 3～5kg,牵引后在 48 小时内拍摄 X 线片检查骨折对位情况。重叠移位纠正后,适当减少牵引重量,以防过牵。

如患肢严重肿胀、大量水疱、广泛皮肤擦伤及开放性骨折伤口较大者,则不宜采用夹板固定,以免造成感染或压疮,可暂时用跟骨牵引,待肿消后或伤口愈合后再加或单独用夹板固定。4～6 周后拍 X 线片复查,如有骨痂生长,可解除牵引。

3.钳夹固定法　适用于新鲜的斜形、螺旋形等骨折。方法是在神经阻滞或局麻下常规消毒铺巾,手法复位后,在 X 线透视下以拇指和食指夹持住两骨折端,能够保持骨折不再错位的位置和方向,就是钳夹的位置和方向。经皮钳环尖直接穿过皮肤直达骨质,握持钳柄慢慢加压至骨折稳定即可。然后将伤肢稍做内外旋转和抬起,检验固定是否稳固,若固定稳妥后,即包扎两个皮肤钳夹进入口,再用夹板做外固定,夹板绑扎后将钳夹顺势固定于夹板上。

(三)功能锻炼

整复固定后,即做跖趾、踝关节屈伸活动及股四头肌舒缩活动。跟骨牵引者,可用健腿和双手支持体重抬起臀部锻炼。稳定性骨折患者在第 2 周后,在医师指导下进行抬腿及膝关节活动。在第 3～5 周内为了维持小腿的生理弧度,避免骨折端向前成角,在床上休息时,可用两枕法。若解除跟骨牵引后,胫骨有轻度向内成角者,可嘱患者屈膝 90°,髋屈曲外旋,将患肢足部放在健肢的小腿上,呈盘腿姿势,纠正向内成角。

在第 4 周开始扶双拐做不负重步行锻炼,但足底要放平,不能用足尖着地,免致骨折远端受力引起骨折移位。对不稳定骨折则应在解除固定后,继续在床上锻炼 5～7 日方可扶拐不负重步行锻炼。8～10周根据 X 线及临床检查达到临床愈合标准,可去除固定。

(四)药物治疗

按骨折三期辨证治疗。骨折早期局部肿胀严重,在活血化瘀、消肿止痛药物基础上,酌加利水消肿之类药,如茯苓、川木通、薏苡仁、白茅根等;开放性骨折早期在活血化瘀药中加用清热凉血、祛风解毒之品,如金银花、牡丹皮、蒲公英、黄连、防风、紫花地丁等。若胫骨中下 1/3 骨折,局部血供较差,容易发生骨折延迟愈合或不愈合,故后期内治法着重补气血、养肝肾、壮筋骨。

(刘红顺)

第九节　踝部骨折

踝关节由胫、腓骨下端和距骨组成。外踝比较窄而长,位于内踝的稍后方。内踝的三角韧带较外踝的腓距、腓跟韧带坚强。故阻止外翻的力量大,阻止内翻的力量小。内、外、后三踝构成踝穴,而距骨居于其中,形成屈戌关节。胫腓骨下端之间被坚强而有弹性的下胫腓韧带连接在一起。距骨分体、颈、头三部,其体前宽后窄,其上面为鞍状关节面,当作背伸运动时,距骨体之宽部进入踝穴,腓骨外踝稍向外后侧分开,而踝穴较跖屈时能增宽 1.5～2mm,以容纳距骨体。当下胫腓韧带紧张时,关节面之间紧贴,关节稳定,不容易扭伤,但暴力太猛仍可造成骨折。而踝关节处于跖屈位时,下胫腓韧带松弛,关节不稳定,容易发生扭伤。

一、病因病理

从高处坠下、下楼梯、下斜坡、走崎岖不平的道路,容易引起踝关节损伤。《世医得效方》已将踝关节损伤分为内翻与外翻两大类型。踝关节呈内翻姿势损伤者为内翻损伤,呈外翻姿势损伤者为外翻损伤。踝部损伤原因复杂,类型很多。韧带损伤、骨折、脱位可单独或同时发生。根据受伤的姿势可有内翻、外翻、外旋、纵向挤压、侧方挤压、跖屈和背伸等多种暴力,其中以内翻暴力最多见,外翻暴力次之。

1.内翻暴力

由于足踝强力内翻,使内踝侧受挤迫,内踝多为斜形骨折,外踝受牵拉多为撕脱性横断骨折或腓侧副韧带、下胫腓韧带撕裂,距骨向内脱位。

2.外翻暴力

由于足踝强力外翻,使外踝侧受挤迫,外踝多为斜形骨折,内踝受牵拉多为撕脱性横断骨折或三角韧带、下胫腓韧带撕裂,距骨向外脱位。

在上述暴力作用时,若踝关节处于跖屈位,距骨可向后撞击胫骨后踝,引起三踝骨折并向后脱位;若此时踝关节处于背伸位,可引起胫骨前唇骨折。

根据骨折脱位的程度,损伤又可分为三度:单踝骨折为一度;双踝骨折、距骨轻度脱位为二度;三踝骨折、距骨脱位为三度。

二、诊断要点

伤后局部瘀肿、疼痛和压痛、功能障碍，可闻及骨擦音。外翻骨折多呈外翻畸形，内翻骨折多呈内翻畸形，距骨脱位时，则畸形更加明显。踝关节 X 线正侧位照片可显示骨折脱位程度和损伤类型。并根据骨折线的走向，分析骨折脱位发生的机理，有助于正确的复位和固定。

根据受伤史、临床表现和 X 线检查可作出诊断。

三、治疗方法

踝部骨折是关节内骨折，无移位骨折仅将踝关节固定在 0°中立位 3～4 周即可，有移位骨折，要求准确的复位、有效的固定及早期合理的练功活动。

1.整复方法

患者平卧屈膝，助手抱住其大腿，术者握其足跟和足背作顺势拔伸，外翻损伤使踝部内翻，内翻损伤使踝部外翻。如有下胫腓关节分离，可以内外踝部加以挤压；如后踝骨折并距骨后脱位，可用一手握胫骨下段向后推，另一手握前足向前提，并徐徐将踝关节背伸。利用紧张的关节囊将后踝拉下，或利用长袜袜套，套住整个下肢，下端超过足尖 20cm，用绳结扎，作悬吊滑动牵引，利用肢体重量，使后踝逐渐复位。若手法整复失败或系开放性骨折脱位，可考虑切开复位内固定，陈旧性骨折脱位则可考虑切开复位植骨术或关节融合术。

2.固定方法

先在内外两踝的上方各放一塔形垫，下方各放一梯形垫，或放置一个空心垫，防止夹板直接压在两踝骨突处。用五块夹板进行固定，其中内、外、后侧板上自小腿上 1/3，下平足跟，前内侧及前外侧板较窄，其长度上起胫骨结节，下至踝关节上方。夹板必须塑形，使内翻骨折固定在外翻位，外翻骨折固定在内翻位。最后可加用踝关节活动夹板（铝制或木制），将踝关节固定于 90°位置 4～6 周。兼有胫骨后唇骨折者，还应固定踝关节于稍背伸位；胫骨前唇骨折者，则固定在跖屈位，并抬高患肢，以利消肿。施行关节融合术者，应固定 3 个月。

3.练功活动

整复固定后，鼓励患者主动背伸踝部和足趾。双踝骨折从第 2 周起，可在保持夹板固定的情况下加大踝关节的主动活动范围，并辅以被动活动。被动活动时，术者一手握紧内、外侧夹板，另一手握前足，只作背伸和跖屈，但不作旋转和翻转活动，3 周后可将外固定打开，对踝关节周围的软组织（尤其是肌腱经过处）进行按摩，理顺筋络，点按商丘、解溪、丘墟、昆仑、太溪等穴，并配合中药熏洗。若采用袜套悬吊牵引法，亦应多作踝关节的主动伸屈活动。

4.药物治疗

除按骨折三期辨证用药外，中期以后应注意舒筋活络、通利关节；后期若局部肿胀难消者，宜行气活血、健脾利湿；关节融合术后则须补肾壮骨，以促进骨折愈合。

（黄炳刚）

第十节　距骨骨折

足骨由 28 块小骨组成,其中包括跗骨 7 块、跖骨 5 块、趾骨 14 块、固定的籽骨 2 块,由韧带与肌肉相连,构成三个主要足弓,即内侧纵弓、外侧纵弓与跖骨间的横弓。足弓有负重、推进行走与吸收人体震荡的功能。距骨是足弓的顶,上与胫骨下端向连接,下连跟骨与舟状骨。

【病因病机】

多因踝背伸外翻暴力所致,如机动车驾驶员足踩刹车时撞车,足踝强烈背伸,胫骨下端的前缘像凿子一样插入距骨颈体之间,将距骨劈成前后两段。如暴力继续作用,则合并跟距关节脱位,跟骨、距骨头连同足向前上方移位。待暴力消失时,因跟腱与周围肌腱的弹性,足向后回缩,跟骨的载距突常钩住距骨体下面之内侧结节,而使整个骨折的距骨体随之向后移位,脱位与胫腓踝穴之后方,距骨体向外旋转,骨折面朝向外上方,甚至还合并内踝骨折。踝跖屈内翻暴力可引起距骨前脱位,单纯跖屈暴力可因胫骨后踝与距骨体后唇猛烈顶压而引起距骨后唇骨折,临床较少见。

距骨表面 3/5 为软骨面,故发生骨折时,骨折线多经过关节面,发生创伤性关节炎的机会较多。距骨的主要血液供应自距骨颈部进入,距骨颈骨折时,常损伤来自足背的血液供应,所以距骨体很容易发生缺血性坏死。

【诊断要点】

伤后局部肿胀、疼痛、不能站立行走。明显移位时则出现畸形。踝部与跗骨正侧位 X 线片,可以明确骨折的移位程度、类型及有无合并脱位。

【治疗】

治疗距骨骨折时,要求恢复踝关节的活动功能,并保持关节面的完整光滑,防止创伤性关节炎的发生。无移位的骨折,可采用夹板或石膏固定;有移位的骨折,需手法整复固定;整复困难的应手术治疗。

1.整复方法　单纯距骨颈骨折时,患肢膝关节屈曲至 90°,术者一手握住前足,轻度外翻后,向下向后推压,另手握住胫骨下端后侧向前端提,使距骨头与距骨体两骨折块对合;合并距骨体后脱位时,应先增加畸形,即将踝关节极度背伸、稍向外翻,以解除载距突与距骨体的绞锁,并将距骨体向前上方推压,使其复入踝穴,然后用拇指向前顶住距骨体,踝关节稍跖屈,使两骨折块对合;距骨后唇骨折伴有距骨前脱位时,先将踝关节极度跖屈内翻,用拇指压住距骨体的外上方,用力向内后方将其推入踝穴。距骨脱位复位后,往往其后唇骨折片亦随之复位。

2.固定方法　距骨颈骨折整复后,应将踝关节固定在跖屈稍外翻 8 周;距骨后唇骨折伴有距骨前脱位者,应固定在功能位 4~6 周;切开整复内固定或关节融合术者,应用石膏管型固定踝关节在功能位 3 个月。

3.手术治疗　新鲜骨折手法整复失败,可切开整复。距骨体缺血性坏死,距骨粉碎骨折、距骨体陈旧性脱位或并发踝关节严重创伤性关节炎,应行胫距、距跟关节融合术。

4.药物治疗　距骨骨折容易引起骨的缺血性坏死。故中后期应重用补气血,益肝肾,壮筋骨的药物,以促进骨折愈合。

5.固定期间应作足趾、膝关节屈伸锻炼　解除固定后,应开始扶拐逐渐负重步行锻炼;并实施局部按摩,配合中药熏洗,并进行踝关节屈伸、内翻、外翻活动锻炼、施行关节融合术者,则扶拐锻炼时间要长些。

（赵智平）

第十一节　跟骨骨折

正常足底是三点负重,在跟骨、第一跖骨头和第五跖骨头三点组成的负重面上。跟骨和距骨组成纵弓的后臂,负担 60％的重量。通过跟距关节还可使足内收、内翻或外展、外翻,以适应在凹凸不平的道路上行走。跟骨结节为跟腱附着处,腓肠肌、比目鱼肌收缩,可作强有力的跖屈动作。跟骨结节上缘与跟距关节面成 30～45°的结节关节角,为跟距关系的一个重要标志,跟骨前面与骰骨构成跟骰关节。跟骨载距突承受距骨颈,也是跟舟韧带的附着处,跟舟韧带很坚强,支持距骨头,并承担体重。

一、病因病理

跟骨骨折多由传达暴力造成。从高处坠下或跳下时,足跟先着地,身体重力从距骨下传至跟骨,地面的反作用力从跟骨负重点上传至跟骨体,使跟骨被压缩或劈开;亦有少数因跟腱牵拉而致撕脱骨折。跟骨骨折后常有足纵弓塌陷,结节关节角减小、甚至变成负角,从而减弱了跖屈的力量和足纵弓的弹簧作用。

根据骨折线的走向可分为不波及跟距关节面骨折和波及跟距关节面骨折两类。前者预后较好,后者预后较差。

(一)不波及跟距关节面的骨折

1.跟骨结节纵形骨折　从高处坠下,跟骨在足外翻位时,结节底部触地引起。骨骺未闭合前,结节部触地,则形成跟骨结节骨骺分离。

2.跟骨结节横形骨折　又名"鸟嘴"型骨折,是跟骨撕脱骨折的一种,撕脱骨块小,可不影响或较少影响跟腱功能;骨折块较大且向上倾斜移位时,则严重影响跟腱功能。

3.载距突骨折　由于足处于内翻位,载距突受距骨内侧下方的冲击而致,一般少见。

4.跟骨前端骨折　由前足强力扭转所致,极少见。

5.接近跟距关节的骨折　为跟骨体骨折,骨折线斜行,从正面观骨折线由内后斜向外前,但不通过跟距外侧的关节面,可有跟骨体增宽及跟骨结节角减少。

(二)波及跟距关节面的骨折

1.跟骨外侧跟距关节面塌陷骨折　与接近跟距关节的骨折相似,只是骨折线通过跟距关节外侧,亦因重力使跟骨外侧跟距关节面塌陷。因关节面塌陷严重而关节面粉碎,跟骨结节上移和跟骨体增宽。

2.跟骨全部跟距关节面塌陷骨折　此型最常见,跟骨体部因受挤压完全粉碎塌陷,跟骨体增宽,跟距关节面中心塌陷,跟骨结节上移,体部外翻,跟骨前端亦可能骨折,骨折线波及跟骰关节。

二、诊断要点

伤后跟部肿胀、瘀斑、疼痛、压痛明显,足跟部横径增宽,严重者足弓变平。跟骨X线侧位、轴位照片可明确骨折类型程度和移位方向。轴位照片还能显示距骨下关节和载距突。

从高处坠下时,若冲力强大,足跟部先着地,继而臀部着地,脊柱前屈,可引起脊椎压缩性骨折或脱位,甚至冲力沿脊柱上传,引起颅底骨折和颅脑损伤,所以诊断跟骨骨折时,应常规询问和检查脊柱和颅脑的情况。

根据受伤史、临床表现和X线检查可作出诊断。

三、治疗方法

(一)不波及跟距关节面的骨折

跟骨结节纵形骨折的骨折块一般移位不大,早期采用祛瘀活血药物外敷,局部制动,扶拐不负重步行锻炼3～4周即可。跟骨结节骨骺未闭合前,骨折块有明显向上移位者,如不予以整复,则跟骨底不平,影响日后步行和站立,故应在适当麻醉下,以骨圆针穿过结节骨块中部,将膝关节屈曲,由两助手分别把住患足及小腿,术者握紧牵引弓,先向后牵引,松解骨折面的交锁,然后向下牵引,直至骨折片复位为止。复位后采用外固定患肢于膝微屈、足跖屈位4周。4周后拔去钢针,再固定2～3周。

跟骨结节横形骨折是一种跟腱撕脱骨折。若撕脱骨块移位不大,可外固定患肢于跖屈位4周即可。若骨折块较大,且向上移位者,可在适当麻醉下,患者取俯卧位,屈膝,助手尽量使足跖屈,术者以两拇指在跟腱两侧用力向下推挤骨折块,使其复位。复位后外固定患肢于屈膝、足跖屈30°位4～6周。

骨折线不通过关节面的跟骨体骨折,从侧位看,若跟骨体后部同跟骨结节向后向上移位,减弱了腓肠肌的紧张力,影响足的纵弓,从而妨碍了站立和步行,应充分矫正。可在适当麻醉下,屈膝90°,一助手固定其小腿,术者两手指相叉于足底,手掌紧扣跟骨两侧,矫正骨折的侧方和跟骨体的增宽,同时尽量向下牵引以恢复正常的结节关节角。若复位仍有困难,可在跟骨上作骨牵引,复位后用长腿石膏靴固定。

(二)波及跟距关节面的骨折

跟骨外侧跟距关节面塌陷骨折或全部跟距关节面塌陷骨折,治疗较为困难。年老而骨折移位不明显者,不必复位,仅作适当固定,6～8周后逐渐下地负重。年轻而骨折移位较明显者,可在适当麻醉下予以手法复位,尽可能地矫正跟骨体的增宽和恢复结节关节角,2周后作不负重步行锻炼,在夹板固定下进行足部活动,关节面可自行模造而恢复部分关节功能。陈旧性骨折已形成创伤性关节炎者,常因疼痛而步履艰难,可考虑作关节融合术。

(李会杰)

第十二节　跖骨骨折

跖骨骨折在足部骨折中最常见,由并列的 5 根长管状跖骨形成足部横弓,第 1、5 趾骨头成为足内外侧纵弓前端的支重点,与跟骨共同成为足底主要的三个负重点。第 1 跖骨相对短粗,骨折发生几率小;第 5 跖骨基底部可在足底外缘明显触及到,有腓骨短肌和第三腓骨肌肌腱附着。

【病因病机】

直接暴力、肌肉牵拉、累积应力等可导致不同部位、不同类型的骨折。

1.直接暴力　车轮碾伤、重物砸伤等作用于足背导致跖骨骨折,一般第 2～4 跖骨骨折多见,并且多为多根、粉碎骨折。造成开放骨折后,感染率较高。有时因骨折端移位,压迫足背动脉弓而可能造成前足缺血,甚至坏死。

2.肌肉牵拉　足内翻扭伤时,因骨短肌、第三腓骨肌肌腱的强烈牵拉,会导致第 5 跖骨基底部撕脱骨折,一般移位不大。

3.累积应力　长途行军,长跑等原因,对第 2、3 跖骨颈部形成持续反复的应力刺激,累积应力会逐渐导致此处疲劳骨折,又称行军骨折。因骨折不完全,骨折线不明显,同时有骨膜增生或者骨痂,容易误诊或者漏诊。

【诊断要点】

1.有足部碾压或者砸伤、扭伤或者超负荷运动的病史。

2.局部疼痛、压痛、肿胀、功能障碍,可有骨擦音及畸形。疲劳骨折可有纵向叩击痛,同时疼痛有渐进性加重的过程。第 5 跖骨基底部骨折则足底外缘体表处压痛明显,足部内翻时疼痛加重的特点。

3.常规行足部 X 线正、斜位片检查,直接暴力导致的骨折应注意观察骨折部位、移位程度及方向。第 5 跖骨基底部撕脱骨折应与骨骺以及籽骨相鉴别,应结合临床症状,必要时与健侧对比。疲劳骨折早期 X 线表现可能为阴性,应结合职业、病史以及症状体征来确诊,2～3 周后重新检查可见球形骨痂形成。

【治疗】

治疗思路是恢复足部横弓及纵弓,还应重视足底触地负重的特点,避免因移位遗留导致足底疼痛。早期开放骨折应彻底清创抗感染,注意足背动脉是否有压迫。对于无移位骨折、疲劳骨折、第 5 跖骨基底部骨折无须复位,中药外敷,简单固定或者不固定,休息 4～6 周即可,应避免过早负重行走而导致再次移位。有移位的骨折则手法复位,夹板或石膏固定。

（赵智平）

第十三节　趾骨骨折

趾骨骨折占足部骨折的第二位,多因砸伤或踢撞硬物造成,易合并皮肤和趾甲损伤,伤后亦容易引起感染,故应保持清洁。甲下血肿严重者,可以放血或拔甲。骨折向跖侧成角及移位严重者,应手法复位纠正,采用邻趾固定法,3～4周即可拆除固定。

（刘红顺）

第十三章　躯干骨骨折

第一节　肋骨骨折

肋骨骨折是常见的骨折之一,多见于 18～50 岁,儿童极为罕见。

【病因病机】

肋骨与胸骨、胸椎共同构成胸廓,有支持和保护胸腔脏器的作用。严重的肋骨骨折可合并血气胸以及胸腔内脏器或肝、脾的损伤。肋骨骨折多发生第 4～7 肋。因第 1～3 对肋骨短小,且受锁骨、肩胛骨的保护;第 8～10 肋连于肋软骨弓,缓冲较大;第 11～12 肋是浮肋,弹性大,均不易骨折。

肋骨骨折可因直接暴力、间接暴力及肋间肌急骤强力收缩造成。①直接暴力:如拳棒打击、车撞等直接作用于肋骨而致骨折,呈横断或粉碎性,骨折端多向内移位,此类骨折易伤及胸膜和肺脏,造成气胸、血胸的机会较多。②间接暴力:如塌方、重物前后夹挤等,胸廓受到前后对挤的暴力,腋中线处肋骨被压向外弯曲加大,最后发生骨折,骨折多为斜形,骨折端向外突出,偶尔刺破皮肤而造成开放性骨折,刺破胸膜的机会较少。③肌肉收缩:肋间肌急骤强力的收缩可造成下部肋骨骨折。可见于严重咳嗽、喷嚏时,均发生在长期患病脱钙的患者,为病理性骨折。

肋骨骨折中可分为:④单处骨折:只有一处骨折;②多处骨折:为肋骨两处或两处以上折断者。多根肋骨多处骨折时,可使该处胸廓失去支持,吸气时胸内负压增加而向内凹陷,呼气时胸腔压力增高而向外突出,恰与正常呼吸相反,称为"反常呼吸"。

肋骨骨折后,因有肋间肌交叉固定,发生移位的较少。当暴力强大或作用时间较长时,骨折端可发生严重的移位,造成胸膜、肺脏损伤,空气进入胸腔,则并发气胸。临床可见:①闭合性气胸:胸膜穿破口已闭合,不再有空气进入胸膜腔。②开放性气胸:胸膜穿破口未闭合,空气仍自由进出胸膜腔。③张力性气胸:在胸膜穿破口形成活瓣,吸气时空气从穿破口进入胸膜腔,呼气时空气不能排出胸膜腔,胸膜腔内压力不断增高,对肺、纵隔的压力愈来愈大,病情危急,称为"张力性气胸"。若骨折断端刺破血管,还可并发血胸,严重者可合并休克,危及患者生命。

【诊断要点】

伤后局部肿胀、疼痛,有血肿或瘀斑。说话、打喷嚏、咳嗽、深呼吸和躯干转动时疼痛加剧。

检查时患者多能指出最痛点,骨折处有压痛或畸形,有时可有骨擦音。胸廓挤压征阳性。多根双处肋骨骨折时,出现反常呼吸,因影响呼吸和循环功能,表现呼吸困难、发绀,甚至休克等症。若并发闭合性气胸时,可出现胸闷、气促等症。检查可见伤侧呼吸运动减弱,叩诊呈鼓音,呼吸音减弱或消失。开放性气胸患者,可出现呼吸困难、发绀、血压下降,脉细数,伤侧呼吸音低微或消失,并能听到有气体出入创口时发出的嘶嘶声响,肺部叩诊为鼓音。若合并张力性气胸,可产生严重的呼吸困难、发绀和休克,有时气体由胸膜腔挤入纵隔和皮下组织,可在头颈、胸、上肢触到皮下气肿。

并发血胸时,小量的胸膜腔积血,常无自觉症状;但大量积血可出现面色苍白、气促、发绀、脉细数。检查时可见肋间隙饱满,叩诊呈浊音,呼吸音及语颤明显减弱,胸腔穿刺可明确诊断。若胸腔内破裂血管继续出血,症状加重,为"进行性血胸"。

X线正、侧位片,可确定骨折部位和移位情况,还可查明有无气胸或血胸。如气胸气体量多时,患侧肺脏可被压缩,纵隔向健侧偏移。血胸血量少时,肋膈角消失;血胸血量大时,则全肺被液体阴影所掩盖。若出现气血胸时,则出现液平面。如肋骨骨折无移位,特别是骨折发生在骨与软骨交接处,早期X线检查可能阴性,可2周后复查。

根据受伤史、症状、体征和X线检查,可作出诊断。

【治疗】

对单纯性肋骨骨折可手法整复,对位后用胶布或宽胸壁布带固定;对开放性肋骨骨折可行清创术;合并气、血胸者可胸腔穿刺行闭式引流;对骨折合并有内脏损伤者,视损伤情况,紧急手术处理。

(一)复位

1.立位整复法 嘱患者靠墙站立,术者与患者相对,并用双足掌踏住患者双足,双手通过患者腋下,交叉抱于背后,然后双臂扛起肩部,使患者挺胸,骨折断端自然复位。

2.坐位整复法 嘱患者正坐,助手立于患者背后,将一膝顶住患者背部(膝顶部位与患者骨折部等高),双手握患者两肩,缓缓用力向后方拉开,使患者挺胸,术者立于患者前方,一手扶健侧,一手按定患侧,用推按手法将高凸部分按平。若后肋骨骨折,助手扶住胸前,命患者挺胸,术者在患者背后,用推按手法将断骨矫正。

3.卧位整复法 又称气鼓整复法,嘱患者仰卧位,助手双手平按患者上腹部,令患者用力吸气,至最大限度时再用力咳嗽,同时助手用力按压上腹部,术者以拇指向下按压突起之肋骨骨折端,即可复位。若为凹陷性骨折,令患者咳嗽的同时,术者双手对挤患部两侧,使下陷的骨折端复起。

(二)固定

1.胶布固定法 适用于第5~9肋骨骨折。患者正坐,在贴胶布的皮肤上涂复方苯甲酸酊。患者两臂外展,做深呼气使胸围最小时,然后屏气,用宽7~10cm的氧化锌胶布,自健侧肩胛中线处绕过骨折部紧贴至健侧锁骨中线处,然后以叠瓦状(后1条盖住前1条的1/2)从下向上、从后向前粘贴胶布,以跨越骨折部的上、下各2条肋骨为宜。固定时间3~4周。对多根双处肋骨骨折、老年、肥胖者不宜用。

2.宽绷带固定法 适用于患者皮肤对胶布过敏者,患者体位同"胶布固定法"。在骨折部外敷消瘀膏或双柏膏,嘱患者做深呼气,在胸围最小时,用宽绷带多层环绕包扎固定或多头带包扎固定(打结处应垫一软垫),3～4 日换药并重新包扎固定,固定时间 3～4 周。

3.肋骨牵引固定法　多根双处肋骨骨折,必须迅速固定胸部,减少反常呼吸引起的生理障碍。范围较小的经过加压包扎固定法可达到目的。范围较大或多根多段肋骨骨折时,须采用肋骨固定术。患者常规消毒后,在浮动胸壁的中央,选择 1～2 条坚硬的肋骨,在局麻下,用手巾钳夹住内陷的肋骨,通过滑动牵引来消除胸壁浮动,牵引重量 0.5～1kg,牵引时间一般为 1～2 周。

(三)并发气血胸的处理

1.气胸的处理　闭合性气胸而胸腔积气较少,不需特殊处理,1～2 周内可自行吸收。若积气量较多,有胸闷、气急、呼吸困难者,可自第 2 肋间锁骨中线处行胸腔穿刺抽出积气。开放性气胸应尽快将其处理(凡士林纱布堵塞或行清创术)为闭合性气胸,然后行闭式胸腔引流术。张力性气胸急救时,于前胸第 2 肋间锁骨中线处,用大针头行胸腔穿刺减压,继之插入引流管进行水封瓶闭式胸腔引流。

2.血胸的处理　首先应防治休克。对进行性血胸除输血补液抗休克外,同时请胸外科专家会诊。非进行性血胸可在损伤 12～24 小时后施行胸腔穿刺术,在腋后线第 6～7 肋间穿刺抽吸积血。如积血多可分次吸出,每日 1 次,量不超过 1000ml,每次抽吸后可注入抗生素,预防感染。抽吸时患者若出现胸痛、咳嗽等不适,应停止抽吸。

(四)功能锻炼

整复固定后,病情轻者可下地自由活动。重症需卧床者可取半坐卧位(斜坡卧位),肋骨牵引者取平卧位,进行腹式呼吸运动,待骨折处基本稳定方可下地活动。有痰者应鼓励患者扶住伤处轻声咳痰,并用化痰药。若痰稠难于咯出者,可采用超声雾化吸入。

(五)药物治疗

初期治宜活血祛瘀、理气止痛。内服复元活血汤或活血止痛汤等加减。中期治宜理气活血,接骨续筋,可选用接骨丹或接骨紫金丹。后期胸胁隐隐作痛,筋络不舒者,宜化瘀和伤、理气止痛,可选用三棱和伤汤、黎洞丸;气血虚弱者用八珍汤。

(黄炳刚)

第二节　脊柱骨折

脊柱是躯干的中轴。是负重、运动、吸收震荡及平衡肢体的重要结构,具有保护及支持内脏、脊髓的作用。

脊椎由 33 个椎骨组成,其中颈椎 7 节,胸椎 12 节,腰椎 5 节,骶椎 5 节及尾椎 4 节。成人骶椎已融合为一体,尾椎亦合成一个尾骨。因此,成人椎骨只有 26 个,能活动的只有 24 个椎体。椎体与椎体间借椎间软骨盘连接,共有 23 个椎间盘。

人类直立的脊柱有四个弯曲的类似弹簧作用的生理弧度,即颈段前凸、胸段后凸、腰段前凸、骶尾段后凸,借椎间盘和生理弧度,以缓冲外力对脊柱的冲击和震荡。

脊柱的运动和稳定,依赖于脊柱周围的肌肉舒缩和固定作用,使脊柱能作出各种灵活动作。因此,可以认为肌肉是脊柱稳定的外在平衡,两者是相辅相成的。故在脊柱损伤时,应考虑两者的关系。

脊髓有两个膨大部分,一个在第4颈椎～第1胸椎椎体之间,上肢的运动和感觉中枢集中于此;一个在第10胸椎～第1腰椎椎体之间,下肢运动和感觉中枢以及膀胱自主排尿中枢集中于此。因此,当脊髓膨大部或膨大部以上的脊椎发生骨折脱位,造成脊髓损伤,可引起损伤部位以下瘫痪。

脊柱骨折为骨科常见骨折。其发生率占全身骨折的5%～6%,以胸腰段骨折发生率高,其次为颈、腰椎,胸椎最少,常伴有脊髓或马尾神经损伤。

【病因病机】

1.依据损伤机制分类

(1)屈曲型损伤:脊椎在屈曲位受到暴力作用或暴力造成脊柱过度屈曲所致。外力集中到椎体前部,使脊柱相应部位椎体前半部受到上下位椎体、椎间盘的挤压而发生压缩性骨折,其后部的棘上韧带、棘间韧带、关节突关节囊受到牵张应力而断裂,上位椎体向前下方移位,引起半脱位,椎体后部的附件包括椎板、椎弓根、关节突、横突与棘突,可发生撕脱、断裂、脱位或绞锁,严重者常并发脊髓损伤,但椎体后侧皮质并未压缩断裂。屈曲型骨折占所有脊椎骨折脱位的90%以上,其中大部分发生在胸腰段。活动范围较大的下段颈椎和胸腰椎结合部(第11胸椎～第2腰椎)最为多见。

(2)过伸型损伤:脊椎在过伸位受到暴力作用或暴力迫使脊柱过伸造成的损伤。当患者从高处仰面摔下,背部或腰部撞击木架或地面坚硬物体上,被冲击的部位形成杠杆支点,使脊柱骤然过伸,造成前纵韧带断裂,椎体前下或前上缘撕脱骨折,棘突椎板相互挤压而断裂,严重时上位椎体可向后移位。

(3)垂直压缩型损伤:脊柱受到垂直暴力作用而发生的损伤。如高处掉落的物体纵向打击头顶,或跳水时头顶垂直撞击地面,以及人从高处坠落时臀部触地,均可使椎体受到椎间盘挤压而发生粉碎骨折,骨折块向四周"爆裂"移位,尤其是椎体后侧皮质断裂,骨折块突入椎管造成椎管变形,脊髓损伤。

(4)侧屈型损伤:暴力迫使脊柱侧屈而发生的损伤。如高处坠落时一侧臀部触地,或因重物压砸使躯干向一侧弯曲,而发生椎体侧方楔形压缩骨折,其对侧受到牵张应力,引起神经根或马尾神经牵拉性损伤。

(5)水平剪力型损伤:又称安全带型损伤,多属屈曲分离型剪力损伤。高速行驶的汽车在撞车瞬间患者下半身被安全带固定,躯干上部由于惯性而急剧前移,以前柱为枢纽,后、中柱受到牵张力而破裂张开,造成经棘上棘间韧带-后纵韧带-椎间盘水平断裂;或经棘突-椎板-椎体水平骨折,往往移位较大,脊髓损伤多见。

(6)撕脱型损伤:由于肌肉急骤而不协调收缩,造成棘突或横突撕脱性骨折,脊柱的稳定性不受破坏,骨折移位往往较小。

老年人由于内分泌功能减退而致骨质疏松,尤其是老年妇女停经以后,骨质明显疏松。椎体对负重受压的承受力差,稍受外力挤压时,即可引起压缩性骨折,椎体多呈现鱼椎骨状的双凹形改变。如蹲下提重物、滑倒着地,或乘车颠簸,虽然外力较轻也可致骨折。

2.依据骨折形态分类

(1)压缩骨折:椎体前方受压缩呈楔形变。压缩程度常以椎体前缘高度与后缘高度的比值计算。分度则以前缘高度与后缘高度之比。Ⅰ度为1/3,Ⅱ度为1/2,Ⅲ度为2/3。

(2)爆裂骨折:椎体呈粉碎骨折,骨折块向四周移位,向后移位可压迫脊髓及神经。椎体前后径和横径均增宽,两侧椎弓根距离加宽,椎体高度减小。

(3)撕脱骨折:在过伸及过屈位损伤时,在韧带附着点发生撕脱骨折,或旋转损伤时的横突骨折。

(4)骨折脱位:脊柱骨折合并脱位。脱位可为椎体向前或向后移位,并有关节突关节脱位或骨折;也可为旋转脱位,一侧关节突绞锁,另一侧半脱位。

根据损伤后脊柱的稳定程度分为稳定性损伤与不稳定性损伤。无论是搬运或脊柱活动,骨折无移位趋向者,称为稳定性损伤,如单纯椎体压缩性骨折不超过1/3、单纯横突棘突骨折等。在严重外力作用下,除椎体、附件骨折外,还常伴有韧带、椎间盘损伤,使脊柱的稳定因素大部分被破坏,在搬运中易发生移位而损伤脊髓或马尾神经,称为不稳定性损伤,如骨折脱位、椎体爆裂性骨折、压缩性骨折超过1/2者。

【诊断要点】

1.外伤史 患者有明显的外伤史,如高处坠落、车祸、重物砸伤、坍塌事故等均可能发生脊柱损伤。应详细了解暴力作用过程和部位、受伤时的姿势及搬运情况。在颅脑外伤、醉酒意识不清时,应特别注意排除颈椎损伤。

2.临床表现 伤后脊柱疼痛及活动障碍为主要症状。脊柱可有畸形,脊柱棘突骨折可见皮下瘀血。伤处局部有疼痛,如颈项痛、胸背疼、腰痛或下肢疼痛等。棘突有明显浅压痛。脊背部有肌痉挛,骨折部有压痛和叩击痛。颈椎骨折时,屈伸运动或颈部旋转运动受限。胸椎骨折时,躯干活动受限,如伴肋骨骨折者可有呼吸受限或呼吸音减弱。腰椎骨折时,腰部有明显压痛,伸、屈下肢时腰痛。腰部活动明显受限。因腰椎骨折引起腹膜后血肿者,可伴腹部胀痛、胃纳不佳、肠鸣音减弱、便秘、腹部有压痛或反跳痛,舌苔薄白或黄腻,脉弦数等瘀血内阻的里实证。脊柱骨折时每因活动或搬动引起局部剧痛。

颈、胸椎骨折可并发脊髓损伤,腰椎骨折可并发脊髓圆锥和马尾神经损伤。可致患者四肢瘫、截瘫和大小便功能障碍等。

3.影像学检查

(1)X线检查:对确定脊柱损伤的部位、类型和程度,以及在指导治疗方面具有极为重要的价值,是诊断脊柱损伤的首选方法。任何脊柱损伤均应摄正侧位X线片,或加拍斜位片,应注意查看骨折或脱位的部位和类型;椎体压缩、前后左右移位、成角和旋转畸形及其程度;椎管管径改变;棘突间距增大及椎板、关节突、横突、棘突骨折及其程度;如陈旧性损伤判断其是否稳定,应拍摄损伤节段的前屈、后伸侧位片。

(2)CT扫描:能清楚地显示椎体、椎骨附件和椎管等结构复杂的解剖关系和骨折移位情况,其突出的优点是不受自身影像重叠及周围软组织掩盖影响,对周围软组织具有很高的分辨率。对于观察椎管周围的附件损伤,特别是用一般X线检查很难显示的寰枕部、颈胸段损伤,更具优越性。但如果 CT 扫描层面间距过大,可遗漏病变区域。另外,不能发现多节段损伤也是其缺陷。CT 的三维成像可进一步表达骨折的具体情况。

(3)MRI:具有多平面成像及很高的软组织分辨力,能非常明确地显示脊髓和椎旁软组织是否损伤及损伤的具体细节,是脊髓损伤最有效的影像学检查手段。可通过观察脊髓内部信号改变和椎管内其他结构的创伤情况,来判断脊髓损伤程度,对制订治疗方案、评估预后有较大的指导意义。

4.电生理检查　包括肌电图和体感诱发电位(SEP)检查等,能确定脊髓损伤的严重程度,帮助预测功能恢复情况,并对脊柱脊髓手术起到监护脊髓功能的作用。当伤后仍有或伤后不久就出现体感诱发电位者,其恢复的可能性较大,而且体感诱发电位的改善往往先于临床体征。如伤后体感诱发电位完全消失,多预示脊髓的完全性损伤。

【治疗】

1.急救处理　脊柱骨折和脱位的正确急救处理,对患者的治疗及预后有重要意义。在受伤现场应就地检查,首先要明确脊柱损伤的部位。其次要观察伤员是否有截瘫并确定截瘫部位。以此作为搬运时的依据。搬运过程中,原则上脊柱保持平直,避免屈曲和扭转。可采用两人或数人在患者一侧,动作一致地平托头、胸、腰、臀、腿的平卧式搬运,或同时扶住患者肩部、腰、髋部的滚动方式,将患者移至硬性担架上。对颈椎损伤者,应由一人专门扶住头部或用沙袋固定住头部,以防颈椎转动。切忌用被单提拉两端或一人抬肩、另一人抬腿的搬运法,因其不但会增加患者的痛苦,还可使脊椎移位加重,损伤脊髓。由于导致脊柱损伤的暴力往往巨大,在急救时应特别注意颅脑和重要脏器损伤、休克等的诊断并优先处理,维持呼吸道通畅及生命体征的稳定。

2.整复方法　根据脊柱损伤的不同类型和程度,选择不同的治疗方法。胸腰椎压缩骨折较稳定。如属年老体弱、骨质疏松的患者,一般不主张手法复位,仅需卧床休息 3 个月左右或适当的练功活动即可。如系年轻患者,功能要求高,恢复后要从事体力劳动,故应采取及时复位、良好的固定和积极的功能活动,才能获得满意疗效。复位方法总的原则是逆损伤的病因病理并充分利用脊柱的稳定结构复位。屈曲型损伤应伸展位复位,过伸型损伤应屈曲位复位。在复位时应注意牵引力的作用方向和大小,防止骨折脱位加重或损伤脊髓。颈椎损伤伴关节绞锁时,应首选颅骨牵引复位法,胸腰椎损伤则可选用下肢牵引复位法或垫枕、腰背肌锻炼复位法。在复位过程中,为了减少患者的痛苦和松弛痉挛的肌肉,可以适当给予止痛药物。

(1)屈曲型脊椎骨折

1)牵引过伸按压法:患者俯卧硬板床上,两手抓住床头,助手立于患者头侧,两手把持腋窝处,一助手立于足侧,双手握双踝,两助手同时用力,逐渐进行牵引,至一定程度后,足侧助手在牵引的基础上,逐渐将双下肢提起悬离床面,使脊柱呈现过伸位,得到充分牵引和后伸,使肌肉松弛、椎间隙及前纵韧带被拉开后,术者双手重叠,压于骨折后突部位,用力下压,借助前纵韧带的伸张力,将压缩之椎体拉开,同时后突畸形得以复平。

2)二桌复位法:用高低不等的二桌,高低差为 25～30cm,平排在一起,将患者置于二桌上,患者头部朝高桌,然后将高桌边逐渐移至上臂中段近下颏处,将低桌渐移至大腿中段处,借助患者体重,使胸腰部悬空。此时术者可用手掌托住患者的腹部,慢慢下沉,以减轻疼痛,达到脊柱过伸的目的,2～5分钟后,脊柱的胸腰部明显过伸,此时前纵韧带被拉紧,被压缩之椎体得以复位后,立即采用石膏背心或金属胸腰过伸支架固定。石膏背心要求上至胸骨上缘,下至耻骨联合。骨突处放一衬垫以防压伤,注意三点(胸骨部、耻骨部、下腰部)的固定和塑形。

3)两踝悬吊复位法:患者俯卧于复位床上,将两踝悬空吊起。如没有复位床,亦可在屋梁上装一滑轮,将双足向上吊起,徐徐悬空,使胸腰段脊柱过伸,其原理与二桌复位法相同。复位后同样用支架固定脊柱于过伸位。

4)垫枕法:让患者仰卧于手术台上,胸腰段置于肾托上,然后逐渐摇起肾托,将患者的胸腰段挺起呈拱桥形,使脊柱后伸。复位后,可在腰部置软枕,仰卧位休息。

5)自身复位功能疗法:本法简便安全,效果可靠,患者恢复快,合并症少。同时能发挥患者在复位和治疗中的主动作用。以背伸肌为动力。增加前纵韧带及椎间盘前部纤维环的张力,使压缩的椎体逐渐张开。骨折畸形逐渐得以矫正。背伸肌力的加强,即形成一个有力的肌肉夹板,对脊柱的稳定起重要作用。此法可以免除长期石膏固定的痛苦,避免了骨质疏松。由于坚持背伸肌锻炼,骨折的后遗症也明显减少,同时也可改善全身血液循环。早期消除全身症状,增加饮食,恢复体力,有利于患者的康复。其具体方法如下:患者仰卧于硬床上,骨折处垫一软枕,如疼痛者可服中药或给止痛剂,待疼痛缓解后即可进行腰背肌锻炼。

6)持续牵引法:对于轻度移位、无关节绞锁的颈椎骨折,一般采用枕颌布托牵引法。将其套住枕部与下颌部,通过滑轮进行牵引,头颈略后伸,牵引重量2～3kg,持续牵引4～6周。如颈椎骨折伴有关节绞锁者,需用颅骨牵引。牵引重量逐步增加,并及时摄片了解复位情况,一般采用5～10kg可将绞锁整复,牵引方向先略加前屈,复位后,牵引方向改为后伸,重量可逐渐减至1～2kg,继续牵引4～6周后换带颈托或石膏围领。

(2)伸直型脊椎骨折:颈椎部损伤时,可采用颈椎中立位枕颌布托牵引法,必要时可使颈椎稍向前屈曲位。无脊髓损伤者,持续牵引4～6周后,换颈托或石膏围领保护。腰椎部损伤时,应避免脊柱后伸,根据需要将脊柱保持于伸直或略屈曲的位置。

3.固定方法　一般单纯性胸腰椎压缩骨折,须仰卧硬板床,骨折部垫软枕。卧床时间为3～4周。对于不稳定胸腰椎骨折,可采用脊椎骨折夹板或石膏背心、金属支架固定,固定时间4～6个月,必要时也可手术治疗。颈椎骨折脱位者,屈曲型损伤用颅骨牵引结合头颈伸展位固定,过伸型损伤则需保持颈椎屈曲20°～30°位;另外头一胸支架、头颈胸石膏、颈围领等均适用于颈椎损伤固定。

4.药物治疗

(1)初期:由于筋骨脉络的损伤,血离经脉,瘀积不散,经络受阻,局部肿胀、剧烈疼痛,故治宜活血化瘀,消肿止痛。若局部持续疼痛,腹满胀痛,大便秘结,苔黄厚腻,脉弦有力,证属血瘀气滞,腑气不通,治宜攻下逐瘀,方用桃核承气汤或大成汤加减。

(2)中期:肿痛虽消而未尽,筋骨未复,故治宜活血和营,接骨续筋为主,方用续骨活血汤、接骨丹、接骨紫金丹。

(3)后期:腰酸腿软,四肢无力,活动后局部隐隐作痛,属肝肾不足,气血两虚,治宜补益肝肾,调养气血,方用六味地黄汤、八珍汤或健步虎潜丸和续断紫金丹,外贴万应膏或狗皮膏。

5.手术治疗的适应证　对于骨折脱位移位明显,闭合复位失败,或骨折块突入椎管压迫脊髓者应选择手术切开复位,在直视下观察脊柱损伤的部位和程度,复位准确,恢复椎管管径,解除脊髓压迫,重建脊柱稳定性,利于患者尽早康复训练,并且可减轻护理难度,预防并发症的发生。

6.练功活动 屈曲型胸腰椎压缩骨折可采用下述方法。

(1)仰卧式

1)五点支撑法:在木板床上,患者仰卧,用头部、双肘及足跟支撑起全身,使背部尽力腾空后伸。伤后早期即可采用此法。

2)三点支撑法:患者双臂置于胸前,用头部及双足跟撑在床上,使全身腾空后伸。本法是五点支撑法的基础上发展,适用于中后期。

3)四点支撑法:用双手及双足支重,全身后伸腾空如拱桥式。此种练功法难度较大,青壮年患者经过努力,在伤后5~6周可以达到练功要求。

(2)俯卧式

第一步:患者俯卧,两上肢置于体侧,抬头挺胸,两臂后伸。使头、胸及两上肢离开床面。

第二步:在双膝关节伸直的同时,后伸下肢,并使其尽量向上翘起,两下肢也可先交替后伸翘起,而后再一同后伸。

第三步:头、颈、胸及两下肢同时抬高,两臂后伸,仅使腹部着床,整个身体呈反弓形,如飞燕点水姿势。

练功法作为复位的一个重要部分,必须坚持早期进行练功,循序渐进,持之以恒,只要全身情况允许,一般伤后1~2天,即要指导伤员进行练功。并向患者讲明练功要领及必要性。解除病员的思想负担,充分调动患者的积极因素。一般经过2周后,骨折可大部分复位,4周后基本恢复,8~12周后骨折愈合。本法对合并附件骨折或不全脱位之不稳定骨折亦能达到复位目的,疗效满意。通过功能锻炼椎体在压缩1/3或不到1/2者,可基本恢复正常高度,后期脊柱功能恢复满意。

(孔祥锋)

第三节 骨盆骨折

骨盆损伤大多是因为高能量外伤造成的,随着交通业及建筑业的蓬勃发展,交通伤及建筑伤也迅速增加。国外报道50%的骨盆骨折是由于交通事故造成的,且损伤重,死亡率及致残率也高,严重影响现代人们的健康生活。为此,国内外许多学者和医生对骨盆损伤进行了大量的研究和探索。

一、概述

尽管骨盆损伤的严重性和复杂性是国内外同道共认的问题,且骨盆和髋臼损伤的诊断和治疗已成为骨科创伤学中的重要分支,但是30多年前,由于对骨盆和髋臼损伤的认识有限,分型不明,手术技术及内固定材料的滞后,因此,处理上常以保守治疗为主,死亡率及致残率也居高不下。随着医学知识及技术的快速发展,近30多年以来,人们对骨盆和髋臼解剖的深入了解,对其损伤的充分认识,已有了统一的广被接受的损伤分型,并对手术指征、入路及技术有了相应的掌握,使手术治疗成为主要的治疗手段。

国外骨科医生对骨盆和髋臼骨折的关注始于20世纪40年代,但报道的病例较少,且多为个案报道,治疗方法也多以保守治疗为主;20世纪60年代至70年代,骨盆损伤的临床研究也随着骨盆损伤的病例逐年增加而大大深入,取得了许多可喜的研究成果;20世纪80年代开始,人们对骨盆损伤的机制、分型、手术入路的认识加深和内固定材料的发展,骨盆骨折的诊断和治疗技术逐渐成熟;20世纪90年代至今,国内外骨科同道对复杂的骨盆骨折能进行熟练的规范化手术治疗。

Holdsworth于1948年首先报道了50例骨盆骨折病例,并总结出骨盆损伤的力学机制。他指出:“对于任何骨折,解剖关系的重建很容易判断,但不一定很重要,而功能是很重要的。”Peltier于1964年报道了186例骨盆骨折病例,强调了后方骨盆负重区域对维持骨盆环稳定的重要性,有负重区域的骨盆骨折患者并发症的发生率和死亡率均较高。1966年,Raf报道了1组101例骨盆“不稳定骨折”,随访了其中的65例,大部分行骨牵引治疗后方骨折端向上移位,骨盆悬吊牵引治疗前方骨盆环断裂,但是并发症发生率高。Slatis和Huittinen(1972年)报道了65例不稳定骨折的晚期并发症。71%的患者有伴发伤,死亡率为6.7%,晚期并发症与损伤有关,取决于骨盆后方骨折的愈合情况。1976年,Looser和Crombie报道了1组100例严重骨盆损伤的病例,死亡率和神经损伤并发症分别高达18%和50%。Riska(1979年)采用了单臂外固定支架治疗51例骨盆骨折病例,其中43例疼痛消失,5例残留骶髂关节疼痛,5例(10%)死亡。

在过去10年中,有许多文献对骨盆骨折外固定和内固定的治疗效果进行了比较,结果是垂直不稳定的骨盆骨折采用前方外固定支架固定时,稳定性差而容易发生受伤侧骨盆再移位;如果垂直方向稳定,而旋转不稳定的骨盆骨折,使用前方外固定支架外固定时骨盆稳定性良好。

Kellam等(1987年)报道了53例不稳定骨盆骨折病例,全部使用前方外固定支架固定。所有旋转不稳定的骨盆骨折复位良好,但垂直不稳定的骨盆骨折病人仅有27%复位良好。因此认为单独使用前方外固定支架不能稳定后方骨盆结构,骶髂关节复位程度和骨盆环的稳定性是决定最终治疗效果的决定因素。

Gansslen等(1996年)调查了德国创伤学会的多个研究中心的2551例患者,共21.6%的患者进行了手术治疗,其中C型骨折为46.7%。总的死亡率为13.4%,但复合伤患者死亡率高达31.1%。

二、骨盆的应用解剖

骨盆的解剖应分为骨性解剖和软组织解剖。骨盆是一个环形结构,由骶骨、尾骨和两块髋骨构成,髋骨又由髂骨、坐骨和耻骨构成。软组织对于维持骨盆环的稳定是非常重要的。稳定性是骨盆最重要的解剖特征。

骨盆环由骶骨和髋骨连接而成,由前方耻骨联合和后方骶髂关节构成。因为人体重要负重线通过骶髂关节传导至股骨颈,所以说骨盆的主要稳定结构位于后方。骶髂关节是由骶骨与髂骨在后方直接接触而成,借助关节面上的许多隆起与凹陷部分使关节面密切相嵌。骶髂关节的微动受到许多韧带限制,如骶髂韧带、骶髂后韧带、骶髂前韧带、骶结节韧带、骶棘韧带、腰骶外侧韧带等,更增加了关节的稳定性。耻骨联合由两侧耻骨体构成,为一半关节,关节面覆盖以透明软骨及较厚的纤维软骨,另外在耻骨联合的周围还有上、下、前、后四组韧带,进一步稳定耻骨联合。

骨盆内主要为髂内动脉,后者共有 5 个壁支,5 个脏支。壁支供应盆壁及阴部血运:①腰动脉供应髂肌、腰大肌、腰方肌。②骶外侧动脉供应骨盆内肌,与骶中动脉相吻合。③臀上动脉营养臀肌和髋关节。④闭孔动脉则分支分布于闭孔外肌、髂骨、髂肌、膀胱、股骨头等,与旋股内动脉和腹壁下动脉相吻合。脏支供应盆腔脏器:膀胱、前列腺及输尿管下段,女性则为阴道壁及阴道,阴部内动脉分布于会阴肌肉、皮肤及外生殖器。盆腔内静脉的特点为:壁支动脉及阴部内动脉均由两条伴行静脉,其余脏支动脉皆无伴行静脉,均由丰富的静脉丛取代,分别为膀胱丛、直肠丛、子宫阴道丛;阴部丛,由神经丛汇合成神经干,再汇入髂内静脉。由于盆腔内血运丰富,血管密布的特点,使骨盆骨折后极易发生致命性大出血。骨盆的出血源主要有骨盆壁附近的主要血管、骨盆壁静脉丛、骨盆壁肌肉、骨盆内脏及骨盆骨折本身。

盆部的神经主要为骶丛和内脏神经。腰骶干和第 1～4 骶神经前支组成骶丛,位于梨状肌前面,其分支经梨状肌上、下孖肌出盆,分布于臀部、会阴及下肢。行经盆部的由腰丛所组成的神经如生殖股神经、骨外侧皮神经、闭孔神经、股神经等。骶丛由腰骶干和第 1～3 骶神经前支与第 4 骶神经前支的一半构成。其贴于骨盆后壁,在梨状肌与其筋膜之间,位于骶髂关节盆面之前,分支有坐骨神经、阴部神经、臀上神经、臀下神经、股后皮神经等。盆腔的内脏神经主要有骶交感干、盆内脏神经、肠系膜下丛、上腹下丛和下腹下丛(盆丛)等。

三、骨盆骨折的分类

科学的骨盆骨折分类对骨盆骨折的手术治疗提供可靠依据,指导我们正确地选择手术入路、有效的手术方法和正确的手术器械和内固定材料,从而取得更令人满意的疗效。鉴于上述分类的重要性,国内外许多学者基于对骨盆骨折的研究和丰富的临床实践,提出了许多骨盆骨折分类方法,也在一定程度上为我们诊治骨盆骨折提供了依据。到目前为止,骨盆骨折的分类方法很多,但尚没有一种放之四海而皆准的分类方法让大家完全接受。常用的分型有以下几种:

既往根据骨折部位分为:①撕脱性骨折。②骨盆环孤立性骨折。③骨盆环的双骨折或骨折脱位。④骶骨、尾骨骨折。⑤髋臼骨折合并股骨头中心性脱位。这种分型对合并损伤和估计预后有一定指导意义,但不够科学细致。

AO 分型:将骨盆骨折按照严重程度被分为 A、B、C 三型,每型又分为许多亚型。该分类分型方法既结合了损伤机制,又结合了骨盆稳定性程度,也考虑到软组织损伤程度、骨折旋转移位以及后方的垂直移位等因素,是一种比较完善的分类方法。

Tile 分型:Tile 根据垂直面的稳定性、后方结构的完整性以及外力的作用方向将骨盆骨折分为 A、B、C 三型,每型又分为若干亚型。最近这些分型又被 Helfet 和 SICOT 委员会及 OTA 委员会进一步完善。具体分型如下:

A 型(稳定型):骨折仅有轻度移位。

A_1 型:骨盆边缘骨折,不累及骨盆环。如髂前上棘或髂前下棘骨折、坐骨结节骨折、髂骨翼骨折等。

A_2 型:骨盆环有骨折或轻度移位,但不影响骨盆环的稳定性。如耻骨支或坐骨支单侧骨折或双侧骨折(骑跨骨折)等。

A_3 型:骶骨和尾骨的横断骨折,不波及骨盆环。如骶骨无移位横断骨折、移位横断骨折或尾骨骨折。

B 型(部分稳定型):旋转不稳定,但垂直稳定。此类损伤的骨盆后侧张力带和骨盆底仍保持完整,髋骨可发生旋转不稳定,但无迟滞不稳定。

B_1 型:骨盆呈开书样损伤,外旋损伤,由前后方向挤压暴力或外旋暴力作用于骨盆上,造成耻骨联合分离,使骨盆呈翻书样张开。

B_2 型:骨盆侧方挤压损伤或髋骨内旋损伤。

C 型(不稳定型):骨盆为不稳定性骨折,骨盆在旋转和垂直方向均不稳定。

C_1 型:骨盆的单侧损伤。

C_2 型:骨盆双侧不稳定,各为侧方挤压性损伤。

C_3 型:双侧 C 型损伤,临床上骨盆环破裂合并髋臼骨折,也称为 C_3 型骨折。

Young-Burgess 分类:分为 3 个类型:

1.前后挤压型损伤 又可分为 3 个亚型:Ⅰ型,耻骨联合分离不超过 2.5cm,有单侧或双侧耻骨支的垂直骨折或骨盆环的破裂;Ⅱ型,耻骨联合分离大于 2.5cm,伴有骶髂关节的分离,但是仍保留有垂直稳定性;Ⅲ型,前方和后方结构的完全破裂,伴有明显的骶骨分离或垂直方向的骨折移位。该类型稳定性差,常伴有严重的复合伤。

2.侧方挤压损伤 也有 3 个亚型:Ⅰ型,后方应力是骶骨受到冲击,呈稳定性骨折。Ⅱ型,前方应力导致后部结构破裂,但是垂直稳定性仍然被保留,可能伴有骶骨方挤压伤。这两种损伤常常并发许多其他创伤,包括颅脑及腹腔内脏损伤。Ⅲ型,侧方暴力持续通过骨盆产生双侧半骨盆的损伤,与被挤压或碾压引起的孤立性损伤类似。这种损伤一般不伴有严重的复合伤。

3.垂直不稳定型骨折或剪力型损伤 复合机制损伤导致不稳定骨折,常伴有严重的腹膜后出血。

四、骨盆骨折的诊断

骨盆骨折常常由高能量损伤造成,如严重的车祸或高处坠落伤等,常伴有复合伤而危及生命。因此,在积极抢救生命及处理与生命相关的合并伤的同时对骨盆骨折作出快速的了解和判断,待生命体征平稳后再行相关检查。除了了解受伤机制和暴力情况外,要注意骨盆的畸形,有无伤口,局部肿胀情况,而影像学诊断在骨盆骨折的诊断中有着重要地位,对骨折的分型及指导后续的治疗起着重要作用。

(一)X 线检查

应包括 3 个标准的骨盆像:

1.前后位　球管垂直于骨盆拍片,能显示骨盆骨折的基本征象。

2.入口位　球管向头侧倾斜 45°,显示骨盆环的完整性,半骨盆环的前后移位,其中不稳定征象有:坐骨结节撕脱,骶髂关节骨折和脱位,半骨盆向后方或后上方移位大于等于 1.0cm,说明半骨盆骶髂后韧带及骨间韧带全部损伤。

3.出口位　球管向足侧倾斜 45°,显示骶骨、髂骨翼、髋臼和髂耻隆突部位间骨折。不稳定的征象有:腰 5 横突骨折、髂骨翼骨折大于等于 5cm、耻骨联合分离大于等于 2.5cm 等。

对怀疑合并髋臼骨折和软组织损伤者另加照闭孔斜位、髂骨斜位,以便更清楚地显示髋臼的前柱、后柱、前壁及后壁情况。

(二)CT 检查

其显示骨盆整体不如 X 线好,但能较好地显示局部微小损伤,如骶骨裂缝和椎板骨折等,同时可以显示软组织阴影,如骶髂后部韧带损伤、骨折血肿、周围脏器及大血管等。CT 检查为骨盆骨折的诊断提供了更大的帮助,对进一步治疗了解损伤的程度和范围,判断是否存在继续出血有重要意义。其缺点是二维平扫图像缺乏主体和直观感,使医生难以做出正确诊断及准确分类。

(三)螺旋 CT 三维重建技术

该技术利用表面轮廓重建技术或容积性重建性技术,将保留的 CT 扫描物体的表面数据或扫描物体的内、外部所有数据,经过软件处理,以不同的灰白度、颜色透明度来衡量密度,从而形成了清晰逼真的三维立体图像,将骨盆完整、直观地展示在医生面前,并可使图像任意轴向和角度旋转,选择暴露病变的最佳视角观察,对于判断骨折的类型及决定治疗方案均有重要的指导意义。多层螺旋 CT 提供更多的分辨率和精确的骨折相对位置。

(四)旋转数字成像

该技术可显示骨盆及髋臼的多斜位影像,可提供最佳的闭孔斜位及髂骨斜位像,快速系列可提供一个三维构像,尤其适合于对髋臼骨折的诊断和分型。

五、骨盆骨折的急诊处理

严重的骨盆骨折,常因失血性休克等原因而死亡,出血的来源主要是由于骨折处断面松质骨,腹膜后丰富的静脉丛或动脉断裂及脏器损伤等,出血量大,有时出血凶猛而造成失血性休克而死亡。骨盆骨折常合并复杂而严重的合并伤,因此死亡发生率相当高,骨盆骨折的急救就显得相当重要。但对于工作在急救第一线的创伤外科医生来讲,骨盆及髋臼的急救处理是很棘手的,这是由于骨盆及髋臼骨折本身的复杂性、多变性和严重性,也是因为骨盆与髋臼骨折往往又是复合伤多发伤的一部分。有资料报道,如果骨盆与髋臼骨折是开放的或者合并主要的血管损伤,其死亡率可达到50%,主要是因失血性休克造成的。骨盆与髋臼骨折的严重性不仅与其骨折本身的严重程度有关,也与其他系统的合并伤有关,要求包括神经外科、普外科、泌尿外科、妇产科、内科、ICU和麻醉医师的多学科协作处理。因此,急诊接诊医生对病情的正确、及时判断就显得尤其重要。尤其在受伤后数小时至24小时内的正确判断、及时有效的处理,将大大减少并发症,降低死亡率及提高治疗优良率。

一线工作的创伤骨科医生应从以下几个方面进行评估:意识、呼吸、血压、脉搏、尿量、出血情况、脊柱损伤、四肢损伤及骨盆骨折等。治疗原则是:首先救治危及生命的内脏损伤及失血性休克等并发症,其次才是骨盆骨折本身。对较大动脉损伤者,有条件的单位可行介入栓塞止血,对静脉丛及骨折本身的出血,应及早暂时性稳定骨折,以中止或减少出血,常用外固定支架固定来完成,或骨盆捆扎及沙袋侧方挤压。内脏或空腔脏器损伤,应在抗休克的基础上早期探察治疗。

六、骨盆骨折的后续治疗

骨盆骨折的治疗原则是:①恢复骨盆环完整性。②解剖复位,防止畸形,减少患者痛苦,以促进康复。

(一)稳定性及轻度移位骨折

属Tile分类中的A型骨折,骨折稳定,移位极少,损伤后血液动力学的不稳定也较轻。治疗原则包括:对症治疗,保护下负重活动,观察骨折的稳定及愈合情况,一般需卧床4～6周及对症处理。

此类骨折的特点是骨盆环尚完整,包括撕脱骨折,髂骨翼骨折,耻骨支骨折;A_3型骨折包括骶骨骨折,尾骨骨折等,几乎不对骨盆环的稳定性产生影响。

(二)有移位的稳定骨折

该类型的骨盆骨折以旋转不稳定为特征,在垂直方向及后方无明显移位,可分为2种类型:外旋型(B_1型、开书型),内旋型(B_2型、闭书型)。

开书型骨折的处理原则:①钢板的固定。②闭合复位,外固定支架固定6周。优点是可以早期活动及负重行走。缺点:针道感染等。③骨盆悬吊,此法仅适用于儿童。

外侧压缩骨折(闭书型骨折)的处理原则:大部分可以保守治疗,有下列情况者需手术复位及内固定:①下肢短缩大于2.5cm,手法或外固定支架复位。②骨折块突入会阴部或盆腔,需要开放复位并行内固定治疗。

(三)有移位的不稳定骨折

属于Tile分类中的B型或C型骨折,骨折多不稳定,移位较大,血液动力学的不稳定情况明显,C型骨折中除了旋转不稳定外尚有纵行不稳,因此多需要手术治疗。

1.骶骨翼骨折合并前方骨折 骶骨棒固定后方的骨折,外固定支架或钢板螺钉固定前方的骨折。如果后方皮肤及软组织条件差者尽量不用骶骨棒固定,可选用螺钉钢板固定。

2.骶髂关节脱位 经皮螺钉固定(需SEP监测下进行),或前路钢板固定骶髂关节脱位。

同侧的前方骨折或耻骨联合分离则用钢板内固定,外固定支架则行对侧或双侧前方骨折固定。

3.合并髋臼固定 一般情况稳定后处理髋臼骨折,否则先处理髋臼骨折。

4.开放性骨折 是较高并发症发生率和死亡率的严重创伤。治疗原则:①控制出血。②彻底清创。③固定骨折。④对伴有严重大血管及重要神经损伤者,可考虑手术修复。

七、内固定治疗的选择

(一)时机及手术适应证

20世纪80年代后期,骨盆骨折内固定技术有了长远的发展,手术治疗可以矫正畸形,早期活动,预防晚期骨不连和骨盆不稳,争取达到无痛和功能满意。至于手术时机,一般认为在伤后5~7天为宜,术前首先处理危及生命的损伤,待患者全身情况稳定后再考虑手术治疗骨盆骨折,一般不宜超过3周,否则骨折复位困难,疗效降低。但也有伤后超过3个月后手术的报道,那时多为矫形手术,手术难度大,损伤也大大增加,术后效果也大打折扣。

1988年,Tile提出内固定手术的指征:①垂直不稳定骨折为绝对的手术适应证。②合并髋臼骨折。③外固定支架固定后残留较大移位。④韧带损伤导致骨盆不稳,如单纯髋骨后韧带损伤等。⑤闭合复位失败。⑥无会阴污染的开放性后部损伤。

Matta等认为,骨盆后环结构损伤稳定超过1cm者,耻骨移位并骨盆后侧失稳,患肢短缩超过1.5cm者可采取手术。

Olson认为,在B_1和B_2型骨折,如出现:①患肢短缩1.5cm以上者(包括1.5cm)。②下肢内旋畸形导致外旋障碍大于等于30°。③下肢外旋畸形造成内旋障碍者。均应行切开复位和内固定术。

(二)手术方法和器材

Tile还提出后环损伤内固定的方法:①骶骨棒固定,利用骶骨棒将损伤骨盆同对侧的骨盆固定,同时使用骨钉固定骶髂关节以加强固定。②骶髂关节前方钢板固定。③使用或不使用钢板的松质骨螺钉固定。

前环骨折内固定的方法有:①钢板固定。②长螺钉固定。完全不稳定骨盆骨折的患者只有在前路加后路固定的基础上才能取得较好的疗效。

用于骨盆骨折治疗的复位与内固定器械种类繁多,且不断发展,目前常用的器械有:①复位器械:大小骨盆复位钳、尖端复位钳(各种型号)、复位巾钳及Farabeaf复位钳。②内固定器械:3.5mm、4.5mm直的和弯的重建钢板是骨盆常用的内固定材料,目前还有自锁重建钢板(LCP)、骶骨棒、"Ⅱ"棒系统。

(李会杰)

第四节　髋臼骨折

一、概述

髋臼骨折主要由于压砸、撞挤、轧碾或高处坠落等高能量损伤所致，多见于青壮年。由于其解剖复杂、骨折往往移位严重、手术暴露和固定困难等原因，以往治疗髋臼骨折多采用保守方法，但其最终的治疗结果往往不令人满意。因而，髋臼骨折的诊断和治疗对于多数骨科医师来说仍然具有挑战性，Letournel 和 Judet 等经过长期艰苦的工作，为髋臼骨折的诊断和治疗奠定了基础。目前采用外科手术治疗髋臼骨折已成为治疗的主要方法。

二、应用解剖

髋臼是容纳股骨头的深窝，由髂骨、坐骨、耻骨 3 部分的臼部组成，髋臼开口向前、向下、向外，其中髂骨约占顶部的 2/5，坐骨占后方及下方的 2/5，耻骨占前方的 1/5。骨性髋臼被人为分为前柱、后柱及臼顶。

1.前柱

前柱又称髂骨耻骨柱，它从髂嵴的前方一直到耻骨联合，形成一个向前、向下凹的弓形结构，它的两端由腹股沟韧带连接。前柱从上到下可分为 3 个节：髂骨部分、髋臼部分和耻骨部分。其高起的臼缘称为前唇，前下缘为前壁。

2.后柱

后柱又称髂骨坐骨柱，它的上部由部分髂骨组成，下部由坐骨组成。后柱比较厚实，可为内固定提供坚实的骨质；后柱有 3 个面，分别为内侧面、后面及前外侧面，其高起的臼缘称为后唇，其下为后壁。

3.髋臼顶

髋臼顶是指髋臼上部的负重区，关于它的概念尚不统一，传统意义上是指水平面和股骨头相接触的关节面部分。而广义上是指整个负重区的关节面，即还应包括部分前柱的大部分后柱的关节面，占髋臼上方圆周的 $50°\sim60°$。从 2 个斜位片上对髋臼顶进行观察，更能全面反映髋臼顶的情况，骨折是否涉及髋臼顶对于治疗方法的决定及预后的判断很重要。

髋臼窝之外是鞍形软骨覆盖的关节面，在髋臼的内下方软骨缺如，形成髋臼切迹。切迹由黄韧带封闭，两者间留有间隙，为血管的通道。髋臼边缘的骨性唇状突起，可对抗股骨头在人体直立时所产生的压力和屈髋时产生的应变力。骨唇上坚韧的纤维软骨盂唇与切迹紧贴，盂唇呈环状与黄韧带相连。软骨盂唇的存在使髋臼加深加宽，增加了髋关节的稳定性。

三、损伤机制

髋臼骨折系高能量损伤所致,绝大多数由直接暴力引起,是暴力作用于股骨头和髋臼之间而产生的结果。造成髋臼骨折的创伤口机制与以下3方面相关:①暴力的着力点;②受伤时髋关节的位置;③作用力的大小。作用力的大小直接决定髋臼是否形成骨折,而前两者则影响骨折的位置、类型和移位。通常暴力有4个来源:膝部、足部、大粗隆部以及骨盆后方。根据受伤时暴力的来源、作用方向以及股骨头和髋臼之间的位置不同,而产生不同类型的髋臼骨折。Letournel等依据外力的着力点及髋关节所处的位置,对髋臼骨折的特点进行了较详细的分析,现介绍如下:

(一)作用于股骨大粗隆

作用于大粗隆部,并沿股骨颈轴线传导的外力,在髋臼上的作用点取决于股骨的外展及旋转度,而股骨的屈曲影响很小。

1.外展-内收中立位

(1)旋转中立位:由于股骨颈前倾角的存在,髋臼的受力点接近髋臼窝的前下角,可造成前柱加后半横行骨折。

(2)外旋位:外旋25°时,前柱骨折。

(3)极度外旋达到40°～50°时,外力完全作用于前壁。

(4)不同程度的内旋位时,髋臼的中心带及前柱渐少涉及,20°内旋时,被压缩区在一定程度上涉及前及后柱。根据作用力大小的不同,骨折可能是单纯横断或"T"形,最严重的涉及双柱。

(5)极度内旋达50°时,压缩涉及关节面之后角和臼窝的联合部,此区为后柱所支持,可形成后柱横断骨折。

2.内收-外展位

无论髋关节处于任何旋转位,发生损伤时的撞击点将会根据当时髋关节所处的外展-内收位不同而有所变化。下面以髋关节内旋20°为例说明如下:

(1)外展-内收中立位,压缩的中心区在髋臼顶部内缘,骨折为横行、"T"形或双柱。而当髋外展60°时,膝部受力,外力沿骨干向上传导者,其结果与之相同。

(2)一定程度的内收时,顶部受撞击最大,多呈横断骨折。

(3)外展时,撞击点渐下移,形成横断骨折,于顶部关节缘之下渐呈水平向。

(二)膝部屈曲受力

膝部屈曲受力,经股骨干向上传导,髋关节处于任何旋转位均与造成骨折的部位关系不大,而主要是不同的屈伸位及不同的展一收位关系更为显著。

1.屈膝90°位

当膝部受力时,或发生股骨颈骨折,或出现髋臼骨折。

(1)外展-内收中立位,后壁骨折。

(2)15°外展位时,单纯后柱骨折。

（3）外展 50°时，后内向撞击，后柱骨折，合并横行骨折。

（4）极度外展时，可能涉及臼顶，而前柱则仅仅在发生横断骨折时才会涉及。

（5）股骨内收时，撞击达到髋臼的后缘，继之后脱位，合并或不合并臼缘骨折。

2.**不同程度的屈髋**

（1）随着屈髋度的增大（＞90°），髋臼后壁最下缘受到撞击，乃至骨折，骨折线可延伸至坐骨结节的上极。

（2）屈髋不足 90°，髋臼上缘受撞击。例如人坐于小汽车内，撞车时，人冲向前，膝部顶于仪表板上，髋关节发生后脱位，合并或不合并后缘骨折。此为典型的仪表板损伤。若髋关节外展，屈曲＜90°时发生撞击，则可能是后脱位合并横行骨折。

（三）膝伸直位，足部受力

1.**屈髋**

一足踏刹车上，呈伸膝屈髋位，出现迎面而来的冲击。如当时髋关节处于旋转中立位并外展，髋臼后上壁受到撞击，发生横行骨折。

2.**伸髋**

其典型成因为自高处坠落，身体呈直立姿势，足着地。如轻度外展时，主要撞击区为髋臼顶的内缘，造成横行的穿透骨折。

（四）腰骶部受力

腰骶部受力：当俯身而立，髋屈曲 90°，重力打击腰背部，髋臼后壁骨折。多为井下工人俯身施工时塌方所致。

四、影像学表现

（一）X 线表现

对于髋臼骨折，常规应拍摄 4 张 X 线平片：骨盆前后位，患髋前后位，以及髂骨斜位和闭孔斜位片。在拍摄斜位片时，对因疼痛难以配合的患者可考虑在麻醉下拍摄，以确保 X 线片的质量。

1.**骨盆前后位片**

患者取仰卧位，X 线球管中心对准耻骨联合，在骨盆前后位片上主要观察以下内容：①少见的双侧髋臼骨折；②骨盆环其他部位的骨折脱位，如髂骨翼骨折、骶骨骨折。

2.**髋臼前后位片**

将 X 线球管中心对准患侧髋臼中心，摄损伤的标准髋臼前后位片，应注意观察以下改变。

（1）髂耻线：为前柱的内缘线，如中断或错位，表示前柱骨折。

（2）髂坐线：为后柱的后外缘线，如该线中断或髋臼前后位片错位，则表示后柱骨折。

（3）泪滴：呈"U"形，外半圆线相当于髋臼的壁，长而直的内缘相当于小骨盆侧壁，短而连接的弓形线，相当于髋臼切迹半圆形的皮质，形成闭孔上缘。

（4）后唇线：在平片上位于最外侧，为臼后缘的游离缘构成，如该线中断或大部分缺如，提示后唇或后壁骨折。

(5)前唇线：位于后唇线内侧，为臼前缘的游离缘构成，如该线中断或大部分缺如，提示臼前唇或前壁骨折。

(6)臼顶线和臼内壁线：为臼顶和臼底构成，如该线中断，表示臼顶骨折；如臼顶线和后唇线均破坏，表示后壁骨折；如臼顶线和前唇线均破坏，表示前壁骨折；臼底线中断，则表臼心骨折。

3.闭孔斜位片(OOV)

患者向健侧倾斜，患侧抬高45°，将X线球管中心对准患侧髋臼中心，在闭孔斜位上主要观察到：①骨盆入口缘(前柱的基本线)或髂耻线；②髋臼后缘；③整个闭孔环；④前壁及前缘。

4.髂骨斜位片(IOV)

患者向患侧倾斜，健侧抬高45°，将X线球管中心对准患侧髋臼中心，在髂骨斜位上主要观察以下内容：①髋骨后缘(后柱)或髂坐线；②髋臼的前缘；③髂骨翼。该片可以鉴别后柱及后壁骨折，如为后壁骨折，髂坐线仍完整；如为后柱骨折，则该线中断或错位。

(二)CT 表现

CT可更详细地显示髋臼骨折的某一层面，其有以下优点：可显示前后壁骨折块的大小及粉碎程度；发现是否存在边缘压缩骨折；隐匿的股骨头骨折；关节腔内游离骨折；是否合并髋关节脱位；骶髂关节损伤情况。

另外，根据CT扫描骨折线的方向还可判断骨折类型：①在髋臼顶水平，1个前后方向(矢状面)的骨折线表示横断骨折；②在髋臼顶水平，1个冠状面分离的骨折表示1个或2个骨折；③1个由外向前方向的骨折线表示后壁骨折。近年来，CT的三维重建技术已被用于髋臼骨折的诊断，这对于X线和CT扫描无疑是一种补充，有助于对髋臼骨折进行全面评价。

五、分型

关于髋臼骨折的分类已有多种方法，其中以Letournel-Judet分型最为常用。现重点对Letournel-Judet分型及AO分型作一介绍：

(一)Letournel-Judet 分型

Letournel和Judet于1961年首次发表了其髋臼骨折的分型系统，并于1965年作了部分修改。主要根据解剖结构的改变进行分型，而不像大多数骨折分型那样，要考虑骨折的移位及粉碎程度，以及是否合并脱位等因素。根据髋臼前后柱和前后壁不同骨折组合，Letournel和Judet将它们分为两大类、10个类型的骨折。

1.单一骨折

即涉及1个柱或1个壁的骨折，或1个单一骨折线的骨折(横断骨折)，共有5个单一的骨折类型：

(1)后壁骨折：多见髋关节后脱位，髋臼后方发生骨折并有移位，但髋臼后柱主要部分未受累及。后壁骨折最常见，约占髋臼骨折的23%。其放射学上有如下特点：前后位，可见一骨块影，与脱位股骨头重叠，臼后缘线缺如。其余5个放射学标记均完整。这种骨折与髋关节后脱位伴髋臼骨折不同:前者骨块大,多在 3.5cm×1.5cm 以上,后者骨块小;前者无弹性固定,只需将伤肢伸直外展即可复位,但屈曲内收,可再脱位,后者手法复位后较稳定。闭孔斜位,对于后壁骨折最为重要:①可显示后壁骨折的大小;②股骨头可能处于正常位置,或处于半脱位及脱位;③前柱和闭孔环是完整的。髂骨斜位:①显示髋骨后缘、髋臼前缘及髂骨翼完整;②后壁骨折块和髂骨翼相重叠。CT 扫描检查:①可判断骨折块的大小、移位程度;②显示股骨头的位置;③最重要的是显示有无边缘压缩骨折;④关节内有无游离骨折块。

(2)后柱骨折:多见于髋关节中心性脱位,少数见于髋关节后脱位,其骨折发生率约为 3%。骨折始于坐骨大切迹顶部附近,于髋臼顶后方进入髋臼关节面,向下至髋臼窝、闭孔及耻骨支,但并不累及髋臼顶。后柱骨折的放射学特点如下:前后位,髂坐线、后缘线断裂,髋臼顶、髂耻线、前缘及泪滴完整;股骨头随骨块向内移位。闭孔斜位,显示前柱完整,偶尔可看到股骨头后脱位。髂骨斜位,清楚地显示后柱骨折移位程度,而前缘完整。CT 扫描检查:①在髋臼顶部的骨折线为冠状面;②显示股骨头伴随后柱骨折的移位程度;③通常可看到后柱向内旋转。

(3)前壁骨折:见于髋关节前脱位,其发生率最低,约为 2%。骨折线通常从髂前下棘的下缘始,穿过髋臼窝底,达闭孔上缘的耻骨上支。其放射学上有如下表现:前后位,前缘出现断裂;髂耻线在其中部断裂。闭孔斜位,完整地显示斜方形的前壁骨折块;后缘完整;显示闭孔环断裂的部位——坐耻骨切迹处,髂骨斜位,显示髋骨后缘及髂骨翼完整;可见前壁骨折面。CT 扫描检查:显示前壁骨折的大小及移位程度。

(4)前柱骨折:前柱骨折的发生率为 4%~5%。骨折线常起于髂嵴,终于耻骨支,使髋臼前壁与髋臼顶前部分离,也可起于髂前上棘与髂前下棘之间的切迹而向耻骨角延伸。此外,当骨折线位置较低时则由髂腰肌沟向耻、坐骨支移行部延伸并累及前柱下部。其典型的放射学表现为:前后位,髂耻线和前缘断裂;泪滴常常向内移位;闭孔环在耻骨支处断裂。闭孔斜位,对前柱骨折很重要,可看到股骨头随前柱骨折的移位程度、闭孔环断裂的部位;髋后臼缘完整。髂骨斜位,髋骨后缘完整;可看到竖起的骨块的截面。CT 扫描检查:显示前柱有移位程度和方向;可看到后柱是完整的。

(5)横断骨折:典型的横断骨折系骨折线横行离断髋臼,将髋骨分为上方的髂骨和下方的坐、耻骨。骨折可横穿髋臼的任何位置,通常位于髋臼顶与髋臼窝的交界处,称为顶旁骨折;有时骨折线也可经髋臼顶,称为经顶骨折;偶尔骨折线也可经过髋臼窝下方,称为顶下骨折。发生横断骨折其坐、耻骨部分常向内侧移位而股骨头向中央脱位。横断骨折占整个髋臼骨折的 7%~8%。其放射学表现为:前后位,4 个垂直的放射学标记(髂耻线、髂坐线、前缘和后缘)均断裂;闭孔环完整,股骨头随远折端向内移位。闭孔斜位,为显示横断骨折的最佳位置,可看到完整的骨折线;闭孔环完整;显示骨折向前或后移位的程度。髂骨斜位,显示后柱骨折的移位程度及后柱骨折在坐骨大切迹的位置。CT 扫描检查:可判断骨折线的方向,在矢状面骨折线呈前后走向。

2.复合骨折

至少由 2 个单一骨折组合起来的骨折为复合骨折。

(1)"T"形骨折:系在横行骨折基础上合并下方坐、耻骨的纵行骨折,这一纵行骨折垂直向下劈开闭孔环或斜向前方或后方,当纵行骨折线通过坐骨时闭孔可保持完整。与横行骨折相似的是,发生"T"形骨折时髋臼顶多不累及。"T"形骨折约占髋臼骨折的7％。其放射学表现复杂,主要表现是在横行骨折的基础上存在着远端前后柱的分离,所以,除横行骨折的所有放射学表现外,还有以下特点:前后位片上远端的前后柱有重叠,泪滴和髂耻线分离;闭孔斜位上看到通过闭孔环的垂直骨折线;髂骨斜位上可能发现通过四边体的垂直骨折线。CT扫描检查:前后方向骨折线的基础上,有一横行骨折线将内侧部分分为前后2部分。

(2)后柱合并后壁骨折:此类型骨折的发生率为4％～5％。其放射学表现如下:前后位,髂耻线和前缘完整,髂坐线断裂并向骨盆入口缘的内侧移位,可发现有股骨头的后脱位及后壁骨折块。闭孔斜位,可清楚地显示后壁骨折的大小及闭孔环的破裂;髂耻线完整。髂骨斜位,显示后柱骨折的部位及移位程度;证实前壁骨折完整。CT扫描检查:所见同后壁骨折及后柱骨折。

(3)横断合并后壁骨折:约占19％,在所有复合骨折中,仅次于双柱骨折而排在第2位。其放射学表现为:前后位,常见股骨头后脱位,有时可见股骨头中心脱位;4个垂直的放射学标记(髂耻线、髂坐线、前缘和后缘)均断裂;泪滴和髂坐线的关系正常,闭孔环完整。闭孔斜位,可清晰显示后壁骨折的形状和大小;显示横断骨折的骨折线及移位闭孔环完整。髂骨斜位,可显示后柱骨折部位及移位程度;髂骨翼和髋臼顶完整。CT扫描检查:所见同后壁骨折及横断骨折。

(4)前壁或前柱合并后半横行骨折:指在前壁和(或)前柱骨折的基础上伴有1个横断的后柱骨折,其发生率为6％～7％。前后位及闭孔斜位,可显示骨折线的前半部分,髂耻线中断并随股骨头移位,髂坐线及髋臼后缘线则因横断骨折而中断。髂骨斜位,显示横断骨折位于髂骨后缘。

(5)完全双柱骨折:2个柱完全分离,表现为围绕中心脱位股骨头的髋臼粉碎骨折。其发生率高,约占23％。前后位,股骨头中心脱位,髂耻线、髂坐线断裂,髋臼顶倾斜,髂骨翼骨折,闭孔环断裂。闭孔斜位,可清楚地显示分离移位的前柱骨折,移位的髋臼顶上方可见形如"骨刺"的髂骨翼骨折断端,此为双柱骨折的典型特征。髂骨斜位,显示后柱骨折的移位及髂骨的骨折线。CT扫描检查:可显示髂骨翼骨折;在髋臼顶水平,前后柱被一冠状面骨折线分开。

(二)AO分型

在Letournel-Judet分类的基础上,AO组织根据骨折的严重程度进一步将髋臼骨折分为A、B、C 3型。

A型:骨折仅波及髋臼的1个柱。

A_1:后壁骨折。

A_2:后柱骨折。

A_3:前壁和前柱骨折。

B型:骨折波及2个柱,髋臼顶部保持与完整的髂骨成一体。

B_1:横断骨折及横断伴后壁骨折。

B_2:"T"形骨折。

B_3:前壁或前柱骨折伴后柱半横形骨折。

C 型:骨折波及 2 柱,髋臼顶部与完整的髂骨不相连。

C₁:前柱骨折线延伸到髂骨嵴。

C₂:前柱骨折线延伸到髂骨前缘。

C₃:骨折线波及骶髂关节。

六、临床表现

主要表现为髋关节局部疼痛及活动受限,如并发股骨头脱位则表现为相应的下肢畸形与弹性固定。当发生髋关节中心脱位时,其疼痛及功能障碍均不如髋关节前、后脱位,体征也不明显,脱位严重者可表现患肢短缩。同时应注意有无合并大出血、尿道或神经损伤,以及其他部位有无骨折。

七、治疗

对于髋臼骨折,在治疗前应对患者进行全面、详细的评估,这些评估包括:患者的一般状况、年龄、是否合并其他损伤及疾病、骨折的情况、是否合并血管神经的损伤等。髋臼骨折多为高能量损伤,合并胸腹脏器损伤以及其他部位的骨折比例较高,常因大出血导致休克,在治疗上应特别强调优先处理那些对于生命威胁更大的损伤及并发症。关于髋臼骨折的治疗目前意见尚未完全统一,多数意见主张对骨折块无移位或较小移位者应行下肢牵引,对骨折块移位较大或股骨头脱位者则先行闭合复位及下肢牵引,对效果不满意者则应尽早行手术复位及内固定治疗,对无法行早期手术治疗者可非手术治疗,后期视病情行关节重建手术。

(一)非手术治疗

1.适应证

(1)年老体弱合并全身多脏器疾病,不能耐受手术者。

(2)伴有严重骨质疏松者。

(3)手术区域局部有感染者。

(4)无移位或移位<3mm 的髋臼骨折。

2.非手术治疗的方法

患者取平卧位,采用股骨髁上或胫骨结节牵引,牵引重量不可太大,以使股骨头和髋臼不发生分离为宜。牵引时间一般为 6～8 周,去牵引后不负重做关节功能锻练;8 周后渐开始负重行走。

(二)手术治疗

1.适应证

对髋臼骨折移位明显、骨折累及髋臼顶负重区或股骨头与髋臼对合不佳者,应手术复位及内固定。髋臼骨折的移位程度较难掌握,目前多数意见将 3mm 作为标准,当骨折移位超过 3mm 时一般应手术治疗。如骨折线位于髋臼顶负重区,尽管髋臼骨折移位较轻,但髋关节的稳定性较差,此时仍应考虑手术治疗。

按照 Matta 等提出的顶弧角标准,当前顶弧角≥30°、内顶弧角≥40°或后顶弧角≥50°,为非手术适应证;而当前顶弧角≤20°、内顶弧角≤30°时,为手术治疗适应证。其顶弧角的具体测量方法为:在 X 线平片上作一通过髋臼几何中心(非股骨头中心)的垂线,在由髋臼顶骨折处作一该几何中心连线,两条线夹角即为顶弧角。前后位测得角度为内顶弧角,OOV 和 IOV 测得角度分别为前弧顶角和后顶弧角。

在正常情况下前后位片髋臼顶弧与股骨头的几何中心重合,当两中心不重合时提示股骨头与髋臼对合不佳。Pecorelli 和 DellaTorre 指出髋臼骨折时两中心间距离<5mm 时则疗效满意。但多数意见认为当髋臼顶弧与股骨头中心间距离超过 3mm 时即应手术治疗。关节腔内的游离骨块常常影响股骨头的解剖复位,也是股骨头与髋臼对合不佳的主要原因。

2.手术时机

除开放性损伤或股骨头脱位不能复位外,对髋臼骨折一般不做急诊手术。Letournel 根据从髋臼受伤到接受手术治疗的时间,将髋臼骨折、手术治疗分为 3 个时间段(从受伤当天至伤后 21d,从伤后 21d 至 120d,伤后超过 120d)进行临床对比研究认为,内固定在 2 周内完成的髋臼骨折,其治疗效果优良率超过 80%;如果时间超过 21d,由于有明确的病理改变出现在髋臼的周围软组织中,增加了手术显露、复位和固定的难度,影响术后效果。因此,多数学者认为,最佳手术时机一般为伤后 5~7d。

3.术前准备

术前应对患者进行全面、细致的检查,对影像学资料应周密分析,根据骨折类型,确定手术方案,做到对手术途径、步骤以及术中可能遇到的困难心中有数。术前患者应常规备皮及清洁肠道,留置导尿,术前应用抗生素。

4.手术入路

Letournel 认为任何手术入路都无法满足所有类型髋臼骨折的需要,如果手术入路不当,则可能无法对骨折进行复位的固定,对于一特定类型的髋臼骨折而言,总有一个合适的手术入路。常用的主要手术入路有:Kcher-Langenbeck 入路;髂腹股沟入路;延长的髂股入路等。

一般来说,髋臼骨折类型是选择手术入路的基础。作者推荐的手术入路选择如下:

(1)对于后壁骨折、后柱骨折及后柱合并后壁骨折,一定选择后方的 Kocher-Langenbeck 入路。

(2)对于前壁骨折、前柱骨折及前壁或前柱合并后半横行骨折,应选择前方的髂腹股沟入路。

(3)对于横断骨折,大部分可选用 Kocher-Langenbeck 入路,如果前方骨折线高且移位大时,可选髂腹沟入路。

(4)对于横断伴后壁骨折,大部分可选用 Kocher-Langenbeck 入路,如果前方骨折线高且移位大时,可选前后联合入路。

(5)对于"T"形骨折和双柱骨折,则应进行具体分析,大部分"T"形骨折可经 Kocher-Langenbeck 入路完成,大部分双柱骨折可经髂腹股沟入路完成。

1)Kocher-Langenbeck 入路:患者取俯卧位,切口起于髂后上棘下外 4~5cm 沿臀大肌纤维走行,再经大粗隆外侧垂直向下延长 15~20cm。沿臀大肌纤维方向切开臀筋膜,沿股骨方向切开阔筋膜,顺切口分开臀大肌,于转子间窝处将外旋肌群附着点切断。由此,可显露后柱自坐骨切迹至坐骨上缘以及髋臼顶的后部,术中注意保护坐骨神经及臀上神经。可沿髋臼缘切开关节囊以暴露关节内。对于后壁的骨折块要尽可能少剥离,附着在骨块上的关节囊不能切断。

2)髂腹股沟入路:患者取仰卧位,切口起自前 2,/3 髂嵴,沿髂嵴向内下方至耻骨联合上方 2 横指处切开,自髂嵴切开并剥离腹肌和髂肌的附着点,显露髂窝直至骶髂关节和骨盆上缘。于髂前上棘处沿切口切开腹外斜肌腱膜及腹直肌鞘直至腹股沟处环上方 2cm 处,打开腹股沟管并用皮片对精索或圆韧带加以牵引保护。确认腹内斜肌及腹直肌在腹股沟韧带的附着点,并用第 2 根皮片对髂腰肌、股神经和股外侧皮神经等加以牵引保护,在股血管内侧切开腹内斜肌和腹横肌的联合腱,进入耻骨后间隙,用第 3 根皮片牵引保护血管和淋巴管。必要时可将腹直肌肌腱在耻骨附着部切断以扩大显露。由此可显露整个髂骨翼的内侧面、前柱和耻骨联合,并可有限地显露后柱。通过对皮片进行不同方向的牵引,可进行不同部位的显露:最外侧可显露髂窝、前柱和骶骨外侧,而在髂腰肌和血管之间可于前壁水平显露前柱以及方形区、坐骨大切迹等,最内侧可在血管内侧显露耻骨上支,甚至耻骨联合。手术后应在耻骨后间隙和髂窝分别放置引流管。

3)延长的髂股入路:患者取侧卧位,切口起自髂后上棘,沿髂嵴向前至髂前上棘沿大腿前外侧向下,止于大腿中段。切开臀筋膜并于髂骨翼外侧剥离臀肌至髂前上棘,注意勿损伤股侧皮神经,然后纵行劈开阔筋膜,显露髋关节囊及股骨大粗隆,自大粗隆外侧剥离臀小肌和臀中肌。最终将包括臀肌、阔筋膜张肌以及神经血管束等在内所有皮瓣牵向后方,在切断髋外旋肌群后即可显露整个后柱直至坐骨结节。此入路可同时暴露髋臼的 2 个柱。但对肌肉的损伤较大,关闭切口时对切断的肌腱应原位缝合。

以上 3 个入路较为常用,有时 1 个入路对骨折不能完成复位的固定时,可采用前后联合入路。前后联合入路就是后方的 Kocher-Langenbeck 入路和前方的髂腹股沟入路相结合。对于前后联合入路来说,最重要的是选择第 1 个切口,即先前入路还是后入路,一般原则是选择骨折移位大、粉碎程度严重的一侧作为第 1 切口,因为往往通过第 1 切口就能将对侧的骨折复位和固定,这样就不需要再做第 2 个切口,这也是前后联合入路的优点。

5.术中复位与内固定

髋臼解剖复杂,骨折固定困难。需要专用的复位器械和内固定物。最常用的器械包括各种型号的复位钳和带有柄的 Schanz 螺钉等。复位钳主要用于控制骨折块的复位,Schanz 螺钉拧入坐骨结节可控制后柱或横行骨块的旋转移位。而内固定材料为各种规格的重建钢板和螺钉。髋臼骨折的复位没有固定的原则,每一具体的骨折类型采取不同的方法。一般应先复位并固定单一骨折块,然后再将其他骨折块与已固定的骨折块固定到解剖复位。钢板放置前一定要准确塑形,以减少骨折端的应力。在完成固定后,检查髋关节的活动,同时注意异常声音或摩擦感,如有异常,可能有螺钉进入关节内。术中应行 C 臂透视以检查骨折复位及内固定情况。

术后伤口常规负压引流 24～72h。如果复位和固定牢靠,术后一般不需牵引。尽早开始髋关节功能锻炼,有条件者应使用连续性被动运动(CPM)器械进行锻炼,注意预防深静脉血栓形成(DVT)及肺栓塞。术后应定期复查 X 线片,以了解骨折愈合情况。开始负重时间应视骨折严重程度及内固定情况而定,但完全负重时间不应早于 2 个月。

(杨小广)

第五节　骨骺损伤

骨骺板系儿童期骨骺与干骺端间的软骨组织,有骨骼生长的功能。因其结构的力学强度较弱,易于受伤。

人体继发骨化中心的出现与愈合年龄在不同个体中有一个正常的差异范围。女性约比男性早 1~3 年。一般来说,骨化中心显现早,其出现年龄的个体差异范围小,显现晚则个体差异范围大。了解骨化中心出现与愈合年龄,有助于临床判断儿童发育情况和对骨骺板损伤进行鉴别诊断。骨化中心显现与愈合时间两者间有规律。通常,继发骨化中心出现越早则愈合越晚。

一、病因病理

直接暴力、间接暴力、肌肉强烈收缩等外力均可引起骨折和骨骺板损伤,根据骨折线与骨骺板关系的不同分为各种类型,各型有其特有的治疗及预后,目前常用的分型是分五型。

Ⅰ型:骨折线完全通过骺板的薄弱层,软骨的生长滞留在骨骺一侧。此型损伤不多见,多发生于婴幼儿期骨骺软骨层较厚的情况下,或发生于病理性骨骺分离,如坏血病、佝偻病、骨髓炎或内分泌紊乱。如不累及血运预后较好,如累及血运则预后较差。

Ⅱ型:骨折线通过骨骺板后折向干骺端,分离的骨骺带有一块三角形于骺端骨片,此型是最常见的损伤类型。因不伤及静止细胞层,如不累及骨骺血运则预后较好。在带三角骨片的一侧,常为软组织合页的所在,整复容易,维持复位也容易。

Ⅲ型:属于关节内损伤,骨折线从关节面开始经过骨骺进入骺板,再沿骺板的薄弱带通到骺板边缘,一般不影响发育。因为关节内损伤,需要有精确的复位。否则易发生创伤性关节炎。因此,有时需行切开复位。

Ⅳ型:系关节内损伤,骨折线从关节面开始,穿过骨骺,再经过骨骺板全层延伸到干骺端。骨折不稳定,常需行切开复位、内固定。因为关节内损伤,有发生骨性关节炎之可能,如无骨桥形成一般不会引起发育障碍。

Ⅴ型:是严重挤压暴力造成的损伤,从 X 线摄片不能见到骨折线。因静止细胞层的软骨细胞损伤,故能发生骺板早期闭合,生长停止,预后不佳。其诊断困难,故常贻误治疗。

二、诊断要点

骨骺板损伤是儿童期常见的创伤,其诊断要点如下:

1.骨骺损伤占儿童期长骨骨折的 6%～15%。发生率很高,是因关节部位韧带和关节囊的机械强度比骨骺板大 2～5 倍。在成年人引起韧带损伤及关节脱位的病例,在儿童要考虑骨骺板损伤。

2.骨骺板损伤的好发部位依次是桡骨远端、肱骨内上髁、肱骨外髁、肱骨上端、桡骨头、胫骨远端、肱骨远端全骺。按关节分,肘关节部位骨骺损伤占全身 49.3%,其次,腕关节占 32.5%。

3.X 线检查

(1)熟悉正常骨骺的继发骨化中心出现的时间及愈合时间。可辨别是正常骨化中心或是骨折片。而肘关节有三个受牵拉骨骺、三个受压力骨骺,各个继发骨化中心的出现及与干骺端闭合的时间又先后不一,而肘部骨骺损伤占全身首位,因此要特别了解肘部的骨骺发育情况。

(2)观察骨骺的继发骨化中心与干骺端的相对关系,以及与关节上下相应骨端的关系。对某些无干骺端骨折的骨骺板损伤,主要根据骨骺的位置来确定损伤。

(3)观察干骺端的三角形骨片。有三角形骨折片,则可诊断有骨骺板损伤。但尚需鉴别是 Ⅱ 型或 Ⅳ 型损伤。

(4)对无明显 X 线征的患者,如损伤较重,考虑有骨骺损伤时,要警惕有 Ⅴ 型损伤的可能性。

三、治疗方法

骨骺损伤的治疗需根据其损伤类型、开放与否、损伤时间及移位程度而定。

(一)根据损伤类型确定

Ⅰ、Ⅱ 型损伤以手法整复外固定治疗。Ⅲ、Ⅳ 型损伤系关节内损伤,要求恢复骨骺板的对位和关节面平整,以手法为主,切开手术次之。避免继发骨化中心与干骺端骨桥形成,以及晚期骨性关节炎的发生,可疑是 Ⅴ 型损伤的病人,治疗方法是延期负重,避免骨骺板新的损伤。

(二)手法整复

整复方法必须轻柔,在充分牵引下进行,避免过度的揉捏,忌用暴力推挤骺板,否则会造成骨骺板进一步损伤。对移位轻者,无须强求解剖复位。整复后固定 3 周,多数骨骺板损伤可以愈合。

(三)手术治疗

切开复位时,要尽量少剥离骨骺周围的软组织,以免损伤骨骺的血运。术中避免用器械粗暴撬拨骺板断面,否则容易挫伤骺板。内固定最好通过干骺端而不通过骨骺板,如必须通过骨骺板,则应垂直骺板插入,不要横穿骺板固定。内固定物以创伤性较小的克氏针最为适宜,而不用螺丝钉或金属丝。术后可辅以外固定。待骨折愈合后即去除内固定。

(四)陈旧性骨骺损伤

即伤后超过 10 天的病人,不宜再行手法复位,否则强行复位会造成骨骺板的损伤,影响发育。陈旧性关节内骨骺损伤,如移位明显者,必要时仍需行切开复位内固定,以达到关节面完整及减少对发育的影响。

（五）骨骺损伤出现后遗畸形的治疗

在骨骺中的一部分生长迟缓或停止,而余下部分继续生长,逐渐产生进行性成角。如骨骺全部的生长迟缓或停止,则产生进行性的短缩。对进行性成角的病例可待发育停止后行截骨矫形术,如生长早期停止的是二个成对的骨骼中的一个(桡骨、尺骨或胫骨、腓骨),此二骨不等长,将产生最邻近的关节的进行性畸形。治疗的方法是用外科方法,延长短缩的骨,或缩短较长的骨干。当短缩发生在单一骨(股骨或肱骨),出现肢体不等长的情况(仅在下肢有意义)可行病肢延长术或健肢缩短术,予以矫形。

（六）预后

骨骺板损伤的 25%～33% 可导致一些短缩和畸形,而发生有临床意义的生长障碍,约占骨骺板损伤的 5%～10%。

1.影响预后的因素

(1)骨骺板损伤的类型:Ⅰ、Ⅱ型损伤,如果未伤及骨骺的血液供应,预后良好。Ⅲ、Ⅳ型损伤系关节内损伤,要求复位满意,否则会影响关节功能及生长。Ⅴ型损伤预后差,多数后遗骨骼之发育异常。

(2)受伤时的年龄和受伤部位:受伤时的年龄可推算出在正常的情况下,在骨骺闭合前,某个具体的骨骺板还有多少生长潜力。很显然,儿童在受伤时的年龄越小,生长障碍的严重性就越大,相反,生长达到最后的年头,因为没有多少的生长潜力,即使受了严重的损伤,也不会造成明显的畸形。

受伤部位的意义也一样,在一个生长潜力大的部位,如膝关节、肱骨近端及桡骨远端发生生长障碍,出现的问题就越严重。

(3)骨骺的血液供应情况:创伤时,破坏了骨骺的血液供应,就会发生骨骺的缺血坏死,继之发生退行性变、停止生长。整个骨骺都在关节内,为关节软骨所覆盖的骨骺,如股骨头、肱骨内外髁、桡骨头骨骺等发生骨骺分离时常发生这类合并症,预后较差。

(4)开放性骨骺损伤:开放性的骨骺损伤并不常见。如果发生,因为增加了感染的因素,其预后要较闭合损伤差,骨骺软骨板通常由于软骨溶解而受到破坏。骨骺就发生早闭,预后十分不佳。

(5)治疗因素:过度用力对骨骺行手法复位,可能损伤骨骺板,如果在伤后 10 天以上整复时,损伤骨骺板的可能更大。切开复位时用器械去撬骨骺板会造成损伤,螺丝钉或金属丝横过骨骺板会增加生长早期停止的机会。

2.骨骺板损伤的后遗症

骨骺板损伤后,局部的生长可能立即停止,或者在一个迟缓的速度下继续生长一个时期,直到完全停止。骨的生长障碍可能涉及整个骨骺板,或仅仅其一部分,直到生长期的终了。发生的畸形是进行性的成角、进行性的短缩,或上述两种情况的联合。

(1)进行性成角:骨骺板的一部分生长迟缓或停止,而余下部分继续生长就逐渐产生进行性的成角。当骨骺板余下部分的生长,最后也过早地停止了,这样在成角的基础上又增加了短缩的问题,为了保存骨骺板余下部分的生长能力,使肢体获得了一些长度,行楔形截骨是可取的。除非生长已经停止，截骨后均要过度地矫正。如骨骺板的损害部分仍有生长能力，可在未损害一侧用"U"型骨骺阻滞钉进行矫形，但这种方法使肢体进一步短缩，为不利因素。

（2）进行性短缩：整个骨骺板均受损害而发生生长障碍，则造成该骨的进行性短缩。如生长早期停止，发生在肢体成对骨骼（尺、桡骨或胫、腓骨）中的一个，二骨的不等长将产生邻近关节的进行性畸形，内翻或外翻。如桡骨远端骨骺早闭，则产生 Madelung 畸形。

（孔祥锋）

第十四章　脱　位

第一节　脱位概述

一、概论

脱位又称脱臼或脱骱。凡骨端关节面相互间的关系越出正常范围,引起功能障碍者,称为脱位。

关节脱位,多发生在活动范围较大,活动较频繁的关节。临床以肩、肘、髋和颞颌关节脱位较为常见。

历代医家对脱位均有较多认识,如《备急千金要方》载有"失欠颊车"的复位手法。《仙授理伤续断秘方》记有"肩甲骨出"的椅背复位法等,对后世诊治关节脱位影响很大。

(一)脱位的病因病机

1.外因

关节脱位多由直接或间接暴力所致,其中以间接暴力所致者为多见。如跌仆、挤压、扭转、冲撞、坠堕、牵拉等,当暴力达到一定程度,使构成关节的骨端越出正常范围,就可引起关节脱位。暴力性质和作用力的方向不同,所引起的关节脱位的类型亦不相同。

2.内因

先天性发育不良、体质虚弱或关节囊及其周围的韧带松弛者,较易发生脱位。治疗不当,关节囊及其周围的韧带未能很好的修复,易发生习惯性脱位;关节本身的病变(如化脓性关节炎、关节结核),可引起病理性脱位。关节脱位还与关节解剖结构的特点有关,如肩关节,肱骨头大而关节盂小而浅,加上关节活动范围大,故容易发生脱位。

关节脱位多伴有关节囊撕裂,关节周围的韧带、肌腱和肌肉亦往往有不同程度的撕裂,形成血肿,有时可伴有骨端关节面或关节盂边缘部骨折或血管、神经损伤,若暴力强大尚可造成开放性脱位。

(二)脱位的分类

1.按脱位的原因分

可分为外伤性脱位、病理性脱位和习惯性脱位。

2.按脱位的程度分

可分为部分性脱位(亦称为半脱位)和完全性脱位。

3.按脱位的方向分

可分为前脱位、后脱位、上脱位、下脱位和中心性脱位等。

4.按脱位后的时间分

在2~3周以内者为新鲜脱位,超过2~3周仍未复位者为陈旧性脱位,多次复发的关节脱位为习惯性脱位。

5.按脱位关节是否有创口与外界相通分

可分为闭合性脱位和开放性脱位。

(三)脱位的诊断

关节脱位的诊断,主要根据外伤史、临床一般症状、关节脱位特有体征,以及 X 线照片检查。

1.一般症状

(1)疼痛与压痛:关节脱位时,往往因为关节内、外软组织损伤,可引起疼痛,尤其在活动时为甚,关节周围有广泛的压痛。

(2)肿胀:关节内、外组织损伤,形成血肿,在短时间内可出现局部肿胀。

(3)功能障碍:脱位后关节正常结构破坏,关节周围肌肉又因疼痛发生痉挛,因而出现关节功能障碍或功能丧失。

2.特有体征

(1)畸形:脱位后,骨端关节面的位置改变,因而出现特殊的畸形。例如肩关节前脱位出现方肩畸形;肘关节后脱位出现靴样畸形,肘三角正常关系改变;髋关节后脱位呈屈曲、缩短、内收、内旋畸形。

(2)关节盂空虚:原来位于关节盂的骨端脱出,致使关节盂空虚,关节头处于异常位置。如颞颌关节前脱位,在耳屏前方可触及一凹陷;肩关节前下脱位,肩峰下关节盂空虚,可在喙突下、盂下或锁骨下触及肱骨头。

(3)弹性固定:脱位后,关节周围的肌肉痉挛收缩,可将脱位后的骨端保持在特殊的位置上。对该关节进行被动活动时,仍可轻微活动,但有弹性阻力,被动活动停止后,脱位的骨端又恢复原来的特殊位置。这种现象,称为弹性固定。

(四)脱位的并发症

1.骨折　多发生于关节邻近关节面的骨端或关节盂的边缘,如肩关节前脱位并发肱骨大结节撕脱骨折、肘关节后脱位合并尺骨喙突骨折和髋关节脱位合并髋臼后上缘骨折等。大多数在脱位整复后,骨折片亦随之复位。

2.血管损伤　由于遭受强大暴力,脱位骨端损伤血管,可导致肢体远端血运障碍,如肩关节前下脱位、肘关节后脱位分别可引起腋动脉、肱动脉挫伤,影响患肢血液循环;尤其是伴有动脉硬化症的老年患者,可因动脉挫伤导致血栓形成。

3.神经损伤　多为脱位骨端压迫或牵拉所致,如肩关节脱位时腋神经被肱骨头牵拉;髋关节脱位时坐骨神经被股骨头压迫或牵拉等。由于复位后解除了压迫牵拉因素,大多数神经挫伤可在 3 个月左右功能逐渐恢复,不必行手术治疗。

4.骨的缺血性坏死　　关节囊、韧带被撕裂,破坏了骨的血液供应,可发生骨的缺血性坏死。髋关节脱位可并发股骨头缺血性坏死。

5.外伤性骨化性肌炎　　脱位使关节囊附近的骨膜被掀起,并处于周围血肿之中,随着血肿机化而形成骨样组织;尤其在复位时关节被强烈牵伸活动时,更易引起骨膜下血肿扩散,形成广泛的骨化性肌炎。多见于肘关节脱位。

6.创伤性关节炎　　多在脱位时关节软骨面受损伤,造成关节面不平整,由于负重、活动,关节面不断遭受到磨压,引起退行性变与骨端边缘骨质增生,产生创伤性关节炎,常见于下肢负重的关节。

五、脱位的治疗

(一)新鲜外伤性脱位的治疗

1.麻醉　　可选用局部麻醉、臂丛神经阻滞麻醉、硬膜外麻醉,配合应用肌肉松弛剂,必要时行全身麻醉,以减轻疼痛和使痉挛收缩的肌肉松弛,避免因复位造成软组织损伤和骨折。

2.复位　　《圣济总录》说:"凡坠堕颠扑,骨节闪脱,不得入臼,遂致蹉跌者,急须以手揣搦,复还枢纽,次用药调养,使骨正筋柔,营卫气血,不失常度,加以封裹膏摩,乃其法也。"指出了关节脱位的治疗原则以及与之相应的固定、药物治疗等。关节脱位的早期,局部肿胀不严重,整复容易,功能恢复快而好。

复位手法要根据脱位关节的类型、关节脱位的病理部位和局部解剖,运用拔伸牵引、旋转屈伸、提按端托等手法,利用杠杆原理,将脱位的骨端轻轻地通过关节囊破裂口返回原位,并结合理筋手法,理顺筋络,从而达到解剖复位。儿童的关节脱位,复位时动作要特别轻柔,否则易造成骨骺分离。多数新鲜脱位可通过手法获得复位;复位不能成功时,应找出阻碍复位的原因。若当撕脱的骨片、关节囊或肌腱被夹在关节面之间阻碍复位时,使用暴力强行复位,会加重关节囊或肌腱的撕裂,甚至发生骨折或关节周围血管损伤等并发症。

手术复位的适应症:关节囊裂口与肌腱呈钮扣状,将脱位的骨端交锁住者;脱位并发骨折或韧带、肌腱断裂,复位后,还可能影响到日后关节不稳定者;脱位并发严重血管、神经损伤者;开放性脱位。

3.固定　　复位后应将伤肢固定于功能位或关节稳定的位置,以减少出血,并有利于破裂的关节囊及邻近受伤的软组织修复,防止发生再脱位或形成习惯性脱位。一般用胶布、绷带、托板或石膏固定 2～3 周即可。固定时间不宜过长,否则会出现关节僵硬,影响治疗效果。

4.练功疗法　　复位固定后,一切未固定的关节应开始作主动活动锻炼,受伤关节附近的肌肉也应作主动的收缩活动,以避免发生肌肉萎缩、骨质疏松和关节僵硬等并发症,并可增进气血运行,促进损伤组织的修复。功能锻炼应循序渐进,并可配合适当按摩,避免粗暴的被动活动,以促进关节功能恢复。

5.药物治疗　　复位后,初期宜活血祛瘀、消肿止痛,可内服舒筋活络汤、肢伤一方、云南白药或跌打丸等,外敷消肿散、消瘀退肿膏或双柏散等;中、后期宜舒筋活络、强壮筋骨,可内服壮筋养血汤或补肾壮筋汤等,外贴跌打膏药,选用骨科外洗一方、骨科外洗二方、上肢损伤洗方或下肢损伤洗方等煎汤熏洗。

(二)陈旧性外伤性脱位的治疗

新鲜脱位未及时复位,日久由于关节内、外血肿机化,关节囊破裂口、关节囊与周围软组织之间产生疤痕组织及粘连,关节周围的肌肉、韧带也出现不同程度的萎缩,造成整复的困难。近年来,采用中西医结合治疗,提高了整复率和疗效。

陈旧性关节脱位采用手法复位,应严格掌握适应症和禁忌症,脱位时间在 3 个月以内,无合并症的青壮年患者,关节周围粘连不严重者,可试用手法复位;脱位时间长,关节周围有明显骨化性肌炎、合并骨折且有大量骨痂、合并血管神经损伤、骨质普遍疏松或年老体弱者,均不宜采用手法复位。

手法复位步骤:复位前,应作全身和局部的详细检查,并根据 X 线照片仔细研究其病理变化,确定治疗方案及步骤,估计治疗中出现的问题及订出防治措施。

1.牵引 脱位时间长,关节活动范围较小,关节周围软组织挛缩较明显者,可先用皮肤牵引或骨牵引 1 周左右,并在局部配合手法按摩推拿,辅以舒筋活血的中草药煎汤熏洗,使挛缩的组织逐步延伸,直到脱位的骨端回到关节囊破裂口相对应的位置时为止;若脱位时间短,关节活动范围较大,则牵引时间可缩短或不牵引。

2.松解 在麻醉下,由轻而重,由小到大,缓慢稳健有力地进行关节屈伸、收展和回旋等各方向运动,使关节周围的疤痕组织和粘连逐步得到松解,并进一步克服肌肉挛缩。当关节粘连逐步被松解后,即可进行复位。这是复位成功的关键,须耐心操作。

3.复位 经行上述手法后,再根据不同的关节,采用适当的手法进行复位。手法复位不能成功或陈旧脱位后关节强直在非功能位置者,可采用手术治疗,不要再强行手法,以免造成关节软骨面或血管、神经损伤,甚至发生骨折。

(刘红顺)

第二节 颞颌关节脱位

颞颌关节脱位,亦称下颌关节脱位,俗称吊下巴。

颞颌关节是由下颌骨的一对髁状突和颞骨的一对下颌关节窝组成。髁状突和关节窝均在关节囊内,关节囊较薄弱而松弛,尤以关节囊的前壁为甚。颞颌关节是人体头面部唯一能活动的关节,属左右联动关节,它的主要运动是下颌骨的下掣(开口)、上提(闭合)、前伸、后退及侧转。

本病多发于老年人及体质虚弱者。按脱位时间和复发次数,可分为新鲜、陈旧和习惯性脱位三种;按一侧或两侧脱位,有单侧脱位和双侧脱位之分;按脱位后下颌骨髁状突离开颞颌关节窝的方向,有前脱位和后脱位之分,临床以前脱位多见。

【病因病机】

1.过度张口 在大笑、打呵欠、拔牙时,下颌骨的髁状突可过度向前滑动,越过关节结节,到其前方,即可引起该关节单侧或双侧前脱位。

2.外力打击　在张口状态下,外力向前下方作用于下颌角或颊部,关节囊的侧壁韧带不能抗御外来暴力,则可形成单侧或双侧颞颌关节前脱位。

3.杠杆作用　在单侧上下臼齿之间,咬食较大硬物时,硬物为支点,肌力拉动下颌体向前下滑动,多形成单侧前脱位。

4.肝肾亏损　《伤科汇纂》说:"夫颌颏脱下,乃气虚不能收束关窍也。"年老体衰,久病体质虚弱,因其气血不足,肝肾亏损,筋骨失养,韧带松弛,容易发生习惯性脱位。

【诊断要点】

多有过度张口或暴力打击等外伤史。颞颌关节脱位后,立即出现口半开,不能自然张合,语言不清,咬食不便,吞咽困难,局部酸痛,流涎等症状。面部呈"苦笑状"。

1.双侧脱位　下颌骨下垂,向前突出,咬肌痉挛呈块状隆起,面颊变成扁平状,双侧颧弓下方可触及下颌髁状突,耳屏前方可触及一明显凹陷,患者常以手托住下颌就诊。

2.单侧脱位　口角歪斜,下颌骨向健侧倾斜,患侧颧弓下方可触及下颌骨髁状突,在患侧耳屏前方可触及一凹陷。

【治疗】

1.整复方法

(1)双侧脱位口腔内复位法:患者坐靠背椅,须低位,以便术者施术,助手双手固定患者头部(或头倚墙)。术者站在患者前面,可先用伤筋药水(舒筋止痛水、茴香酒)在颊车穴处揉擦数遍,以缓解咀嚼肌的紧张,必要时还可加用热敷。术者用数层纱布或胶布裹住拇指,防止复位时被患者咬伤,同时嘱患者不要紧张,尽量放松面部肌肉,将口张大。术者用双手拇指伸入患者的口腔内,按于两侧下臼齿上,其余四指在外面托住下颌,两拇指先往下按,待下颌骨移动时再往里推之,余指同时协调地将下颌骨向上端送,听到滑入关节的响声,说明脱位已复入,此时拇指迅速向两旁滑开,随即从其口腔内退出,防止手指被患者咬伤。

(2)单侧脱位口腔内复位法:患者坐位,术者位于患者旁侧,一手掌部按住健侧耳屏前方,将头部抱住固定,另一手拇指用纱布包缠好插入口内,按置于患侧下臼齿,其余2~4指托住下颌。操作时,其余2~4指斜行上提,同时拇指用力向下推按,感觉有滑动响声,即已复位。

(3)口腔外复位法:用口腔内相同的手法,在口腔外进行复位。术者站在患者前方,双手拇指分别置于两侧下颌体与下颌支前缘交界处,其余四指托住下颌体,然后双手拇指由轻而重向下按压下颌骨,双手余指同时用力将其向后方推送,听到滑入关节之响声,说明脱位已整复。此法适用于年老齿落的习惯性脱位患者。

2.固定方法　复位成功后,托住颌部,维持于闭口位,然后将四头带兜住下颌部,其余四头分别在头顶上打结,固定时间8~14天。习惯性颞颌关节脱位固定时间为2~3周。其目的是保持复位后的位置,使被拉松拉长的关节囊和韧带得到良好修复,防止再脱位。固定期间嘱患者不要用力张口,不要吃硬食。

3.手术治疗　陈旧性脱位手法复位较为困难,若关节周围粘连严重,手法复位失败后,可行切开复位或髁状突切除术。

4.药物治疗　初期应选用活血祛瘀,理气,舒筋方剂,以促进气血运行、筋脉畅通,如复元活血汤等。

5.练功活动　每天进行数次叩齿动作,使咀嚼肌得到运动,增强肌肉张力,以维持和加强下颌关节的稳定。在固定期间,患者不应用力张口、大声讲话,宜吃软食,避免咬嚼硬食,四头带或绷带不宜捆扎过紧,应允许张口超过 1cm。

（孔祥锋）

第三节　上肢脱位

一、肩关节脱位

肩关节是一个典型的球窝关节,肱骨头大,呈半球状,关节盂小而浅,约为肱骨头关节面的1/3,关节囊和韧带薄弱松弛,形成了肩关节的灵活性和不稳定性。

肩关节脱位较多见,好发于 20～50 岁的男性。多为间接暴力所致。

根据肩关节脱位后时间的长短和是否复发,可分为新鲜、陈旧和习惯性三种。根据脱位后肱骨头的位置又可分为前脱位、后脱位两大类。前脱位还可分为喙突下、盂下、锁骨下脱位三型。前脱位较为常见,其中又以喙突下脱位最多见。后脱位极少见,故予从略。

（一）新鲜肩关节脱位

1.病因病理

当肩关节处于外展外旋位跌倒时,手掌或肘部触地,外力沿肱骨纵轴向上传至肱骨头,肱骨头向肩胛下肌与大圆肌之间的薄弱部分冲击,顶破关节囊的前下部,进入喙突下间隙,形成喙突下脱位。若暴力较大,肱骨头可被推至锁骨下,而形成锁骨下脱位。若肱骨颈受到肩峰的阻挡,成为杠杆的支点,使肱骨头向下、向外移位,冲破紧张的关节囊下壁突入盂下间隙内,形成盂下前脱位。肱骨头有时因胸大肌和肩胛下肌的牵拉,滑至肩前部喙突下,可使盂下脱位转为喙突下脱位。极个别情况,由于暴力强大,肱骨头冲破肋间隙而进入胸腔,形成胸腔内脱位。

2.诊断要点

(1)有明显外伤史,肩部疼痛、肿胀和功能障碍等一般损伤症状。

(2)体征:患者常用健手扶托伤肢前臂。伤肩失去圆而膨隆的外形,肩峰显著突出,形成"方肩"畸形,并弹性固定于肩外展 20～30°位置,在喙突下或腋窝内或锁骨下可触及肱骨头。伤侧肘关节贴着胸前壁,伤肢手掌不能触摸健侧肩部,即搭肩试验(Dugas Sign,即杜加征)阳性的表现。盂下脱位时伤肢较健侧为长。合并肱骨大结节撕脱骨折者,局部肿胀明显,可有瘀斑及骨擦音。腋动脉栓塞者,上肢变冷,桡动脉消失。腋神经被肱骨头牵拉,可出现三角肌麻痹及肩后部感觉减退。X 线检查可明确诊断,肩关节脱位常合并肱骨大结节撕脱骨折。

3.治疗方法

新鲜脱位应尽可能争取早期手法复位,整复操作要在麻醉无痛情况下进行,操作手法要轻柔准确,切忌暴力,以免发生合并伤。

（1）手法复位

1）拔伸足蹬法（Hippocrates，即希波克拉底法）：患者仰卧。术者立于伤侧，用两手握住伤肢腕部，并以足（右侧脱位用右足，左侧脱位用左足）伸入腋窝内，在肩外旋、稍外展位置沿伤肢纵轴方向缓慢而有力地牵引，继而徐徐内收、内旋，利用足跟为支点的杠杆作用，将肱骨头挤入关节盂内，当有回纳感觉，复位即告完成。在足蹬时，不可用暴力，以免引起腋窝部血管、神经损伤。若经此法而肱骨头尚未复位，可能系肱二头肌长腱阻碍，可将伤肢进行内、外旋转，使肱骨头绕过肱二头肌长腱，然后再按上法进行复位。

2）拔伸托入法：患者坐位，第一助手立于患者健肩后，两手斜形环抱（也可用布带套住）固定患者，第二助手一手握住患者肘部，另一手握住腕上部，由轻至重地向前外下方作拔伸牵引。在第一助手和第二助手作对抗拔伸牵引的同时，术者立于伤肩的外侧，以两手拇指压住其肩峰，其余四指插入（也可用布带套住）腋窝，将肱骨头向外上方钩托，第二助手逐渐向内收、内旋位继续拔伸，直至肱骨头有回纳感觉，复位即告完成。

3）屈肘旋转法：患者坐位或仰卧位。术者立于伤侧。以右肩关节前脱位为例，术者右手握住伤肢腕部，左手握住肘部，在屈肘90°位沿肱骨纵轴牵引，逐渐将上臂外展外旋，使肱骨头转到关节盂的前缘，继而在牵引下逐步内收上臂，肘部与胸壁接触，肱骨头由关节盂前缘向外移，将关节囊的破口张开，然后，将上臂内旋并迅速向外上方推送，肱骨头即可通过张开的关节囊破口滑入关节盂。此法应力较大，故多在其他手法失败后应用，但操作需轻稳谨慎，因肱骨颈受到相当大的扭转力量，若用力过猛，可引起肱骨外科颈螺旋形骨折，尤其是骨质疏松的年老患者更应注意。

4）推按肩胛骨法：患者俯卧于诊床上，患侧上肢悬于床边，肩前垫一枕头，助手将患侧肘关节屈曲，一手握其腕部，另一手握肘部并向下按压。术者立于患者一侧，以双手扣住肩胛骨并将其向内（脊柱侧）、向上推按肩胛骨，助手同时将患肢上臂轻轻内旋，可听到关节入臼声，复位成功。

脱位整复后肩部隆起丰满，方肩变为圆肩，喙突下或肩胛盂下摸不到肱骨头，伤侧上臂紧贴胸壁时，其手掌可触及对侧肩部（Dugas征阴性），肩关节被动活动无功能障碍，X线照片检查肱骨头已复位正常。合并肱骨大结节撕脱骨折有移位者，当肩关节脱位获得复位时，往往亦同时得到复位，一般不必另行处理。

（2）固定方法

复位后必须进行固定，使受伤的软组织得以恢复，以防日后形成习惯性脱位。一般可用胸壁绷带固定法，即在伤侧腋窝垫一棉垫，此棉垫中穿一绷带并系在对侧肩上以作固定，外敷消肿散，上臂保持在内收、内旋位，肘关节屈曲60～90°，将上臂用绷带包扎固定于胸壁，前臂用颈腕带或三角巾悬托于胸前。固定时间为2～3周。

（3）练功活动

在固定期间，伤肢未固定的关节均应及时作主动活动锻炼。解除固定后应逐步作肩关节各方向主动活动锻炼，并作推拿按摩、针灸、理疗，以防肩关节软组织粘连。禁止作强力的被动牵伸活动，以防并发外伤性骨化性肌炎。

（4）药物治疗

早期疼痛肿胀明显，宜活血祛瘀、消肿止痛，可内服舒筋活血汤或肢伤一方加减，外敷消肿散、消瘀退肿药膏或双柏散等。肿痛减轻后，宜舒筋活血、强筋壮骨，可内服壮筋养血汤加菟丝子、补骨脂或左归丸，外洗药可选用骨科外洗一方、上肢损伤洗方煎汤熏洗。

（二）陈旧性肩关节脱位

肩关节脱位超过2～3周以上未复位者，称为陈旧性肩关节脱位。

1.病因病理

肩关节脱位后，关节囊内、外血肿机化，形成大量的疤痕组织，关节囊破裂口因疤痕组织逐渐形成而封闭，关节囊与关节盂、肩袖、三角肌粘连，三角肌与内旋肌群挛缩，使肱骨头被坚强的纤维组织固定在脱位的位置上。这些病理改变都是阻碍肱骨头复位的原因。此外，合并肱骨大结节撕脱骨折畸形愈合，产生多量骨痂，亦可阻碍复位。

2.治疗方法

陈旧性肩关节前脱位手法复位疗效虽较好，但操作比较困难，处理不当，会造成严重的并发症如臂丛神经损伤、肱骨外科颈骨折等。手术切开整复则关节功能多严重受累，效果常不理想。因此，对陈旧性肩关节前脱位的治疗，应根据年龄、职业、局部病变、脱位时间和临床症状等不同情况，选择不同的治疗方法。

（1）年老体弱，脱位已超过2～3个月，无血管、神经压迫症状和局部疼痛，不需作特殊治疗。

（2）成年体质强壮者而脱位已超过2～3个月，若关节功能尚可，上臂能外展70～90°，亦可听其自然，或采用药物熏洗与功能锻炼，以期进一步改善。

（3）年轻而脱位已超过2～3个月但局部病变严重，除关节脱位外，尚合并骨折及有大量疤痕组织形成，X线照片显示关节周围有大量钙化阴影者，不宜采用手法复位，可作手术切开整复。

（4）对其他病例，尤其是年轻患者，脱位时间不太久（3个月以内），无并发骨折（肱骨大结节撕脱骨折、外科颈骨折）、外伤性骨化性肌炎、腋神经损伤等症状，肱骨头仍有一定活动范围者，可试行手法复位。手法复位失败，可采用手术治疗。

手法复位步骤：

1）牵引：成年人可用尺骨鹰嘴骨骼牵引，儿童可作皮肤牵引，在肩外展位牵引1周左右。在牵引期间应逐步变动牵引方向，使关节周围挛缩的肌肉能逐渐松弛和延伸，使肱骨头尽可能拉至关节盂附近，牵引重量要适当。必要时可加用推拿按摩和舒筋活络的中草药煎汤熏洗。如脱位时间短，关节活动受限较轻，可缩短牵引时间或不作持续牵引。

2）松解：患者仰卧于手术台上，在全身麻醉下，助手固定两肩部，术者一手握其前臂，另一手握腕上部，作肩关节屈、伸、内收、外展、旋转等各方向被动运动，力量由轻而重，范围逐渐增大，缓慢而持续有力。通过手法，可以进一步松解这些肌群、韧带、关节囊疤痕组织挛缩和粘连，但在操作时须耐心细致，切勿操之过急，否则容易造成骨折、血管神经损伤等并发症。有时操作可长达1～2小时左右。

3）复位：当肱骨头周围疤痕组织与粘连已被松解，挛缩的软组织已进一步延伸，关节活动已有显著增加时，即可进行手法复位。复位时第一助手用宽布套住患者胸廓向健侧牵引，第二助手用一手扶住竖立于台旁的木棍，另一手固定健侧肩部。第三助手牵引患肢，外展到120°左右。术者双手把握住肱骨头,三个助手同时用力,第三助手徐徐内收患臂,利用木棍为杠杆的支点迫使肱骨头复位。在复位的过程中各方用力要适当,动作要缓慢。复位后摄 X 线片检查。由于陈旧性脱位手法复位后关节组织创伤反应较重,肩部常有肿胀、疼痛,局部应敷贴祛瘀消肿类药膏,并应用舒筋活血的中草药熏洗,以利关节功能恢复。

若手法复位未能成功,应考虑切开复位;不能行手术者,仅进行主动活动锻炼,以争取恢复其部分功能。

(三)习惯性肩关节脱位

习惯性肩关节脱位比较常见。患者年龄多在 20～40 岁之间。

1.病因病理

多数习惯性肩关节脱位系因首次脱位后未经妥善固定,关节囊前壁破裂口、软骨盂唇及骨性盂缘破裂处、肱骨头凹陷性骨折未得到良好的修复,关节囊松弛,关节盂前缘缺损,肱骨头后侧塌陷所致。经多次脱位后,肩袖受损,尤其是肩胛下肌失去控制肌肉平衡的作用,肩关节一旦遭受外展外旋轻微外力时(如乘车攀扶手、穿衣时举手伸入衣袖、举臂挂衣或展臂擦背)即可脱位。

2.诊断要点

有肩关节再次或反复多次发生脱位的病史,肩关节畸形,但肩部疼痛常不剧烈,局部肿胀常不明显,而肩关节活动功能障碍。久之,肩关节肌肉也有不同程度萎缩。X 线检查应摄肩部正位片和肩关节外旋 50～70°的正位片以观察肱骨头位置和关节盂缺损情况。

3.治疗方法

习惯性肩关节前脱位的手法复位一般并不困难,可不用麻醉,有些患者还有自行复位的经验。为防止再脱位,复位后用绷带固定 3 周,解除固定后,作轻微活动锻炼,同时配合内服大剂量补肝肾、壮筋骨药物以及熏洗治疗。效果仍不满意时,考虑手术治疗。

二、肘关节脱位

肘关节由肱骨滑车、尺骨上端半月切迹、肱骨小头、桡骨头构成。肘部三点骨突标志是指肱骨内、外上髁及尺骨鹰嘴突。肘关节伸直时,这三点成一直线;屈肘时,这三点成一等腰三角形,因此又称为"肘三角"。肘关节脱位较为常见,多见于青壮年,儿童与老年人少见,多为间接暴力所致。按尺、桡骨上端关节面脱位的方向,可分为前脱位、后脱位两种。后脱位最为常见。前脱位甚少见,故从略。

(一)肘关节后脱位

1.病因病理

上肢处于外展过伸位跌倒时,手掌着地,鹰嘴突尖端撞击肱骨下端鹰嘴窝,在肱尺关节处形成杠杆作用,使止于喙突上的肱前肌腱及关节囊的前壁被撕裂,肱骨下端向前移位,桡骨头与尺骨喙突同时滑向后方,而形成肘关节后脱位。

由于环状韧带和骨间膜将尺、桡骨比较牢固地束缚在一起,所以脱位时尺、桡骨多同时向背侧移位。由于暴力作用不同,尺骨鹰嘴和桡骨头除向后移位外,有时还可向内侧或外侧移位,甚至形成分叉状移位。侧方移位时常合并尺、桡侧副韧带撕脱或断裂。喙突有时亦发生骨折。肘窝部和肱三头肌腱常因肱前肌腱被剥离,骨、韧带、关节囊的撕裂而产生血肿,该血肿容易骨化,成为整复的最大障碍。另外,肘关节脱位可合并肱骨内上髁骨折,有的还夹入关节腔内影响复位。移位严重时,可引起尺神经牵拉伤。

2.诊断要点

(1)有典型的外伤史,肘部疼痛剧烈,肿胀明显,肘关节功能障碍。

(2)体征:常用健手托住伤侧前臂,肘关节弹性固定于 120～135°半伸半屈位,可触及鹰嘴明显向后突出,在其上方可见一明显凹陷,肘窝可摸到肱骨下端,肘部前后径增宽。肘部三点骨性标志发生改变,这一点可与伸直型肱骨髁上骨折相鉴别。前臂缩短。此外,侧移位时还呈现肘内翻或肘外翻畸形。肘关节伸屈活动受限,而出现内收、外展的异常活动。X 线检查可确诊并可看出有无并发骨折。

3.治疗方法

(1)手法复位

可选用臂丛神经阻滞麻醉或血肿内麻醉进行复位。

1)膝顶拔伸法:患者端坐位,术者立于伤侧前面,一手握住其上臂,另手握住腕部,同时以一足踏在椅面上,以膝顶在患肢肘窝内,沿前臂纵轴方向用力牵引,并逐渐屈肘。

2)拔伸屈肘法:患者坐位,助手立于患者背后,以双手握其上臂,术者站在伤侧前面,以双手握住其腕部,置前臂于旋后位,两人同时作对抗牵引数分钟。然后术者以一手握腕部继续保持牵引,另一手拇指抵住肱骨下端向后推按,其余四指抵住鹰嘴向前端提,并慢慢将肘关节屈曲。或用卧位拔伸屈肘法,患者仰卧,伤肢靠床边,术者一手按压其上臂下段,另一手握住伤肢前臂顺势拔伸,有入臼声后屈曲肘关节。

采用上述两种方法复位,当最后徐徐屈肘时,往往会感到有复位弹响,且伤肢手部可触及同侧肩部,即表示复位成功。

在一般情况下,合并肱骨内上髁骨折者,脱位复位后,骨折块亦随之复位。但有少数病例骨折块夹于关节腔内,手法复位不能成功者,可采用手术复位。

(2)固定方法

复位后,肘关节取屈曲 90°位置,使用肘直角托板固定 3 周左右,并以三角巾悬吊伤肢于胸前。关节积血较多者,宜在无菌条件下穿刺抽出,可以减少关节粘连和骨化性肌炎的形成。

(3)练功活动

去除固定后逐渐开始肘关节主动活动,但必须避免肘关节的强烈被动活动,以防发生外伤性骨化性肌炎。

(4)药物治疗

复位后,初期宜活血祛瘀、消肿止痛,可内服接骨紫金丹或续断紫金丹,外敷消瘀退肿膏药;中期宜活血祛瘀、舒筋活络,可内服生血补髓汤或肢伤二方,外敷跌打膏药;后期宜补益气血,可内服八珍汤或补中益气汤,外用上肢损伤洗方煎汤熏洗。

(二)陈旧性肘关节脱位

肘关节脱位未行复位已超过 2～3 周,脱位关节的病理改变随时间而有所发展,由于血肿机化和疤痕组织的形成,关节周围组织亦有不同程度的挛缩和粘连。

近年来采用中西医结合的方法,对部分不合并骨折、骨化性肌炎的单纯陈旧性肘关节后脱位,可以进行非手术治疗。

1.手法复位

一般脱位时间不长,应先行手法整复。脱位时间愈短,复位愈容易成功。脱位时间愈长,复位愈困难。在复位前,应拍摄 X 线片,以确定是否适应手法复位。

(1)牵引

手法复位前可作尺骨鹰嘴骨牵引,时间约 1 周左右,结合推拿按摩及舒筋活血的中草药物煎汤熏洗局部,使关节挛缩组织逐渐延伸。

(2)松解

在臂丛麻醉下首先进行舒筋按摩,即在持续牵引下慢慢摇晃肘关节,并作屈伸、内外旋转、左右摇摆活动,互相交替,范围由小渐大,力量由轻而重,不可操之过急。随着活动范围增大,肘关节周围的纤维粘连和疤痕组织逐渐松解,挛缩的肱二头肌亦伸展延长。待肘关节相当松动后,始可进行整复。

(3)复位

术者用两拇指紧紧顶住鹰嘴突,其他四指把住肱骨下端,一助手固定上臂,另一助手握住前臂和腕部,在两助手对抗牵引下,先稍过伸肘关节而后慢慢屈益,此时术者顶住鹰嘴突的两拇指用力向前推,其余四指往后拉,并慢慢将肘关节屈曲到 90°。若鹰嘴向后突出的畸形消失,肘关节外形恢复正常,即表示脱位已复位。复位后,应及时行 X 线检查,特别注意鹰嘴是否骨折,如发现关节间隙较正常为宽,这是因为有组织充填所致,在日后活动中会逐渐恢复正常。

(二)复位后处理

复位后,用托板或石膏托将肘关节固定于屈曲 90°位,2 周后改用三角巾悬吊,患肢作握拳屈腕活动。解除固定后,练习关节伸屈、旋转活动,辨证使用中药内服和熏洗,并配合理疗及轻手法按摩。对于手法复位失败或不适合于手法复位的病例,可采用手术切开复位。

三、小儿桡骨头半脱位

小儿桡骨头半脱位多见于 4 岁以下的幼儿,其桡骨头发育尚不完全,头颈直径几乎相等,有时头甚至还小于颈,环状韧带松弛,故在外力作用下容易发生半脱位。

1.病因病理

多为间接外力引起。当幼儿肘关节在伸直位受到牵拉,如穿衣或在练习步行中摔倒时,幼儿腕部被握住,关节腔容积增大,其内的负压将关节囊和环状韧带一起吸入肱桡关节间隙,桡骨头被环状韧带卡住,阻碍回复原位。

2.诊断要点

患肢有被牵拉的外伤史,幼儿哭闹,不肯举动,常拒绝别人触动伤肢及拒绝检查,肘关节保持半屈曲、前臂旋前位,桡骨小头部位有明显压痛,肘关节不敢屈曲,被动屈肘时患儿疼痛哭闹,肘关节无明显的肿胀,无畸形。X 线检查常不能显示病变。

3.治疗方法

手法复位：以伤肢右侧为例，家长抱患儿正坐，术者用右手握住其前臂，左手拇指放于桡骨头外侧处，并慢慢将前臂旋后，一般半脱位在旋后过程中常可复位，若不能复位，则右手稍加牵引至肘关节伸直旋后位，左手拇指加压于桡骨头处，然后屈曲肘关节，常可听到或感到有轻微的滑入声，便已复位。复位后，患儿肘部疼痛多能立即消失，且能屈肘自如，或上举取物。复位后，一般不需固定，可嘱家长在近期内避免牵拉患肢，以防发生再脱位。

四、月骨脱位

腕骨中月骨易脱位，且以月骨向掌侧脱位最常见。在月骨前后为桡月前后韧带，其血运通过前后韧带进入月骨。月骨凸面与桡骨下面构成关节，其凹面与头状骨相接触。月骨的前面相当于腕管，为屈指肌腱和正中神经所通过。

1.病因病理

多由传达暴力所致，跌倒时手掌先着地，手腕背伸时，月骨被桡骨下端和头状骨挤压而向掌侧脱位（前脱位）。由于暴力的大小不同，月骨脱位程度和预后也不同。

2.诊断要点

（1）有明显外伤史，伤后腕部掌侧疼痛、肿胀、隆起。

（2）体征：由于月骨脱位压迫屈指肌腱，使之张力加大，腕关节呈屈曲位，中指不能完全伸直，握拳时第三掌骨头有明显塌陷，叩击该掌骨头有明显疼痛，脱位的月骨还可能压迫正中神经，使正中神经支配区的桡侧三个手指麻木。X线正位片显示月骨由正常的四方形变成三角形，月骨凸面转向头状骨，头状骨轻度向近侧移位，侧位片可见月骨移位于腕关节掌侧，月骨的凹形向掌侧倾斜，凸面向背侧。

3.治疗方法

（1）手法复位

患者作臂丛阻滞麻醉后，肘关节屈曲90°，两助手分别握住肘部和手指对抗牵拉，在拔伸牵引下前臂旋后，腕关节背伸，使桡骨和头状骨的关节间隙加宽，术者两手握住患者腕部，两拇指用力推压月骨凹面的远端，迫使月骨进入桡骨和头状骨的间隙，然后逐渐使腕掌屈，当月骨有滑动感，中指可以伸直时，多数表明已经复位。但因月骨较小，拇指压力较平均，有时不易将其推压复位，可用20号注射针头或克氏钢针，在无菌操作及X线透视下，自掌侧把针刺入月骨凹面的远端，在对抗牵引下，向背侧压迫，协助复位。复位后即在X线下复查，若月骨凹形关节面已与头状骨构成关节，其形成又恢复为四边形，即表示复位良好。

（2）复位后处理

复位后，用塑形夹板将腕关节固定于掌屈30°位，1周后改为中立位，固定期间手指应经常作功能活动，2周后作腕关节活动，辨证使用中药内服和熏洗。

五、掌指关节及指间关节脱位

（一）掌指关节脱位

掌指关节脱位以向掌侧者最多,其中尤以拇指和食指最多见。

1.病因病理

手指扭伤、手指强力背屈等可引起掌指关节脱位,多见于拇指及食指。掌侧关节囊被撕裂,掌骨头穿过关节囊的裂口,又经屈肌腱的一侧滑向掌侧皮下,指骨基底移位于掌骨头背侧。如关节囊裂口较小,掌骨头往往如钮扣状被交锁其中,造成整复困难。

2.诊断要点

患处疼痛、肿胀、畸形明显,掌侧面隆起,在远侧掌横纹皮下可摸到脱位的掌骨头,手指缩短,掌指关节弹性固定于过伸位,功能丧失,指间关节呈屈曲位。X线摄片可清楚地显示移位的掌骨头和指骨基底部。

3.治疗方法

（1）手法复位

可在局麻下,助手一人固定前臂腕上部,术者用一手拇指与示指握住脱位手指,呈过伸位,顺畸形方向作持续牵引,同时用另一手握住患侧腕关节以拇指抵于患指基底部推向远端,使脱位的指骨基底与掌骨头相对,然后轻度屈曲患指,即可复位。如手法不成功应即行手术复位。

（2）固定方法

用金属压舌板压弯或用绷带卷垫于掌指关节掌侧,使掌指关节固定于半屈曲位3周。

（3）药物治疗

在固定期间,内服跌打散,外敷消瘀退肿药膏。去除固定后,内服正骨紫金丹,外贴跌打膏药。

（二）指间关节脱位

指间关节脱位颇为多见,各手指的近侧或远侧指间关节都可发生。

1.病因病理

过伸、旋转或侧向暴力可使指间关节脱位及侧副韧带断裂,关节囊撕裂或撕脱,产生关节脱位,甚至伴有指骨基底小骨片撕脱。脱位的方向大多是远段指节向背侧及侧方移位。

2.诊断要点

伤后关节局部肿胀、疼痛、活动受限、弹性固定、畸形、压痛,被动活动时疼痛加重。若侧副韧带已断,则出现明显侧方活动。X线照片可确定是否并发指骨基底撕脱性骨折。

3.治疗方法

（1）手法复位

术者一手固定伤肢掌部,另一手握住伤指顺势拔伸牵引,同时用拇指将脱出的指骨基底部推向前方,并轻度屈曲手指,即可复位。

（2）复位后处理

整复后,外敷消瘀退肿药膏或用胶布固定2～3周,使损伤的关节及副韧带得到愈合。解除固定后,用中草药熏洗患指,并开始主动活动锻炼。

（孔祥锋）

第四节　下肢脱位

一、髋关节脱位

髋关节脱位是下肢比较常见的脱位。髋关节骨性结构由髋臼和股骨头组成。髋臼位于髋骨外侧中部，朝向前外下方，髋臼周缘有关节盂缘软骨附着，以加深关节窝。股骨头呈球状，其2/3纳入髋臼内。除骨性稳定外，坚强的关节囊、周围韧带、肌肉和与股骨头相连的圆韧带，构成了髋关节的稳定性。因此，只有在强大暴力作用下才可能发生。髋关节脱位多见于青壮年男性。

根据脱位后股骨头移位的情况，可分为三种类型。股骨头停留在髂坐线的前方者为前脱位；停留在该线后方者为后脱位；股骨头向中线，冲破髋臼底部进入盆腔者，为中心性脱位，临床以后脱位多见。

【病因病机】

髋关节是结构比较稳定的关节，引起脱位常需强大的暴力，因而，在脱位的同时，软组织损伤较严重，并且常常合并其他部位损伤。多由间接暴力引起，如车祸、坠堕、塌方等，亦可发生于屈髋位如从高处跳下、骑马跌倒等，足或膝着地而致脱位。

1.后脱位　当髋关节屈曲90°时，过度内旋内收，则使股骨头的大部分移到较薄弱的关节囊后下方。当受到来自腿部、膝部向后方的暴力与作用于腰背部向前的暴力作用时，可使股骨头冲破关节囊而脱出髋臼，发生后脱位。有时可伴有髋臼后缘的骨折或坐骨神经损伤。

2.前脱位　髋关节在外展、外旋时受暴力作用，大转子顶端即与髋臼上缘相接触，股骨头因杠杆作用，突破关节囊的前下方薄弱区，形成前脱位。脱位后，若股骨头停留在耻骨支水平，则为耻骨部脱位，可引起股动、静脉受压而出现下肢血循环障碍；若股骨头停留在闭孔，则成为闭孔脱位，可压迫闭孔神经而出现麻痹。

3.中心性脱位　当强大的暴力从外侧作用于大转子外侧，或髋关节在轻度屈曲外旋位，受到顺着股骨纵轴的传导暴力冲击，使股骨头冲击髋臼底部，引起臼底骨折。当暴力继续作用，股骨头可连同髋臼的骨折块一同向盆腔内移位，成为中心性脱位。中心性脱位引起髋臼骨折，骨折可成星状或粉碎型。中心性脱位时，关节软骨损伤一般较严重，而关节囊及韧带损伤则相对较轻。严重的脱位，股骨头整个从髋臼骨折的底部穿入骨盆，股骨颈部被髋臼骨折片夹住，使复位困难，但这种情况比较少见。

4.陈旧性脱位　当脱位超过3周，髋部软组织损伤已在畸形位置下愈合，髋臼内的血肿已机化变为结实的纤维组织，周围肌腱、肌肉挛缩，撕破的关节囊裂口已愈合，股骨头被大量的瘢痕组织粘连，固定于脱臼位置。患肢因长时间活动受限、废用，可发生骨质疏松，尤其是粗隆间和股骨颈，在手法复位时易发生骨折。

有时特别强大的暴力可在造成脱位的同时造成股骨干骨折，此类型罕见。

【诊断要点】

髋关节脱位均有明确外伤史（如撞车、塌方、高处坠落等），伤后髋部疼痛；肿胀、活动功能障碍，不能站立行走，畸形并弹性固定。不同类型脱位，有不同表现，严重者还可发生骨折及神经、血管损伤等并发症。

1.后脱位　患肢呈现屈髋、屈膝、内收、内旋及短缩的典型畸形。患侧臀部隆起，大转子向后上移位，在髂前上棘与坐骨结节联线后上方可触及股骨头。髋关节主动活动丧失，被动活动时，出现疼痛加重及弹性固定，患侧膝关节常置于健侧膝上部，粘膝征阳性。粘膝征是鉴别诊断髋关节前、后脱位的检查法。X线检查见股骨头位于髋臼的外上方，股骨颈内侧缘与闭孔上缘所连的弧线（Shenton线）中断，应当注意观察有无合并髋臼后缘骨折。对每一例髋关节后脱位的患者，都应该认真检查有无坐骨神经损伤及同侧股骨干骨折。

2.前脱位　患髋关节呈屈曲、外展、外旋畸形，患肢较健肢长。伤侧膝部不能靠在对侧大腿上。股骨头可位于髂前上棘与坐骨结节的连线（Neleton线）之下，在闭孔前或腹股沟附近可摸到股骨头。若股骨头停留在耻骨上支水平，压迫股动、静脉出现下肢血液循环障碍。摄X线片可见股骨头在闭孔内或耻骨上支附近，股骨头呈极度外展、外旋位。

3.中心性脱位　患髋疼痛、肿胀，畸形多不明显。患侧下肢活动受限，脱位严重者，患肢可有短缩，有轴向叩击痛。若骨盆骨折血肿形成，患侧下腹部有压痛，肛门指检常在伤侧有触痛。X线检查可显示髋臼底部骨折及突向盆腔的股骨头。CT检查可明确髋臼骨折的具体情况。

【治疗】

1.整复方法　新鲜髋关节脱位，只要患者全身情况允许，应立即行手法复位；陈旧性脱位，力争手法复位，若有困难，可考虑切开复位；脱位合并臼缘骨折，一般随脱位的整复，骨折亦随之复位；合并股骨干骨折，先整复脱位，再整复骨折。手法复位一般不需要麻醉，如整复困难亦可选用蛛网膜下腔麻醉（腰麻）或全身麻醉。

（1）后脱位复位手法

1）屈髋拔伸法：患者仰卧于木板床或铺于地面的木板上。助手以两手按压双侧髂前上棘以固定骨盆。术者面向患者，弯腰站立，骑跨于髋膝关节各屈曲90°患肢上，用双前臂、肘窝扣在患肢腘窝部，先在内旋、内收位顺势拔伸，然后垂直向上拔伸牵引，使股骨头接近关节囊裂口，略将患肢旋转，促使股骨头滑入髋臼，当感到入臼声后，再将患肢伸直，即可复位。

2）回旋法：患者仰卧，助手以双手按压双侧髂嵴固定骨盆。术者立于患侧，一手握住患肢踝部，另一手用肘窝上托腘窝部，在向上提拉的过程中，将大腿内收、内旋，髋关节极度屈曲，使膝部贴近腹壁，然后将患肢外展、外旋、伸直。在此过程中，髋部有响声者，复位即告成功。由于此法的屈曲、外展、外旋、伸直是一连续动作，形状恰似一个问号"？"或反问号"？"，故亦称划问号复位法。由于回旋法的杠杆作用力较大，施行手法时动作要轻柔，切勿使用暴力，以免导致骨折或加重软组织的损伤。

3）拔伸足蹬法：患者仰卧，术者两手握患肢踝部，用一足外缘蹬于坐骨结节及腹股沟内侧（左髋脱位用左足，右髋脱位用右足），手拉足蹬，身体后仰，协同用力，两手可略将患肢旋转，即可复位。

4）俯卧下垂法：患者俯卧于床边，双下肢置于床外，一助手扶持健侧下肢，保持伸直水平位,另一助手用双手固定骨盆。患肢下垂,术者一手握其踝关节上部,使膝关节屈曲90°,利用患肢的重量向下牵引,术者可轻旋大腿,用另一手在靠近腘窝处向下加压,增加牵引力,使其复位。

(2)前脱位复位手法

1)屈髋拔伸法:患者仰卧于铺于地面的地板上,一助手按住双侧髂嵴固定骨盆,另一助手屈曲其膝关节,并握住患肢小腿,在髋外展、外旋位渐渐向上拔伸牵引至屈髋90°位,与此同时,术者双手环抱大腿根部,将大腿根部向后外方按压,股骨头即可纳入髋臼。

2)拔伸足蹬法:患者仰卧位,术者两手握患踝部,用一足外缘蹬于坐骨结节及腹股沟内侧,左髋脱位用左足,右髋脱位用右足,足底抵住股骨头,手拉足蹬,缓慢用力,徐徐拉伸,待感觉松弛后,用两手将患腿内收,同时足向外支顶股骨头,即可复位。

3)反回旋法:操作步骤与后脱位相反,即先将髋关节外展外旋,然后屈髋屈膝,再内收、内旋,最后伸直下肢。

(3)中心性脱位复位手法:患者仰卧,一助手握其患肢踝部,使足中立,髋外展30°,缓慢拔伸旋转,一助手握住患者腋窝作反向牵引。术者立于患侧,一手推髂骨,另一只手抓住绕过患侧大腿根部的布带,向外牵拉,即可将内移之股骨头拉出,触摸大转子并与健侧比较,两侧对称,整复成功。也可采用持续股骨髁上牵引,逐步复位。移位的骨碎片可能与脱位的股骨头一并复位。

(4)陈旧性脱位复位手法:脱位未超过2个月,适应手法整复者,可先试行手法复位。在行手法复位前,先行股骨髁上牵引或胫骨结节骨牵引1～2周,重量10～20kg,由原来的内收、内旋和屈髋位逐渐改变牵引方向,至伸直和外展位,克服肌肉、关节囊、韧带和其他软组织的挛缩,待股骨头逐渐牵至髋臼水平或更低,即可在麻醉下行手法复位。施行手法时,用力应由轻到重,活动范围应由小到大,先作髋关节各方向的摇转、扳拉等,逐步解除股骨头周围的粘连。松动至最大限度,再按新鲜脱位的手法复位。切忌使用暴力,以防发生股骨头塌陷或股骨颈骨折等合并症。如手法复位遭遇困难,或病程在1年以上,局部疼痛,畸形明显,髋关节周围软组织挛缩严重、功能障碍明显,以及关节面破坏、髋关节不稳定的青壮年,可手术治疗。

2.复位后检查　复位后,助手将患肢轻放,与健肢并齐,比较双侧肢体长度是否相同,股骨大转子有无上移,畸形是否消失,再托住腘窝部进行各种被动活动,若无障碍,说明复位已成功。

3.固定　一般用皮牵引或沙袋制动。髋关节后脱位,应维持髋部在轻度外展旋中位置,使损伤的软组织获得良好的愈合机会。然后可扶双拐下地行走,但2～3个月内患肢不负重。合并髋臼后上缘骨折者,在复位后,骨折块多数随之复位。经X线检查证实骨折片复位良好者,在髋部外侧用外展夹板固定,并配合持续皮牵引.固定时间应延长至6周左右。髋关节前脱位在皮牵引时,必须维持在内收、内旋、伸直位,避免患肢外展。髋关节中心性脱位可以在外展旋中位牵引6～8周。

4.药物治疗　初期以活血化瘀为主,可内服舒筋活血汤或肢伤一方;外敷消肿散、双柏散或活血散。中期和后期则着重补益气血,强壮筋骨,内服选用生血补髓汤、补肾壮筋汤、虎潜丸等;外敷接骨续筋药膏或舒筋活络药膏。解除固定后可用海桐皮汤或下肢损伤洗方等煎汤熏洗。

5.练功活动　在牵引或夹板、沙袋制动期间,应进行股四头肌及踝关节功能锻炼。以防止肌肉萎缩及关节粘连。解除固定或牵引后,可先在床上作屈髋、屈膝、内收、外展和内、外旋锻炼。以后逐步作扶拐不负重锻炼。3个月后,方可作下蹲、行走等负重锻炼。中心性脱位,关节面因有破坏,床上练习可适当提早,而负重锻炼则应相对推迟,以减少发生股骨头无菌性坏死及创伤性关节炎的发生率。

二、膝关节脱位

膝关节是人体最大、结构最复杂的关节,负重量大且运动较多。关节接触面较宽阔,由股骨远端、胫骨近端和髌骨构成,属屈戌关节。膝关节的骨性结构不稳定,其附属结构复杂,借助关节囊、内外侧副韧带、前后十字韧带、半月板等连接和加固,周围有坚强的韧带和肌肉保护而保持稳定。腘动脉主干位于腘窝深部,紧贴股骨下段、胫骨上段,位于关节囊与腘肌筋膜之后。

因为膝关节有坚强的附属结构维持其稳定性,故只有遭受强大暴力,周围软组织大部分被破坏后,才可导致脱位,会并发韧带、半月板损伤,乃至骨折或神经、血管的损伤,如没有及时妥善诊治,可导致严重后果。膝关节脱位比较少见,好发于青壮年。

【病因病机】

膝关节脱位由强大的直接暴力及间接暴力引起,以直接暴力居多。暴力直接撞击股骨下端或胫骨上端造成脱位。间接暴力则以股骨下端固定而作用于胫骨的旋转暴力多见。根据暴力作用方式和脱位后胫骨上端所处位置,可分为前脱位、后脱位、内侧脱位、外侧脱位和旋转脱位。其中,前脱位最常见,内、外侧及旋转脱位较少见。

1.前脱位　多为膝关节强烈过伸损伤所致。当膝关节过伸超过30°时,或屈膝时,外力由前方作用于股骨下端,或外力由后向前作用于胫骨上端,使胫骨向前移位。此类脱位最常见,多伴有关节后侧囊撕裂、交叉韧带断裂,或伴有腘动、静脉损伤。

2.后脱位　当屈膝时,暴力作用于胫骨上端,使其向后移位。多有十字韧带断裂,腘动、静脉损伤。

3.外侧脱位　由于强大外翻力或外力直接由外侧作用于股骨下端,而使胫骨向外侧移位。

4.内侧脱位　强大外力由外侧作用于胫、腓骨上端,使胫骨内移脱位,严重者易引起腓总神经牵拉损伤。

膝关节完全脱位时,常造成关节周围软组织的严重牵拉撕裂性损伤,多为前、后交叉韧带完全撕裂,一侧副韧带断裂和关节囊后部撕裂;并可使肌腱及韧带附着的骨骼如胫骨结节、胫骨棘及胫、股骨髁撕脱或挤压骨折。因膝关节位置表浅,脱位可为开放性。前、后脱位占整个脱位的半数以上,可使腘动脉断裂。因为大量出血而在腘部形成巨大血肿,压迫腘部血管分支;出血后向下流入小腿筋膜间隔,又加重膝以下缺血,若不及时处理,则可导致肢体坏死而截肢。内侧严重脱位可引起腓总神经损伤。有时,被撕裂的软组织嵌顿于关节间隙内,或股骨髁被套在关节囊裂口,或嵌入股内侧肌形成的扣孔或裂口内,影响闭合复位。因局部软组织被嵌顿,常牵拉皮肤向内而在局部出现皮肤陷窝。

【诊断要点】

有严重外伤史,伤后膝关节剧烈疼痛、肿胀、关节活动受限,下肢功能丧失。不全脱位者,由于胫骨平台和股骨髁之间不易绞锁,故脱位后常自行复位而没有畸形,在临床上,容易忽略膝关节脱位过程中,伴随产生的膝关节附属软组织结构的损伤,应该给予充分的重视。完全脱位者,患膝畸形明显,下肢短缩,可出现侧方活动与弹性固定,在患膝的前后或侧方可摸到脱出的胫骨上端与股骨下端。前后脱位时,膝部前后径增大,内外侧脱位,关节横径增大,侧向活动明显。合并十字韧带断裂时,抽屉试验阳性。合并内、外侧副韧带断裂时,侧向试验阳性。

若出现小腿与足趾苍白、发绀,腘窝部有明显出血或血肿,足背动脉和胫后动脉搏动消失,表示有腘动脉损伤的可能;或膝以下虽尚温暖而动脉搏动持续消失,亦有动脉损伤的可能性,要立即复位和处理。如果受伤后即出现胫前肌麻痹,小腿与足背前外侧皮肤感觉减弱或消失,是腓总神经损伤的表现。膝部 X 线正侧位片,可明确诊断及移位方向,并了解是否合并骨折。

【治疗】

膝关节脱位属急重症,一旦确诊,即应在充分的麻醉下,行手法复位。有血管损伤表现的,在复位后未见恢复,应及时进行手术探查,以免延误病情。神经损伤如为牵拉性,则多可自动恢复,可暂时不作处理,密切观察。若韧带、肌腱或关节囊嵌顿而妨碍手法复位,应早期手术复位。神经或韧带断裂,如情况允许,亦应早期修补。

1.整复方法　一般在腰麻或硬膜外麻醉下进行,患者取仰卧位。一助手用双手握住患侧大腿,另一助手握住患侧踝部及小腿作对抗牵引,保持膝关节半屈伸位置,术者用双手按脱位的相反方向推挤或提托股骨下端与胫骨上端,如有入臼声,畸形消失,即表明已复位。

复位后,将膝关节轻柔屈伸数次,检查关节间是否完全吻合,并可理顺被卷入关节间的关节囊及韧带和移位的半月板,关节穿刺,抽尽关节内的积液与积血,以防血肿机化关节粘连。检查患肢末梢血运,尤其是足背及胫后动脉的搏动情况,并摄 X 线片检查复位情况。

2.固定方法　膝关节加压包扎,用长腿夹板或石膏托屈曲 20°～30°位 6～8 周。禁止伸直位固定,以免加重血管、神经损伤。抬高患肢,以利消肿,防止小腿筋膜间隔综合征的产生。

3.手术治疗的适应证　膝关节脱位并发韧带、血管损伤及骨折者,应手术治疗。手术不但可修复韧带,而且可检视半月板有无损伤,以便早期处理。关节内如有骨软骨碎屑也可得到及时清理,以免形成关节游离体。合并腘动脉损伤者更应及时进行手术探查及修复。

4.练功活动　复位固定后,即可作股四头肌舒缩及踝关节、足趾关节屈伸功能锻炼。4～6周后,可在固定下,作扶双拐不负重步行锻炼,8周后可解除外固定。先在床上练习膝关节屈伸,待股四头肌肌力恢复及膝关节屈伸活动稳定、有力以后,才可逐步负重行走。

三、髌骨脱位

多数是由于膝关节骨性组织结构及软组织发育缺陷,或暴力致股内侧肌及扩张部撕裂,促使髌骨向外侧脱出;髌骨向内侧脱位者少见。

髌骨是人体最大的籽骨,是膝关节的组成部分。生理功能主要是传递并加强股四头肌的力量,维持膝关节的稳定,保护股骨关节面。

【病因病机】

1.**外伤性脱位**　外伤性脱位可以因为关节囊松弛,股骨外髁发育不良而髌骨沟变浅平,或伴有股内侧肌肌力弱,或在损伤时大腿肌肉松弛,股骨被强力外旋、外展,或髌骨内侧突然遭受暴力打击,可完全向外脱出。当用力踢东西时,突然猛力伸膝,股四头肌的内侧扩张部撕裂也可引起髌骨向外侧脱位。外侧撕裂而向内侧脱位极少见。当暴力作用下,股四头肌断裂或髌韧带断裂,髌骨移位于下方或上方,有时可夹在关节间隙。

2.**习惯性脱位**　由于股四头肌特别是内侧肌松弛,髌骨发育较小,股骨外髁扁平,并有膝外翻畸形,髌腱的抵止部随着胫骨外翻而向外移位,使股四头肌与髌腱的作用力线不在一条直线上而向内成角。胫骨有外旋畸形时,亦可引起髌骨脱位。轻度外力,有时甚至屈伸膝关节即可诱发脱位。外伤性脱位治疗不当,如股内侧肌未修补或修补不当,亦常为习惯性脱位的主要原因。

【诊断要点】

1.**外伤性脱位**　受伤史。伤后部肿胀、疼痛,膝关节呈半屈曲位,不能伸直。膝前平坦,髌骨可向外、内方脱出。或有部分患者就诊时,髌骨已复位,仅留下创伤性滑膜炎及关节内积血或积液,在髌骨内上缘之股内侧肌抵止部有明显压痛。可通过详细询问病史以帮助诊断。膝部 X 线侧、轴位片可见髌骨移出于股骨髁间窝之外。

2.**习惯性脱位**　青少年女性居多,多为单侧,亦有双侧患病。有新鲜创伤性脱位病史,或先天发育不良者,可无明显创伤或急性脱位病史。每当屈膝时,髌骨即在股骨外髁上变位向外侧脱出。脱出时伴响声,膝关节畸形,正常髌骨部位塌陷或低平,股骨外髁前外侧有明显异常骨性隆起。局部压痛,轻度肿胀,当患者忍痛自动或被动伸膝时,髌骨可自行复位,且伴有响声。平时行走时觉腿软无力,跑步时常跌倒。膝关节 X 线轴位片可显示股骨外髁低平。

【治疗】

1.**整复方法**　患者取仰卧位。外侧脱位时,术者站于患侧,一手握患肢踝部,一手拇指按于髌骨外方,使患膝在微屈状态下逐渐伸直的同时,用拇指将髌骨向内推挤,使其越过股骨外髁而复位。复位后,可轻柔屈伸膝关节数次,检查是否仍会脱出。

2.**固定方法**　长腿石膏托或夹板屈膝 20°～30°固定 2～3 周。若合并股四头肌扩张部撕裂,则应固定 4～6 周,固定时应在髌骨外侧加一压力垫。

3.**手术治疗的适应证**　外伤性脱位,有严重的股四头肌扩张部或股内侧肌撕裂及股四头肌腱、髌韧带断裂等,应立即作手术修补。习惯性脱位,则以调整髌骨力线为主,如股内侧肌髌前移植术,胫骨结节髌腱附着部内移及内侧关节囊紧缩术,膝外翻畸形截骨矫正术或股骨外髁垫高术。在胫骨上端骨骺未闭合前,尽量不作截骨术或垫高外髁手术。

4.**药物治疗**　早期活血消肿止痛,方选活血舒肝汤加木瓜、牛膝;中期养血通经活络,内服活血止痛丸;后期补肝肾,强筋骨,可服健步虎潜丸。

外治:早期可用活血止痛膏以消肿止痛,后期以苏木煎熏洗患肢以舒利关节。

5.**练功活动**　抬高患肢,并积极作股四头肌舒缩活动。解除外固定后,有计划地指导加强股内侧肌锻炼,逐步锻炼膝关节屈伸。

四、跖跗关节脱位

跖跗关节是由 5 个跖骨和相应跗骨组成的关节。其关节腔独立,活动性较大。除第 1、2 跖骨外,跖骨之间均有横韧带(骨间韧带)相连,在第 1 楔骨、第 2 跖骨之间的楔跖内侧韧带是跖跗关节最主要的韧带之一。

跖跗关节是足横弓的重要组织部分。其位置相当于足内、外侧缘中点画一连线,即足背的中部横断面。损伤后若恢复不完全,必然影响足的功能。

【病因病机】

跖跗关节脱位多因急剧暴力引起,如高处坠下或直接外力作用于前足,跖跗关节突然强屈,跖骨垂直位着地所致。5 个跖骨可以向外、上脱位;也可第 1 跖骨向内侧脱位,其余 4 个跖骨向外侧脱位。由于足背动脉终支,自第 1、2 跖骨间穿至足底形成足底动脉弓,脱位时易受损伤;若因牵拉又引起胫后血管痉挛和主要跖血管的血栓形成,这时前足血运受阻,如不及时复位,将引起前足坏死。因此,整复前后,均应注意足部循环情况。开放性骨折多由重物直接砸压于足前部或车轮碾压前足时发生。在造成脱位的同时,可伴有严重的足背软组织损伤及其他跗骨与跖骨骨折,关节多为半脱位。

【诊断要点】

损伤后前足或足背部肿胀、疼痛、功能丧失,足部畸形呈弹性固定。分离性脱位者,足呈外旋、外展畸形,足宽度增大,足弓塌陷。开放性骨折脱位者软组织损伤严重,可有骨端外露或骨擦音。有血管损伤时前足变冷、苍白。足部正、侧位 X 线检查,可明确脱位类型、跖骨移位方向及是否伴有骨折。

【治疗】

跖跗关节脱位早期容易手法复位,应尽早实施。

1.整复方法　手法复位应在麻醉下进行。患者仰卧,膝屈曲 90°,一助手握踝部,另一助手握前足作对抗牵引,术者站于患侧,按脱位类型以相反方向,用手直接推压跖骨基底部使之回复。如第 1 跖骨向内,第 2～5 跖骨向外,则用两手掌对向夹挤,将脱出分离的跖骨推向原位。

2.固定方法　跖跗关节脱位整复后容易再脱位,因此,必须作有效的外固定。采用一直角足底后腿托板,连脚固定踝关节背伸 90° 中立位。足弓处加厚棉垫托顶,以维持足弓;在足背处或足两侧脱出跖骨头处加压力垫,然后上面加一大小与足背相等的弧形纸板,用绷带加压将纸板连足底托板一齐包扎固定 3～4 周。复位后如不稳定则在松手后即刻又脱位,可经皮穿钢针交叉内固定,6～8 周后拔出固定钢针。

3.手术治疗适应证　手法整复多次未成功者或开放性脱位可行切开复位,复位后用细钢针经第 1、5 跖骨穿入第 1 楔骨及骰骨固定。如合并跖骨骨折,亦可行钢针内固定。陈旧性跖跗关节损伤多遗留有明显的外翻平足畸形,足内侧有明显的骨性突起,前足关节僵硬并伴有疼痛症状,可考虑跖跗关节融合术、足内侧骨性突起切除术等。

4.药物治疗　可参照骨折脱位三期用药方法。开放脱位骨折,早期应配合使用清热解毒药物,如金银花、连翘、蒲公英等。

5.练功活动　去除固定后,加强熏洗及踝部背伸、跖屈锻炼,并可用有足弓垫的皮鞋练习行走。

五、跖趾关节及趾间关节脱位

跖趾关节脱位,是指跖骨头与近节趾骨构成的关节发生分离。由于关节囊较坚韧并有肌腱保护,因此较少见,临床上主要足第1跖趾关节向背侧脱位。近节趾骨与远节趾骨间关节发生分离者,称趾间关节脱位,见于踇趾与小趾。

【病因病机】

跖趾关节与趾间关节脱位,多因奔走急迫,足趾踢碰硬物或重物砸压而引起;剧烈的扭转暴力,其他使足趾过伸的暴力,如由高坠下、跳高、跳远时足趾先着地,也可发生。由于第1跖骨较长,前足踢碰时常先着力,外力直接砸压亦易损及,故第1跖趾关节脱位较常见。脱位的机理多因外力迫使跖趾关节过伸,近节趾骨基底脱向跖骨头的背侧所致。趾间关节脱位的方向亦多见远节趾骨向背侧移位,若侧副韧带撕断,则可向侧方移位。

【诊断要点】

有明显的外伤史,局部肿胀,疼痛较剧,患足不敢触地,趾背伸过度、短缩,关节屈曲,第1跖骨头在足底突出,踇趾近节趾骨基底部在背侧突出,关节呈弹性固定。趾间关节脱位的足趾缩短,前后径增大,局部肿胀、疼痛,活动时痛剧,呈弹性固定。足部X线正、侧位片可明确诊断及了解是否合并骨折。

【治疗】

复位一般以手法为主。开放性脱位可在复位后对创口清创缝合。单纯脱位一般不需要麻醉或仅用局麻。

1.整复方法

(1)跖趾关节脱位:一助手固定踝部,术者一手持踇趾,或用绷带提拉踇趾用力牵引,一手握前足,先用力向背牵引,加大畸形,然后握足背的指用力将脱出的趾骨基底部向远端推出,当滑到跖骨头处,在维持牵引下,将趾迅速跖屈,即可复位。

(2)趾间关节脱位:术者一手握踝部或前足,一手捏紧足趾远端,水平牵引拔伸即可复位图。

2.固定方法　跖趾关节脱位整复后,用绷带包扎患处数圈,再以夹板或压舌板固定跖趾关节伸直位2～3周。

3.手术治疗适应证　陈旧损伤未复位者可导致爪状趾畸形及创伤性关节炎,这种情况有必要手术纠正畸形以利于负重及解除症状。跖趾关节脱位偶有闭合复位不成功者,可能是籽骨嵌入关节,应及时手术治疗。

4.练功活动　早期即可作踝关节屈伸活动。1周后肿胀消退,可扶拐以足跟负重行走。4周后可去除外固定逐步练习负重行走。

(刘红顺)

第十五章 筋 伤

第一节 筋伤概述

凡各种外来暴力或慢性劳损等因素造成筋的损伤,统称为筋伤,俗称伤筋,包含现代医学所指的软组织损伤。筋的含义可以理解为现代解剖学的软组织,主要是指皮下组织、筋膜、肌肉、肌腱、腱鞘、韧带、关节囊、椎间盘、关节软骨盘、周围神经及血管等组织。

一、病因病机

筋伤的发病因素比较复杂,但归纳起来主要为外因和内因两大类。其中外力伤害和劳损伤害是筋伤的主要致病因素。

外来暴力的猛烈撞击、强力扭转、牵拉、压轧、跌仆闪挫等均可引起急性筋伤。受伤后肌肉或损或断,络脉受损,气滞血瘀,轻者肿胀疼痛,重者可发生肌肉纤维部分或完全断裂,或合并撕脱骨折或脱位,引起肢体功能障碍,甚则合并全身症状。急性筋伤失治和误治,迁延日久,则瘀血凝结,气血滞涩,血不荣筋,导致局部软组织变性、肥厚,甚则粘连,形成筋肉挛缩而疼痛、活动受限,转变为慢性伤筋。

此外也可因慢性积劳成伤,称为慢性劳损。劳损性疾患好发于多动、负重关节,如腰、肩、肘部等。由于局部活动过度,劳伤气血,肝肾亏虚,则精血不能濡养筋骨而致手足拘挛,肢体麻木甚至痿软无力,屈伸活动不利等。此外,风寒湿邪侵袭也可成为慢性劳损的发病因素。

二、筋伤的分类

(一)按受伤的性质分类

1.扭伤 多由于间接暴力使肢体和关节突然发生超出生理范围的活动,使筋膜、肌肉、韧带过度扭曲、牵拉引起损伤。扭伤多发生在关节及关节周围的组织,如踝关节扭伤。

2.挫伤 系直接暴力打击、撞击或重物挤压肢体引起的闭合性损伤。以外力直接作用于局部皮下或深部组织损伤为主。轻则局部血肿、瘀血,重则肌肉、肌腱断裂,关节错缝或血管、神经损伤,甚至脏腑损伤。

3.碾压伤 由于钝性物体的推移挤压与旋转挤压直接作用于肢体,造成以皮下及深部组织为主的碾挫伤或脱套损伤。其特点是肌肉组织与神经、血管俱伤,易造成局部坏死与感染。如上肢被绞入机器内即属于碾压伤。

(二)按筋伤的病理变化分类

1.撕裂伤 由于扭挫、牵拉等强大外力造成筋的部分撕裂伤。一般腰部、膝部、踝部及指间关节扭伤等多属于撕裂伤。

2.断裂伤 断裂伤的机制与撕裂伤同,只是造成筋断裂伤的外力要比导致撕裂伤的外力大,可出现严重的功能障碍和明显的局部肿痛、瘀斑、畸形等临床表现。

3.筋出槽 系指外力作用于肢体,造成筋转、筋歪、筋走、筋翻等,局部瘀肿,触摸可发现肌腱、韧带等位置的改变。

4.骨错缝 是指可动关节和微动关节在外力的作用下发生微细离位,也称关节骨缝错开。多因扭伤、挫伤而并发,可出现关节功能障碍和局部疼痛、肿胀等。

(三)其他

按受伤的时间分为急性筋伤和慢性筋伤;按伤后皮肤黏膜有无破损可分为开放性损伤和闭合性损伤等。

三、筋伤的诊断

(一)临床表现

筋伤后的临床表现,主要是肿胀、疼痛、功能障碍三大症状。

1.肿胀 筋伤后局部多有不同程度的肿胀。外力小、损伤程度轻、慢性损伤的局部肿胀轻;外力大、损伤程度重的局部肿胀严重。肿胀的形成一方面是肢体受伤后脉络受损,血溢脉外,形成血肿;另一方面是受伤后局部气血流通受阻,运化失常,水湿停留于肢体局部而产生水肿。临证治疗时要注意鉴别。

2.疼痛 急性伤筋疼痛剧烈,呈锐痛、刺痛等,局部压痛明显而拒按;挫伤积血多呈钝痛、胀痛。慢性伤筋疼痛较缓和,为酸痛、胀痛、隐痛,不拒按;疼痛常与活动牵拉有关,或与天气变化密切相关。神经受刺激时,则可出现神经支配区域内放射性、电灼样疼痛或麻木感等。疼痛部位往往为病灶所在,临证需仔细辨别。

3.功能障碍 由于肢体肿胀疼痛,大多会出现不同程度的功能障碍,其特点是主动活动受限,被动活动尚可。若是关节主动及被动活动均受限者,一般为损伤后肌肉、肌腱、关节囊粘连挛缩所致。若为神经系统损伤可引起支配区域感觉障碍,或肢体功能丧失。撕裂伤或断裂伤的鉴别,可检查有无超过关节正常活动范围的多余性活动来诊断。

另外,严重筋伤可出现畸形,损伤后期可出现肌肉萎缩等。

(二)筋伤并发症

1.撕脱性骨折 多见于关节附近应力集中的骨突部位,由于肌腱附着点受强烈牵拉而引起骨质撕脱。

2.关节失稳或脱位 由于伤筋而发生筋脉松弛,可致关节失稳。筋的撕裂或断裂伤可导致关节稳定性遭到破坏,发生关节半脱位或全脱位。

3.血管、神经损伤 血管损伤或断裂,患肢肿胀明显,出现肢冷,皮肤苍白发绀,肢端动脉搏动减弱或消失等;神经牵拉伤、挫伤、断裂伤或受压,其所支配区域可出现感觉、运动障碍。

4.损伤性骨化(骨质增生) 急性伤筋后局部出血,血肿出现骨化现象,如肘部血肿骨化。此外积累性劳损患处还可以出现韧带钙化,关节缘骨质增生等症。如颈部项韧带钙化、腰椎等关节骨质增生等。

5.骨性关节炎 关节部位的筋伤,因早期处理不当,后期关节软骨面可发生退行性改变,承重失衡,出现关节疼痛,功能障碍。

(三)检查方法

1.局部检查 是筋伤诊断的主要依据。

(1)压痛:损伤局部常有压痛,压痛点又称反应点、应激点,往往是病变所发生部位。检查压痛点时,常用拇指做与肌纤维方向垂直的来回滑动,这样可使压痛点更为明显,用力要由轻到重,患侧与健侧对比,从不痛点到痛点逐步寻找,压痛点大多在肌肉、肌腱、韧带的起止点或受力的交叉点上。

(2)畸形:有无畸形和肿胀,应与健侧对比。筋伤畸形往往没有骨折、脱位明显。

(3)体位:因疼痛和肿胀,损伤肢体常处于某一保护性位置上。依据体位的变化可作出初步判断,如急性腰扭伤患者身体多向患侧侧屈,且用手撑腰。落枕患者颈部僵硬,转头时常连同身体一起转动等。

(4)功能障碍:筋伤的功能障碍往往随肿痛发展而逐步加重,而一般骨折、脱位多是伤后立即功能丧失。临床上应注意检查主动运动及被动运动,及有无超过正常运动范围的多余运动,以便及时作出正确的诊断。

2.X线检查 一般对伤筋的诊断意义不大,但可排除骨折脱位和骨病等。

伤筋的X线检查主要征象为:①患肢增粗、软组织厚度增加;②局部软组织密度增高;③原有组织正常层次模糊不清;④由于关节内积液、积血引起关节囊膨隆,并导致关节囊外脂肪垫间肿胀被推压移位或受压变窄;⑤皮下组织内有间质水肿而成网状结构等。

四、筋伤的治疗

临床上筋伤的治疗应根据病情,确定治疗方案,选用恰当的治疗方法,采用综合治疗,达到提高疗效,缩短疗程的目的。

(一)手法治疗

理筋手法为筋伤治疗的主要方法。

1.常用理筋手法 筋伤常用的治疗手法有单式的㨰法、揉法、推法、拿法、拨法等;复式的按揉法、拿揉法和踩跷法等。辅以摩法、擦法、振法、抖法、拍法、摇法、扳法等。通过手法的协调作用,可达到活血祛瘀,消肿止痛,疏经通络,散寒除痹,松解粘连,滑利关节,理筋整复,解除病理状态下肌肉、肌腱、韧带的紧张、痉挛等作用。

2.理筋手法的治疗原则

(1)施术前要对病情作充分了解,必须明确诊断。对扭挫伤要了解损伤程度,有无断裂等。如有断裂则忌用手法。

(2)手法实施时一般按照手法操作步骤进行,治疗前应作出详细计划,多人配合治疗时更应设置周密计划,做到心中有数,以免发生意外。

(3)施行手法时指导患者密切配合,尽量放松、协作,需要时随时调整姿势、体位。

(4)手法操作应熟练、准确,用力轻巧适度。用力要由轻到重。对于急性损伤,局部肿胀严重的患者手法要轻,新伤常用按法以消肿止痛;慢性劳损患者手法可重些,采用分筋理筋手法等,但切忌粗暴。

(5)手法操作时必须全神贯注,密切观察患者的表情,随时调整手法强度。

(6)手法操作时需熟悉局部正常解剖结构与关节生理活动范围,避免加重损伤。

(7)理筋手法的治疗时间,急性损伤初期治疗时间要短,一般直接采用对症手法治疗即可;慢性劳损、急性损伤中后期可根据病情、部位的不同选择治疗时间,一般15~30分钟为宜。

(8)严格掌握手法治疗的适应证和禁忌证。

3.理筋手法治疗的适应证

(1)各种急慢性筋伤而无肌筋断裂及损伤局部无皮肤黏膜破损患者。

(2)损伤后导致小关节错缝者。

(3)骨折、脱臼及严重筋伤治疗不当遗留关节僵硬及肌肉萎缩者。

(4)痹证及骨关节病变所引起的关节活动不利、肢体疼痛者等。

4.理筋手法治疗的禁忌证

(1)年老、体弱患者和孕妇禁用或慎用手法治疗。尤其对老年性骨质疏松、高血压患者和妊娠3个月左右的孕妇应绝对禁止使用手法治疗。

(2)损伤局部有炎症,皮肤黏膜破损,肌腱或韧带大部分或完全断裂者。

(3)诊断不明的急性脊柱损伤伴有脊髓症状者。

(4)骨肿瘤、骨结核、骨髓炎等骨病患者。

(5)有严重心、脑、肺疾患的患者。

(6)局部肿胀严重的急性筋伤患者早期禁用手法治疗。

(7)精神病发作期,不能配合者,不适宜手法治疗。

(二)药物治疗

1.内治法　伤筋的内治法一般采用三期辨证治疗。伤筋初期气滞血瘀,肿痛剧烈时,采用攻法,治以行气活血、消肿止痛为主,代表方活血止痛汤等加减;中期患部肿痛初步消退,采用和法,治以调和营卫、舒筋活络,代表方舒筋活血汤等加减;后期气血耗损、肝肾亏虚及慢性劳损常兼夹风寒湿邪,采用补法为主,治以补益肝肾、强筋壮骨、温经通络,代表方补肾壮筋汤、麻桂温经汤加减。

2.外治法　是将药物制成一定剂型,放置体表或损伤部位,使药物通过皮肤渗透发挥作用达到治疗目的一种方法。使用方法很多,有外敷、外贴、熏洗、擦剂等。一般可分为早期消瘀退肿止痛类,如消瘀止痛膏等;中期舒筋活血类,如三色敷药等;后期温经通络类,用温经通络膏等。

(三)固定治疗

固定是治疗伤筋的方法之一,其目的是为了维持损伤治疗后的良好位置,使局部得到休息,达到减轻疼痛,加速肿胀吸收,防止损伤加重或骨错缝再移位,为伤筋的修复创造有利条件,减少或避免并发症和后遗症的发生。一般采用绷带、纸板、托板、胶布固定,严重者如韧带、肌腱断裂伤常采用石膏固定。

固定时应注意选择适当的固定方法和用具,密切观察固定后肢体的血运情况,预防压迫性溃疡发生,适当抬高患肢,掌握固定的位置与时间(一般 2～6 周),同时指导患者积极练功,只有这样才能达到预期的治疗效果。

(四)练功疗法

是通过肢体运动的方法来防治筋伤,促使肢体功能加速恢复的一种方法。它具有活血化瘀,消肿止痛,濡养关节经络,防止肌萎缩,避免关节粘连和骨质疏松的作用。在临床应用时,必须注意辨明伤情,制订合理的练习计划,注意动作的准确性,掌握循序渐进、动静结合的原则。

(五)其他治疗方法

1.针灸治疗 遵循"以痛为腧"的原则,取阿是穴与循经取穴相结合,在最痛点进针,以泻法为主,留针 10～15 分钟,有消肿止痛、舒筋活血作用。在伤筋损伤中期采用和法,平补平泻。后期及慢性伤筋,以补法为主,对症施治,以通经活络,促进血脉通畅,恢复肌肉、关节的功能,若针刺后加用艾灸,则收效更为明显。

2.封闭疗法 是通过局部注射药物,达到抑制炎症的渗出,改善局部营养状况,消肿止痛等作用的一种疗法。

3.小针刀疗法 是针刺疗法的针和手术疗法的刀结合的一种闭合性手术疗法。具有剥离粘连,缓解痉挛,松解瘢痕,疏通气血的作用,以及简、便、廉、效的特点。

(1)适应证:主要适用于肌肉、筋膜、韧带等软组织损伤后因粘连而引起的固定性疼痛,以及韧带积累性劳损,各种腱鞘炎、滑囊炎、跟痛症等。

(2)禁忌证:有下列情况者禁用或慎用小针刀治疗。①有发热体征;②有严重心脏病;③施术部位有皮肤感染;④施术部位有重要血管神经或重要脏器而无法避开者;⑤患有血液病;⑥年老体弱或高血压病患者。

4.物理疗法 是利用各种物理刺激作用于机体,引起所需的各种反应,以调节、加强或恢复各种生理功能,影响病理过程,从而达到康复目的的一种疗法,简称理疗。它具有加速创伤的愈合,减少瘢痕和粘连的形成,镇痛以及避免或减轻并发症和后遗症的作用。常用种类有电疗法、光疗法、激光疗法、离子透入疗法、磁疗法、蜡疗法等多种,在临床应用时主要根据患者的病情,以及所具备的条件灵活选择应用。

(孔祥锋)

第二节　肩部筋伤

一、肩部扭挫伤

肩关节是人体活动范围最大的关节,肩部扭伤多为间接外力所致,使肩关节囊、肌腱、韧带等损伤或撕裂;肩部挫伤多为肩部受到直接打击或碰撞而受伤。本病可发生于任何年龄,部位多在肩部上方或外侧方,并以闭合伤为其特点。

(一)病因病理

肩关节在外力驱使下过度扭转,可致关节囊、筋膜损伤及撕裂。重物直接打击肩部,可引起肌肉或脉络的损伤或撕裂,致使瘀肿疼痛,功能障碍。若筋伤严重,筋膜广泛受伤或并发小的撕脱性骨折存在,往往形成慢性迁延过程,继发肩凝症等。

(二)诊断要点

有明确的外伤史。局部瘀肿、疼痛并肩关节功能活动障碍。依症情的轻重、缓急,仔细检查或拍摄 X 线片和及时判断筋断与不断,是否合并骨折,以便下一步治疗。

(三)治疗方法

1.手法治疗　采用揉、搓、滚、按等法以活血舒筋通络。拨筋、弹筋、点穴以消瘀定痛。继而旋摇肩部以提高活动度。部分患者精神过度紧张,不愿接受手法治疗时,可先做药物治疗,待肿痛稍减再做理筋手法。

2.药物治疗

内服药:活血止痛汤加减,或正骨紫金丹、三七活血片、盘龙七伤药片等任选一种。

外敷药:消瘀止痛膏、正骨水、跌打止痛液、跌打万花油等任选一种,以活血散瘀,舒筋活络。

3.固定治疗　用颈腕关节吊带悬挂胸前3～7天。

4.练功疗法　吊带期做耸肩活动,其后可做耸肩环绕、前屈后伸等锻炼,以尽早恢复活动功能。

二、肩关节周围炎

肩关节周围炎的病名较多,有称为冻结肩、五十肩、漏肩风、肩凝症等,是一种多因素的病变,好发于 50 岁左右年龄,女性多见,临床以肩痛、肩关节活动障碍等为主要特征。

(一)病因病理

发生原因不外乎年老体弱失养、慢性劳损、内分泌紊乱复加感受风寒湿邪侵袭肩部,经脉拘急而发病;或继发于肩部损伤,骨折、脱位后长期固定不动,组织挛缩粘连。因而本病的病理表现主要是肩关节的关节囊与关节周围软组织发生的一种范围较广的慢性无菌性炎症反应，引起软组织广泛性粘连,限制肩关节活动所致。

（二）诊断要点

多数病例慢性发病,个别病例有外伤史。主要症状为肩周疼痛,肩关节活动受限或僵硬,疼痛或为钝痛或刀割样痛,昼轻夜重,难以成眠,病人不能卧于患侧,穿衣、梳头时疼痛加剧。检查时局部压痛点在肩峰下滑囊、肱二头肌长头肌腱、喙突、冈上肌附着点等处,亦常见局部广泛性压痛而无局限性压痛点。病程长者,可见肩臂肌肉萎缩,常见于三角肌、肩胛带肌。此病可在进行数月至 2 年左右,在不同的程度上终止。根据不同病理过程或症情状况,可将本病分为急性疼痛期、粘连僵硬期、缓解恢复期。X 线检查多属阴性,但对鉴别诊断有意义。有时可见骨质疏松、冈上肌腱钙化或大结节处有密度增高的阴影。

（三）治疗方法

本病主要是保守治疗。部分病人虽可自行痊愈,但时间长,痛苦大,功能恢复不全。积极地治疗,医患密切配合,加强自主练功活动,可以缩短病程,加速痊愈。

1.急性期(早期)

以疼痛为主,肩关节被动活动尚有较大范围,应嘱减轻持重,减少肩关节活动。治疗上以药物、理疗、封闭、针灸为主。

(1)药物治疗:内服药以补气血、益肝肾、温经络、祛风湿为主,主选独活寄生汤或三痹汤,或口服消炎止痛剂,如芬必得、消炎痛等。外用药多选用海桐皮汤热敷熏洗或坎离砂热熨。

(2)封闭治疗:在关节囊内或明显压痛点处,如肱二头肌长头腱鞘、冈上肌腱、冈下肌、小圆肌起止点处,用 0.5% 普鲁卡因加强的松龙作局部封闭。

(3)针灸治疗:取肩髃、肩髎、肩外俞、巨骨、臑俞、曲池等穴,或阿是穴,用泻法,结合灸法,每日 1 次。

(4)物理疗法:可采用超短波、磁疗、蜡疗、光疗、热疗等,以减轻疼痛、促进恢复。对老年病例,不可无休止地长期电疗,以防软组织弹性更加减低,反而有碍恢复。

2.慢性期(后期)

关节已粘连,关节被动活动功能严重障碍,肩部肌肉萎缩。治疗以手法按摩和自我功能锻炼为主,配合上述疗法,解除肌腱粘连,帮助功能活动恢复。

(1)手法治疗:推拿手法虽各家不同,但方法步骤多为先放松后被动活动肩部,体位既可取端坐位,也可取侧卧位或仰卧位。主要是先运用滚法、揉法、拿捏法作用于肩前、肩后、肩外侧,以充分放松肌肉;继之握患手作牵拉、抖动、旋转活动,最后帮助患肢作外展、上举、内收、前屈、后伸等动作,以松解粘连,增进关节活动度。推拿时会引起疼痛,要注意活动力度,以患者能忍受为宜。隔日治疗 1 次,10 次为 1 个疗程。

(2)练功疗法:是治疗过程中不可缺少的重要步骤,应鼓励患者作臂外展、前屈、后伸、旋转等运动,作"手拉滑车"、"手指爬墙"、"下垂摆动"、"体后拉手"等动作时,要酌情而行,循序渐进,久之可见效果;否则,操之过急,有损无益。

三、冈上肌肌腱炎

冈上肌起于冈上窝,其肌腱与冈下肌、肩胛下肌、小圆肌共同组成肩袖,附着于肱骨解剖颈。其形状如马蹄形,其作用为固定肱骨头于肩胛盂中,协同三角肌动作使上肢外展。所谓冈上肌肌腱炎系指冈上肌肌腱受到喙肩韧带和肩峰的摩擦、挤压而损伤,产生肌腱无菌性炎症。

(一)病因病理

冈上肌位于腱袖之中央,在肩关节肌群中是肩部四方力量之集汇点,因此是比较容易劳损的肌肉。当上臂外展活动时,冈上肌肌腱须通过肩峰与肱骨头之间狭小间隙,极易受压磨损。此外,冈上肌肌腱炎症发生后又易退变并钙化,骤然用力,亦可致扭伤或断裂伤。

(二)诊断要点

好发于中年人,男性多于女性,发病后肩部外侧疼痛,有时向颈部或上肢放射,肱骨大结节上方压痛,肩关节自动外展于 60～120°时出现剧痛,小于 60°和大于 120°运动时无痛,称为"疼痛弧",这是冈上肌肌腱炎的特征。X线检查一般无异常,偶见冈上肌肌腱钙化,骨质疏松,为组织变性后的一种晚期变化,称钙化性冈上肌肌腱炎。

(三)治疗方法

1.手法治疗

根据急、慢性不同病期,病情轻重,选其所宜。急性期以轻手法为主,慢性期手法可稍重。应先用拿捏法疏松冈上部、肩部、上臂部,继而按揉,再以弹拨法舒筋活络。最后用摇肩法和牵抖法,以滑利关节。

2.针灸治疗

取穴如天宗、肩髃、臂臑、曲池等,用泻法,以通络止痛,温经散寒。提插捻转,以肩臂酸痛胀麻为度,留针 20 分钟,可加艾灸。

3.药物治疗

可内服舒筋活血汤、大活络丸、筋骨康健片等,或消炎痛、芬必得等消炎镇痛药。还可外用万花油,健民克伤痛搽剂,以及熏洗或腾药热熨患处。

4.封闭治疗

2%普鲁卡因适量加强的松龙 25mg 作局部封闭。或复方丹参液 2～4ml 局注。1 周 1 次,连续 2～4 次。

5.练功疗法

急性期避免上肢外展外旋等用力动作,慢性期可作甩手、上举等活动。

(孔祥锋)

第三节　肘部筋伤

一、肘部扭挫伤

肘关节为屈戍关节,伸屈范围在 0～140°,由肱尺、肱桡及上尺桡三个关节组成,包在一个关节囊内,前臂的旋转功能由上、下尺桡关节完成,环状韧带使上尺桡关节稳定。肘关节还有内、外侧韧带及伸肌群、屈肌群的肌肉和肌腱所包裹附着。由于肘关节是活动较多的关节,因此该关节发生扭挫伤后治疗不及时或治疗不当,常遗留关节强直的后患。

(一)病因病理

本病多由间接外力致伤,如跌仆、高处坠下、失足摔倒、手掌着地,肘关节处于过度外展、伸直位造成肘部关节囊、侧副韧带、环状韧带和肌腱的不同程度的损伤,局部充血、水肿,严重者关节内出血、渗出,影响肘关节的功能。

(二)诊断要点

有明显的外伤史,肘关节处于半屈伸位,肘部呈弥漫性肿痛,功能障碍。有时出现青紫瘀斑,多见于桡后侧,压痛点常在肘关节的内后方和内侧副韧带附着部。

严重的扭挫伤要注意与骨折相区别,环状韧带的断裂常使桡骨头脱位并尺骨上段骨折。在成人,通过 X 线摄片易确定有无合并骨折,在儿童骨骺损伤时较难区别,可与健侧同时拍片以检查对比,可以减少漏诊。

若肿胀消失,疼痛较轻,但肘关节伸屈功能不见好转,局部的皮肤肌肉较硬,可通过 X 线检查,确定有无合并骨化性肌炎。

(三)治疗方法

1.手法治疗

伤后即来就诊者,宜将肘关节做一次 0～140°的被动屈伸,这对于微细的关节错位可起到整复的作用。若肘伸直受限,可做肘关节的前臂旋后摇法,即在相对牵引拔伸下,边摇边将肘关节趋向伸直。若肘屈曲受限,可作肘关节的捻法治疗,即在相对拔伸下,边揉捻肌筋边被动屈曲肘关节。上述手法不宜反复做,更不能强力屈伸,否则虽能拉开粘连,但同时又引起血肿,以后粘连更加严重,甚至引起血肿的钙化。

2.固定治疗

受伤初期要制动,患肢用三角巾屈肘 90°悬吊于胸前,以限制肘关节的伸屈活动。

3.药物治疗

早期宜散瘀消肿止痛,可内服桃红四物汤、三七粉,局部外敷三色敷药或消肿止痛膏、双柏散。后期宜消肿和络利节,多在局部用药,选用舒筋活血药物熏洗或热敷。

4.练功疗法

2 周后肿痛减轻,可逐步练习肘关节的屈伸功能,应着重于自主锻炼,或辅以被动之理筋按摩,以使粘连机化逐步松解,关节恢复正常。

二、肱骨外上髁炎

本症为肘关节外上髁部之局部性疼痛,并影响伸腕和前臂旋转功能之慢性劳损性疾病。临床亦称肱桡关节滑囊炎、肱骨外髁骨膜炎,因网球运动员较常见,故又称网球肘。

(一)病因病理

多因长期劳累,伸腕肌起点反复受到牵拉刺激,引起部分撕裂和慢性炎症或局部的滑膜增厚,滑膜炎等变化,出现外上髁骨膜炎、滑膜炎、环状韧带创伤,重者可致肌腱断裂。亦有人认为是伸肌总腱穿出神经血管受压所致。多见于特殊工种,如砖瓦工、木工、刻缮人员、网球运动员等。

(二)诊断要点

本病多见于从事前臂劳动强度较大的工种人员,多数起病缓慢,男女比例为 3∶1。主诉肘关节外侧酸痛,病侧手部感到无力,持物时有急骤失落感,前臂旋转活动受限。肱骨外上髁以及肱桡关节间隙处有明显的压痛点。伸肌腱牵拉试验即密耳(Mill 征)试验阳性,即将患侧肘伸直,腕部屈曲,作前臂旋前时,外上髁处出现剧痛。外观上,肘关节不肿,肘之屈伸范围亦不受限制。拍片检查多属阴性,偶见肱骨外上髁处骨质密度增高的钙化阴影或骨膜肥厚影像。

(三)治疗方法

1.手法治疗

先扭转、摇揉上臂、肘部、前臂数分钟,然后用拇指在痛点处用稳定力分刮数次,提弹前臂伸肌群的深浅层各 2～3 次,最后将前臂伸肌于屈腕屈肘,前臂旋前位作屈伸摇动数次,顺势伸肘扳数次。

2.药物治疗

治宜养血荣经,舒筋活络,内服活血汤等。外敷定痛膏或用海桐皮汤熏洗。还可用中药离子导入法。

3.封闭治疗

强的松龙 12.5mg 加 1％普鲁卡因 2ml 作痛点注射,每周 1 次,连续 3～4 次,如无效,则应放弃此疗法。或用当归注射液 2ml 做痛点注射。

4.小针刀疗法

局部麻醉,患者伸肘位,医生左手拇指在桡骨粗隆处将肱桡肌拨向外侧,小针刀沿肱桡肌内侧缘刺入,直达桡肱关节滑囊和骨面,作切开剥离 2～3 针刀即可出针,无菌纱布覆盖针孔,患侧屈伸数下即告结束。

5.手术治疗

适用于保守治疗无效者,常用手术方式有伸肌总腱附着点松解术,环状韧带部分切除术,皮下神经血管束切除术。

(赵智平)

第四节 腕部筋伤

腕关节位于手与前臂之间,是由桡尺骨的远端、远近两排的腕骨、三角软骨盘以及关节囊构成,具有背伸、侧倾、旋转、环转等功能。腕关节周围无肌肉组织,有众多肌腱通过,因此,在遭受外力时,腕关节容易损伤。

一、腕部扭挫伤

腕部扭挫伤是指外力作用造成的腕部的韧带、筋膜的损伤。间接外力所致为扭伤,直接外力所致者为挫伤。临床较多见。

【病因病机】

摔倒时手部着地,致使腕部过度屈伸,超越了腕部的正常活动范围,引起相应的韧带、筋膜、关节囊等组织的损伤。直接暴力打击可致腕部挫伤。

【诊断要点】

有明显的外伤史,伤后腕部肿胀、疼痛,活动时加剧,局部压痛,腕关节活动受限。桡骨茎突疼痛和压痛,多为桡侧副韧带损伤;尺骨茎突疼痛和压痛,多为尺侧副韧带损伤;腕部掌屈时疼痛,多为腕背侧韧带损伤;腕部背伸时疼痛,多为腕掌侧韧带损伤;腕部酸痛无力,尺骨小头异常突起,按之有松动感,多为下尺桡关节韧带损伤。

X线检查:一般无异常发现。

鉴别诊断:腕部的挫伤要与无移位的桡骨远端骨折、腕舟骨骨折相鉴别。无移位的桡骨远端骨折肿胀多不明显,压痛局限在桡骨远端;腕舟骨骨折时,肿胀和压痛点局限在阳溪穴部位,并有第1掌骨和第2掌骨的纵向叩击痛。拍摄腕关节X线片可加以鉴别。

【治疗】

腕关节扭挫伤后应制动休息,必要时行石膏托外固定1~2周。早期可给予冷敷,忌用热敷及局部按摩。以手法治疗为主,配合药物、固定治疗。

1.理筋手法 根据其腕部所伤部位和程度的不同,采用不同的理筋手法。

2.药物治疗 贯彻内外兼治的原则。

(1)内服药:早期肿痛并见,治以活血祛瘀,消肿止痛,方用虎力散胶囊。后期肿胀消退,关节活动尚僵硬者,方用小活络丹或伸筋胶囊。

(2)外用药:早期外敷三色敷药、双柏散或伤痛膏,后期用苏木合剂熏洗。

3.物理治疗 腕关节扭挫伤后期可用中频理疗治疗,以缓解疼痛和肌痉挛,加快局部组织代谢。

4.水针疗法 曲安西龙(确炎舒松)20mg、1%利多卡因溶液2ml加生理盐水2ml混合后痛点及其周围封闭治疗。

5.固定方法　对损伤较重者,可用两块夹板将腕关节固定于功能位 2 周。去除固定后,可用弹力护腕保护。

【预防与调护】

伤后早期宜冷敷,有韧带撕裂者需予以固定。腕部扭挫伤后期容易发生腕部的韧带挛缩,出现腕部关节、掌指关节的僵硬,应主动进行活动,如揉转金属球、核桃,以锻炼手腕部屈、伸和桡、尺侧偏斜及环转。

二、腕三角软骨损伤

腕三角纤维软骨,又称腕关节盘,是位于尺骨和三角骨之间的纤维软骨,呈三角形。三角形较厚的尖端借纤维组织附着于尺骨茎突桡侧及其基底小窝,三角纤维软骨较薄的底附着于桡骨远端的尺骨切迹,与桡骨远端关节面相平行。三角纤维软骨掌背侧与腕关节囊及桡尺远侧关节的掌背韧带紧密相连。腕关节盘横隔于桡尺远侧关节与桡腕关节之间,将两关节腔完全隔开。为增强关节的滑动性并防止在回旋时的损伤,有囊状隐窝借以缓冲和限制前臂过度旋转的功能。三角纤维软骨是腕关节尺侧的缓冲垫,是桡尺远侧关节的主要稳定结构。腕三角纤维软骨无直接的血液供应,仅在周围与关节囊和骨的附着处有少量的血液供应,大部分依赖关节腔的滑液营养。

【病因病机】

腕三角软骨对维持桡尺远侧关节的稳定起到非常重要的作用,限制了前臂的过度旋转。先天、创伤、退变等因素均可引起腕关节三角纤维软骨损伤。损伤处多发生在三角纤维软骨与桡骨远端尺侧边缘处。一般腕关节在工作时多呈旋前位,此时桡腕关节呈尺倾和背伸,三角骨紧压腕三角纤维软骨的远侧关节面上,在一定程度上限制了它的活动;同时在三角纤维软骨的尺骨面因随同桡骨旋转,需要在尺骨头上滑动,此时三角纤维软骨的上下关节面因受力不平衡发生扭曲损伤。当前臂旋前、桡腕关节尺屈、背伸及在手部被固定时,三角纤维软骨发生撕裂。此外,由于桡骨远端骨折等损伤,也可造成腕关节盘破裂。因此,腕三角纤维软骨损伤的早期症状往往被其他严重损伤掩盖而忽略。

【诊断要点】

患者有腕部扭转、牵拉、跌打等外伤史。伤后局部肿胀,腕尺侧疼痛伴有腕部无力,腕关节功能受限,前臂旋转活动及抗旋转活动时引起局部疼痛,尤以旋后时疼痛加重。检查可见尺骨小头移动度增大。后期肿胀基本消退,但尺骨小头部仍有微肿及压痛,酸楚乏力。腕尺侧、桡尺远侧关节压痛,腕部屈伸、旋转活动受限,握力下降,关节弹响。如伴有周围韧带损伤可发生腕关节不稳定,晚期可出现腕关节创伤性关节炎的表现。腕三角软骨挤压试验阳性,将腕关节尺偏,并作纵向挤压,可引起局部的疼痛。

X 线检查:可见下尺桡关节间隙增宽,尺骨小头向背侧移位。腕关节碘油或空气造影可以根据造影剂的流向判断三角纤维软骨损伤的位置。MRI 检查不仅可以直接显示三角纤维软骨的损伤撕裂部位,而且可以显示与其相关的骨与软组织的异常改变,有助于诊断及鉴别诊断。

关节镜检查:关节镜检查为最为可靠的方法。腕关节镜可以直接了解三角纤维软骨损伤的大小、形状和位置,软骨损伤的程度,关节内韧带损伤的情况,而且发现损伤后可以直接进行修复或行其他治疗。

鉴别诊断:本病应注意与月骨无菌性坏死相鉴别。月骨无菌性坏死同样有外伤史,但压痛点在腕正中部。

【治疗】

以手法治疗为主,配合药物、固定、练功治疗。

1.手法治疗

(1)合筋法:患者前臂旋前,掌心向下。术者一手托握伤腕,并用中指扣在伤处(阳谷穴),另一手握住食、中、无名、小指,顺时针、逆时针环转摇晃 6 或 7 次,然后拔伸。在保持拔伸力量的同时,使腕部向桡侧屈,而后再快速向尺侧屈,同时托握腕之手的中指,向桡侧戳按。

(2)屈转法:患者前臂旋后,掌心向上。术者一手托握伤腕,并用中指扣住伤处(神门穴)。另一手自小指侧拿住食、中、无名、小指,由外向里环转摇晃 6 或 7 次,然后向桡侧斜上方拔伸,再向尺侧屈,同时拿腕之手的中指向下戳按。

2.药物治疗　贯彻内外兼治的原则。

(1)内服药:初期可选用虎力散,治以活血,消肿,止痛;后期治宜舒筋活络,方选小活络丹或伸筋胶囊。

(2)外用药:早期外用伤痛膏,后期外用海桐皮汤煎水熏洗。

3.水针疗法　曲安西龙 20mg、1%利多卡因溶液 2ml 加生理盐水 2ml 混合后作痛点及其周围封闭。

4.固定方法　损伤初期,手法捺正下尺桡关节后,将腕关节固定于功能位 4~6 周;损伤中、后期如症状加重时,也可作短期的固定制动。

5.练功活动　在无痛的情况下,逐步进行腕部功能活动。

6.手术治疗　根据损伤的程度不同可选择不同的术式,如尺骨缩短术、三角纤维软骨部分切除术、尺骨头切除术等。手术切口可选腕尺侧背侧切口。

【预防与调护】

损伤早期尽量避免腕部活动,并佩戴护腕保护,在固定期间可做伸直握拳动作。功能活动以在不引起尺骨小头周围疼痛的情况下进行。

三、腱鞘囊肿

腱鞘囊肿是发生于关节部腱鞘内的囊性肿物,是一种关节囊周围结缔组织退变所致的病症。囊肿内含有无色透明或橙色、淡黄色的浓稠黏液,多发于腕背和足背部。患者多为青壮年,女性多见。本病属中医学"筋结"、"筋瘤"范畴。

【病因病机】

外伤筋膜,邪气所居,郁滞不畅,水液积聚于骨节经络而成。多因患部关节过度活动、反复持重、经久站立等,劳伤经筋,以致气津运行不畅,凝滞筋脉而成。此外,骨关节炎、一些系统免疫疾病,甚至是感染也有可能引起。常见患处有手腕、手指、肩部等位置,这由于关节囊、韧带、腱鞘中的结缔组织营养不良,发生退行性变有关。糖尿病患者较易发生。

【诊断要点】

腱鞘囊肿最常见于腕背部,腕舟骨及月骨关节的背侧,拇长伸肌腱及指伸肌腱之间。起势较快,增长缓慢,多无自觉疼痛,少数有局部胀痛。局部可见一个半球形隆起,肿物突出皮肤,直径一般不超过 2cm,表面光滑,皮色不变,触之有囊性感,与皮肤不相连,周围境界清楚,基底固定或推之可动,压痛轻微或无压痛。部分患者囊肿经长期的慢性炎症刺激,囊壁肥厚变硬,甚至达到与软骨相似的程度。多数病例有局部酸胀或不适,影响活动。还可见于踝关节背部和腘窝部。发生于腘窝部者,伸膝时可见如鸡蛋大的肿物,屈膝时则在深处,不易触摸清楚。必要时,B 超检查可帮助确定肿块的性质。

【治疗】

以手法治疗为主,配合针灸、药物,必要时可行手术治疗。

1.手法治疗 对于发病时间短,囊壁较薄,囊性感明显者,可用按压法压破囊肿,用弹力绷带加压包扎 1 周。

2.药物治疗 囊壁已破,囊肿变小,局部仍较肥厚者,可搽茴香酒或展筋丹,亦可贴万应膏,并用绷带加压包扎 2~3 天,使肿块进一步消散。

3.三棱针加水针疗法 局部常规消毒,用三棱针在囊肿边缘平行向中央快速进针,刺至囊肿中央即退针。退针时,用一手拇指按住与针眼相对的侧面,向针眼方向挤压,边挤压边退针,囊肿内容物即随针外溢,至溢尽为止。然后从原针眼进针,注入泼尼松 12.5~25mg、0.5% 普鲁卡因溶液 2ml,注完药液后,再向多方向刺破囊壁。出针后稍加按揉,加压包扎,以减少复发。1 周后如仍有囊肿残留或复发,可重复使用上法。

4.手术治疗 对于反复发作者,可手术切除。仔细分离并完整切除囊壁,如囊壁与关节相通者,应用细针线,缝合关节囊,再将筋膜下左右两侧组织重叠缝合,术毕加压包扎。

【预防与调护】

囊壁挤破后,在患部放置半弧形压片(如纽扣等),适当加压保持 1~2 周,以使囊壁间紧密接触,形成粘连,避免复发。注意休息,避免过量的手工劳动的方式。

四、腕管综合征

腕管综合征,又称腕管狭窄症,系腕横韧带增厚,管内肌腱肿胀,瘀血机化使组织变性,或腕骨退变增生,使管腔内周径缩小,从而压迫正中神经,引起以桡侧 3 个半手指麻木、疼痛,动作不灵活为主要表现的综合征。

腕管系指腕掌侧的掌横韧带与腕骨所构成的骨-韧带隧道。腕管中有正中神经、拇长屈肌腱和 4 个手指的指深屈肌腱、指浅屈肌腱。正中神经居于浅层,处于肌腱与腕横韧带之间。腕管综合征是由于正中神经在腕管中受压,而引起的以手指麻痛乏力为主的症候群。

【病因病机】

腕部的创伤,如桡骨下端骨折、腕骨骨折脱位、腕部扭挫伤、腕部慢性劳损引起肌腱、肌腱周围组织及滑膜水肿、肿胀、增厚,或腕管内有腱鞘囊肿、脂肪瘤等原因,致腕管内容物增加、容积减少、管腔内压力增高,正中神经受到腕横韧带的卡压摩擦所致。

【诊断要点】

腕管综合征主要表现为正中神经受压后,引起腕以下正中神经支配区域内的感觉、运动功能障碍。患者桡侧 3 个半手指麻木、刺痛或烧灼样痛、肿胀感。患手握力减弱,拇指外展、对掌无力,握物、端物时偶有突然失手的情况。夜间、晨起或劳累后症状加重,活动或甩手后症状可减轻。寒冷季节患指可有发冷、紫绀等改变。病程长者大鱼际萎缩,患指感觉减退,出汗减少,皮肤干燥脱屑。

屈腕压迫试验:腕关节极度掌屈,1 分钟后,自觉正中神经单一支配区麻木加重者为阳性。可双侧对比。也可在屈腕时,检查者拇指压迫腕部正中神经部位,麻木加重者为阳性。

叩击试验:即叩击腕横韧带之正中神经处,患指症状明显加重者为阳性。

肌电图检查:可见大鱼际出现神经变性,以协助诊断。

鉴别诊断:本病应注意与颈椎病、多发性神经炎等疾病相鉴别。颈椎病引起神经根受压时,麻木不仅在手指,而在颈臂部均有疼痛麻木,臂丛牵拉试验和叩顶试验阳性,同时有颈部的症状和体征。多发性神经炎症状常为双侧性,且不局限在正中神经,尺、桡神经均受累,呈手套状之感觉麻木区。

【治疗】

以手法治疗为主,配合练功、药物、针灸治疗,必要时行手术治疗。

1.手法治疗 目的是提高局部组织痛阈,减轻腕管内组织水肿,使肌腱滑膜变薄,降低腕管内压力。治疗原则是舒筋通络,活血化瘀。取鱼际、阳溪、大陵、阳池、合谷、劳宫、列缺、内关、外关、腕部压痛点。以按法、揉法、摇法、攘法、擦法、拔伸法等手法进行治疗。

2.药物治疗 以辨证论治为原则施行内外兼治的方法。

(1)内服药:瘀滞证治宜活血通络,方可选用舒筋活血汤加减;虚寒证治宜调养气血,温经通络。方用当归四逆汤加减。

(2)外用药:常用宝珍膏或万应膏外贴。去除外固定后可用八仙逍遥汤或用海桐皮汤熏洗患手腕部。

3.针灸治疗 取阳溪、外关、合谷、劳宫等穴,得气后留针 15 分钟,每日或隔日 1 次。

此外,也可采用水针疗法和小针刀治疗,也有较好效果。

4.手术治疗 对于症状严重的患者,经治疗无效时,可考虑切开腕横韧带以缓解压迫。术后配合应用神经营养药物。

【预防与调护】

注意患腕的休息,避免强力屈伸活动和过度劳损,已发生腕管综合征者,施行理筋手法之后要固定腕部,不宜作热疗,以免加重病情。并练习手指、腕关节的屈伸及前臂的旋转活动,防止废用性肌萎缩和粘连。经保守治疗无效者,应尽快决定手术治疗,防止正中神经长时间严重受压而变性。

五、桡侧腕伸肌腱周围炎

桡侧腕伸肌腱周围炎是由于桡侧伸腕肌周围腱膜、筋膜炎症改变,引起以腕桡侧部疼痛、乏力,在前臂中下 1/3 段桡骨背侧肿胀疼痛明显,作腕关节的伸展活动时疼痛加剧,可感到或听到有"吱吱"的捻发音为主要表现的疾病。

前臂桡侧伸肌群主要有桡侧腕长伸肌、桡侧腕短伸肌和拇长展肌、拇短伸肌。在前臂背侧中下 1/3 处,拇长展肌、拇短伸肌从桡侧腕长伸肌、桡侧腕短伸肌之上面斜行跨过,两者交叉重叠,该处没有腱鞘,仅有一层疏松的腱膜覆盖。由于腕伸肌活动频繁,又无腱鞘保护,肌腱相互摩擦所致。

【病因病机】

腕关节在背伸位下用力握物或提重物等及频繁的腕关节伸屈、伸拇、展拇等活动,使相互交叉而又摩擦的桡侧伸腕肌腱发生广泛的无菌性炎症,造成局部组织渗出和肿胀、纤维变性等病理变化而产生本病,局部明显肿胀和疼痛。多见于木工、砖瓦工等,亦见于突然从事紧张的伸肘腕的活动或劳动者。

【诊断要点】

多有腕部慢性劳损或外伤史。腕桡侧疼痛,前臂中下 1/3 交界处背侧肿胀。腕关节活动受限,伸腕时疼痛加重。检查见前臂中、下 1/3 处桡骨背侧明显压痛,局部灼热感,腕部活动受限。嘱患者握拳并作腕关节强力伸屈时,腕部疼痛加重,并可闻及或触及捻发音和摩擦感。

本病与桡骨茎突部狭窄性腱鞘炎、肱骨外上髁炎相鉴别,桡骨茎突部狭窄性腱鞘炎多慢性发病,有腕关节劳损史,桡骨茎突部疼痛,压痛明显,疼痛可放至手,或向上放射至肘或肩部,握拳试验阳性。肱骨外上髁炎多缓慢起病,好发于需要前臂反复旋前、旋后及腕关节活动者,肱骨外上髁处疼痛、压痛阳性,肘、腕活动受限,网球肘试验阳性。X 线检查多无异常。

【治疗】

本病急性期应避免局部较重手法的刺激,必要时可实施腕关节在背伸位制动。

1.药物治疗　可以应用内外兼治的方法治疗。

(1)内服药:治宜祛瘀消肿,舒筋止痛,内服舒筋丸。

(2)外用药:局部外敷消炎止痛膏,肿痛减轻时可用海桐皮汤煎水熏洗。

2.固定方法　发病后若肿痛严重者,用硬纸板或夹板两块固定腕关节 1～2 周,待捻发感消失后去除外固定。

3.功能锻炼　待急性期反应缓解后,可行自主的腕部及拇指的屈伸运动。

【预防与调护】

避免患侧手提重物保伸腕动作时前臂用边过度。避免寒冷刺激,局部可加用湿热敷。桡侧腕伸肌腱周围炎急性期应配合制动休息。避免腕关节作长时间的过度背伸活动。局部肿痛消退后,逐步恢复工作。如及时治疗,1～2 周即可恢复。如恢复不好,易反复发作,日久则局部可纤维变性而造成肌腱粘连。

（孔祥锋）

第五节 髋部筋伤

一、髋部扭挫伤

髋部扭挫伤是指髋关节在过度外展、外旋、屈曲、过伸姿势下,发生扭挫,致使髋部周围肌肉、韧带和关节囊撕裂、水肿等而出现一系列症状。临床上依据损伤的时间而分为新伤与陈伤,以儿童和青壮年为多见,早期的明确诊断和针对性强的治疗措施对疾病的转归有良好的作用。

(一)病因病理

青壮年多因摔跤或高处坠下时,髋关节姿势不良受到扭挫损伤,其肌肉、韧带和关节囊或有撕裂、断裂伤,或有嵌顿现象。

小儿髋臼及股骨头尚未发育成熟,外展外旋扭伤后,股骨头受到顶撞或松弛之关节囊短暂嵌入关节腔,可引起关节内滑膜炎、关节囊水肿或关节内侧软组织肿胀。多见于跳跃、奔跑、跳皮筋、劈叉、体操等运动损伤。

(二)诊断要点

多有外伤史或过度运动史。损伤后患侧髋痛、肿胀、功能障碍。患肢不敢着地负重行走,呈保护性姿态,如跛行、拖拉步态、骨盆倾斜等。体查时髋关节内侧之内收肌处于腹股沟处有明显的压痛和肿胀,髋膝微屈,病肢取外展外旋半屈曲位,骨盆向病侧倾斜,病肢呈假性变长,患髋各方向运动受限并现疼痛加剧,托马斯征阳性。X线检查多无异常表现。若经久不愈,髋关节功能进行性障碍,或伴有低热,则应注意与股骨头骨骺炎、髋关节结核相鉴别。

(三)治疗方法

1.手法治疗

患者取仰卧位,术者在髋部痛处做按摩揉拿等理筋活络法,然后一手固定骨盆,一手握膝在屈膝屈髋下边摇转边下压,并外展外旋伸直下肢数次,可使嵌顿的圆韧带或关节囊松解,消除肌肉痉挛,恢复髋活动度。

2.固定治疗

不须严格的固定,但患者应卧床休息,减少负重及行走。对于小儿不愿卧床,可令坐凳上,屈膝屈髋,脚上踩一粗圆柱,来回滚动,以活动下肢,有助于症状与功能恢复。

3.药物治疗

治宜活血祛瘀、消肿止痛,内服桃红四物汤,外贴消肿止痛膏。也可服用芬必得、氯唑沙宗片。后期患者可选用海桐皮汤外洗、热敷,以促进血液流通,解除肌肉挛缩。

4.封闭治疗

用醋酸强的松龙 0.5ml 加 1% 普鲁卡因 5～10ml 做局部封闭,有助于病情之恢复。

二、髋关节暂时性滑膜炎

本病是一种非特异性炎症所引起的短暂的以急性疼痛、肿胀、跛行为主的病症。目前对其发病机理尚无统一认识，故临床病名称谓很多，如暂时性滑膜炎、单纯性滑膜炎、小儿髋关节半脱位等。多见于3～10岁儿童，女略多于男；本病发生后，有些患儿可以自行恢复，多数患儿需针对性治疗方可痊愈，否则有继发股骨头无菌性坏死，所以早期诊断，及时治疗是本病的关键。

（一）病因病理

可能与外伤或细菌、毒素及过敏反应有关。当跳跃、滑倒、跳皮筋等使下肢过度外展或内收时，由于股骨头与髋臼的间隙增宽，关节腔内的负压力将关节滑膜或韧带嵌夹所致。再者患儿发病前有上呼吸道感染、痢疾史。祖国医学认为是正气受损，卫外不固，风寒湿毒乘虚而入，致使关节脉络不通，气血运行受阻而致。

（二）诊断要点

患儿多有蹦、跳、滑、跌等伤史及有上呼吸道感染、痢疾史。多数人发病急，表现为髋关节疼痛、肿胀、跛行，可伴有同侧大腿内侧及膝关节疼痛，个别病例发热，持续数天。检查可见髋关节处于屈曲、内收、内旋位，运动受限并有肌痉挛，拒绝移动患肢；身体摆正可见骨盆倾斜，两腿长短不齐。X线表现为髋关节囊肿胀，关节间隙稍增宽，无骨质破坏。髋关节穿刺检查为穿刺液透明，细菌培养阴性。关节囊滑膜组织检查为非特异性炎症变化。化验检查白细胞总数可增高，血沉略快。

本病应与以下疾病鉴别。

髋关节滑膜结核：有明显的结核中毒症状，初起症状为髋痛，儿童多诉膝内侧痛，患髋活动受限，行走跛行，托马斯征阳性。X线片可见关节囊肿胀，关节间隙稍宽或窄，晚期可发展为骨关节结核，骨质破坏明显，甚者可形成死骨及窦道，或有脱位征象。

化脓性髋关节炎：起病急，高热，寒颤，白细胞总数及中性粒细胞升高，血沉加快，有败血症表现。髋痛、活动受限，患肢短缩屈曲畸形，关节穿刺可抽出脓液，培养可得化脓菌。

股骨头缺血性坏死：髋关节活动轻、中度受限，X片股骨头骨骺有密度增高或碎裂，股骨颈变短而宽。

（三）治疗方法

治疗在于避免负重和限制活动，髋关节伸展和内旋可增加关节囊内压力而危及股骨头血供。中医认为本病做手法治疗，配合内服及外用中药，能获得满意的效果。

1.手法治疗

患者仰卧床上，术者立于患侧，一手握踝部，一手握膝部，先轻轻做屈髋屈膝，无痛下加以摇髋，腿长者作屈髋内收内旋患肢，腿短者做屈髋外展外旋，随即伸直患腿，手法即完毕。卧床休息。

2.药物治疗

一般初期可内服活血祛瘀中药肢伤一方，病久者可服用舒筋汤；也可口服少量水杨酸制剂，以止痛。患髋周围可外敷消肿止痛药膏。

3.牵引治疗

多采用皮肤牵引，重量为体重的1/7，维持牵引时间2～3周。

（李会杰）

第六节 踝部筋伤

踝关节扭伤是临床常见损伤性疾患之一。包括踝部韧带、肌腱、关节囊等软组织的损伤，主要指韧带损伤。可发生于任何年龄。

【病因病机】

因地面不平或行走不慎，或下楼梯时突然踩空，或跳跃时足部着地不稳，致使足部突然发生内翻或外翻等引起。踝关节极度扭曲可引起韧带过度牵拉、移位，甚至撕裂，或其他筋肉组织撕裂，甚至嵌顿。由于外侧副韧带较内侧薄弱，加上外踝较内踝长，踝关节内翻活动大于外翻活动，故外侧副韧带的损伤较内侧副韧带多见。严重者合并骨折和脱位。

【诊断要点】

有明显的踝关节扭伤史。伤后踝部疼痛、功能障碍。损伤轻者仅局部肿胀，重者整个踝关节均肿胀，并有明显的青紫、瘀斑、跛行步态，伤足不敢用力着地，活动时痛剧。内翻位损伤时，外踝前下方压痛明显，足部做内翻动作时，外踝前下方疼痛；外翻位损伤时，内踝前下方剧痛。严重损伤时合并踝部骨折、脱位。X线摄片有助于确诊。

【治疗】

1.手法治疗 损伤严重，局部瘀肿较甚者，手法不宜重。对单纯的踝部伤筋或部分撕裂者，可使用理筋手法。患者平卧，术者一手托住足跟，一手握住足尖部，缓慢做踝关节的背屈、跖屈及内翻动作，然后用两掌心对握内外踝，轻轻用力挤压，理顺筋络，有消肿止痛作用。再在解溪、商丘、丘墟、昆仑、太溪、足三里等穴按摩，以通经络之气。

恢复期或陈旧性踝关节扭伤者，手法宜重。特别是血肿机化，产生粘连，踝关节功能受损的患者，则可施以牵引摇摆、摇晃屈伸等法，以解除粘连，恢复其功能。

2.固定治疗 理筋手法之后，将踝关节固定于损伤韧带的松弛位置，即外翻损伤固定于内翻位，内翻损伤固定于外翻位。若为韧带撕裂伤可用胶布固定，外加绷带包扎，时间一般为2～3周。

3.功能锻炼 外固定之后，应尽早练习跖趾关节屈伸活动，进而可做踝关节背屈、跖屈活动。肿胀消退后，可指导做踝关节内、外翻的功能活动，以防止韧带粘连，增强韧带的力量。

4.药物治疗 内服药早期治宜活血化瘀、消肿止痛，方用活血止痛汤之类；后期治宜温经通络、养血壮筋，内服麻桂温经汤或补肾壮筋汤加减。

5.其他疗法

(1)封闭疗法：选用醋酸泼尼松龙注射液12.5mg，加1％普鲁卡因胺注射液2ml行痛点封闭，可每周注射1～2次。

(2)手术治疗：陈旧性损伤韧带断裂，功能明显障碍者可行韧带再造术或修补术。

（赵智平）

第三篇 脊柱篇

第十六章 脊柱的生物力学

第一节 脊柱的运动学

一、脊柱功能单位

人体脊柱是一个复杂的结构,其基本生物力学功能有三个方面:一是运动功能,提供在三维空间范围内的生物运动;二是承载功能,自头和躯干将载荷传递至骨盆;三是保护功能,保护椎管内的脊髓及神经。椎体、椎间盘及前、后纵韧带主要提供脊柱的支持功能以及吸收对脊柱的冲击能量,而运动主要依靠椎间关节复合体来完成。躯干肌及韧带也提供脊柱的稳定性以及维持身体姿势。正常脊柱的功能必须依靠脊柱结构、稳定性、柔韧性之间的相互作用以及肌肉的强度和耐力。这种相互之间的协调关系一旦受到破坏就会出现脊柱的疾患。从本质上讲,脊柱是由可以单独考察的相互类似的运动节段组成。这些运动节段即脊柱功能单位,是指两个相邻椎体及其连接结构包括椎间盘、韧带、关节突及关节囊等的复合,是代表脊柱运动的基本单位。脊椎节段运动的叠加构成了脊柱在空间中的三维运动。从生物力学的观点,了解脊椎功能单位的力学行为,就可以描述某段脊椎甚至是整体脊椎的力学相应。所以目前大多数的脊柱生物力学研究以脊柱的功能单位为研究对象,可以简化研究对象,便于数学计算以及数学模型的建立。此研究模型的主要缺陷是无法考察对脊柱稳定性影响很大的椎旁肌的作用,以及无法了解运动节段对另一节段的影响。脊柱功能单位从结构上大致可以分为前、后两部分。其前部结构包括两个相邻椎骨的椎体,椎间盘和前、后纵韧带;后部结构包括椎弓、关节突、棘突、横突和后部韧带。

脊柱作为一柔性负载结构,其运动形式是多样的。整个脊柱在空间中的运动范围很大,但组成脊柱的各个节段的运动幅度却相对较小。节段间的运动与椎骨间的连接结构(椎间盘、韧带和小关节)的变形相关。节段间的运动是三维的,表现为两椎骨间的角度改变和移位,如节段间的前屈后伸、左右侧弯和左右轴向旋转运动的角度改变以及节段的上下、左右和前后方向的移位。一个节段承受力偶矩便会产生节段间的角度改变。承受力则会出现节段的移位。

脊柱节段运动的复杂性还表现在脊柱各种运动之间的耦合。所为耦合,系指沿一个方向的平移或旋转同时伴有沿另一个方向的平移或旋转运动。脊柱的活动不仅仅是单方向的,而是多方向活动的耦合，不同方向移位运动之间，不同方向角度运动以及移位运动与角度运动之间均可出现耦合。在脊柱生物学中，通常将与外载荷方向相同的脊柱运动称为主运动，把其他方向的运动称为耦合运动。如当脊柱承受轴向旋转力时，脊柱的轴向旋转运动称为主运动，而伴随的前屈或后伸及侧弯运动称为耦合运动。耦合作用意义相当重要，意味着一个脊柱运动单位出现异常运动，可能其他邻近的运动单位也会出现异常运动。而必须了解的另一个重要概念是瞬时旋转轴。刚体在平面运动的每一瞬间，其体内总有一条不动线，该线叫做瞬时旋转周或旋转中心（IAR）。平面运动可以用瞬时旋转周的位置和旋转量来完整描述。举个简单的例子，当前屈时，其 IAR 位于椎体终板的中部，而每一种脊柱运动都有不同的 IAR，每一种运动又是由平移和旋转组成，这些运动产生不同的 IAR，且互相关联。在脊柱运动分析中，一般将椎骨视为不变形体，也称为刚体，将椎间盘、韧带看成是可以伸缩的变形体。脊柱节段运动就是相邻上、下两椎骨间的相对运动，属三维运动，有 6 个自由运动度，需要用 6 个独立变量来描述，其中 X 轴为冠状轴，沿此轴出现前屈、后伸和左、右侧向平移；Y 轴为纵轴，沿此轴出现轴向压缩、轴向牵张和顺、逆时针旋转；Z 轴为矢状轴，沿此轴出现左、右侧屈及前后平移。此三轴相互垂直。这种集于三位坐标系的描述非常便于在实验中对试件进行测量，以及图像重建分析。

脊柱节段运动通常可以用 3 个角度位移和 3 个线位移来表示。3 个角度位移量分别是前屈后伸、左右侧弯和左右轴向旋转，3 个线位移量分别是上下、左右和前后的位移。脊柱在 6 个自由度中的平移和转动范围称为活动幅度。

脊柱节段运动的幅度称为脊柱运动范围（ROM）。在脊柱生物力学中将运动范围 ROM 划分为中性区（NZ）和弹性区（EZ）两部分：中性区代表前屈和后伸，左侧弯与右侧弯或左轴向旋转与右轴向旋转运动的零载荷与中立位之间的运动范围的一半，即零载荷与中立位之间的运动范围；弹性区表示从零载荷至最大载荷的脊柱运动范围。

生物力学研究中，脊柱运动范围的测量常采用脊柱三维运动测量系统。

（一）上颈椎运动

上颈椎（$C_0 \sim C_1 \sim C_2$），亦称枕-寰-枢复合体，包括 $C_{0\sim1}$ 和 $C_{1\sim2}$ 两个节段，其运动最为独特。与脊柱其他节段运动相比，上颈椎的运动幅度较大，尤其是 $C_{1\sim2}$ 的轴向旋转运动。从解剖结构上看，上颈椎椎管相对较大，轴向旋转运动的轴线靠近脊髓，从而保证在较大的上部颈椎运动中不损伤脊髓。

$C_{0\sim1}$ 和 $C_{1\sim2}$ 节段的屈伸运动和侧弯运动幅度基本相同，但侧屈活动均较屈伸运动小。$C_{1\sim2}$ 节段的轴向旋转运动幅度明显大于 $C_{0\sim1}$。实际上整个颈椎 50% 左右的轴向旋转运动发生在 $C_{1\sim2}$ 节段。枕骨髁关节面凸起，与 C 上关节突的凹面密切对合，限制了 $C_{0\sim1}$ 间的轴向旋转。而 $C_{1\sim2}$ 侧块的关节面在矢状面上均为凸面，允许有大幅度的运动。而 $C_{1\sim2}$ 后部结构为疏松、活动性大的寰枕后膜，缺乏具有预张力的黄韧带，也促使其运动幅度增加。

上颈椎的平移活动很小。$C_{0\sim1}$ 间平移极不显著，上颈椎的平移活动主要发生在 $C_{1\sim2}$。$C_{1\sim2}$ 前后平移受到 C_1 前弓、齿突及横韧带的限制，正常为 2～3cm。Jackson 发现在完全屈曲合后伸活动时，成人此值较恒定，最大为 2.5cm，而在儿童可以见到向前半脱位现象，最大为 4.5cm。临床上一般认为>3mm 者需考虑横韧带断裂。至于侧向平移尚有疑义，多数人认为正常节段在轴性旋转时齿突和寰椎侧块间会发生<4mm 的侧向位移,因此>4mm 者可视为异常。

上颈椎在各个运动方向上存在非常明显的耦合运动。寰椎的轴向旋转运动伴有明显的上下方向的移位,$C_{1\sim2}$ 节段产生的侧弯运动伴有 14.2° 的耦合轴向旋转运动。寰椎侧块关节面的双凸形状和齿突的方向是这种耦合运动的形态学基础。

在屈伸运动时,$C_{1\sim2}$ 节段的 IAR 通过齿突中心,而轴向旋转的 IAR 位于 C_2 中部。在侧弯运动时,$C_{0\sim1}$ 节段的 IAR 位于齿突尖上方 2~3cm。

(二)下颈椎运动

下颈椎($C_{3\sim7}$)在解剖上与寰椎枢复合体有明显的不同,其运动学也有特殊性。

颈椎的大多数屈曲/后伸活动出现在中位颈椎,尤其是 $C_{5\sim6}$ 节段。侧屈和轴向旋转活动则是往下逐渐变小。

屈/伸活动时,下颈椎最大的平移为 2.7cm,代表值为 2.0mm。Panjabi 测量平均前移为 1.9mm,后移为 1.6mm。因此 White 和 Panjabi 建议以 3.5mm 作为下颈椎正常前后平移的上限。对下颈椎其他方向上的平移活动尚无文献报道。

在下颈椎,其运动类型与颈椎小关节的取向密切相关。节段的各向活动之间存在耦合,如侧弯活动与轴向旋转之间的耦合。由于下颈椎小关节面在矢状面上与水平面呈 45°,侧弯运动时伴有轴向旋转,当左侧弯时,上位颈椎的左下关节突沿下位颈椎的左下关节突下移,使上位颈椎的左侧向后移动,同时,右下关节突沿下位颈椎的右上关节突上移,使上位颈椎的右侧向前移动。其综合效果是产生左轴向旋转,棘突移向右侧。Lysell 测量在 $C_{2\sim3}$ 节段每 3° 的侧弯运动伴有 2° 的轴向旋转运动,而在 C_2 每 7.5° 侧屈伴有 1° 的轴向旋转。从 $C_{2\sim7}$ 侧弯的耦合轴向旋转运动逐渐减小,这与颈椎小关节面在矢状面上的倾角从上至下逐渐减小相符合。

下颈椎的屈伸运动和轴向旋转运动的瞬时转动轴位于下位颈椎椎体的前部,而侧弯运动的瞬时转动轴位于下位颈椎椎体的中间。

二、胸椎运动学

胸椎参与胸廓的构成,其运动幅度比颈椎和腰椎小。上、下位胸椎分别与颈椎和腰椎的结构相近。上位胸椎相对较小,小关节面的取向与颈椎相似,但在矢状面上的角要大些。胸椎小关节面从上至下逐渐转向矢状面,因而上位胸椎的轴向旋转运动比下位胸椎的要大。

上位胸椎($T_{1\sim5}$)的平均屈伸运动范围为 4°,中位胸椎($T_{6\sim10}$)为 6°,下位胸椎($T_{11\sim12}$ 和 $T_{12}\sim L_1$)为 12°,上、中位胸椎的侧弯运动范围相似为 6°,下位胸椎则提高到 8°~9°。而上位胸椎轴向旋转运动范围为 8°~9°,愈往下愈小,在下部胸椎只有 2°,这与胸椎小关节面逐渐转向矢状面相关。

胸椎的耦合运动类型与颈椎相似。胸椎侧弯运动与轴向旋转运动相互耦合。在上位胸椎,这种耦合作用非常显著,侧屈时棘突同时转向凸侧。但在中、下位胸椎的耦合运动则不明显,而且耦合作用的方向亦不一致,如左向侧屈时,棘突可以向右侧旋转,也可以向左侧旋转。

三、腰椎运动学

与颈椎、胸椎不同,腰椎承受的载荷很大。腰椎和骨盆的运动构成了躯干的活动。由于小关节面的取向,腰椎的轴向旋转运动是很小的,但有较大的屈伸活动。

腰椎的屈伸运动范围从上至下是逐渐增加的,其中 $L_5 \sim S_1$ 节段屈伸运动最大。除 $L_5 \sim S_1$ 节段的侧弯运动和轴向旋转运动较小外,腰椎节段的侧弯运动和轴向旋转运动是相近的。$L_4 \sim L_5$ 和 $L_5 \sim S_1$ 节段承受的载荷最大,运动的幅度也最大,其独特的生物力学机制与临床上这两个节段疾患较多的现象有密切的联系。

屈曲/后伸活动时出现前后方向上的平移是腰椎运动的一种重要组成,常用于确定腰椎不稳。Pearcy 根据立体影像学的研究,认为腰椎正常的前向平移为 2mm。Posner 根据体外研究,建议 2.8mm 作为正常前向平移的上限。在所有节段,后伸时平均后向平移为 1mm。Pearcy 观察到屈伸运动时耦合 2°的轴向旋转运动和 3°的侧弯运动,尤其是侧弯运动与屈伸运动的耦合更为显著。另外,侧弯运动伴有轴向旋转运动,且棘突移向同侧,这与颈椎、上位胸椎的棘突移向是相反的。

（陈为国）

第二节　脊柱的力学性能

一、椎体

椎体是由软骨板、骨松质及骨密质组成的复合结构。这些不同的成分具有各自独特的生物力学性能。不同成分在抗轴向载荷方面的作用尚不清楚。

椎体主要是承受压缩载荷。随着椎体负重由上而下地增加,椎体也自上而下地变大,如腰椎椎体的形态比胸椎和颈椎的又厚又宽,承受较大的负荷。椎体的力学性能与解剖形态、骨量相关。Yoganandan 测量了颈椎椎体解剖学参数及力学性能,从 $C_3 \sim 6$ 椎体平均截面积和骨矿含量(BMC)逐渐增大,C_3 截面积为 334mm,BMC 为 1.5g,而 C_6 分别为 500mm,BMC 为 2.18g。最大压缩截荷也从 C_3 的 1060N 提高到 C_6 的 1787N。

椎体在承受压缩负荷方面起重要作用。不同椎体承受负荷所占体重的百分比均有所不同,总的气势是自上而下逐渐增大,由 $L_{1\sim5}$ 分别为 50%、53%、56%、58%和 60%。椎体的强度随年龄增长而减弱,尤其是 40 岁以后表现得更为明显。当椎体骨量减少 25%时,其抗压强度可减低 50%,而这一变化与椎体骨松质抗压强度的变化基本平行。在骨质疏松患者,由于骨量的减少,容易出现微骨折,是出现疼痛的原因之一。

椎体骨皮质和骨松质承受压缩负荷的比例与年龄有关:40 岁以前分别为 45%和 55%,40岁以后则达到 65%和 35%。骨松质在被破坏前可压缩 9.5%,而骨皮质仅有 2%,这说明骨皮质在压缩负荷作用下更容易发生骨折。因此,在压缩载荷下,骨皮质首先骨折。如载荷继续增大,才出现骨松质破坏。骨髓的存在有助于增加骨松质的抗压强度和吸收能量的能力,在较高的动力性载荷下这种作用更有意义。骨松质能量吸收的机制是骨小梁间隙减小。因此,椎体内骨松质的功能似乎不仅是与骨皮质外壳一起分担载荷,而且至少在高速加载时,是抵抗动力性峰载的主要因素。有国人腰椎的动态和静态强度研究表明,上腰椎的静、动态强度分别为 6.7kN 和 10.8kN,下腰椎的静、动态强度分别为 9.2kN 和 12.8kN,说明上、下腰椎椎体的强度有显著差异,椎体的动态强度高于静态强度。

在压缩载荷下,首先破坏的结构是终板。在腰椎,椎体在 40 岁以前可承受大约 8000N 的压缩负荷,40~60 岁时降至 55%,60 岁以后则进一步降低到 45%,当椎体因压缩而破坏时,终板总是首当其冲。其骨折形式可分为三种类型:中央型骨折、边缘型骨折及全终板骨折。椎间盘正常时最易出现中心型骨折,压缩载荷使髓核产生液压力,该压力使纤维环的外层纤维拉伸并使终板中心承受压缩载荷,因应力与弯矩成正比,终板中心的弯矩最大,所以最可能首先骨折。当椎间盘退变时,髓核不能产生足够的液压,压缩载荷大部分传递到下一椎体的周围,以致椎板四周骨折,而中心变形很小。载荷极高易导致整个终板骨折。终板及其附近骨松质的骨折可影响其本身的通透性,从而破坏椎间盘髓核的营养供给,即使骨折愈合后通透性亦仍然受到妨碍,从而导致椎间盘的退变。而这一薄弱区域也可能被髓核穿过向椎体内凸入,形成所谓 Schmorl 结节。

二、椎间盘

椎间盘构成脊柱整个高度的 20%~33%,主要由髓核、纤维环和软骨终板三部分构成。髓核是一种液态团块,由含有大量亲水性氨基葡萄糖聚糖的胶样凝胶组成,位于椎间盘的中央,在下腰椎则较偏向后方。髓核含有 70%~90% 的水分,但随着人的衰老,水分含量逐渐降低。当水分含量变化时,椎间盘的黏弹性就会改变。这些变化是椎间盘退变的基础。纤维环由纤维软骨组成,纤维软骨内有多层相互交叉的胶原纤维束。纤维环纤维与椎间盘平面呈 30° 角,相邻的两层纤维束的走向相互交叉,呈 120° 夹角。纤维环纤维的独特排列方向使椎间盘具有一定程度的抗扭转能力。纤维环的后部与后纵韧带相编织。纤维环内层纤维附于软骨终板,而外层纤维则直接止于椎体的骨性部分,这些纤维叫做 Sharpey 纤维,在后部与后纵韧带相编织。在椎体与纤维环、髓核之间为软骨终板,由透明软骨构成。

椎间盘可承受并分散负荷,同时能制约过多的活动,这是其重要的生物力学功能。压缩载荷通过终板作用于椎间盘的髓核和纤维环,随内部产生的液压使纤维环有向外膨胀的趋势。外层纤维环承受了最大张应力,内层纤维环承受的张应力较外层小,但承受了一部分压应力。在严重退变的椎间盘中,由于髓核脱水,压缩载荷在椎间盘内的分布发生较大的变化,表现为终板中心的压力减小,周围的压力增高,相应纤维环外层的张应力减小,压应力增加,但纤维环纤维承受了更大的应力。

椎间盘承受压缩载荷时,髓核内的压力为外压力的 1.5 倍,纤维环承受的压力为 0.5 倍,而后部纤维环的张应力是外压力的 4~5 倍。胸椎纤维环内的张应力要比腰椎的小,原因是胸椎与腰椎的椎间盘直径与高度之比不同。

椎间盘在压缩载荷作用下的载荷—变形曲线呈"S"形,表明椎间盘在低载荷时主要提供脊柱的柔韧性,并随负荷的增加而加大刚度,在高负荷时则提供脊柱的稳定性。研究表明,即使过大的压缩载荷只会造成椎间盘的永久变形,也不会造成髓核突出,甚至在椎间盘后外侧有纵行切口时椎间盘突出也不会发生。当加大压缩负荷直至超过限度,最先发生破坏的始终是椎体,而与椎间盘正常与否无关。这说明椎间盘突出,临床上常见的后外侧椎间盘突出是由某些特定的载荷类型造成的,而非纯压缩载荷造成的。

节段运动可以使椎间盘的部分承受拉伸载荷。例如,当脊柱弯曲时,脊柱的一侧承受拉伸,另一侧承受压缩。因此,弯曲载荷在椎间盘产生拉伸和压缩应力,各作用于椎间盘的一半。研究表明,椎间盘的拉伸刚度小于压缩刚度,弯曲载荷和扭转载荷,而不是纯压缩载荷,可以造成椎间盘损伤。

扭转是引起椎间盘损伤诸负荷中的最主要类型,扭转载荷在椎间盘的水平面和竖直面上产生剪切应力,其应力大小与距旋转轴的距离成正比。在椎骨-椎间盘-椎骨的轴向扭转试验中,记录扭转载荷与扭转角度,绘制载荷-角度曲线,可以将曲线划分为 3 个节段:初始节段的扭转范围 $0°\sim3°$,所需载荷很小;往后的 $3°\sim12°$ 扭转范围内,载荷与扭角呈线性关系;大约在 $20°$ 时扭矩达到最大,椎骨-椎间盘-椎骨试件破坏。纤维环对抗扭转负荷的能力较弱,这是由其各向异性的特点所决定的:纤维环层间纤维相互交叉,当其被扭转时仅有一半纤维承负;同样,外层纤维所受扭力要大于内层纤维,因而也就更容易发生断裂。有研究表明,正常腰椎节段最大扭矩为 $80.3N/m$,髓核摘除后节段的最大扭矩为 $49.9N/m$,而单纯腰椎间盘最大扭矩为 $45.1N/m$,破坏形式为椎间盘破裂、椎体和关节突骨折。退变椎间盘的破坏扭矩比正常椎间盘小 25%。

当力沿水平方向作用于脊柱功能单位时,脊柱节段承受剪力,椎间盘内剪切应力也为水平方向。研究表明,腰椎间盘的剪切刚度为 $242N/mm$,这表示在正常节段上产生不正常的水平移位需要很大的力,进一步证实临床上纤维环的破坏不是纯剪切力造成的,而可能是弯曲、扭转和拉伸复合作用的结果。

椎间盘还具有黏弹特性,主要表现为蠕变和松弛。所谓蠕变系指在一段时间内在负荷持续作用下所导致的持续变形,就是变形程度因时间而变化。而应力松弛和负荷松弛则指材料承受负荷后变形达一定程度时应力或负荷随时间而减低。

椎间盘的黏弹性使其自身能够有效地缓冲和传递负荷。负荷量越大,所产生的变形就越大,蠕变率也就越高。已有研究发现,腰椎的前屈范围在正常情况下傍晚要比早晨大 $5°$ 左右,而向尸体腰椎活动阶段施加前屈蠕变负荷以模拟一天的活动时发现其抵抗前屈的能力明显减弱。这说明前屈负荷在早晨所产生的应力更大,腰椎也因此更容易受到损伤。椎间盘的退行性改变对其自身的黏弹性亦有明显的影响。当椎间盘发生退变后,蠕变率与初始率均增加,达到平衡所需时间也相应缩短,达到平衡时的负荷也将减低。这说明椎间盘发生退行性改变后缓冲和传递负荷的功能相应减弱。

椎间盘的黏弹性还表现为具有滞后特性。滞后系指黏弹性材料在加负与卸负过程中的能量丢失现象;卸负后负荷-变形曲线如低于加负时,则表示有滞后现象出现。通过滞后这一过程,椎间盘可有效地吸收能量,而且载荷越大,滞后作用也越大,从而具有防止损伤的功能。椎间盘的滞后程度还与年龄、负荷量及节段有关。椎间盘变性后,水分减少,以致弹性降低,逐步丧失储存能量和分布应力的能力,抗载能力也因此减弱。当椎间盘第二次承载时,其滞后作用减小,这可能是椎间盘抵抗重复载荷能力很低的原因之一。

三、椎弓根和关节突

目前对有关椎弓生物力学特性的研究不多。一些力学实验表明,椎弓的破坏多发生于椎弓根和椎弓峡部,采用三维有限元方法分析亦证实这两个部位均为应力集中区域。但椎弓根部的损伤临床上非常少见,多数椎弓峡部裂患者亦无明显外伤,故目前多数意见认为腰椎椎弓峡部裂实质上系由局部应力异常增高所导致的疲劳骨折。

脊柱节段的活动类型取决于椎间小关节面的取向,而小关节面取向在整个脊柱上有一定的变化。下颈椎的小关节面与冠状面平行,与水平面呈 45°,允许颈椎发生前屈、后伸、侧弯和旋转运动。胸椎的小关节面与冠状面呈 20°,与水平面呈 60°,允许侧弯、旋转和一定程度的屈伸。腰椎小关节面与水平面垂直,与冠状面呈 45°,允许前屈、后伸和侧弯,但限制旋转运动。

关节突除引导节段运动外,还承受压缩、拉伸、剪切、扭转等不同类型的负荷,其承受负荷的多少因脊柱的不同运动而变化。后伸时关节突的负荷最大,占总负荷的 30%(另外 70% 由椎间盘负荷)。前屈并旋转时关节突的负载也较大。以往腰椎关节突关节承受压缩负荷的作用常被忽视,但据椎间盘内压测定结果,关节突关节所承受的压缩负荷占腰椎总负荷的 18%。

关节突关节承受拉伸负荷主要发生在腰椎前屈时,当腰椎前屈至最大限度时所产生的拉伸负荷有 39% 由关节突关节来承受。此时上、下关节突可相对滑动 5～7mm,关节囊所受拉力为 600N 左右,而正常青年人关节囊的极限拉伸负荷一般在 1000N 以上,大约相当于人体重量的 2 倍。

当腰椎承受剪切负荷时,关节突关节大约承受了总负荷的 1/3,其余 2/3 则由椎间盘承受。但由于椎间盘的黏弹性受负后发生蠕变和松弛,这样几乎所有的剪切负荷均由关节突关节承受,而附着于椎弓后方的肌肉收缩使上、下关节突相互靠拢,又在关节面上产生了较大的作用力。还有人认为关节突关节只承受向后的剪切力,而在承受向前的剪切负荷时不起主要作用。

腰椎关节突关节的轴向旋转范围很小,在 1° 左右。实验表明,当轴向旋转范围超过 1°～3° 时即可造成关节突关节的破坏。因此有人提出,限制腰椎的轴向旋转活动是腰椎关节突关节的主要功能。

四、韧带

韧带的主要成分为胶原纤维和弹力纤维,胶原纤维使韧带具有一定的强度和刚度,弹力纤维则赋予韧带在负荷作用下延伸的能力。韧带大多数纤维排列近乎平行,故其功能多较为专一,往往只承受一个方向的负荷。脊柱韧带的功能主要是为相邻脊椎提供恰当的生理活动,同时也可产生所谓"预应力"以维持脊柱的稳定。脊柱离体标本在牵拉负荷作用下仍保持一定的椎间盘内压,这种预应力在相当程度上来源于韧带的张力,以黄韧带最为突出。所有韧带均具有抗牵张力的作用,但在压缩力作用下疲劳很快。韧带强度与韧带的截面积密切相关。实验研究发现,韧带的疲劳曲线呈典型的三相改变。在初始相,施加轴向载荷就很容易牵拉韧带,此相是韧带的中性区,阻力很小就可以出现形变;然后随着载荷增大,韧带出现变形的阻力也增大,此相为弹性区。最后,在第三相,随着载荷增大,韧带迅速出现变形,此相发生临近破坏之前。在脊柱韧带中,腰椎韧带的破坏强度最高。另一点必须考虑韧带与骨的界面。界面部的破坏由这两种结构的相对强度决定,在严重骨质疏松患者,骨质破坏比韧带破坏更容易出现。

脊柱的韧带承担脊柱的大部分牵张载荷,它们的作用方式有如橡胶筋,当载荷方向与纤维方向一致时,韧带承载能力最强。当脊柱运动节段承受不同的力和力矩时,相应的韧带被拉伸,并对运动节段起稳定作用。脊柱韧带有很多功能:首先,韧带的存在既允许两椎体间有充分的生理活动,又能保持一定姿势,并使维持姿势的能量消耗降至最低程度;其次,通过将脊柱运动限制在恰当的生理范围内以及吸收能量,对脊柱提供保护;第三,在高载荷、高速度加载伤力下,通过限制位移、吸收能量来保护脊髓免受损伤。上述功能特别是能量吸收能力,随年龄的增长而减退。

前纵韧带甚为坚强,与后纵韧带一起能够阻止脊柱过度后伸,但限制轴向旋转、侧屈的作用不明显。小关节囊韧带在抵抗扭转和侧屈时起作用。棘间韧带对控制节段运动的作用不明显,而棘上韧带具有制约屈曲活动的功能,研究发现棘上韧带具有很高的破坏强度,实际上结合它们与 IAR 的距离,此韧带在脊柱稳定性方面发挥重大的作用。横突间韧带在侧屈时承受最大应力,该韧带与侧屈活动的 IAR 相距较远,杠杆臂较长,故有良好的机械效益。在所有脊柱韧带中,黄韧带在静息时的张力最大,单纯切除黄韧带不会引起脊柱不稳定,但动态运动条件下尤其是屈曲和后伸时其确切的作用尚不清楚。有一点可以明确,脊柱不稳定会促进黄韧带的退变及骨化。

对脊柱的前纵韧带、后纵韧带、关节囊韧带、黄韧带和棘间韧带进行的破坏试验显示,前纵韧带和小关节囊最强,棘间韧带和后纵韧带最弱。破坏载荷的范围为 30～500N,腰段脊柱的韧带数值最大。刚度最大的结构是后纵韧带,棘上韧带有最大的破坏前变形量,而前纵韧带和后纵韧带的破坏变形量最小。

五、肌肉

许多试验均忽视椎旁肌对脊柱稳定性的影响。但是,椎旁肌在维持脊柱直立姿势中的作用不能低估。在休息和活动时,没有完整的椎旁肌作用,脊柱动态的稳定性就无法保持。肌力为保持姿势的必需条件。神经和肌肉的协同作用产生脊柱的活动。主动肌引发和进行活动,而拮抗肌控制和调节活动。

与脊柱活动有关的肌肉可根据其所处位置分为前、后两组。位于腰椎后方的肌肉又可进一步分为深层、中间层和浅层三组。①深层肌肉:包括起止于相邻棘突的棘间肌、起止于相邻横突的横突间肌以及起止于横突和棘突的回旋肌等；②中间层肌肉：主要指起于横突、止于上一椎体棘突的多裂肌，也可将其划入深层肌肉；③浅层肌肉：即骶棘肌，自外向内又可分为髂肋肌、最长肌和棘肌三组。前方的肌肉包括腹外斜肌、腹内斜肌、腹横肌和腹直肌等。

放松站立时，椎体后部肌肉的活动性很小，特别是颈、腰段。据报道，这时腹肌有轻度的活动，但不与背肌活动同时进行，腰大肌也有某些活动。支持躯体重量的脊柱在中立位具有内在的不稳性，躯体重心在水平面的移动，要求对侧有一有效的肌肉活动以维持平衡。因此，躯体重心在前、后、侧方的移位分别需要有背肌、腹肌和腰大肌的活动来保持平衡。

前屈包括脊柱和骨盆两部分运动，开始为6°运动由腰椎运动节段完成，此后25°为屈曲由髋关节提供。躯干由屈曲位伸展时，其顺序与上述相反，先是骨盆后倾，然后伸直脊柱。

腹肌和腰肌可使脊柱的屈曲开始启动，然后躯干上部的重量使屈曲进一步增加，随着屈曲亦即力矩的增加，骶棘肌的活动逐渐增强，以控制这种屈曲活动，而髋部肌肉可有效地控制骨盆前倾。脊柱完全屈曲时，骶棘肌不再发挥作用，被伸长而绷紧的脊柱后部韧带使向前的弯屈获得被动性平衡。

在后伸的开始和结束时，背肌显示有较强活动，而在中间阶段，背肌的活动很弱，而腹肌的活动随着后伸运动逐渐增加，以控制和调节后伸动作。但作极度或强制性后伸动作时，需要伸肌的活动。

脊柱侧屈时骶棘肌及腹肌都产生动力，并由对侧肌肉加以调节。在腰椎完成轴向旋转活动时两侧的背肌和腹肌均产生活动，同侧和对侧肌肉产生协同作用。

（孙志杰）

现代骨科综合治疗策略

（下）

姬长坤等◎编著

吉林科学技术出版社

第十七章　脊柱脊髓损伤

第一节　脊柱损伤

一、脊柱损伤的分类

(一)颈椎损伤

有关颈椎损伤的分类法较多,但多有一定局限性。临床上。由于损伤机制的复杂性,又不能直接观察。因此损伤暴力的判断只有依赖于病史、临床和放射学检查。最有可能是多种损伤暴力同时存在,且以某一种暴力为主,而不是单一的外力作用。从人工控制的实验模型所获得的颈椎损伤结果,与临床相接近。为了治疗上的需要,将颈椎损伤分为解剖部位和损伤机制两种。

1.根据解剖部位分类

(1)寰枕脱位:寰枕前脱位、寰枕后脱位。

(2)单纯寰椎骨折:寰椎后弓骨折、寰椎前弓骨折、寰椎前后弓骨折(Jefferson 骨折)、侧块压缩性骨折。

(3)寰枢椎脱位:寰枢前脱位、后脱位及旋转脱位。

(4)枢椎骨折脱位:合并齿突骨折的寰枢前脱位、枢椎椎弓骨折(Hangman 骨折)。

(5)低位颈椎骨折脱位(颈 3~7):①后结构损伤,即单侧小关节脱位、双侧小关节脱位、双侧小关节交锁、关节突骨折、棘突骨折、椎板骨折;②前结构损伤,即椎体压缩骨折(无脱位)、椎体压缩骨折合并脱位、撕脱骨折、椎间隙骨折(滑脱);③侧方结构损伤,如侧方结构骨折。

2.根据损伤机制分类

(1)屈曲暴力:过屈性扭伤(向前半脱位)、双侧小关节半脱位、单纯楔形骨折、屈曲状骨折(椎体前角大块三角形撕脱骨折)、棘突撕脱骨折(多在颈 6~胸 1)。

(2)屈曲旋转暴力,如单侧小关节脱位。

(3)伸展旋转暴力,如单侧关节突关节骨折。

(4)垂直压缩暴力:寰椎爆裂性骨折(Jefferson 骨折)、其他椎体爆裂骨折。

(5)过伸性脱位:过伸性脱位、寰椎前弓撕脱骨折、枢椎椎弓骨折(Hangman 骨折)、寰椎后弓骨折、椎板骨折、过伸性骨折脱位。

(6)侧屈暴力,如钩突骨折。

(7)纵向牵拉暴力,如纵向分离骨折脱位。

(8)不明损伤机制:寰枕脱位、齿突骨折。

(二)胸、腰椎损伤

1.按受力机制分类

(1)屈曲压缩:是最常见的损伤机制如在前屈腰体位,背部受砸压伤则发生脊柱的屈曲压缩损伤,轻者椎体楔形压缩骨折,重者发生骨折脱位,脊柱前部压缩,后部分离。

(2)屈曲分离损伤:例如安全带损伤,躯干被安全带固定,头颈及上半身向前屈曲,致脊柱损伤,发生骨折或脱位;由于上部并无受压砸力,故为分离损伤。

(3)垂直压缩:如重物砸于头顶或肩部,或高处落下,足着地或臀部着地,脊柱受垂直方向的压力,致椎间盘髓核突入椎体中致椎体发生骨折如爆炸状,故称爆裂骨折。

(4)旋转及侧屈:脊柱由小关节突及椎体等连接,由于小关节的方向不同,侧屈时常伴有旋转、旋转侧屈或前屈可发生单侧关节脱位,常见于颈椎损伤;侧屈可致椎体侧方压缩骨折。

(5)伸展损伤:常发生在颈椎。例如向前摔倒时,头或前额撞击于物体上致颈向后伸展则发生伸展损伤,坐在汽车前座,突然撞车,头面撞于前挡风玻璃上致颈后伸损伤。常无骨折或脱位;有时可见棘突被挤压骨折或椎体前下缘撕裂小骨折片,称泪滴骨折。

上述损伤暴力亦可为复合的如屈曲并垂直压缩、屈曲旋转等。

2.按脊椎损伤的部位

如棘突骨折、关节突骨折、横突骨折(由肌肉突然收缩牵拉所致)、椎体骨折及骨折脱位等。

3.按骨折形态分类(为临床最常采用的分类)

(1)压缩骨折:椎体前方压缩骨折,系上位椎间盘压其下方椎体上缘骨折。压缩程度以椎体前缘高度占后缘高度的比值计算,分Ⅰ度轻度压缩1/3,Ⅱ度中度压缩1/2及Ⅲ度重度压缩2/3压缩骨折。Ⅲ度及Ⅱ度压缩骨折常伴有其后方棘韧带断裂。

(2)爆裂骨折:髓核突入椎体致爆裂骨折,其骨折块可向左右前后移位,但主要是向椎管内移位,并常损伤脊髓。骨折向两侧移位,致两侧椎弓根距离加宽。

(3)chance骨折:骨折线呈水平走行,由椎体前缘向后经椎弓根至棘突发生水平骨折或致棘间韧带断裂。常见于安全带损伤,骨折移位不大,脊髓损伤少见。

(4)骨折脱位:椎体骨折可为屈曲压缩或爆裂骨折,其上位椎向前方脱位。在腰椎可发生反向损伤,如腰背部被横向暴力打击,可发生上位椎向后方脱位。前脱位程度以关节突算分为:Ⅰ度脱位;Ⅱ度关节突起跳跃,上位椎下关节突尖正在下位椎上关节突上;Ⅲ度关节突起交锁,上位椎的下关节突位于下位椎上关节突的前方,发生交锁不能自行复位。脱位程度以椎体前后径计算,上下椎体后缘相差1/4椎矢径以内为Ⅰ度,1/4~2/4为Ⅱ度,大于2/4不超过3/4为Ⅲ度,大于3/4为Ⅳ度,大于4/4为全脱位。Ⅱ度、Ⅲ度脱位常伴有脊髓损伤。

(5)脱位:分离屈曲损伤常致脊椎关节脱位而无压缩骨折,多见于颈椎,亦见于腰椎。有单侧脱位及双侧脱位。

4.按脊柱稳定性分类

分为稳定性骨折与不稳定性骨折。棘突骨折、横突骨折、单纯压缩骨折属于稳定骨折。

Dens将脊椎分为前中后三柱,椎体及椎间盘前1/2为前柱,后1/2加后纵韧带为中柱,椎弓根后结构为后柱。McAfee等将伴有后柱损伤的爆裂骨折视为不稳定骨折,而无后方结构损伤爆裂骨折为稳定骨折。所有骨折脱位的三柱均受破坏,故为不稳定骨折;对压缩骨折伴有棘间韧带断裂的颈椎,胸腰段及腰椎骨折应视为不稳定骨折;腰4、5峡部骨折亦属于不稳定者。

二、脊柱损伤合并脊髓损伤

(一)脊柱损伤、骨折或骨折脱位

表现为伤部疼痛,活动受限,骨折椎的棘突常有压痛,在明显的压缩骨折或骨折脱位,常见伤椎和上位椎的棘突后凸和压痛,有棘突间韧带撕裂和脱位者,该棘突间隙增宽,严重者棘上韧带同平面腰背筋膜撕伤,可见皮下瘀血,确切的检查诊断,依靠X线等影像学检查。

(二)脊髓损伤

脊髓损伤的表现为截瘫,颈脊髓损伤致上肢和下肢均瘫称四肢瘫(不称高位截瘫),而胸腰脊髓伤则谓双下肢瘫,称截瘫。各类脊髓损伤的特点已如前述,在完全脊髓损伤和严重不全脊髓损伤病例,伤后可呈现一段脊髓休克期,即损伤节段以下的脊髓,其本身功能应当是存在的。由于损伤,致损伤节段和其以下脊髓功能暂时丧失,表现为感觉丧失,肌肉瘫痪,深浅反射消失等下神经单位损伤表现,待休克期过后,损伤平面以下脊髓功能恢复,则其支配之肌张力增加,腱反射恢复,由于失去上位神经控制,表现为反射亢进,及出现Babinski等病理反射。脊髓休克期的长短,依损伤平面和损伤严重程度而定,在颈脊髓严重损伤,脊髓休克期可长达8周至2个月,而胸椎脊髓损伤的脊髓休克期短得多,肛门反射及阴茎海绵体反射的出现,表示脊髓休克期将过,待下肢腱反射出现,肌肉张力增高和痉挛,则常需更长的时间。

(三)临床分级

2000年美国脊柱损伤协会(ASIA)根据Frankel分级修订如下:

1.完全性损害在骶段骶4～骶5无任何感觉和运动功能保留

2.不完全性损害　①在神经平面以下包括骶4～骶5存在感觉功能,但无运动功能;②在神经平面以下存在运动功能,且平面以下至少一半以上的关键肌肌力<3级;③在神经平面以下,存在运动功能,且平面以下至少一半的关键肌肌力≥3级。

注:不完全性损害(2)、(3)两种情况,除骶4～骶5有感觉或运动功能保留之外,还必须具备如下两点之一:①肛门括约肌有自主收缩;②神经平面以下有3个节段以上运动功能保留。

3.正常感觉和运动功能正常　关于完全脊髓损伤与不全脊髓损伤的区别,除前述以骶3、骶4支配区有无感觉和运动(肛门括约肌)存在外,美国脊髓损伤学会(ASTA)还提出"部分保留带"。指出"此术语仅用于完全脊髓损伤,即在神经损伤平面以下,一些皮节和肌节保留部分神经支配,有部分感觉和运动功能的节段范围,称为部分保留带"。他们还指出"它们应按照身体两侧感觉和运动分别记录,例如感觉平面在颈5,而右侧颈5～颈8存在部分感觉,那么颈8被记录为右侧部分保留区",此与不完全脊髓损伤的区别,在于骶4～骶5区的感觉与运动(肛门括约肌)完全丧失。

另外Kitchel则认为完全脊髓损伤在损伤平面以下存在感觉或运动的节段不能超过3个,以下仍为完全脊髓损伤。不完全脊髓损伤在损伤平面以下有超过 3 个节段的感觉和运动存在。

以上情况,据有人在千余例脊髓损伤病例观察中,颈脊髓损伤平面以下,两侧可有所不同,但尚未见有 3 个节段的感觉或运动保留者。在胸腰段损伤,胸 12 或腰 1 损伤平面以下,可见腰 2~腰 4 节段的感觉和运动功能的恢复,即大腿、膝部至小腿内侧感觉的恢复和髂腰肌、股四头肌、股内收肌功能的恢复,此种情况占胸腰段脊髓损伤的 13%。SEP 检查,股神经 SEP 可引出,而胫后和腓总神经 SEP 引不出,说明胸腰段脊髓与腰丛神经根同时损伤,脊髓损伤完全,骶 3~骶 4 区完全瘫痪,而腰丛神经根,损伤较轻而恢复。

(四)截瘫平面与骨折平面的关系

截瘫平面高于骨折脱位平面,通常脊椎骨折或骨折脱位损伤其同平面的脊髓与神经根,截瘫平面与脊椎损伤平面是一致的。虽然在病理学上,损伤节段脊髓内出血可以向上向下累及 1~2 个脊髓节,但因脊髓节段数比同序数脊椎的平面为高。例如对应胸 12 脊椎的脊髓节段为腰 2~4,其脊髓内出血,一般不会高于胸 12 节段,故截瘫平面与脊椎损伤平面一致。但下列情况截瘫平面可以高于脊椎损伤平面 2 个脊髓节段。

1.胸腰段脊椎损伤 在完全性脊髓损伤中约有 1/3 可出现截瘫平面高于脊椎损伤平面的表现,根据 45 例具备此体征的手术探查中,发现脱位上方脊髓发生缺血坏死占 33.3%,脊髓横断 29.3%,严重挫裂伤 27.3%,脊髓液化囊肿与硬膜外血肿各 6%,说明脱位上方的脊髓损害严重,缺血坏死的原因可能系位于胸腰段的根大动脉损伤所致,因其常供养下胸段脊髓。因此,出现截瘫平面高于脊椎损伤平面,表示脊髓遭受严重损伤,恢复之可能甚小,现在 MRI 检查可证明此种情况。

2.腰段神经根损伤 腰椎侧方脱位,可牵拉损伤神经根,当上位腰椎向右脱位时,则牵拉对侧即左侧的神经根,可以是同平面神经根,亦可为上位椎神经根,则截瘫平面高于脊椎损伤平面,神经根损伤较脊髓损伤恢复之机会为多,如有恢复则此体征消失。

三、脊柱脊髓损伤的临床检查

(一)神经学检查

1.神经平面即截瘫平面

依据感觉平面和运动平面而定。在一些病人特别是颈脊髓、胸腰段及腰椎、身体左右两侧的平面常是不一样的,因此应左右两侧分别记录,即左侧感觉节段、右侧感觉节段、左侧运动节段、右侧运动节段。感觉平面指该侧正常感觉功能的最低脊髓节段,运动平面则指正常运动功能的最低节段。感觉减退及肌力减低节段均不是正常节段,而是截瘫平面以下的节段,是部分功能保留即部分神经节段的支配区。

2.感觉检查

应检查上肢躯干及下肢共 28 个皮区的关键点,如颈 3 为锁骨上窝,颈 4 为肩锁关节顶部,胸 1 为肘前窝尺侧,胸 2 为腋窝,胸 3 以下为同序数肋间。每个关键点应检查轻触觉与针刺痛觉,以缺失为 0,障碍为 1,正常为 2 来记录与评分。

3.运动检查

推荐检查 10 对肌节中的关键肌。自上而下按肌肉分级,颈 4 为三角肌,颈 5 为屈肘肌(肱二头、肱肌),颈 6 为桡腕伸肌(包括肱桡肌),颈 7 为肱三头肌,颈 8 为中指屈指肌,胸 1 为小指外展肌,腰 2 为髂腰肌,腰 3 为股四头肌,腰 4 为胫前肌,腰 5 为拇及趾长伸肌,骶 1 为小腿三头肌。肌力按 0～5 级记录,评定分为无、减弱及正常。运动平面的确定是根据相邻的上一个关键肌的肌力必定在 4～5 级,表明这块肌肉受两个完整的神经节段支配。例如颈 7 支配的关键肌无收缩力,颈 6 支配肌肉肌力 3 级,颈 5 支配肌肉肌力为 4 级或 4 级以上,则运动平面在颈 6 即以肌力为 3 级的神经节段为运动平面。

4.肛门括约肌及会阴感觉检查

此为美国脊柱学会 1992 年修订脊髓损伤分类和功能标准所强调的一项检查。肛门括约肌的检查系带指套插入肛门中(略等片刻),问其有无感觉及令其收缩肛门。存在肛门括约肌收缩与肛门黏膜感觉及会阴部感觉者为不全脊髓损伤,消失者为完全性损伤。

(二)影像学检查

1.X 线和 CT 检查

X 线检查为最基本的检查手段,正位应观察椎体有无变形,上下棘突间隙、椎弓根间距等有无改变;侧位应观察棘突间隙有无加大。测量:①椎体压缩程度;②脱位程度;③脊柱后弓角,正常胸椎后弓角≤10°,在颈椎及腰椎为生理前突。

根据 X 线片脱位程度间接来估价脊髓损伤程度。在胸椎,脊椎脱位达Ⅰ度以上,多为完全脊髓损伤,鲜有恢复;而在颈椎及腰椎,则 X 线片上严重程度与脊髓损伤程度可以不完全一致。

在急性期过后,为检查脊柱的稳定性。应拍照前屈和后伸脊柱侧位片,如上下相邻椎体的前缘或后缘前后移位>3mm 即为不稳定的征象。

CT 检查可见有无椎板骨折下陷,关节突骨折,爆裂骨折块突入椎管的程度,以该骨折块占据椎管前后径的比值,占 1/3 以内者为Ⅰ度狭窄,1/2 者为Ⅱ度狭窄,大于 1/2 者为Ⅲ度狭窄。Ⅱ度、Ⅲ度狭窄多压迫脊髓。

2.磁共振成像(MRI)检查

可清晰显示脊椎、椎间盘、黄韧带、椎管内出血及脊髓的改变。脊椎骨折脱位、脊髓损伤行 MRI 检查的意义有以下三个方面:

(1)显示压迫脊髓的因素及部位:常见的压迫因素有:①爆裂骨折向后移位的骨折片或脱位椎下方的椎体后缘;②椎间盘突出。约有一半病例其压缩骨折椎的上位椎间盘向后突出压迫脊髓;③压缩骨折椎体的后上角突入椎管压迫脊髓。常系不全截瘫,解除压迫有助于恢复;④椎板下陷压迫脊髓,极少见到。

(2)显示椎管狭窄程度:在矢状位横扫,可见椎管狭窄程度亦即对脊髓压迫程度,特别是脊柱后弓角对脊髓的压迫,并显示出压迫的长度及范围,作为减压的指导。

(3)显示脊髓损伤改变:

1)急性脊髓损伤的 MRI 表现有三型:①出血型:脊髓成像中有较大的中心低信号区,表明灰质出血细胞内的去氧血红素,周围绕以高信号区,表示脊髓水肿。②水肿型:脊髓伤区呈现一致高信号。③混合型:表现为脊髓内混杂高低不匀信号。

上述三型中,水肿型损伤较轻,有较高的(60%以上)恢复率,而混合型的明显恢复在 38%,出血型恢复率最低,仅 20%。

2)陈旧性脊髓损伤:脊髓损伤晚期其组织学改变,在 MRI 的表现不同。脊髓中囊腔,MRI 亦显示囊腔;脊髓内坏死软化,胶质组织疏松,MRI 表现 T_1 为低信号;脊髓内白质组织胶质化与软化灶混在者,MRI 为斑点不匀信号;脊髓缺血胶质化萎缩,MRI 表现为近正常稍高信号,但较正常脊髓为细。

脊髓损伤 MRI 表现与治疗预后之关系:脊髓信号正常但受压迫者,于减压后可大部分恢复;脊髓信号不匀者,减压治疗可恢复 Frankell 级;低信号增粗,很低信号,脊髓萎缩变细者均无恢复;囊腔不论大小治疗后亦无明显恢复。

对脊髓损伤程度的判断及对预后的估价,以临床神经学与诱发电位及 MRI 检查三者结合,最有参考及指导意义。膀胱功能、男性检查阴茎 SEP、女性检查阴部 SEP 可引出 SEP 者,表示膀胱功能预后较好。

四、脊柱损伤的治疗

(一)治疗原则

1.尽早治疗。根据前述脊髓损伤的病理改变,治疗应是愈早愈好,伤后 8 小时内是黄金时期,24 小时内为急性期。

2.整复骨折脱位。使脊髓减压并稳定脊柱。骨折块或脱位椎压迫脊髓,应尽早整复骨折脱位恢复椎管矢状径,则脊髓减压。存在椎体骨折块、椎体后上角或椎间盘突出压迫脊髓者,需行前方减压。

3.治疗脊髓损伤。Ⅲ级以下不全损伤,无需特殊治疗。完全损伤与Ⅰ、Ⅱ级不全瘫,由于脊髓伤后出血、水肿及许多继发损伤改变,需要进行治疗,才能争取恢复机会。

4.预防和治疗并发症。包括呼吸系、泌尿系及压疮等并发症。

5.功能重建及康复。主要为截瘫手及上肢的功能重建和排尿功能重建。

(二)药物治疗

大剂量甲泼尼龙注射治疗(MP),于伤后 8 小时内应用于完全脊髓损伤和较重不完全损伤,ASIA 已将 MP 列为 SCI 后的常规治疗,于病人到急诊室即开始应用,剂量是首次 30mg/kg 体重,15 分钟静脉输入,间隔 45 分钟,然后 5.4mg/(kg·h)静脉滴入持续 23 小时,如在伤后 3 小时内应用,则 24 小时治疗即可,在伤后 3~8 小时治疗者,可再继续 5.4mg/(kg·h)24 小时,共计治疗 48 小时,其作用主要是针对脊髓损伤后的继发损伤,如对抗氧自由基等。另一作用于 SCI 后继发损伤的药物是神节苷脂,商品为 GM-1,在急性期 40~100mg/天,连续 20 天。静滴。

(三)骨折的治疗

1.胸椎损伤　胸 10 以上胸椎有胸廓保护,除非剧烈暴力,不发生严重脱位,但由于胸廓的存在,复位亦很困难。对 1/2 以内压缩骨折或隐性骨折,未合并脊髓损伤者,可卧床 8 周或用石膏背心 8 周;对伴有脊髓损伤者应减压;对骨折脱位,可行过伸复位或手术复位。由于有胸廓保护,胸椎骨折脱位愈合后,一般均较稳定,可不行内固定及融合。

2.胸腰段损伤　　胸 11～腰 1 骨折,此段为脊柱骨折发生率最高之部位。

(1)压缩骨折:较严重的压缩骨折,脊柱后弓增加,骨折椎及上位椎的棘突较突出。Ⅲ度压缩常有其与上位椎棘间韧带断裂,触诊此间隙加大且压痛,甚者伴有背伸肌损伤,则该处肿胀压痛。压缩椎体的后上角受压而突入椎管压迫脊髓 X 线片测量包括椎体压缩程度、脊椎后弓角及后上角突入椎管之程度。

对Ⅰ度、Ⅱ度损伤,行快速复位。病人仰卧,于胸腰段置横带向上在床牵引架上悬吊,固股部于床面,悬吊至肩部离床,吊半小时,拍侧位 X 线片,复位后,打过伸胸腰石膏背心。此种处理常可加重胸腰段骨折致肠蠕动抑制腹胀。优点是复位较好,可达 80%,石膏固定背伸肌锻炼 2 个月后带支具起床活动 1 个月。

对Ⅲ度骨折或Ⅱ度伴有棘间韧带断裂之骨折,为防止以后不稳定,可于局部麻醉下后正中入路,过伸复位固定,并植骨融合不稳定之间隙后伸的标准为椎体前缘张开达 80%,脊椎后弓角消失,固定可选用 AF、RF、USS、MF 等椎弓根钉设计椎弓根钉系列器械。

(2)爆裂骨折:X 线片正位可见椎弓根间隙加宽,椎体横径可加宽,侧位断层可见爆裂骨折,CT 片可见骨折移位情况。对未合并脊髓损伤者,卧床 8 周,或石膏背心固定 8 周;对伴有损伤者,见后述处理。

(3)chance 骨折:卧床 8 周或石膏固定 8 周。

(4)骨折脱位:不论脱位程度,凡骨折脱位者均为不稳定骨折,体征可见棘突间隙加大、压痛,甚者背伸肌损伤。X 线片应测量后弓角、椎体移位及压缩程度,骨折脱位大多合并脊髓损伤。

处理:对未合并脊髓损伤者,治疗原则为复位及固定。Ⅰ度、Ⅱ度脱位可于局部麻醉下俯卧过伸复位,然后过伸位石膏固定。后期观察如有不稳定者行植骨融合。亦可选择切开复位,内固定并植骨融合。

对合并脊髓损伤者处理见后述。

3.腰段损伤

(1)对爆裂骨折、压缩骨折、chance 骨折、骨折脱位之处理原则同胸腰段骨折。所以区分为腰 2～5 段者,系因此段为马尾损伤。故未将腰 2 骨折归类于胸腰段中。腰段不稳骨折,应手术内固定并植骨融合。

(2)横突骨折:有的可合并有神经根牵拉损伤,根据该神经根支配的感觉区及肌肉运动可以诊断,多行保守处理,卧床休息数周。横突骨折移位小者骨折可以愈合,移位大者多不愈合,腰痛症状缓解后起床活动,需 4～6 周。

(3)峡部骨折:急性骨折,斜位 X 线片可以帮助确定诊断,治疗为卧床休息或石膏固定 8～10 周,可愈合。或用螺钉固定骨折峡部。

四、治疗要求

(一)复位

在伴有脊髓损伤的骨折脱位,其复位要求较单纯骨折者更为严格,因骨折脱位时对脊髓构成压迫者是脱位脊椎或骨折椎致椎管矢径减小,只有完全复位恢复了椎管的矢径,才能完全解除对脊髓的压迫,为其功能恢复创造条件,在整复胸椎或腰椎骨折或骨折脱位,应达到以下三项标准:①脱位完全复位;②压缩骨折椎体前缘张开达正常之80%;③脊柱后弓角恢复正常,即胸椎≤10°,胸腰段为0°～5°,而腰椎需恢复生理前突在颈椎亦需恢复生理前突。

在手术中应达到:①脱位的棘突间隙,恢复到与上下者相同;②上下三个椎板在同一平面;③关节突关节完全重合,则基本达到上述三项标准。整复方法主要是依靠手术台调整,以人牵拉躯干与下肢达不到过伸;依靠术中固定器械,能做一定的调整;最主要且有效的方法是手术台过伸,使脊柱过伸,过伸30°可使脱位完全复位,过伸45°,才使椎体张开80%及后弓角消失。

(二)内固定术

脊柱骨折脱位复位后一般应采用内固定,恢复脊柱的稳定性,预防骨折再脱位给脊髓造成二次损伤,也有利于截瘫病人早期康复活动。

1.内固定的选择　在20世纪80年代,对脊柱骨折脱位的后方固定多选用 Harrington 棒或 Lugue 杆固定,一般固定骨折椎的上与下各3个节段脊椎共7节段脊椎。虽然从生物力学角度,长节段固定的力学性质较好,但对一个脊髓损伤病人,此手术创伤较大。以后则设计出椎弓根螺钉及连接杆的短节段固定,其类型有 Dick 钉、Steffee 钉。20世纪90年代后又有 RF钉、AF 钉以及更好的外科动力复位系统(SDRS)等,后二者有部分复位作用,固定椎弓根及锥体达到三柱固定,较为合理。固定3节,最少2节。对单纯脱位,仅固定脱位间隙的上下椎节;对骨折脱位特别是爆裂骨折,椎体已骨折,需固定上下各1椎即3个椎节。椎弓根的进入点有两种方法:①以横突中线上关节突外缘交界处为宜、向内倾斜约5°～15°,与椎体上缘平行;②以人字嵴顶点为进钉点,内聚角以上及下椎体以及有无椎体旋转而定。最好在 C 形臂可移动电视 X 线机监视下施行。

内固定要求:对爆裂骨折,应用分离固定,对分离压缩伤应加压固定。

2.脊柱前固定　爆裂骨折行前方减压者,可行前固定,主要有钛制的 Morscher 带锁钢板、梯形钢板、Z 形钛钢板 SDRS 等用于胸椎、腰椎固定。带着这种内固定仍可行 MRI 检查。

3.脊柱融合　胸腰骨折脱位及不稳定骨折,在行内固定后,应行植骨融合脱位间隙。虽然有人主张多节融合,但多数病人并不需要,而仅需融合脱位间隙。在未行椎板切除者,融合椎板与关节突;已行椎板切除者,融合关节突与横突。

(三)脊髓减压术

脊柱骨折或骨折脱位于复位恢复椎管矢状径后,脊髓即已减压,但下述情况需要减压:①爆裂骨折,后纵韧带断裂,骨折块突入椎管;②压缩骨折,椎体后上角突入椎管;③椎间盘突出;④椎板骨折下陷压迫脊髓;⑤无骨折脱位颈脊髓损伤伴颈椎管狭窄者。具有上述压迫脊髓者,应行减压。

常用的减压方式有三种:

1.后正中入路　经椎弓根脊髓前方减压称经椎弓根前减压术,适用于胸椎、腰椎及胸腰段的爆裂骨折、椎间盘突出及椎体后上角压迫脊髓者。此手术的优点是创伤较小,可探查脊髓及神经根,并做后方固定及融合;缺点是不能直视下减压,需要有经验,有时减压不彻底。

2.侧前方入路前方减压术　在胸椎需剖胸经胸膜腔或剖胸胸膜外显露或肋横突切除术显

露;在胸腰段需切开膈肌,胸腹膜外显露;在腰椎需侧腹切口,腹膜后显露。手术创伤较大,优点是直视下行脊髓前方减压及椎体间植骨融合;缺点是不能探查脊髓,取出内固定时手术亦较大。

此二者的选择因素:在胸椎损伤,特别是上胸椎脊髓损伤,本身亦易发生胸部并发症,再用剖胸显露,术后发生并发症机会增多。胸椎本身较稳定,用经椎弓根前减压,一般均能达到目的。在腰椎损伤,其椎管较宽大,又是马尾损伤,经关节突内侧椎弓根前减压,视野较清楚,不需要选择腹膜后显露。只有胸腰段损伤,才可选用侧前方显露前方减压术。

前减压的范围:根据术前 CT 或 MRI 检查,不同损伤其减压范围有所不同:①对椎间盘突出,减压该椎间隙;②对爆裂骨折,减压达该椎体上下缘;③对椎体后上角突入椎管,多伴有椎间盘突出,少数病例还可伴有上位椎体下骨折,亦向椎管突出,对此应将骨折椎上 4/5、上位椎间盘及上位椎体下缘切除减压。

除上下范围外,还有左右范围,从一侧前减压时,对侧有减压不足之可能,此时应从对侧将椎体后缘切断,使之塌陷减压。

3.椎板切除减压术　适于椎板骨折下陷压迫脊髓者,扩大半椎板减压适于颈椎管狭窄者。

于脊髓减压的同时,可以考虑局部冷疗,其适应证是局部硬膜内肿胀明显,轻触硬膜张力高,且在伤后 24 小时之内,最晚 48 小时内,可先行硬膜外冷疗,方法是以 0～10℃ 生理盐水局部灌洗,最好置以进管与出管,灌洗 20～30 分钟,则肿胀消退,其目的是减轻水肿及继续出血,冷疗需维持 12～24 小时为佳,如仅维持 3 小时,则停止冷疗后,肿胀复发,有可能影响脊髓功能恢复,故于关闭切口后,留置进出管,继续冷疗至 12～24 小时。

(四)特殊伤类的治疗

1.脊髓损伤分类治疗　①中央脊髓损伤:视 MRI 脊髓有无受压迫而定,对椎管矢径不狭窄、脊髓无受压迫者,应颈部外固定,而有椎管狭窄者,行后路扩大半椎板切除减压,由前方椎间盘突出压迫脊髓者,行前路减压与固定;②无骨折脱位脊髓损伤:有椎管狭窄者行扩大半椎板切除减压;③前脊髓损伤:有椎间盘突出压迫或爆裂骨折压迫者行前路减压。

2.马尾损伤的修复　马尾断裂:马尾神经虽无外膜,但其纤维已是周围神经。临床及实验研究证实,马尾修复后可以再生使截瘫恢复。因此,凡神经学及影像学检查疑为马尾断裂者,应手术探查予以修复。

3.陈旧性脊髓损伤　陈旧性脊髓损伤的治疗,由于一些病例错过初期治疗之机会或初期治疗不够满意,因而在损伤后期仍需治疗。陈旧脊髓损伤病例存在的问题:①椎体压缩骨折,椎体后上角突入椎管或伴有椎间盘突出,向后压迫脊髓;②骨折脱位未能完全复位,下位椎体上缘压迫向前移位的脊髓;③爆裂骨折的骨折块突入椎管压迫脊髓;④脊椎骨折存在不稳定,压迫脊髓;⑤严重骨折脱位未复位,呈后弓角加大驼背畸形,压迫脊髓者。术前应行脊髓造影或 MRl 检查,明确压迫脊髓的部位及上下范围。

(周　勇)

第二节　颈椎损伤

一、寰枕关节脱位

寰枕脱位根据枕骨相对于寰椎的脱位方向,主要分为三类:前方脱位、后方脱位、纵向脱位,其中以前方脱位最为常见。儿童的发生率是成人的 2 倍,因儿童的枕骨髁较小,且寰枕关节面较平。

【诊断标准】

1.临床表现　寰枕关节脱位最主要的特征是神经系统受损。因为延髓受损后呼吸衰竭,所以大多数患者立即死亡,而幸存者可表现为高位颈脊髓损伤征象。局部症状是枕部疼痛和头部屈伸活动受限。

2.影像学检查　在上颈椎 X 线片上测量齿状突尖至枕骨大孔前缘距离,正常成人为 5mm 以内,头伸屈活动时,也不能超过 10mm,大于此距离则说明枕骨向前移位。

【治疗原则】

1.呼吸功能衰竭和脊髓损伤的治疗。

2.脱位的复位和固定:宜先采用 Halo 头环牵引,后期行枕骨-颈 2 融合。

二、寰椎骨折

当头颅遭受轴向暴力时可发生寰椎爆裂骨折,即两侧前弓与后弓同时在环的薄弱处发生骨折,前弓骨折靠近前结节最细处,后弓在接近椎动脉弓处。该骨折由 Jefferson 于 1920 年首先报道,故又称 Jefferson 骨折。

【诊断标准】

1.临床表现

(1)头颈部僵硬和枕下区疼痛,颈椎各方向转动均受限,患者喜欢双手扶头,避免头颈部转动。有时可出现咽后壁血肿,但一般不会引起呼吸困难和吞咽障碍。

(2)脊髓受压较少见,如并发枢椎骨折,颈髓压迫发生率较高。

(3)C_2 神经根受刺激,出现枕大神经分布区域疼痛或感觉障碍。

2.影像学检查

(1)X 线检查:疑有寰椎骨折者应照开口正位、颅底侧位和下颌颅顶位像。开口正位如显示齿突侧块之间距加大,表示侧块向外移位,如寰椎侧块的外缘超过枢椎体侧块外缘 3～4mm,则横韧带即有断裂可能,两侧块移位距离之和达到 7mm,则提示横韧带完全断裂,为不稳定骨折。侧位片可清晰地显示寰椎后弓的骨折。正位和侧位的断层片可以清楚地显示寰椎前后弓的骨折线。下颌颅顶位可显出寰椎环的骨折部位和侧块移位情况。

（2）CT：能精确显示骨折的部位和形态、移位的方向和程度。评估的关键在于必须对损伤后的稳定程度作出判断，寰椎骨折的稳定程度主要取决于横韧带和翼状韧带是否完整，正常人的寰齿间距为3mm，如损伤后该间距增大，则提示合并齿状突骨折或横韧带断裂。

【治疗原则】

寰椎骨折的治疗目的在于恢复寰枕部的稳定性及其生理功能，解除神经压迫和防止迟发性损伤。单纯的寰椎后弓骨折仅需颈托固定便可愈合，值得注意的是这种骨折常伴有其他颈椎的损伤，最常见的是向后移位的Ⅱ型齿状突骨折和Ⅰ型创伤性枢椎前滑脱，在这种情况下，治疗主要针对这些损伤。对侧块骨折和Jefferson骨折，运用轴向牵引使骨折复位并维持4～6周，然后Halo支架外固定稳定。若效果不满意可考虑手术治疗，包括枕颈融合术或寰枢融合术。

三、寰枢椎脱位

颈椎屈曲损伤可发生寰枢脱位，寰椎随同枕骨向前脱位，系由寰椎横韧断裂致寰枢椎间不稳而脱位，此时齿突仍在原位，以致寰椎后弓与齿突之间压迫脊髓，故伴有脊髓损伤。寰枢旋转半脱位，系头部旋转损伤所致，分为四型。

【诊断标准】

1.临床表现　寰枢脱位的症状主要是枕颈部疼痛、活动障碍和脊髓受压症状。查体则可触及枢椎棘突特别突出和脊髓受压体征即四肢肌张力增高，腱反射亢进，病理反射阳性，浅反射消失和不同程度感觉运动障碍。寰枢旋转半脱位的表现是固定斜颈状态和枕颈区疼痛。

2.影像学检查　X线颅底侧位片上测量寰椎前结节后缘（A）与齿突前缘（D）的距离，正常成人AD间距（ADI）为2～2.5mm，儿童稍大为3mm，超过5mm肯定为脱位。寰枢椎旋转半脱位开口位像可见双侧寰椎侧块与枢椎体侧块关节的不对称，一侧正常，另一侧即脱位侧关节隙消失甚至重叠。CT平扫在寰枢脱位可见齿突与前结节间距加大，而CT三维成像可显示清楚脱位情况。MRI在寰枢脱位可显示脊髓受压及寰椎脱位程度。

【治疗原则】

1.寰枢脱位　寰椎横韧带和翼状韧带一旦断裂，即很难在原张力情况下愈合，即便横韧带愈合后，仍可出现寰枢脱位，因此保守治疗的效果不能巩固，而应选择手术治疗，即寰椎复位与寰枢融合。颅骨牵引，将颈肩部垫高，使枕部悬空，颅牵引力向顶向后，以使寰椎向后复位，一般牵引3周，寰枢椎间韧带愈合稍稳定后，进行寰枢椎固定融合术。也可在术中给予牵引复位，复位下经后路行寰枢椎融合术。

2.寰枢椎旋转半脱位　复位方法有：①手法复位，在无麻醉患者清醒下进行，患者仰卧，医者坐位，双手牵引下颌并夹住头部，在持续牵引下，将头从斜颈侧向正常位转动，有时可感到有复位感，头可维持在正常旋转中立位者，表明已复位，拍摄X线片证实，然后以轻重量（3～4kg）枕颌带牵引维持3周或石膏固定3～4周。②牵引复位，行颅骨牵引复位，3kg持续牵引，待头正为复位标志。

对于较严重半脱位,横韧带断裂者,需在保守治疗后,进行颈椎稳定性检查,即照前屈后伸侧位 X 线片,如仍不稳定者,行寰枢椎融合。

四、枢椎齿状突骨折

枢椎齿状突骨折在成人颈椎损伤中较常见,约占颈椎损伤的 10%～18%,颈椎屈曲损伤并水平剪切力可致齿状突骨折,以前屈损伤为多见;侧方应力使寰椎侧块撞击亦可使齿状突骨折,后伸损伤可致齿状突骨折向后移位。

【诊断标准】

1.临床表现　枕部和颈后疼痛是最常见的临床症状,并有枕大神经分布区的放射痛。还可有颈部僵硬,活动受限尤其是旋转运动。合并有寰椎前脱位压迫脊髓者,出现脊髓受压迫症状,应加以重视。

2.影像学检查　X 线检查是诊断齿状突骨折的主要手段和依据,包括上颈椎正侧位和开口位。断层片和 CT 扫描有助于进一步了解骨折的特性,若有神经症状可行 MRI 检查。齿状突骨折的类型,最常用的分类方法为 Anderson 分型,其根据骨折部位不同,分为以下几种类型:齿突尖部骨折为Ⅰ型,系翼状韧带附着点的撕脱骨折,故常在一侧;Ⅱ型为齿状突基底骨折称基底型,此型骨折易发生不愈合;Ⅲ型骨折经过枢椎体中,称为体型,按骨折线位置高低又分为浅型和深型骨折,深Ⅲ型较稳定,应给予保守治疗,浅Ⅲ型骨折靠近齿状突基底,其临床表现及治疗同Ⅱ型骨折。Ⅰ型约占 4%,Ⅱ型最常见占 65%,Ⅲ型占 31%。

【治疗原则】

骨折类型是决定治疗的最重要因素。

1.Ⅰ型,齿状突尖的斜行撕脱骨折,通常不伴有横韧带损伤,骨折本身较稳定,除非存在寰枕及寰枢关节不稳定的证据,一般给予颈围制动 4 周即可。

2.Ⅱ型最常见,骨折线通过齿状突基底部,此型骨折尤其是最初移位>6mm,后方移位,年龄 40 岁,延迟诊断>3 周,骨折成角>10°的患者不愈合率较高,需早期手术治疗。骨折又可按骨折线的方向分为水平和斜型骨折。前者首选前路齿状突螺钉固定(ASF),而对骨折线由后上行至前下的Ⅱ型骨折则首选 Margel 术。

3.深Ⅲ型损伤较稳定,应给予保守治疗,无移位者,石膏固定 6～8 周,一般均可愈合,有移位者先行颅骨牵引复位,复位后,石膏固定 8 周或 Halo 支架复位与固定 8 周。浅Ⅲ型骨折靠近齿状突基底,临床表现及治疗同Ⅱ型骨折,应首选 ASF 手术。

4.年龄<7 岁的齿状突骨折称骺分离,对此类骨折应给予颈围等保守治疗,即使骨折未完全复位,在以后的发育中也能获得重塑。年轻齿状突骨折患者多伴多发伤,主张手术治疗,手术尽可能选择保留关节活动的 ASF 手术。年龄>65 岁的患者,保守治疗不愈合率高、并发症多,主张手术治疗,且多选择后路寰枢椎融合术,首选 Magerl 术。

五、枢椎椎弓骨折

枢椎椎弓骨折,又称绞刑者骨折、枢椎椎弓根骨折或枢椎环骨折,还有称创伤性枢椎滑脱。枢椎椎弓骨折发病率仅次于齿状突骨折,约占颈椎骨折脱位的 7%,其损伤机制主要为后伸暴力。

【诊断标准】

1.临床表现 局部症状表现为枕颈部疼痛和压痛,头部活动受限。颈神经受损伤表现为枕大神经分布区域疼痛,合并颜面部及颈部损伤是另一个具有明显特征性的临床表现。软组织损伤多为下腭或颏部,表现为皮下瘀血和皮肤撕伤。因此部位椎管较宽大,其移位又是骨折前后两部分离性的,因此损伤脊髓和神经根者甚少,合并脊髓伤多造成严重的四肢瘫痪和呼吸困难,存活者极少。由于枢椎椎弓骨折多由严重外伤所引起,同时可并有颅脑或胸部损伤,于检查时应注意到,后者可能是更主要的死亡原因。

2.影像学检查 X线颈椎侧位可显示枢椎椎弓骨折及前部移位情况,CT 可从横断层显示枢椎椎弓骨折部位,椎管是否扩大或有无骨片进入椎管,如有脊髓或神经根受累症状,则 MRI 可显示脊髓受压和脊髓本身的改变。MRI 中应观察椎前软组织影的变化,观察 $C_2 \sim C_3$ 椎间盘信号的变化,评估椎间盘韧带复合体的损伤。

Levine 和 Edwards 将骨折分为四型:Ⅰ型包括所有的无移位骨折和无成角且移位小于 3mm 的骨折;Ⅱ型为向前移位大于 3mm 且成角,Ⅱa 型是它的亚型,为轻度移位但有严重的成角;Ⅲ型为双侧椎弓断裂伴单或双侧小关节损伤,通常有严重的成角和移位。

【治疗原则】

枢椎椎弓骨折通常采用非手术治疗。Ⅰ型骨折中韧带和椎间盘组织无严重损伤,为稳定性骨折,一般用颈托固定 12 周可获愈合。Ⅱ型骨折程度较轻的(移位 3～6mm),用 Halo 牵引矫正成角,然后用 Halo 支架固定可获愈合;程度较重的(移位大于 6mm),需持续牵引 4～6 周以矫正成角和移位并达到初步骨性愈合,再用 Halo 支架固定 6 周方可愈合。值得注意的是Ⅱa 型骨折,虽然发生率很低,但由于创伤机制的不同,牵引会加大成角,故此型骨折应用 Halo 支架固定,在透视下给予温和的轴向压力以减小成角,复位后固定 12 周可以愈合。Ⅲ型骨折常伴有神经损伤,通常需要手术固定治疗,可行后路 $C_1 \sim C_3$ 固定术和双侧 $C_1 \sim C_2$ 的斜形钢丝固定术,亦可行前路 $C_2 \sim C_3$ 融合接骨板固定术。

六、下颈椎损伤

下颈椎损伤以 $C_{5\sim6}$ 两节为最多,其次为 C_4、C_7,C_3 损伤甚少,骨折类型以压缩骨折和骨折脱位、爆裂骨折和骨折脱位较多。

(一)屈曲压缩型损伤

屈曲暴力伴垂直压缩外力的协同作用,可导致受力节段的椎体相互挤压引起椎体楔形骨折。这种损伤可在任何椎体发生,但多见于 $C_{4~6}$ 椎体。屈曲首先发生于关节突关节,当垂直外力作用时,上下颈椎的终板相互挤压,致受压缩力大的椎体前部皮质压缩骨折,随之受累椎体的前缘松质骨也同时被压缩变窄,椎体垂直高度将减小。前柱受应力后被压缩或短缩,由于脊椎后结构承受张应力,最终可导致后方棘突间韧带的断裂,甚至间盘韧带复合体的损伤,暴力进一步进展,则可造成骨折椎体向后方的水平脱位。如果压缩骨折的椎体仅限于前柱即椎体前部,则椎管形态不会发生改变,脊髓也极少受到损伤。若合并椎间盘损伤并向椎管突出,则导致脊髓受压。

屈曲压缩损伤,根据暴力的大小及损伤的严重程度,分为五期。Ⅰ期:椎体前上缘受压缩;Ⅱ期:椎体前上方压缩,椎间盘可以轻度向前方挤压;Ⅲ期:在Ⅱ期的基础上,椎体出现冠状面的骨折,棘间韧带可以有部分撕脱;Ⅳ期:在Ⅲ期的基础上,出现上位椎体向后移位,突入椎管内,伴后纵韧带损伤,但移位小于 3mm;Ⅴ期:在Ⅳ期基础上,椎体向后移位超过 3mm,脊柱前后方韧带均发生断裂。

【诊断标准】

1.临床表现　颈项部疼痛,压缩骨折严重,骨折脱位或单纯脱位者,于颈部触诊可触及后突之棘突,压痛,有时还触及棘间隙增宽,合并脊髓损伤者,按神经学检查确定其损伤平面和损伤程度,此外还应注意有无合并颅脑损伤。

2.影像学检查　X 线正侧位检查可显示颈椎骨折和(或)脱位程度,前楔形骨折。X 线侧位片上,显示上椎板压缩,下椎板不压缩,这是与脊椎肿瘤的区别,后者常是上下椎板都压缩,骨折椎上位椎间隙也可稍窄,MRI 检查可见椎间盘有无突出,压迫脊髓的因素和脊髓本身的改变,对治疗有参考意义。

【治疗原则】

1.轻度压缩骨折是稳定的,但可致颈椎曲线变直,失去生理前凸,为此,单纯进行颅骨牵引治疗使压缩骨折张开并不容易,需使颈椎处于后仰位,在骨折平面以下垫枕,使颅后悬空后仰,借助前纵韧带牵张,使压缩骨折张开,一般牵引 3~5kg。

维持压缩骨折复位(张开)愈合,更不容易,一般脊椎骨折可在 2 个月愈合,卧床牵引 2 个月有时不易坚持,即便达到 2 个月,X 线侧位片压缩椎体已张开,但实际上压缩椎体的张开,其中间是空的,即松质骨压缩骨折后,牵引使上下骨板张开,但松质骨缺如,其填充愈合并能支持负载则需数月时间,结果常是于去除牵引后,骨折完全愈合期间又发生骨痂收缩,在一定程度又变成前楔形,为防止此种畸形复发,用 Halo 支架维持 2 个月以上较牵引 2 个月为好,行 CT 检查可显示骨折张开、松质骨缺损情况。

2.如果发生脊髓压迫,则需要作进一步检查以确定致压原因,根据情况施行减压和稳定手术。通常采用切除损伤椎体减压及自体髂骨植入术,以恢复颈椎前柱高度和生理弯曲为目标,可同时应用内固定。

(二)垂直压缩型损伤

颈椎在中立位受到来自纵向的压缩性暴力作用,最为典型的是椎体的爆裂性骨折。这是一种很严重的椎体骨折,高处重物坠落打击或人体从高处跌落,头顶部撞击地面,是常见的致伤原因。

　　垂直压缩骨折根据其暴力损伤程度可以分为Ⅲ期:Ⅰ期为上终板骨折;Ⅱ期为上下终板压缩骨折;Ⅲ期暴力强度更大时,椎体骨折为爆裂,不但骨折块突向椎管内,造成脊髓损伤,同时还可能引起后方小关节、椎板和棘突的骨折。

【诊断标准】

　　1.临床表现　颈项疼痛,除该棘突压痛外,无棘突后突变形,可并有脊髓损伤。前脊髓损伤,中央脊髓损伤,完全或不全脊髓损伤均可发生,根据神经学检查确定。

　　2.影像学检查　颈椎侧位 X 线片,可见椎体爆裂骨折,其椎体矢径变长,有时可见椎体前部与后部裂开,正位片可见椎弓根距加宽,CT 可见椎体骨折情况及骨块突入椎管的程度,MRI 则显示椎体骨折,椎间盘压入椎体中及脊髓受压和本身改变。

【治疗原则】

　　治疗方法选择因爆裂骨折椎的稳定与否和是否压迫脊髓而异。稳定性爆裂骨折,无脊髓损伤者,可选择 Halo 支架固定治疗,或石膏背心固定 8 周。伴有椎体后方结构损伤的不稳定骨折,如无脊髓压迫,亦可选择 Halo 支架或石膏背心固定,特别是后方结构骨折者,一般均可获得愈合。爆裂骨折合并有脊髓损伤。爆裂骨折块向后移位突入椎管,损伤并压迫脊髓者,亦可伴有颈椎间盘突出压迫脊髓,对此种病例应行颈椎前路减压并融合。爆裂骨折系中柱前柱损伤,一般不适于后路减压手术,以免破坏颈椎的稳定性。

（三）屈曲牵张型损伤

　　颈椎遭受屈曲应力,同时存在头尾侧分离的牵张应力时,引发下颈椎的屈曲牵张损伤,常常不伴有明显的椎体骨折,但伴有后方韧带结构的损伤,暴力进一步增加可引发小关节突的脱位,椎间盘韧带复合体的断裂。根据暴力逐步增大,屈曲牵张型损伤分为四期:Ⅰ期,小关节半脱位,棘突间隙张开,椎体伴或不伴有骨折;Ⅱ期,Ⅰ期损伤同时合并旋转外力,导致单侧关节突脱位,后方韧带复合体通常无断裂,存在旋转畸形;Ⅲ期,双侧关节突脱位,椎体向前方滑移约下位椎体 50%;Ⅳ期:上位椎体完全脱位于下位椎体前方。

　　在损伤节段水平面的两侧小关节突关节脱位是主要的病理变化。由于过度屈曲性暴力,在损伤节段运动单位的全部韧带结构,包括前纵韧带、后纵韧带、棘间韧带以及黄韧带和关节囊韧带等均遭撕裂,椎间盘也不例外,受累的椎体向前下方脱位。多数伴有关节突骨折,或椎体发生轻度压缩性骨折。椎体移位即在损伤节段的椎管形态遭受到挤压或剪切等机械作用损伤,严重则可造成脊髓完全横断性损伤。即使单侧关节突关节绞锁同样可造成双侧关节突的关节囊撕裂,前、后纵韧带,椎间盘及其他韧带结构破坏。由于脱位的关节突位于上关节突的前方,使椎间孔变形或狭窄,神经根容易遭到损伤。这种脱位被认为是颈椎损伤处于相对"稳定"状态,但非脱位侧的两个关节突关节面彼此分离。这种不对称性脱位,使椎管在损伤平面发生变形,脊髓损伤时有发生。

【诊断标准】

　　1.临床表现　单侧关节突脱位时可只有单纯颈部症状,只表现为颈部的局限性症状:①疼痛,强迫性头颈倾斜畸形;②颈椎伸屈和旋转功能受限。部分患者可存在脊髓和神经根损伤,表现相应脊髓节段的症状:①四肢瘫、下肢瘫或部分瘫痪;②神经根损伤者,表现该神经根分布区域皮肤过敏,疼痛或感觉减退。

双侧关节突脱位时,颈部局部表现为:①颈部疼痛,包括颈项前后部明显疼痛,颈部伸展、屈曲和旋转功能丧失;②头部呈强迫性固定并略有前倾畸形,颈部周围肌肉痉挛。这种特征,在颈部肿胀的条件下不易被发现;③压痛广泛,但以脱位节段的棘突和棘间隙及两侧肌肉最明显,同时,颈前部也有压痛;④在损伤节段水平,可在颈椎前方(颈内脏鞘之后)触及脱位的椎体突起,但在 C₇ 以下和 C₃ 以上因部位深在不易发现。多数合并脊髓损伤,伴有不同严重程度的瘫痪或伴有相应神经根疼痛。损伤位置在 C₄ 以上者常合并有呼吸功能障碍,呼吸表浅、缓慢或丧失正常节律。因此,损伤早期可因呼吸衰竭死亡。

2.影像学检查

(1)单侧关节突脱位:X 线特征性表现是诊断的关键。侧位 X 线片典型征象是脱位的椎体向前移位距离为椎体前后径的 1/3 或 1/4,至多不超过 1/2。在脱位的椎体平面上,丧失了关节突关节的相互关系,脱位节段上方的关节突显示双重影。

(2)双侧关节突脱位:损伤节段椎体前移的距离,常为椎体前后径的 2/5 或 1/2,上位颈椎的下关节突位于下位颈椎上关节突的顶部或前方,两棘突间距离增大。前后位 X 线片,因多个骨性结构重叠,小关节相互关系显示并不十分清楚,但钩椎关节关系紊乱,其相互平行和对应关系及两椎体边缘相互重叠,经仔细辨认还是能够确定。但是下颈椎的骨折脱位,有时由于肩部影像的阻挡,有时会导致漏诊,尤其在合并头颅外伤等的情况下。

CT 三维重建可以清楚的显示关节突的形态及脱位的状态、有无骨折等,间接地反映椎间盘韧带复合体(DLC)的状态;颈椎 MRI 可以清楚的显示 DLC 的状态,观察到脊髓的压迫情况。

【治疗原则】

颈椎屈曲牵张型损伤,因伴有 DLC 的损伤,故为不稳定型损伤,SLIC 评分均＞4 分,故多需要手术治疗。颈椎脱位,不论单侧或双侧,脱位的椎间盘损伤,小关节囊和韧带断裂,棘间韧带,前、后纵韧带损伤,是不稳定的,治疗应达到两个目的,即复位与恢复稳定。

1.牵引复位　颅骨牵引复位,不论单侧或双侧脱位,脱位程度是脱位跳跃或绞锁,均可应用颅骨牵引复位,开始重量 3kg,逐渐加重,每隔 30～60 分钟,拍床边颈椎侧位片一次,至脱位复位,牵引体位开始颈椎稍屈曲,以利绞锁关节的开锁,待颈椎侧位片上绞锁状态已开锁,逐渐将头改后仰位,肩后部垫高,改成后伸牵引,至小关节完全复位,椎体序列恢复,即减轻牵引重量,在颈肌发达者牵引重量可达 10～15kg,大牵引重量不可过夜,只在白天,密切监视下进行牵引复位。合并有脊髓损伤者,牵引复位不应当加重脊髓损伤,特别是不全截瘫,应在牵引复位过程,密切观察上肢和下肢的截瘫平面和截瘫程度的改变。一旦复位,即减轻重量,防止过牵。

2.手法复位　单侧脱位可应用手法复位,以右侧脱位为例,患者仰卧,医者坐于床头,双手牵住患者下颌两侧,拇指夹住头部,给予轻牵引时,使头略前屈及右偏,即稍加重脱位,在此位上加大牵引力,并逐渐将头摆正渐渐后仰而松牵引,如能维持头位,可触摸棘突,如已无偏歪和后突则可能复位,行 X 线拍片检查确定。

3.手术治疗　非手术治疗时,脊髓损伤症状逐渐加重者;骨折脱位经非手术复位失败者,陈旧性骨折脱位伴有不全瘫,均具有手术指征;手术的目的在于彻底减压、纠正畸形、恢复椎管的解剖形态及重建颈椎的稳定性。下颈椎骨折脱位是否采用手术治疗,可依据 SLIC 评分系统来决定。目前手术的入路主要有前路、后路及前后联合 3 种方式。

(四)过伸型损伤

过伸型损伤主要发生于颈椎,此乃因头面部受伤所致,发生率可占颈椎损伤的 1/4,颈椎过伸损伤还因受伤时伴有牵拉或压缩力而不同,其最常见于车祸事故,当行进的汽车突然撞击在对方车或路旁电线杆或建筑,或突然刹车时,坐者之前进惯性使头面撞击前面挡风玻璃上或前坐背后,而躯干继续向前移动,则发生颈椎过伸损伤,跳水者头位和面部着池底也致颈椎过伸损伤。

颈椎过度伸展常伴有脊髓损伤。过度伸展时,脊髓可能被椎管后部皱褶的黄韧带与前部椎体后缘相互挤压致伤,导致以颈脊髓中央管为中心或脊髓前部的损伤,相应的临床表现为脊髓损伤中央综合征和前脊髓综合征。颈椎过伸型损伤随着暴力的增大,主要分为两期:Ⅰ期为前纵韧带撕裂,椎体前下角的撕脱骨折,椎间盘的撕裂,出现小关节突关节的半脱位;Ⅱ期,暴力进一步加大,造成上位椎体向后方的脱位。

【诊断标准】

1.临床表现　中老年人较多见,颈项疼痛,前额面部损伤,表示可能为后伸损伤。伴棘突骨折者,压痛,伴有后脱位者,亦失去稳定而不敢活动。四肢神经学检查,可以了解脊髓损伤情况及类型。脊髓受损临床上常常表现为上肢瘫痪症状重于下肢,手部功能障碍重于肩肘部。感觉功能受累主要表现为温觉与痛觉消失,而位置觉及深感觉存在,此种现象称为感觉分离。严重者可伴有大便失禁及小便滞留等。

2.影像学检查　外伤后早期 X 线侧位片对临床诊断意义最大,典型表现:椎前阴影增宽,损伤平面较高时主要表现为咽后软组织阴影增宽(正常为 4mm 以下);而损伤平面在 C_4 椎节以下时,则喉后软组织阴影明显增宽(正常不超过 13mm),但椎前软组织阴影正常并不能排除颈椎过伸性损伤的存在,一定要结合临床查体,必要时应该进行 MRI 检查。受损节段椎间隙前缘的高度多显示较其他椎节为宽,且上一椎节椎体的前下缘可有小骨片撕脱(约占 15%～20%)。大多数病例显示椎管矢状径狭窄,约半数病例可伴有椎体后缘骨刺形成。

【治疗原则】

1.非手术治疗　一经确诊,即常规应用颈托加以保护 1～2 个月。如果伴有脊髓损伤,伤后 8 小时之内使用甲基强的松龙冲击疗法。牵引目的是使颈椎损伤节段得到制动,略屈曲位有益颈椎前结构愈合,后结构例如折皱的黄韧带舒展并恢复常态。神经症状越轻恢复越快且全面,通常下肢最先开始恢复,最早于伤后 3 小时即见恢复,其次是膀胱功能,上肢恢复最迟,手部功能恢复最差,常因脊髓损伤波及前角细胞,致手内在肌萎缩,而残留某种功能障碍。其他类型脊髓损伤,同样取决于损伤的严重程度。

2.手术治疗　颈椎过伸性损伤常合并颈椎退变增生、颈椎后纵韧带骨化等,由于颈椎损伤而诱发发病,非手术治疗常收效甚微。因此,选择性手术减压为功能恢复创造了良好的条件。

(1)适应证:脊髓损伤后经非手术治疗无明显效果并确定有准确损伤节段;影像学检查 X 线、CT 或 MRI 有明显骨损伤并对脊髓有压迫者;临床症状持续存在,在保守治疗过程中有加重趋势;合并颈椎病变和后纵韧带骨化,因外伤而诱发者,待病情稳定后行手术治疗。

(2)手术方法:根据脊髓致压物的部位和范围,选择适宜的入路和减压方法。以前方为主的压迫,如单个或少数节段宜施行前路减压;以后方为主的压迫或广泛的后纵韧带骨化的前方压迫,应选择后路减压。

(五)颈椎附件骨折

1.椎板骨折

颈椎椎板骨折很少单独存在,多伴随椎体、关节突关节和棘突骨折。颈椎在遭受过伸暴力作用时,致上下位椎板之间相互猛烈撞击而引起骨折。骨折部分多发生在关节突后至棘突之间,骨折线呈斜形。好发于颈椎退变的中老年人,但也会发生于青壮年。直接暴力造成的椎板骨折,多见于战时的火器性损伤,如子弹和弹片伤,这种高速投射物致伤都很严重,多合并颈椎其他结构的损伤。锐器(如刀尖或金属锐器等)直接刺入致椎板骨折,平时或战时都可见,两者同属开放性损伤。椎板骨折片陷入椎管导致脊髓损伤,但致伤物直接对脊髓损伤更多见,也更严重。

【诊断标准】

临床主要表现为局部疼痛和颈部活动受限。如合并脊髓损伤则表现出相应的临床症状和体征。合并后脊髓损伤很少见,可见于椎板骨折下陷压迫脊髓后部,感觉障碍主要表现为深感觉丧失,其较运动障碍严重。X线常常不能清楚地显示损伤部位,只能在清晰的侧位X线片上可见椎板骨折,前后位片由于骨性组织重叠无法辨认。CT扫描为这类损伤的诊断提供了极为有用的根据。

【治疗原则】

(1)牵引和制动:单纯椎板骨折对颈椎的稳定性并无影响。采用牵引和制动以减轻组织损伤性疼痛,并防止骨折片移位。枕颌带牵引,取正中位,重量2~3kg即可。2~3周后改用颈领或头颈胸石膏固定。对于新鲜开放性损伤,宜按其创口情况作清创处理后,再作牵引制动。

(2)手术治疗:合并脊髓损伤者,必须准确确定损伤节段。在早期应用大剂量甲基强的松龙治疗的同时,行椎板压陷骨折的的复位或椎板切除减压。若全椎板切除,则颈椎间盘韧带复合体破坏,可行侧块内固定,若仅切除半侧椎板则无需固定。减压取颈后路,并行椎管内脊髓探查。如合并椎体损伤则需前路手术切除致压物,视椎板骨折状况决定是否施行后路手术。

2.棘突骨折

单纯棘突骨折比较少见,有时合并椎体或其他附件骨折。以 C_6~C_7 棘突骨折多见。该骨折常见于铲土工和矿工,故亦称之为"铲土工"骨折。

由于颈椎突然过屈所致。当头颈部被重物打击,而致颈椎猛烈屈曲时,在外力作用之下的棘突和肌肉发生强烈地对抗性牵拉时,即可造成棘突撕脱骨折。当人挥动铁铲时,突然、猛烈的用力,使肩胛肌剧烈收缩并与斜方肌等形成不协调的收缩,引起棘突骨折。骨折多为一个棘突,有时为两个棘突骨折。

【诊断标准】

(1)临床表现:因棘突骨折损伤不累及椎管和椎间孔,故极少伴有脊髓和神经根损伤。但必须注意损伤机制中有可能引起椎体骨折和脱位。多以局部疼痛、肿胀和颈椎活动受限为主要表现。压痛局限于骨折处,有时可触及活动的棘突。肿胀较明显,范围也扩散到整个颈后部,并可见皮下瘀血。查体时应关注有无椎前疼痛,及气管推挤痛等。

(2)影像学检查:侧位及正位 X 线片上显示棘突骨折。骨折线自上斜向下方,骨折的棘突向下方移位并与上位棘突分离。还应观察椎间隙有无张开,椎前软组织影有无增宽,DLC 有无损伤。

【治疗原则】

移位者,应用枕颌带牵引,取颈椎略伸展位。牵引目的在于放松颈部肌肉,并使骨折复位。牵引重量宜在 2~3kg 之间。复位后用颈托固定。因颈后肌肉丰厚,棘突骨折端接触面积又小,相当多棘突尖部骨折延迟愈合或不连接,引起持久颈部不适,甚至影响工作和生活。因此,对一些症状严重者可施手术切除,同时修复棘间韧带和项韧带。

3.钩突骨折

钩突骨折多由颈椎受到侧屈暴力所致,当颈椎遭受到侧方屈曲或垂直暴力作用时,一侧钩椎关节受到张应力而分离,而另一侧受到旋转及压应力或旋转撞击作用,可造成骨折。严重者该侧椎体也可引起压缩骨折。颈椎钩椎关节的钩突骨折并非少见,但从前对该损伤的认识不足,常被忽略。这种不对称的骨折,常伴有数种附件骨折,如椎弓、关节突等,但极少有移位或仅轻度移位。骨折片如进入椎间孔则产生神经根损伤,但较少合并脊髓损伤。

【诊断标准】

当患者遭受明显屈曲、垂直和旋转暴力损伤时,若存在椎体脱位或骨折脱位,应注意观察钩突影像学表现;凡颈椎损伤后有急性神经根性疼痛或神经根支配区功能改变,都应考虑钩突骨折的可能。

【治疗原则】

治疗方法的选择应视骨折的具体情况。轻度骨折可采用颈托固定;有移位骨折,应用枕颌带牵引复位,并以颈托固定。经非手术治疗仍表现损伤节段不稳者,应作前路减压,消除血肿,切除骨折的钩锥关节,并作椎体间融合术。

(安奇君)

第三节　胸腰椎损伤

一、概述

近来,脊柱损伤的成因、诊断和治疗有了急剧的发展和变化。而脊髓损伤后的病理学、组织化学、电生理学及分子生物学的研究,对早期非手术治疗起了极其重要的指导作用。同时脊柱生物力学、影像诊断学的发展,对脊柱损伤的发生机制与分类提供了确切的依据。然而大量新型内固定器械的出现,手术技术和生物材料学的进步,使脊柱损伤的外科治疗有了跨时代的进展。

（一）胸腰段椎体的解剖特点

通常所说的胸腰段，是指胸 11～腰 2 段。由于胸腰段解剖结构上的特点，极易发生损伤。胸腰段的解剖特点有：

1.胸 11 及胸 12 为游离肋骨，胸椎肌肉和肋骨的稳定作用丧失。

2.胸椎是后凸弯曲，腰椎是前凸弯曲，胸腰段为两屈度的衔接点，亦是力矩的支点。

3.胸椎的小关节方向为冠状面，腰椎的小关节突方向为矢状面，胸腰段小关节方向改变遭旋转负荷的破坏。

4.胸腰段椎管与脊髓的有效间隙相对狭窄，易造成脊髓压迫。

5.胸腰段是脊髓和马尾神经的混合部，能有一定程度的恢复。

6.胸椎血供来自肋间动脉，腰椎血供来自腰动脉，腰 1 附近是血供的薄弱区，因此胸腰段损伤后手术治疗可造成大根动脉损伤导致脊髓缺血。

（二）胸腰椎生物力学稳定性

胸腰椎稳定性依赖于骨、椎间盘和韧带间的相互作用。作为承载支撑身体重量的胸腰椎段，在任何运动范围内不能承载生理负荷时，胸腰段就产生不稳。了解胸腰椎的力学形态，可以预测导致其易变形和潜在骨折的稳定性，每个个体间脊柱力学又不一，故不可能预测所有个体的骨折类型及对异载荷的反应。

1.椎体和椎间盘的力学稳定性　椎体的强度随着年龄增加而减弱，主要是骨量随年龄增大而减少。如椎体的骨组织减少 25％，其强度将减弱 50％，大多生理情况下，压缩载荷主要由椎体承担，载荷从椎体上方的软骨终板通过皮质骨和松质骨传递椎体的下终板。40 岁以前椎体骨皮质承受压缩载荷为 45％，而骨松质为 55％；40 岁以后骨皮质为 65％，骨松质为 35％。因此在压缩载荷下，骨皮质先骨折，骨松质在载荷继续增加时才骨折。椎体骨折时，首先破坏是终板，终板破坏的形式有中心型骨折、边缘型骨折和整个终板骨折。一旦发生椎体骨折，脊柱则产生不稳定。椎间盘对抗压缩力并对脊柱的活动具有决定性影响。椎间盘与后方的小关节突关节共同承受躯干的所有压缩载荷。椎间盘承受的力量远大于体重。坐位时腰椎间盘上载荷约为躯干重量的 3 倍。在日常生活中椎间盘的运载负苛很复杂，但主要是抗压作用。其总体结构也有利于对抗压缩力，对张力和扭力的对抗较差。椎间盘为非弹性物质，具有蠕变和滞后现象。蠕变现象是指物体受载后，即使载荷不变，该受力体仍将受载时间的延迟而持续变形。载荷越大，变形越大，蠕变的速度也越快。滞后现象为物体反复承载和卸载时能量丧失的一种现象。载荷越大，其滞后作用也大，从而具有防止损伤的作用。

对脊柱稳定性有较大影响滞后现象与施加载荷、年龄及脊柱的节段有关。年轻比年老作用大，胸腰段比腰段差。而椎间盘的自身修复能力差，故椎间盘损伤后对脊柱的生物力学影响很大。

2.脊柱韧带　脊柱韧带由胶原纤维组成，呈单轴结构。脊柱的韧带承担脊柱大部分张力载荷，当载荷方向和纤维走向一致时，其承载能力最强。压缩载荷可使其出现弯曲变形。当脊柱运动节段承受不同的力和力矩时，相应的韧带被拉伸，并对运动节段起稳定作用。

前纵韧带（ALL）和后纵韧带（PLL）一般在其应力—拉力曲线的弹性部分发挥作用。脊柱负载时，椎间盘高度下降，ALL 缩短；移去脊柱载荷时，ALL 增长。脊柱伸直时，ALL 拉长；屈曲时,ALL缩短。运动节段高度减小时,PLL缩短;屈曲时,PLL增长。脊柱承受轴向载荷时,小关节上关节囊韧带拉紧,下关节囊韧带松弛。脊柱屈曲时小关节上下关节囊韧带均拉紧;伸直时,上关节囊韧带拉紧,下关节囊韧带松弛。侧屈时,同侧上关节囊韧带松弛,双侧下关节囊韧带拉紧。脊柱向左或向右旋转时,同侧上下关节囊韧带拉紧,对侧上下关节囊韧带松弛。胸腰段ALL和小关节囊韧带最强,而棘间韧带强度最弱。横突间韧带抗侧屈强度最大。棘上韧带和棘间韧带可制约脊柱屈曲活动。黄韧带含弹性纤维百分比高,为脊柱提供内源性支持。后纵韧带具有最大的刚度。

3.**小关节突关节的力学稳定性** 小关节突关节对脊柱活动起控制作用,脊柱各节段的关节面在横截面和冠状面发生变化。尤其在胸腰段,小关节突关节面起衍行变化,下胸段的关节面与横截面呈60°,与冠状面呈20°,向下逐渐衍行变化为腰段,其角度分别为90°与45°。因此,小关节突关节具有引导椎体运动,抵抗压缩、剪切和转旋。压缩时,小关节承受总载荷的10%～15%,随着伸直矢量的增加,其所承受的载荷也增多。脊柱承载时,小关节和椎间存在蔚动态的变化。脊柱侧方和前方剪切、轴向压缩和屈曲载荷作用时,椎间盘是承载的主要结构,若脊柱出现移位,小关节可传导部分载荷。脊柱受到后方剪切(过伸)和轴向旋转载荷作用时,小关节是承受载荷的主要结构。脊柱伸直时,前纵韧带和前部椎间盘纤维环是承载的主要结构。

4.**胸腰段脊髓的特点**

(1)以胸12～腰1骨折脱位为例,脊髓圆锥终止于胸12～腰1及腰1上1/3者,是下神经单位损伤,表现为弛缓性截瘫。如圆锥终止于腰1～2间者,在脱位间隙以下可有数节脊髓,系上神经单位损伤,下肢特别是膝以下表现为痉挛性截瘫。同一水平的骨折脱位,由于圆锥的水平不同,而出现不同的截瘫。

(2)由于圆锥多终止于腰1椎体中上部,如以胸10脊椎下缘相当于腰1脊髓节,则胸11～腰1下缘处,就集中了腰2～骶5脊髓及其相应的神经根,即胸腰段为脊髓与神经根混在的部位。骨折脱位既损伤了脊髓,又损伤了神经根。脊髓对损伤的抵抗力低,而神经根则相对抵抗力较强,不存在脊髓损伤进行性病理过程的特点。脊髓损伤未恢复者,其神经根扭伤可能恢复,是以胸腰段骨折脱位合并截瘫者,其神经根损伤常有一定恢复。

(3)脊髓血供由脊髓前动脉、脊髓后动脉和根动脉组成,脊髓前动脉和后动脉均起于颅内,由枕骨大孔下行,脊髓前动脉为1条或2条走行于脊髓前正中裂,至脊髓圆锥为止且不断与脊髓后动脉吻合,脊髓后动脉有2条走行于脊髓后外侧沟,至圆锥与前动脉支吻合,此2条动脉均较细,走行距离又长,故需不断接受由颈升动脉肋间动脉和腰横动脉分出之根动脉补充血供,但不是每一椎节均有根动脉。颈段脊髓多由颈升动脉之分支成为根动脉,胸4～6节段的血供相对较少,是易发生缺血的部位,在下胸椎的根动脉中有一支较大者,称为根大动脉,80%起自左侧胸9～胸11水平,供应大半胸髓,亦称大髓动脉(GMA),其出肋间动脉后沿椎体上升约1个或2个椎节段进入椎间孔,根动脉又分为上升支、下行支,并与脊髓前动脉和后动脉相吻合,当GMA由于脊椎骨折脱位遭受损伤时,如无其他动脉的分支与其吻合,则致下胸段脊髓缺血。

5.**肌肉的力学稳定性** 没有肌肉的脊柱是一极不稳定的结构。肌肉的附着作用,才能产生脊柱的运动。肌肉的协同和拮抗作用,控制和调节脊柱的活动。人体站立时,躯体重心向前、后或侧方移动,需要有背肌、腹肌和腰大肌的活动来保持平衡。人体坐位时,腰部肌肉及胸背部肌肉活动比站立时稍强。腹肌和腰肌收缩可使脊柱屈曲,骶棘肌的收缩可以控制这种屈曲活动,脊柱完全屈曲时,骶棘肌不发挥作用。脊柱后伸开始和结束时,背肌显示有较强的活动,而在中间阶段,背肌活动很弱,而腹肌活动随着后伸运动逐渐增加,以控制和调节后伸作用。但极度或强制性后伸动作时,需要伸肌后伸开始和结束时,背肌显示有较强的活动,而在中间阶段,背肌活动很弱,而腹肌活动随着后伸运动逐渐增加,以控制和调节后伸作用。但极度或强制性后伸动作时,需要伸肌的活动。脊柱侧屈时,骶棘肌及腹肌都产生收缩,并由对侧肌肉加以调节。脊柱旋转动作由两侧背肌协同产生,腹肌仅有轻微活动,但臀中肌和阔筋膜张力有强烈活动。

(三)胸腰椎损伤的稳定性与三柱概念

1.胸腰椎损伤可分为稳定性和不稳定性两种类型,骨折合并棘间韧带断裂为不稳定,其余稳定。

2.是否稳定视后方韧带复合结构的完整性,主张胸腰椎损伤分为屈曲型、屈曲旋转型、伸直型和压缩型。

3.由椎管形成的空心柱和椎体形成的实心柱。认为伴有骨折片向后移位的爆裂型骨折是不稳定的,主张前路减压治疗。

4.脊柱三柱分类的概念。比较多数人认为胸腰椎可分成前、中、后三柱,前柱包括前纵韧带、椎体的前 2/3、椎间盘的前半部;中柱包括椎体的后 1/3、椎间盘的后半部和后纵韧带;后柱包括椎弓、黄韧带、椎间小关节和棘间韧带及棘上韧带。而脊柱的稳定性有赖于中柱的完整性,而 McAfee 认为关键的结构是中柱的骨-韧带复合体,当此结构遭到破坏而后部结构仍完整时,这种损伤属稳定的;伴有后部结构破坏时,损伤是不稳定的。并认为爆裂性骨折均属不稳定性骨折,它易发生晚期脊柱后凸畸形。

5.运动节段的构成由一个椎间盘、后纵韧带小关节囊及韧带、黄韧带和棘间韧带及相邻椎骨构成的运动节段。而椎骨则是被动的,其余的为运动节段是主动成分。

(四)胸腰椎损伤的分类

1.按胸腰段外伤机制分类　①单纯压缩骨折:主要是弯曲压缩应力所致,根据弯曲的方向可分为屈曲压缩和侧向压缩。前者表现为前柱受压力,椎体前部高度压缩<50%,前纵韧带大多完整,后柱承受张力,X 线显示椎体后侧皮质完整,高度不变,棘上韧带和棘间韧带在张力较大时可断裂,而中柱作为支点或枢纽而未受累,大部属稳定型。②爆裂型骨折:主要是轴向应力或轴向应力伴屈曲应力作用所致。椎体呈爆炸样裂开,椎体后缘骨折块连椎间盘组织突入椎管,引起椎管狭窄,脊髓或马尾神经受压,但后纵韧带有时仍完整。其后柱亦可受累,椎板发生纵行骨折。X 线片可见椎体前高、后高及侧高有不同程度的减少,椎间盘高度可能减少或不变,椎弓根间距增宽。③屈曲牵张型损伤:此型为牵张性剪力所致,是一种经后柱结构水平剪力伴有屈曲应力的损伤,后柱、中柱呈张力性损伤,棘上、棘间韧带、黄韧带甚至后纵韧带断裂,前柱呈轴向屈曲,可发生压缩骨折,也可呈铰链作用不受损伤。严重者椎体可呈切片样裂开、椎弓根断裂。伴水平移位的骨折不稳定,脊髓损伤也较严重。④骨折脱位型:此型损伤是严重

暴力所致,机制较为复杂,可由屈曲、剪力、牵张或旋转等复合应力所致。该型累及三柱,造成不同程度的神经损伤。

2.根据三柱体结构损伤分类 ①前柱损伤:前纵韧带、椎体及椎间盘的前 2/3 部分损伤。主要是压缩暴力所致;②中柱损伤:椎体和椎间盘的后 1/3 及后纵韧带损伤;③后柱损伤:椎弓、椎板、附件及黄韧带、棘间韧带、棘上韧带损伤。

3.根据椎管狭窄或受堵程度分类 Wolter 将椎管经 CT 扫描横断面三等分,1 表示椎管狭窄占椎管的 1/3;2 表示狭窄占椎管的 1/2;3 表示椎管狭窄已经完全。

二、病 因

(一)交通意外事故

是现代脊髓外伤的首要原因,由于交通发达速度快,发生交通意外时,常致乘员发生脊柱脊髓外伤,乘员系安全带时,躯干固定,头颈随车速移动,碰在挡风玻璃或前座背时,常发生颈脊髓损伤,而未系安全带者,整个躯干随车速移动,发生胸腰椎脊髓损伤较多,或者伤者在车外,被车轮撞击躯干致脊髓损伤。或被车辆辗压过躯干致脊髓损伤,常是无骨折脱位脊髓损伤。

(二)工伤事故

1.高处摔下,例如在楼房建筑施工中,从高处掉下,在楼窗外工作不慎摔下等。是脊髓外伤的第二原因,头向下落地可发生头颅外伤和颈椎脊髓损伤,足落地摔倒,可发生跟骨骨折和脊柱脊髓损伤,臀部着地多发生胸腰椎脊髓损伤。

2.躯干或头颈受砸伤,多见于矿山作业和建筑作业,伤者在站立位或前屈位工作,被掉下的重物砸伤肩背或胸背部,发生胸腰椎脊髓损伤,夜间地震建筑物倒塌,砸压躯干发生脊柱脊髓损伤,如唐山和邢台地震,发生大量脊髓损伤。

(三)运动失误

例如骑马摔伤,从马头处掉下,常系头向下掉下来,多致颈椎脊髓损伤,从马背侧方掉下,常是掉下来或躯干横位掉下,多致胸腰椎脊髓损伤。又如跳水,由于不知水深浅或头向下潜入后,来不及抬头,至头顶撞击水底致颈脊髓损伤。

(四)其他

1.生活中损伤 多见于中老年人,如天黑走路,不小心撞在木杆上或建筑物上;酒后走路不稳,头碰到电杆上;乘车,急刹车头颈部拨动致伤等常致颈椎无骨折脱位脊髓损伤。儿童玩耍,背后被撞击或推拉,可致无骨折脱位脊髓损伤。

2.训练损伤 见于儿童和青年人体操、舞蹈倒立训练,常是脊柱过伸训练,连续做几个之后,发生无骨折脱位脊髓损伤,轻者不全截瘫,重者完全截瘫,应当引起训练时的注意。

3.火器伤 战争中脊柱受投射物损伤,直接损伤或由于投射物高速冲击波致伤脊髓,在平时亦有发生,在某些国家如美国其平时火器性脊髓损伤,已升至交通意外之后的第 2 位原因占23%,我国平时也有一些发生。

4.锐器伤　近些年来屡有发生,主要是匕首类锐器,从椎间隙中刺入脊髓,可为完全脊横断,亦可为脊髓半侧损伤。

三、脊髓损伤

（一）完全性脊髓损伤

临床表现为完全截瘫,除损伤平面以下感觉、运动完全丧失、排尿排便功能障碍（括约肌失控）之外,骶区骶 3、骶 4 支配区（肛门会阴区）感觉和运动（括约肌）丧失。在圆锥损伤,则仅为括约肌失控、骶区感觉和运动丧失。

（二）不完全脊髓损伤

损伤平面以下感觉与运动功能或括约肌功能不完全丧失,但必须包括骶区感觉存在。

（三）脊髓震荡

为轻度脊髓损伤,开始即呈不完全截瘫,并且在 24 小时内开始恢复。至 6 周时,恢复完全,其与不完全脊髓损伤之区别在于前者可完全恢复,而后者恢复不全。

其与脊髓休克的不同,主要是组织病理学不同和预后不同。脊髓震荡的病理改变已于前述,脊髓休克本身无明显病理改变。Rita 与 Zliis 提出脊髓休克本身可能的角色是接收器与突触传递的变化,其常发生在严重脊髓损伤如横断、完全性损伤,其病理改变是脊髓损伤坏死。脊髓休克只是严重脊髓损伤的早期表现,而不是一种损伤类型。

（四）中央脊髓损伤

不完全脊髓损伤,主要见于颈椎后伸损伤或爆裂骨折,其特征是上肢瘫痪重,下肢瘫痪轻,感觉不完全丧失,括约肌可无障碍或轻度障碍,此乃因中央脊髓损伤的范围,主要是中央灰质对白质的影响,近灰质者重,离开灰质近周边者轻,而皮质脊髓侧束和前束中的神经纤维排列,上肢者近中央,下肢者远离中央,故下肢神经纤维受累轻。

中央脊髓损伤的平面并不一致,在爆裂骨折所致者,截瘫平面与骨折平面一致。在后伸损伤所致者,常累及中下颈椎如三角肌麻痹,但麻痹最重者为手肌,特别是手内在肌,可完全瘫痪。

中央脊髓损伤可与脊髓半伤并存,即上下肢均为中央脊髓损伤表现,但可半侧重,而另半侧轻。

（五）脊髓半切伤

常由后关节单侧脱位或横脱位所引起。脊髓半侧遭受损伤,系不完全损伤,伤（同）侧平面以下运动障碍,对侧感觉障碍,括约肌功能多存在,因同侧皮质脊髓束下行受损,而肢体感觉传入脊髓后,交叉至对侧上行,故出现对侧感觉障碍。

（六）前脊髓损伤

脊髓前部遭受损伤,见于颈椎爆裂骨折,骨折块移位突然击入椎管,损伤或压迫前部脊髓。亦见于颈后伸损伤。可以颈椎后伸损伤和爆裂骨折,即可引起中央脊髓损伤,又可致前脊髓损伤,学者的研究是与椎管矢状径有关。当椎管较狭窄时,后伸损伤使椎管进一步变窄,前后挤压脊髓发生中央脊髓损伤;同理,爆裂骨折时,骨折块自前方损伤脊髓,后方因椎管狭窄对脊髓的反作用,使脊髓受前后应力损伤,成为中央脊髓损伤。当椎管较宽时,后伸损伤时脊髓向后弯曲,后方未受挤压而前方被牵拉损伤成为前脊髓损伤。爆裂骨折致伤脊髓前部,因椎管较宽而后方无对冲损伤。

前脊髓损伤的主要表现:伤平面以下大多数运动完全瘫痪,括约肌功能障碍而深部感觉位置保存。此乃因薄束与楔束保存之故。其损伤机制除直接损伤脊髓前部之外,还可有中央动脉损伤,其供养脊髓前 2/3,与临床表现相一致。这也是前脊髓损伤运动功能恢复困难的原因之一。

(七)后脊髓损伤

很少见,可见于椎板骨折下陷压迫脊髓后部,感觉障碍包括深感觉丧失,较运动功能障碍严重。

(八)创伤性上升性脊髓缺血损伤

多见于下胸椎损伤,伤后截瘫平面持续上升。有 2 种表现,伤后截瘫平面与骨折脱位一致。伤后 2~3 天截瘫平面开始上升,可因呼吸衰竭致死。其余截瘫平面上升 3~5 节段,大多数在胸 7~8 平面停止上升,停止时间最晚在伤后 23 天。病人下肢截瘫一直呈迟缓性而非痉挛性。

(九)无骨折脱位脊髓损伤

其发生率有日渐增多之趋势,可分为四型。

1.儿童颈椎　见于 6 个月至 16 岁儿童,8 岁以下者过半,多因车祸、高处坠落、牵拉等严重损伤。由于脊柱弹性较大,可发生脊髓损伤而无骨折脱位,脊髓中央损伤约占一半,其他为完全脊髓损伤、不完全脊髓损伤,个别为 Brown Sequard。其一个特点是约一半病例在伤后至脊髓损伤出现有一个潜伏期,时间自数小时至 4 天。

2.中老年人　以 50 岁以上多见。轻微损伤如摔伤、碰伤等后伸损伤占大多数,亦可发生于交通事故或高处坠落等,伤后即发生截瘫,中央脊髓损伤约占 70%,其他为完全脊髓损伤、不全脊髓损伤、Brown Sequard 和神经根损伤。X 线片、CT、MRI 等影像学检查,发现椎管狭窄占 70%,前纵韧带损伤,椎间盘突出者过半,后纵韧带出血,棘上韧带断裂等,个别有椎体骨折但无移位,故在 X 线片上未能显示。脊髓改变有受压、软化、断裂等与临床表现一致。

3.胸椎　主要发生在儿童和青壮年,儿童组之年龄在 1~11 岁,青壮年为 18~38 岁。致伤原因系车祸、轧压伤、辗轧伤等严重砸压伤,成人伤后立即截瘫,儿童则半数有潜伏期,自伤 2 小时~4 天才出现截瘫,截瘫平面在上部胸椎者占 1/3,在下部胸椎者占 2/3,绝大多数为完全截瘫,且系迟缓性软瘫,此乃因大段脊髓坏死所致。

胸椎还有一个特点即胸部或腹部伴发伤较多,可达半数以上,胸部伤主要为多发肋骨骨折和血胸,腹部伤则主要为肝脾破裂出血。胸椎的损伤机制可能有大髓动脉(GMA)损伤,由于胸、腹腔压力剧增致椎管内高压,小动静脉出血而脊髓缺血损伤,部分病例表现为脑脊液(csf)中有出血,胸、腹腔被挤高压,可致脊髓损伤。

4.一过性腰椎　少见,多为青壮年男性,致伤原因有背部撞伤、冰上摔倒、车上摔下、倒立过伸位摔倒等。伤后双下肢不全瘫。X线检查:4例腰椎椎管狭窄,可能是发病的基础因素,经非手术治疗,截瘫完全恢复。

(十)圆锥损伤

大多数人的圆锥位于腰1椎体平面,其上方为脊髓,周围则为腰骶神经根(马尾),胸腰段损伤,腰1爆裂骨折可造成圆锥损伤,亦可造成脊髓和神经根损伤。因此,圆锥损伤可分为三类或三型。

1.脊髓、圆锥、神经根损伤,临床表现为脊髓平面损伤。

2.腰骶神经根圆锥损伤。

3.单纯圆锥损伤。支配下肢的腰骶神经根无损伤,仅表现为圆锥损伤即肛门会阴区感觉障碍,括约肌功能障碍,球海绵体反射和肛门反射消失。第2类马尾神经根损伤一般较圆锥损伤为轻,可获得恢复,即下肢瘫恢复,而遗留括约肌障碍和会阴感觉障碍。MRI可观察到圆锥部损伤改变。

(十一)马尾损伤

腰2以下骨折或骨折脱位,单纯损伤马尾,可为完全损伤或不完全损伤,双侧平面可以一致,亦可不一致。完全损伤时,感觉丧失,运动瘫痪为迟缓性,腱反射消失,包括骶2～4神经损伤者,括约肌功能障碍,球海绵体和肛门反射消失。

(十二)脊髓锐器伤

由于锐器刺伤脊髓,可为全横断或部分横断,MRI可显示脊髓损伤情况,脊椎多无明显损伤,因锐器常从椎间隙或椎间盘刺入。

(十三)脊髓火器伤

弹丸等投射物进入椎管或贯通,系弹丸直接损伤脊髓,多致脊髓横断,椎管外脊椎火器伤如击中椎体、椎弓、棘突、横突等,系弹丸的冲击压力波损伤脊髓,椎骨多系洞穿伤,极少破碎骨折片致伤脊髓。根据脊椎伤部位至椎管的距离和弹丸速度,脊髓损伤程度分为完全脊髓损伤、不完全脊髓损伤和脊髓轻微损伤等。

四、临床症状

(一)脊柱损伤、骨折或骨折脱位

表现为伤部疼痛,活动受限,骨折椎的棘突常有压痛。在明显的压缩骨折或骨折脱位,常见伤椎和上位椎的棘突后凸和压痛,有棘突间韧带撕裂和脱位者,该棘突间隙增宽,严重者棘上韧带同平面腰背筋膜撕伤,可见皮下瘀血。确切的检查诊断,依靠X线等影像学检查。

(二)脊髓损伤

脊髓损伤的表现为截瘫,颈脊髓损伤致上肢和下肢均瘫称四肢瘫,而胸腰脊髓伤则双下肢瘫,称截瘫。各类脊髓损伤的特点已如前述,在完全脊髓损伤和严重不全脊髓损伤病例,伤后可呈现一段脊髓休克期,即损伤节段以下的脊髓,其本身功能应当是存在的。由于损伤,致损伤节段和其以下脊髓功能暂时丧失,表现为感觉丧失,肌肉瘫痪,深浅反射消失等下神经单位损伤,待休克期过后,损伤平面以下脊髓功能恢复,则其支配之肌张力增加,腱反射恢复,由于失去上位神经控制,表现为反射亢进及出现 Babinski 等病理反射。脊髓休克期的长短,依损伤平面和损伤严重程度而定,在颈脊髓严重损伤,脊髓休克期可长达 8 周至 2 个月,而胸椎脊髓损伤的脊髓休克期短得多,肛门反射及阴茎海绵体反射的出现,表示脊髓休克期将过,待下肢腱反射出现,肌肉张力增高和痉挛,则常需更长的时间。

五、诊断

除了仔细询问病史,细心的体格检查以外,尚必须作必要的检查,以期明确损伤的程度,选择合理的治疗方法,并估计其预后及恢复情况,因此正确的诊断是合理治疗的前提。

1.X 线摄片　常规摄正、侧位片,可显示有否骨折脱位,及其程度、范围、部位及有脊髓受压等,必要时尚可加摄点片及斜位片,以观察椎弓根及椎间小关节。少数情况也应有 X 线断层摄影,以期进一步了解病变程度和范围。

2.CT　目前,CT 已成为主要的诊断工具,其优点是:①可以清楚显示骨折的部位及移位的方向、范围,但必须指出,普通的 X 线片是必需的,不能以 CT 替代;②CT 观察中柱损伤情况,尤其是骨折片进入椎管者有独到的优点,若同时三维螺旋 CT 时作影像重建技术,则可以观察椎管的形态,骨折的移位与周围组织的毗邻关系,判定其受压、阻塞等病理状况,尚可测量椎管狭窄的程度,给临床医师提供客观的依据。

3.MRI　与 CT 相似,但效果更好,不但能清楚显示脊椎骨折,而且能显示脊髓损伤的程度,椎管内的出血情况,后期则可显示脊髓软化、创伤后囊肿等。

应该说明,上述三点中只有 X 线片是必需的,但目前 CT 或 MRI 检查已经十分普及也应作为常规检查,好多 X 线及 CT 没有明显椎管狭窄的但 MRI 可清楚显示椎管狭窄脊髓有受压现象。

4.脊髓造影　适用于晚期合并脊髓压迫症状者,可以显示脊髓的外在性压迫。由于是有创检查,且还有过敏情况发生,而 MRI 在临床又相当普及。目前临床上应用越来越少。

5.同位素骨扫描　用以诊断原发性或继发性骨肿瘤,继发病理性骨折者,有助于明确诊断。

6.诱发电位　如有合并脊髓损伤时适用,目的是确定截瘫的程度,用于区别是完全性或不完全性脊髓损伤,现亦可应用以检查运动通道。

六、胸腰椎损伤的治疗

(一)胸腰椎脊柱损伤的急救

胸椎脊柱损伤常合并胸部损伤,病情严重,常伴有肋骨骨折,血气胸,心肺功能障碍。急救的首要问题是保持呼吸道通畅,可在现场进行气管插管,必要时可做气管切开,但上胸椎损伤者尽量避免行气管切开,因部分患者需行前路手术。快速准确地进行全身检查,确定与判断脊柱损伤同脊髓损伤的关系。同时妥善制动,以防再次损伤,应尽可能采用支具或临时固定器具固定后搬动,至少 3 人平抬平放。维持有效血容量,必要时行血压监测,运输中注意生命体征的观察。

(二)保守治疗

对于伴有神经损伤的稳定性骨折,可以采用保守治疗,辅助药物治疗或高压氧治疗。常用药物有皮质类固醇激素,可保持细胞与溶酶体膜的稳定性以及水电解质平衡,减轻脊髓水肿,对抗氧自由基,减轻神经组织损害,于伤后 8 小时内应用甲泼尼龙(甲基强的松龙),首次量 30mg/kg,于 15 分钟内静脉输入,45 分钟后以 5.4mg/kg 体重静脉滴注,连续维持 23 小时,持续用药 3 天。可用利尿剂如呋塞米 20mg 静脉滴注,6 小时 1 次。进行 3~6 天;20%甘露醇 1~2g/kg 体重。快速静脉输入,6 小时 1 次,维持 3~6 天。东莨菪碱,3mg 肌注,每 3~4 小时 1 次,持续 3 天。弥可保针,0.5mg 静脉避光滴注,每日 2 次。

高压氧治疗可以增加血氧浓度,改善组织供氧,减轻脊髓充血水肿。主张早期 4~6 小时开始,以 $(2.026\sim2.532)\times10Pa(2\sim2.5atm)$ 的高压氧治疗,每日 2~3 次,每次 90~120 分钟,连续 3 天。当出现全身不适、耳鸣、恶心、头晕、头痛、嗜睡等症状提示氧中毒,应及时进行中断治疗。

(三)胸腰椎损伤伴脊髓损伤的外科治疗

国外学者主张前入路,前外侧入路和后入路减压术,解除脊髓前方或后方的压迫因素。尽管治疗方式不同,其目的是最大限度地恢复脊柱的稳定性,恢复椎管内径解除脊髓受压。最适宜的脊柱内固定器械选用是治疗成功的关键。

1.胸腰椎损伤解剖复位的机制

脊柱生物力学已从两柱理论发展到三柱理论。生物力学实验证明,单纯前柱或后柱破坏,并不足以立即引起脊柱不稳,当破坏中柱时,则脊柱就产生失稳而且又会累及神经组织。现脊柱的三柱理论又将双侧的椎弓根及关节突等组织各分为一柱,从而成为三维立体。当损伤前柱及左或右一个柱时则脊柱就产生不稳。把椎弓根称为脊柱的"静"力核中心,关节突被称为"动"力核中心。

由于脊柱具有三维、六个自由度的运动功能,一旦脊柱损伤后骨组织的移位也是三维的。要使脊柱骨折脱位得到解剖复位,只有贯穿脊柱三柱,控制左右两后柱,对其功能单位施加力和力矩,从而达到三维空间解剖复位。因此,对脊柱骨折脱位,必须沿着脊柱生理弯曲段上施加均匀的轴向撑开力,使前纵韧带、椎间纤维环、后纵韧带等骨的连接装置得到充分紧张,使移位的骨块复位,椎管内复原。同时在损伤平面上下椎施加矢状面上的前后移位、冠状面上的左右移位以及水平面上的旋转等力量,这种综合力量的作用下才可使脊柱充分得到稳定。

2.胸腰椎损伤外科治疗的稳定原理

(1)支撑原理:支撑原理用于防止轴向畸形。用于支撑目的脊柱器械被安放在承受负荷的一侧以及用在需要支持的脊柱部位。支撑钢板发挥减少压缩和剪切力的功能,并且减少转矩力。最大限度的表面接触要求细心地将植入物弯曲与骨表面相一致。螺钉的置入从最接近最大潜在运动区域开始,其余螺钉按顺序依次置入钢板两端。支撑原理常适用于前路颈椎带锁钢板系统。

(2)中和原理:中和原理用于应力遮挡以及减少扭曲、剪力和轴向负荷的目的。它能提高这些构造的稳定性,提供早期重建运动功能的机会。中和原理常包括应用接骨板和固定棒配以多颗螺钉的单纯后方、侧方稳定术,以保护神经结构和融合术的成功。

(3)张力带原理:使用内植入物提供后方张力带要求脊柱有完整的压缩负荷承受牵拉力,张力带原理通过承重柱实现动态加压,从而促进融合。张力带原理应用于颈、腰椎钩板的后方单节段固定或后方钢丝固定。

(4)桥式固定原理:如果承重柱不能承受压缩力,后方固定术就要求有一种足够坚强固定跨过薄弱节段来维持长度以维持脊柱的稳定性。桥式固定原理常应用于安放内固定器械治疗胸腰段爆裂或压缩骨折。内固定在脊柱前柱的愈合并重获结构强度的过程中始终起着桥梁的作用跨越骨折节段。Kaneda 器械目前是前路短节段固定较为理想的内固定器械,国内外应用较为广泛。饶书诚设计的双叶钢板椎体钉,整体形状似骑缝钉,为"U"型钉,用以插入病椎的上下位正常椎体作固定,手术操作相对简单易掌握,但缺乏撑开和压缩力量,难以调整准确复原位置,操作时有力的锤击易产生脊髓震荡,椎体钉固定位置难以掌握,必须一次锤击成功,否则椎体钉容易松动,抗位移和抗旋转能力差。目前前路内固定器械的 WINDOFXI 及侧前路的钢板及钛板在临床上应用较为广泛,且具有应用操作方便及并发症少等优点。但必须指出前路内固定器械应用时,手术操作复杂,创伤大,并发症多,因此选择时应慎重。由于有前路减压直接,手术效果比较理想等优点,目前临床应用较广泛。

(5)固定在椎体和椎弓根部位:固定在椎体和椎弓根部位的内固定器曾经有 Steffee 钢板、Roy-Camille 钢板、Dick 器械、AF 器械、RF 器械、TSRH 器械、Isola 器械等。内固定器械与脊柱牢固连接并可在三维空间施加多种矫正力的内固定方法,惟有通过椎弓根进入椎体固定的螺钉,既可与骨组织呈锚状接触固定,又可有效控制椎体三维空间矫正能力。因此,改进贯穿椎弓根螺钉固定器械的各部件间的连接方式是当今努力的方向。Roy-Camille 及 Steffee 器械的缺点就是螺钉和钢板之间缺乏坚强的连接,固定范围大,螺钉排列平行要求高,缺乏在 Z 轴和 Y 轴上抗旋转和撑开功能,螺钉直径较细易产生断钉。现似乎被椎弓根钉一棒系统取代。Dick 器械是一种万向关节结构系统,真正具备三维空间内多重矫正力的器械,其主要缺点是过于灵活的万向关节使重建的生理弯曲度定量不准确,由于过多的关节固定,易造成早期万向关节松动而致已获得复位的角度丢失。同时钉与棒的直径均较细,长期随访结果发现断钉率较高。RF 器械设计了角度椎弓根螺钉,钉尾为开口的"U"型槽,钉与棒体的直径增粗,在 Y 轴上的矫正力相当大,角度螺钉可达到准确的恢复生理曲度。但该器械过多紧固螺母,操作工具笨拙简陋,术中操作空间小,使用时不方便。

3.对胸椎脊柱损伤的手术

目的是减压和固定,其有两种方法:间接减压,通过后路的器械使脊柱骨折复位并恢复矢状面的轮廓,对后纵韧带施加牵张力运用韧带的力量使椎体恢复高度,让处于松散状态的前方移位的骨块基本复位;直接减压,通过前方入路,从椎管内取出骨块和椎间盘,在直视下完成对椎管的减压。固定的目的是恢复脊柱稳定.脊柱稳定有赖于对骨和韧带结构的综合考虑,它包括早期稳定和长期稳定。早期稳定决定于内固定,长期稳定决定于骨性融合。尽管内固定技术和方法很多,最终要达到保护神经组织免受异常活动,减少畸形和恢复适当的三维空间结构,恢复适当的生物力学状态,对骨折节段进行力学支持直到骨折愈合,尽量减少融合长度,以及防止矫形的后期丢失。

(1)常用的胸椎脊柱损伤手术减压途径:后路减压术;后外侧减压术;侧方减压术;前路减压术。后方、后外侧减压和侧方减压虽然单一切口可以达到手术减压,恢复脊柱序列,重建脊柱稳定性,创伤小,但仍有潜在的脊髓损伤的危险,后期矫形角度的丢失及脊柱失稳、失衡现象严重。前路减压质量好,范围彻底,神经损伤的危险性小。但前路的手术操作很复杂,创伤大,出血量也大。

(2)常用的胸椎内固定器械及技术:胸椎脊柱损伤的矫形内固定技术有前路和后路器械及技术。后路固定有棘突钢丝固定,棘突钢板螺栓固定,椎板钩棒系统固定和椎根螺钉系统固定。椎板钩棒系统主要有 Harrington 棒、Luque 棒、Moe 棒、Edwards 套棒等;椎弓根螺钉系统有 Dick 钉、RF 钉、AF 钉、CYL 钉、CD 器械、Isola 器械、Moss-Miami 器械、SF 器械、USS 器械、MSS 器械等。

后路固定手术适应证:①不完全性胸段脊髓损伤,经影像学检查证实后方有压迫物;②前柱骨折或爆裂骨折,而后部结构未完全破坏的不全瘫者;③无神经损伤的爆裂骨折;④后凸畸形脊柱压缩大于椎体 1/3 的不稳定骨折,前方仍有或无脊髓压迫者,但要求是 2 周内的非陈旧性骨折。

后路手术方式:①使用器械固定不做减压的后路复位术;②使用器械固定做减压的后路复位术;③使用后路器械固定再做前路手术;④不使用器械固定后外侧减压术。

后路经椎弓根内固定技术:是目前临床上经常使用的一种技术,1963 年法国学者 RoyCamille 首先报道,近年来已取得长足的进展。胸椎椎弓根一直是植入螺钉的禁区,主要为胸椎椎弓根较腰椎相对狭小,胸段椎管内脊髓充盈饱满,无空余间隙。另外胸段脊柱直接与胸腔毗邻,前方降主动脉,植入螺钉深度掌握不当,易产生严重后果。再者植入螺钉过程中因胸廓、肋骨及肩胛骨关系,C 臂 X 线机观察定位较为困难。但是禁区是相时的,1991 年池永龙等首先报道胸椎椎弓根螺钉植入技术,打破上胸椎椎弓根不可植入的禁区。国内也利用胸椎椎弓根螺钉治疗胸椎损伤,均取得了一定疗效。胸椎椎弓根螺钉的使用使得我们在胸椎疾患治疗方式的选择上拓宽了许多,在治疗结果上也取得了满意的成绩。虽然此类技术复杂,令初学者很难掌握,但实际上大同小异,其基本技术仍然是腰椎的椎弓根钻孔术。

(3)胸椎椎弓根的应用解剖:胸椎椎弓根连接椎体和椎弓,毗邻脊髓和神经根。椎弓根横断面为椭圆形,纵径大于横径。由致密的骨皮质组成,前方与椎体后缘皮质相连,后方与关节突相连,椎弓根中心有薄层骨松质。

①椎弓根直径:正常的椎弓根直径,左右宽度小而上下高度大,测定椎弓根左右宽度及上下高度最窄处,用以测算可容纳螺钉的粗细直径。Krag 等测量 $T_1 \sim T_{12}$ 椎弓根左右宽度平均为 $4.5 \sim 8.5$mm,T_4、T_5 最窄,而 T_1、T_2、T_{11}、T_{12} 最宽,$T_6 \sim T_{10}$ 几乎一致。而椎弓根高度(矢状面宽度)T_1 最窄,$T_2 \sim T_8$ 几乎一致,而 $T_9 \sim T_{12}$ 最宽。

②椎弓根的轴向角与倾斜角:正常椎弓根自椎体向后、外、上斜行。椎弓根纵轴与椎体矢状轴间的角称为 E 角,表示椎弓根自后方向前内方的倾斜角,测量结果在 $0 \sim 25°$,T_1 最大逐渐减少,T_{12} 为 0 度左右。椎弓根纵轴与椎体水平面间的夹角称为 f 角,表示椎弓根自后方向前、下方的倾斜角为 $12° \sim 17°$。$T_2 \sim T_{11}$ 的 f 角相差不多,T_1 和 T_{12} 的 f 角较小。

③椎弓根长度和孔道的长度:椎弓根长度指脊柱后方到椎弓根附着于椎体外的距离约为15~25mm。椎弓根孔道长度指脊柱后方通过椎弓根延伸到椎体前缘距离,约是 40~42mm。

(4)胸椎椎弓根钻孔点的定位:术中其钻孔点的定位是关键,正常的椎弓根是卵圆形的圆柱体,X 线透视下呈长椭圆形,每个椎弓根有不同的角度。在透视下可见椎弓根的长椭圆形投影截面随体位或 X 线投影角的变化而变化。但 X 线投照角与椎弓根的倾斜角 e 角相一致时,其截面积最大。椎弓根的投影,纵径大于横径,上下方向 3~5mm 的允许范围,但水平方面则需谨慎,不能内移或过度向内倾斜,以免进入椎管损伤脊髓。

①Roy-Camille 胸椎弓根钻孔定位法:主张进钉点在下关节突下缘(在关节突下方 1mm),恰在横突中心线上与下关节面中心点的交点。

②Dick 胸椎弓根钻孔定位法:主张进钉点在小关节突下缘连线与距小关节突向中线外侧3mm 垂线的交点。Dick 等主张钻孔点稍偏外侧,向内倾斜度稍大,防止了"斜钉效应"。

③池永龙胸椎弓钻孔定位法:主张进行点在下关节突尖部作垂线与横突上缘水平连线之交点。向内倾斜 5°~10°,向下倾斜 10°~15°。

(5)经椎弓螺钉技术的并发症

①螺钉定位不准确:定位不准主要原因是未能准确掌握 e 角和 f 角,借助 C 臂 X 线机监测可以大大减少失败率。有条件的应该运用导航系统,可以真正避免定位失误。

②螺钉选择不当:椎弓根螺钉在胸椎上的应用目前尚无标准。螺钉过粗可以导致椎弓根骨折,偏外可以破坏外侧壁,偏内打破内侧壁,导致脊髓神经损伤。螺钉太细,固定强度不足,易导致断钉、弯钉,术后矫畸率明显丢失。螺根长度过短易脱钉,过长可导致气管、食管、胸导管、主动脉、腔动静脉等损伤。

③断钉、弯钉:Stoltze 报道 208 例胸椎骨折,8.2%(17 例)出现螺钉折断。Gurr 与 McAfee报道断钉率为 3%。Cotrel 报道断钉率为 1.7%。多为晚期螺钉的疲劳断裂。也与在固定时的撑开角度过大有关。

④骨折融合区矫正丢失:胸椎骨折术后 2 年矫正丢失,临床上经常见到其角度不一。

⑤肺部感染:Hams 等报道 201 例胸椎损伤,术后 22 例需人工呼吸,其中 82%术前原有创伤性肺挫伤,37 例(6.8%)肺部感染。

(6)胸椎椎弓根螺钉固定失败或椎弓根损伤后的补救措施:椎弓根破坏后,椎弓根钩被认为是不安全的,横突骨折时应用横突钩也是不合适的。椎弓根螺钉以其安全性、可行性而成为一种有价值的工具。所以椎弓根螺钉的植入就十分重要,一旦发生椎弓根螺钉固定失败,选择补救措施有钉道加用骨水泥灌注,改用大号螺钉。但应防止发生骨水泥将神经组织烧伤。

另外,用于补救的措施是应用不同的手术固定路径或技术。第一个是已被报道过的"进-出-进"技术或椎弓根外技术。第二个是极外侧路径,O.Brein 等考虑到胸椎椎弓螺钉置入的安全性,研究了一种胸椎椎弓根螺钉置入技术即便更外侧的进针点和更倾斜的路径。用经椎弓-肋骨技术也可达到相当好的固定强度。尽管这种"进-出-进"技术可获得经胸椎弓根螺钉 64%的生物力学固定强度,但它仍然远远大于椎板钩的力量。

经椎弓根后外侧减压术:胸椎骨折很多学者采用单纯的后路减压术,这种方法用于骨折脱位或爆裂型骨折存在椎板骨折合并硬膜或神经根受压的患者较为适合。明显的椎管受堵,脊髓受压,有神经症状的或无神经症状的,椎体高度丢失<50%,后凸<30°的经椎弓根后外侧减压可能更为适合。经术中X线监测定位需减压的骨折节段及椎弓根后正中切口或棘突旁弧形切口,以病椎为中心,分离椎旁肌暴露横突及肋骨和肋横关节,切除横突后剥离肋骨骨膜将其切除3～5mm,必要时结扎肋间动静脉。这时椎体侧后方就清楚地显露。

根据病情,采用两种减压方法:①保留椎弓根内侧壁完整的脊髓前方减压。咬除横突及椎弓根外侧壁,保留内侧壁及下壁,维持关节突的完整性,采用各种方向有角度地刮匙,刮除椎体后缘皮质前方松骨质(碎骨块),形成空间以利骨块复位。运用刮匙应采用双手旋转操作,刮匙口需远离椎体后缘皮质及硬膜方向运动。必须时应用"下压式刮匙"。应用椎间盘刮匙从终板起刮除上方椎间盘,用长柄髓核钳摘除椎间盘组织。减压后进行复位固定,椎间植骨。②切除椎弓根内侧皮质脊髓前方减压术。如椎弓根内侧皮质未骨折,可用咬骨钳从上缘咬除,如已骨折,除非是更广泛暴露才切除下缘皮质。用冲击复位器将骨碎块推向椎体。应用探针探查前纵韧带和纤维环,观察有无缺损。如有缺损,用刮匙去除椎间盘组织和软骨终板,进行椎间植骨。最后完成内固定装置,再次检查硬膜和椎间隙及椎体序列。除后路椎间隙融合外,采用自体髂骨行后外侧小关节间植骨对提高融合率非常重要。

前路固定指通过适当的手术进路,在椎体前方和侧方进行固定。前路固定常有Kaneda器械,YuanI型钢板,Z-plate,KOsTUIK-HaRRINGTON螺钉棒,AO钢板,USS圆棒系统。目前有WINFIX系统等。

前路固定的适应证:①不完全性胸段脊髓损伤经影像学证明前方有致压物者;②有明显脊髓前方压迫者;③前柱损伤严重而后部结构破坏不重但有瘫痪情况者;④有进行性脊柱后突畸形及渐进性瘫痪症状出现的;⑤做过后路手术但前方仍有压迫者。

前路的手术方式:①由器械固定的前路减压植骨融合术;②使用后路器械固定后行前路减压植骨融合术;③前路减压植骨融合术后行后路器械固定术。

前路手术入路方式:①胸1～4经前路路劈胸骨入路;②胸5～10经胸腔入路;③胸11～12经胸膜外腹膜后入路;④胸腔镜下或扩大操作口胸腔镜下入路。

前路手术的步骤在此不再描述,内固定方式也较多。应该注意前路经胸腔手术操作复杂,创伤大,出血较多,时常发生并发症。主要并发症有:①出血,椎体节段血管出血,硬膜外静脉丛出血及椎体渗出等;②神经损伤加重,切除压迫脊髓骨块,有可能加重脊髓损伤,或因损伤脊髓前动脉,或损伤Adamhemicz动脉而加重脊髓损伤;③硬膜破裂或脑脊液漏;④交感神经链或神经节及胸导管损伤,可引起对侧下肢发凉感或乳糜胸;⑤感染、深部静脉栓塞、肺梗死等。

4.对胸腰段手术的减压及固定

对胸腰段的手术有后路手术和前路手术,以及前路和后路的联合手术。后路手术在临床上应用较广,目前临床上应用器械多以椎弓根器械为主,其他的棒钩等已基本不用也就不进行描述。

(1)后路手术:后路减压手术目前也不应单独进行,由于神经的压迫多来自于前方,继发于后壁的骨折块常常突入椎管内,椎体的压缩骨折致脊柱后突,其硬膜囊通常受前方骨块的牵拉。这种前方畸形只有纠正,才能使神经减压。而椎板的单纯切除仅是后路减压,而且后韧带结构的切除将使脊柱更加不稳,有加重症状的情况发生。

1）间接复位：后突骨块的间接复位技术是指不直接切除突入椎管内的骨块，通过后路手术器械减压后，自然复位。但随着脊柱损伤的术前术后 CT 的广泛应用，中柱的移位被认为是神经受压的主要原因。而间接复位的要求为：①恢复解剖序列；②通过韧带的牵拉复位骨块；③椎体最大程度地前凸，产生的牵开力使椎管内的后突骨折块向前回缩，解除对马尾神经及圆椎的压迫，如后纵韧带完整，则似拉紧的弓弦产生张力使骨块得以复位。但经大量的研究及报道表明，如能在损伤后 4 天内手术，则间接复位最有效。间接复位是神经后路减压方法的选择之一，这种方法较骨块直接复位的优点：①无需神经操作，减少了神经医源性损伤；②无需去除后方骨块或韧带，减少了脊柱不稳。

2）直接复位：直接复位的指征包括：①胸腰椎骨折延迟手术 4～5 天以上；②严重损伤伴后凸骨块大的移位和旋转；③后部纤维环与椎管内骨块分离（MRI 显示），间接复位不起作用；④经术中造影或超声检查显示仍有持续的神经压迫。

3）手术技术：后路直接减压通常切除椎板，经椎弓根入路解除椎体后壁压迫。辨清椎弓根解剖位置，用磨钻或刮匙镂空椎弓根中央，保留皮质壳完整。然后去除椎弓根内壁，小心勿损伤神经根。再在椎体后部挖一槽，仅保留后凸骨块一薄层皮质，然后用角度刮匙或冲击器将后凸骨块复位，此即"蛋壳"减压技术。

也可用后路半椎板切除椎体骨块推挤减压的方法治疗胸腰椎骨折，其手术是将以往的全椎板切除改为半椎板切除。可适当保留小关节，牵开硬膜囊，显露凸入椎管内的骨块，使用特制的适合椎管形状的弧形冲击器如脊柱花刀等。将骨块向前方冲击推挤复位，然后将咬除的椎板骨碎块，植于对侧椎板，同时应用椎弓根螺钉器械内固定。

4）椎弓根螺钉系统：随着脊柱内固定器械的演进，在 20 世纪 80 年代出现了椎弓根螺钉系统用于胸腰椎骨折的稳定。椎弓根螺钉系统，在治疗脊柱骨折上仅需固定损伤椎体上下各一个节段，因此减少非损伤脊柱的融合长度。使用 AO 脊柱内固定器早期令人鼓舞的结果使得各种经椎弓根器械系统广泛应用于治疗胸腰椎骨折，如 Dick、RF、AF、TSRH 等。然而，这阵狂热过后出现的是内固定失败，初期复位的丧失和迟发性后凸畸形，认为其原因可能是爆裂骨折后前柱内在的损伤。通过操纵损伤椎体上下方正常椎体，椎弓根螺钉系统利用二点固定提供前凸和牵张力。由于缺乏后方第三点固定，应力和屈曲力矩集中于螺钉骨界面，这里常发生螺钉折弯或断裂。为减少内固定失败和后凸，必须改进器械和加固前柱。Krag 和 Carl 等建议骨折椎体的上下两个节段固定以减少植入物失效，及通过椎弓根切除椎间盘，同时椎间植骨，或采用经椎弓根对椎体植骨方法来加强前柱。也可以另外手术前路支撑植骨重建前柱。也有人认为固定失败的原因在于骨折后的解剖改变，损伤椎体不能承载，而不是椎弓根螺钉器械。

根据载荷分享分类设立一种评分系统：①椎体损伤的程度；②骨折部骨块移位的程度；③创伤性后凸的程度。使用这一评分系统，从最小的 3 分至最大的 9 分。所有随访中出现固定失败的脊柱损伤，术前评分均在 7 分以上，相比之下，在 6 分以下的骨折，无螺钉失败。根据这一评分，短节段后路器械的最佳选择是前柱完整的屈曲分离损伤，轻度爆裂骨折或评分 6 分以下的骨折脱位。骨折脱位可用后路短节段器械，如果评分 7 分以上，宜用前路手术。

5）钉钩混合结构：为了减少短节段椎弓根螺钉固定胸腰椎骨折植入物失败率，有人推荐增用椎板钩。即在骨折椎下方椎体使用椎弓根螺钉,而在骨折椎上方使用上下椎板钩形成爪形。虽然这要增加融合节段,由于大多为胸椎,故临床上影响不显著。Chiba 等发现增加椎板钩显著地增加器械刚度并吸收部分器械的应变从而减少椎弓根螺钉的弯曲力矩,理论上能减少椎弓根螺钉或器械的变形和临床失败。

（2）前路手术:Hodgson 和 Stock 于 1957 年报道采用前路手术治疗椎体非化脓性骨髓炎,此后被用于治疗不稳定的胸腰椎损伤。不稳定胸腰椎损伤患者治疗的目的包括恢复脊柱的解剖序列和稳定,维持和恢复最大的脊柱运动范围和神经功能。通过早期减压和稳定伴神经损伤的不稳定爆裂骨折,矫正骨折畸形,重建能支撑载荷的前柱。当不完全损伤恢复停滞或进行性神经损害时,神经减压显得必要。后路减压在急性期较易,而在数周后就显得困难,前路手术直接神经减压在急性或慢性期均可施行。

目前多数学者认为前路手术椎管减压可能更充分,伴有神经损害时更应选择前路,但在不同入路的治疗组间,神经改善率相似。而对虽有显著椎管内骨块占位,但无神经症状者,许多骨科医师支持采用姿势、韧带整复、牵引复位等方法间接复位椎管内骨块。

胸腰椎骨折的前路减压手术:通常从左侧腹腔外入路,该入路可以暴露 T_{12}～L_4,而不进入胸腔。患者侧卧位,腰桥抬高,这样便于直达骨折椎。显露骨折椎,定位后,切除骨折椎上下椎间盘,刮除终板软骨。然后用磨钻或骨凿切除粉碎骨折的椎体,显露硬膜囊。左侧椎弓根或神经椎间孔可作为后方神经减压的标志。减压要直至对侧椎弓根或硬膜囊不再受骨块压迫为止。通常保留前方皮质,以防止植骨块外移。可采用多根肋骨条、自体或异体髂骨块,股骨块中充填自体肋骨条植骨。同时加用前路器械如前路钢板及 WINFIX 等,固定邻近节段的上下终板。如果不使用前路器械,则植骨块应制成门臼状,椎体开成凹槽,嵌入上下椎体间。

（3）前后路联合手术:Mumaneni 等介绍了前后路联合手术治疗胸腰椎骨折的方法,推荐的适应证有其中如下几点:

1）前柱损伤:①骨折-脱位损伤;②前中柱伴后方韧带结构损伤。

2）明显的前柱粉碎和高度丢失。

3）严重后凸畸形:胸腹联合切口显露 T_{12}～L_2,通常左侧入路,暴露骨折椎后,行椎体切除,椎管前方减压。彻底减压后撑开椎间隙,纠正后凸,植入钛网或异体骨段,然后前路器械内固定。至于后路稳定,视情况可以在前路完成后同时进行,也可以在前路术后两周进行。后路的固定有多种选择,钢丝、钩及椎弓根螺钉固定。切口选后正中入路,椎弓根螺钉固定时应避免与前路椎体钉相冲突。同时行自体髂骨椎板融合。

（4）微创手术

1）前路微创手术:主要是小切口入路和电子内镜下的手术。但在胸腰段前路显露比胸椎部位的手术还要困难。主要是因肠系膜和肾静脉限制了经腹腔入路到达上腰椎。小切口腹膜外显露发展很快,球囊辅助的腹膜外显露已应用于前路退变性椎间盘病椎间融合,但应用于创伤还有很大争议。尽管内镜技术前景广阔,但在前路复位、植骨、器械应用等方面还存在困难。有学者用扩大操作口电视内镜辅助下前路手术,对胸腰椎结核和创伤,进行病椎切除、植骨、内固定,将小切口（5mm）和内镜技术结合起来,直视下操作,克服了完全内镜下操作技术上的一些困难,同样具有微创手术的特点。

2)后路微创手术：MageT 等采用经皮椎弓根外固定技术，对胸腰椎骨折进行间接复位。但由于存在一系列的缺点，现基本不用。徐华梓、池永龙对经皮椎弓根螺钉技术进行改良，采用内固定的方式，经皮或小切口(5mm)，C 臂 X 线机下定位椎弓根，不剥离椎旁肌，穿刺进针。手术创伤非常小，骨折复位满意，可同时对复位后的骨折椎体进行骨水泥灌注使椎体强化，主要是椎体的轻、中度胸腰椎爆裂骨折或压缩骨折，但应注意由 MRI 检查椎体没有破裂进入椎管内，并以老年人为好。术后可以早期起床活动。

5.手术并发症

胸腰椎骨折手术的常见并发症：①失血过量往往发生在前路手术中，平均失血量明显比后路手术多。术者必须熟练解剖，正确止血，特别对节段血管的结扎和椎管内静脉丛的压迫止血等方法要得当，可以减少出血。②感染感染的发病率虽然很低，如果说万一发生则可能导致内固定失效，骨不愈合等。术前 2 小时内预防性抗生素使用，术中严格无菌操作等均可以降低感染率。③神经根损伤，马尾综合征手术操作不当可能导致神经根或马尾损伤，特别当神经根嵌入椎板时，更易发生枪式样咬骨钳误伤神经根。④脑脊液漏创伤可致硬膜囊撕裂，椎弓根螺钉或减压均可能发生脑脊液漏，严密缝合软组织可以减少脑脊液漏的发生。⑤不融合吸烟可能延迟骨融合，植骨不当，固定不稳定等均可能导致骨不融合。⑥内固定失效内固定器械选择不当，植骨不融合、骨质疏松、感染等均可导致内固定失效。⑦肺炎、气胸、肺挫伤等在前路手术中时有发生，术中仔细解剖剥离胸膜，术后拍背、咳痰等可预防。⑧椎管内骨块残留原因有只做椎板减压，未做脊髓前方骨块减压。减压范围过小，椎管内骨块探查遗漏。只减一侧，另一侧未减压等。⑨骨折椎后凸畸形矫正不良未能正确掌握内固定器械的功能，前柱撑开不够，遗留后凸畸形，或后路纠正后椎体"空壳"致迟发性后凸。

对胸腰椎骨折伴有脊髓损伤的患者初次术后存在明显缺陷；神经症状恢复停滞，椎管内遗留骨片压迫脊髓者；存在其他严重并发症者均应及时进行再手术。

6.对下腰椎骨折的手术治疗的问题

手术指征下腰椎骨折手术治疗的指征不太统一。手术治疗主要取决于神经功能完整性的丧失或神经功能完整性丧失倾向及损伤节段的不稳定以及潜在的不稳定。特别是下腰椎后凸畸形很大程度上是需要手术治疗的重要指征。下腰椎骨折中神经功能的损害较少见，既有神经损害又有明显的后凸畸形行手术干预应被积极考虑。文献已报道划分手术与非手术治疗的界线主要取决于以下几个方面：①受伤椎体高度的丧失；②后凸畸形的成角度数；③骨折碎块在椎管内的堵塞程度。大多数的文献表示 40%～50% 的椎体高度丢失，>50% 的椎管堵塞及30° 的后凸畸形是手术适应证。但更严格的手术适应证是：50% 以上椎体高度丢失并有 15° 的后凸畸形；25° 以上的后凸畸形并有 50% 的椎管堵塞。

(1)下腰椎压缩性骨折：下腰椎压缩性骨折较爆裂性骨折发病率高，由于下腰椎椎体的后壁比较坚强，且与强大的椎弓根及椎板相连。骨折后椎体后缘高度变化较小。因而发后凸畸形较多，椎管内堵塞的发病率及严重程度均较爆裂型骨折少。因此下腰椎压缩性骨折手术的目的主要是纠正后凸畸形重建脊柱的稳定性。基于这一观点，对于下腰椎压缩性骨折推荐的手术方式为后路椎弓根器械复位加短节段后路融合或前路融合术。至于是否需要行减压术，要取决于患者有无神经损害的情况及椎管内堵塞的情况，通常情况如无神经损害症状、椎管内堵塞＜50％,一般可不考虑手术治疗。如需手术通常应用后路手术的椎弓根器械的撑开,并利用后纵韧带的张应力及后凸畸形的纠正都能有效地减轻甚至消灭椎管内堵塞。若患者有神经损害症状或影像学显示椎管内堵塞＞50％,则有减压指征。手术是否融合,如何融合,目前最常用、最方便的是后路融合,融合范围为伤椎上下各一个节段。目前临床常发现下腰段压缩性骨折经椎弓根器械撑开复位后,椎体高度可恢复,但椎体内的骨小梁支架结构尚未恢复,椎体呈空壳样变。前、中柱完整性尚未恢复。如不及时重建前、中柱的完整性,早期活动后路内固定会造成因疲劳而内固定物断裂使失败率增高,内固定器拆除后会出现塌陷和矫正度丢失,后凸畸形重现。

(2)下腰椎爆裂骨折:下腰椎的爆裂骨折椎体位呈矢状平面的劈裂。与上腰段或胸腰段脊柱爆裂骨折不同的是下腰椎的爆裂骨折大多数椎弓根均较完整。这点在手术时或在选择内固定器械及脊柱融合时应作为评估的证据。下腰椎爆裂骨折一般继发于轴向应力,至少涉及前柱及中柱。普遍认为 L_5 椎体爆裂骨折的机制为垂直暴力而没有明显的旋转暴力,这是因为 L_5 的位置低于骨盆环,因而受到骨盆环的保护。如有较大的旋转暴力存在,常会导致 L_5 小关节或椎弓根骨折。下腰椎爆裂性骨折常侵及的是前、中柱,骨块突向椎管亦常造成椎管堵塞,因而神经损害概率高于压缩性骨折。对于仅有后凸畸形而无或较少有椎管内堵塞者,主张仅行畸形矫正内固定加融合术。选用的内固定器械也以椎弓根钉、棒系列为多后路椎板钩棒系列已很少用。主要是:①下腰椎生理前凸较大,这使得椎板钩或小关节钩放置不稳,脱钩率高,手术操作也较费时;②后路的钩棒系统确有一定的撑开复位作用,但对恢复下腰椎的生理前凸作用不大;③钩棒系统固定及融合节段均较长,这将导致下腰椎的活动度下降,形成平板背,由此而致的残废率并不比非手术治疗低。故该固定器械已经不用。

下腰椎骨折如伴有神经损害,基本上都是神经根或马尾神经的损害,对于这类损伤的手术治疗方案有分歧,有人主张行前路或侧前路手术,理由是前路手术可直接解除椎管前方的压迫,并可同时行前方植骨。也有人主张后路手术为好,其理由是,后路手术更有利于神经根管的探查及马尾神经的修复,也可以通过后路行前方植骨融合术。作者认为以后路手术为佳。主要考虑是经后路手术创伤较小,通过椎弓根器械的复位作用常可使椎管前方的骨折自行复位,或大部分复位。还可以使用特殊器械脊柱花刀、内六方螺丝刀等,将椎管前方的骨折块推挤复位。通过后路亦可较方便地行前柱植骨,亦可行后路植骨。但对于下腰椎陈旧性爆裂骨折的手术治疗,绝大多数学者都支持前路手术治疗,原因是此时骨折已愈合。后路椎弓根器械的撑开作用已不复存在或能力不足,椎管前壁的移位骨折也难以通过推挤进行复位,故此时选择前路手术是合适的。

下腰椎骨折脱位少见,往往是在遭受到极大暴力时方可发生。最多见的是 $L_3 \sim L_4$ 节段,罕见于 $L_5 \sim S_1$ 节段。下腰椎骨折脱位除垂直暴力外基本上都还有其他方向的暴力存在,如旋转暴力、剪切暴力等。因此,下腰椎骨折脱位多是由复合暴力产生的。下腰椎骨折脱位的另一特点是,经常伴有小关节突骨折或椎弓、椎板骨折,发生硬脊膜撕裂的也较多见。下腰椎骨折脱位的神经损害主要是神经根损伤及马尾神经损伤,个别神经根性损伤,因此发生完全性瘫痪的少见。

由于下腰椎骨折脱位使脊柱的生理结构遭受了严重破坏,其稳定性极差,且常伴有神经损害,因此外科干预是十分必要的。手术的目的是纠正畸形,恢复下腰椎的生理弧度,重建下腰椎稳定性及尽可能提供神经恢复的最佳环境。手术需复位、固定与减压。

①复位与固定:下腰椎骨折脱位通常有两种情况。一种是伴有椎体爆裂或压缩骨折的骨折脱位;一种是不伴有椎体爆裂或压缩骨折的骨折脱位。前者在复位与固定时不仅需要考虑到脱位的纠正,还要考虑到椎体爆裂或压缩骨折的高度恢复。手术方式基本同下腰椎爆裂骨折,多选用后路椎弓根钉棒系列,即利用伤椎上下各一椎体作间接复位。后者由于不伴有椎体的爆裂骨折或压缩骨折,在复位与固定时只需在脱位节段的上下椎体间进行复位与固定。需要指出的是,下腰椎脱位复位较困难,常需切除或部分切除小关节方能满意复位。

②融合:对下腰椎的骨折脱位是很重要的。脊柱器械的固定只是暂时的稳定,这种稳定是不长久的,活动过多必然失效,不稳定会很快重现。只有将其坚强的融合才能稳定。对于伴有椎体爆裂骨折或压缩骨折的骨折脱位,由于其牵涉了两个脊柱运动单元,应进行两个运动单元的融合。不伴有椎体爆裂或压缩骨折的骨折脱位,因其只损伤了一个椎体运动单元,仅行该单元的融合即可。下腰椎由于生理前凸大,运动范围也较大,且在复位时常需要切除或部分切除小关节突,脊柱的稳定性更差,坚强的融合是十分重要的。为保证融合可靠推荐尽量行前路融合或椎间融合。

③减压:下腰椎骨折脱位神经损害并不少见,但大多是不完全损伤,下腰椎骨折脱位伴有神经损害是否需减压是有争议的。一种理论认为下腰椎骨折脱位的神经损害程度取决于损伤的瞬间,下腰椎椎管宽大在骨折脱位得到纠正后已给神经功能的恢复提供了良好的条件。

器械的选择:下腰椎爆裂骨折的神经损害,明显的后凸畸形和塌陷应该进行外科治疗。绝大多数脊柱损伤的固定原则就是选择合适的内固定装置,直接针对损伤暴力进行反方向的矫形,使脊柱获得正确的排列和稳定性,并进行间接的减压复位。主要是以椎弓根钉杆系统为主,对下腰椎爆裂骨折来说,这一系列的内固定器是较理想的。因为对下腰椎爆裂骨折的手术来讲,纠正畸形十分重要,该系列器械恰恰在这一方面且有其他内固定器械不可比拟的优势,它不但具有较强的恢复伤椎高度的能力,且可先按生理弧度的变化预弯杆或板,或选择合适角度的钉杆连接系统,这样可有效地恢复下腰椎的生理前凸。同样此系列器械也是短节段固定,融合节段短。稍不足的是这类手术在行脊柱融合时其方便和可靠性不如前路器械。对硬膜前方的骨块复位、清除也不如前路手术彻底。但在下腰椎对此要求并不高。对跳跃性腰椎骨折,短节段椎弓根螺钉固定显得更具优越性,它既可矫正畸形,又不影响腰部活动,更不导致平背征。其他系统临床很少使用不再作介绍。

微创手术观念现已得到广大多数学者肯定。下腰椎骨折的微创手术现已在不少医院开展,应用最为广泛的当属经皮椎弓根螺钉内固定术。下腰椎骨折由于神经损害较少,椎体后缘及椎弓根骨折均较少,故较宜行此类手术。

手术适应证:①腰椎压缩性骨折,无神经损害症状,椎体前缘压缩＞50％;②下腰椎爆裂性骨折,椎内占位＜50％,无神经损害症状。

手术禁忌证:①严重骨折伴脱位者;②有明显神经损害症状需行管内探查术者。

手术操作要点:①麻醉与体位,选择气管插管全麻,俯卧位,可透视手术床;②手术操作,首先将 C 臂 X 线机正位投照,找到伤椎上下椎弓的部位,即眼睛部位。以克氏针垂直位投照,使之投影于眼睛中央,再以克氏针于棘突连线投照,使之投影通过及生理弧度的状况,满意后可做小切口行椎板融合及椎体强化。此术式组织损伤极小,固定可靠,但需要有经验的脊柱外科医师施行。

　　腰骶关节损伤的治疗是复杂的,绝大部分患者需行手术治疗。手术的主要目的是纠正 L_5 或骶骨骨折所致的后凸畸形,重建腰骶神经探查术。其治疗目前主要应用经后路的复位内固定加植骨融合术,治疗方法与下腰椎治疗基本一样,不再重复介绍。如发现有 $L_5 \sim S_1$ 神经损害和(或)出现大小便功能障碍,则椎管减压、神经探查术必须进行。内固定器材呈现多样化,常用的有椎弓钉杆系列、椎弓根钉板系列、骶骨棒系列及前路钉板、钉棒系统等。

(李　伟)

第十八章　脊柱疾病

第一节　颈椎椎管狭窄症

一、病因病理和诊断治疗原则

（一）概述

颈椎椎管因发育或退变因素造成骨性或纤维增生引起一个或多个平面管腔狭窄，导致脊髓血液循环障碍，脊髓及神经根压迫症者为颈椎椎管狭窄症。在脊柱椎管狭窄症中，颈椎椎管狭窄症的发病率仅次于腰椎疾患。本病多见于中老年人。

随着社会人口的老龄化和诊断技术的发展及认识水平的提高，颈椎椎管狭窄症将会逐渐增多。Mayfield 指出颈椎椎管狭窄症是颈髓受压迫的前置因素。Cramdall 在行一组椎板切除手术同时测量颈椎椎管狭窄的矢状径后发现，存在脊髓压迫症者其矢状径平均只有 8～9mm。Rafael 等强调先天性颈椎椎管狭窄在引起脊髓压迫症中的作用。虽然关于颈椎椎管狭窄症是先天的还是继发的问题目前仍有争论。但一般认为，在中年以后发生的椎间盘退变、椎体增生、黄韧带增厚等因素引起的颈椎椎管直接或间接狭窄应属继发性病变。颈椎椎管狭窄症是以颈椎发育性椎管狭窄为其解剖特点、以颈髓压迫症为临床表现的颈椎疾患。发育性颈椎椎管狭窄并非一定属于临床上的颈椎椎管狭窄症。退行性变和损伤等因素是导致临床发病的主要诱因。因此，有些颈椎椎管狭窄症患者同时伴有腰椎椎管狭窄症，个别病例伴有胸椎椎管狭窄症。

（二）病因与分类

1.发育性颈椎椎管狭窄

颈椎在胚胎发生和发育过程中，由于某种因素造成椎弓发育过程，导致椎管矢状径小于正常的长度。在幼年时无症状，但随着发育过程和其内容物逐渐不相适应时，则出现狭窄症状。

2.继发性颈椎椎管狭窄

（1）退变性椎管狭窄：系最常见的类型。中年以后，脊柱逐渐发生退变，其发生的迟早和程度与个体差异、职业、劳动强度、创伤等有关。其病因主要是颈椎间盘退变、锥体后缘骨质增生、黄韧带肥厚、锥板增厚、小关节肥大，这些因素可引起椎管内容积减小，导致脊髓受压。此时如果遭受创伤,即使轻微外伤引起椎管某个节段骨或纤维结构破坏,使椎管内缓冲间隙减小,而发生相应节段颈椎受压。

(2)医源性椎管狭窄:系由于手术后引起的椎管狭窄。主要原因包括:①手术创伤及出血引起椎管内瘢痕组织增生和粘连;②全锥板或半锥板切除后,瘢痕组织增生;③手术破坏了脊柱的稳定性,引起颈椎不稳,继发创伤性骨性和纤维结构增生;④脊柱融合术后,骨块突入椎管内;⑤椎管成形术后失败,如单开门悬吊丝线断裂或椎板回缩等。

(3)其他病变和创伤所致的继发性椎管狭窄:如颈椎病、颈椎间盘突出症、颈椎后纵韧带骨化症、颈椎肿瘤、结核、创伤等均可引起颈椎椎管狭窄。但这类疾病是独立性疾病,椎管狭窄只是其病理表现的一部分,故不宜诊断为颈椎椎管狭窄症。

(三)病理

由于发育性、退变性或其他原因所致的颈椎管狭窄症,均可引起脊髓血液循环障碍,导致脊髓受压迫。因此,引起颈椎狭窄症的病理改变也是多方面的。

1.椎弓根变短,引起椎管矢径变小。在年幼时脊髓在其中尚能适应,但成年后,当出现轻度椎管退变或其他原因所致的颈椎轻微损伤等诱因,即可引起脊髓受压,出现症状。

2.椎体后缘增生,后纵韧带骨化和椎间盘膨出、突出等均易造成脊髓前方受压,尤以仰伸时。

3.椎板增厚和黄韧带增厚松弛、硬膜外瘢痕等可引起脊髓后方受压。

4.小关节增生、肥大、向椎管内聚,可压迫脊髓侧后方。

上述病理改变可使构成颈椎管后壁、前壁和侧壁的骨性和纤维结构均存在不同程度的增生、肥大、向椎管内占位使椎管狭窄而压迫脊髓。在多椎节颈椎管狭窄症,每一椎节的不同部位,其狭窄程度不一致,往往呈蜂腰状压迫,多椎节连在一起则呈串珠状压痕。

二、颈椎椎管狭窄症的临床表现

颈椎椎管狭窄症多见于中老年人。好发部位为下颈椎,其中颈4～6水平最为多见。

(一)症状

1.感觉障碍　主要表现为四肢麻木、过敏或疼痛。大多数患者具有上述症状,且为始发症状。四肢可同时发病,也可以一侧肢体先出现症状,但大多数患者感觉障碍先从上肢开始,尤以手臂部多发。表现为双手麻木、无力,持物易坠落等。躯干部症状有第2肋或第4肋以下感觉障碍,腹部或骨盆区发紧,谓之"束带感",严重者可出现呼吸困难。

2.运动障碍　多在感觉障碍之后出现,表现为锥体束征,四肢无力、僵硬不灵活。大多以下肢无力、沉重、脚落地似踩棉花感开始,重者站立及行走不稳、需拄双拐或扶墙行走,严重者可出现四肢瘫痪。

3.括约肌功能障碍　一般出现较晚。早期为大小便无力,以尿频、尿急及便秘多见,晚期可出现尿潴留、大小便失禁。

(二)体征

1.颈部体征　颈部体征不多,颈部活动受限不明显,颈棘突或其旁肌肉可有轻度压痛。下肢多肌张力增高,痉挛步态,行走不稳等。

2.四肢及躯干感觉障碍　不规则,躯干可以两侧不在一个平面,也可能有一段区域的感觉减退,而腰以下正常,深感觉如位置觉、振动觉仍存在。

3.肌力及反射异常　浅反射如腹壁反射、提睾反射多减弱或消失,肛门反射常存在。腱反射亢进,Hoffmann 征单侧或双侧阳性,这是颈 6 以上脊髓受压的重要体征,下肢肌肉痉挛侧可出现 Babinski 征阳性。髌、踝阵挛阳性。四肢肌肉萎缩,肌张力增加,肌肉萎缩出现较早,且范围较广泛,尤其是发育性颈椎椎管狭窄的患者,因病变基础多为节段之故,颈脊髓一旦受累,往往为多节段,但其平面一般不会超过椎管狭窄最高节段的神经支配。

(三)影像学检查

1.X 线摄片检查

在 X 线平片上分别测量椎体和椎管的矢状径,对判断是否存在椎管狭窄具有重要价值。

(1)锥体矢状径测量:自椎体前缘中点至椎体后缘连线。

(2)椎管矢状径测量:为椎体后缘中点到椎板连线中点的最短距离。

(3)计算两者比值:其公式为 $\dfrac{颈椎椎管矢状径(mm)}{颈椎椎体矢状径(mm)}=椎管比值$

椎管比值应在 0.75 以上,低于 0.75 者则为椎管狭窄。

在正常成人的颈椎 X 线侧位片上,椎管内径平均值,颈 1 为 20～24mm,颈 2 为 18～21mm,颈 3～4 为 12～14.5mm,颈 6～7 为 11～13.5mm。曾比较正常成人与颈椎病的颈椎椎管矢状径,发现正常者颈 1 椎管的矢状径平均为 20mm(18～23mm),颈 4 为 17mm(12～22mm),颈 7 为 16mm(11～18mm),提示由上而下矢状径逐渐减小,最狭窄处为颈 5～6,平均为 15mm。根据国内统计,在 X 线侧位片上,中国人颈椎矢状径以 13mm 为临界值,大于 13mm 为正常,小于 13mm 为椎管狭窄。由于椎体后缘不平直,椎体上下缘有突起,故测量的位置不同可有一定的差异。因此,其测量数值仅只能作为参考。除椎管测量外,X 线平片还可以观察到以下改变:①颈椎生理前屈减小或消失,甚至出现反弓;②椎间隙变窄,提示椎间盘退变,系引起退变性椎管狭窄的重要因素;③椎体后缘骨质增生,可以呈广泛性,也可以 1～2 个节段;④椎弓根短而厚及内聚;⑤若合并后纵韧带骨化则表现为椎体后缘的骨化影,呈分层或密度不均匀者,与椎体间常有一透明线,这是因为韧带的深层未骨化所致。

这些 X 线片表现对颈椎椎管狭窄症的诊断均有一定的意义。

2.CT 检查

CT 可清晰显示颈椎椎管狭窄症程度及其改变。如椎体后缘增生,后纵韧带骨化,椎弓根变短,椎板增厚,黄韧带增厚等可使椎管矢状径变小。

3.椎管造影

颈椎椎管造影术对确定颈椎椎管狭窄的部位和范围及手术方案制订具有重要意义。颈椎管造影可采取两个途径:腰椎穿刺椎管造影和小脑延髓池穿刺椎管造影。前者为上行性,后者为下行性。常用的椎管造影剂为 Amipaque 和 Omnipaque。椎管造影主要有两种表现:①完全性梗阻较少见,正位片可见碘柱呈毛刷状,侧位片上可见呈鸟嘴状,碘柱前方或后方有明显压迹。②不完全性梗阻可见碘柱呈节段性充盈缺损,外观呈串珠状,此种改变较常见,提示椎管的前方及后方均有压迫存在。

4.MRI 检查

MRI 可显示颈椎的三维结构,了解颈椎椎管内外的解剖结构情况,对确定椎管的矢径,椎体后缘骨质增生、椎间盘退变及局部炎症情况等可提供准确的依据。但其不能清晰显示椎体、椎板骨皮质及骨化的韧带。本病的主要 MRI 改变为:①椎管均匀性狭窄,构成椎管结构除退行性变化外,几乎无颈髓局限性受压存在。这种变化在 MRI 上无法显示狭窄椎管与脊髓病变的关系;②黄韧带退变增厚,形成褶皱并突入椎管,在多节段受累时,可见搓板状影像;③椎间盘突出伴骨赘形成,单一节段受累着呈半月状,多节段受累时为花边状影像;④黄韧带褶皱和椎间盘突出压迫硬膜和脊髓,导致狭窄的椎管在某些节段形成前后嵌夹式狭窄,呈现蜂腰状或串珠状改变。

三、颈椎椎管狭窄症的诊断

颈椎病或颈椎间盘突出症常与退变性颈椎椎管狭窄或发育性颈椎椎管狭窄共存,换言之,发育性或退变性颈椎椎管狭窄都亦常与椎间盘突出症共存。只有当狭窄的颈椎管腔压迫脊髓或神经根并表现出相应症状时,方可诊断为颈椎椎管狭窄症。

(一)一般特点

患者多数为中老年以上,无明显诱因,逐渐出现四肢麻木、无力、行走不稳等脊髓受压症状,呈慢性进行性加重。往往从下肢开始,双脚着地有踩棉花的感觉,躯干部有束带感。

(二)检查

查体见患者呈痉挛步态,行走缓慢,四肢及躯干感觉减退或消失,肌力减退,肌张力增加,四肢腱反射亢进,Hoffmann 征阳性,严重者存在踝阵挛及 Babinski 征阳性。

(三)X 线平片和 CT 片

目前公认的诊断发育性颈椎椎管狭窄的方法主要有两种:①绝对值,即利用颈椎标准侧位 X 线平片测量椎体后缘中点与椎板脊突结合部之间的最小距离即椎管矢状径,小于 12mm 为发育狭窄,小于 10mm 为绝对狭窄,此径最能表明椎管的发育状况;②比值法,即利用椎管矢状径中径和相应的椎体矢状径之比值,3 节以上的比值均小于 0.75 者为发育性颈椎椎管狭窄。退行性颈椎椎管狭窄者,颈椎侧位片显示颈椎变直或向后成角、多发性椎间隙狭窄、颈椎不稳、关节突增生等。

CT 片提示发育性颈椎椎管狭窄者椎管各径线均小于正常,椎管成扁三角形。CT 见硬膜囊及颈脊髓呈新月形,颈脊髓矢状径小于 4mm(正常人 6~8mm),蛛网膜下腔细窄,椎管正中矢状径小于 10mm。退行性颈椎椎管狭窄者见椎体后缘有不规则致密的骨赘,黄韧带肥厚可达 4~5mm(正常人 2.5mm),内皱或钙化,椎间盘不同程度膨出或突出。

（四）椎管造影

示完全或不完全梗阻。不完全性梗阻者呈节段性狭窄改变。

（五）MRI检查

MRI可准确显示颈椎管狭窄的部位及程度，并能纵向直接显示硬膜囊及脊髓受压情况。椎管矢状径变窄，脊髓呈蜂腰状或串珠状改变。

根据以上依据，诊断多无困难。在大多数情况下，仅根据前三项即可作出明确诊断。

（六）鉴别诊断

1.脊髓型颈椎病　是颈椎间盘退变或骨赘引起的脊髓压迫症状，好发于40～60岁，常为多节段性病变，以侵犯锥体束为主，表现为手足无力，下肢发紧，行走不稳，手握力差，持物易坠落，有时感四肢麻木。脚落地似踩棉感。重症者行走困难，大小便失禁，甚至四肢瘫痪。对于颈椎椎管狭窄症难以鉴别者，行X线片及MRI检查多能作出诊断。

2.颈椎后纵韧带骨化症（OPLL）　在侧位X线片上可见椎体后缘有钙化阴影，呈长条状。CT片上可见椎体后方有骨化块，脊髓压迫症状常较严重。

3.椎管内肿瘤　临床上往往鉴别有困难。X线平片可有椎弓根变薄、距离增宽、椎间孔增大等椎管内占位征象；造影片可见杯口状改变，脑脊液蛋白含量增加。MRI检查对鉴别诊断很有帮助。

4.脊髓空洞症　多见于青年人，病程缓慢。有明显感觉分离。MRI检查可见颈髓呈囊性变，中央管扩大。

（七）治疗原则

本病以手术疗法为主，除非是症状较轻的早期，否则难以改变本病的病理解剖基础。

四、颈椎椎管狭窄症的治疗

非手术疗法主要用于早期阶段及手术疗法前后。以颈部保护为主，辅以药物及一般对症措施。牵引疗法适用于伴有颈椎间盘突出及颈椎节段性不稳的病例。推搬及推拿疗法对此种病例应视为禁忌证。平日应注意颈部体位，不可过伸，更不易长时间或突然屈颈，尤其是在有骨刺情况下，易引起脊髓损伤。对严重的椎管狭窄者，脊髓损害发展较快，尤其是已影响正常生活及日常工作的病例，应设法及早施术。手术入路的选择应在临床的基础上，充分利用现代影像技术，术前明确椎管狭窄、颈脊髓受压部位。前路及后路手术均有其适应证，应合理选择。

用于治疗颈椎椎管狭窄症的术式，主要有以下三类，即常规椎板切除减压术、扩大性椎板切除减压术和椎管成形术（后路和前路）等。对伴有颈椎病或其他伤患者，尚应根据病情的特点、起病顺序及具体情况不同而于椎管减压术之前后辅以其他手术。现将临床上常用的术式进行分述。

（一）常规椎板切除减压术

此术传统之术式，可直接解除椎管后壁压迫，并使脊髓后移而间接缓解前方压迫。但由于术后瘢痕形成和收缩而影响疗效，远期常出现症状加重或成角畸形，故在选择时应注意。

1.适应证

主要用于发育性颈椎椎管狭窄症,尤其在临床上已引起神经受压症状者。其中合并颈椎病者,应根据症状出现的先后顺序及程度等不同决定是先行前路或先行后路减压术。此外,本术尚可用于颈椎骨折脱位合并脊髓压迫者、颈椎椎管内肿瘤及颈段粘连性蛛网膜炎等。

2.麻醉

一般多选择局部浸润麻醉。在操作时以分层注药为安全、有效,即选用0.5%～1%普鲁卡因先行皮内及皮下浸润麻醉,切开皮肤后再向肌层及椎板外方推出麻醉剂。总量0.5g即可,最大量不应超过1g。

3.体位

多选用俯卧位,个别病例亦可取俯坐位。

4.切口

以后方正中入路为多选,长度视减压范围而定,一般上方起自枕骨粗隆处,下方止于颈7棘突下方,长约12～16cm。

5.暴露椎板

先全层切开皮肤及皮下组织,选用锐性苏式自动拉钩迅速将切口撑开(具有明显止血作用)。而后锐性分离棘突两侧之椎旁肌群,以显露椎板,必要时可达小关节外侧,并用无毛边纱条充填止血。一侧完毕后再行另侧,双侧完成后即可迅速拔出止血纱条,并用深部自动拉钩将双侧椎旁肌牵开以充分显露棘突及椎板,并对上下两端椎旁肌深部以纱条充填压迫止血。之后用冰盐水冲洗术野以达止血及显露良好之目的。

6.定位

(1)根据棘突特点定位:较常用,即第2颈椎棘突大而分叉状,下方颈7棘突大而长。

(2)X线定位:主要用于施术者。

7.术式及操作步骤

(1)开窗:即将上下椎板之间骨质用薄型咬骨钳切除,形成一开口状。

(2)椎板切除:从开窗处按预定范围依序向两侧切除椎板及黄韧带以暴露硬膜囊。每次切骨前先用神经剥离子进行松解分离,以防误伤。对椎管绝对狭窄者,可采用尖头四关节嘴咬骨钳。冲击咬骨钳易因其头部在进入椎管内占有一定空间而引起对脊髓的压迫,应注意。亦可选用微型电钻或气钻。

(3)椎管内探查:对病程久、怀疑椎管内有粘连性蛛网膜炎或其他病变者,可在直视下探查。如病变位于硬膜囊内,亦应将其切开探查。具体方法如下:①脑棉保护术野:术者双手用等渗氯化钠注射液冲洗干净后,再取冰等渗氯化钠注射液冲洗术野,并将脑棉放置于施行切开探查的硬膜囊处加以保护,仅中央留一长条状切开探查区(1cm×3cm)。②定点牵引:用细针细线缝合两侧硬膜作定点牵引(各1～4针)。③切开硬膜:用尖刀先切开硬脊膜(避开血管支),通过透明的蛛网膜观察蛛网膜下腔有无病变及异常。④切开蛛网膜:先将蛛网膜切开一小口,而后用一干净小棉片放置硬膜囊内,再向上、向下剪开硬膜及蛛网膜,长约2～3cm。溢出的脑脊液吸引之,但吸引器头切勿进入硬膜囊内,以防引起继发性蛛网膜下腔粘连。⑤酌情处理病变:对有束带状之粘连物,可用脑棉剪切断,但不宜过多牵拉。对两侧之齿状韧带张力过大者,可用尖刀切断。对椎管内的肿瘤则应酌情尽力采取相应措施。原则上将其彻底切除,但切勿对脊髓组织加压。对脊髓空洞症者,可于后中线作正中切开引流之。在操作过程中,对脊髓本身不宜牵拉,切忌误伤脊髓本身及其血管。⑥缝合硬膜囊:一般两针间隔1.5～2mm,距切口边缘约1mm。硬膜囊外放置明胶海绵一小块保护,具有止血作用。

(4)植骨融合:对前方椎体间关节不稳定者可行植骨融合术。一般取髂骨制成片状置于两侧椎板处,其长度上、下超过减压椎节各一节以上,骨片两端用钢丝与棘突结扎固定之。此骨片切勿对椎管形成压迫。对颈椎前方较稳定,且减压范围不超过小关节者,一般勿需辅加植骨融合,原椎板处多于一年后形成一骨性管壁。对需牵开之病例亦可采用"H"形植骨术,此多用于骨折情况。

8.术后处理

同一般颈后路手术。拆线后卧石膏床,或用 Halo 装置及头-颈-胸石膏固定3个月。

(二)扩大性椎板切除(减压)术

此种手术是在前者基础上,向两侧扩大减压范围达两侧小关节的一部或大部。推荐此种手术的学者认为,单纯性椎板切除减压术,包括将双侧齿状韧带切断,也难以对来自椎管前方压迫的颈椎病取得满意疗效,此主要是由于双侧小关节后壁以及脊神经根本身的牵拉与固定所致。因此,主张采取将双侧椎间孔后壁切开的广泛性颈后路减压术。从减压角度来看,当然较为彻底,但如果对颈椎的稳定性破坏过多势必影响远期疗效。因此,在选择时需要全面加以考虑。

1.适应证

与前者基本相似。

2.麻醉、体位、切口、暴露椎板及定位

均同前。

3.术式及操作步骤

(1)常规椎板切除减压术:具体方法及要求同前。

(2)保护硬膜囊及根袖:用冰等渗氯化钠注射液冲洗清除积血后,将脑棉覆盖于硬膜外,再作神经剥离子于两侧椎板及小关节下方小心松解之,以防粘连引起误伤。

(3)扩大减压范围:按常规椎板切除之。要求用薄型冲击式咬骨钳或鹰嘴钳或用微型电钻等器械,将两侧小关节逐块切除以达到减压目的。此时如椎管前方有致压物或椎管狭窄时,除硬膜囊外,外侧脊神经根连同根袖可向后膨出。清除碎骨片及凝血块后,除去棉片,再次用冰等渗氯化钠注射液反复冲洗。

(4)椎管内探查:按前述情况及方法酌情行切开硬膜囊探查及清除病变。由于本术式对椎管的暴露较佳,故亦可从侧后方对椎管前方的骨赘或 OPLL 进行切除。但操作时务必小心,对硬膜囊不可过多牵引。

(5)植骨融合:对节段较少者可酌情用自体髂骨片植入,节段较长者则需用胫骨或腓骨片植入,以增加局部的稳定性。

4.术后处理

同一般颈后路手术,拆线后用 Halo 装置或头-颈-胸石膏固定3～4个月。

（三）后路椎管成形术

此为近20年来开展较多的手术，由平林（1977）和中野（1978）等人最早报道。其术式是通过将椎板一侧全切断，另侧仅外板切断，造成骨折及位移而扩大椎管矢状径，从而获得减压目的，之后又不断有新的术式出现。现将临床上较为常用的、有代表性的术式列举于后。

1.适应证

（1）原发性椎管狭窄：即椎管矢状径比值小于1：0.75，或绝对值低于12mm者。其中尤以一侧症状为重，另侧较轻者更适用于本法。

（2）继发性椎管狭窄症：①OPLL症：因前路操作难度大，易发生意外，故一般病人多选择后路减压，虽不彻底，但疗效较为稳定。②颈椎病：对骨源性颈椎病前路减压术后疗效欠满意者，多为原发性或继发性椎管狭窄所致。③黄韧带钙化症：虽不多见，但可引起椎管狭窄一系列症状，需从后路减压（包括切除）。为更多地保留颈椎后结构的完整性，连接下两个棘突之间的黄韧带可不切除。

2.麻醉、体位、暴露椎板及定位

均同前。

3.术式及操作步骤

（1）单开门式椎管成形术：①切除一侧椎板之外板：先用椎板咬骨钳在椎板上缘（预定骨折处）咬一缺口，之后用四关节尖嘴咬骨钳将一侧椎板之外析纵向切除。邻近小关节处之外板骨质较硬，在切除时应小心，亦可用电钻操作。②切开另侧椎板全层：先按前者同法切除椎板外板，使椎板厚度减少，之后用薄型冲击式咬骨钳交另侧椎板完全切除，并显示硬腊囊。此为本手术关键步骤，操作时为防止误伤脊髓或神经根，应边切除边用神经剥离子松解，并切断韧带。椎板切断部位一般距小关节内侧缘2～3mm。其椎节数视椎管狭窄范围而定。③扩大椎管矢状径：当另侧椎板被完全切断后，可通过寻棘突加压而扩大该椎板切开处间距，以达到扩大椎管矢状径之目的。此时，外板切开侧形成骨折状。不防止术后椎板恢复原位，可于椎板层与硬膜囊之间放置肌肉组织或脂肪块充填。被切开的椎板间隙越大，该段的椎管矢状径亦增加越多。其宽度每增加1mm，矢状径约增加0.5mm。但也无过宽之必要，因为掀起的椎板有自行还纳的倾向，且增加造成对侧完全骨折的机会，甚至出现向椎管内移位等不良后果。因此，一般6～8mm即可。④固定或切除棘突：将椎管矢状径扩大后，为维持其有效间隙的间距，防止现关门，最好交棘突缝合固定椎板骨折侧的椎旁肌中，降低关门率。亦有人主张将棘突切除，以减少受力（还纳）面积。⑤闭合切口：依序缝合切开诸层。

（2）双（正中）开门式椎管成形术：其与前者相似，1980年首先由岩崎洋明提出。1984年宫崎在此基础上附加后方植骨术。但病例选择时，对椎管严重狭窄者、黄韧带钙化者及需作蛛网膜下腔探查者应注意。现将当前常用的具体操作步骤介绍如下：

1）切除双侧椎板外板：按前法将两侧椎板之外板纵向咬除。

2）劈开棘突：可将棘突切除或保留，自中线交棘突至椎弓后缘全层切开。一般多选用微型电（气）钻，对棘突已切除者则以四关节尖头咬骨钳为主。

3）扩大矢状径：将棘突向两边分开（双侧椎板内呈不全骨折状），间距约0.8～1.2cm为佳。

4）植骨块嵌入：对保留棘突者可取髂骨等骨块植入局部，并用钢丝空孔固定之。

此法从扩大椎管矢状径角度来说,较之前者为理想,且符合脊髓之圆柱形结构,使其获得较均匀的减压。岩崎法亦有其优点,并为日本学者 KenjiHanai 所推荐。弘前对其改良用人工骨代替自体骨植入劈开棘突之间以减少取骨之并发症;为减少轴性头痛颈 3 椎板单纯切除以保障颈半肌不被破坏。颈 7 棘突很重要予以保留,只进行拱形潜行切除。均取得了较好疗效。

(3)颈椎后路"Z"字成形术:"Z"字成形术是先将棘突切除,再将椎管后壁用微型锯等器械截成"Z"形的术式。早期由山口提出,系将每节椎板呈"Z"形切开,之后向两侧掀开而达到扩大椎管矢状径之目的。以后宫坂等人提出采用大"Z"形椎板切开成形术,即将 3~4 节椎板作为一个整体,仅一个"Z"字形切开即可达到扩大椎管矢状之目的。

此种术式在操作上主要采用微型电(气)钻一点点地先将椎板外板切除,再切除内板之一部,而后将残存之椎板呈"Z"字形切开,再撑开,达扩大椎管之目的。其手术适应证等与前者类同。本法在实施过程中一定要细心、耐心,否则稍有疏忽即可造成难以挽回之后果,初学者不易选用。

(4)半椎板切除椎管成形术:最早由 Gui(1983)提出,国内为刘洪全首先开展。我们发现,在切除半椎板的基础上尽可能多地扩大切除范围,同样可以达到增加椎管有效空间的目的。具体操作步骤如下:

1)常规半椎板切除:按前述之全椎板切除术,仅切除一侧之椎板全层,长度与椎管狭窄的范围相一致。

2)椎管成形术:用薄型神经剥离子将硬膜囊后壁及手术侧之侧壁进行分离松解,再用特种薄型、尖头的颈椎板冲击式咬骨钳将残存的椎板及棘突前方的后弓壁逐块逐块地切除,直达对侧椎管后壁。此时当感到咬骨钳前方"打滑",表明切骨范围合乎要求,椎管后方已获最大范围的减压效果。而后再用此种特薄型咬骨钳切除侧方残留椎板,必要时切除小关节内壁骨质(此时亦可用小骨凿切除侧方骨组织),以使其从侧方获得最大限度的减压。

3)闭合切口:术毕以冰等渗氯化钠注射液反复冲洗局部,检查硬膜囊波动是否恢复及其转移情况,留置明胶海绵 1~2 块后依序缝合切开诸层。

此种术式由于最大限度地维持了颈椎本身的解剖状态,因而对其稳定性影响最小,且减压满意、恒定,疗效大多较为理想。据作者百余例之体会,有效率 95% 以上,未遇到术中或术后发生意外及症状加重者。自何侧施术减压呢? 作者认为,两侧症状轻重不一者,一般是选择症状较重的一侧进入椎管;如果重的一侧临床表现十分严重,接近完全瘫痪者,则宜从症状稍轻的一侧进入。

(5)棘突漂浮(悬吊式)及黄韧带椎管成形术:此法实质上是保留棘突完整及连续性的双侧椎板切除减压术,由于保留了椎管的后方骨性结构,并使其呈漂浮状,可向后方移,因而获得疗效。该法为日本学者都筑等人最早提出,从扩大椎管矢状径角度来看当然彻底,但椎板切除过多难免损伤较大及影响椎节的稳定性。因此在选择上应全面加以考虑。黄韧带椎管成形术? 除黄韧带外均行切除。

术后处理:按一般颈椎后路手术,因对正常结构破坏较少,可早期戴石膏领或颌-胸石膏下床活动。

（四）颈椎前路椎管成形术（前壁漂浮法）

1.适应证

主要用于明显的椎管狭窄及后纵韧带骨化者。

2.麻醉

一般多需气管插管复合麻醉，并用诱发电位机术中对脊髓神经监护。

3.体位、切口、显露椎体前方及定位

均同一般颈前路手术。

4.术式及操作步骤

（1）切除椎节前方骨质：利用电钻、凿及刮匙先将病节椎体前方、中部及后部的大半全部切除，后方仅保留椎管前壁骨质（即椎体后缘）。其范围视具体要求而定，一般2～4节。

（2）切断椎体后缘：一般用小号钻头将椎体后缘骨壳之四周骨质磨薄、磨透，使其呈游离状。

（3）椎体后缘骨片向前方漂浮：当椎体前方骨壳呈漂浮状时，由于椎管内的压力较高，则可使已游离的骨壳自动地向前方漂浮，从而扩大椎管的矢径而有利于改善脊髓受压状态。

（4）闭合窗口：因椎体前方呈长槽状窗口，多采用髂骨植入融合固定。植骨块长度略大于开槽之长度，以便在牵引下嵌入，不易滑出。厚度不应超过 1.5cm，以防突向椎管误伤脊髓。

此手术的难度较大，主要是由于颈椎椎体后缘深在，可供操作的范围狭小，因此非经验丰富者切勿随意选用，以防出现严重后果。

（五）术后处理

同一般前路手术，但因植骨块较大，易滑出，需附加较结实的外固定物制动颈部。

五、颈椎后路减压术的并发症及其防治

既往认为颈椎后路手术之术中及术后并发症较颈前路为少见，但事实上并非如此。根据临床经验，其不仅在数量上多见，且严重程度亦大于后者。主要原因是由于颈后路手术范围广泛，误伤机会多，并多涉及高位颈髓（指颈4以上），故在临床上易引起各种并发症，应慎重对待。

（一）手术暴露椎板前过程中的损伤

由于颈后路手术途径较颈前路为简单，且该处无重要组织、器官或大血管等。因此，在入路上发生意外情况者相对较少，但仍不可大意。在临床上可遇到的主要是以下三种情况。

1.局部麻醉针头过深所引起意外

局部浸润麻醉为颈后路手术最为常用的麻醉方法，在操作时如果进针时深浅掌握不当，则易对椎管内之脊髓或脊神经根造成误伤，尤其是用长针头向深部空刺推注麻药时，如果进针过深，则有可能穿过椎板间黄韧带刺入硬膜囊内而误伤脊髓，或误将麻药注入硬膜囊外，形成颈髓段硬膜外麻醉而出现严重后果，甚至呼吸骤停引起死亡。因此，向椎板方向刺时针头切勿过深。较为安全的局部麻醉操作方法即前面所提及的分层麻醉法，不仅安全可靠，止痛效果也

好,且药物用量亦减半。

2.血容量急骤下降

枕颈部血管十分丰富,自皮肤切开直达椎板前这一过程,如果止血措施不及时,或是时间过长,由于在短期内突然失去相当数量鲜血,则有可能引起血压下降,尤其是某些长期卧床的病例,其心脏及整个机体之代偿能力较差,易出现休克而影响手术的正常进行,甚至中止手术。因此,在对每层组织行切开时,除采取血管钳钳夹止血或电凝止血外,尽可能地对各层切开组织迅速地用苏氏拉钩将其撑开而起止血作用。对失血过多者仍应补充血容量。

3.椎节定位错误

这种错误并非罕见。由于椎节判断错误而致减压范围不够,或完全未获减压。事实上,只要在术中根据每节棘突的特点加以判定,例如颈 2 棘突最大及分叉,颈 2～5 棘突亦分叉状,颈 7 最长等特点均易于判定。只要认真检查就可完全避免这一本来就不应发生的错误。个别解剖变异或两次以上施术者,不妨采取术中摄片,以决定椎节的定位。

(二)进入椎管后之误伤

这种情况较为多见,且后果严重。尤以全身麻醉者,术中难以及时发现,而延误处理时机。

1.硬膜损伤

发育性椎管狭窄者,其硬膜外脂肪往往缺如,加之如病情过久,局部多伴有粘连或愈着状。因此,硬膜囊可直接与后方的椎板内层或黄韧带形成粘连。硬膜易因下列情况造成损伤,应注意预防。

(1)用冲击式咬骨钳咬除椎板时,硬膜被挟于钳口内而造成撕裂。此最为常见,且开口多较大。避免的方法:①每咬除一块椎板,先用神经剥离子加以分离松解。②被咬除之椎板在向体外取出时,动作切勿过猛,尤其在咬下的骨块刚刚脱离椎管原位时,术者在边提升咬骨钳的同时,应仔细观察局部有无脑脊液溢出。有溢出者应终止操作,以减少撕裂的程度。③对椎管稍宽者,尽量将脑棉片或脑压板置于硬膜与椎板之间,而后再行切骨。

(2)切除黄韧带时误伤硬膜较为少见。主要由于在暴露椎间隙时或在对两侧深部黄韧带切除时误伤,其裂口一般较小。主要预防措施是在直视下切除或切开黄韧带时,尖刀片之刀尖小心地刺入一定深度(一般不超过 4mm)后,再由内向外切开。

(3)其他如在对硬膜囊切开前行定点缝合固定时,拉力过大,缝针及缝线过粗等亦可引起。因此,对定点缝合应选择细针细线,并予以稳妥固定。

2.脊神经根损伤

此情况较易发生,主要由于在对椎管侧方或脊神经根根管减压时,因器械误伤,或因占有空间过大所造成。多见于使用冲击式咬骨钳或高速电钻时。为避免此种意外,应注意以下几点:

(1)充分估计根管的状态,对明显狭小或解剖状态变异者应考虑到手术的困难性,并在术前设计相应的对策。

(2)选择损伤较小的器械,尤其是涉及椎管的器械,应以安全为主。

(3)操作时要求较好的照明条件,对两侧椎板切骨时,应在直视下操作为宜,避免盲目施术。

（4）在局部麻醉下施术，患者反应较敏锐，易配合。当器械触及神经根有痛感并呼叫时，应注意检查，切勿主观认为病人"娇气"而继续操作。

（5）对脊神经根部的出血尽量采取明胶海绵压迫法（或先用脑棉压迫），切勿任意钳夹，更不宜使用电凝止血。

（6）在切开硬膜囊行齿状韧带切断或粘连松解术时，对神经根不宜过度牵拉，以防误伤。

3.脊髓损伤

这并不比前者少见。其致伤原因与前者相似，以器械误伤为主，包括冲击式咬骨钳、吸引器头、神经拉钩及高速电钻等均有可能误伤脊髓。其损伤程度与暴强度和持续时间成正比，轻者引起脊髓震荡及脊髓休克，重者则引起挫伤而失去神经功能恢复的可能性。因此，应以预防为主。其主要预防措施除前述各项外，尚应注意以下几点：

（1）对脊髓不应牵拉。脊髓实质不同于马尾，稍许过重的牵拉即有可能造成无法挽回的后果，尤其是在第4颈椎以上之颈髓，即使是在硬膜囊外牵拉也会出现同样后果。这对习惯于腰椎手术而初次开展颈后路手术者尤应注意。

（2）吸引器头不可直接贴在硬膜上吸引。与颈前路手术一样，直接在硬膜囊上吸引，由于局部负压可立即造成脊髓实质性损伤，尤其是颈椎椎管狭小者，其蛛网膜下腔处于或近于消失状态更易发生。因此，当手术进入椎管时，一方面应减小吸引之负压压力，或放开吸引器上调节孔处的手指；另一方面在吸引时必须将脑棉放在硬膜或脊髓表面保护。

（3）对椎管狭小者避免使用需在椎管内占位之器械，例如一般的冲击式咬骨钳、鹰嘴钳等，原则上禁止使用。根据作者临床经验，在缺少先进设备情况下，不妨用柄长、头小的四关节颈椎咬骨钳逐小块、逐小块地咬开椎板，并在保持与椎板相平行的方向切骨则较为安全。

（4）保持手术野清楚。因施术区较深在，如局部积血或凝血块等遮盖术野，则增加误伤机会。因此，可用冰等渗氯化钠注射液冲洗术野，即使局部保持干净，又对脊髓起降温保护作用。

（5）切开硬膜囊时避免误伤。应按程序操作，并避开血管，尤其是脊髓上的血管。在粘连状态下如不小心则易误伤。一旦误伤，不仅影响脊髓之血供，且妨碍操作，并易引起或加重蛛网膜下腔的粘连形成。

（6）对椎体后缘之骨刺或突出之髓核，缺乏临床经验者不宜从后方切除。尽管国内外少数学者采用通过椎管后方去切除椎管前方的致压物并获得成功。但此种术式对初学者毕竟不易掌握，而且目前的器械设备条件欠理想，对脊髓的少许压迫都可带来严重后果。

（7）酌情在术中对脊髓传导功能进行监护。在局部麻醉情况下，可通过台下麻醉师对病人不间断地呼唤，并让患者活动手指与足趾，以判断其脊髓传导功能。对全身麻醉者则可采用诱发电位（以带叠加者为佳）或麻醉唤醒试验（多用笑气为主的复合麻醉）。术中定时减轻麻醉深度，使其清醒并活动足趾以判定脊髓传导功能是否存在。

4.睡眠性窒息

术中及术后均可发生，多见于手术平面超过颈4椎节以上者。其亦可视为脊髓损伤之一种。主要表现为低血压、心动过缓及呼吸机能不稳定，可因呼吸机能完全障碍而死亡，因此必须引起注意。除要求避免对脊髓误伤外，应尽力减少各种对脊髓引起刺激的因素。

（三）手术后并发症

亦较多见，其所造成的不良后果虽不如前者立即显示，但仍可引起一系列严重问题。

1.颈深部血肿

颈后路手术病例大多有程度不同的血肿形成，量少者可以逐渐吸收，量多者则势必影响减压术的近期与远期效果。因此应着重预防。

（1）止血尽可能彻底，尤其对活动性出血者应予以结扎，而一般渗血，则可通过冰等渗氯化钠注射液冰敷而停止。冰敷无效的个别部位，可置以明胶海绵止血。

（2）缝合时尽量消除死腔。由于切口较深，且部分棘突及椎板切除后已留有空腔，因此在缝合时应采用 10 号线对椎旁肌作全层缝合。为避免打结后再缝合时操作不便，可在数针缝完后一并打结结扎。如此则可较彻底地消除死腔。

（3）留置引流片（管）。术后应常规于切口深部放置橡皮片（或较软之导管）1～2 根引流，24～36 小时拔出。

（4）不宜切口开放，除非是较大之血肿，一般多可自行吸收，因此非病情需要（如有神经压迫症状等），勿需切开放血或减压。

2.脑脊液瘘

较颈前路为多见，尤以切开蛛网膜下腔探查者，约有 5％ 的病例可出现这一现象。主要的预防及治疗措施如下：

（1）按要求闭合蛛网膜下腔。除硬膜缺损过多而又不能利用其他组织移植取代者外，一般均应将切开的硬膜缝合，以维持脑脊液的正常循环。其缝合间距一般为 2～3mm，距切口边缘约 1～1.5mm，如此则不易漏液。

（2）于缝合处置明胶海绵，或以附沂肌肉组织遮盖，此对防止脑脊液的发生十分有效。

（3）术后局部加压包扎及仰卧位。由于切口外方之敷料较厚，取一般仰卧位可达到增加局部压力的目的。

（4）一旦有瘘出现应采取加压包扎。多在术后第 3～4 天发生，此时除加大抗生素用量及保持切口敷料干净外，局部应采取加压包扎措施。即在更换敷料后，将其四周及中央用宽胶布加压固定，2～3 天后多可停止。切忌用胶布或绷带对颈部作环状固定包扎，防止引起窒息。

（5）闭合切口。如切口已经裂开，开口小者可用蝶形胶布在无菌条件下将其对拢固定，裂口较大者可缝合之。此时深部可垫以明胶海绵 1～2 小块，有利于局部黏着。

3.植骨块滑脱

在已行椎板切除减压的情况下，为避免术后患节不稳及变形，多取髂骨块或义骨块植入。但术中如果固定不确实，或是术后护理不当等，均可造成植骨块滑脱。如果滑脱之骨块压在已减压的脊髓之上，则可引起瘫痪或死亡（高位者），为此应注意预防。

（1）植骨块应确实固定。术后由于患者翻身等动作，颈部难以维持其固定状态。稍一不慎即可引起骨块滑脱。因此，应采取较为确实的固定措施。

（2）双石膏床备用。对高位颈髓施术者，术前应准备前后两个石膏床，以备术后翻身时使用，这样可将颈部的活动量降低到最低限度。

（3）必要时再手术。当滑脱之植骨块有可能压迫或已经压迫脊髓者，应及早施术，并酌情再植入或取出。

4.切口感染

此较颈前路手术易发生,主要由于以下原因:

(1)毛囊炎。在发际处的毛囊炎,手术前如不注意检查则不易发现。当已安排次日施术并对患者行皮肤准备时方才发现,因怕影响原定计划而对局部仅行一般对症处理,仍按原计划施术。作者意见,此种情况易延迟手术为妥。

(2)敷料未及时更换。术后患者长时间仰卧位,由于局部潮湿及通风不良,加之切口渗血等,而为细菌繁殖提供了有利条件。如果能按常规于术后24~36小时更换敷料,之后再酌情定期更换则可避免。

(3)前已述及,其对细菌繁殖亦极为有利,应按前述要求处理之。一旦发生感染,除加大抗生素用量外,可拆除一至数针缝线予以引流,并根据局部情况决定是否作进一步处理(如植骨块取出等)。

5.皮肤压迫坏死

主要由于术后未更换敷料,以致敷料上的渗血凝结成块,干燥后对皮肤压迫所致。轻者皮肤潮红或坏死,重者可波及深层,以致需行坏死组织切除、植皮等处理。此并发症关键在于预防,而且完全可以预防。

6.颈椎不稳及成角畸形

主要见于广泛切骨减压而又未行植骨融合术者。轻度可用石膏或支架保护,重者需行植骨融合术。

总之,颈后路手术的并发症虽较严重、且较颈前路手术多见,但只要注意预防,一旦发生及早处理,一般是可以避免的,并将其严重性降低到最底线。

(蒋鸿儒)

第二节　颈椎病

一、概述

颈椎病是指颈椎间盘退行性变及其继发性椎间关节退行性变所致邻近组织(脊髓、神经根、椎动脉、交感神经)受累而引起的相应症状和体征。既往对颈椎病的认识十分模糊,常与神经科疾患混淆,尤其是对患者健康影响较大的脊髓型颈椎病和椎动脉型颈椎病,更多的就诊于神经内科或耳鼻喉科。随着病理解剖和病理生理学研究的进展,对颈椎病的概念有了较全面、正确的了解。在诊断上,首先应该强调详细的病史、仔细的查体与常规的化验及放射线检查。不能将单纯的颈椎退变和颈椎病画等号,在门诊经常发现有些患者颈椎骨性退变很严重,但无症状或仅有轻微症状。因此颈椎病的诊断除有病理基础外,还需包括一系列由此而引起的临床表现,以有别于其他相似的疾患。在治疗上应坚持以非手术为主的原则,事实上,95%以上的患者都可获得痊愈或好转,只有通过正规非手术治疗无效,而又影响工作和生活者方可考虑手术。选择手术方法时,应遵循在彻底减压的前提下,手术愈小、愈简单和损伤愈轻为原则。当前在手术方法上仍需不断改进、不断创新,促使我国颈椎外科不断进步、不断发展。

二、病因病理

颈椎是脊柱中体积最小,但灵活性最大、活动频率最高的节段。因此,自出生后,随着人体的生长、发育和成熟,并不断地承受各种负荷、劳损,甚至外伤而逐渐出现退行性变。尤其是颈椎间盘,不仅退变过程开始较早,且是诱发或促进颈椎其他部位组织退行性变的重要因素,按其主次分述如下。

(一)颈椎的退行性变

颈椎的退行性变为颈椎病发生的主要原因,尤其是椎节的退变更为直接,并是其后一系列病变的起因。

1.椎间盘变性 颈椎间盘由髓核、纤维环和上下软骨板构成一个完整的解剖单位。颈椎间盘维持着椎体间高度,吸收震荡,传导轴向压缩力,在颈椎的各种活动中,维持应力平衡,这种功能完全由椎间盘各个结构的相互作用来完成。若其中之一出现变性,则可导致其形态和功能改变,最终影响或破坏颈椎骨性结构的内在平衡,并使其周围的力学平衡发生改变。因此,椎间盘的退行性变是颈椎病发生与发展的主要因素。

2.韧带-椎间盘间隙的出现与血肿形成 在前者基础上,由于椎间盘的变性,不仅造成变性和失水化(硬化)的髓核突向韧带下方,以致压力增高而有可能引起韧带连同骨膜与椎骨间的分离,而且椎间盘变性本身尚可造成椎体间关节松动和异常活动,从而更加剧韧带-椎间盘间隙的形成。

椎间隙韧带下分离后形成间隙,同时伴有局部微血管撕裂与出血而形成韧带-椎间盘间隙血肿。此血肿既可直接刺激分布于后纵韧带上的窦椎神经末梢而引起颈部或远隔部位的各种症状,又升高了韧带下间隙内的压力,如颈椎再处于异常活动和不良体位,则局部压力更大,并构成恶性循环。

3.椎体边缘骨刺形成 随着韧带下间隙血肿的形成,成纤维细胞开始活跃,并逐渐长入血肿内,渐而以肉芽组织取代血肿。如在此间隙处不断有新的撕裂和新的血肿,则同一椎节在显微镜下可显示新老各种病变并存的现象。

随着血肿的机化、老化和钙盐沉积,最后形成突向椎管或突向椎体前缘的骨赘(或称之为骨刺)。此骨赘可因局部反复外伤,周围韧带持续性牵拉和其他因素,通过出血、机化、骨化或钙化而不断增大,质地变硬。因此晚期病例,尤以多次外伤者,可如象牙般坚硬,从而增加手术的难度和危险性。

骨赘形成可见于任何椎节,但以遭受外力作用较大的 $C_{5\sim6}$、$C_{4\sim5}$ 和 $C_{6\sim7}$ 最为多见。从同一椎节来看,钩突处先发居多,次为椎体后缘及前缘。

4.颈椎其他部位的退变 颈椎病的退变并不局限于椎间盘以及相邻的椎体边缘和钩椎关节,尚应包括小关节、黄韧带、前纵韧带和后纵韧带及项韧带的退变。

（二）慢性劳损

慢性劳损是指超过正常生理活动范围最大限度或局部所能耐受值时的各种超限活动所引起的损伤。但它明显有别于意外创伤，而是一种长期的超限负荷。常见的慢性劳损因素有以下几个方面。

1.睡眠姿势不良　主要是枕头过高。在睡眠状态下，长时间的不良体位使椎间盘内部受力不均，影响含水作用。其次颈部肌肉和关节亦因此平衡失调，加速退变。

2.生活习惯不良　长时间低头玩麻将、打扑克、看电视，尤其是躺在床上高枕而卧等都是不良习惯。以上习惯的共同特征是颈椎长时间处于屈曲状态，颈后部肌肉及韧带组织超负荷，容易引起劳损。

（三）头颈部外伤

头颈部外伤与颈椎病的发生和发展有明显关系，根据损伤部位、程度可在各种不同阶段产生不同影响。

1.垂直压缩暴力　常致颈椎椎体压缩性骨折，造成颈椎生理前曲消失或弧度减小，受损节段椎间盘受力加大，加速颈椎退变。

2.颈椎外伤对不同阶段的患者可有不同影响　对颈椎病已有退变且合并颈椎椎管狭窄者来说，颈椎外伤可造成以下三种情况。

（1）急性脊髓前中央动脉综合征：由脊髓前中央动脉受压后阻塞，造成脊髓前方缺血出现四肢突发性瘫痪。这种损伤可见于过屈时骨赘压迫脊髓前方的脊髓前中央动脉的分支沟动脉，主要表现为上肢重、下肢轻的肢体瘫痪。

（2）急性脊髓中央管综合征：颈椎过伸损伤时，由于退变增厚的黄韧带突向椎管，造成脊髓中央管周围水肿和出血。表现为上肢瘫痪重于下肢，痛觉、温度觉消失，X线平片上椎体前间隙阴影增宽等三大特点。

（3）急性沟动脉综合征：颈椎过屈时，椎体后缘骨赘或突出的椎间盘组织压迫脊髓前中央动脉的分支沟动脉，主要表现为上肢重、下肢轻的肢体瘫痪。

3.暴力导致颈椎间盘突出　表现为程度不等的神经损害症状及颈部疼痛。

4.前纵韧带撕裂　虽不直接损害脊髓和神经根，但由于造成颈椎不稳，加速受损椎节的退变。临床上许多颈椎病患者早期曾有颈部外伤史。

5.一过性颈椎脱位　过屈暴力使颈椎椎节前脱位，当暴力消失后，脱位的椎节可恢复至原来位置。但由于局部软组织损伤，损伤部位存在颈椎不稳，若不及时处理，日后颈椎不稳加重，椎体后缘骨质增生，构成对脊髓的刺激和压迫。

（四）颈部炎性反应

颈椎不稳和慢性感染时，炎性反应可直接刺激邻近的肌肉和韧带，致使韧带松弛、肌张力减低、椎节内外平衡失调，破坏其稳定性，加速和促进退变的发生和发展。

（五）发育性椎管狭窄

临床上经常看到，有些患者颈椎退变严重，骨赘增生明显但并不发病，因为其颈椎椎管矢状径较宽，而有些患者病变并不严重但很早就出现症状。从影像资料可看到，颈椎实际矢状径的大小决定了症状的出现与否。椎管狭窄者在遭受外伤后容易损伤脊髓,甚至轻微的外伤也易发病,且症状严重。椎管较宽大者不仅不易于发病,且症状亦较轻。

（六）先天性畸形

颈椎病的先天性畸形对颈椎病发病的影响主要表现在以下两个方面:一是应力改变;二是神经血管的刺激和压迫。

1.先天性椎体融合　　以 $C_{2\sim3}$ 和 $C_{3\sim4}$ 多见,其次为 $C_{4\sim5}$,多为双关节单发。由于椎体融合,两个椎体间的椎间关节活动势必转移至相邻的椎间关节。邻近椎间盘的应力集中使得椎间盘退变加剧,产生临床症状和体征。

2.棘突畸形　　主要影响椎体外在结构的稳定性,因而间接构成颈椎病的发病因素。

（七）颈肋和 C_7 横突肥大

这两种异常虽不引起颈椎病,但当刺激臂丛神经下干时,可出现上肢症状和颈部不适,必须与颈椎病相鉴别。

三、分类及临床表现

随着对颈椎病认识的不断加深和发展,对颈椎病的分类也不断改进。颈椎病的分类依据主要是症状学和病理学两个方面。症状学分类比较直观,主要依据临床特点。但症状学分类受一定限制,而病理学分类比较侧重于病变的病理学实质,以分期方法对颈椎病的各个病理阶段进行分类。在实际工作中,有时不易区分这种专业分法,目前仍以症状学分类为主。

（一）颈型颈椎病（落枕型）

最为常见,以颈部症状为主。

1.年龄　　以青壮年为多。个别患者可在 45 岁以后发病,后者大多属于椎管矢状径较宽者。

2.症状　　颈部疼痛,其疼痛常在清晨睡醒后出现,一般呈持续性疼痛或钝痛,可延及上背部,不能俯仰旋转,头颈部活动时加剧。疼痛常伴有颈部僵硬。病程长者,头部转动时可闻及异常声,或伴有眩晕、偏头痛。检查可见头部向患侧倾斜,颈椎生理前凸变直,颈部肌肉紧张及活动受限,患部常有明显压痛点。

3.体征　　患者颈部一般无歪斜,生理曲度减弱或消失,用手按捏颈项部,棘突间及棘突旁可有压痛。舌质淡,苔薄,脉弦细。

4.X 线片　　颈椎生理曲度变直或消失,颈椎椎体轻度退变。侧位伸屈动力摄片可发现约1/3 病例椎间隙松动,表现为轻度梯形变,或屈伸活动度变大。

5.CT 及 MRI 检查　　可发现病变阶段椎间盘侧方突出或后方骨质增生并借以判断椎管矢状径。磁共振检查也可发现椎体后方对硬膜囊有无压迫,若合并有脊髓损害者,尚可看到脊髓信号的改变。

（二）神经根型颈椎病

神经根型颈椎病是颈椎综合征中最常见的类型之一,发病率仅居于颈型颈椎病之后。主要表现为与脊神经根分布区相一致的感觉、运动及反射障碍。

1.根性痛　最多见,其范围与受累椎节的脊神经分布区相一致。此时必须将其与干性痛(主要是桡神经干、尺神经与正中神经干)和丛性痛(主要是指颈丛、臂丛和腋丛)相区别。根性痛是该神经分布区的感觉障碍,以麻木、痛觉过敏、感觉减弱等为多见。

2.根性肌力障碍　以前根受压者为明显,早期肌张力增高,受累范围也仅局限于该神经所支配的范围。在手部以大小鱼际及骨间肌为明显,并应与脊髓病变引起的肌力改变相鉴别。必要时可行肌电图或诱发电位等检查。

3.腱反射改变　即该脊神经根所参与的反射出现异常。早期呈现活跃,而中后期出现减弱或消失,检查时应与健侧相比较。单纯根性受累不应有病理反射,如伴有病理反射则表示脊髓本身亦同时受累。

4.颈部症状　视引起根性受压的原因不同而可轻重不一。因髓核突出所致者,多伴有明显的颈部痛、压痛,尤以急性期为显。而因钩椎关节退变及骨质增生所致者则较轻微或无特殊发现。

5.体征　舌质黄,苔薄白,脉浮。

6.特殊试验　凡增加脊神经张力的牵拉性试验大多阳性,尤以急性期及后根受压为主者。颈椎挤压试验阳性者多见于髓核突出、髓核脱出及椎节不稳等病例。

7.X线片改变　正位片可见 Luschka 关节骨刺形成。侧位片示椎间隙变窄,椎体前后缘骨刺形成,颈椎生理前凸可减小或消失。因而在斜位片上 Luschka 关节及小关节的骨关节炎表现更为清晰。这些改变可随年龄增加愈加明显,以 $C_{4\sim5}$ 最为多见,但无临床症状者也可有上述表现。根据颈椎屈曲/伸展侧位片可对颈椎稳定程度进行判断。其判断依据主要有二:①椎体水平移位大于 3.5mm;②相邻两椎间隙成角相差大于 11°,据研究颈椎不稳多见于颈椎间盘退变的早期。

8.CT 和 MRI 检查　可发现病变节段椎间盘侧方突出或后方骨质增生并借以判断椎管矢状径。磁共振检查也可发现椎体后方对硬膜囊有无压迫,若合并有脊髓功能损害者,尚可看到脊髓信号的改变。

9.脊髓造影　表现为病变节段神经缺损。正位、侧位及斜位片上均可显示,正位片所示充盈缺损偏向患侧,而在斜位片上充盈缺损更为明显。侧位片上充盈缺损位于前方,与椎间盘水平相一致,但程度较轻。当压迫部位位于椎间孔内时,显示结果常不尽如人意。

10.椎间盘造影　注入造影剂后椎间盘呈不规则影像,造影剂向四周弥散,甚至可漏入Luschka 关节以至椎管内。造影剂注入时应注意患者的疼痛反应是否与临床症状相同。

11.MRI 检查　颈椎椎间盘的信号一般要强于腰椎,其中央的髓核信号为中等强度,其周围的脑脊液及硬膜囊信号较低。在 T_2 加权影像上,椎间盘的信号较 T_1 加权像明显增强,退变后的椎间盘信号明显降低。MRI 可较准确地显示突出的颈椎椎间盘组织对神经根的压迫,其中以轴位像更具诊断价值。但在 Luschka 关节增生肥大时与突出的椎间盘在 T_1 加权像上较难区分。

(三)脊髓型颈椎病(痿废型)

1.症状　脊髓型颈椎病发病缓慢,可持续数年乃至数十年,或因颈部挫伤而诱发急性发作。其主要特征为缓慢的进行性双下肢麻木、发冷、疼痛和乏力；步态不稳、易跌倒。发病初期，常呈间歇性症状，每当走路过多或劳累后出现。随着病程的发展，症状逐渐加重并转为持续性。上述症状多为双侧，单侧脊髓受压者少见，个别病例可同时出现尿急或排便无力。

2.体征　最明显的体征是四肢肌张力升高，严重者稍一活动肢体即可诱发肌肉痉挛，下肢往往较上肢明显。下肢症状多为双侧，但严重程度可有不同。有时上肢症状是肌无力和肌萎缩，并有根性感觉迟钝，而下肢肌萎缩不明显，主要表现为肌痉挛、反射亢进、出现踝阵挛和髌阵挛。而根性神经损害的分布区域与神经干损害的区域有所不同，详细检查手部和前臂感觉区域有助于定位。躯干的知觉障碍左右常不对称，往往难以根据躯干感觉平面来判断。

3.腱反射　四肢腱反射均可亢进，尤以下肢显著，上肢霍夫曼征阳性，或 Rossolimo 征（从上扣指或从下弹中指而引起拇指屈曲者为阳性）阳性。霍夫曼征单侧阳性更有意义，下肢除腱反射亢进外，踝阵挛出现率较高。巴宾斯基征、Openheim 征、Claddock 征、Gordon 征可阳性。这是颈脊髓受压时的重要体征，严重时双侧均为阳性。腹壁反射、提睾反射可减弱或消失。

4.X 线检查　X 线侧位片多能显示颈椎生理弧度消失或变直，大多数椎体存在退变，表现为前后缘骨赘形成，椎间隙变窄。功能位侧片可显示受累节段不稳，相应平面的项韧带有时可骨化。测量椎管矢状径与椎体矢状径比更能说明问题，小于 0.75 者可判断为发育性椎管狭窄。断层摄片对疑有后纵韧带骨化者有意义。

5.CT 检查　对椎体后缘骨刺、椎管矢状径的大小、后纵韧带骨化、黄韧带钙化及椎间盘突出的判断比较直观而迅速。而且能够发现椎体后缘致压物是位于正中还是偏移。CT 对于术前评价，指导手术减压有重要意义。三维 CT 可重建脊柱构象，可在立体水平上判断致压物的大小和方向。有条件时，应积极利用这些先进手段。

6.MRI 检查　分辨能力更高，其突出的优点是能从矢状切面直接观察硬膜囊是否受压，枕颈部神经组织的畸形也可显示。脊髓型颈椎病在 MRI 上常表现为脊髓前方呈弧形压迫，多平面退变可使脊髓前缘呈波浪状。病程长者，椎管后缘也压迫硬膜囊，从而使脊髓呈串珠状。脊髓有变性者可见变性部位，即压迫最重部位脊髓信号增强。严重者可有空洞形成。脊髓有空洞形成者，往往病情严重，即使彻底减压也无法恢复正常。值得注意的是，X 线片上退变最严重的部位有时不一定是脊髓压迫最严重的部位，MRI 影像较 X 线片更准确可靠。

7.神经根电生理检查　临床常用技术包括普通针极肌电图、神经传导速度测定、体感和运动诱发电位等检查。

（四）椎动脉型颈椎病（晕厥型）

所谓颈性眩晕，是指患者单纯表现为眩晕者。颈性眩晕的患者只有少数，而多数患者都有不同程度的椎-基底动脉供血不足症状，主要表现为内耳、脑干（中脑、脑桥、延髓）、小脑、间脑、枕叶、颞叶等组织的功能缺损，其主要症状为。

1.眩晕　为本病的主要症状，眩晕可为旋转性、浮动性、摇晃性或下肢发软站立不稳，有地面倾斜后地面移动等感觉，并有头晕眼花等感觉；头颈部伸屈或左右侧弯及旋转或患者转换体位均可诱发眩晕或使其加重。有时眩晕为本病早期的唯一症状，在疾病发展过程中常夹杂其他症状和体征，可伴有单侧耳鸣或双侧耳鸣及听力减退（耳蜗症状），耳蜗症状提示椎-基底动脉分支中内听动脉供血不足。电测听检查表明为神经性耳聋，易被误诊为 Meniere 病，尤其伴发眼球震颤,而其他神经系统病症不明显时更易被误诊。

2.头痛 由于椎-基底动脉供血不足而侧支循环血管扩张引起头痛。头痛部位主要是枕部及顶枕部,也可放射至两侧颞部深处,其性质多为发作性胀痛或跳痛,常伴有恶心、呕吐及出汗等植物神经紊乱症状,尤其是同时出现眼症状时易被误诊为偏头痛。

3.视觉障碍 较为常见,患者有突然弱视或失明,持续数分钟后逐渐恢复视力,此系双侧大脑后动脉缺血所致。复视也不少见,由脑干内第Ⅲ、Ⅳ、Ⅵ颅神经核缺血或内侧纵束缺血引起。此外,还有眼睛闪光、冒金星、黑嚎、幻视、视野缺损等现象。

4.倾倒发作 也称猝倒,是本征的一种特殊症状,发作前并无预兆,头部过度旋转或伸屈时更易发生,反向活动后症状消失。患者倾倒前察觉下肢突然无力而倒地,意识清楚,视力、听力及讲话均无障碍,并能立即站起来继续活动。此乃椎动脉痉挛或硬化,其血流量减少,或头颈部突然转动时椎动脉受钩椎关节横向增生的骨赘刺激压迫。颈部椎动脉阻塞的原因多系动脉硬化。椎骨部椎动脉硬化的原因多系颈椎钩椎关节横向增生的骨赘或椎间盘向侧方突出压迫椎动脉,使其扭转狭窄或刺激椎动脉周围交感神经而使椎动脉痉挛。由枕部椎动脉的阻塞、寰椎与枢椎间的运动过度或寰枕肌群痉挛所引起。

5.运动障碍 患者可有下列几方面表现:①延髓麻痹症,讲话含糊不清,饮水反呛,吞咽困难,软腭麻痹等;②肢体瘫痪,有单瘫、偏瘫或四肢瘫,但多属轻瘫,完全瘫者少见,有时患者并无肢体不适,但可查出肢体有锥体束征;③面神经瘫;④平衡障碍及共济失调,表现为躯体位置及步态平衡失调、倾倒、Romberg征阳性,乃小脑或与小脑有联系的结构发生功能障碍所致,但有时功能障碍是由眩晕引起。

6.感觉障碍 如面部感觉异常,有针刺感或麻木感,口周或舌部发麻感,偶有幻听或幻嗅,单肢、双肢或四肢有麻木感或感觉减退。

7.意识障碍 可表现为晕厥,发作性意识障碍,偶可见于头颈转动时。

8.精神症状 主要有定向障碍和记忆力障碍。从临床看,眩晕的表现可分为两种类型。

(1)一过性缺血发作:发作持续时间短暂,多在10~15min内,最长不超过24h,症状逐渐减轻或消失,有些患者在发作后残留轻度症状和体征。

(2)间歇性或复发性脑缺血:发作时间较长,可在数天或1~2周内复发,较易发展为完全性卒中。椎-基底脉供血不足和血栓形成的区别:前者发作时间短暂,症状轻,可自然痊愈,且无明显后遗症;后者则相反。但两者无截然界限,均可导致脑软化。

9.其他 面色无华,舌质淡,苔薄白,脉细弱。

10.X线检查 X线片是诊断颈椎病最早运用的影像学方法,其应用比较成熟,对诊断椎动脉型颈椎病有一定价值,从颈椎正、侧、斜位及屈伸功能位片可以了解到颈椎钩椎关节、小关节突等病理改变。椎动脉型颈椎病诊断,但是要行手术还需要行DSA、MRA。

11.CT检查 近年来,CT技术的发展为在颈椎横断面上直接客观地评价颈椎结构提供了条件,为确诊颈椎病这一常见病开辟了新领域。在临床诊断中,不能单纯根据横突孔的测量数字来判断椎动脉继发性缺血,还应结合临床资料。横突孔直径<5mm,而无椎动脉缺血的临床表现,也不能诊断横突孔狭窄继发性椎动脉缺血。

12.椎动脉造影 椎动脉造影可以通过多种体位清晰精确的显示椎动脉的形态、走行以及管腔的大小、管壁的光滑程度。对于椎动脉病变患者椎动脉造影可以准确反映其病变部位、程度及侧支循环情况。

13.CTA　近年来 CT 血管成像(CTA)发展很快,三维 CT 曲线重建技术能沿血管最大径进行重建,显示血管全过程,已用于显示椎动脉、胸主动脉和腹主动脉等大血管病变。但对显示椎动脉病变的文献较少。有学者应用 CTA 技术,观察椎动脉的形态及横突孔、钩椎关节、软组织与椎动脉的关系,能判断椎动脉狭窄、狭窄程度、原因及畸形等。与 DSA 比,其创伤小,并发症少,一次增强扫描后,可选任意角度重建,对病变部位可多方位成像。CTA 与 MRA 对比,CTA 显示骨性结构上占优势。这方面目前只是初步研究,对其精确性和可靠性有待进一步研究。

14.MRA　近几年来,磁共振血管造影(MRA)技术的发展十分迅速。由于机器性能的改善及计算机软件的不断更新,使血管成像越来越清晰,动摇了常规血管造影的地位。目前有取代常规血管造影及 DSA 之势。国外已将此项技术广泛应用于头颈部、胸腹腔及四肢血管的检查,并取得了很好的诊断效果,利用 MRI 的"流空效应"行椎动脉的检查,其主要技术包括:①增强时间迁移效应;②减少相位逸散效应;③流动相关采集技术;④三维数据采集;⑤后处理技术。

15.脑血流图　为近年来应用较广泛的技术之一,主要用于椎动脉功能状态的判定。因其数据误差较大,仅具有参考价值。用于对椎动脉供血情况的判定时,由于其是通过颅内血管波动性血流所引起的电阻抗变化来推断其供血情况,而非直接测定血管内的血流量,因而受各种因素的影响,误差较大,当前仅作为临床诊断上的参考意见,而不能直接用于诊断。

16.数字减影血管造影(DSA)　本法具有对比度佳、立即显影、安全方便、并发症少等优点,较常规的椎动脉造影为好。随着 DSA 与介入放射学技术的兴起,本法已成为椎动脉型颈椎病临床诊断及治疗工作的一个重要组成部分。笔者认为,椎动脉型颈椎病发病常由于椎动脉病变侧受到钩椎关节增生压迫,颈椎不稳刺激横突孔骨性狭窄,导致椎动脉痉挛、狭窄,供血减少,对侧椎动脉不能代偿所致,转颈活动可以加重这种病变,并且有些椎动脉病变只在转颈时出现。故对椎动脉造影的患者,应对每一侧椎动脉于头部中立位、左右转颈位观察。数字减影自动分析椎动脉狭窄程度、Landscanp(解剖标志)技术递加颈部其他结构影像,结合临床症状和体征共同探讨和分析该病的应用。

17.颈部彩色多普勒显像(CDFI)　CDFI 检测时,VA 的 Vm≤0.2m/s、Vs≤0.35m/s 时为异常低电流速,提示下游硬化狭窄;当 Vm≥0.4m/s、Vs≥0.7m/s 时为异常高流速,提示管腔狭窄。以此标准判定椎动脉病变的敏感性为 88%。若 TCD 与 CDFI 联合检查,对椎-基底动脉的敏感性为 96.7%。

18.三维彩色超声血流成像技术　采用面阵探头技术,用心电信号同步触发,计算机控制面阵探头声束沿着矢状面、冠状面及横断面扫描,然后类似 CT 那样进行图像重组,从而获得三维立体彩色血流图像。目前采用移动方法扫描获得立体图像的系统已应用于临床。

19.血浆内皮素的变化　长期以来多数学者认为颈椎的退变及椎动脉本身的退变是椎动脉型颈椎病的主要病因,但却忽视了一个关键性的问题,即血液本身的病理生理改变。内皮素是一种新近发现的血管活性肽,可以引起脑血管管径减小,血管痉挛。研究结果认为椎动脉型颈椎病是由于椎动脉受挤压时，可能有血浆内皮素的参与。是否存在血液中其他成分的病理生理改变，这方面还有待以后收集更多病例进行更深一步的研究。

（五）交感型颈椎病（五官型）

舌淡苔薄，脉沉细。多见交感神经兴奋症状，少数出现抑郁症状。

1.交感神经兴奋症状

（1）头部症状：头痛或偏头痛。有学者报道 $C_{1\sim2}$ 前纵韧带钙化而引起长期头痛。头晕是在颈部旋转时加重，有时伴有恶心、呕吐。

（2）眼部症状：睑裂增大；视物模糊，重者视力明显下降到接近失明；瞳孔散大，眼底胀痛，眼目干涩，视野内冒金花等。

（3）心血管症状：心跳加速、心律不齐、心前区疼痛和血压升高（有学者取名为颈椎病型血压增高症）等。

（4）周围血管其他症状：因肢体血管痉挛，出现发凉怕冷，局部温度稍低，或肢体遇冷时有刺痒感，继而出现红肿或疼痛加重。此外，尚可有头颈、颜面或肢体痛麻，此类症状不一定按神经节段分布，例如指尖或趾尖痛，三叉神经某一分支或两支分布区麻木疼痛等。

（5）发汗障碍：表现为多汗，以一侧躯干常见，也可局限于某一肢体或手足。

（6）其他：耳底痛、耳鸣、听力下降，甚至失听；发音不清，甚至失音。

2.交感神经抑郁症状　也就是迷走神经兴奋症状，主要是头昏眼花、眼睑下垂、鼻塞、心动过缓、血压偏低、胃肠蠕动增加或暖气等。

（六）食管压迫型颈椎病

1.吞咽障碍　早期主要是吞服硬质食物时有困难感及食后胸骨后的异常感觉（烧灼、刺痛等），进而影响软食与流质进食。按其吞咽障碍程度不同分为轻、中、重三度。

（1）轻度：为早期症状，表现为仰颈时吞咽困难，屈颈时消失。

（2）中度：指可吞服软食或流质者，较多见。

（3）重度：仅可进水、汤者，少见。

2.其他颈椎病症状　单纯此型者少见，约80%病例尚伴有脊髓或椎动脉受压症状。因此应对其进行全面检查以发现其他症状。

3.X线平片及食管钡餐检查　X线平片上显示椎体前缘骨质增生，典型者呈喙状，好发部位以 $C_{5\sim6}$ 最多，其次为 $C_{6\sim7}$ 及 $C_{4\sim5}$ 椎节。约半数病例其食管受压范围可达2个椎间隙。钡餐吞服透视下（或摄片）可清晰显示食管狭窄的部位和程度。食管狭窄程度除与骨赘的大小成反正外，且与颈椎的体位有关。当屈颈时食管处于松弛状态，钡剂容易通过；但仰颈时，由于食管处于紧张与被拉长状态，以致钡剂通过障碍加剧。

（七）混合型颈椎病

有两种或者两种以上颈椎病同时存在时称混合型颈椎病。本型患者舌苔、脉象不一。视原发各型的组合不同而有明显差别。由于此型症状复杂，故诊断常较困难，应注意治疗措施需全面考虑，以防顾此失彼，尤应注意此型患者年龄较大，全身状态欠佳，任何粗暴操作及手术更易发生意外和并发症。本型的预后一般较单一型差。

四、治疗

（一）手法治疗

1.**按揉法**　患者取坐位，放松颈部肌肉，医者站在患者身后，用拇指、中指同时按揉两侧风池穴、风府穴、哑门穴、天柱穴、大椎穴、肩贞穴、缺盆穴及颈后两侧、肩胛骨内上角，以有酸胀感为佳。

2.**捏拿法**　患者取端坐位，挺胸并将头颈及双肩肌肉放松，医者站在患者身后，用双手拇指指腹沿颈椎棘突两旁约 1.5 寸的骶棘肌处，从风池穴至大椎穴由上向下，由内向外按揉 3～5 次。

3.**端提法**　患者取端坐低位，坐在木凳上，头颈及肩部肌肉放松，医者站立于患者身后，用两手拇指压住患者枕骨粗隆，其余四指端住患者的下颌，轻轻向上端提其头颅约半分钟，然后缓慢轻轻地放下。

4.**理筋法**　患者取端坐位，医者站在患者患肢外侧或坐在凳子上，用双手拇指指腹从肩峰沿上肢内外侧肌肉至腕关节的经脉进行分理和拨离，并对肩髃穴、肩髎穴、曲池穴、手三里穴、合谷穴、肘髎穴等穴位进行按揉。

5.**拔伸法**　患者取仰卧位，去枕，将头颈部放在床头上方，双手拽住床的两旁。医者坐在患者头前，用一手掌托住患者下颌，将另一手臂放置在患者枕骨后下方，手臂用力与手掌按压固定，然后徐徐用力向患者头部后上方轻轻地左右旋转，进行拔伸约半分钟，最后缓缓地拔伸放松，以达到疏通气血，加大椎间隙，缓解对颈神经的压迫作用。

（二）物理治疗

物理治疗简称理疗，是治疗颈背疼痛的传统方法，对多数患者有治疗作用。其作用是增强局部血液循环，缓解肌肉痉挛。常用的颈部理疗方法有离子导入法、超短波疗法、短波疗法、石蜡疗法等。应用直流电导入各种中西药，如醋、普鲁卡因等，经临床证明，确实行之有效。电疗法主要是深部电热作用，但需不断调节。各种理疗不可长期不间断的应用，颈部肌肉长期充血反而可使症状加重。一般 14 天为 1 个疗程，每个疗程结束后宜停 1 周后再行治疗。

（三）药物治疗

1.**常用内服中药选配规律**　不同类型的颈椎病，各种药物使用率不同。总体使用率为葛根居第 1 位（63.15％），川芎、当归居第 2 位（59.74％），白芍居第 3 位（52.40％），黄芪居第 4 位（52.05％），桂枝、甘草居第 5 位（36.90％），红花、丹参居第 6 位（36.05％），羌活居第 7 位（32.74％），赤芍居第 8 位（32.45％）。不同类别的中药使用率从高到低依次为活血药、解表药、补气药、祛风湿药、补肾药、平肝息风药、祛痰药和利水渗湿药。

2.**中药外治**　颈椎病除用中药内服治疗外，中药外用也很有疗效，常用的有敷法、熨法、贴法、洗法，以上各种方法各有特色，根据病情、患者具体情况灵活运用，或配合其他疗法同时治疗效果更好。

（四）针灸疗法

针灸疗法亦是临床上治疗颈椎病常用的方法之一,而且适用于各种类型颈椎病的治疗。

（五）小针刀疗法

小针刀疗法是一种闭合性手术,所谓闭合性手术,即不打开皮肤,直接在体内进行切割松解等操作,从而达到治疗目的的手术方式。针刀既有针灸针的形体,又有手术刀的刀刃,只是这种刀刃很小,在刺入人体内时,较易避开重要的神经、血管。

（六）颈椎牵引法

颈椎牵引的治疗目的是拉伸紧张或者痉挛的骨骼肌,并起制动作用。通过增加椎间隙和扩大椎间孔,使颈椎长度变长。牵引疗法适用于某些压迫性疾患和颈椎疾患的治疗,如神经根型颈椎病、颈椎间盘突出症和颈项部肌肉痉挛等病症。

（史茹峰）

第三节　颈椎间盘突出症

一、流行病学与病因病机

（一）发病情况

颈椎间盘突出症的发病年龄为 25～60 岁,男性较女性多见,男女之比为 2∶1,其发生率约为腰椎间盘突出症的 1/10 左右。因颈椎间盘突出的部位不同,可分别压迫脊髓和脊神经,而产生一系列类似颈椎病的症状。急性颈椎间盘突出症在 20 世纪 80 年代以前,由于检测技术所限,以及认识不足,诊断较为困难,自磁共振成像问世以来,本病发现率日趋增多,其基础和临床研究也不断深入。

颈椎间盘突出的自然病史及流行病学已被多个学者研究。Gore 等回顾了一组无症状型患者后发现,60～65 岁的人群中,95％的男性和 70％的女性在颈椎侧位片上都可见到至少 1 个平面的退变。节段的退变与同节段矢状面椎管腔狭窄有关。Kelsey 等分析了急性颈椎间盘突出症的流行病学发现,40 岁年龄组的人群较其他年龄组更易患病。男女性别比例为 1.4∶1,大多数患者受累椎间盘为第 5～6 颈椎和第 6～7 颈椎。与颈椎间盘突出症发病最相关的潜在因素是吸烟,在症状初发期为经常提重物以及经常跳水者。统计学上具有临界显著性或无显著性差异的相关因素是振动性器械的操作者以及骑摩托车的时间。对颈椎间盘突出症无明显影响的潜在因素包括除跳水以外的其他体育运动、经常穿高跟鞋、早产次数、经常扭曲颈部的工作、坐位工作的时间以及抽雪茄或烟斗等。

在 Gore 进行的一项研究中,205 例患颈部疼痛的患者在首次发病后即被追踪随访至少 10 年,患者同时经临床及 X 线 2 种方法进行评价。他们的研究表明:79％的患者颈痛减轻,其中43％疼痛消失,32％患者出现中度到重度持续性疼痛;预后较差的患者多有外伤史和一开始疼痛即严重者。疼痛的出现与否及其程度与退行性改变、椎管矢状径、颈椎前屈的程度以及任何测量值的差异无相关性。

Lees 和 Turner 评价了 51 例随访 2～19 年的颈椎病患者,他们发现:45% 的患者其症状仅发作 1 次,无明显复发;30% 的患者仅有间断性症状;另外 25% 的患者则有持续性症状;51 例患者无 1 例因为颈椎病而无法工作。

显然,颈椎间盘退行性变随年龄的增长而增多,尽管大多数患者表现为无症状型或非致残性的局限症状型,但也有相当一部分患者有严重的持续性症状。颈椎间盘突出症的潜在因素已被发现,这些有助于在临床上对患者进行教育。

(二)常见病因

颈椎病虽属于以退变为主的疾病,但与多种因素有关,以致病情错综复杂,加之个体之间的差异较大,极易与其他疾病,尤其是易与邻近组织病变所造成相似症状的疾病相混淆,通过对颈椎病全程的分析与全面观察可以确信,本病主要起源于颈椎间盘的退变。单纯退变本身就有可能出现各种症状与体征,此尤多见于伴有颈椎椎管狭小者;而椎管较宽者当然少见。但更为多发的是在颈椎原发性退变基础上接踵而来的各种继发性改变,既有动力性异常如椎节失稳、松动与错位等,也有器质性改变如髓核突出与脱出,韧带骨膜下血肿,骨赘形成和继发性椎管狭窄等。这些病理生理与病理解剖的异常现象,构成了颈椎病的实质,也同时限定了其与各相似病之间的根本区别。

颈椎是脊柱中体积最小,但灵活性最大,活动频率最高的节段。因此,人自出生后,随着人体的发育、生长与成熟,由于不断地承受各种负荷、劳损、甚至外伤而逐渐出现退变。尤其是颈椎间盘,不仅退变过程开始较早,且是诱发或促进颈椎其他部位组织退变的重要因素。如果伴有发育性颈椎椎管狭窄,则更易生病。现就其致病因素分述如下。

1.颈椎退变

(1)颈椎间盘变性:由髓核、纤维环和椎体上下软骨板 3 者构成的椎间盘为一个完整的解剖单位,使上下 2 节椎体紧密连结,并保证颈椎生理功能的进行。3 者为一相互关联、相互制约的病理过程,当病变进入到一定阶段,则互为因果,并形成恶性循环,则不利于颈椎病的恢复。如其一旦出现变性,由于其形态的改变而可失去正常的功能,以致最终影响或破坏了颈椎骨性结构的内在平衡,并直接涉及椎骨外在的力学结构。因此,应将颈椎间盘的退变视为颈椎病发生与发展的主要因素。

(2)韧带-椎间盘间隙的出现与血肿形成:由于椎间盘的变性,不仅造成变性与失水使硬化的髓核突向韧带下方,以局部压力增高而有可能引起韧带连同骨膜与椎骨间的分离,而且椎间盘变性的本身尚可造成椎体间关节的松动和异常活动,从而进一步加剧了韧带-椎间盘间隙的形成。椎间盘韧带下分离后所形成的间隙,因多同时伴有局部微血管的撕裂与出血而形成韧带-椎间盘间隙血肿。此血肿既可直接刺激分布于后纵韧带上的窦椎神经末梢而引起颈部或远隔部位的各种症状,又升高了韧带下间隙内压力,如颈椎再处于异常活动和不良体位,则局部的压应力加大,并构成恶性循环。

(3)椎体边缘骨赘形成:随着血肿的机化、老化和钙盐沉积,最后形成突向椎管或突向椎体前缘的骨赘(或称骨刺)。此骨赘可因局部反复外伤,周围韧带持续牵拉和其他因素,通过出血、机化、骨化或钙化而不断增大,质地变硬。晚期病例,尤其有多次外伤者,其质地十分坚硬,增加了手术切除的难度及危险性。

骨赘的形成可见于任何椎节,但以遭受外力作用较大的第3～4颈椎和第5～6颈椎最为多见。从同一椎节来看,钩突处先发病者居多,其次为椎体后缘。

(4)颈椎其他部位的退变:颈椎的退变并不局限于椎间盘以及相邻近的椎体边缘和钩椎关节,还包括以下4个方面。

1)小关节:多在椎间盘变性后造成椎体间关节失稳和异常活动后出现变性。早期为软骨,渐而波及软骨下,最终形成损伤性关节炎。由于局部的变性、关节间隙狭窄和骨赘形成而致使椎间孔的前后径及上下径变窄,并易刺激或压迫脊神经根,以致影响根部血管的血流及刺激或压迫脑脊膜返回神经支。

2)黄韧带:多在前者退变的基础上开始退变。其早期表现为韧带松弛,渐而增生、肥厚,并向椎管内突入。后期则可能出现钙化或骨化。此种继发性病变虽不同于发育性颈椎椎管狭窄症者,但当颈部屈伸时,同样易诱发或加重颈椎病的症状。此主要原因为该韧带发生皱褶并突向椎管,致使脊神经根或脊髓受刺激或压迫。

3)前纵韧带与后纵韧带:前纵韧带与后纵韧带退变主要表现为韧带本身的纤维增生与硬化,后期则形成钙化或骨化,并与病变椎节相一致。此种现象不妨将其视为人体的自然保护作用。由于韧带硬化与钙化后可直接起到局部制动作用,从而增加了颈椎的稳定性,减缓了颈椎病进一步发展与恶化的速度。

4)项韧带:又称为颈棘上韧带,其退变情况与前纵韧带和后纵韧带相似,往往以局部的硬化与钙化而对颈椎起到制动作用。

2.慢性劳损

慢性劳损是指超过正常生理活动范围最大限度或局部所能耐受时的各种超限活动。因其有别于明显的外伤或生活、工作中的意外,因此易被忽视。但事实上,它是构成颈椎骨关节退变最为常见的因素,并对颈椎病的发生、发展、治疗及预后等都有着直接关系。此种劳损主要包括不良睡眠体位、工作姿势不当和不适当的体育锻炼。

3.颈部外伤

各种全身性外伤对颈椎局部均有影响,但与颈椎病的发生与发展更有直接关系的是头颈部外伤。外伤的种类主要有以下几种。

(1)交通意外:除车祸所造成的颈椎骨折脱位外,在一般情况下主要是高速行驶的车辆突然刹车所造成的颈部软组织损伤。此种损伤程度与车速、患者所站坐的位置、有无系安全带、患者头颈所朝向的方向及车辆本身状态等有关。

(2)运动性损伤:除双人或多人直接对抗状态下的损伤外,大多是由于高速或过大负荷对颈椎所造成的损伤。因此,有经验的教练员总是严格要求每位运动员在竞技前做好准备活动,以适应竞技中所要求的速度和强度。

(3)生活与工作中的意外:在日常生活工作中常可遇到各种意外性伤害,尤其在公共场所或居住条件拥挤情况下,头颈部容易因碰撞或过度前屈、后伸及侧屈而损伤。

(4)其他意外损伤:包括医源性或某些特定情况下的意外伤害。前者主要是指不正确的推拿、牵引及其他手法操作,后者为各种自然灾害所造成的各种意外伤害。

4.咽喉与颈部炎症

大量临床病例表明,当咽喉及颈部有急性或慢性感染时,极易诱发颈椎病的症状出现,甚至使病情加重。在儿童中绝大多数自发性颈椎脱位与咽喉部、颈部的炎症有关。由于该处的炎症病变可直接刺激邻近的肌肉、韧带,或是通过丰富的淋巴组织使炎症在局部扩散,以致造成该处的肌肉张力降低、韧带松弛和椎节内外平衡失调,从而破坏了局部的完整性与稳定性,而导致此症状的发生。

5.椎管狭窄

近年来已明确颈椎管的内径大小与颈椎病的发病有直接关系,尤其是矢状径,不仅对颈椎病的发生与发展有意义,而且与颈椎病的诊断、治疗和预后判定等均有十分密切的关系。

6.颈椎先天性畸形

在对正常人进行健康检查或研究性摄片时,常可发现各种异常所见,其中骨骼明显畸形约占 5%。但在颈椎病患者中,局部的畸形数为正常人的 1 倍以上。说明骨骼的变异与颈椎病的发生有着一定的关系。现就临床上较为多见、且与发病有关的畸形阐述如下。

(1)先天性椎体融合:多为双节单发,3 节者罕见,双节双发者亦少见。由于椎体融合,2 个椎体之间的椎间关节原有的活动度势必转移至相邻的上下椎节。根据颈椎的生物力学特点,颈椎的上椎节先天融合者,其下一椎节由于负荷增加而形成明显的退变,甚至出现损伤性关节炎。如同时伴有椎管发育性狭窄,则其发病明显为早;而椎管宽大者,或是靠近上颈椎者,其发病则较迟。

(2)第 1 颈椎发育不全或伴颅底凹陷:症此种情况较为少见,但在临床上易引起上颈椎不稳或影响椎动脉第 3 段血供而出现较为严重的后果。因此,此类病例大多就医较早。当然,当病变波及下颈椎时,亦需采取相应之对策。

(3)韧带钙化:多在后天出现,它与先天因素有无关系尚无结论。临床上多见,各组韧带加在一起钙化可达 15% 以上,尤以与颈椎病伴发的前纵韧带钙化最多,此也可视为人体防御机制的产物。

(4)棘突畸形:此种畸形虽不少见,但如对 X 线片不注意观察,则不易发现。棘突畸形主要影响颈椎外在结构的稳定性,因而间接地成为颈椎病发病的因素。

(5)颈肋与第 7 颈椎横突肥大:此两者与颈椎病的发生与发展并无直接关系,但在诊断上必须注意鉴别。当其刺激臂丛神经下干,并出现颈部与上肢症状时,可表现与颈椎病十分相似的症状与体征,应加以鉴别,否则将会延误治疗。

(三)发病机制

近年来,国内外不少学者试图对颈椎病的发病机制做一较系统而全面的解释,但由于人类机体的特殊性和明显的个体差异,当前尚难以做到。动物模拟实验因为无法获取与人类相似的生活及社会条件,亦难以取得进展。因此,对这一复杂问题尚有待今后继续研究。目前仅能依据现有的临床材料和已被证实的研究结果加以探讨。

1.颈椎病发病的主要因素

颈椎病为一退变性疾病,当人体停止生长后即逐渐开始了退行变,这也就意味着机体从发育到成熟,再由成熟走向衰老这一进程。

颈椎病源于椎间盘退变,因此当这一退变过程开始,尽管属于早期,病变轻微,也有可能发病。从这种意义上来讲,当然是主要因素。尽管其是发病的主要因素,但并不一定会发生疾病,是否要发病则取决第 2 个主要因素——椎管的状态。一个发育性椎管狭窄者,当退变的髓核突入椎管,并超过了其所允许的最大代偿限度时,就易出现症状。反之,一个大椎管者,则不容易发病。而其后的过程,主要取决于各种致病因素的演变。例如,突出的髓核不断增大,椎体间关节及后方小关节逐渐失稳造成的松动、变位以及继发性椎管狭窄,后纵韧带下的血肿,血肿的纤维化、骨化并形成骨赘以及黄韧带肥厚等。当这一演变过程在某一阶段突然超过了椎管内的平衡时,症状就随之出现。在这期间,头颈部的劳损及局部椎节的畸形等起加速作用,而外伤和咽喉部及颈部炎症则可随时诱发症状出现。

根据以上分析可以看出,颈椎病的发生与发展主要取决于在先天性发育性椎管狭窄基础上的退变,劳损和畸形会加速这一进程,外伤与炎症视其程度而有可能随时成为诱发因素。

2.病理解剖与病理生理特点

(1)椎间盘变性阶段:从生长停止,椎间盘的变性即随之开始。纤维环变性所造成的椎节不稳是引起与加速髓核退变的主要因素。由于椎间盘本身的抗压力与抗牵拉力性能降低,使原来处于饱和、稳定,并能承受数倍以上头颈重量的椎间盘失去原来的生理解剖状态,与此同时,椎节周围的各主要韧带也随之出现退变,以致整个椎体间关节处于松动状态。在此种不稳定状态下,由于椎间隙内压升高和压力的分布不均,而使髓核很容易向四周移位。在后纵韧带薄弱的前提下,其最易突向后方形成髓核突出,如果突出的髓核一旦穿过中央有裂隙的后纵韧带进入椎管内,则称为髓核脱出。无论是突出或脱出,在椎管狭窄的情况下可压迫脊髓,也可压迫或刺激脊神经根或椎管内的血管。究竟何者受累,主要取决于髓核变位的方向与程度。在无椎管狭窄的情况下,也可以由于椎管内的窦椎神经末梢受到刺激而出现颈部症状。当然,椎节松动、不稳的本身也可引起与髓核变性相似的症状。

髓核的突出与脱出,椎节的松动与不稳,均可使韧带和骨膜撕裂而形成韧带-椎间盘间隙及局部的创伤性反应,从而构成向下一期病理变化的病理解剖与病理生理基础。

此期的病理解剖实质是髓核的突出或脱出,而其病理生理特点则是椎节的松动与失稳。促成此期的发展因素是进一步造成椎间隙内压升高与椎节不稳的各种原因。而慢性劳损、外伤及炎症多为促发因素。终止此期发展并使其病理逆转的主要措施是局部的稳定、制动及各种有利于髓核还纳的疗法,并应避免各种诱发及促发因素。

(2)骨赘形成阶段:此期是前期的延续,实质上可视为突出的髓核及其引起的骨膜下血肿通过骨化的过程,并呈持续化。骨赘来源于韧带-椎间盘间隙血肿的机化、骨化或钙化。如果在机化期以前采取有效措施,这一过程则可能逆转。一旦形成骨赘,虽然某些药物有可能使其停止进展,但较大的,或是病程久的骨赘很难使其自然消退,对此目前仍无特效方法,除非采用外科手术将其切除的措施。

从人体的防御功能角度来考虑,骨赘也可看作是机体的保护性自卫措施。在椎节不稳的情况下,当然不利于病情的稳定,一旦周围的韧带硬化并有骨赘形成时,尽管此种骨赘并非生理性产物,但患病椎节却得到了稳定,对局部的反应性、创伤性炎症起到相应的消退作用。骨赘生长的时间不同,其体积大小也有所差异,且其坚硬度随着时间的延长、钙盐的不断沉积而可变得似象牙样坚硬,在手术切除时必须十分小心。

骨赘的早发部位多见于两侧钩突,次为小关节边缘及椎体后缘;但至后期几乎每个骨缘均可出现。在节段上,由于生物力学的特点,以第5～6颈椎钩突最为多见。侧方的骨赘主要刺激根袖而出现根性症状,引起椎动脉受压者则较少见。研究证明,在椎动脉受压的情况下,椎间孔的横径变化较矢状径更为重要。因此,在实行减压术时应着眼于扩大横径,而仅仅将横突孔前壁切除则难以获得持久的疗效。突向后方的骨赘主要对脊髓本身及其血管造成威胁,而对于一个宽椎管者,即便是较大的骨赘,只要其长度未超过椎管内的临界点,一般不易发病。但要注意预防各种附加因素,尤其是外伤及劳损。当骨赘凸向前方,由于食管后间隙较宽而难以引起症状,只有当其十分巨大,或是食管本身有炎症情况时,方可造成食管痉挛或机械性阻塞,这一现象并非罕见。

总之,骨赘的形成是椎间盘退变到一定程度时的产物,表明颈椎的退变已经进入到难以逆转的阶段。无症状者应注意预防各种可以增加退变的因素,有症状者则必须设法积极治疗,以使其停止进展及消除对邻近组织的压迫与刺激。外科手术虽可切除骨赘以促使局部建立新的平衡关系,但不能完全改变患病椎节退变所造成的病理结果。

(3)继发性改变:即由于前两者病理改变对周围组织所引起的相应变化,尤其是骨赘因涉及面较广且变化多而难以全面涉及,仅选择其中主要的几个问题加以说明。

1)脊神经根:由于钩椎关节及椎体侧后缘之骨赘,关节不稳,突出或脱出之髓核等刺激、压迫而出现病变。早期为根袖处水肿及渗出等反应性炎症,此时多属可逆性改变,如能及时消除致病因素则可不残留后遗症状。如压力持续下去,则可继发粘连性蛛网膜炎,而且此处也是蛛网膜炎最早发生,也是最易发的部位。根袖在椎管内的正常活动度为6.35～12.75mm,如有粘连形成,当颈椎活动时由于牵拉而引起或加重对神经根的刺激。由于蛛网膜炎的发展,根袖可出现纤维化。此种继发性病理改变又可进一步增加局部的压力,并造成神经根处的缺血性改变。而缺血又更进一步加重病情,并构成恶性循环,最后神经根本身出现明显的退变,甚至伴有沃勒变性。位于局部的交感神经节后纤维也同时受累,并在临床上呈现相应的症状。

临床上所见病例多属早期,因上肢症状以痛为主,患者多较早地就医,并得到及时诊断和早期治疗,真正迁延至晚期者为数甚少。

2)脊髓:脊髓变化甚为复杂,除了后突之髓核和骨赘对脊髓所造成的刺激和压迫外,椎体间关节的前后滑动所出现的"嵌夹",尤其是在伴有黄韧带肥厚、内陷情况下,亦可引起脊髓相应的病理改变。早期仅仅由于脊髓本身的血管(脊髓前中央动脉或沟动脉)受压,尽管也可出现十分严重的症状,但只要去除对血管的致压物即可迅速消失。当然,如果该血管受压时间较久,或已出现器质性改变,如痉挛、纤维变、管壁增厚,甚至血栓形成等,则另当别论。造成此种病变的致压物大多位于椎体后缘中央处。如系中央旁或侧缘致压物,则主要压迫脊髓前方的前角与前索,并出现一侧或两侧的锥体束症状。而来自后方或侧后方的致压物,主要表现以感觉障碍为主的症状。

脊髓本身病理改变的程度取决于压力的强度与持续时间。超过脊髓本身的耐受性则逐渐出现变性、软化及纤维化,甚至形成空洞及囊性变。脊髓本身一旦出现变性,任何方法均难以从根本上达到治疗目的,最多使其停止或减速发展。

3)椎动脉:在涉及椎动脉的病理改变判定之前,必须对患者全身的血管状态加以了解,以除外由于全身血管硬化、粥样硬化所产生的局部表现。

椎动脉较为深在,几乎都是因钩椎关节增生或变位所致。早期主要病理改变是该血管因折曲与痉挛所造成的管腔狭窄,以致引起血流动力学的异常致使颅内供血减少而出现一系列症状。如果此种缺血突然发生,则由于椎体交叉处失去血供而发生猝倒症。

椎动脉造影及血管数字减影技术是确定椎动脉是否受压及其受压部位的可靠方法。血管壁本身正常时不易发生意外,如果血管本身有疾病,则有可能引起基底动脉闭塞综合征。

由于椎动脉壁周围有大量的交感神经纤维包绕,因此,可以产生各种各样的自主神经症状;一旦通过手术得以缓解,方知由于椎动脉受压所致,认为这是交感型疾病。椎动脉的病理改变主要是周围病变组织的压迫与刺激,如能及时消除,症状可迅速消失,且预后较好,很难遇到椎动脉继发严重器质性改变者。鉴于这一情况,对此类型在治疗上,应以非手术疗法为主,无效者方可采取手术。

除上述继发性改变外,患椎节邻近的其他组织均可出现相应的改变,如后方小关节的早期松动与变位,后期的增生性小关节炎,硬膜外脂肪的变性与消失,周围韧带的松弛、变性、硬化及钙化等,均随着病程的发展而加剧。

二、治疗

(一)非手术治疗

颈椎间盘突出的非手术治疗成功率各家报道不一,部分原因是在于病变过程本身的特性。虽然非手术治疗对急性颈椎间盘突出症具有重要而明显的治疗作用,但由于颈椎间盘突出伴发椎间盘退变、骨赘形成、椎管和椎间孔狭窄将导致对神经组织的骨性压迫和动力性不稳,非手术治疗不能改变这些因素。由于此种原因,对于持续性疼痛患者,非手术治疗的实际作用较少。我们必须理解颈椎间盘突出的自然史,慢性下颈椎机械性疼痛是日常生活中的常见症状,通常减轻和缓解是自然过程,并非治疗的结果。鉴于此原因,目前尚无良好前瞻性研究证实非手术治疗的疗效。

对于颈部和(或)上肢痛的患者非手术疗法是可以考虑的,由于颈椎管狭窄导致的脊髓病变则需要明确的治疗方法,大多数患者不宜采用折中的办法。有脊髓病变的患者,文献报道病程不超过1年的减压效果好。

密切观察症状体征和体检,有助于使患者更好地理解本病的起源和本质。让本病患者自然恢复,早期着重训练和简单的对症处理,如使用非甾体类抗炎药物和限制活动。

对于难治性或严重的颈部痛或上肢根性痛可以使用其他方法。避免剧烈活动,要求患者减轻工作和改善家庭生活环境。治疗应包括门诊理疗、着重训练肌肉等长收缩练习、高压氧、线性手法牵引、体位锻炼和一些湿热疗、超声、针灸等。在家颈椎牵引装置可以使患者从线性牵引中解放出来。按摩推拿可以缓解一些急性患者的疼痛,甚至可以明显地减轻症状,但需要有经验的正规训练的医师。如果合并有根性症状,尤其是脊髓病变的患者,尽量不使用手法按摩推拿的方法。非甾体类抗炎药物适用于对这类药物耐受的患者。还要警惕患者是否有肾功能不全、高血压、消化不良和血液系统疾病。短时间使用肌松药可以解除痉挛症状，但心脏病患者不可以使用。

如果上述方法无效，短期使用小剂量迅速减量的口服类固醇药物可以使一些患者克服或缓解症状，偶尔小剂量也会出现不良反应，尽量避免使用阿片类镇痛药。

最小侵蚀性治疗技术可能对许多患者有效，硬膜外给予类固醇药物可以减轻上肢根性症状，椎小关节阻滞可以减轻颈椎局部僵硬引起的疼痛，痛点封闭可以缓解肌肉疼痛。这些方法尚有损伤神经和感染的风险。

一些患者可能会问及针压法、针刺法、按摩疗法的安全性和疗效，尽管还没有明确的文献报道，这些方法对有些患者是有帮助的。

总之，上肢根性症状根据其严重程度应使用 6～12 周的保守治疗，对于慢性颈部疼痛常需要 6～12 个月，对于合并脊髓病变的患者则需要早期手术。

综上所述，休息、固定、抗炎症药物、有氧运动、良好姿势和伸肌增强锻炼均被推荐。这些措施应及早经予以求至少可减轻一些症状，并应持续到脊神经变缓解及患者恢复功能。伴有明显脊髓症状的脊髓型颈椎间盘突出患者，非手术治疗效果不佳。

1.非手术疗法的基本原则

(1)非手术疗法为治疗颈椎间盘突出及颈椎病的基本方法：颈椎病是在人体退变的基础上，由于各种因素加速形成的。因此，为停止，减慢或逆转这一过程，必须采取一系列预防与治疗措施。这些措施既有药物，又有手法操作及物理疗法等，更应包括以纠正颈椎病的病理状态为目的，并符合生物力学原则的措施，诸如纠正不良坐姿与不良睡眠体位，减轻颈椎椎间隙压力，改变颈椎负荷力线等，这些是对颈椎间盘突出及颈椎病采取的最为基本的措施，当然也是最为有效的措施。因此，非手术疗法是本病的基本疗法。

(2)非手术疗法是手术疗法的基础，并贯彻手术前后：其主要原因如下所述。

1)非手术疗法是治疗前的必经阶段：绝大多数都是先由非手术疗法开始。其中某些病例并不显效，甚至根本无效，但这一治疗过程至少具有稳定病情，减缓发展速度和为术前准备提供时间的作用。

2)非手术疗法有利于手术本身：非手术疗法尽管对脊神经根等主要压迫物无法缓解，但可使局部的可逆性病理生理改变，诸如减轻或消退局部水肿、列线不正、反应性渗出等，从而有利于手术操作，并降低了术中意外的发生率。

3)手法康复是非手术疗法的主要措施：手术本身尽管对疗效具有决定性的作用，但如果没有非手术疗法作为术后康复过程的主要措施，不仅影响手术效果，而且在术中对病变组织切除过程中，会使局部的骨与韧带的完整性遭到损伤而有发生意外的可能，尤其是某些对颈椎稳定性破坏较大的手术。因此，一位外科医生、任何一种手术方式，都必须认识到非手术疗法的重要性，切忌单纯手术的观点。

(3)正规非手术疗法的要求

1)目的性明确：对每例患者首先要根据诊断(分期与分型)确定其治疗所要达到的目的，再按此目的决定相应的措施。

2)计划周密：对病情复杂、或在基层某些疗法未见到显效者,应该在充分估计其局部病理改变的基础上,筛选相应的治疗措施。对单纯性髓核突出者应与以骨质增生为主者有所区别,而在后一种情况中,单纯骨质增生者和伴有颈椎管狭窄者亦不可同等视之,一旦无效则可及早转入手术疗法。

3)按程序进行：由于本病相当多见,易形成"应付"状态。为了避免这一现象,每位患者应相对地由一位固定的医师接诊,既有利于病情的恢复,又可对其预后及转归有一充分的估计。切忌由不同医师重复同一种无效的疗法,这不仅延误治疗时机,而且易使患者失去信心。

4)多种疗法并用的问题：某些疗法并用并无对抗作用,甚至起到相辅相成的作用。但某些作用强烈的疗法不宜同时并用,就根据患者病情及病程改变所处的具体阶段选择其中一种,然后根据其疗效再决定是否要更换另一疗法。切忌盲目地随意更换,特别是对那些见效慢、早期可能有反应的疗法,如颌-胸石膏等,更应坚持观察一段时间后证明确实无效时,方可考虑更换其他疗法。

(4)非手术疗法治疗过程中症状加重的原因：在治疗过程中,一旦出现症状加重时,应全面加以检查,除方法本身因素外,还应考虑是否手术。造成病情加重的主要原因有以下几点。

1)方法选择不当：每种颈椎病的治疗均有其相应的要求,例如对脊髓型颈椎病如果仅仅寄希望于牵引疗法,当然成功率不大。同样的,由于钩椎关节明显增生造成的椎动脉颈椎病,也难以靠某种非手术疗法获得奇效。

2)对方法本身的具体操作掌握不当：每种疗法在具体使用上均有其相应的要求,应按其具体要求结合病情灵活掌握。例如对伴有黄韧带肥厚之颈椎间盘突出症疾病者,如果在牵引时采取仰位,当然无效;反之,对一个椎管前方巨大骨刺者,也不应采用头颈前屈位牵引。

3)诊断错误：主要是将非颈椎病误诊为颈椎病加以治疗,其中以脊髓侧索硬化症为多,其次是椎管内肿瘤,但亦有某些病例既有颈椎病又伴有其他更严重的疾病,其对治疗无明显反应,还可能耽误或加重病情。

4)病情发展：除上述诸因素外,应考虑是否由于病情发展.尤其是当脊髓本身的血管受压后可使病情突然加剧,对此种病例应争取及早施术。

2.颈椎间盘突出及颈椎病的自我疗法

指在家庭或工作场所可以自行掌握的治疗技术与保健知识。包括纠正、改善睡眠和工作中的不良体位,自我牵引疗法,家庭或办公室内简易牵引疗法,围领的制作与使用,以及合理使用各种药物等。如此既有利于患者的治疗和健康,又可降低医院的门诊量。

(1)自我疗法的临床意义：如果让众多的颈椎间盘突出及颈椎病患者对本病的自然规律有一全面认识,并结合个人病情的特点采取相应的自我疗法,不仅能使其在过程中变被动为主动,且从临床意义上讲有以下特点。

1)为采用正规的非手术疗法打下基础：首先让患者对本病的病因与发展规律有一较全面的认识,并在此基础上采取一系列个人保健性措施及结合病情在家庭或工作场所内采用简易可行的治疗方法。如此,使患者增加了非手术疗法的硬性认识与康复健康信心。

2)有利于改善门诊的拥挤状态：近年来骨科门诊量逐年递增,其中绝大多数病例是属于可采用保守疗法治愈的轻型与中型。因此,使其掌握一套有效的保健与治疗措施,既可减轻门诊负担,又节省了患者来往于家庭与医院之间的时间。

3)可提高患者的医学科普知识:除一般的常识,对颈椎间盘突出及颈椎病一类的常见病也应使大家有所了解。因此,推广自我疗法可使患者本人及周围的亲友等对颈椎间盘突出及颈椎病有一较全面系统的了解,既有利于对颈椎病的防治,又能对严重病例的早期发现起到积极作用。

4)可降低颈椎间盘突出及颈椎病患者治愈后的复发率:颈椎间盘突出及颈椎病的治疗康复并不困难,但如何防止其复发常使人感到束手无策。如果让患者掌握这方面的防治知识,每当出现复发前的征象时,就可以及时采取简易的自我疗法而中断病情发展。而且由于懂得了如何避免各种不良体位,从而也消除了复发的机会。

5)减轻患者本人及单位的经济开支:随着医疗工作的现代化与管理科学化,将逐渐按成本收取医疗费用,而自我疗法则完全可以免去这笔开支,从而可大大减轻个人或单位的经济负担。

(2)自我疗法的实施:确定诊断后,根据其病情特点和具体条件不同,选择相应的方法,并在实施过程中,依据病情变化再加以修正与调整。

1)改善与调整睡眠状态:睡眠姿势不当,不仅易诱发腰腿痛,而且更容易引起或加剧颈椎间盘突出及颈椎病。因此,注意改善与调整颈椎在睡眠中的体位和有关因素,则可起到预防与治疗作用。主要应注意以下几个方面。

①枕头:枕头是维持头颈正常位置的主要工具。所谓"正常"位置,主要是指维持头颈段本身的生理曲线。此种生理曲线,不仅是颈椎外在肌群平衡的保证,而且对保持椎管内的生理解剖状态也是必不可少的条件。如果使用或选择不当,包括枕头的高低、形状与充填物的不同等,不仅会破坏颈椎椎管的外在平衡,而且也可直接影响椎管内容积的大小和局部的解剖状态。正常状态下颈椎的生理前凸是维持椎管内外平衡的基本条件。如果枕头过低,头部会过度后仰,这样不仅椎体前方的肌肉与前纵韧带易张力过大,后方的黄韧带也可向前突入椎管。而且,由于椎管被拉长、容积变小,脊髓及神经根变短,以致椎管处于饱和状态,因各种附加因素(如髓核突出、骨刺形成等)而出现症状。严重者可直接压迫脊髓与两侧的脊神经根。反之,如果枕头过高,头部会过度前屈,则出现相反的结果,如于椎体后缘有明显的骨刺形成或是伴有发育性椎管狭窄者,此骨刺就很容易压迫脊髓或脊髓前中央动脉而出现症状。

因此,有颈椎间盘突出及颈椎病患者的枕头不宜过高或过低,并在治疗过程中,应根据不同的病情适当调整枕头的高度。

其优点是可利用中间凹陷部来维持颈椎的生理屈度;对头颈部可起到相对的制动与固定作用,以减少在睡眠中头颈部的异常活动。枕芯充填物以质地柔软的鸭绒枕较好,尤其是冬季。亦可根据当地特产情况与个人经济条件选择相应之填充物。例如荞麦皮、木棉等,海绵和塑料虽质地柔软。因其透气性差,不宜选用。一个理想的枕头,应该是质地柔软、透气性好、符合颈椎生理曲线度元宝形枕头。

②睡眠体位:理想的睡眠体位应该是使胸部及腰部保持自然,双髋及双膝呈屈曲状,如此可使全身肌肉放松。但并非每个患者均能习惯此种体位。

因此,亦可根据其平日的习惯不同而采取侧卧或仰卧。但不宜俯卧,因俯卧既不能保持颈部的平衡,又影响呼吸,尤其是对病情严重的脊髓型患者。

③床铺的选择:各种床铺各有其优缺点,但从颈椎病的预防与治疗角度来看,应该选择有益于病情稳定、保持脊柱平衡的床铺。一般情况下,应选择以木板为底部的席梦思床,因为将此种类似沙发结构的弹性床垫放在木板床上,可随着脊柱的生理曲线而具有相应的调节作用。尤其是目前国外已采用的多规格弹簧结构,它是根据人体各部位负荷大大小小的不同和人体曲线的特点,选用不同规格、合格的弹簧合理排列的,从而达到维持人体生理曲线的作用。

2)纠正与改变工作中的不良体位:不良的工作体位,不仅影响患者的治疗,而且是本病发生、发展与复发的主要原因之一,因此必须引起重视。通过对各种不同职业工作体位的分析表明,颈椎病与颈椎长时间处于屈曲或某些特定的体位有着密切的关系,这种不良的体位会导致椎间隙内压增高,从而引起一系列症状。因此对此类工作人员建议:定期改变头颈部体位、定时远视、调整桌面高度与倾斜度,注意纠正在日常生活与家务劳动中的不良体位。

3)自我牵引疗法:这是一项可立即见效的措施,如突然感到颈部酸痛,或肩部及上肢有放射痛时,可将双手十指交叉合拢,将其举过头顶置于枕颈部,之后将头后仰,双手逐渐用力向头顶方向持续牵引5～10s,如此连续3～4次,即可起到缓解椎间隙内压力之作用,其原理是利用双手向上牵引之力,使椎间隙牵开,使后突之核有可能稍许还纳,也可改变椎间关节之列线而起到缓解症状之作用。

4)家庭牵引疗法:指可在家庭、单位办公室或单人宿舍内进行牵引的方法,其装备较简便、安全,可自行操作,一般不会发生意外。按牵引体位不同可分为:①坐位牵引和卧床牵引;②按照牵引时间不同可分为间断性牵引、持续性牵引和半持续性牵引;③牵引重量一般选用1.5～2.0kg轻重量。

(3)传统的非手术疗法:颈椎病的传统疗法甚多,包括中西医的各种疗法,并已为大众所熟悉,此处不再赘术。为保证本书的系统性,现仅就其中的技术性较强的牵引、固定与制动略加阐述。

1)一般牵引疗法:分为坐位及卧位2种,前者主要用于门诊及家庭,不赘述,此处主要介绍卧位牵引法。

①用具:基本上与前者相似。但若在床上牵引,应选择一可用于牵引的床铺,除要求用具挂至或绑缚至床上外,并根据牵引力线要求而选择相应之水平,床头升高10cm,患者仰卧于床上,将牵引带从头顶部套至颌颈处,并按前法将其置于颏下部牵引之。枕头高低应与牵引力线相一致。在牵引下头颈部可按正常情况随意活动,但切勿过猛或超限。

②牵引要领及注意点:除前节所述各有关项目外,还应注意如果牵引绳较粗或表面不光滑,则易受阻而失去牵引作用;牵引重量亦不可轻,一般不少于1kg。对年迈、反应迟钝、呼吸功能不全及全身状态虚弱者,在睡眠时不宜持续牵引,以防止引起呼吸梗阻或颈动脉窦反射性心搏停止。

③颈部固定与制动:指通过石膏、支架等用品,使颈椎获得制动与固定,达到治疗目的。a.局部安静。任何创伤与炎症的恢复,局部安静是首要条件。颈椎病实质上是在退变基础上由各种附加因素所引起的椎体间损伤性关节炎,因此局部的安静是康复的基本条件。b.保持正常体位。不良体位是造成颈椎病发生与发展的主要原因之一。以椎节退变为主者,前屈位将

增加椎间隙内压而促进病情发展。以椎管发育性狭窄及黄韧带松弛为主者,仰伸位则加重病情。因此如果选择中立位,或其他有利于病情的体位将颈部加以固定与制动,则有利于患者的康复。c.避免外伤。外伤当然不利于颈椎病的康复,尤其是某些病变使椎管内容积处于临界状态时,对颈部加以固定与保护是十分必要的。如果已经遭受过外伤(包括超常规重量牵引后患者),则更有必要注意保护。

④恢复平衡:颈椎内外平衡失调既是颈椎病的发病原因之一,又是构成本病恶性循环发展的直接因素。因此,固定与制动后的颈椎,将逐渐恢复颈椎的内外平衡,至少可起到避免进一步加剧之功效。

⑤术前准备:术前的制动与固定除用于病情本身的需要外,另一主要目的,是为术后采取同样措施进行准备。例如特制的石膏床及支架等,均需在术前定制、试用及训练。否则术后如有不妥,则影响使用及术后治疗。

⑥术后康复:任何一种手术对颈椎来说均为一种创伤,因此,局部的固定与制动当然也是其恢复的重要因素之一。如此即可减轻手术局部及邻近部位的创伤性反应,又为其创伤修复提供基本条件。

2)固定与制动的方式及其适用范围

①石膏类:为临床上最为常用的方式之一,包括以下数种。

石膏颈围:与一般简式颈围长度、宽度及外形相似;由石膏条制成,外方包以纱套,由各医院石膏室按大、中、小3种规格预制成半成品,再加工为成品。适用于一般轻型颈椎病及手术后远期病例。

颌胸石膏:为从下颌至上胸部之石膏,这种石膏可限制颈椎正常活动量的60%～80%,因此适用于神经受压、症状明显的根型、脊髓型及椎动脉患者,亦用于颈椎前路手术后(一般持续3个月左右)。

头颈胸石膏:即自头顶至颈、胸廓之石膏,可限制颈椎活动量的90%以上,主要用于各种需绝对限制颈部活动的伤患。除颈椎骨折脱位,尚适用于上颈椎不稳者,颈椎后路广泛切骨减压或开门式手术者及颈前路开槽式减压植骨术后骨块滑块滑脱者之早期病例等。

带头之石膏床:即在一般石膏床上端将长度延至头顶,视病情需要可用背侧单面石膏床,或腹、背侧均有的两面组合式石膏床,主要用于颈椎不稳者(多为上颈椎合并瘫痪者)的术中(保持体位)及术后(需采用头-颈-胸石膏而又不能起床者)。

②支架类:即由各种材料组合制成的颈部固定与制动支架,其中某些尚具有牵引功能,目前采用的有以下几种。

塑料简易颈围:与一般颈围相似,唯用塑料制成,外方可包或不包纱套。上下两边缘有软边,以防锐缘对颈部皮肤的压迫。使用范围同一般颈围。

双塑料片撑开式颈围:即由宽窄2条塑料片制成,于2条中部装有塑料搭扣,可视颈部长短与病情需要而随意增减2块条状物的间距。如间距大于颈部长度时则具牵引作用,或使其保持仰伸与前屈体位。适用于因椎间盘突出与脱出所造成的脊神经、脊髓及椎动脉受压者,对骨源性颈椎病仅起固定与制动作用。

颈椎牵引支架:多用金属加以海绵垫等物制成,于头颈部附有牵引装置,其原理分为充气式与机械式 2 种,均具有一定疗效。运用范围同前。

气囊式颌-胸支架:国外已较广泛使用。国内也已开始试产,其外形与颌-胸石膏相似,多采用医用硬质塑料制成,在胸上户颈部,放置一环形气囊垫,该气囊垫分为前、后或左、右(旋转180°即由前后变成左右)2 房,可分别充气。如 2 房均充气,对颈部起牵引作用;前房充气则头颈后仰,反之则前屈。左房充气,头颈向右倾斜,反之则向左倾斜。此种活动式支架对各型颈椎病患者均较理想,但价格较昂贵,仅限于有条件者。

头环-骨盆(或胸部)牵引装置:系将一环状钢圈上之 4 根钉子,分别从 4 个相等距离刺入颅骨处板处,再将头圈通过 4 根钢柱与骨盆上钢钉(或胸部石膏)相联结而起固定作用。由于在 4 根上下两端分别为正反 2 种螺纹,旋动后起牵引撑开作用。其最大优点是患者可下地走动,且可在牵引下对颈部施术,并便于术后观察。故多用于颈椎骨折脱位病例,颈椎病者罕有需要使用者。

(4)大重量牵引:大重量牵引是近年来流行的一种简便疗法,但如适应证选择不当或操作失误,有可能发生意外。

1)适应证

①根型颈椎病:对以下 4 种情况疗效甚佳。因椎节不稳造成者;因髓核突出或脱出造成者;症状波动较大者及早期病例。

②脊髓型颈椎病:对由于椎节不稳、或髓核突出等造成的脊髓前方沟动脉受压中央型者疗效较佳。但此种类型如操作不当易发生意外或加重病情,故操作者必须有经验,并密切观察椎体束症状变化,一旦恶性化立即中止。

③椎动脉型颈椎病:对钩椎关节不稳,或以不稳为主伴有增生所致的椎动脉供血不全者疗效为佳。

④颈型颈椎病:仅用于个别症状持续不退者。因大多数病例采用一般疗法均可获得疗效。

2)禁忌证

①年迈体弱全身状态不佳者:切勿实施,以防意外。

②颈椎骨质有破坏性病变者:为明确诊断防止发生意外,于牵引前常规摄颈椎 X 线正、侧位片,以除外肿瘤、结核等骨质破坏性病变。

③拟行手术者:此类病例多伴有明显的致压物,合用大重量牵引易引起颈椎椎旁肌群及韧带的松弛,以使手术后的内固定物或植骨块容易滑出。

④枕-颈或寰-枢不稳者:虽有疗效,但如使用不当易引起致命后果,因此,在一般情况下,尤其是临床经验不足者,切勿任意选用。

⑤炎症:除全身急性炎症者外,咽喉部有炎症者亦不宜选用。

⑥外伤者:包括急性操作或既往 3 个月内有颈椎损伤者。

⑦其他:凡牵引后有可能加重症状者,例如落枕、心血管疾病等均不宜选用,以防加重病情或发生意外。

3)具体操作

①机械式:即采取一般之牵引装置,附加一弹簧秤或压力计,于上述过程中根据需要增加牵引重量,一般在 20kg 以内为妥,持续时间不宜超过 1.5min。随时注意患者有无不良反应,

隔 0.5～1min 后再次牵引,重复 3～5 次。

②电动式:已有各种型号产品供应市场,多为两用式,既可用于颈椎牵引,也可用于腰椎牵引。某些产品带有电脑,可将牵引重量、牵引时间、间隔时间(放松时间)等预先编制程序,之后将牵引带放于患者颔颈部,启动形状即按程序自动操作,最后自动停止。此种牵引方式虽较方便,但重量宜从小重量开始,最大不应 45kg,每次持续 10～15s,间隔 1～1.5min,共 3～4 次即可。

③重量悬吊式:即利用滑车与重量直接牵引,此法虽较简单易行,但重量的加减和间隔时间难以掌握,故不如前两者方便,一般少用。

3.中医药治疗颈椎间盘突出颈椎病的选择

颈椎间盘突出颈椎病被认为是一种边缘性疾病、有限性疾病,其发生、发展及症状的产生,涉及解剖、病理生理、生物力学等众多领域,临床表现其为复杂。在颈椎病的众多疗法中,中医药治疗占有很大的比例。

中医药学治疗颈椎间盘突出颈椎病的方法很多,主要有中药内服外用、牵引推拿、练功导引等。其中以中药内服外用、牵引推拿、各式针灸应用最多。每种疗法都有独特的疗效及其适应证,有效率在 80%～90%,综合疗法较之略高,平均为 96.3%。

(1)中医药治疗:中医内治分为辨证治疗和辨病治疗 2 类。辨证分型治疗因人而异。辨病治疗分 2 类,一类是按现代医学分型法,每型确定一方或数方,一类是以一基本方统治各型;或以古文专方、验方或自拟方加减施治,也有应用新研制的各式丸(散)、冲剂、胶囊等,如颈痛灵;中药外治有膏药散剂、离子导入、药熏、共枕、搽剂等,如步长脑心通。

(2)针灸治疗:针灸及其许多无创痛(微痛)穴位刺激疗法,有电针、激光、磁疗、耳穴、拔罐、挑刺等,对颈椎间盘突出颈椎病的症状具有一定的治疗作用,其有效率在 72.8%～97.9%,治愈率 33.7%～48.1%。针灸等穴位刺激疗法即刻镇痛效应好,后效应(持续效应)差,远期疗效不及近期疗效,且存在疗程偏长,易产生针感耐受等问题。

(3)手法治疗:应用牵引推拿治疗颈椎病不仅具有明显的对症治疗作用,而且也具有一定的病因病理效应。一般大多在牵引下或牵引前后运用治骨手法(定点旋转手法)、治筋手法(各式软组织推拿手法),两类手法联合运用,总有效率在 90.7%～100%,治愈率在 60%左右。国外颈椎病治疗手法主要有脊柱推拿疗法、脊柱按摩疗法、正骨手法、澳式手法及骨盆矫正压揉法。

(二)胶原酶化学溶解术

1.适应证与禁忌证

(1)适应证

1)经临床病史、体征、CT 或 MRI 明确诊断为颈椎间盘突出症患者。

2)症状和体征与 CT 或 MRI 影像学表现相一致。

3)有明确的症状和体征,经正规的保守治疗 3 个月以上无效者。

4)颈椎间盘突出症手术失败、复发或关节镜切吸不彻底的患者。

(2)禁忌证

1)对胶原酶及碘有过敏者。

2)非椎间盘突出所致椎间管狭窄或神经根管狭窄。

3)突出的椎间盘严重钙化。

4)椎间隙明显狭窄者。

5)明显的骨质增生、后纵韧带钙化、黄韧带肥厚等退行性改变者。

6)具有脊髓肿瘤、糖尿病、严重的高血压病、冠心病、血液病、精神病等慢性病变者。

7)孕妇及儿童不适宜应用。

2.术前准备

(1)医患准备

1)详细查体,并进行正、侧位 X 线片、CT 或 MRI 等影像学检查,明确椎间盘突出部位、方向、程度和类型。

2)根据患者的症状和体征及影像学检查结果,严格掌握适应证和禁忌证。

3)检查血、尿、粪常规,凝血功能,以及肝肾功能、心电图、血糖等,以便排除其他潜在的有可能对溶解术中、术后造成不良影响的疾病。

4)有药物过敏史者可在术前 3d 口服氯苯那敏或苯海拉明,进行脱敏处理,并做好抗过敏准备。

5)术前 30min 给予抗生素预防感染。

6)进行碘过敏试验防止变态反应。

7)术前训练床上排便,术前不必禁食,但应注意吃含水量较少的食物,以减少术后最初 8h 排便。入手术室前排空大小便。

8)如患者精种紧张,必要时术前 30min 肌内注射地西泮 5～10mg。

9)给患者及家属讲清治疗原理,可能发生的不良反应和并发症,以及优、良、差 3 种治疗效果的可能性,并要求患者及家属在手术知情同意书上签字。

10)患者进入手术室后开放静脉通道,常规给予酚磺乙胺 0.5g 静脉滴注,地塞米松 5～10mg 入壶。

11)入室后常规多功能监测仪监测血压、心率、心电图、血氧饱和度。

12)护士打开无菌硬膜外包,术者清洁洗手,戴无菌手套,检查器械有无缺损,穿刺针、针头、导管是否通畅。

(2)消毒准备

1)穿刺器械消毒。

2)穿刺房间或 CT 室消毒。

3)铺巾、球管套、手套、手术衣及敷料等消毒。

(3)药物与抢救设备准备

1)2%利多卡因 5～10ml。

2)胶原酶 1200～2400U。

3)生理盐水 250ml。

4)非离子型造影剂 10ml。

5)抗变态反应的常用药以及麻醉意外的抢救药品。

6）麻醉机或呼吸急救装置。

3.操作方法

（1）盘外注射术

1）后正中入路横向置管法

①根据手术者的习惯让患者取侧卧位或俯卧位。如果侧卧位，头部向下的一侧应垫软枕，枕头高度以与患者一侧肩部等高为宜，使颈椎与胸腰椎在同一高度；同时使患者尽量勾头，下颌抵胸。如果俯卧位，应在胸前垫枕，头尽量向下低，以增大颈椎棘突间隙。

②在 CT 或 C 形臂 X 线机下确定突出椎间隙，并在体表做好标记作为穿刺点。

③以穿刺点为中心消毒、铺无菌洞巾，用 2％的利多卡因做穿刺点皮肤、皮下组织至棘间韧带浸润麻醉。

④持 16 号硬膜外穿刺针从患者颈部病变椎间隙行正中入路硬膜外腔后间隙穿刺。术者以右手拇指和中指、示指握住针尾，以左手背抵于皮肤，用左手拇指与示指握住针体，并与右手相对抗。经穿刺点向椎间盘中心缓慢刺入，进针至黄韧带时，可感到柔韧滞涩的阻力，稍用力推进，穿刺针突破黄韧带有落空感时立即停止进针。

⑤在 X 线侧位透视或 CT 扫描下观察针尖位置。当影像学显示穿刺针位于椎管后部的硬膜外腔，抽吸无脑积液或血液流出，用玻璃注射器推空气无阻力时，将穿刺针勺状面转向患侧，回抽无血液及脑积液流出后置入带钢丝的硬膜外导管约 2cm，使其沿椎管侧壁抵达硬膜外前间隙或侧间隙。

⑥一手固定好硬膜外导管使导管留置在原处不动，另一手缓慢轻柔地退出穿刺针。

⑦退出穿刺针后，再将钢丝从导管中慢慢抽出，回抽导管无血后经导管注入 1ml 非离子型造影剂，X 线透视或 CT 扫描下观察，证实导管头端与突出椎间盘相接触或邻近处时说明导管位置正确。

⑧用胶布将导管固定在皮肤上，为节省介入治疗室（尤其是 CT 室）占用时间，可用平板推车将患者转移回病区观察室，转移过程中注意不要让患者颈部大幅度活动，以免带动导管偏离突出椎间盘。

⑨让患者保持俯卧位，从导管内注入 1％利多卡因 3ml 加地塞米松 5mg。分别于 5min 和 20min 时，测试颈椎间盘突出症临床症状是否减轻，麻醉范围在何处，以便从功能上再一次判断硬膜外导管位置是否正确。

⑩经判断导管位置正确而且间隔时间超过 20min 以上，即可缓慢注入稀释于 2～3ml 生理盐水中的胶原酶 1200U，观察 5～10min 无不良反应后拔出导管，包敷穿刺口。少数突出物较大者可将导管密封，暂时留置体内，于第 2 天从导管中追加胶原酶 1200U。也可留置导管至胶原酶注射 72h 后，视疼痛反应情况从硬膜外导管中注入吲哚美辛痛液，据笔者观察可加快患者恢复，提高疗效。

2）经颈椎间孔硬膜外侧前间隙注射法

①患者取仰卧位，参照其颈椎 X 线正、侧位片及 MRI 片，结合症状体征确定需要行溶盘治疗的间隙与侧别，并结合患者体表骨性标志以横突为标记点，确定体表穿刺点，再用影像证实。

②取特制 5 号长 6cm 穿刺针,经大 C 形臂 X 线减影(DSA)证实的穿刺标记点进针,取横突下入路,与额状面成 5°左右向前内方向进针,术中取同侧 45°斜位和正侧位摄片证实穿刺间隙和判断进针方向,再调整角度边进针边加压,一旦阻力消失,穿刺针便进入椎间孔,再在 DSA 引导下进针直抵颈硬膜外侧前间隙,并测量深度,与 X 线片计算深度对照。回抽无血无脑脊液,则行造影,以确定药液在拟注入的颈硬膜外侧前间隙。

③若出现激惹征(上肢放射性疼痛)及有阻力感消失即停止进针,同时在 DSA 下快速注入非离子型造影剂 0.5～1ml,显示穿刺针尖端位置与突出椎间盘的关系,证实造影剂在颈部硬膜外侧前间隙弥散。再注射 2％利多卡因 2ml 和生理盐水 2ml 行局部麻醉药试验,若无全脊髓麻醉征象,且出现受累神经根阻滞或臂丛阻滞表现,则证实穿刺针尖端在突出的颈椎间盘处,即可缓慢注射胶原酶 1200U 和生理盐水 3ml。

④观察 20min,无异常反应后退出穿刺针,将患者送回观察室继续严密观察生命体征 2h。

3)细针经侧隐窝入路注射法

①体位:患者侧卧位,患侧在下。也可采用俯卧位,胸前垫枕,头尽量向下低。

②确定进针点:选择病变间隙作为穿刺间隙,构成该穿刺间隙的下位棘突为穿刺水平。在 CT 或 C 形臂 X 线机下测得该穿刺间隙小关节内缘间距,然后将测得的间距除以 2,再减去 2mm 即为穿刺针进针的旁开距离。如第 5～6 颈椎椎间盘左后突出,穿刺间隙选第 5～6 颈椎间隙;测量第 5～6 颈椎小关节内缘间距为 24mm;进针点在第 6 颈椎棘突向左旁开 10mm。

③穿刺方法:经穿刺点以 7 号 8cm 长穿刺针快速垂直进针达椎板,注射 0.5％利多卡因 2ml。退针至皮下,调整进针方向使之朝向头端,与皮肤成 30°～45°,进针至小关节内缘椎板间黄韧带时,手下可有橡皮样韧感。此时边加压边进针,一旦阻力消失,有落空感,针尖即突破黄韧带进入硬膜外腔侧隐窝。回抽无血无液,推注过滤空气无阻力后注入含地塞米松 5mg 的 0.8％利多卡因 3ml,观察 20min,颈项部及患侧上肢疼痛程度减小,并有温热、麻木感,测量阻滞神经根分布区痛觉及触觉减退,肌力稍减弱,但不影响指间关节及腕关节的运动,说明针尖恰好位于病变神经根处而无误入蛛网膜下腔及硬膜下腔征象。确认穿刺针在侧隐窝无误后,缓慢注入含 1200U 胶原蛋白酶的生理盐水溶液 2ml 或 3ml。

4)硬膜外侧隐窝穿刺置管法

①体位:患者患侧卧位或俯卧位,局部消毒。

②进针点定位如下。

CT 下定位法:在 CT 下先扫描定位像,再选择病变间隙的下 1～2 个间隙作为穿刺间隙,沿该穿刺间隙的下位棘突水平扫描断面像。直接利用 CT 在断面像上精确测得小关节内缘间距,将小关节内缘间距除以 2,再减去 2mm 就是进针点的旁开距离。然后将 CT 床移到该层面所在位置,打开激光定位灯,在皮肤上做好标记。

C 形臂 X 线机透视定位法:因各颈椎的上下关节突连在一起,小关节显示不清,但呈柱状可辨,故名关节柱。通过观察颈椎标本,测量颈椎 CT 及 MRI 片发现,颈椎钩状突外缘与关节柱内缘重叠且均与小关节内缘在同一矢状面上,而钩状突外缘在 X 线片上清晰可辨。利用这一特点,在 C 形臂正位透视下,选择病变间隙的下 1～2 个间隙作为穿刺间隙,构成该穿刺间隙的下位棘突为穿刺水平。再找到该穿刺间隙关节柱内缘或钩状突外缘即为小关节内缘,然后向中线平移 2mm 即为进针点的旁开距离。

以第 5～6 颈椎椎间盘左后突出为例,选第 6～7 颈椎或第 7 颈椎～第 1 胸椎间隙为穿刺间隙,测得第 6～7 颈椎小关节内缘间距为 24mm,则第 7 颈椎棘突水平向左旁开 10mm 为进针点。

③穿刺置管方法:用 16 号硬膜外置管针经进针点垂直皮面进针,抵住第 7 颈椎左侧椎板后,稍退针 2mm,改朝头端 45°～60°进针,使穿刺针勺状面背侧紧贴第 7 颈椎左侧椎板及其上缘滑入小关节内缘,遇到韧性阻力为黄韧带,退出针芯,接装有 2ml 生理盐水的 5ml 注射器,左手扶持针体,右手扶持注射器及针尾,边加压边进针。一旦阻力消失,有落空感,为突破黄韧带进入侧隐窝。回抽无血无液,推注液体或过滤空气无阻力,则将穿刺针勺状门旋至头侧,向头端置入硬膜外导管 10cm。

④在 CT 或 C 形臂 X 线机下测算出针尖至突出椎间盘的距离,一般为 20mm(第 5～6 颈椎水平),然后一手固定导管另一手缓慢退出穿刺针。再退管,使硬膜外腔留管长度与所测出的针尖至突出椎间盘的距离相等,这样可使导管前端位于椎间盘突出间隙。最后将导管稳妥固定。

⑤注药试验:注入含地塞米松 0.8％利多卡因 2ml,观察 20min 后无脊麻反应,颈项部及患侧上肢疼痛消失,并有温热、麻木感。测阻滞神经根分布区域痛觉及触觉减退,肌力稍减弱,但不影响指间关节及腕关节的运动,说明导管顶端恰好位于病变节段而无误入蛛网膜下腔及硬膜下腔征象。

⑥最后注入用生理盐水 3ml 稀释好的胶原酶 1200U,注毕拔出导管,以无菌止血贴覆盖术处,俯卧位 6h。术后处置:测血压每小时 1 次,共 3 次,素食 3d,观察四肢肌力及皮肤感觉情况,预防感染。

(2)盘内注射术

1)X 线透视或 CT 扫描下盘内注射

①体位:患者仰卧,头尽量后伸并稍偏向健侧。

②定位:在 X 线透视或 CT 扫描下确定病变椎间隙,前正中旁开 1～2cm 处作穿刺点。

③消毒:以穿刺点为中心,消毒皮肤,铺无菌洞巾。

④麻醉:1％利多卡因作穿刺点浸润麻醉。

⑤穿刺:术者以左手拇指与示指和中指分别推开气管和颈动脉鞘,右手持 9 号穿刺针取与椎体矢状面 10°～15°经皮肤、皮下组织、前纵韧带、纤维环向病变椎间隙中心部刺入。

⑥C 形臂 X 线正、侧位透视或 CT 扫描确认穿刺针尖位于椎间盘中心部位时,缓慢注入稀释于 1ml 内的胶原酶 200U。

⑦观察 5min 后,如无不良反应出现,则拔出穿刺针,穿刺部位压迫 5～10min,并贴上创可贴。

2)B 超引导下颈椎间盘内胶原酶注射术

①定位:患者仰卧,头向后仰,持 B 超探头对颈部进行探测,确定病变椎间隙及穿刺点,并做标记。

②常规消毒铺巾,2％利多卡因做局部浸润麻醉。

③换上消毒穿刺探头，调整穿刺角度并测量深度，将穿刺引导线对准病变椎间盘中心。

④选择气管与胸锁乳突肌之间进针，一只手适当用力下压，把颈动脉、胸锁乳突肌推向外侧，气管推向对侧。

⑤将 9～12 号专用穿刺针插入探头导向器的针槽，经皮肤穿刺点刺入，在实时超声引导监视下通过皮下组织、纤维环抵达椎间盘中心。

⑥刺针到位后，抽吸无液体或血液流出，推注少量生理盐水有阻力或 B 超下有云雾状影时缓慢推注稀释的胶原酶 100～200U。

⑦拔出穿刺针，压迫 10min，包敷穿刺口。

4.术后处理

(1)盘外法胶原酶注射完毕后保持俯卧位绝对卧床 6～8h，再改为自由卧位绝对卧床 72h，然后尽可能卧床休息 1～2 周。盘内法术后应仰卧或侧卧位绝对卧床休息 24h，自由体位卧床休息 2～4 周。常规应用颈托固定 2～4 周。

(2)术后 8h 内严密观察患者的生命体征及上下肢感觉、运动等有无异常变化。

(3)术前 30min 及术后常规使用广谱抗生素 2～3d 以预防感染。

(4)为避免椎间盘内压力增高，盘内注射时一般不主张造影，透视观察穿刺针位置即可。

(5)定期随访，一般在 6 个月后做 CT 复查，影像学结果必须与临床症状和体征的变化相结合，但不是唯一的参考证据。

(三)经皮椎间盘内臭氧气体注射术

1.适应证与禁忌证

(1)适应证

1)程度为轻、中度的颈椎间盘突出。

2)病程较短、保守治疗 4～6 周后无效的患者。

3)有相应的神经根定位体征，并与影像表现相一致。

(2)禁忌证

1)颈椎间盘突出物已有严重钙化或骨化。

2)严重的椎间隙狭窄或椎间孔狭窄导致神经卡压者。

3)合并严重骨质增生、椎管狭窄、后纵韧带钙化、黄韧带肥厚。

4)MRI 显示局部脊髓软化者。

5)纤维环及后纵韧带破裂致髓核形成游离体进入椎管内或硬脊膜囊内者。

6)对于纤维环完全破裂、髓核组织部分突出于盘外时，盲目盘内加压注射臭氧则存在髓核突出加重、脊髓受压加剧的风险。

7)合并有脊柱结核、肿瘤。

8)合并重要器官严重疾病，手术有风险者。

9)甲状腺功能亢进症患者、蚕豆病患者及有出血倾向者。

10)精神障碍者、有严重心理障碍者及有手术风险者。

2.术前准备

(1)特殊器械物品准备：检查手术床、臭氧机、C 形臂 X 线机或 CT 机是否处于正常工作状态;带芯 7 号或 9 号穿刺针 2 根;记号笔、无菌消毒包各 1 个;无菌机头套;抢救器械和药品;术者和患者的防护用物等。

(2)详细查体和做必要的特殊检查:包括血尿常规、凝血功能、心电图、肝肾功能、心肺透视等,以便发现和及时处理对治疗有影响或可能带来潜在风险的疾病。

(3)签署手术知情同意书。

(4)对手术室、CT 室预先进行正规消毒:注意室内通风,预防臭氧对医务人员及患者的眼结膜和呼吸道产生严重刺激。

(5)对患者做好心理疏导:对于精神紧张的患者应给予适量的镇静药。

3.操作方法

(1)体位:患者仰卧,头后伸并稍偏向健侧。

(2)定位:在 X 线透视或 CT 扫描下确定病变椎间隙,以颈前气管食管与颈动脉鞘之间的间隙处作穿刺点。

(3)消毒:以穿刺点为中心,消毒皮肤,铺无菌洞巾。

(4)麻醉:1％利多卡因做穿刺点浸润麻醉。

(5)穿刺:术者以左手示指和中指分别推开气管和颈动脉鞘,右手持 9 号穿刺针取与人体冠状面 45°～75°经皮肤、皮下组织、前纵韧带、纤维环由前外向后内方向从病变准间隙进针。C 形臂 X 线正位、侧位透视或 CT 扫描确认穿刺针尖位于椎间盘中后 1/3 处或接近突出物处。

(6)为避免增加椎间盘压力,常规不做髓核造影,按操作常规将 O_3 发生器与医用纯氧连接,设定其输出的 O_2、O_3 混合气体中 O_3 浓度为 30～60μg/ml。接通 O_3 发生器电源开关,数十秒钟后用注射器抽取 O_2、O_3 混合气体 3～5ml 在较短时间内(一般不超过 30s)匀速注入椎间盘内。包容性椎间盘突出症者推注时阻力较高,CT 下可见气体在盘内呈水滴状或裂隙状分布;而纤维环破裂者气体易进入硬脊膜前间隙,而且部分患者可见臭氧从椎间孔逸出到椎旁肌间隙。透视下显示为椎体后缘线状透光影。臭氧注射过程中可边注射边稍退针,使臭氧在椎间盘内弥散分布,如果是 CT 引导下,可在注射后扫描椎间盘,观察臭氧分布状态,如果臭氧呈聚集状态,可以将针退至椎间盘前面纤维环边缘(不要完全退出纤维环),通过摆动针尾方向来改变进针方向后重新刺入椎间盘,再注射 2ml 臭氧。

(7)盘内注射完毕将针尖拔出调整到椎旁,注射 5ml 臭氧,浓度为 40μg/ml,拔针后,局部轻轻按压 5～10min,创口贴敷创可贴。

4.术后处理

(1)患者术后去枕平卧 3h,卧床休息 24h 并保持颈椎平直放松。1 周内患者尽量多卧床休息。

(2)静脉滴注抗生素 3d 预防感染。

(3)对于合并神经根水肿的神经根型患者静脉滴注甘露醇 250ml＋地塞米松 5～10mg,另可加用神经营养药对症治疗。

(4)常规颈围固定颈部 2～4 周。

(5)出院后全休 2 周,可进行适当的颈部肌肉锻炼。

（四）经皮穿刺颈椎间盘激光减压术

1.适应证与禁忌证

（1）适应证

1）颈椎间盘突出症,临床表现为颈肩部疼痛,伴一侧或双侧上肢、指麻木,或伴头晕、心慌,但排除高血压及器质性心脏病等。

2）经过2个月正规保守治疗无效,又无明显外科手术指征者。

3）CT、MRI脊髓造影或椎间盘造影等影像学检查呈典型的椎间盘突出征象,突出的髓核组织仍被纤维环或后纵韧带所包绕,并未形成游离的碎块脱落于椎管内,且突出节段与临床表现一致。

4）以单侧神经根受压迫症状（表现为反射减弱、运动受损、节段性痛觉分布、Naffziger试验阳性）为主要表现者为最佳适应证。

（2）禁忌证

1）临床症状轻,经过保守治疗有效。

2）突出椎间盘已破裂、脱出、游离及突出物钙化或骨化者。

3）伴脊髓型颈椎病或脊髓变性,出现瘫痪或部分瘫痪。

4）伴有脊髓空洞、脊髓损伤、骨性椎间孔、椎管狭窄的颈椎间盘突出。

5）伴明显椎间隙狭窄。

6）伴有颈椎脱位或有椎节失稳者。

7）伴有后纵韧带广泛钙化。

8）伴有严重的颈椎骨质增生、骨桥形成者。

9）颈椎术后。

10）颈椎间盘突出伴肥胖、短颈、高血压、心脏病及精神功能障碍者。

11）肿瘤或感染。

12）甲状腺肿大。

2.术前准备

（1）患者准备

1）患者常规查血常规、红细胞沉降率、凝血功能、心电图、血压等。

2）患者常规摄颈椎X线正、侧位及动力位X线片。

3）颈椎间盘CT或MRI检查,了解突出间盘的节段、突出程度、突出方向,以及有无髓核钙化、椎管狭窄、黄韧带增厚,小关节增生、脊髓受压变性或水肿等禁忌证。

4）训练患者术前反复练习向健侧推移气管与喉部。

（2）器械设备准备

1）选择合适的激光发生器:激光源的种类繁多,对于PLDD手术来说,选择理想的激光源一直是一个热门和棘手的问题,目前大多数学者认为用于PLDD手术较好的激光源应是Nd:YAG或Ho:YAG激光。

2）其他器械:激光光导纤维、C形臂X线机、透X线的介入床、5ml注射器、23G×5cm局部麻醉穿刺针及22G×7.5cm椎间盘穿刺针、无菌薄铅手套。

3)做好激光器的调试工作:将激光工作功率设置为 15W,工作模式设置为脉冲式,脉冲持续时间 1s,脉冲间隔时间为 2s,激光总能量设置为 400～600J。

3.操作方法

(1)体位:取仰卧位,颈项部垫枕,使颈部呈轻度后伸状态并保持颈部肌肉放松。

(2)消毒:用碘仿或碘酊常规消毒皮肤,铺无菌单。

(3)定位:在 C 形臂 X 线机透视下定位或在 CT 扫描下定位,标记病变水平,在气管旁与颈动脉之间确定为穿刺点。

(4)局部麻醉:用 0.5%利多卡因局部浸润麻醉。但注意不能误入硬脊膜及椎间孔,保持神经根的敏感性。

(5)穿刺:在透视引导下将穿刺针从患侧穿刺。用左手示指尖沿胸锁乳突肌内缘触及颈动脉鞘内缘,将其外推 1.0～1.5cm,使颈动脉位于示指的掌侧,将穿刺针与手术台呈 60°～80°,从示指外侧部进入到椎体前外侧,针尖从前侧方钩突关节内侧穿过纤维环进入髓核,X 线正、侧位透视确认针尖位置,理想的位置应该在 X 线正位像上显示针尖位于椎间隙中央稍偏患侧,X 线侧位像上位于椎间隙中后 1/3 处。注意应根据不同椎间隙,使穿刺针向尾侧倾斜 10°～15°,以使其与椎间隙平行。穿刺时应确保从胸锁乳突肌前缘及颈动脉鞘内缘,甲状腺、气管及食管外侧的安全间隙进入。

(6)插入光纤:取出穿刺针的内芯,顺针道置入光纤,光纤尖端应超过针尖 1.5～2mm 裸露于椎间盘髓核中,并将光纤连接到激光发生器上。

(7)调试激光器:打开并调试激光器的各项参数,输出功率 10～15W,脉冲时间 1s,激光能量体型瘦小者 400J,体型高大者 600J。

(8)激光汽化:确认激光器各项参数设置无误后启动脚踏开头,激光输出,可听到脉冲或激光汽化髓核组织的声音,同时可闻到焦煳味。手术过程中通过"Y"形接头负压抽吸椎间盘内气体;并移动光纤由浅到深,先将针尖部髓核汽化,形成空腔后再在深一层烧灼,这样可保证椎间盘内气体顺利溢出,减少疼痛发生。汽化过程中应检测患者的一般情况、神经功能、发音、吞咽、呼吸等。由于颈椎髓核容积仅 0.2～0.3cm³,汽化能量不能设置过高,一般为 400～600J。

(9)汽化结束后拔出光纤和穿刺针,结束手术:拔针后局部压迫 10～15min 以防出血。

4.术后处理

(1)术后卧床休息,颈部置枕平卧 4～6h,尽量减少颈部活动。

(2)观察生命体征,观察局部有无出血或血肿。

(3)静脉给予抗生素预防感染,也可给予地塞米松促进手术后水肿吸收。

(4)一般卧床休息 5～7d 后即可恢复轻体力工作。

(5)术后前 3 个月每月随访 1 次,以后每 3 个月随访 1 次。记录临床症状和体征情况,有条件可进行 CT、MRI 复查。

(五)颈椎间盘显微外科切除术

颈椎间盘显微外科手术可减少软组织和骨组织的损伤,减少围术期的并发症,提高手术安全性。此外,该技术也扩大了颈椎间盘突出症手术适应证。

颈椎间盘显微外科手术通常有前路和后路 2 种手术方法。前路颈椎间盘切除、椎体间融合和前路钢板内固定已成为目前治疗颈椎病的优选术式,其主要治疗目的在于神经组织减压、恢复颈椎生理前凸和重建颈椎的稳定性;在手术显微镜放大下尽量减少组织创伤,清晰暴露手术野,精确分离神经组织,充分切除椎间盘、椎体、骨赘、瘢痕及韧带组织,提高了手术安全性和疗效。后路颈椎间盘显微手术不必像前路手术那样行椎间融合导致颈椎运动功能的丧失,但后路显微外科技术存在局限性,对脊髓和神经根前侧病变暴露不佳且有危险性。如果椎间盘碎块、骨赘向椎管内突出,减压则不易充分。对多节段的后路手术由于项韧带、椎旁肌及关节突关节的破坏可能导致长期脊柱不稳定和严重颈部畸形。

1.适应证与禁忌证

(1)后路手术的适应证与禁忌证

1)适应证

①侧方颈椎间盘突出压迫神经根并产生相应的根性症状和体征,保守治疗无效者。

②侧方颈椎间盘突出伴有同侧骨刺压迫神经根并产生相应的根性症状和体征。

③侧方颈椎间盘突出伴有同侧椎间孔狭窄或椎管狭窄。

④多节段椎间盘突出要慎重。因为多节段的手术会导致脊柱不稳、继发性椎间盘退变和脊柱强直等脊柱发病率增加;而多水平节段的手术会导致长期的严重的颈部畸形。

2)禁忌证

①中央型或双侧椎间盘突出。

②椎间盘突出与骨刺、椎间孔狭窄及椎管狭窄不同侧。

③中央型椎管狭窄。

④全身状况差,年老体弱或合并重要脏器功能障碍者。

(2)前路手术的适应证与禁忌证

1)适应证

①正中或旁正中颈椎间盘突出严重压迫脊髓或神经根。

②颈椎间盘突出伴椎体后部骨赘压迫脊髓或神经根。

③颈椎间盘突出伴后纵韧带骨化。

④颈椎间盘突出伴脊柱滑脱。

2)禁忌证

①严重的椎管狭窄。

②椎间盘脱出或游离,并位于神经根后方。

③伴有黄韧带肥厚等导致颈脊髓受压的因素。

④甲状腺肿大性疾病。

⑤全身状况差,年老体弱或合并重要脏器功能障碍者。

2.术前准备

(1)对患者及其家属讲明手术的利弊和风险,并签署手术知情同意书。

(2)术前必须仔细对患者进行评价,注意有无心肺合并症及其他引起胸腔静脉压升高的疾病,预防由于硬膜外静脉淤血而引起的术中出血过多。

(3)术前7～10d停用一切含有阿司匹林等非甾体类抗炎药成分的药物。

（4）术前除进行详细的询问病史、体格检查及 X 线检查初步确定诊断外，术前还应行 CT、MRI 扫描，了解是否有椎管或侧隐窝狭窄，椎管内有无游离髓核块及其正确位置，椎体缘及后关节有无骨赘形成及其位置，做好术前定位，手术时应同时进行相应处理，否则会影响手术效果。

（5）术前应准确评价患者颈部活动范围，并注明不引起疼痛的颈部弯曲和伸展度数。这也是气管插管时允许活动的范围。

（6）术前常规静脉滴注广谱抗生素以预防感染。

（7）对于术前有严重脊髓病变的患者，可静脉给予甲基泼尼松龙，负荷量 30mg/kg，然后以 5～4mg/kg 的维持量维持 23h，这样在术中可能有"脊髓保护"的作用。

（8）有条件者可应用体感诱发电位监测，有利于避免神经损伤。

3.手术方法

（1）颈椎间盘后路显微外科切除术

1）麻醉：气管内插管，全身麻醉。

①对有严重的脊髓或神经根压迫的患者插管时头部及颈部应保持中间位置，避免加重压迫已狭窄的椎管或椎间孔。

②在诱导麻醉时禁用长效的肌松药。因为术中对运动神经根的压迫、牵拉或电凝都会引起相关肌肉的即刻收缩，这种"诱发反应"对手术医师及时发现并避免损伤运动神经根有重要意义，但肌松药可抑制这种"诱发反应"的出现。

2）体位摆放：患者在接受全麻后从仰卧位小心转到俯卧位，头部置于可调节的颈椎固定架的马蹄形头垫上，并用特制的软垫来防止眼眶受压。同时要预防眼睛及其他敏感的面部器官受压过大。在体位翻转的过程中应注意保持颈部处于一个中立位置。

①在体位摆放至俯卧位时应在患者胸腹部的外侧缘垫上软垫或软被卷以减少腹部压迫。一方面保证有足够的通气量；另一方面防止胸腹腔压力过高。因为胸腹腔压力增高会使下腔静脉压力增高从而导致硬膜外静脉丛充血，不利于术中止血。

②俯卧位时应将颈椎保持在轻度屈曲状态以使颈椎椎板间隙显露更充分，但要注意曲度不能过大，一般在 20°左右为宜。过度弯曲虽可增加椎间隙宽度，但在全身麻醉状态下可能会使通过椎间隙的脊髓受牵拉而造成脊髓缺血。必要时可在变成俯卧位时摄颈椎侧位 X 线片来观察颈椎曲度和形态，如不合适，可通过调节颈椎固定架马蹄形头垫的位置来改变颈椎曲度。

3）定位：以第 7 颈椎棘突作为最基本的标记，计数上下的椎体节段，从而可准确地定位及确定切口的大小。若定位还不确定，则可通过细针插入棘上韧带借助影像学来确定。

4）切口：以棘突为解剖标记，于正中线行皮肤切口。对于单一节段椎间盘突出，以目标椎间隙为中心行长约 3cm 的切口；若对于多节段椎间盘突出，因需暴露多节段椎板间隙，故需更长的切口。切皮时沿皮缘电灼止血替代止血钳用于止血可保持中线不偏斜。

5）浅层分离：沿中线切开浅筋膜至颈部韧带，即斜方肌、菱形肌和肩胛提肌沿脊柱的附着点。为减少棘上韧带和棘间韧带的损伤，应在目的区域的旁中线处跨越棘突从上而下切开项韧带，形成连于棘突的项韧带瓣，环绕目的椎板间隙周围。

6）暴露椎板间隙：用弯骨膜起子沿骨膜下仔细地行锐性分离，将棘突、椎板、关节突关节与椎旁肌相连处分离开，并继续向侧面进行分离直至暴露同侧关节突关节的关节囊。然后用自动拉钩将椎旁肌拉开，暴露目标椎板的椎板间隙。

①由于颈椎后侧部分脆性较大，所以在暴露椎板间隙时应在直视下进行，不能使椎板承受外力。同时应注意避免穿透黄韧带导致严重的后果。有部分患者椎板间隙宽于正常，更需要特别小心。

②在用自动拉钩拉开椎旁肌时，可将尖齿拉钩的尖齿插入到棘上韧带、棘韧带构成的复合体中，但要注意不能撕伤这些韧带，更不能穿透其深层进入椎管。因为棘上、棘间韧带的损伤会影响到颈椎动态的稳定性。

③术中应避免过度分离及损伤竖脊肌，否则会导致节段性的失神经支配，它是多节段减压术后导致永久性的脊柱后突及其他严重畸形的一个重要原因。沿着中线边缘分离深层筋膜，术中最好多触摸棘突，确保沿项韧带白线分离，不得偏斜，因为这样既可避免穿透竖脊肌造成竖脊肌损伤，又不会导致出血，因为这一区域血管少。

④尽管沿棘突和椎板行骨膜下分离，一般不会出血或出血较少。但在继续分离至关节突关节时，由于供应邻近关节突关节、横突及脊柱后侧部分的节段动脉及相应的静脉丛的存在，在椎板间隙、关节突关节及其关节囊周围的软组织附近可能有较多出血。分离和止血时要仔细，不要碰破关节突关节的关节囊。

⑤对于需要显露多节段椎板间隙时，应按由下至上的方向进行骨膜下分离，因为与棘突相连的肌肉是由下向上走向附着于棘突的，这样在分离过程中才能尽量保持肌肉的完整性。

7）椎板间开窗：暴露椎板间隙时应仔细分离覆盖在其上的软组织，尤其是其外侧顶点处，继而暴露内侧关节突或椎板间隙顶点连接处。利用高速钻在椎板的外侧缘和关节突内侧缘之间切除部分椎板和关节突关节。首先去除上节段的椎板后外侧部分及下关节突的内侧部分，这样扩大了椎板间隙的顶点；再去除上关节突的内侧部分及下椎板侧角连带椎弓根的内侧面。关节突内侧部分应去除 1/3～1/2，与毗邻的头侧及尾侧的椎板切除量相近，从而形成一个圆形或卵圆形的开窗。

8）分离神经根：神经根通常位于椎弓根的正上方和上关节突的下方，在黄韧带的侧缘正下方的疏松纤维组织中有硬膜外静脉，仔细切开黄韧带可安全地暴露硬膜囊的外侧部分。常以椎管的位置和硬膜缘的外侧来作为解剖标记，形成一个沿近侧神经根和外侧硬膜外静脉结构的清晰的分离平面，可以进一步沿神经根入椎间孔处进行分离。

先将椎弓根内侧面和椎管底部显露出来，分清硬膜外侧和椎体后外侧之间的硬膜外间隙，在此间隙中，可向头侧分离，从而分清椎间盘间隙和神经根腋前表面之间的界限。上述结构暴露后，为了避免对神经根的机械性压迫，可先去除神经周围组织和上关节突前侧的骨性成分，即去除椎间孔后壁，再进一步去除下关节突，从而可直视上、下椎弓根和触及椎间孔外侧的长约 5mm 的神经根。然后将神经根从骨性椎管中仔细地游离出来，使其充分地暴露。

9）切除突出的椎间盘：用神经拉钩将已充分暴露的神经根轻轻牵开，即可看见突出的椎间盘，保护好神经根，置入显微髓核钳夹出突出的髓核组织。

①在椎间盘游离时椎间盘碎块通过纤维环和后纵韧带突出于硬膜囊外，这些坏死的碎块

通常有多个,位于神经根的前上或前下或位于神经根腋部,其中位于神经根头侧的间盘碎块较尾侧常见。这时常常需要把神经根向上或向下牵开,用显微髓核钳、吸引器或小的神经剥离器将突出的椎间盘碎块去除。牵拉神经根时应小心轻柔,且持续时间不能过长,要经常放松牵拉。

②如果有变异的分叉神经根,并且在其腹侧或背侧具有分叉的硬膜囊,坏死的椎间盘碎片常呈楔形嵌于神经根间,从而使位于粗大的感觉神经根之下的运动神经根不易寻找。除此之外,覆盖于小的运动神经根上的硬膜非常薄,若对此处的结构认识不清,当钳夹椎间盘时就易造成对运动神经根的损伤。若术前未用肌松药则术中对运动神经根的压迫、牵拉或电凝都会造成相关肌肉的即刻收缩,这种"诱发反应"可作为术中运动神经根损伤的先兆,所以手术医师应随时注意观察患者肌肉反应。

③当应用小切口椎间盘切开时,有时为了去除骨刺或坏死的椎间盘部分,需要进一步探查椎间孔。在此时为了向下进一步扩大开窗,需要去除更多的下节段脊椎的椎板上缘。但是在任何情况下也不能去除关节面的50%或以上。

④从椎间孔前侧突入的椎体上的骨赘常常伴有致密的神经周围纤维组织粘连,以至于使神经根粘连于骨性椎管的侧壁。在去除骨刺前,应用小的钝性神经剥离器仔细地分离这些粘连,故在此区域内去除骨刺应在直视下进行。若骨赘尤其是前侧骨赘确实看不见,则仅限于后路减压。

⑤切除椎间盘时必须在直视下摘除突出的椎间盘,不需要进入椎间隙摘除其他椎间盘组织。因为颈椎间盘并不像腰椎间盘突出那样容易复发。对于突出椎间盘已严重钙化或椎体上有骨赘突入椎间孔的病例,在保护好神经根的前提下,先刮除骨化表面的软组织,双极电凝止血,再用微型电动磨钻将钙化的髓核或骨刺磨除,同时用磨钻磨除上下椎体间的骨桥。在操作中不时用生理盐水冲洗吸引,降低钻头温度,吸走骨屑,保持术野清晰。磨钻的钻速应由慢到快,施加的压力由轻到重,以有效控制钻头,避免钻头打滑误伤神经根、硬脊膜。所以对于沿椎间隙硬膜囊前方的较硬的骨刺手术去除应特别谨慎,最好不去除。

⑥当充分减压时神经根袖中会充入脑积液,而且会随脑积液的搏动而扩张。

⑦椎间孔内神经根周围的神经旁静脉丛或椎管外侧的硬膜外静脉丛丰富,术中容易出血,需要用双极电凝和放置吸收性明胶海绵止血。但要注意:在神经根硬膜囊周围或直接在覆盖于脊髓的硬膜上用电凝止血时要千万小心,因为热或电对神经根或脊髓外膜的损伤会导致术后肢体麻木、感觉障碍、疼痛或轻瘫。用吸收性明胶海绵压迫这些静脉丛可立刻止血,但会阻碍进一步探查。

10)关闭缝合伤口:在完全止血后,取一小块湿的吸收性明胶海绵或脂肪组织疏松的放于椎板切除后的缺损区以填塞无效腔。小心取出自动拉钩,避免锯齿边缘或尖钩对周围的肌肉、韧带组织造成不必要的伤害。在手术显微镜下仔细对椎旁肌进行止血。若术中没有穿透硬膜,则向椎旁肌内注射5～10ml的0.5%的布比卡因,这样有助于椎旁肌术后恢复至正常的解剖位,还可减少术后的疼痛及肌肉痉挛;若手术操作过程中穿破了硬膜,则不能向椎旁肌肌内注射布比卡因,以免药物漏入硬膜内引起腰麻。然后对项韧带及皮下组织逐层用可吸收线缝合关闭,最后缝合皮肤。

11)术后处理

①术后立即佩戴软颈托或颈围固定2～4周。

②静脉注射广谱抗生素预防感染。

③术后24～72h应密切观察咽喉部是否有因气管插管所致的水肿、多痰及呼吸困难等并发症,一旦出现要及时处理,保证麻醉复苏后呼吸道通畅。

④必要时可给予少量肌松药及镇痛药。

⑤2～4周后应及时指导患者颈部功能锻炼。通过循序渐进的功能锻炼,术后1～3个月颈部可以正常运动。

(2)颈椎间盘前路显微外科切除术

1)操作过程

①麻醉:气管内插管,全身麻醉。

②体位:患者仰卧,持续头部牵引,重量通常是体重的5%,并行双上肢反向牵引。为保证视线与椎间隙平行,在第5颈椎～第1胸椎节段手术时将手术台头端升起10°左右;在第4～5颈椎节段时保持水平;在第4颈椎以上节段时将手术台头端略下倾,保持颈轻度过伸,使颏部在术野之外。

③定位:第2～6颈椎节段椎间盘突出者手术入路左右均可,主要取决于术者的偏好;第6颈椎～第1胸椎节段多采用左侧入路,因为此节段左侧入路引起喉返神经损伤的概率较右侧少;如果是椎间孔部位受压则宜采取对侧入路,这样可以有一倾斜的视角,更容易摘除椎间孔处的椎间盘突出物或骨赘等压迫物。以颈前侧常用的有助于判断颈部椎体平面的可触及的结构判定切口的大致平面:舌骨平对第3颈椎,甲状软骨平第4、5颈椎,环状软骨平第6颈椎,颈动脉结节平第6颈椎。最后在透视下进一步确定突出椎间隙在颈前的投影,皮肤切口应选择正对突出椎间隙平面。

④切口:为保持术后外观的美观,常规在颈前做横切口,单节椎间盘突出一般做长约3cm的切口,多节段时应适当延长至4～6cm。切口应与中线有1cm交叉,以便于在内固定操作时使钢板定位于中线。

⑤暴露椎体:切开皮肤、皮下组织后,垂直于颈阔肌肌纤维方向将其切断,用手指触摸,判别出胸锁乳突肌内缘,再沿胸锁乳突肌前缘内侧钝性分离,直至椎体前间隙。沿颈长肌内侧缘分离,暴露椎体前方正中,通过术中透视判断正确的椎间隙。用半透光的拉钩贴着肌腹下缘拉紧,显露术野。

⑥切除椎间盘:切除病变椎间盘前缘的纤维环,用刮匙清理椎间隙的前半部分。再用Caspar椎体间撑开器撑开病变椎间隙使其获得良好的暴露。将手术显微镜对准椎间隙,去除两侧钩突关节内缘间的深部椎间盘,并仔细地摘除压迫脊髓及神经根的髓核和软骨终板进行彻底减压,但应保留椎体上、下骨性终板。

如果相邻椎体后缘或侧后缘有骨赘压迫脊髓或神经根,须用微型电动磨钻、刮匙或微型枪状咬骨钳将骨赘清除,两侧应抵达椎弓根,充分减压脊髓和神经根。为判断椎体后缘骨赘是否完全清除,可用钝性的神经拉钩"钩住"椎体后缘中线和两侧旁中线部位,然后摄片判断后缘是否还有骨赘存在。

如后纵韧带增生或骨化也应予以切除,在切除时应注意后纵韧带是双层结构,后一层容易被误认为是硬膜。

在切除椎间盘和骨赘的过程中应注意保留椎体上、下骨性终板。生物力学实验表明,保留终板能显著增加受骨区椎体的抗压强度,对防止植骨块沉陷、有效维持椎间高度、最大可能重建颈椎生理功能有重要作用。

⑦椎间融合术:彻底减压后,在髂嵴做 1cm 切口,用电动磨钻打开骨皮质,刮匙取适量的松质骨,填入适合高度的钛椎间融合器,置入椎间隙后移去椎体间撑开器。

⑧钢板内固定:先松开头部牵引装置,再用适当长度的自锁颈椎前路钛钢板固定,并在 C 形臂 X 线透视下确认位置正确。

⑨关闭伤口:放置引流管并关闭伤口,用 3~0 可吸收缝合线修复肩胛舌骨肌(如有必要)和颈阔肌,最后缝合皮下组织和皮肤。在取出拉钩时如果拉钩与组织粘在一起,应该边冲洗边将拉钩逐个撤出。放置引流管主要是为使分离的组织重新对合好,其次才是防止椎前血肿的形成。

2)内固定的相关问题及注意事项

①尽管目前对于 1~2 个节段颈椎间盘切除后是否需要采用钢板内固定仍有争议,但对于颈前路减压椎体融合后钢板内固定还是很有必要。因为术中保留了椎体的骨性终板,早期植骨区界面的血管化不够充分,血供能力差,愈合时间长,而钢板可提供即刻稳定,预防微小活动所带来的不稳定,减小植入物的压力,有利于骨融合。

②在放置钢板前应对颈椎前缘的骨赘用电动磨钻小心去除。通过透视可知要去除多少椎体前缘的骨桥才能使钢板更好地贴附于骨面而又不与椎间盘接触。

③在选择钛钢板的长度时,要通过透视来辅助确定,不能仅凭直视,否则容易导致错误。

④为了使钢板能与椎体贴附良好,手术医师需要注意对钢板进一步折弯加工,包括在横向上的折弯。

⑤自锁颈椎前路的钢板螺钉不必穿透椎体后缘皮质,大大提高了手术安全性。通过锁定钉,使钢板、螺钉及椎体、植骨块连接成一牢固整体,减少了螺钉松动和滑脱的危险性。钛合金不影响术后 MRI 检查,有利于脊髓状况变化的观察。

⑥在有些情况下固定钢板时可能难于使钢板(尤其是长钢板)定位于中线。

3)术后处理

①术后 24~72h 应密切观察颈部组织肿胀情况,有无出现呼吸困难,一旦出现应及时处理,必要时行气管插管或气管切开。

②术后用软性围领局部制动 6 周。

③静脉给予广谱抗生素预防感染。

④术后可给予雾化吸入,减轻气管插管和术中气管牵拉引起的咽喉部不适,防治呼吸道并发症。

⑤术后 12h 无异常即可拔除引流。

⑥术后第 2 天即可在围领保护下坐起活动。

⑦出院后定期复查有利于观察内固定及椎间融合情况。由于椎间融合器本身和钢板对 X

线的遮挡作用,使得直接从 X 线片显示椎间隙有无骨小梁桥接作为标志来判断是否形成骨融合较为困难。故融合情况评价应采用术后动力性摄片,测量融合节段棘突间的距离变化来判定。如果在颈椎过伸过屈侧位片上融合节段棘突间距变化<2mm,则表明已融合。

4.并发症

(1)后路手术并发症

1)脊髓损伤:颈椎间盘后路显微外科摘除术中造成脊髓损伤主要有以下几种情况。

①在尝试清除椎间盘或位于椎管和神经根前侧的骨刺时没有按原则操作导致脊髓损伤,甚至造成四肢瘫或截瘫。

②在手术中无意间将器械穿透入椎管而造成脊髓压迫、挫伤,从而导致脊髓损伤。

③在椎板切开、切除术去除骨组织过程中强行在椎管内伸入器械,造成脊髓损伤。

④术中将患者从仰卧位变为俯卧位时,由于固定不牢固而致脊髓损伤加重。

⑤术中松开头部制动器时造成脊髓损伤。

2)神经根损伤:主要是器械使用不慎,导致误伤。一旦发现神经根断裂,必须做神经根修复,术后给予神经营养药、脱水药,并严密观察神经功能恢复情况。

3)清除不彻底:突出的椎间盘或骨赘清除不彻底而使症状改善不明显。

4)术中缺氧:由于气管插管阻塞或脱落而造成术中缺氧。

5)脑积液漏出:硬脊膜撕裂伤或不正确的硬脊膜修复导致脑积液漏出。

6)椎动脉损伤:如果椎板-椎间孔切开时过于偏外,可能损伤椎动脉。一旦发生,应立即采用局部填塞、压迫等暂时控制出血后再用吸收性明胶海绵、骨蜡、棉片、止血纱布等大量局部加压填塞,填塞后在填塞物上边吸引,边观察出血情况,同时扩大创口,显露椎动脉上下节段,给予直接修复或结扎。

7)血肿:术中止血不充分而导致硬膜下或硬膜外血肿。

8)角膜损伤:摆体位时眼眶受压而致角膜损伤。

9)外周神经压迫损伤:俯卧位于手术台上时造成的外周神经压迫损伤。

10)伤口感染:可能是深部椎旁或硬膜外伤口感染,也可能是表层伤口感染。

11)脊柱不稳:关节突关节去除过多,造成减压范围过大,多节段椎间盘突出手术均可能造成颈椎不稳。

12)继发性椎间盘退变。

13)脊柱强直。

14)长期的严重的颈部畸形。

(2)前路手术并发症

1)脊髓和神经根损伤:虽然在外科显微镜下可以更清楚地看到脊髓和颈神经根,因而它们损伤的发生率很低,但临床中仍有发生损伤的报道,主要有如下几种情况。

①术前透视下定位椎间隙时将定位针穿入椎管内。

②植骨时使植入物滑入硬膜外间隙内导致脊髓损伤。

③术中用宽带固定肩部时,长时间牵拉颈丛导致损伤。

2)喉返神经损伤:左侧喉返神经较长,绕主动脉弓上行于气管与食管之间的沟中,位置较深，一般不易损伤。右侧喉返神经较短，绕锁骨下动脉（位置较高），由下外侧斜向上内侧，走行于气管的右侧面，位置偏外侧（较浅），在施行下位颈椎手术时有可能受到损伤。如果术中拉钩过分牵拉或拉钩错插入气管食管间沟，甚至误切喉返神经等均可导致喉返神经损伤，出现声音嘶哑，但这些反应常常是暂时性的。防止这一并发症的手段有 2 个：一是避免长时间、强力牵拉；二是注意术中保护包绕气管与食管的内脏鞘膜的完整性。Weisberg 研究显示，当 Cloward 拉钩之间的距离＞3cm 时，就有牵拉损伤喉返神经的可能性。

3）硬膜囊撕裂：在切除椎体后缘骨赘或后纵韧带时可能造成硬膜的撕裂，意外的钻切伤也可能导致此并发症。一旦出现硬膜的撕裂，一定要在放置植骨块之前用肌瓣和纤维凝胶修补硬膜破损。

4）周围脏器和血管的损伤

①气管、食管损伤引起吞咽困难和声嘶：主要原因是术中误伤或拉钩长时间、强力牵拉，或拉钩与气管内插管对食管壁造成挤压伤。术中保护内脏鞘膜的完整性并避免长时间、大力牵拉是避免这一并发症的关键，术中间断将拉钩放松可以减少气管、食管受压的程度。

②甲状腺等脏器和颈部血管损伤：一般是由于尖齿拉钩等器械在牵拉的过程中滑向邻近的脏器和血管结构造成损伤。牵拉时将尖齿拉钩置于颈长肌的肌腹下，使力量主要作用于肌肉组织可以避免意外滑动。颈动脉鞘位于胸锁乳突肌深面，只要连同该肌一同牵向外侧，并保证动脉鞘的完整性，鞘内的血管和神经就可避免受累。

③前路颈椎间盘切除术后，如果椎间隙置入植入物，会对小关节囊造成牵拉，可能会出现肩胛间区疼痛，多数只是短暂出现；但如果术中对小关节囊损伤，这种疼痛可能会经常发生并且持续很长时间。

5）植骨失败：在颈椎前路手术中如果是采用椎间植入骨块的方法，可能出现植骨块脱出、骨块塌陷和骨不连等情况。造成这种情况有多种原因，如吸烟、糖尿病、类风湿关节炎和骨质疏松等均是危险因素。采用椎间融合器可以降低此并发症。

6）内固定失败：在内固定时，可能会因为双皮质螺钉过分穿透椎体后缘皮质、钢板活螺钉断裂或松动等原因而导致内固定失败。

7）取骨部位出现并发症：对于自体骨植入融合的患者，可能出现取骨部位血肿、疼痛等并发症。尤其是需要取多块或较长骨块者，常常会有较顽固的骨疼痛。

（六）手术治疗

1.手术适应证

伴有持续临床症状的颈椎间盘突出，其手术适应证可归纳为 3 大基本点：不稳，畸形或神经组织受压。

（1）单独退变性不稳：很少作为手术适应证，由于退行性变是一延续过程，可导致关节突关节炎、椎间隙狭窄或椎间盘丧失其正常的生物力学性能并出现伴有某些症状的椎节不稳。椎节半脱位最典型的好发部位是第 4～5 颈椎。有时可发生在僵硬、强直或严重退变的椎间隙上一椎节，即第 3～4 颈椎。其次可发生于第 5～6 颈椎。少数情况下，多数颈椎节段均退变并且出现严重颈椎僵直。几乎完全融合的颈椎可导致颈胸椎交界处过度劳损，在第 7 颈椎～第 1 胸椎发生半脱位和椎节不稳，并且治疗困难。颈椎的半脱位，特别是伸展位时椎体前移者使黄韧带皱褶并导致相当严重的颈髓局部动力性压迫。此类病从采用颈椎后路融合术稳定椎节后效果良好。有时,严重的不稳并伴有骨赘的患者需采用前后路联合术,特别是伴有节段性后凸畸形者。

(2)畸形:颈椎畸形经常伴有颈椎不稳和神经压迫。颈椎畸形源于椎间盘退变和相继出现的前柱变短。颈椎间盘高度占颈椎高度的20%,且椎间隙前方略高于后方,以致构成颈椎前凸。在颈椎退变时,其生理前凸减少,并有可能出现颈椎后凸畸形;此时小关节的关节面接触减少。此种病理过程可加剧颈椎的不稳。在颈椎生理前凸消失以及后凸畸形时,并无典型的疼痛,当发展为脊髓压迫时则导致严重的临床症状。前路植骨易于恢复丢失的生理前凸,但在术后数月,经常由于植骨块的下陷而使矫正术失败。对于后凸畸形严重并引起临床症状者,应给予后路关节融合固定术。此方法是借鉴胸腰椎后凸畸形的处理原则。单纯的前路手术通常不足以获得颈椎生理前凸良好的恢复。由于颈椎间盘突出通常为多节段,采用多节段的前路椎间盘切除和融合术重建颈椎的生理前凸是必要的;且此治疗亦有利于纠正代偿性头向前的姿势,其不仅改善了椎旁伸肌群的生物力学,而且也减轻了颈部肌肉劳损疼痛症状。从美容角度看,纠正颈椎后凸畸形亦可改善颈部的外形。

(3)神经组织受压:这是由于椎节后缘有骨赘形成并压迫脊髓,或由于钩突关节及小关节突上缘形成的骨赘并突入椎间孔压迫脊神经根。在椎管内的骨赘压迫可导致脊髓病变,椎间孔内压迫则引起神经根病变。

颈肩痛及牵涉痛不是手术适应证,部分原因是由于目前对颈痛的病因学、生物化学和生理学缺乏认识。虽然颈椎间盘退变可引起明显症状,但椎间盘退变很少导致足以采取手术治疗的疼痛,并且非手术治疗明显有效。如果颈肩痛及其牵涉痛和颈椎不稳、畸形或神经受压有关,此种继发性疼痛则有手术适应证。

2.手术病例的选择

(1)一般手术适应证

1)诊断明确、经正规非手术疗法无效者:即在临床医生指导与观察下,经过住院或门诊治疗超过2个疗程确实无效或无明显好转的病例。

2)全身情况尚好者:指各主要脏器(肝、心、肾、肺等)无严重病变,凝血机制正常以及可以承受手术(含麻醉等)者。

3)医疗单位设备及技术力量有施术条件者:除颈椎施术技术外,尚包括术中或术后出现意外情况而需要的会诊、急救及协同处理时,各有关科室(包括内科、麻醉等)具有抢救能力者。

4)其他:包括有手术适应证而全身或某些不适应手术者。对诸如局部感染、妊娠等病例,原则上应暂缓手术,待情况允许后再行施术;对精神状态异常者应首先选用药物等措施控制发作,待能合作后方可施术。

(2)手术禁忌证

1)全身状况不佳者:主要指各主要脏器伴有明显器质性改变而不能承受手术与麻醉者。

2)诊断不清者:亦不宜施术。

3)高龄、已失去工作生活处理能力者:一般不采取手术疗法。

4)病程过长脊髓已明显变性者:因疗效差,易发生意外而不宜施术。

（3）各型颈椎间盘突出颈椎病的手术适应证

1）颈型颈椎病：原则上勿需施术，98％以上病例可通过非手术疗法治愈或明显好转，少数尚有颈部症状者可继续采用颈围保护。个别病例久治无效并影响工作或生活者，方可考虑行髓核摘除手术或界面固定术。

2）根型颈椎病：90％以上可经保守法治愈或好转，仅少数患者需酌情施术。①经正规非手术疗法久治无效者。其中包括持续牵引及颈部制动等有效措施。②患者主诉、临床体征与神经学定位相一致，即上肢的皮肤感觉障碍区、肌力改变及反射异常等与颈脊神经的走行、分布相符合。③影像学检查显示病变之椎节与临床症状的神经学定位相一致。对影像学所见分析时应全面考虑，骨质增生明显的椎节并不一定是引起当前临床症状的椎节，尤其出现症状时间较短者。因为骨质增生明显之节段其活动度早已降低，而其邻近椎节则由于加重负荷而易出现髓核突出及其他一系列改变，以致成为造成目前症状的直接原因。④其他。对非手术法虽有疗效，但症状持续并影响工作与正常生活者，亦应酌情施术如合并胸腔出口狭窄者可考虑一并施术减压。

3）脊髓型颈椎病：本型对非手术疗法虽有效，但难以根除，如果拖延过久不仅影响恢复，且可加重脊髓之病变。因此，对较严重之病变应及早施术。具体指征如下：①急性进行性脊髓损害症状，经神经学检查与影像学所见符合者，包括临床 X 线、MRI、CT 或脊髓造影检查等；②颈髓受损症状虽轻，但非手术疗法无效、且已影响正常工作者，一般亦应手术；③脊髓受压症状与体征呈进行性加重或突然加剧者，除一般颈椎病者，还包括突遭外伤后之病例；④伴有颈椎—椎管狭窄症状者，一般先行颈前路手术，之后再根据病情改善情况，于2～3个月后再酌情行后路减压。

4）椎动脉型颈椎病：仅少数病例需手术治疗，主要有颈性眩晕或猝倒症状、经非手术疗法久治无效者。术前应经椎动脉造影或数字减影造影（DSA）检查，明确显示椎动脉受压的程度和范围；且应除外其他疾病，尤其是与头痛、眩晕及猝倒有关的血管疾病、内耳疾病、颅内疾病等。

5）食管压迫型颈椎病：一般不在本书讨论范围，但涉及手术内容还是一并说明。X 线平片及食管钡剂吞服检查证明于椎间隙前缘有骨赘刺或压迫食管、引起吞咽困难，并经非手术疗法治疗无效者。

6）混合型颈椎病：根据具体类型按以上原则酌情施术。但由于病变范围较广，对患者全身状态及手术难度给予充分估计，以防术中发生意外。

3.术前特殊准备

对颈椎间盘突出颈椎病患者术前除一般准备外，主要应注意以下几点。

（1）气管、食管推移训练：用于颈前路手术，因前方入路内脏巢与血管神经间隙而抵达椎体前方，故术中将内脏牵向对侧，方可显露体前面（或侧前方）。术前应嘱患者用自己的2～4指在皮外插入切口一侧的内脏与血神经间隙处，持续地向非手术侧推移，或是用另一手牵拉。此种动作易刺激气管引起反性干咳等症状，因此必须向患者反复交代其重要性；并明确指出：如牵拉不合要求，不仅术中损伤大，出血多，且可因无法牵开气管而被迫中止手术；如勉强进行，则有引起气管或食管损伤的可能。开始时每次持续 10～20min，此后逐渐增加 30～60min，而且必须将气管牵过中线,如此训练 3~5d,颈短者则延长时间。如果病变位于左侧,或是右侧已经做过手术,局部有粘连再进入困难时,亦可从左侧进入,此时则应向相反方向进行气管推移训练。

(2)训练在床上大小便:除本来已在床上大小便的患者外,均应于术前在医护人员监督下加以训练。因为一般人都不习惯于在床上大小便,而术后病情又不允许患者下床。如果在术前能养成习惯,则不仅可以免除插导尿管,而且也避免了由于插导尿管而引起的尿路感染。

(3)俯卧训练:主要用于颈后路手术。即让患者全身呈俯卧位卧于病床上,胸部可垫以棉被或枕头,头颈部可悬于床头,每次 1~2h,持续 3~5d 使其适应即可。

(4)其他:按颈椎外科手术要求进行,按重大手术审批,术前全身及局部准备,麻醉前用药及术前各种常规。

4.手术治疗方法

(1)颈椎前路融合术

1)颈椎前路融合术显露途径

①右侧横形切口途径:横形切口较短,不易引起明显瘢痕,能显露 2~3 个椎体和椎间盘。

②右侧斜形切口途径:斜行切口长,显露广泛,但容易引起明显瘢痕。适用于多节段的椎体和椎间盘的显露。

③上颈椎前外侧显露途径:上颈椎前外显露途径能暴露第 2~3 颈椎椎体前部,寰枢椎侧块关节和第 2~3 颈椎椎间盘。主要用于寰枢椎侧块关节融合,寰枢椎齿状突骨折前路螺钉内固定,以及该部位的结核病灶清除和肿瘤切除。

2)颈前路单纯髓核摘除术:颈前路单纯髓核摘除术仅切除病损髓核,减压范围小,且术后会引起下颈椎不稳及椎间隙高度的丧失,导致颈椎各柱结构应力发生改变,引起创伤性小关节炎等,因此目前该术式已较少采用。

3)颈椎间盘切除减压及椎间融合术:颈椎间盘切除减压或切除椎体病灶时,常需同时进行椎体间植骨融合术,是以病损椎体为中心,从病损区上位的正常椎体到下位的椎体作椎间植骨或置入椎体间植入物,使多个节段发生骨性连接,融合成一体,形成一个力学的整体,从而达到治疗脊柱病损、消除疼痛、防止畸形、重建脊柱稳定性和保护脊髓神经等目的。

4)颈椎椎体次全切除及椎体间融合术:由于既往的减压手术多为局限于单节段椎间隙的操作,操作范围较小,容易出现操作困难,减压不彻底等。颈椎椎体次全切除术则可增加操作空间,使减压彻底进行。

5)颈前路椎间融合器(Cage)置入植骨融合术:植骨融合术后由于缺乏有效固定,植骨块易发生脱出,压迫气管、食管、脊髓等而产生并发症。负重后的骨块由于过度活动,容易出现不愈合、假关节形成。椎间融合器的置入,具备明显撑开效应,能维持椎间隙的高度,减除神经根的压迫和维持正常颈椎生理弧度是其主要特点。同时为颈椎提供即刻稳定作用,通过侧孔为植骨块提供良好的融合环境,使椎体间沿承重轴达到骨性融合。

6)颈前路钉板系统内固定术:颈椎前路钢板内固定器械的发展为椎间植骨融合,尤其是多节段植骨融合,提供了一个极好的血管内向性生长、促进骨融合的局部稳定环境,同时也可为术后颈椎提供即刻稳定作用,摆脱外固定的依赖,避免由此带来痛苦和麻烦。

（2）颈椎后路融合术

1）下颈椎后路融合术：对于后期的椎间盘突出及各种原因造成的下颈椎不稳定，后路融合术可以起到前路融合术所达不到的作用，同时，也可作为前路融合术的补充。单纯的前路融合固定术由于其解剖的限制，手术野有限，融合过长后的愈合问题，生物力学上的单柱稳定的缺点等诸多原因，使得颈椎后融合术在一些颈椎重症的损伤、炎症、类风湿、肿瘤等疾病中更为重要。

2）颈椎管扩大成形术：长期以来对解除颈部疾病造成脊髓受压的手术分为2大类，即颈椎前路手术和后路手术。前路手术对解剖来自椎管前放的椎间盘突出、韧带、骨赘或占位性病变等所致的脊髓神经根或椎动脉受压是一种有效的手术方法，得到了学者们的共识。实践证明后路手术入路较为容易，并可达到直接或间接减压的良好效果。因此颈椎疾病无论来自椎管前方或后方所致的椎管狭窄，引发神经脊髓受压，当前路手术直接切除不可能或有困难时，选用后路椎管扩大成形手术，可达到减压治疗的目的。

（杨小广）

第四节　腰椎管狭窄症

一、概论

腰椎管为一骨性纤维性管道，其内容纳脊髓、神经根及马尾。因各种原因发生骨性或纤维性结构异常，可导致一处或多处椎管狭窄，压迫上述内容物引起症状，即为椎管狭窄症。向椎管内的突出物除椎间盘外，结构性的突出物还有骨化或钙化的后纵韧带、增厚的黄韧带、增厚的椎板、关节突骨质增生、椎体后缘骨质增生等，而这些又常继发于椎间盘退变或外伤性因素。

早在1802年，法国的解剖学家Antoine Portal通过尸解发现脊柱畸形可以产生一节或者多节椎体相应的椎管狭窄，压迫椎管内结构；1910年Sumita报道了软骨发育不良引起的椎管狭窄；1937年Parker报道黄韧带肥厚产生的狭窄；1945年和1947年，Sarpyener报道先天性生长障碍及畸形导致的婴儿椎管狭窄。但真正讨论此症还是丹麦医生Verbiest在1949年开始用"椎管狭窄症"即椎管梗阻来命名此症，而未用"narrowing"命名。1954年，荷兰神经外科医师Henk系统研究了椎管狭窄症并将椎管狭窄定义为：椎管、神经根管或者神经孔的狭窄。除发育性椎管狭窄外，其他因素也可以造成椎管狭窄，并首先对其引起的双下肢神经根性疼痛、小腿感觉障碍与肌力减退、神经性间歇性跛行进行了描述，使人们对腰椎管狭窄症有了真正意义上的认识。1972年，Epstein认为椎管狭窄可以分为发育性或者退变性，后者更常见，并详尽地报道了继发于创伤或者退行性改变的关节突对神经根的卡压征（称为上关节突综合征），对侧隐窝的定义、解剖结构、发病机制做了介绍。至此，腰椎管狭窄症（LSS）从腰椎疾患中分离出来，作为一种独立的疾病。

本病的现代概念是由各种原因引起的骨质增生或者纤维组织增生肥厚，导致椎管或者神经根管的矢状径较正常者狭窄,刺激或者压迫由此通过的脊神经根或者马尾神经引起的一系列临床症状,但不包括单纯椎间盘突出、感染或者新生物所致的椎管内占位性病变所引起的狭窄。

退变性腰椎管狭窄症是腰椎椎管、神经根管侧隐窝或者椎间孔因退行性改变,导致骨性或者纤维结构形态和容积异常,单一平面或者多平面的一处或者多处管腔内径狭窄,引起神经根、马尾及血管受压出现临床症状。与传统概念相比,现代概念强调以下三个方面:①神经根管(包括侧隐窝)狭窄的概念;②构成椎管的软组织在病程变化中的作用和神经以外的因素(血管)的作用;③由于退变因素导致椎管狭窄的同时可以合并下腰椎稳定性的丧失。

二、腰椎管的应用解剖

腰椎管呈三角形,横断面积比颈椎和胸椎都大,且以 L_5 处最大,L_4 处最小,故腰椎管狭窄症以 L_4 处最多。腰椎椎管可分为中央椎管、侧隐窝和椎间孔三部分。

(一)中央椎管

中央椎管指椎管中央部分,为硬膜囊存在的部位,其前方为椎体、椎间盘和后纵韧带,后方为椎板及黄韧带,两侧为侧隐窝的内侧面,此界限是人为划分的。测量椎管矢状径对诊断椎管狭窄有参考意义,国人腰椎管矢状径 X 线片测量平均为 17mm,女性略小,通常以 15mm 为临界值,小于 15mm 为不正常,小于 12mm 为狭窄。中央椎管内有硬膜囊及其内的马尾神经走行,在硬膜和黄韧带之间也存在着硬膜黄韧带连接结构,以 L_5、S_1 节段恒定存在,L_4、L_5 常见,L_3、L_4 少见。此结构正常生理作用是悬吊硬膜,使之紧贴椎管后壁。由于此结构的存在,使腰椎活动时硬膜囊更加适应体位的变化,但手术时未注意此结构的存在,是造成椎管手术硬膜撕裂或形成假性脊膜囊肿的原因之一,故手术中应切断此连接结构,防止硬膜撕裂。中央椎管后壁为椎板及黄韧带,在退变时椎板或黄韧带肥厚,可突入椎管而压迫硬膜囊,这在伸位时更加明显。一般认为,椎板厚度超过 8mm,中线部位黄韧带厚度超过 4mm 即为异常。多节段的黄韧带肥厚是造成腰椎管狭窄的因素之一,这种卡压可导致马尾神经缺血、变性。

观察表明,椎管容积随体位改变而变化。腰椎管屈位容积加大,伸位时因后壁缩短而容积缩小,椎间盘后突、黄韧带变厚、皱褶前突使本已受压的神经根压力加重,症状更为明显。

腰管内除容纳脊髓、马尾和神经根外,还容纳动脉、静脉丛、脊膜及其内的脑脊液。硬脊膜与椎管壁之间、血管丛的周围,充填有丰富的脂肪组织。在狭窄受压处,脂肪可完全消失,硬膜与骨膜紧密粘连,手术分离困难。粘连狭窄还使正常可见的硬脊膜波动消失,临床上常以硬膜囊波动完全恢复作为减压是否彻底和充分的标志。

(二)侧隐窝

侧隐窝是椎管最狭窄的部分,分上下两部分。上部为平对椎间盘的腰椎管两侧的部分,即盘黄间隙,也就是说椎间盘与黄韧带之间的间隙,其前壁为椎间盘的侧部,后壁为上关节突、关节突关节的关节囊及其前面的黄韧带,向外连通椎间孔,向下延续于侧隐窝下部。侧隐窝下部是指平对椎弓根内面的腰椎管的侧面部分,其前壁为椎体后缘,后壁是上关节突及椎板上部分,外侧壁为椎弓根内壁,内侧与中央椎管相通。侧隐窝内走行着相同序数的神经根,如 L_4 的侧隐窝内走行 L_4 神经根,向下穿出 $L_{4\sim5}$ 椎间孔, L_5 侧隐窝内走行 L_5 神经根,向下穿出 L_5/S_1 椎间孔。

　　腰椎有无侧隐窝及侧隐窝的深浅,与椎孔的解剖学形态有关。 L_1 椎孔以椭圆形为主,基本上无侧隐窝; L_2 、 L_3 椎孔以三角形为主,侧隐窝也不明显; $L_{4\sim5}$ 椎孔以三叶草形为主,故侧隐窝较明显。上关节突增生、椎间盘突出或膨出、小关节囊前方的黄韧带肥厚等是造成侧隐窝狭窄的主要原因。在腰椎,上关节突由于腰椎前曲而向头侧倾斜,上关节突增生卡压其内的神经根。一般情况下, $L_{4\sim5}$ 椎间盘正对 L_5 神经根,而 L_5 上关节突正对 L_5 神经根,故在两种病变同时存在时可造成神经根的双重卡压,此种卡压引起的临床症状、体征较重。手术如单纯做椎间盘切除或侧隐窝扩大,症状均有可能复发,只有受卡压的数处均减压,才能彻底松解神经根。

　　临床上应注意侧隐窝狭窄与侧隐窝狭窄症的区别。侧隐窝狭窄主要以测量侧隐窝的矢状径作为参考指标,一般测量椎弓根上缘水平处上关节突前缘与椎体后缘之间的距离,5mm 以上为正常,4mm 为临界状态,3mm 以下为狭窄。但不能根据这些数据就诊断为侧隐窝狭窄症,因为有时侧隐窝虽狭窄,但神经根却不在侧隐窝内,并没有造成卡压,不产生神经根卡压的临床症状。

(三)椎间孔

　　相邻两椎弓根之间形成椎间孔,其前壁为上位椎体的下后部、椎间盘侧后部。后壁为上下关节突形成的关节突关节及黄韧带。上壁为椎弓根上切迹,下壁为椎弓根下切迹,椎间孔内有上位序数的神经根及伴行根动、静脉穿出,如 $L_{4\sim5}$ 椎间孔穿出的是 L_4 神经根, L_5/S_1 椎间孔是穿出 Ls 神经根,椎间孔内有横行的椎间孔韧带将椎间孔分为上下两部分或三部分,神经、血管各自走行在一部分中。一般状态下,神经根位于上部分,血管及脂肪位于下部,有时椎间孔韧带也是造成椎间孔狭窄的因素之一,从而引起神经根卡压症状。在腰椎, $L_{1\sim2}$ 椎间孔至 L_5/S_1 椎间孔逐渐变小,而在其中走行的神经根自 L_1 至 L_5 却逐渐变粗,至 $L_{4\sim5}$ 神经根已很少有前后活动的余地,故下位腰椎椎间孔处造成神经根卡压的可能性较大,当腰椎间盘极外侧型突出或腰椎滑脱时,可压迫神经根,引起症状和体征。由于 $L_{4\sim5}$ 椎间孔走行为 L_4 神经根,故引起 L_4 神经根受损症状和体征,这和 $L_{4\sim5}$ 椎间盘后外侧突出压迫 L_5 神经根出现的症状、体征有所不同,应注意鉴别。

三、病因与病理

(一)先天性腰椎管狭窄症

　　此类的主要病理改变是先天性小椎管、软骨发育不全、脊椎裂、先天性峡部裂等因素原发或继发改变引起椎管容积的变小。一般前后径的改变大于横径的改变,椎弓根短缩,而且狭窄所累及的节段较多。正常椎管正中矢状径大于 12mm,面积大于 $1.5cm^2$;正中矢状径小于 12mm 即为椎管狭窄。上述数据仅仅具有一定参考作用,很多情况下症状的严重程度与该数据不一致,重要的是骨或者软组织对神经根的压迫程度。

（二）退变性腰椎管狭窄症

此类的主要病理改变是三关节复合体（椎间盘、与其相连的上下方椎体和关节突关节）的退变。退变可以开始于任何一个关节，通常始于椎间盘，但是最终影响到三个关节。椎间盘因为退变而塌陷，椎间隙变狭窄后，上关节突上移前倾，因摩擦进而增生肥大，椎间孔可以出现狭窄；椎间盘向后膨出也造成椎管容积减小、椎间高度的丧失使椎体周围韧带松弛、椎体间异常活动度增加、关节囊周围韧带压力增加，导致关节突滑膜炎，滑膜炎进一步发展使软骨变薄、关节囊松弛甚至撕裂，进一步增加了脊柱的异常活动度。脊柱活动度增加使骨赘增生和黄韧带增厚加快，后两者是机体对异常活动的代偿性反应，目的是获得脊柱异常活动节段的"二次稳定"，如果机体可以耐受增生的程度，增生的骨赘未对神经组织及其血供形成压迫，并达到了增加稳定性的要求，则不会出现椎管狭窄的症状；如果过度增生，则可造成椎管狭窄。随着中央椎管和神经根管容积减小，对神经及其血供的压力不断增加，最终发生缺血性神经炎，引起椎管狭窄的临床症状。此外，持续性的缺血或者供血不足可以造成神经根的脱髓鞘改变，引起持续性的疼痛症状。

（三）医源性椎管狭窄

医源性椎管狭窄多由手术所致，常见于以下情况：①手术创伤及出血引起的椎管内瘢痕组织增生及粘连；②手术破坏了脊柱的稳定性，引起脊柱滑移；③手术引起的脊柱生物力学改变继发骨纤维结构增生；④椎板切除后，后方软组织突入椎管并与硬膜粘连；⑤脊柱后路融合引进的椎板增厚；⑥术中不慎，椎管内遗留碎骨块；⑦反复的暴力推拿可致椎管内粘连及骨与纤维结构增生。

四、临床表现、诊断和鉴别诊断

（一）临床表现

腰椎管狭窄症以退变性居多，这决定了患者人群以中老年为主。随着社会老龄化，发病率有增高的趋势。随着现代化社会生活、工作节奏的加快，也有部分较年轻患者因该病就诊。最常见的发病节段是腰4/5，其次是腰5/骶1和腰3/4，常呈对称性发病。主要症状为腰腿痛和间歇性跛行，严重者还会出现马尾神经综合征等表现。约5%的患者同时合并有颈椎管狭窄，表现为颈腰综合征。

1.症状

中年以上患者多见，起病缓慢，遇外伤或劳累后加重。最典型的表现即为腰痛、下肢放射性痛和神经源性间歇性跛行。多数患者都有腰腿痛病史，表现为慢性的腰背部、臀部、大腿及小腿的酸沉、疼痛；在休息或弯腰后缓解或消失，站立、腰部后伸或步行则加重。常伴有较广泛的下肢痛，疼痛常涉及骶部及臀部。夜间平卧位睡眠时，腰椎前凸逐渐增大，也容易诱发症状，但是这种夜间痛的性质和程度与腰椎结核及肿瘤均有明显区别。腰椎屈曲位可以使症状缓解的原因是屈曲位黄韧带被拉紧、变薄，椎管容积相对增大，神经缺血逐渐得到改善。

神经源性间歇性跛行表现为：患者站立、行走时，腰背部及下肢疼痛加重；坐位、卧位、屈髋、脊柱前屈时疼痛症状明显缓解或者消失。患者自述行走一段距离后,出现下肢沉重、乏力、胀麻、疼痛、麻木的症状或者造成该症状逐渐加重,坐下或者蹲踞休息、腰椎前屈几分钟后,症状可以完全缓解或者减轻,又可以站立、行走,行走一段距离后症状复发,行走距离越来越短,而休息期越来越长。行走距的长短与患病时间和椎管狭窄的严重程度有关。我国北方患者常自述骑自行车无碍,但步行时则出现间歇性跛行;在南方,患者常自述上坡无碍或者步行的距离较长,而下坡步行较短距离即可诱发症状。分析其原因也是骑车时及上坡时腰椎处于屈曲状态,而下坡时腰椎处于直立或后伸位。产生间歇性跛行的机制目前尚不十分清楚。多数学者认为与以下三种因素有关。

(1)机械压迫:腰椎管狭窄造成的神经根或马尾的压迫,从而产生神经传导功能障碍已被许多实验研究和临床证实。即行走或站立时,腰椎需伸直甚至后仰,症状立即发生。坐、卧或下蹲位时,腰椎处于屈曲状态,症状缓解或消失。这种症状对姿势的依赖性与椎管容量有关。椎管容量的变化可引起硬膜囊内压力的改变。Magnaes研究发现腰椎管狭窄症病人体位由屈曲变为伸直时,狭窄处硬膜囊内压力逐渐升高,至完全伸直时可达80～170mmHg,绝大多数病人超过了其平均动脉压。行走时甚至可高达190mmHg。说明体位变化是造成硬膜囊内、外压力改变的重要因素。这种狭窄处硬膜囊内、外压力间歇性升高造成了神经根间歇性的压迫,导致腰椎管狭窄病人神经源性间歇性跛行。目前认为压迫只能导致神经功能的损害,如感觉、肌力减弱,腱反射减弱,但压迫并不能单独引起疼痛。因此,间歇性下肢疼痛可能还有其他因素。

(2)血液循环障碍:神经受压时,首先是静脉回流受阻、静脉充血,其次是毛细血管血流障碍,最后才影响到动脉供血,神经根内血流量减少,造成神经部分缺血。因此无论是静脉瘀血或动脉缺血,均可造成神经功能损害。

(3)炎性刺激:神经根受到压迫后静脉血流受阻,引起充血和水肿等炎性反应。炎性反应释放缓激肽、组胺、前列腺素E_1和E_2等炎症介质引起强烈的疼痛。因此,发生在脊神经根、马尾的不同程度的压迫所致血液循环改变加上炎性反应,诱发了神经源性间歇性跛行。

随着病情进一步发展,行走的距离越来越短,坐或者蹲踞的频率越来越高,休息的时间越来越长,发展到最终,坐位或者腰椎前屈均不能缓解症状,腰腿痛症状为持续性,说明椎管狭窄及缺血性神经炎的程度严重。部分患者还可以出现马尾综合征,如尿急、尿频或者尿失禁等,咳嗽、喷嚏甚至大笑时即可发生尿失禁,有时需要坐在厕所门口以做好去厕所的准备,无法正常生活;甚至有的患者需要弯腰90°左右才能完成短距离的行走,恢复躯干的直立状态即可造成腰腿痛症状加重到无法忍受的程度。严重病例还会出现以鞍区感觉障碍、括约肌功能障碍及男性性功能障碍为三主征的马尾神经综合征的临床主要表现。

2.体征

腰椎管狭窄症患者的症状多、体征少或较轻,特别是在患者充分休息后更难以查到阳性体征。常见的体征为腰椎前凸减小,矢状位上变得平直;脊柱活动受限较少,典型患者"腰椎过伸实验"通常为阳性,即嘱患者做脊柱过伸动作或者保持在脊柱过伸位置一段时间后可以诱发相同的下肢根性症状,但并非每个患者均为阳性。弯腰试验多为阳性,即嘱患者尽快步行,则疼痛出现。如果继续行走,患者需要采取弯腰姿势来减轻疼痛,或坐位时腰部向前弯曲亦可减轻症状,该试验阳性提示腰椎管狭窄。直腿抬高试验通常为阴性,严重者也可为阳性,但不如腰椎间盘突出症者典型。下肢感觉运动功能检查一般也正常,但是可以通过症状诱发测试,如剧烈的运动发现下肢神经根支配区的感觉及运动功能障碍。

(二)诊断

经过详细的病史询问和体格检查,对于典型患者作出定性及定位诊断并不困难。对于临床诊断不确定的患者,应该进行影像学检查。

1.X 线片

X 线平片可对椎管狭窄作出初步估计。有发育性椎管狭窄因素者,正位片可见两侧椎弓根间距小,小关节肥大且向中线偏移,椎板间隙窄;侧位片表现为椎弓根发育短,关节突大,椎间孔小。退变性椎管狭窄者,常常存在腰椎椎体边缘骨赘增生、椎间隙狭窄、退行性滑脱、小关节肥大及椎间孔狭窄等表现。另外,X 线平片还可以同时观察是否存在脊柱侧凸、滑脱,动力位摄片还可以观察有无脊柱不稳。虽然这些表现不足以确诊椎管狭窄,但常提示椎管狭窄的可能性。此外,还可以排除肿瘤或者炎症。

另外,还可以对 X 线平片进行测量,从而推断椎管狭窄情况。以往对椎管狭窄的诊断,主要靠骨性椎管的矢径短小来推断。矢径指两侧椎板后联合的前缘与椎体后面的垂直距离。椎板后缘显示不清晰者,取上、下关节突尖端的连线作为后界。某学者在 X 线片的测量值为:矢径 15mm 以下者为狭窄,15～17mm 之间者为相对狭窄,称狭小椎管,在附加因素下可出现狭窄症状。但是,由于各院 X 线片放大率不一致,造成测量有较大的误差。Jones 及 Thomson 利用椎管的矢径(A)及横径(B)的乘积与椎体的矢径(C)及横径(D)的乘积比,来判断椎管的大小,即 CD/AB>1.45 以上为狭窄椎管。此法虽不受放大率的影响,但不能提供狭窄的确切程度及范围,仅可作为日常诊疗时的参考。

2.脊髓造影

脊髓造影(蛛网膜下腔造影)可直接显示硬膜囊形状及有无狭窄,并通过观察椎管横径和前后径的变化诊断中央型椎管狭窄,但是对侧隐窝狭窄的诊断价值有限。注射水溶性碘剂后,取头高足低位观察造影剂流动情况,并拍照正、侧及斜位片。全梗阻者出现尖形或梳状中断影,不全梗阻者硬膜囊出现压迹,多节段狭窄者硬膜囊呈蜂腰状。若采用"回灌"的方法(先取头略低位,使造影剂向胸段流动,然后再转为头高位,使造影剂回流至腰段),可在正位片上显示神经根袖受压而充盈缺损,侧位上有时候可见背侧充盈缺损。另外,脊髓造影可以排除椎管内肿瘤。由于脊髓造影是有创检查,目前应用逐渐减少,有被 MRI 取代的趋势。但对于脊柱畸形患者、体内有金属内植物的患者仍不失为一种有效的方法。

3.CT

CT 扫描可以为诊断腰椎管狭窄提供可靠依据,可以清楚地显示椎管前后径和横径大小、侧隐窝及神经根的情况、椎体后缘骨赘、关节突内聚及黄韧带肥厚的情况。需要注意的是对于怀疑椎管狭窄的患者行 CT 扫描时,应避免只扫描椎间盘平面,必须包括椎管、侧隐窝和神经根管。近年来利用 CT 对腰椎管横截面扫描,以计算机图像测算技术测量椎管横截面积和硬膜囊横截面积的变化来评估椎管狭窄症,认为硬膜囊横截面积减小是椎管狭窄的可靠征象,该数据<100mm² 时诊断为椎管狭窄,100～130mm²。表明有椎管狭窄。CT 扫描对侧隐窝狭窄

的诊断有重要的参考价值，它可以从横截面观察侧隐窝的形态和结构的变化，并能测量矢状径大小。根据测量结果，侧隐窝前后径＞5mm 为正常，4～5mm 为临界状态，＜3mm 为狭窄。需要注意的是这是以纯骨性标志为准的数据，未考虑软组织因素。如果侧隐窝前后径＞5mm 而患者有神经根受累症状的时候，应该考虑到椎间盘-黄韧带间隙软组织压迫神经根的可能，这种情况下症状往往与体位有明显关系。但有时对硬膜囊的显示不清，且观察平面不足，不如椎管造影，可在椎管造影后再作 CT（CTM），可直接显示硬膜囊及神经根的情况。

4.MRI

MRI 图像清晰，立体感强，可以从矢状位及断层切片直接显示椎管狭窄的部位、程度及范围，并可显示导致狭窄的组织来源，且对人体无伤害。其检查效果与 CT 扫描和椎管造影相比，在显示组织结构清晰度和组织结构间的关系远比 CT 和椎管造影效果好，目前成为诊断椎管狭窄的常规手段之一，诊断符合率 82%～91%。MRI 的缺点是对骨组织的分辨率不如 CT。

（三）鉴别诊断

腰椎管狭窄症以慢性腰腿痛症状为主，因此应与腰椎间盘突出症进行鉴别。另外，其特点症状是间歇性跛行，因此也应与引起间歇性跛行的其他疾病相鉴别。间歇性跛行有神经源性和血管源性，神经源又可分为马尾神经性、腰神经根性和脊髓性，三者的表现又不相同，应注意区别。

1.腰椎间盘突出症　腰椎间盘突出症常常发生于相对年轻的患者，常常单侧下肢疼痛，发病较急，常有神经定位体征。腰椎管狭窄症常缓慢起病，逐渐发展，表现有双侧症状，体征较少或者阴性。

2.马尾神经源性间歇性跛行　由腰椎中央椎管狭窄或腰椎椎管内占位性病变所致，累及多数马尾神经，在行走时马尾神经负荷增加、需氧增加、神经血管扩张而导致的积压加重和缺氧功能障碍，出现下肢功能障碍较广泛。

3.神经根性间歇性跛行　多发生于腰椎间盘突出症或侧隐窝狭窄症。单条神经根受压导致缺血、缺氧及炎症引起的神经分布区的疼痛，被迫停步休息。

4.脊髓源性间歇性跛行　由脊髓受压迫所致的间歇性跛行，多为颈椎或胸椎退变性疾患长期压迫脊髓，导致供血障碍、缺氧所致。步行时间较久时出现胸、腹或下肢的束带感，以致不能长期行走，需要休息几分钟后症状改善，方可继续步行。此类病人有锥体束征阳性表现，平时走路即有步态不稳，或足底踩棉花感，想到此症时容易区别。在病变早期，锥体束征不明显，但在出现间歇性跛行期可为阳性。对于同时存在颈椎、腰椎狭窄的病例，可通过病史及体格检查鉴别引起症状的病变部位。

5.血管性间歇性跛行　见于下肢血管功能不全或闭塞性脉管炎的病人，多为糖尿病的并发症。表现为行走时小腿部发凉、疼痛，易与腰椎管狭窄症混淆。查体可有腓肠肌压痛，足部皮肤温度低，足背动脉搏动减弱或摸不到。与腰椎管狭窄症引起的间歇性跛行不同之处在于血管性疼痛者以足痛为主，夜间更重。另外，可通过骑车的方法进行鉴别：让患者骑自行车，椎管狭窄症患者不会因运动而出现症状发作或者加重，而下肢血管功能不全患者则会随着下肢运动，对血液供应需求的增加而出现供血相对不足的疼痛症状。

其他还应注意与脊髓肿瘤、原发性或者继发性脊柱肿瘤、感染、陈旧性骨折等进行鉴别诊断。

五、腰椎管狭窄症的治疗

(一)非手术治疗

大多数腰椎管狭窄症患者均可以采用非手术治疗,仅有 10％～15％的患者需要手术治疗。可有 15％～43％的患者获得长期稳定效果。非手术治疗方法主要包括:①卧床休息,以利于神经根恢复血运和消除炎症。②药物治疗,包括非甾体类抗炎镇痛药物,以促进神经组织消除炎症,并减缓症状;改善微循环药物。脱水药物:静滴甘露醇,或七叶皂甙钠,配合短期应用地塞米松,以消除神经炎症及水肿。③硬膜外类固醇药物封闭,可促成炎症消退,改善神经血运。④功能锻炼,加强腹部肌肉力量训练,有利于减少腰椎前凸,扩大椎管;同时增加腹压,迫使下肢静脉血经椎管静脉系统回流,以扩大椎管有效容积。腹肌力量加强后自觉或者不自觉地处于腰椎前屈位,有助于稍增加腰部向前的屈曲,以减轻症状。⑤推拿按摩、使用腰围也可使症状有所缓解。

(二)手术治疗

手术是通过对受压的马尾神经和神经根组织进行充分、有效的减压,以达到改善患者症状,提高生活质量的目的。根据患者的不同情况,可行广泛椎板切除减压和有限减压,必要时可在减压同时融合内固定。

1.适应证　①腰椎管狭窄症患者有持续性的坐骨神经痛,下肢麻木、间歇性跛行持续加重,经过正规非手术治疗无效者;②腰椎管狭窄症患者有马尾神经综合征;③腰椎管狭窄症患者腰腿痛症状严重,影响工作生活,患者要求改善生活质量者;④进行性加重的滑脱、侧凸伴相应的临床症状和体征。

2.手术方式　手术方式的选择要在彻底减压与维持脊柱稳定性之间均衡考虑,尽可能达到以最少的创伤满足彻底减压的目标。腰椎管减压术式文献报道很多,基本上分为广泛椎板切除、有限减压、椎管成形等。

(1)广泛椎板切除减压:目前,全椎板切除减压术还是腰椎管狭窄症标准的减压手术方式。主要适用于:①多种原因造成的单一平面的严重椎管狭窄,硬膜囊需要足够的减压者;②多节段、多平面严重椎管狭窄;③狭窄节段腰椎不稳,需要行植骨融合内固定者。全椎板切除术破坏了腰椎后柱结构,有时术中需切除椎间盘,部分小关节突则进一步影响了脊柱的稳定性,从而个别患者术后会产生腰椎不稳的症状;再者,手术部位的瘢痕可引起椎管的再度狭窄,并出现临床症状,引起远期疗效下降。因此,有的学者倾向于用有限减压的方法进行治疗。

(2)有限椎板切除减压:近年来,单一的全椎板切除、大范围减压的手术方式开始改进为有限减压的方法,主张以较小的手术创伤,达到神经彻底减压,同时能维持腰椎的稳定性。可针对不同的病因采用有限手术。有限减压可以对单一平面或单一神经根进行减压,尽可能保留腰椎后柱结构,从而减少术后脊柱不稳定的发生。对单侧症状明显者,可行半椎板切除、椎板开窗减压;双侧症状者可行保留棘突的双侧椎板间开窗、半椎板切除、桥式开窗等方法对侧隐窝、神经根管进行潜行性扩大,从而达到对神经根进行减压的目的。该方式虽保留了脊柱后部结构,手术创伤较小,但有减压不彻底的可能。

（3）椎管成形术：为了避免全椎板切除术影响脊柱稳定、有限椎板切除减压不彻底的缺陷，一些学者采取了椎管成形的方式治疗腰椎管狭窄症。手术方式包括翻转椎板成形术、椎板切除回植成形椎管扩大术、棘突截骨椎管成形术等，术后效果优于全椎板切除术。

（4）微创手术：近年来，随着高分辨率内镜的出现，脊柱微创手术得到很大发展。可以通过后路椎间盘镜进行椎管减压，同时可进行小关节切除和神经根管切开减压并进行椎弓根内固定、椎间植骨融合。脊柱后路显微内镜手术具有时间短、出血量少、恢复快的优点，近期疗效满意，远期效果有待进一步观察。

3.手术方法

（1）全椎板切除式腰椎管扩大减压术：适用于中央椎管狭窄的患者，术中根据需要切除足够的椎板，直至受压的硬膜囊完全膨隆或者恢复搏动为止，这种情况一般不需要切除关节突，很少需要同时进行稳定性重建。一般采用硬膜外阻滞麻醉或者全麻，俯卧位，腹部悬空，后正中切口显露减压节段的棘突、椎板和关节突内侧部分，切除拟减压节段棘突，然后从棘突之间的间隙用椎板咬骨钳蚕食状咬除椎板。对于椎板异常增厚者，要先用磨钻或者鹰嘴咬骨钳将椎板打薄，再用椎板咬骨钳切除椎板，常规进行椎管内探查，包括有无侧隐窝狭窄、神经根管狭窄，有无椎间盘突出及椎体后缘骨赘突入椎管，并进行根据情况扩大侧隐窝、神经根管、切除突入椎管内的椎间盘组织及骨赘，严密止血后，切取皮下脂肪片覆盖于硬膜囊表面，放置引流后缝合伤口。

（2）腰椎管侧方减压术：适用于侧隐窝狭窄及神经根管狭窄病例。麻醉、体位、切口、棘突及椎板暴露均与中央椎管减压术相同，区别之处在于减压的重点不同。本术式减压的重点在于侧隐窝和神经根，因此一般需要切除部分关节突内侧份。以腰5～骶1椎管狭窄为例说明，用锐利的骨刀切除腰5下关节突内侧份，但不宜超过1/2，以免引起术后腰椎失稳，若必须切除较多骨质方可使神经根充分减压时，应考虑进行内固定并植骨。将骶1神经根向内拉开，再切除骶1上关节突内侧缘，直至骶1神经根能够被轻松地向内牵拉移位1cm。用神经剥离子的球探探查神经根管向外走行的部分，如果有软组织或者骨性致压物，可以用薄形椎板咬骨钳或者锐利的小刮匙进行潜行性减压。注意应将神经根的侧隐窝段、椎间孔段均充分减压，彻底减压的标志是神经根能够被轻松地牵拉移位超过1cm。减压完成后以游离自体脂肪片覆盖于硬膜及神经根的背侧面，放置引流后缝合伤口。

（3）腰椎管减压、植骨融合、内固定术：对于腰椎不稳、滑脱、腰椎管狭窄阶段多或者需大范围减压、侧隐窝或神经根管严重狭窄行椎管侧方减压时须切除较多关节突方能彻底减压、术后可能出现腰椎不稳的腰椎管狭窄症患者，进行植骨融合是必需的，植骨是纠正原有腰椎不稳和减压后可能出现不稳的重要措施，尤其对广泛的减压患者，有利于改善临床症状。融合的具体指征主要有：①全椎板切除后，同时伴有50%以上的小关节突切除者；②双侧50%以上关节突切除或单侧全关节突切除；③术前行腰椎过伸、过屈位摄片提示有腰椎不稳者（椎体平移超过4mm，成角大于10°）；④相同节段再次手术者。融合的方法通常为横突间植骨原位融合、前路椎体间用或不用cage的融合（ALIF）、后路或侧后路椎间用或不用cage的植骨融合（PLIF）以及360°的环形融合等。退行性腰椎狭窄常合并退变性滑脱，多数学者认为若无不稳定征象，可行单纯减压治疗；若存在不稳定则需在减压同时进行融合和（或）辅以内固定。

植骨融合的同时是否应用内固定仍有一定争议。目前认为内固定的目的为：①术前已有明确的滑脱或失稳者，需重建腰椎稳定，以利植骨融合，减少假关节形成；②纠正腰椎退变性畸形，恢复正常的椎体序列，使腰椎生物力学和生理功能正常化；③保护神经组织；④缩短术后康复时间，利于术后早期活动及功能锻炼。目前常采用的内固定方法是短节段椎弓根内固定技术，椎弓根螺钉可以方便地复位、滑脱或失稳，同时能起到三维固定作用。同时应用椎间融合器及椎弓根钉棒系统可撑开椎间隙，恢复生理性前突，扩大椎间孔，并具有很好的即刻稳定性和固定作用，融合率高，允许术后在腰围保护下早期活动，对术前稳定性差及术中后柱结构破坏较多者主张应用，但较多地增加手术创伤及费用使其应用受到限制。鉴于内固定使手术复杂化，增加了手术难度，延长了手术时间，增加了失血量，术后并发症发生率增加，被固定阶段相邻椎间盘的加速退化等问题，许多学者建议对于腰椎管狭窄症要慎重考虑。

总之，腰椎管狭窄症是临床常见病之一，多见于中老年人，多数可经非手术治疗取得良好的疗效。对于非手术治疗无效的患者可选择手术治疗，但应根据患者的临床症状、体征及影像学综合考虑选择手术减压的范围和植骨融合或内固定与否；只有慎重选择方可提高腰椎管狭窄症的临床治疗效果，避免下腰椎手术失败综合征的发生，从而改善中老年退变性腰椎管狭窄患者的临床症状，并提高其生活质量。

（孙志杰）

第五节　腰椎间盘突出症

一、流行病学与病因病机

（一）发病情况

1.发病率

目前在国内外很少见到报道关于腰椎间盘突出症大宗人群发病率的精确统计，但由于腰痛的主要病因是腰椎间盘突出，故腰椎间盘突出症的发病率通常是通过对腰腿痛的流行病学调查来进行初步估计的。Gaskill综合国际上多方面报道发现，无论是发达国家或是发展中国家，均有60%～80%成年人在他们一生中的某一时期发生过腰腿痛，复发率占60%～85%。Recoules-Arche等多数学者强调此病的主要病因是腰椎间盘突出。

对于性别与腰椎间盘突出症发病率的关系，各家报道相差较大。一般认为，男女发病率之比为（7～12）：1（个别报道甚至达到30：1）。其原因与男性通常劳动强度比女性大有关。

国内有学者统计，腰腿痛患者约占外科门诊患者的50%，占骨科门诊患者的70%左右。而腰椎间盘突出症占腰腿痛门诊患者的20%左右。因腰骶部活动度大，正处于活动的腰椎与固定的骶椎和骨盆的交界处，承受垂直压力和剪切应力最大，椎间盘易于退变或损伤，所以第4～5腰椎和第5腰椎～第1骶椎椎间盘突出症发病率最高。国内外文献报道，第4～5腰椎和第5腰椎～第1骶椎椎间盘突出症约占本病的95%，部分患者可以同时有2个或3个平面的突出。所不同的是,国外以第 5 腰椎～第 1 骶椎椎间盘突出症最多;而国内却以第 4～5 腰椎椎间盘突出症居多。

多数统计资料表明腰椎间盘突出症左侧发病多于右侧,左右之比约为 15∶1。郭世绂推测可能是因为右手用力者其右侧腰背肌张力较强的原因,因而髓核易被挤至左侧。

CT 和 MRI 扫描的广泛应用,使腰椎间盘突出症有了更现代化的检查方法,但随之而来的是,一些无症状的腰椎间盘突出症也明显增多。Boder 等(1990 年)应用 MRI 对 67 名无症状者检查发现,60 岁以下组腰椎间盘膨隆或突出者占 20％,60 岁或 60 岁以上组则占 36％,说明无临床症状的正常人椎间盘膨隆或突出的发生率较高,同时与年龄有关。因此,必须仔细、正规地体检。只有确认有相应神经根症状或体征时,才能诊断为腰椎间盘突出症。否则,仅说明存在突出而不是突出症。在腰痛的研究中多为回顾性样本选择,很难对有症状者和无症状者进行统计对比研究,但是有症状的腰椎间盘突出症的发生率要明显高于无症状者。

2.相关因素

以下因素与腰椎间盘突出症的发病有不同程度的相关性。

(1)不良体位的影响:人在完成各种工作时,需要不断变换各种体位,包括坐、站、卧及难以避免的各种非生理性姿势,这就要求脊椎及椎间盘应随时承受各种不同的外来压力。如超出其承受能力或一时未能适应外力的传导,则可遭受外伤或累积性损伤。例如抬举重物时的姿势十分重要,不良姿势常诱发本病的发生。

(2)脊柱畸形或脊柱生理曲度的改变:脊柱畸形、脊柱生理曲度的改变易诱发椎间盘退变。脊柱侧弯症,原发性侧弯与继发性侧弯处,椎间隙不仅是不等宽,并且常扭转,这使纤维环承受的压力不一,致使纤维环在脊柱的凸侧承受更大的应力,加速退变。此外,有腰椎单侧骶化时,当发生椎间盘突出常可为多发突出。

(3)过度负荷:如长期从事弯腰工作如煤矿工人或建筑工人,需经常弯腰提取重物。Galante(1967 年)测定了纤维环后侧部分纤维的强度低于 $100kp/cm^2$。当双下肢直立弯腰提取 20kg 的重物时,椎间盘内压力增加到 $30kg/cm^2$ 以上,如长期处于如此大的椎间盘压力时,即易在早期使纤维环破裂。故从事重体力劳动和举重运动者常因过度负荷造成椎间盘早期退变。当脊柱负重 100kg 时,正常的椎间盘间隙变窄 1.0mm,向侧方膨出 0.5mm。而当椎间盘退变时,负同样的重量,则椎间盘压缩 1.5～2mm,向侧方膨出 1mm。但 Kelsey(1975 年)的调查未能证明从事重体力劳动者易产生椎间盘突出。

(4)医源性损伤:诊断性治疗、腰穿和腰麻误伤椎间盘也可增加其突出的危险性。早在1935 年 Pease 首先报道在腰穿后发现椎间盘狭窄,以后陆续有些病例报道,在进行腰穿或腰麻以后发生椎间隙狭窄。这些病例多为少年甚至是 4 岁儿童。患者在腰穿后数天之内,严重腰痛,脊背部肌肉强直,一系列摄的 X 线片显示椎间隙比较迅速地狭窄。原因是在腰穿时,穿刺针穿破纤维环,髓核从针眼处漏出。但是,近年来自开展椎间盘造影和经皮腰椎间盘切除术以来,多数学者认为穿刺针通过纤维进入髓核,并不能导致髓核继发突出,特别在穿刺针较细和从旁侧入路穿刺时更是如此。

(5)急性损伤:急性损伤如腰背扭伤或挫伤,并不能引起腰椎间盘突出。但是在失去腰背部肌肉保护的情况下,极易造成椎间盘突出。临床上严重的脊柱骨折,椎体压缩 1/3～1/2 或以上,亦少有椎间盘纤维环破裂,使椎间盘向椎管内突出。但是,可使椎间盘软骨终板破裂,使髓核突入椎体内。Martin(1978 年)认为外伤只是引起椎间盘突出的诱因,原始病变在于无痛的髓核突入内层纤维环,而外伤使髓核进一步突出到外面有神经支配的 5 层纤维引起疼痛。

(6)长期震动:汽车和拖拉机驾驶员在驾驶过程中,长期处于坐位及颠簸状态时,腰椎间盘承受的压力较大。Nachemsonn 测定驾驶汽车时的椎间盘压力为 $0.5kp/cm^2$,当踩离合器时,压力增加 1 倍。长期反复的椎间盘压力增高,可加速椎间盘退变或突出。同时震动亦影响椎间盘的营养。实验中显示,震动频率为 5Hz,随震动时间增长,髓核、内层纤维环和外层纤维环的水含量亦随之逐渐减少,特别是髓核内。同时椎间盘内的氧张力及细胞活动度亦明显减低。这些亦是震动通过对微血管的影响而发生的变化。

(7)年龄:腰椎间盘突出症多发于 25～50 岁的人群,占整个患者数的 75% 以上。虽然这个年龄段是人的青壮年时期,但是椎间盘的退化已经开始了。

(8)身高:超过正常男、女的平均高度以及较大的腰椎指数,腰椎间盘突出症的发病率高。

(9)性别:腰椎间盘突出症多见于男性。这是由于男性在社会工作中从事体力劳动的比例大于女性,腰椎负荷亦长期大于女胜,从而导致诱发腰椎间盘突出症的机会也较多。

(10)心理因素:对从事的职业长期厌烦、焦虑或紧张,有恐惧心理的人群,发生腰椎间盘突出症的概率高。

(11)职业:本病为常见病、多发病,广泛地存在于各行各业中,但仍以劳动强度较大的产业多见。此外,长期处于坐位工作的人员亦有相当大的比例患病。

(12)环境:长期工作或居住于潮湿及寒冷环境中的人,比较容易发生腰椎间盘突出症。据统计长年从事矿井井下作业的人,患本病的比例较高。

(13)种族:印第安人、爱斯基摩人和非洲黑种人发病率较其他民族的发病率明显为低。

(14)遗传因素:腰椎间盘突出症是否与遗传因素有关,目前尚无定论,但可以肯定的是某些腰椎先天性发育不良的人,如患脊椎侧弯、先天性脊椎裂等疾病的人,同时并发椎间盘突出症的机会较多。遗传的因素也可能是病因学中要加以考虑的方面。

(15)妊娠:妊娠女性,由于特殊的生理原因,导致体重突然增长,加之肌肉相对乏力及韧带松弛,亦是诱发本病的危险时期。后纵韧带在原先退变的基础上使椎间盘膨出。

(16)吸烟:由于吸烟影响溶质运输率,营养物质不能进入椎间盘,代谢物质不能排出。长此以往,椎间盘营养不足,细胞功能不良,酶的降解促进椎间盘的退变。

(17)糖尿病:常致动脉硬化加剧,易引起血循环障碍。从动物实验已证明糖尿病对椎间盘的影响,其主要影响营养椎间盘的周围动脉壁结构,降低血流量,减少了椎间盘组织的代谢要求,最终引起椎间盘组织的破裂。

(二)常见病因

腰椎间盘在脊柱的负荷与运动中承受强大的压力。在 20 岁以后开始持续退变,为腰椎间盘突出症的基本病因。腰椎间盘突出与下列因素有关。

1.外伤　外伤是椎间盘突出的重要因素,特别是儿童与青少年的发病,与之密切相关。在脊柱轻变度负荷和快速旋转时,可以引起纤维环的水平破裂,而压力主要使软骨终板破裂。Martin(1978)认为,外伤只是引起椎间盘突出的诱因,原始病变在于无痛的髓核突入内层纤维环,而外伤使髓核进一步突出到外面有神经支配的 5 层纤维环,从而引起疼痛。

2.职业　汽车和拖拉机驾驶员长期处于坐位和颠簸状态,驾驶车时,椎间盘内压力为 $0.5kPa/cm^2$,在踩离合器时压力可增加至 $1kPa/cm^2$。从事重体力劳动和举重运动者因过度负荷造成椎间盘早期退变,从事弯腰工作者,如果提 20kg 的重物时,椎间盘内压力可增加到 $3kg/cm^2$ 以上,如煤矿工人或建筑工人,长期处于较大的椎间盘内压,也容易造成腰椎间盘突出。长期或突然的较大应力,使椎间盘在原先退变的基础上,诱发椎间盘突出。

3.妊娠　妊娠期间整个韧带系统处于松弛状态,后从韧带松弛易于使椎间盘膨出。对此我们进行了有关的调查研究,发现在此时,孕妇腰背痛的发生率明显高于正常人。

4.遗传因素　腰椎间盘突出症有家族发病报道,印第安人、爱斯基摩人和非洲黑种人发病率较其他民族的发病率明显为低。

5.腰骶先天异常　腰椎骶化、骶椎腰化和关节突不对称,使下腰椎承受异常应力,是构成椎间盘旋转性损伤的因素之一。

6.无诱发因素者　常为腰椎间盘严重退变,在自身体重下发生纤维环破裂和髓核突出。

(三)发病机制

1.纤维环型椎间盘突出的发生机制　关于突出椎间盘物质的组成已争论了半个世纪。Mixter 等研究了手术切除的突出椎间盘碎片,发现 11 个碎片中 4 个由纤维组成,2 个由髓核组成,5 个由髓核和纤维环组成。Deucher 等研究了 100 例突出椎间盘物质,没有 1 例不含纤维环成分,髓核和纤维环以各种不同比例组成,因这两种结构成分的分界并不明确,有时很难区分。Saunder 等报道,在大多数病例,突出椎间盘是髓核和纤维环的混合物。Peacock 检查了手术切除的 20~40 岁患者的突出椎间盘,发现碎片中包含髓核和纤维环,偶尔有软骨板和骨碎片。他指出,随着椎间盘逐渐转变纤维软骨,在年龄较大的患者,髓核的真正突出是很少见的。Taylor 等指出,虽然"髓核突出"一词已应用了很长时间,且在许多情况下是正确的,但它并不占突出椎间盘病例中的很大比例。Yasuma 等研究表明,完全脱出的游离物,其组织几乎完全由纤维环组成。这对经典观点认为椎间盘突出是髓核脱出所引起的提出怀疑。

髓核的退行性变最早发生在 20 岁之前,而纤维环退变的首先变化是出现裂隙,这出现在 40 岁之后。纤维环破裂和放射状裂隙的形成分别来自于机械撕裂和退行性变。Adams 等指出,低负荷活动作用于脊柱,可以导致纤维环慢性机械疲劳,而慢性进展则产生椎间盘突出。Vernon-robrets 等提示纤维环放射状裂隙可能来自于剪力作用的结果,而不是本身的退变。Osti 等实验研究表明,纤维环边缘损伤可以启动放射状撕裂的形成。损伤的纤维环是很难愈合的,有时甚至会在裂口处长出一层内皮而形成管腔,从而成为髓核突出的通道。另外,纤维环的损伤往往是引发椎间盘退变的启动因素。Kaapa 等的实验研究发现,外层纤维环损伤后,在裂口处长满肉芽组织,而整个椎间盘组织的生化组成发生明显变化。这与退变椎间盘的生化特性是一致的。当纤维环发生撕裂后,血管肉芽组织试图去愈合裂口,同时血管肉芽组织带来一些与椎间盘退变有关的生化因子如基质降解酶和生长因子等,这导致椎间盘的进展性退变。当纤维环发生损伤性破裂后,在压力下充盈的髓核发生脱出,这可以解释一些青年人的椎间盘突出。临床上症状性椎间盘膨出的平均年龄超过 40 岁,此时,髓核已失去高度充盈性,这强烈表明在中年以后的脱出是与年龄相关的椎间盘退变有关。当大的外部力量作用于已经发生退变的椎间盘后,一些退变的髓核可以通过纤维环的裂隙突出。Moore 等研究提示,成年人腰椎间盘突出是由于退行性变化所致。髓核脱水和碎裂导致纤维环裂隙形成,这些裂隙是髓核物突出的通道。他们认为髓核是突出椎间盘的主要物质。当有纤维环成分存在时,是来自于纤维环的过渡区,在髓核退变后,它已成为分离物。软骨终板在很多摘除物被发现,但所占比例有限,它黏附到髓核物上,这与椎间盘的病理表现一致。椎间盘退变后,可见髓核裂隙通过中央软骨板和沿着软骨-骨交界处延伸。虽然在一些突出的碎片中可见部分纤维软骨化生,但它不是发生在退变髓核中的一个常见特点。这样,他们不同意 Lipson 认为的突出物是新合成的纤维软骨的观点。如上所述,可以很好地解释髓核型椎间盘突出的发生机制,但不能解释完全脱出或游离物型突出的椎间盘分离碎片几乎完全由纤维环组成的突出。

Yasuma 等对大样本尸检椎间盘进行了组织病理学研究,他们发现随着年龄增长,纤维环黏液瘤变性增加,内层纤维束排列方向反转。对手术摘除的脱出椎间盘分离物研究发现,大多数纤维环样本都有黏液瘤变性。Yasuma 等进一步对 60 岁以上老年人手术摘除的突出椎间盘组织进行了研究,并与 60 岁以下年轻组进行了比较,结果发现所有脱出椎间盘样本都出现黏液瘤变性。纤维环的黏液瘤变性经常见于 20 岁以后的个体。纤维环的黏液瘤变性伴随囊肿形成,见于 70%～100% 的完全脱出或游离物椎间盘中。酸性黏多糖具有 alcianblue 染色阳性的性质,在正常椎间盘中随年龄增长而减少,它偶尔不规则或部分集中分布于纤维环中。Yasuma 等认为黏液瘤变性是椎间盘突出物的组织学特征,纤维环纤维反转方向正是以变性的黏液瘤为中心。当黏液瘤变性引起纤维环纤维肿胀时,直接的力量引起纤维束分离;同时,髓核由于退变、脱水、坏死,出现裂隙,内部压力减小。这样较大的力量作用于这样的纤维环,它的外层纤维可以被撕裂开,一部分纤维环组织可以形成突出物。这种纤维环单独突出,与髓核没有任何直接关系。这样的突出明显由于退变所引起,它可解释一些突出物主要由纤维环组成的机制。

2.软骨终板型椎间盘突出的发生机制 Eekert 等检查了 182 例手术切除的腰椎间盘,60% 样本包含软骨终板碎片。Taniguchi 研究了 66 个手术切除的腰椎间盘突出症样本,27 例(41%)含有软骨终板,甚至见于青年人中。Brock 等报道,在脱出型椎间盘突出样本中,44% 主要由软骨终板组成。Kokubun 等研究了手术切除的 21 例颈椎间盘突出样本,发现 21 个样本中都有软骨终板碎片。因为颈椎有 Luschka 关节保护,所以颈椎间盘承受压力相对腰椎间盘小,退变较晚。在颈椎间盘突出过程中,损伤因素较退变因素为小。软骨终板型椎间盘突出是由于椎间盘随着退变在水平和垂直方向出现裂隙以及软骨终板与椎体分离的结果。

Harada 等用组织学方法研究了 60 岁以上老年人突出腰椎间盘的碎片,并与 60 岁以下年轻组进行比较,他们发现 60～69 岁患者的 70%、70 岁以上患者的 80% 椎间盘碎片由纤维环和软骨终板组织构成。这种类型的突出是 30 岁以上人群中最常见的突出类型。这种突出可能是由于软骨终板先从椎体上分离,然后与纤维环一起形成突出物。Tanaka 等对老年椎间盘尸体标本研究发现,在严重退变的椎间盘,软骨终板大都有破裂,50% 以上的老年椎间盘中,终板从椎体分离。在终板与椎体的分离间隙中充满肉芽组织,且伴有新血管的形成。一些碎片终板与椎体先分离的情况下,然后从椎体上撕脱,伴随锚靠的纤维环脱出。这种形成的脱出在老年人更为常见。

Ishikawa 等研究指出，软骨终板的退变在椎间盘突出的发展过程中起重要作用。Hashimot 指出，椎间盘退变的首先变化发生在软骨终板。最近，Nerlich 等研究发现，人类在2岁时椎间盘软骨终板就已开始退变，而髓核的退变在10岁以后。椎间盘退变的首先组织学改变是软骨终板的钙化。Higuchi 等对不同年龄的小鼠椎间盘组织学研究后发现，小鼠终板外区深层的钙化发生于出生后1周，这可导致髓核和终板表层软骨营养物质和水分的弥散发生困难。而髓核的退变发生于出生后的8周，这明显迟于软骨终板的钙化。椎间盘的退变导致椎体间连接的失稳，在椎体承受负荷时，椎间盘内压力明显增加。椎间盘内增加的压应力可引起软骨终板的破裂，椎间盘物质通过裂口脱入椎体，此即 Schmorl 结节。终板的破裂可发生在任何部位，它从椎体分离妨碍了椎间盘营养的供应，更加快了椎间盘退变和突出的发展。

Saunders 等报道软骨终板的纤维与纤维环的纤维在终板边缘部位相互融合。软骨终板与椎体连接的表面，骨小梁间隔部位的骨髓直接与终板接触。Coventry 等发现软骨终板在中心部位穿透骨性终板，它仅靠一薄层钙盐与终板下骨形成松弛的连接。Inoue 用扫描电镜观察了腰椎间盘胶原网架，判定终板的纤维丝网和包绕髓核的纤维环纤维丝网紧密相接。软骨终板是由密集的水平排列的胶原网构成，在软骨终板和软骨下骨板胶原之间没有相互连接，纤维环内1/3斜行排列的纤丝板层与终板相互连接，外2/3则与椎体形成紧密的锚靠。软骨终板与椎体之间缺乏相互连接，椎间盘生物力学上对抗水平剪力作用减弱，可使软骨终板与椎体分离，与锚靠的纤维环一起突出。Yasuma 等报道纤维环内层纤维束排列反向，向内凸起，这样，外部直接力量更强地作用于外纤维环，导致纤维环破裂突出。Tanaka 等发现，椎间盘退变越严重，软骨终板与椎体的分离程度越大。他们断定，在老年软骨终板与椎体的分离或前分离阶段的存在，是软骨终板与锚靠的纤维环一起突出的先决条件。相反，如果椎间盘退变不严重，这种类型的突出在青年患者没有强大的外部力量是不会发生的。在老年人，已经撕裂或正要撕裂的碎片可以在很小的轴向压力下引起严重退变椎间盘的突出。

3. 椎间盘突出是由于纤维软骨的化生增殖　椎间盘退变的动物模型已经显示椎间盘组织形态学改变是由于纤维环纤维软骨增生的结果。基于动物模型结果，Lipson 对21个手术切除的腰椎间盘突出组织进行了组织学和生物化学研究。组织学研究证明突出椎间盘周边组织有密集的成纤维细胞分布，内部组织细胞很少，且呈组织退变状态，未发现髓核组织。生化结果表明纤维环组织胶原羟脯氨酸交叉连接数量明显多于突出组织，说明纤维环是更成熟组织，而突出组织是较新组织。据此推断，纤维环成纤维细胞化生增殖的纤维软骨组织是突出椎间盘组织的起源，而不是传统认为的是预先存在的椎间盘组织的突出。

已有一些研究支持 Lipson 的观点。Miyamoto 等实验研究显示纤维环细胞的增殖是椎间盘退变的早期组织学特点。Nagano 等的研究也发现椎间盘退变和软骨增殖之间的关系。随着椎间盘退变，纤维环成纤维细胞化生为软骨细胞，软骨细胞增殖和围绕这些细胞的细胞外基质合成增加可能是椎间盘突出的原因，因为除了突出部位，椎间盘结构并没有很严重的扭曲。

4. 腰椎间盘突出与神经根的关系　任何一个椎间盘都可以因退变劳损而产生突出。但由于最下两个腰椎间盘的劳损重，退变重，故临床上最下两个椎间盘突出占腰椎间盘突出症的90％以上。

应当指出的是，腰椎间盘突出的病理过程，可同时发生在腰椎的多个节段或全部节段，在不同的节段,其进展的速度可能不同。然而,髓核物质在两个以上节段的突出并不常见(占所有腰椎间盘突出症的 10%～20%),而且不一定发生在相邻或同侧的节段。

(1)腰神经根发出水平与椎间盘及突出椎间盘的关系:腰神经根自硬膜发出后斜向外下绕椎弓根下出各自的椎间孔。第 1 骶椎神经根发出点位于第 5 腰椎弓根下缘与第 5 腰椎～第 1 骶椎椎间盘上缘之间,其外侧有第 5 腰椎神经根走行,发出后斜向外下,越第 5 腰椎～第 1 骶椎椎间盘及第 1 骶椎椎体后上缘入第 1 骶椎椎间孔,第 5 腰椎神经根发自第 4～5 腰椎椎间盘及其上下缘水平,斜向外下出椎间孔。第 4 腰椎及以上神经根则皆发自相应椎间盘之下,椎弓根内侧,并沿椎弓根之内下出椎间孔。因此,各神经根只有第 1 骶椎及第 5 腰椎神经根在椎管内与椎间盘的后外部相邻。基于上述神经根与椎间盘的比邻关系,突出的椎间盘可压迫或刺激神经根的起始段,或自硬膜囊发出处,或将离开硬膜囊进入单独神经根鞘的马尾神经。当第 4～5 腰椎椎间盘突出时,多侵及第 5 腰椎神经根的发出处。当第 5 腰椎～第 1 骶椎椎间盘突出时,则可压迫第 1 骶椎神经根的起始段,或第 2 骶椎神经根的硬膜内部分,第 3～4 腰椎及上位腰椎椎间盘突出时,则只能侵及下一条神经根的硬膜内部分,突出椎间盘向上潜行压迫出同一椎间孔神经的机会是极少的,因而突出的腰椎间盘常是影响下一个椎间孔的神经根,甚至更下一个椎间孔的马尾神经而不是同一椎间孔的神经。

(2)突出椎间盘与神经根的相对位置:虽然侧隐窝较小而部分突出较大,可占满侧隐窝,以致难于区分突出物与神经根的相对位置,但突出常为半球形隆起,区别其顶点与神经根的相对位置还是很有意义的。

基于神经根的发出点和行径与椎间盘的比邻关系,在第 3～4 腰椎及以上的腰椎间盘突出,都是通过硬膜压迫将要发出的上一条神经及马尾神经。第 4～5 腰椎椎间盘突出的后外侧型压迫第 5 腰椎神经根,第 5 腰椎～第 1 骶椎椎间盘突出,则损及第 1 骶椎神经根。如为偏中央或中央型,则可影响再下一条或更多的马尾神经,因而常见的神经和功能障碍,在第 5 腰椎神经根为小腿前外侧及足背痛觉减退。蹞及趾背伸力弱,在第 1 骶椎神经根则为足背外侧及小腿后外侧痛觉减退,蹞跖屈力减低。跟腱反射减弱或消失,如涉及更多的骶神经,则会产生鞍区麻木、阳萎及直肠、膀胱括约肌功能障碍。

5.腰椎间盘突出产生腰腿痛的机制　腰椎间盘突出后引起腰腿痛的机制尚不完全清楚,传统的观点认为突出的椎间盘对神经根的机械压迫是引起腰腿痛的原因。随着基础医学与临床医学研究的深入,新的研究成果动摇了许多传统的观点。对腰椎间盘突出引起腰腿痛目前比较一致的看法有两种机制,即椎间盘的机械压迫和继发性的炎症反应。

(1)机械压迫反应:一般认为,神经根受到突出椎间盘的急性机械压迫不会导致腰腿痛症状的出现。神经根受到压迫后的功能改变可能表现为两种不同形式:①神经根功能衰减,可有感觉障碍及肌力减退,反射减弱等;②神经组织过敏,即神经组织容易被进一步的一般性的机械性脉冲刺激所激动,从而神经根可产生异位的脉冲,这可能与疼痛相关。

此两种功能性的改变可同时发生。机械压迫引起神经根反应异常的机制可能有二:一是神经根传导特性的损害;二是神经根营养的障碍。突出越大,张力就越大,疼痛也就越严重。而在髓核化学溶解术及经皮穿刺椎间盘切除术后,虽然髓核突出并没有去除,但由于椎间隙狭窄,使得神经根的张力明显松弛,因而患者的神经根性疼痛也就会明显的得到缓解。而在老年人,因为存在有腰椎管狭窄,即侧隐窝狭窄,突出的椎间盘将神经根顶到狭窄的侧隐窝后壁上,产生挤压性压迫,造成患者的神经疼痛与神经症状。

突出的椎间盘压迫或刺激了相邻的神经根,刺激神经根较细的向心性纤维,产生疼痛。压迫还使神经根缺血、缺氧产生反应性水肿,加重对疼痛敏感性。持续性压迫,则使神经根萎缩,其支配供应区感觉运动丧失。除非及时减压,否则会使损害成为不可逆,一条神经根损害,可由相邻的神经代偿,两条以上的损害,则会出现难于代偿的感觉运动丧失的征象。

(2)炎症反应:腰椎间盘突出经常伴随炎症反应,突出的椎间盘作为生物化学和免疫学刺激物,可能是引起患者临床表现的原因。神经生理学的研究表明,椎间盘对机械刺激不敏感。Yamashita 等认为,椎间盘可能含有"静止伤害感受器",在正常情况下不易被激发兴奋,但在组织损伤或炎症时易被致痛物质所激发,这些致痛化学物质可能来源于突出的椎间盘组织。

最近的一系列研究表明,正常腰椎间盘髓核可引起组织炎症反应。自体髓核物质对硬膜囊和神经根有化学性致炎作用。当致炎物质释放刺激神经根,但无椎间盘压迫神经根时,就会出现虽然影像学检查和手术探查阴性,却有神经根放射痛的情况。另外,椎间盘造影术显示出髓核组织由纤维环漏出的诊断意义。一组腰椎间盘造影病例显示,如果椎间盘造影只显示退行性变,而无造影剂的漏出,患者多数无放射痛;相反,如果造影显示正常的椎间盘结构但有造影剂漏出,则患者多有疼痛。因此提出,神经根性疼痛是由经纤维环破裂处漏出的髓核物质刺激硬膜囊和神经根袖所引起的,这些漏出物质中所含的内源性化学炎症介质,不但可以引起炎症,还可致痛。总之,由突出椎间盘组织诱导产生的炎症反应可能在腰椎间盘突出产生腰腿痛的过程中起主要作用。

二、治疗

(一)非手术治疗

腰椎间盘突出症的治疗方法选择,取决于不同病理阶段和临床表现。手术和非手术疗法各有指征,大多数腰椎间盘突出症经非手术疗法能治愈。对于骨科医生来说,要求详细询问病史,仔细检查身体,熟悉各种检查项目,如常用检查方法及其意义、肌电图、脊柱的 X 线征象、椎管造影和 CT、MRI 等,对疾病不同的病理过程全面深入透彻的了解,以便采用适当的治疗方法。

明确诊断后,除有大小便功能障碍、广泛肌力和感觉减退或瘫痪的病例(可能为中央性突出或疑为破裂型、游离型突出)外,均可先采用非手术疗法,包括卧硬床休息、牵引、手法复位、按摩推拿、理疗及硬膜外腔注射类固醇治疗等。

1.非手术疗法原理

有两类:一是手法治疗,通过牵引推拿旋转复位,卧床休息,理疗等,可使肌肉放松,椎间盘内压降低,使突出的髓核部分还纳缓解症状。另一类是硬膜外腔类固醇注射,消除或减轻神经根炎症水肿,减轻突出的髓核对神经根的压迫,使症状缓解或治愈。

(1)手法治疗的原理:是牵引使椎间隙增大及后纵韧带紧张,有利于突出物的还纳。卧床休息,可减少椎间隙承受的压力,有利于水肿消退和纤维环的修复和突出物的部分还纳。按摩推拿可缓解肌肉痉挛,松解神经根粘连,或改变髓核与神经根的关系,减轻压迫。

(2)硬膜外腔注射类目醇疗法原理:硬膜外腔是位于椎管内的一个潜在腔隙,其中充满疏松结缔组织,有动脉、静脉、淋巴管及 31 对脊神经从此腔经过。在脊神经及神经壳的剖面,后纵韧带及黄韧带的内面,有丰富的神经纤维及末梢分布,这些纤维均属于细纤维,主要来自脊神经的窦椎支。腔壁和其中结缔组织的慢性劳损、急性损伤、椎间盘膨出和髓核突出等引起的椎管狭窄,都可引起硬脊膜外腔的组织无菌性炎症。

硬膜外腔注入普鲁卡因类麻醉药物及少量类固醇药物,可抑制神经末梢的兴奋性,同时改善局部血液循环,使局部代谢产物易于从血循环中被带走,减轻局部酸中毒,从而起到消炎作用,阻断疼痛的恶性循环,达到止痛的目的。此外,注射液体,起"液体剥离粘连的作用",可能使椎间盘组织从神经根上剥离。

2.具体方法

(1)卧床:腰椎间盘突出症的非手术疗法首选是卧床,并且最好是绝对卧床 1~2 周。大部分患者症状得到缓解。

(2)牵引疗法:牵引疗法可使椎间隙增大及后纵韧带紧张,有利于突出的髓核部分还纳,从而减轻对神经根的挤压。常用方法有手法牵引、门框牵引、骨盆牵引、机械牵引等。体位有坐位、卧床和立体牵引。机械牵引种类也很多,有自控脉冲牵引治疗床,振动牵引床,XQ 立式自动控制腰牵引器等。

(3)手法复位疗法:推拿按摩,常用方法有以下几种。

1)俯卧牵引按压法:患者俯卧,两手把住床头,一助手双握患者两踝部做对拉牵引约10min,术者位于患者一侧,用手掌或指腹按压椎旁压痛点,压力由轻至重。

2)单腿后伸压腰法:此方法可按上法进行,患者俯卧,术者立于患者病侧,一手将患肢提起后伸,一手压于腰部压痛点,将患肢做上下起落数十次。

3)人工牵引按抖复位法:患者俯卧,轻者不用麻醉,症状重者可肌内注射哌替啶(杜冷丁)50~100mg,有肌肉痉挛者,将 0.25%~0.5%普鲁卡因 50~100ml 注射于病变部位两侧肌肉至椎板处。在胸及髂腹部各垫一枕,使腹部稍悬空,用大被单折叠后分别绕过骨盆及双肩,腋部用棉垫保护,由两助手分别向上、下牵引,术者双手重叠对正突出部位,做有节律的快速按抖,每分钟 120 次,持续 5min,使其复位。按抖后应卧床休息 10~14d,起床后腰围保护,积极腰背肌锻炼,不宜弯腰和抬重物。

4)其他:如屈髋屈膝伸腿足背屈法和旋转复位法等,应用适当也可缓解症状,但有很大的盲目性和加重损伤的可能性,应慎重选择病例。

(4)硬膜外类固醇注射疗法:自从 1953 年,Lievre 等首先应用此法以来,由于方法安全,操作方便,疗效肯定,近年来已被广泛用于治疗难治性腰腿痛患者。经过多种非手术疗法失败的患者,可作为手术前的一种治疗方法。

1)常用药物和剂量:氢化可的松 15mg 加 2%普鲁卡因 8ml;醋酸泼尼松龙 25mg 加普鲁卡因 8ml;1%普鲁卡因 15~20ml 加地塞米松(氟美松)4mg 椎管注射,5~7d 注射 1 次,4~5次为 1 个疗程。

2)操作方法:包括硬膜外注射和骶管注射。注意穿刺时,严防注入蛛网膜下腔,发生全脊髓麻醉。如发生,应争分夺秒地就地抢救,并通知麻醉师协助抢救,建立有效的呼吸和循环功能。

（5）药物治疗:药物治疗腰椎间盘突出症是综合治疗措施中不可缺少的一部分,合理的药物治疗不仅可以消炎消肿,缓解疼痛,而且可以改善局部血液循环,促进破损组织修复,加快损伤组织的愈合,维持正常的新陈代谢和生理功能。

1）西药治疗:主要是用来消炎镇痛、镇静、消除紧张,主要药物为非甾体类消炎药、镇静药、肌肉松弛药、激素类和维生素等药物。给药途径根据患者的病情和实际情况选用不同的剂型。如口服用药、外涂药、肌内注射药、静脉滴注用药等。

2）中药疗法:许多中药具有可靠的镇痛消炎抗粘连效果,药源广泛经济,治疗方便安全,有效率高,而且临床上中医药疗法丰富多彩,形式多样,既有内服药,又有外用药。目前,中医药疗法已经成为临床治疗腰椎间盘突出症不可缺少的方法。

以上药物治疗要遵循的用药原则:对症用药;个体化用药;中西药联合应用和综合治疗原则。取长补短,取得更好疗效,从而达到改善症状,提高生活质量,防止复发的目的。

（二）髓核化学溶解疗法

这些年来,随着微创技术的加入应用,腰椎间盘突出症的治疗从以往的非手术治疗或手术治疗两者择一的时代进入了多元化时期。腰椎间盘突出症的微创疗法具有方法简便、治疗有效、恢复迅速、椎管内干扰少等优点,微创治疗使用的器械和方式不同,命名不一,主要归纳为经皮穿刺椎间盘切除术和椎间盘注射疗法两大类。椎间盘注射疗法是向椎间盘内注射某种物质,通过改变椎间盘的内环境、结构或组织含量以及椎间盘内压力,达到缓解或解除临床症状的目的。其中,将使用蛋白溶解酶作为注入物的方法又称髓核化学溶解疗法,由于髓核化学溶解法不需要特殊器械,操作时间短,患者容易接受,因此,得以迅速推广,在临床上大量开展使用。

1.适应证　髓核化学溶解疗法是一种有效的治疗措施,但是对腰椎滑脱症、退行性腰椎骨性病变无作用,仅适应于引起坐骨神经痛且经非手术疗法无效的腰椎间盘突出症的治疗,不能用于其他腰腿痛,而且也并非对各种类型的椎间盘突出症都有效,同时考虑到该疗法可能产生的各种不良反应,国内外对其临床应用都制定了严格的规定,McCulloch 则主张仅用作非手术治疗的最后一种手段。

适应证具体为:①年龄在 18～50 岁。②腰椎间盘突出症引起的单侧性坐骨神经痛和下腰痛,并且下肢痛明显,为主要症状。③直腿抬高试验阳性(<70°)或者两侧比较相差 30°以上。④神经学检查至少具有一项体征者:踝反射或者膝反射减弱或消失、神经受压相应区域的浅感觉障碍、肌力减弱。⑤椎管造影、CT 或 MRI 等影像学明确诊断为椎间盘突出症,其神经受压部位与临床表现相一致。按胡有谷的区域定位法则更为明确,椎间盘突出在旁正中区(2 区)和外侧区(3 区)、a 和 b 域为适应证。⑥单节段的椎间盘突出,并且临床症状与检查结果相符合。⑦至少经过 3 周时间的严格非手术治疗无效或再度复发者。

2.禁忌证　禁忌证分为相对禁忌证和绝对禁忌证。

（1）相对禁忌证:多半为经临床应用证实无治疗效果或疗效不佳者,分别为:①同一椎间隙有手术既往史或经过髓核切吸、成形、经皮穿刺激光椎间盘切除术等各种经皮腰椎间盘切除治疗史；②兼有腰椎管狭窄症、侧隐窝狭窄症等其他腰椎疾病或已有腰椎不稳表现；③多发性椎间盘退行性病变或多节段椎间盘突出且症状不典型和定位不明确者；④椎间盘突出坏死型、影像矢状面显示椎间盘向后突入椎管，占位 50% 以上的巨大型突出、椎间盘钙化或椎间隙明显狭窄；⑤椎间盘突出已发生足下垂、肌萎缩等严重神经障碍或膀胱直肠功能障碍。

(2)绝对禁忌证：①对碘和注入的酶剂有过敏反应；②孕妇或哺乳期以及 14 岁以下患者；③兼患有严重心血管疾病或精神不正常、肝肾功能障碍；④腰部有感染灶或创面者。

3.治疗方法

(1)术前准备：治疗中需造影确定穿刺位置，术前须做碘过敏试验。由于木瓜凝乳蛋白酶可引起严重过敏性休克，须常规做皮内过敏试验，阳性者不能使用木瓜凝乳蛋白酶。胶原酶尚未要求做过敏试验。术前接受椎管造影或椎间盘造影检查者，为避免毒性反应，至少间隔 3d 方可施行注射治疗，椎间盘造影检查注入的造影剂量和显示的椎间盘内部病变对注射治疗有参考意义。腰骶肌痉挛或症状严重者可给予肌内注射地西泮 10mg。为预防过敏反应，治疗前 1h 静脉给予地塞米松 5mg。开放静脉通道，以便治疗中应急时能迅速给药。另外，尚应备妥复苏抢救药品和施行气管插管所需器具，以备急需。

(2)麻醉：麻醉方式不受限制，各有利弊。使用全身麻醉可以在一旦发生休克等严重过敏反应或脑、脊髓损害时，有利于处理呼吸、循环危象；神经阻滞麻醉可以避免腰骶部肌痉挛造成的治疗不便；局部浸润麻醉最为安全、方便，既可及时发现注射不当引起的神经刺激或损害，又有利于治疗中变换体位和观察，目前大多数采用局部麻醉方式。

(3)注射方法：治疗过程中需要 X 线透视和摄片，应在具有透视条件的手术室或放射科进行，必须保持无菌操作。患者体位完全根据操作者的习惯，可以采取侧卧位、半侧卧位或俯卧位等姿势。但是，俯卧位不利于并发症发生时的处理，侧卧位比较安全、方便，也有利于透视定位。使患者侧卧于透视床，腰部尽量后凸。操作分为穿刺定位和酶剂注入两个步骤，穿刺通常采取后外侧进路，使用 22 号 15cm 长双套穿刺针(内针实心，针尖圆钝略伸出外套针尖 1mm)。根据酶注入部位的不同，分椎间盘内注射和硬膜外注射两种方法。

①椎间盘内注射法：如同椎间盘造影术，体表进针点在脊柱中线侧方 8～10cm，并且与病变椎间隙同一水平，然后在透视导引下与躯干矢状面呈 50°～60°缓慢进针，有沙砾样轻微阻力感时，提示已刺入纤维环。透视或摄片确认位置，前后位像针尖应在椎弓根影内侧，侧位像在椎体前后径的中央 1/3 内，抽除内针，注入离子型水溶性有机碘造影剂 0.2～0.5ml 呈髓核显影。由于髂骨翼妨碍第 5 腰椎～第 1 骶椎穿刺，体表进针点宜向内上方偏移 1cm 或略减小进针角度。穿刺针遇到神经根时患者有下肢触电感，这时须立即退针至皮下，调整进针角度再刺入。穿刺到位后缓慢地(至少 3min)或间歇性注入酶液，酶液的注入量取决于髓核腔容积或椎间盘退变程度，一般一个椎间盘注入 1.5～2.0ml，不加压注射为原则。注入的酶剂量则因酶种而异，通常木瓜凝乳蛋白酶一次注入 2000～4000U；胶原酶 300～600U，均先溶于注射用水，摇匀溶化后注射。

②硬膜外注射法：如同硬膜外造影术，进针点与前相同，但进针角度宜增加 5°～10°经横突间刺入椎间孔内，侧位透视下使针尖到达椎间盘层面的后缘，抽出内针，回吸试验无脑脊液，再注入 1ml 造影剂呈现硬膜外腔显影，确认针尖位置在硬膜外腔如经多次调整穿刺到位或穿

刺中出现下肢触电感时须做蛛网膜下隙阻滞试验,注入 100mg 普鲁卡因液,观察 15min,如无蛛网膜下隙阻滞发生,说明硬膜完整无损,排除药液渗入膜内可能。硬膜外穿刺部位贴近神经根,容易造成根性刺激,因此针刺推进宜缓慢,如神经刺激严重或多次出现,宜暂行放弃操作。遇有脑脊液流出,必须立即拔针,不可继续定位及注入酶液,休息 1 周后再施行髓核化学溶解治疗。定位满意后将胶原酶 600～1200U 溶于 4ml 注射用水,摇匀溶化,缓慢无压力注入。

(4)术后处理:注射治疗后静卧 10～20min,如无不适送返病室或观察室,继续卧床休息 4～6h,然后允许下床自由活动。术后反应各不相同,一般不需要常规用药和特殊处理。但是术后观察十分重要,尤其是在治疗后 1～2 周,主要目的在于及时发现、处理各种不良反应。观察方法宜在术后连续 3d,然后逐周随访至 1～2 个月,以后顺时延长。观察内容着重于过敏反应和腰痛反应、神经功能的变化以及临床演变。

4.并发症　并发症发生率在 2%～3%。Watts 对并发症曾详细报道,酶自身的不良反应和操作不当是产生并发症的根本原因。综合文献,13700 例的并发症为 3%,其中,过敏反应占 1.5%,神经并发症 0.4%,心血管反应 0.3%,其他各种不良反应为 0.8%。国内关于并发症的报道不多见,在 1800 例胶原酶注射的发生率为 3.84%。

(1)神经损害:国内胶原酶硬膜外注射的发生率在 0.22%,然而实际发生的可能还要多且严重。神经损害主要由于穿刺不当造成,硬膜损伤酶液漏入或误注入蛛网膜下隙引起脑或蛛网膜下腔出血、蛛网膜炎、横断性脊髓炎、膀胱功能障碍等,有关症状大多在注射后 4～6h 出现。神经根损害造成灼性神经痛、肌萎缩、足下垂等,多在注射后 1～2 个月逐渐出现。酶的化学性神经损害不可逆,早期给予大量激素、脱水和辅以支持、抗感染控制症状,后期矫形、康复减轻功能障碍。预防的关键是规范、熟练操作。有学者采取后正中进路经硬膜、蛛网膜下隙穿刺注射,这种做法十分不安全,不宜采用。

(2)过敏反应:皮肤反应多发生在注射后数天,出现皮肤发红、瘙痒、皮疹或紫癜,能自行消退。过敏性反应的发生率约 0.5%,再次注射时增高到 9%,女性多于男性。一般在注射后数小时内发生,全身状态差,迅速出现休克,病死率为 0.03%。须紧急给予肾上腺素、激素和大量补液,注射前使用少量激素有预防作用。胶原酶的过敏反应发生率为 0.61%,多为皮肤反应,症状轻微。尚未有引起过敏性休克的报道。

(3)腰痛刺激反应:椎间盘内注射可引起暂时性腰痛加重,伴腰背肌痉挛。有时还累及下肢,这是最常见的并发症。腰痛加重原因尚不确切,电镜观察发现酶注入后椎间盘组织像吸水海绵一样膨胀;CT 见到椎间盘密度降低、体积增大;也有学者认为是渗透性提高或者酶溶解过程的炎性刺激所致。临床观察,反应程度似与酶种、酶量、纤维环破裂程度有关。腰痛大多出现在注射中或注射后 6h 内,轻者 1d 内自行缓解,严重时持续 1～3 周。牵引、理疗无作用,可给予消炎镇痛药和肌松药,最好的办法是减少刺激,卧床休息。用硬膜外注射可避免严重腰痛刺激。

(4)心血管反应:多在注射后 1～2h 发生,表现为心悸、气急和血压升高等,给予吸氧和镇静药物,约 6h 后得以缓解。至于血栓性静脉炎、肺栓塞、心肌梗死等大多由于治疗后长时间卧床造成,多伴有既往相关病史。

(5)椎间盘炎:感染或化学性原因引起,由于普遍重视无菌操作,化脓性椎间盘炎已少见。

化学性椎间盘炎主要表现为持久腰痛,但不严重,与体位无关,休息或卧床不改善,X线检查可见椎间隙狭窄改变。可口服消炎镇痛药和少量激素,腰围制动,症状消失需4～6个月。

(6)椎间隙狭窄和腰椎管狭窄:椎间盘内酶注射实质上是加速椎间盘退变的一个过程,注射后再生取代的是类似瘢痕样的纤维化组织,椎间盘的膨胀能减弱造成椎间隙窄变,其程度取决于酶的溶解率和注入量。狭窄明显时发生腰椎不稳并发腰痛,类似退行性脊柱炎。硬膜外注射方法造成椎间隙狭窄不明显,但可由于注射局部的纤维增生引起硬膜囊缩窄和神经根粘连,且可累及数个椎间隙。

总之,髓核化学溶解疗法是一种治疗腰椎间盘突出症的有效方法,但鉴于酶剂自身存在的一些问题及造成的并发症尚难以克服,目前仍应谨慎对待,不宜扩大或首选使用。必须规范操作,控制酶注入量,治疗后严密观察。

(三)经皮椎间盘内臭氧气体注射术

1.适应证与禁忌证

(1)适应证

1)主要为轻至中度的单纯性包容性腰椎间盘突出合并相应的神经功能障碍,经CT或MRI检查证实者,非包容性中度突出者(突出<5mm)亦在适应证之列。

2)临床表现为腰背痛和(或)坐骨神经痛、神经根受压体征明显、无或仅有轻度神经功能缺失,经保守治疗至少8～12周或以上无效者。

3)CT或MRI检查应与临床定位症状一致,且临床症状与腰椎退行性改变关系不大者。

4)外科手术治疗后出现FBSS者。

(2)禁忌证

1)临床检查示严重运动神经功能损伤者。

2)非椎间盘源性坐骨神经痛者。

3)合并椎管狭窄、侧隐窝狭窄及椎体Ⅱ度以上滑脱者。

4)椎间盘突出伴大部分钙化者。

5)突出物大、压迫硬脊膜囊大于50%者。

6)纤维环及后纵韧带破裂致髓核形成游离体进入椎管内或硬脊膜囊内者。

7)合并重要器官严重疾病,手术有风险者。

8)甲状腺功能亢进症患者、蚕豆病患者及有出血倾向者。

9)有严重心理障碍者及有手术风险者。

2.设备与材料

(1)X线机:C形臂X线机,能进行正侧位透视,电视监视,清晰度高;或者CT机也可。

(2)臭氧发生器:能产生浓度至少为30μg/ml的臭氧,能实时显示臭氧浓度及压力。臭氧浓度稳定,有氧化还原系统。

(3)穿刺针:最佳穿刺针为锥形多侧孔空心针,头端封闭,外径为20～22G;或者弯套针;如果用椎间盘内置管法,应有加长短硬膜外穿刺针、多孔硬膜外导管。

(4)注射器:2～20ml各种规格注射器,螺口注射器为佳。

(5)其他:瓶装医用纯氧、无菌手术包、消毒用材料。

3.术前准备

(1)详细查体和做必要的特殊检查,包括血尿常规、凝血功能、心电图、肝肾功能、心肺透视等,以便发现和及时处理对治疗有影响或可能带来潜在风险的疾病。

(2)向患者及其家属说明病情,介绍手术过程,征得患者及家属的同意,并要求签字。

(3)对手术室或CT室预先进行正规消毒,注意室内通风,预防臭氧对医务人员及患者的眼结膜和呼吸道产生严重刺激。

(4)对患者做好心理疏导,对于精神紧张的患者应给予适量的镇静药。

4.操作方法

(1)传统侧后路注射法:患者患侧向上侧卧位或俯卧位,髂骨过高者可采取下侧肢体屈曲、上侧肢体伸直、腰下垫一薄枕。通常取突出椎间隙水平距脊柱中线旁开7～10cm处为穿刺点,常规消毒铺洞巾,2%利多卡因局部麻醉。在C形臂X线机或CT监视下,用21G多侧孔乙醇注射针刺入皮肤,针尖斜向椎间盘方向,与矢状面成40°～55°进针,紧贴后关节外缘进入安全三角区,继续向前进入病变椎间盘内,正位透视定位针尖位于椎间隙中央而侧位透视定位针尖位于椎间隙中后1/3区域表示穿刺位置正确。为避免增加椎间盘压力,常规不做髓核造影。按操作常规将O₃发生器与医用纯氧连接,设定其输出的O₂、O₃混合气体中O₃浓度为30～60μg/ml。接通O₃发生器电源开关,数秒钟后可闻及刺激性强烈的气体味。用注射器抽取O₂、O₃混合气体5ml在较短时间内(一般不超过30s)匀速注入椎间盘内。包容性椎间盘突出者推注时阻力较高,可见气体在盘内呈水滴状或裂隙状分布。而纤维环破裂者气体易进入硬脊膜前间隙,透视下显示为椎体后缘线状透光影。退针至椎间孔后缘,在确保不注入蛛网膜下腔的情况下,注入混合气体10～15ml。可见气体在腰大肌间隙弥散。再注入刺激性较小的糖皮质激素及利多卡因混合液行局部封闭后即可拔针。

(2)第5腰椎～第1骶椎椎间盘进针方法:对于第5腰椎～第1骶椎椎间盘突出的患者,由于有髂翼阻挡,使第5腰椎～第1骶椎椎间盘进针往往比较困难,但只要采取适当的体位和进针角度,绝大多数均能顺利进入第5腰椎～第1骶椎椎间盘。人体由于腰骶角的存在,所以在侧位如第5腰椎～第1骶椎椎间盘所在平面往往是由后上方向前下方即向人体足端倾斜,呈一个较大的角度.穿刺时可以利用这一角度。手术者要同时把握好两个穿刺角度,即穿刺针与人体矢状面的夹角和针尾向头侧倾斜的角度。

(3)双针注射法:该方法将2根穿刺针同时刺入椎间盘内的不同部位,目的是增大臭氧在椎间盘内的分布面积,使髓核氧化更充分,达到提高疗效的目的。其穿刺方法与传统侧后路注射法基本相同,根据穿刺针所在部位可分为同侧进针法和双侧进针法。同侧进针时,患者健侧向下侧卧位或俯卧位,通常取突出椎间隙水平距脊柱中线旁开7～8cm处为穿刺点,常规消毒铺洞巾,2%利多卡因局部麻醉。在C形臂X线机或CT监视下,用21G多侧孔酒精注射针刺入皮肤,针尖斜向椎间盘方向,与矢状面成50°～60°进针,紧贴后关节外缘进入安全三角区,继续向前进入病变椎间盘内。然后在距第1根针的穿刺点向外旁开1～1.5cm处为第2穿刺点,使第2根穿刺针与矢状面成40°～50°紧贴后关节外缘向同一椎间盘穿刺。2根穿刺针尽量从椎间盘的不同层面进入,达到理想位置后注射臭氧。

双侧进针法是在病变椎间盘间隙水平距脊柱中线旁开7～10cm处为穿刺点,分别从患侧和健侧向突出的椎间盘穿刺进行臭氧注射。具体进针方法与传统侧后路注射法相同。

(4)经小关节内侧入路注射法:该方法一般在 CT 引导下更为安全。患者俯卧于 CT 扫描床上,腹部垫高,使腰椎生理前凸消失或稍后凸,行突出节段椎间盘常规 CT 扫描,确定椎间盘突出最明显的部位为穿刺平面,设计穿刺途径为侧后方,需要求黄韧带、神经根内侧间隙、突出物、椎间盘中央为一平面,必要时可倾斜机架角度选择最佳路径,退床至该层面,打开激光定位灯放置金属标志物后再次扫描,确认路径无误,选择穿刺点并测量穿刺路径的角度及深度,打开激光定位灯标记穿刺点。常规消毒铺巾,局部浸润麻醉,用 22G 带侧孔穿刺针在穿刺点根据设计的深度及角度沿小关节内侧缘进针,当针尖抵达黄韧带有坚韧感时,经 CT 扫描证实穿刺针尖位于黄韧带内,抽出针芯连接含 5ml 过滤空气的注射器,进针时给予注射器轻度压力,当针尖穿过黄韧带达硬膜外腔时,注射阻力骤减,停止进针,行 CT 扫描确认针尖位置无误并回抽无血液及脑脊液后,将注射器中气体注入 3～5ml,再次行 CT 扫描确认气体已将硬膜囊推至健侧,继续进针至盘内,经 CT 扫描确认无误后,用 5ml 注射器吸取浓度为 30～60μg/ml 臭氧,首先在椎间盘髓核腔内分次反复注射,经扫描观察盘内臭氧分布,直至臭氧在椎间盘内呈弥散状分布时,然后按照 CT 测量针尖至突出物中央的距离缓慢将针退到突出物中央,再次扫描确定针尖位置,缓慢注射臭氧 5ml。对于神经根增粗明显者将针尖退至侧隐窝,再次回抽无血液及脑脊液后,注入浓度为 30～40μg/ml 臭氧 5ml。退出穿刺针,用创可贴敷贴针眼,并用平板车送患者返回病房。

如果在 X 线透视下进行穿刺,应于距脊柱中线 1～1.5cm 的患侧相应椎间隙作为穿刺点,透视下沿该点垂直进针,紧贴小关节内侧缘进入侧隐窝,并注射 1～2ml 非离子型造影剂,证实针尖未刺破硬脊膜,注射适量空气将硬膜囊向健侧推移以扩大进针间隙,然后将针尖刺入椎间盘内。其他操作方法与在 CT 下相同。

(5)经小关节间隙入路注射法:该方法适用于 X 线正位片显示小关节间隙清晰或下关节突外缘可辨者。在 C 形臂透视下首先确定好小关节间隙在体表的投影作为穿刺点,一般距后正中线的距离为 1.5～2.2(1.8±0.6)cm。用 22G 带侧孔穿刺针经穿刺点快速刺入皮下,垂直进针至针尖下有韧感时即达小关节囊,继续进针进入小关节间隙,再继续进针遇到阻力时即为小关节囊前壁和黄韧带,边加压边进针,一旦阻力消失即进入侧隐窝。回抽无血液及脑脊液后,将注射器中气体注入 3～5ml,将硬膜囊推至健侧,继续进针至盘内。臭氧注射方法与经小关节内侧入路注射法相同。

(6)椎间盘内置管法:以 CT 引导下穿刺为例,患者俯卧在 CT 床上,腹部垫一软枕,CT 平行于椎间隙扫描,选取突出物最大层面,由椎间盘后中 1/3 点紧贴后关节前外缘引直线至患侧皮肤表面作为穿刺点,测量穿刺点至脊柱正中旁开距离,打开 CT 定位灯,在患者皮肤表面确定穿刺点,甲紫标记。常规消毒铺无菌洞巾,2%利多卡因局部麻醉,用加长硬膜外穿刺针刺入皮肤,针尖斜向椎间盘方向,与矢状面成 40°～60°进针,紧贴后关节外缘进入安全三角区,继续进针入病变椎间盘内,CT 平扫确认穿刺针针尖位于椎间盘后中 1/3 点,拔除穿刺针内针芯,用 5ml 一次性注射器分次抽取 60μg/ml 臭氧气体 5～15ml 注入椎间盘内,CT 扫描观察气体在椎间盘内的分布情况,然后由穿刺针置入带钢丝的多孔硬膜外导管,右手固定导管,左手缓慢撤出穿刺针,再次行 CT 扫描,确认带钢丝硬膜外导管在椎间盘内的正确位置后,拔除钢丝,由多孔硬膜外导管注入 $30\sim60\mu g/ml$ 臭氧气体 $5\sim15ml$，CT 扫描椎间盘，比较前后 2 次臭氧分布情况，封闭硬膜外导管口，胶布固定导管，平车推送患者回病房。分别在第 $4\sim7$ 天由多孔硬膜外导管注入臭氧气体 $5\sim30ml$，第 7 天注射臭氧气体后，拔除硬膜外导管，操作过程严格无菌操作，患者绝对卧床休息。

（7）弯套针旋转注射法

1）弯套针的构成：由一根直针和多根弯针组成，直针尖端呈弧形并向一侧开口，也可由 16 号 Tuohy 针替代；弯针较细，由弹性良好的不锈钢制成，可插入直针芯内，弯针比直针长 2.5cm，直行部分与直针等长，超出直针部分有 $10°\sim50°$ 不同角度的弯曲，当弯针进入直针时其弯曲的方向应与直针或 Tuohy 针的针尖的弧形方向一致。

2）注射方法：让患者俯卧于治疗床上，从椎间盘突出间隙的患侧旁开 $6\sim10cm$，在 CT 或者 C 形臂 X 线机引导下将直针经安全三角区穿刺至椎间盘后外侧缘，当直针针尖抵住纤维环后，不刺破纤维环，再从直针中插入弯针，并将弯针前端超出直针的部分刺入椎间盘内，然后边注射 $30\sim50\mu g/ml$ 臭氧边向后退针，当弯针退回到直针针尖位置时完成了对椎间盘第一个方向的注射，O_3 沿着弯针在盘内的穿刺路径弥散于椎间盘内。然后将直针旋转一定角度，再次将弯针刺入椎间盘，重复上述过程。如果在 CT 引导下，可根据 CT 扫描所显示的 O_3 在椎间盘内的分布情况，可以旋转到不同角度多次注射，直到 O_3 在椎间盘内的分布较理想或突出物明显缩小。如果在 C 形臂 X 线机引导下，一般每次旋转 $90°$，分 4 个方向注射即可。

如果要进行突出物内注射，可以选取合适弧度的弯针，使针尖进入突出物内注射。上述操作 O_3 总量一般不超过 30ml。对于根性症状严重的患者在盘内注射完毕后退出弯针，从直针中注入 $40\mu g/ml$ 臭氧约 10ml 至椎旁间隙。

5.术后处理

经皮腰椎间盘内臭氧气体注射术后患者应卧床休息 1d，并静脉滴注抗生素 3d 预防感染。一般主张术后患者应住院观察和治疗。临床症状较轻者也可回家休养，以卧床休息和口服维生素 B_1、维生素 B_6 等为主。症状较重者须用 20% 甘露醇 250ml、地塞米松 5mg 及神经营养药静脉滴注 3d，必要时可给予镇痛药。出院后休息 2 周，并应按计划进行康复锻炼。6 个月内禁止负重及参加剧烈的体育活动。

经皮腰椎间盘 O_3 注射术后康复计划如下。

（1）术后 $1\sim3d$：睡硬板床，绝对卧床休息 1d。平卧时双膝下垫一枕头使腰部充分休息。尽量减少活动范围，坐立、行走时宜加用护腰带。

（2）4d 至 2 周：避免长时间坐立，一次坐立时间在 15min 之内。可进行轻微腰部伸展运动，严禁提举重物。

（3）$3\sim4$ 周：腰背及腹肌锻炼；步行锻炼，可根据情况爬一定坡度。游泳锻炼（每周 3 次，每次 $15\sim30min$）。

（4）4 周至 3 个月：多数患者可恢复轻体力工作。

（5）6 个月：经循序渐进的腰背肌锻炼，部分患者可恢复重体力劳动。

（四）经皮穿刺椎间盘切除术

经皮穿刺椎间盘切除术（PN）是治疗腰椎间盘突出的一种介入疗法，从 20 世纪 70 年代后期起 PN 受到重视,逐渐在欧美以及日本各国开始使用,其后 30 余年与胶原酶化学髓核溶解术以及激光髓核气化法曾被各国普遍临床应用。

1.经皮穿刺椎间盘切除术的适应证

(1)主要指征经皮穿刺椎间盘切除术的主要指征包括:①患者发病年龄<40 岁。②CTD检查椎间盘的突出组织未穿破后纵韧带。③CT 显示未有退变引起的椎管狭窄存在。④无神经根畸形。⑤肌力检查 4 级以上。⑥除严重急性症状外,非手术治疗 3 个月以上无效者。

选择 40 岁以下病例作为适应证与 CT 检查排除椎间盘退变引起的椎管狭窄也有一定的关联。通常在施行后路髓核摘除术时,可观察到约占 70%的 40 岁以上患者存在由于关节病变引起的骨赘和黄韧带肥厚,这时病变神经根同时受到前方椎间盘突出组织和后方骨性或韧带组织的挤压,即通常所说的神经根狭窄性受压类型。PN 的作用机制是通过减低椎间盘内压获得相对减压效果,对这种前后狭窄的难以达到改善神经根受压的目的。通过 MRI 矢状面显示也能诊断椎间孔的狭窄,这与 CT 检查有无侧隐窝狭窄同样重要。

通过 CTD 可以明确椎间盘突出物是否穿破后纵韧带,依据椎间盘内的造影剂向后侧椎管方向溢漏的流向和位置可以分为 3 种类型。①纤维环内渗漏:造影剂溢流未超越椎间盘纤维环的后缘;②纤维环外渗漏:造影剂溢流超越纤维环后缘流向椎管,但尚未到达硬膜囊后侧;③硬膜外渗漏:硬膜囊周围及后侧均可见到造影剂。纤维环内渗漏和纤维环外渗漏都判断为椎间盘突出物未穿破后纵韧带。比较术中所见实际椎间盘突出类型与 CTD 的对应关系,突出型相当于纤维环内渗漏,韧带下脱出型相当于纤维环外渗漏,经韧带脱出型和脱出游离型与硬膜外渗漏对应为主。从椎间盘突出类型来理解 PN 适应用于纤维环内渗漏和纤维环外渗漏比较容易,但即便是属于纤维环外渗漏的话,如椎间盘突出组织向上、下椎体后方移动较大(经韧带脱出游离)时,也不宜使用 PN 方法治疗。

然而也有报道指出,决不能仅根据影像上显示的椎间盘突出是否穿破后纵韧带来决定 PN 的适应证,因为在解剖上后纵韧带并非完全覆盖椎体和椎间盘的后侧,其在椎体部位窄细,并且在椎间盘的外侧结构疏松。但是在对椎间盘突出施行的 CTD 检查结果,约 68%椎间盘突出先发生在后方中央部位,然后突出组织再逐渐移向左、右两侧,所以按照 PN 的降低椎间盘内压作用机制,椎间盘突出时是否有后纵韧带阻挡覆盖依然非常重要。

现在通过 MRI 检查表明椎间盘突出穿破后纵韧带后,主要为髓核成分的突出组织可在硬膜外腔被自然吸收,临床上在非手术治疗 1 年内常发生突出组织自行吸收的变化,对这些病例已无再行 PN 治疗的必要,因此决定使用 PN 治疗前正确诊断椎间盘突出是否穿破后纵韧带非常关键。

PN 方法比较安全,对椎管内神经和血管组织无侵袭,但是当插入导管在经过椎间孔外侧部位时仍有盲目性,有可能因此损伤神经,尤其是当神经形态存在异常时。关于发生马尾神经根形态异常的比率各家报道不一,一般在 0.4%~3%,随着 MRI 检查技术的进展,在其横断面、额状面上可以发现椎间孔外部位的神经根形态异常,但是确诊率尚较低,因此重要的是通过掌握椎管内马尾、神经根的异常来诊断椎间孔外的神经异常。如存在神经根分支异常、双重神经根等异常时,为安全起见应避免施行 PN 治疗方法。腰骶椎移行部有骨性形态异常时,也往往伴有神经走行异常,必须引起注意。PN 操作中虽然要选择良好的插管位置,但是一旦患者诉说出现强烈的下肢痛或腰痛时,要考虑有神经根形态异常的可能。

对于肌力检查在 3 级以下的病例,手术探查结果绝大多数为神经根的绞窄压迫型,而且神经根与周围组织明显粘连并呈萎缩状态,在这种状况下 PN 治疗无效,治疗后大多需要再施行后路髓核摘除手术,因此,选择 PN 方法治疗时必须遵守肌力大于 4 级的原则。

关于采取 PN 治疗的时间,按照 1992 年制定的标准,定为从发病起经非手术治疗 6 个月无效者。但是实际上在临床往往由于疼痛治疗无效难以持久等待,而且考虑到经后纵韧带穿破的突出组织从发病 3 个月起即可开始被自然吸收的因素,现在改定非手术治疗时间为 3 个月,如届时仍无疗效则可采取 PN 方法治疗。

(2)次要指征:与后路髓核摘除术比较,PN 的治疗有效率相对较低,约为 75%,为了获得较为稳定的治疗结果并提高疗效,根据临床经验再进一步细化制定 3 项次要适应证:①当腰痛和下肢痛症状同时存在时以下肢痛为主;②CT 或 MRI 横断面显示为单侧压迫型;③椎间盘造影侧位像显示椎间盘髓核的母体和脱出部分之间的显影较粗大(提示突出组织与母体间分离较少)。符合第 3 项的病例在 PN 治疗后症状能够较早获得改善,病例的满意度较高。第 1 项的内容由于易受到患者主观因素的影响难以对治疗结果作出评价,但是在基本没有腰痛病例的治疗结果要优于有腰痛而下肢症状不明显的病例。同时符合 3 项次要指征和 6 项主要指征病例的 PN 治疗有效率可提高至 82%。

2.经皮穿刺椎间盘切除术操作

患者取侧卧位,患侧在上,腰部垫枕使腰椎凸向患侧。C 形臂 X 线机定位并标记,自后正中线沿标记线向患侧旁开 8～10cm 定点穿刺,第 5 腰椎～第 1 骶椎位 6～8cm。局部麻醉,穿刺针沿横向标记线平面,与躯干正中矢状面成 45°～60°方向进入。插入导针并保持固定,拔除穿刺针。以导针插入处为中心做 1cm 长的皮肤切口,沿着导针由细到粗依次旋入、置换套管,使套管顶端抵达纤维环。把持固定外套管后拔除内置的导针和其他导管,再经外套管插入环锯,旋转环锯切割纤维环。切割完纤维环后退出环锯,再插入髓核钳切除髓核组织,最后冲洗创口并缝合皮肤。

(五)经皮穿刺腰椎间盘激光减压术

1.适应证与禁忌证

(1)适应证

1)MRI、CT 等影像学检查确诊为腰椎间盘膨出或突出者。

2)经正规保守治疗至少 3 个月无效的患者。

3)临床根性疼痛及其他症状和体征与突出的椎间盘水平相一致者。

(2)禁忌证

1)经后纵韧带突出型及游离型腰离型腰椎间盘突出症患者。

2)存在其他相关骨关节疾病,如腰椎管狭窄、侧隐窝狭窄、椎间盘钙化、后纵韧带钙化、强直性脊柱炎、广泛性骨关节炎、腰椎小关节紊乱、腰椎滑脱、进展性退行性椎间盘病变等。

3)既往有该节段椎间盘手术史。

4)存在出血倾向、心功能不全等严重全身性疾病。

2.PLDD 手术过程

（1）术前准备

1）患者准备与 PLD 术前相同。若患者紧张可在术前使用镇静药。

2）术前进行 X 线平片、CT、MRI 等必要的影像学检查，选择适应证，排除禁忌证。

3）器械设备准备：激光器种类不同，调试方法也不尽相同，原则是保证正确的治疗功率输出。

4）穿刺针准备：采用脊柱穿刺针或 PTC 针。根据所用光纤直径选择穿刺针大小，一般 $400\mu m$ 光纤用 18G 穿刺针，$600\mu m$ 光纤用 16G 穿刺针，采用 15～16G 前端带有侧孔的穿刺针有利于术中排气。

（2）操作方法

1）体位：患者可取健侧卧位或俯卧位。

2）定位：术前应先根据 CT 或 MRI 测量定位，再采用 C 形臂 X 线机透视下确认目标椎间盘、椎体、椎弓根，确定最佳刺入点与刺入角度。也可直接采用 CT 定位，利用 CT 良好的空间分辨力和组织分辨力，可明确观察到目标椎间盘的椎体、神经根、邻近的肌肉、血管、腹部脏器等结构，精确测量穿刺距离和角度，使穿刺更为准确和安全。进针点一般在突出部位间隙水平向患侧后正中线旁 8～10cm 处。

3）穿刺：皮肤常规消毒铺巾后，在进针点处用 0.5％利多卡因局部浸润麻醉，将 16G 或 18G 穿刺针与躯干正中矢状面成 45°进针，在 C 形臂 X 线机透视下确认穿刺位置。穿刺针由上关节突前外缘、神经根下方穿破纤维环进入椎间盘内。在此过程中如患者有下肢放射性麻木或疼痛等异常感觉应重新调整穿刺针方向和角度，以防损伤神经根。穿刺针尖端应位于椎间盘髓核中央偏后外份 5～10mm。

4）插入光纤或置入套管及激光手具：抽出针芯，顺针道置入光纤，光纤尖端超过针尖 0.5cm，使光纤尖端恰好位于髓核中央。目前，随着内镜技术的发展使 PLDD 手术有了质的飞跃，医生可通过放大的显示器清楚地看到髓核组织和激光烧灼过程。最新的钬激光手具集照明探头、摄像探头、注水管道及激光光纤为一体。沿穿刺针植入套管，套管进入椎间隙 0.5～1.0cm 为宜。固定套管，再置入激光手具，其穿入不宜超出套管 1cm。

5）激光汽化切割（以钬激光为例）：钬激光采用脉冲发射，汽化烧灼髓核组织。一般使用能量 2J，脉冲频率 10/s，功率 20W，总能量 10～15kJ。在治疗过程中可看到轻微烟雾冒出针管并闻及焦味。若患者胀痛明显则可用注射器经三通管抽取气体，以减低椎间盘内压力，也可采取延长脉冲间隔的方法。如果是在 CT 引导下穿刺手术，可以观察穿刺针的位置、光纤位置、盘内气体及空洞、椎间盘回纳情况等，并根据这些情况决定是否继续烧灼。如果在内镜下操作，烧灼切割时使激光手具前端与间盘组织接触，此时可感觉到有弹性活动的感觉。烧灼过程中要不断地调整激光的方向、角度及深度，直到监视器上可见烧灼的空洞不再有椎间盘组织回缩时，其洞穴直径为 0.7～1.0cm 为宜。手术中要不断用生理盐水冲洗，这样不仅及时冲走了椎间盘组织的碎屑，而且可降低术野温度，防止烧灼面积扩大。

6）减压完毕，拔出光纤，拔出穿刺针，皮肤用创可贴覆盖。也有学者在拔针前向穿刺部位注入地塞米松 5mg＋1％利多卡因 1ml，以预防术后腰痛发生。

（3）术后处理

1）口服或静脉给予广谱抗生素预防感染。如有神经根刺激症状，可选用 20％甘露醇 250ml/d 及七叶皂苷钠针 20mg 加生理盐水 250ml 静脉滴注，每天 1 次，连续 3d。

2）腰椎佩戴腰围保护。

3）指导患者进行循序渐进的功能训练：术后第 1 天卧床休息；术后第 2～4 天每天进行 15～20min 短距离步行锻炼；术后第 5 天可正常活动；轻体力劳动者可于术后 1 周工作；术后 1 个月开始进行腰背肌训练。

4）在术后第 1、7 天及 1、3、6、12 个月进行随访。

（六）腰椎间盘显微外科切除术

腰椎间盘显微外科切除术具有切口小、对腰椎肌肉创伤小、容易分辨深在的结构、对神经结构牵拉损伤小以及可以在直视下工作等显著的优点，能够使瘢痕最小化且更快恢复劳动能力。随着显微外科技术的迅速发展，国内外采用显微外科技术椎间盘摘除的报道越来越多，有关这方面的治疗积累了不少经验。就用显微外科技术进行腰椎间盘摘除是为了尽可能减少创伤，最大限度保留脊柱的稳定性、减少神经损伤等并发症。

1.适应证和禁忌证

（1）适应证：腰椎间盘显微外科切除术经过众多专家多年的不懈探索和完善，已由 Williams 早期保留关节突关节并通常保留椎板的显微腰椎间盘切除方法发展到后来可切除某些骨性结构，甚至必要时进行棘突切除、全椎板切除等改良了的 Williams 腰椎间盘显微切除方法，故大多数学者认为该技术适合于几乎全部的传统腰椎间盘髓核摘除术的适应证，即使伴严重的腰椎管狭窄也可采取显微腰椎间盘切除术的方法。

1）传统的腰椎间盘突出手术的绝对指征

①马尾综合征：表现为大、小便功能障碍，鞍区感觉减退，双侧腿痛，多为脱出巨大的髓核对马尾形成压迫，应尽早手术。

②进行性神经功能障碍，下肢肌力减弱，应早期手术干预防止下肢力量的进一步减退，促进神经功能恢复正常。

2）相对指征

①急性神经根性压迫症状首次发病，经 3 个月保守治疗，症状不缓解，则应外科干预。

②保守治疗虽有效，但短期内反复的坐骨神经痛复发。

③下肢疼痛剧烈，严重影响工作、生活者。

（2）禁忌证腰椎间盘显微外科切除术没有绝对的禁忌证，但由于应用显微外科技术行腰椎间盘摘除，手术暴露较局限，故下列情况应谨慎选择显微外科手术。

1）体型过度肥胖患者，因术野深在，显微镜焦距相对缩短，不便镜下操作，易造成神经损伤。

2）合并脊柱滑脱、不稳的腰椎间盘突出，或减压可能造成不稳，需要内固定稳定脊柱者。

3）多个椎间盘突出者，其椎管内病理变化复杂，显微外科处理困难。

4）诊断不能完全明确者，手术需椎管内探查。

5）凝血功能障碍者。

6)全身状况差,年老体弱或合并重要脏器功能障碍而不能耐受手术者。

2.术前准备

一般准备与传统外科手术相同。此外,为了尽量争取手术成功,腰椎间盘显微外科摘除术前必须详细地询问病史,进行体格检查及影像学检查,明确神经受压部位,相邻解剖关系以及是否合并移行椎等,对手术范围和方式进行详细的计划。

(1)X 线片:术前必须有比较清晰的前后位和侧位 X 线片以反映腰椎弯曲程度、椎间隙高度、脊椎关节病变程度、椎板间隙的大小和形状。由此预测是否有必要扩大椎板间隙,确定术中选择合适的椎间融合器。对于腰椎高度前突的患者,尤其在第 2 腰椎~第 1 骶椎,误入上一节段的危险性较高,术前一定要用穿刺针在透视下进行标记。

(2)CT 扫描:CT 扫描可以明确了解椎间盘与椎管的骨性变化以及椎管、神经根管横截面上的变化,更能从骨窗像上了解椎体骨性变化,确定选择不同大小的椎间融合器,同时可以二维或三维重建脊椎。对于不复杂的病例进行 CT 检查就已能满足术前准备的需要。

(3)MRI 扫描:MRI 成像已成腰椎间盘突出诊断的标准手段。MRI 扫描不仅可以明确反映突出椎间盘的大小、形态、部位等基础病变影像,还可以反映椎间小关节形状和大小、黄韧带的厚度和形状、侧隐窝和椎管的容积,也可以反映硬膜外脂肪、脊髓神经及硬膜外静脉系统的情况。

(4)椎管造影术或椎间盘造影术:脊髓造影由于对偏外侧的椎间盘突出、侧隐窝狭窄等不能显示,因此可能遗漏重要的病理改变,如手术时未能同时处理,必将影响手术效果。所以对于多数病例不必常规行椎管造影术或椎间盘造影术检查。

(5)其他:要特别重视对病史、体征及影像学表现进行综合分析,做好充分的术前计划。

1)要精确判断突出椎间盘的性质及分类。需要手术切除的椎间盘是否完整;是否经韧带下向硬膜外凸起;游离的椎间盘碎片位于后纵韧带之下还是超过了后纵韧带;脱出的椎间盘所处的椎间隙;椎间盘脱出是向头端还是尾端;脱出椎间盘的大小甚至成分等。这些问题手术医生在术前均应明确。

2)对于位于中央、旁中央型(在中线与椎弓根内侧缘之间)、或椎间孔内型(在椎弓根的内侧和外侧缘之间)的椎间盘突出,需从距脊柱棘突向患侧旁开 0.5cm 的旁正中线经椎板间开窗入路进行手术;对于椎间孔外型椎间盘突出,应从距中线向患侧旁开 3~5cm 处切口,从椎旁后外侧经肌肉入路到达椎间孔外侧进行手术;对于椎间孔内和孔外联合椎间盘脱出,则建议采用旁正中一椎板间入路与后外侧椎间孔外入路联合进行。

3)术前应标明椎间盘脱出的范围并计划好手术入路的扩大情况。如脱出物位于椎间隙的头端时应增加椎板切除量,扩大开窗;侧隐窝脱出时应扩大关节下减压。

4)仔细阅读 MRI 以确认椎间盘脱出是否位于神经根腋部,如果是腋下型椎间盘突出,要从神经根外侧进入椎间盘显得非常困难。

5)如果是复发型腰椎间盘突出症患者,则应明确瘢痕组织的大小以及保留的椎板、小关节等骨性结构的多少,因为这些骨性结构是复发性椎间盘突出症显微外科分离时的唯一可靠标志。

3.手术方法

（1）旁正中椎板间入路

1）麻醉：根据手术者的习惯选择气管内插管全身麻醉、持续硬膜外麻醉或局部麻醉。

2）体位：通常可采用胸-膝俯卧位或常规俯卧位中的一种，原则是避免压迫腹腔引起腹压增高，椎管内静脉丛充血，造成术中出血增加和影响椎管内的显微镜下分离。

①胸膝俯卧位：髋关节和膝关节弯曲90°，保证下肢静脉回流，减少下肢深静脉血栓形成的危险性。患者的支撑点在膝、臀和胸部，这些部位均需用气垫或凝胶软垫加以保护，以防压疮形成。适当倾斜手术台后部，减少或完全代偿腰椎前凸，这不仅可以扩大椎管体积还可以张开椎间隙。患者腹部必须悬空，避免受压，胸廓下垫软垫。头面前额部垫软圈，防止眼、鼻、下颌受压损伤。两上臂外展屈肘90°并检查手臂有无过度外展及腋窝是否受压，以防臂丛损伤。

②常规俯卧位：患者前胸和髂峰部各垫软垫1个，使腹部悬空，前胸软垫不得太靠前，以防压迫气管影响两肺通气。两髂峰垫枕不能太靠中线以防腹部压迫影响静脉回流，增加术中出血，前额部垫软圈，防止眼、鼻及下颌受压，导致失明或压迫性溃疡。两前臂不得过于外展以防臂丛损伤。手术台折刀位，以增加椎板间隙张开度，减少腰椎前凸。

3）定位：首先在C形臂X线机透视下确定椎间盘突出间隙在后腰部皮肤上的投影并做好标记。然后皮肤常规消毒，将穿刺针与棘突平行刺入病变椎间隙作为标记，注意椎板间隙略低于此标记。穿刺针最好从手术入路的对侧刺入，以避免皮下和肌肉血肿妨碍手术入路的分离。

4）切口：以病变椎间盘为中心，从正中向患侧旁开1cm处做纵行切口，长2.5～4cm。对不太胖的患者，中线旁做2cm的皮肤切口即可。为减少出血及良好止血，从皮下至骶棘肌腱于棘突上的附着均应用电刀切割。

5）暴露椎板及棘间孔：为了保留棘上、棘间韧带，于中线旁1cm处切开腰背筋膜，注意保留棘上、棘间韧带的完整，将骶棘肌从棘突、椎板上骨膜下钝性分离，直至关节突内侧充分暴露。先用鞍形拉钩将外侧骶棘肌拉开，随即插入半圆形双面撑开器，上下扩大创口后用骶棘肌辅助撑开器将骶棘肌向外撑开暴露整个椎板间隙，并校正显微镜。

6）暴露切除椎间盘：用45°显微椎板咬骨钳咬除上位椎板下缘，用直骨刀凿除下关节突内侧部分骨质，然后再用显微椎板咬骨钳咬除上关节突内侧份，以扩大椎板间隙。在第5腰椎～第1骶椎椎间盘突出，一般不需咬除骨性组织或只需咬除第5腰椎椎板下缘少许骨组织，切除黄韧带即可暴露第5腰椎～第1骶椎。椎间盘。第4～5腰椎椎间盘突出时需咬第4腰椎下1/3椎板始能暴露腰椎间盘。韧带切除用血管钳钳夹并提取黄韧带，用尖刀切开，用椎板咬骨钳咬除。暴露椎间盘并摘除髓核，将神经根轻轻移向内侧，即可见突出的椎间盘。置入神经拉钩，纤维环于放大镜下有时可见小裂孔。置入显微髓核钳夹出退变的髓核组织。如椎间盘突出处纤维环或后纵韧带无裂口，可用尖刀切一小孔，将退变的髓核夹出。除非髓核已游离，一般仅取出同侧后1/4象限内的髓核。尽量避免于纤维环上行大切口或广泛切除纤维环，尽量避免损伤软骨板。常规检查神经根周围有无合并狭窄等病变，如有上述病变应予相应处理。硬膜及神经根表面用从切口处切取相应大小的游离脂肪片覆盖。

暴露切除椎间盘过程中应注意如下几点。

①手术切口必须以病变的椎间盘为中心，而椎间盘并不总是与椎板间隙相对应。腰椎间

盘间隙与腰椎板间隙的关系是:随着腰椎向近端移行上位椎板对椎间隙的覆盖越来越多。第5腰椎~第1骶椎椎间盘与第5腰椎~第1骶椎椎板间隙上缘、第4~5腰椎椎间盘与第4腰椎椎板下缘、第3~4腰椎椎间盘与第3腰椎椎板中下1/3交界分别对应。所以要注意不同间隙的椎间盘突出需要切除的上位椎板的量不同,越高的椎间盘突出需要咬除更多的上位椎体的椎板才能暴露出相应的椎间隙。

②在插入扩张器牵拉椎板间隙肌肉,应旋转90°朝向助手打开,注意不要过度牵拉,以避免皮肤坏死。并使椎板间窗、黄韧带和上位椎板的下部处于视野中央。

③切开黄韧带时注意勿刺破硬脊膜。

④在显露神经根时,最好在6点位置开始显露,切除上位相邻椎骨的下关节突内侧部分,咬骨钳应始终保持与神经根走向平行使用,否则有硬膜撕破的可能。上位椎板的下缘和外侧缘可广泛切除,但必须不能切除小关节之间的峡部。如果上位椎板切除范围超过10mm,造成峡部区域破坏的危险性将增加。

⑤尽量保留硬膜外脂肪。如遇硬膜外静脉尽量予以保留。如有硬膜外静脉丛出血,严禁用单极电凝止血,也尽量少用双极电凝止血,应用双极电凝止血时注意保护神经根勿使受损。硬膜外最好的止血方式是暂时用吸收性明胶海绵或氧化纤维素填塞,注入冷盐水,等待1~2min出血即可停止,然后仔细除去吸收性明胶海绵或氧化纤维素等止血药。但由于脆性的硬膜外静脉常与止血药粘在一起,所以在除去止血药时很可能导致再次出血,如果在去除的时候持续注入盐水可松动粘连,以避免出血。

⑥进行神经根减压和纤维环切开时,必须找到神经根的外侧缘并将其牵向内侧。如果术中神经根寻找失败可能有以下几种可能:腋下型椎间盘突出将神经根挤到外侧;没有把上关节突内侧骨赘全部咬除;神经根粘连;解剖变异。在没有找到神经根之前最好不要使用尖锐的器械。寻找神经根的关键就是要明确椎弓根的位置。第3腰椎及第4腰椎神经根皆自相应的椎体上1/3或中1/3水平出硬膜囊紧贴椎弓根入椎间孔。第5腰椎神经根自第4~5腰椎椎间盘水平或其上缘出硬膜囊向外下走行越过第5腰椎椎体后上部绕椎弓根入第5腰椎~第1骶椎椎间孔。第1骶椎神经根发自第5腰椎~第1骶椎椎间盘的上缘或第4腰椎椎体下1/3水平,向下外走行越过第5腰椎~第1骶椎椎间盘的外1/3,绕第1骶椎椎弓根入第1骶后孔。如髓核突出于神经根内侧,不宜过度牵拉神经根,以免发生神经根牵拉性损伤。可于神经根内侧摘除髓核。

⑦硬膜外瘢痕组织增生,是手术分离神经根的最大障碍,瘢痕组织分离和切除必须从正常硬膜外逐渐向上或向下仔细而小心地分离,不得动作粗暴,以免损伤神经根或硬膜。

7)闭合伤口。用庆大霉素盐水彻底冲洗整个伤口,特别是椎间隙。用可吸收缝线逐层关闭伤口,2-0线缝合筋膜,3-0线缝合皮下组织,1-0线缝合皮肤。无菌纱布覆盖伤口。

闭合伤口前应注意以下几点。

①必须仔细止血,但不能将吸收性明胶海绵或其他止血药留在椎管内。

②用显微外科分离法分离硬膜外脂肪组织,并将其覆盖脊神经以消除硬膜外纤维粘连的可能。

③为防止在缝合时血液从椎旁肌流入椎管中,可以在用可吸收线缝合筋膜时在椎管中放

入两个神经拭子,在缝合最后一针前取出神经拭子。

(2)后外侧椎间孔入路

1)麻醉:最好选择气管内插管、全身麻醉。也可选择持续硬膜外麻醉。

2)体位:可根据手术者的习惯选取膝胸位、跪卧位或俯卧位置-支架支撑位。注意使腹部悬空,以减轻静脉充血并使横突间间隙张开,便于手术时达到椎间孔的外口。

3)定位:皮肤切口定位应在C形臂X光机透视下定位。首先在标准侧位透视下,将细金属直条沿突出椎间盘所在椎间隙的下缘垂直置于患者身体侧面皮肤处,然后将一直尺与细金属条垂直相交紧贴患者腰后部皮肤放好,用甲紫沿直尺在皮肤上画一条水平直线A线。再将C形臂X线机调至后前位投影,将细金属条沿突出间隙的上位横突下缘水平放置于腰后部皮肤并沿此金属条画一条平行于A线的直线B。然后沿脊柱中轴的棘突连线画一条与A、B线垂直相交的C线,再沿病变椎间隙患侧的上或下位椎弓根的外缘画一条平行于C线的D线。D线与A线和B线分别交于E、F两点,EF线段之间的距离即为皮肤切口,一般旁开3~4cm,长亦为3~4cm。

4)分离软组织:沿上述标记好的切口定位切开皮下组织和腰背筋膜的后层,纵行切开竖脊肌腱膜,用示指沿多裂肌和最长肌之间钝性分离。如果不能触及这一纤维性分隔,就向下方分离肌肉直至横突外侧末端,这样就暴露了横突的中1/3部分。

5)暴露手术野:将扩张器-拉钩插入肌间牵开,将扩张器尖部支撑在横突上,从而暴露手术野上下界,即暴露上位横突下半部与下位横突上半部。而关节突间部分的外表面和横突末端分别代表手术野中间界和外侧界。此时应做侧位X线透视进一步核实椎间隙是否正确。如果是第5腰椎~第1骶椎椎间盘突出,侧位透视还可以确定需要切除多少骨质才能进入椎间孔外口。

6)显微减压:将手术床倾斜15°~20°,使手术通道与显微镜的视角一致,以便可以更好地观察椎弓根的外侧区域。除第5腰椎~第1骶椎,椎间盘突出外,一般无需切除骨质,但如果小关节有过度增生可以切除骨赘。切开横突间肌肉的中间部分,并将其牵向外侧,从而暴露横突间韧带,切开横突间韧带即可看到包绕神经根的脂肪。避免过度牵拉背根神经节,以免术后出现烧灼痛。对腰动脉的分支应尽量保护并仔细分离,如果并行的静脉有碍摘除椎间孔碎片,可以对其烧灼。通常情况下神经根和神经节被非常游离的椎间盘碎片推向外侧和头侧,只需要单纯摘除碎片。但如果纤维环已完全破裂,清理椎间隙的髓核以防从破裂口再突出。为了彻底清理椎间孔内的突出物碎片,需用双角度钝性拉钩对神经根管探查,探查后可用浸泡类固醇的凝胶海绵覆盖神经。

7)关闭伤口:将伤口逐层关闭,可以视情况选择性放置或不放置引流,肌肉无需缝合,筋膜和腱膜用可吸收线缝合。

4.术后处理

(1)术后严密观察生命体征及双下肢运动、感觉和括约肌情况。

(2)手术前1d和手术后均要用广谱抗生素以预防感染。

(3)术后第1天开始进行等长肌肉练习,指导患者随意自由活动。只要不引起或加重下腰部疼痛或坐骨神经痛,可以让患者起床活动。

(4)6周后可以恢复工作。

5.并发症防治

显微外科技术椎间盘切除术的并发症与传统开放性手术并发症相似,但比传统手术的发生率要低得多。据文献报道,显微外科椎间盘切除术并发症总体发生率为1.5%～15.8%,平均7.8%;与非显微外科椎间盘摘除术相比,术后发生严重并发症的概率明显减低,术后发生脊椎关节炎的概率也较低。据1986年的一项研究报道平均为0.8%(对比常规手术为2.8%)。下面是一些最主要最常见的并发症。

(1)定位错误:由于术前X线透视时没有准确安置好体位或X线机位置,体表投影与切口不符合,导致间隙定位错误。所以要高度重视体表定位,透视时应注意在标准的正侧位下进行;尤其是第5腰椎～第1骶椎间隙解剖结构发生腰椎骶化、骶椎腰化等变异时,易引起定位错误。

(2)神经根损伤:特别在侧隐窝狭窄的扩大手术,在切除小关节突内侧骨赘时,采用枪式咬骨钳扩大易导致神经根损伤。在黄韧带相当肥厚时做切除也易损伤神经根。在接近神经根的部位切除骨质时应采用高速磨钻切除,且一定要握牢握稳,不能用力过猛。

(3)术中硬膜外出血:当椎管内减压时,有时产生脊膜外出血难以止血。主要原因是腹部压力增高,硬膜外静脉丛淤血,减压时易撕破静脉丛,或电凝后的硬膜外静脉电凝结痂脱落继之出血。由于硬膜外静脉丛壁薄,交通支无静脉瓣,出血量大,暂时性止血后易产生再出血。长时间俯卧位,手术干扰内环境,以及腹压增高,均可导硬膜外出血。硬膜外出血的最佳处理方法是用吸收性明胶海绵或氧化纤维素填塞加冷盐水灌注。

(4)腹膜后血管或肠管损伤:如果手术中髓核钳等工具插入椎间盘时位置过深,透穿前方或侧方纤维环及前纵韧带而将血管或肠管误认为髓核摘除,将会引发严重后果。一旦损伤,必须紧急仔细进行修补,必要时应施行传统切口,进行血管修复。预防腹膜后脏器损伤最可靠的措施是在C形臂X线机的侧位透视下将髓核钳插入椎间隙内进行钳夹,通过透视确定髓核钳头的位置,并标记好髓核钳插入的安全深度。钳夹时应禁止粗暴撕拉。

(5)术中硬脊膜撕裂:体位不正确,腹部受压,脑脊液压力增高,硬脊膜处于紧张饱满状态,硬膜外严重粘连,分离时动作粗暴,器械划伤或夹伤等均可能导致硬脊膜撕裂。特别是椎管狭窄减压术中容易出现此并发症,导致假性脑膜炎或脑脊液漏,其发生率13%。一旦硬脊膜被撕破,减压完成后应在显微镜下进行修补,一般采用8-0～10-0无损伤缝线修补。

(6)术后脑脊液漏:锐利的骨片刺伤、手术操作时的损伤未正确修补,术中未观察到的硬膜损伤等多种原因均可导致脑脊液漏发生。临床表现为术后患者有恶心、呕吐、头晕和头痛等症状,有些在创口处有澄清脑脊液溢出或引流管引流出澄清液体。多数患者采取头低足高位卧床休息,局部加压2～3d可以停止漏液。如果仍有渗液则需做创口外深缝合或拆开创口做深部组织缝合。如果仍有脑脊液漏则需做另处脊膜下穿刺置细软的引流管引流脑脊液,待创口漏液完全消失后,再拆除置放的引流管。

(7)深静脉血栓:如果术后患者出现下肢肿胀疼痛伴有不明原因的发热及白细胞计数增高应注意可能有深静脉血栓,应进行超声检查或肢体深静脉造影进一步明确诊断。血栓多发生于股静脉、髂股静脉或咽静脉,产生原因与术中长时间牵拉或压迫血管有关。此并发症重在预防,应经常测量肢体围径,观察有无肿胀,及时行血流动力学检查,鼓励患者积极活动肢体,肝素有预防血栓形成的作用。一旦血栓形成应禁止剧烈活动,以防血栓脱落引起脑梗死而致猝死。并应用尿激酶、双嘧达莫、阿司匹林或右旋糖酐静脉滴注,肢体肿胀一般可在 2～3 周消退。

(8)椎间隙感染:在显微外科手术中,很少发生椎间隙感染。这是一种深部的亚急性或慢性感染。

(9)马尾综合征:术中电凝损伤马尾神经或脊髓血供,或术中过度牵拉马尾神经等,术后应用干扰凝血的药物(非甾体消炎药、阿司匹林、肝素等)、血肿等均或导致马尾神经损伤。主要表现为急性尿潴留伴有鞍区麻痹、严重坐骨神经痛、下肢无力以及腿和足部的感觉障碍。检查生殖器官感觉和直肠括约肌的收缩功能对诊断马尾综合征具有重要意义。对马尾综合征应按急诊处理,一般均需在 24h 内进行手术探查。探查前需做 MRI、脊髓造影等影像学诊断,同时可酌情选用大剂量皮质类固醇与脊髓损伤同等处理。

(10)继发性蛛网膜炎:继发性蛛网膜炎是指覆盖脊髓或马尾表面的软脑膜炎症,产生炎症的主要原因是蛛网膜下腔出血,手术后的感染及脊髓造影等因素,多属医源性。轻微的蛛网膜炎没有临床症状,严重的可出现背痛和腿痛,个别病例可出现痉挛性瘫痪。MRI 检查、腰椎穿刺脑脊液检查对该病有诊断意义。继发性蛛网膜炎的治疗仍以保守疗法为主,如胎盘组织液、α-糜蛋白酶、胰蛋白酶应用,消除粘连物。椎管内推注消毒氧气 40～60ml 有一定疗效。消炎镇痛药物及中草药治疗亦有效果。对非手术治疗无效且症状加重者可行手术治疗,其方法有根性减压、松解粘连。该病预后一般较好,化脓性感染或全椎管蛛网膜下广泛粘连引起瘫痪可致死亡。

(11)相邻椎节不稳:如果后路腰椎手术广泛切除椎板、破坏小关节或对退变性椎体滑脱进行减压而又没有进行有效融合和内固定,术后相邻椎节或手术椎节相应产生生物力学上的不稳定,后关节及椎间关节受力不均匀,相邻椎节退变增快,可产生不稳。所以手术时应尽量减少椎板、小关节突关节的切除,对不稳的椎节除摘除椎间盘还应做椎间融合,但尽量避免多节段椎间融合。

Caspar 报道术后效果满意者为 92%,术后感染率为 2.0%。许焕学等应用显微外科技术对 354 例腰椎间盘突出症患者施行手术,有效率达 98%。其优点是:手术切口小,出血少,脊柱稳定性不受影响,术后恢复快。

(七)手术治疗

1.手术治疗的原则

(1)根据突出类型和位置选择术式:腰椎间盘突出在临床上分为椎体内型、突出型、脱出型和游离型,但是从选择手术方式的角度出发,尚需要结合考虑在横断面上椎间盘突出组织所在的位置。在横断面上突出组织所在位置分为:①正中型;②旁正中型,突出组织位于神经根分叉或神经根的下方;③后侧方型,突出组织位于神经根的后侧方;④椎间孔内型,突出组织位于椎间孔的内侧;⑤椎间孔外型,突出组织位于椎间孔的外侧;⑥椎体内型;⑦前侧型,突出组织突向椎体前方。椎间盘突出的椎体内型(即具有病理性意义的施莫尔结节)和前侧型可加速促进与年龄不相符的椎间盘变性而导致腰痛,但基本上不会由于突出物造成神经根或脊髓受压变形。

椎间盘突出手术治疗的基本理念向来都是以摘除突出组织、解除神经根压迫变形为目的，当然采取的手术进路要根据突出组织所在的具体位置做出相应的改变，进而涉及对椎间盘变性的病理、病变状态、形态学、生化学、生物力学以及生理学等各方面知识的理解掌握，同时考虑到对椎节运动单位的影响，采取多样化最适宜的手术方式。

腰椎间盘突出的手术大致分为后路法和前路法。后路法最大的优点在于能直视突出物和神经根等神经要素，适宜于椎管内的椎间盘突出（后方突出），用于突出、脱出和游离各型，后路法是大多数椎间盘突出的基本术式。但是后路法的缺点在于：①椎管外的突出切除困难；②对神经组织有侵袭；③髓核（突出组织）摘除不完全可能引起复发；④术后硬膜外形成血肿或瘢痕粘连；⑤可能损伤腹部大血管、肠管；⑥可能损伤或影响后方支持结构。②～⑥点的问题有待通过提高操作技能得以克服。

与上相反，前路法能够切除在横断面上通过后路不能摘除的突出物。除此以外，尚能在不侵袭神经组织的前提下完全切除椎间盘，并且施行椎体间融合固定后，一般不会发生椎管狭窄，可使局部保持永久性稳定，这是前路法的重要特点。如果将椎间盘突出理解为是在椎间盘变性的病理基础上导致的一种疾病的话，那么由前路施行椎间盘切除并做椎体间融合固定非常符合逻辑。但是该方法并非适用于所有向后方突出的类型，对伴有软骨板后移的青少年椎间盘突出、游离移位的突出以及向硬膜内脱出等类型不宜使用前路手术方法。另外，第5腰椎～第1骶椎椎间的展开具有技术难度，需要加以训练掌握。

（2）根据突出局部病态选择术式：简单地以突出物的形态、与神经根相互位置关系来认知、解析椎间盘后方突出的局部病态及其产生症状的机制是不全面的，造成神经根受压变形最终还是与椎管尤其是空间有限的侧隐窝有关，并且作为脊椎的运动单位，从横断面上看椎管是个形态不断发生变化的空间。就治疗学的角度而言，椎间盘突出的局部病态一般分为以下4种形式。

形式A是椎间盘突出物造成神经根的单方向压迫，对神经根来说，椎间盘突出物是来自前方的压迫因素，临床上通常见于少年至青壮年时期的典型的椎间盘突出。

形式B多见于老年患者的椎间盘突出，由于年龄老化，脊柱发生退行性增生变化，关节突关节和椎板等骨组织变性肥大、黄韧带肥厚隆起引起椎管侧隐窝狭窄，神经根同时受到前方的椎间盘突出组织和以上退变产生的后方压迫因素的对向挤压。

形式C是椎间盘突出同时伴有椎间运动单位的不稳定，对此治疗原则宜施行脊椎融合固定手术。

形式D是指后方压迫和脊椎不稳定两种因素同时存在的椎间盘突出。

形式A最为常见，以突出型和脱出型居多，突出组织直接位于神经根下位，从前向后造成神经根压迫变形，临床特点是直腿抬高试验阳性，出现神经根刺激症状，治疗原则是摘除突出组织和髓核。形式B神经根被前、后挤压呈扁平形状，几乎均见于中老年患者，如有髓核脱出移位可造成更广范围的神经根挤压。临床表现为下肢放射痛和神经功能障碍，除外尚出现间歇性跛行。因此手术治疗至少要施行后路开窗减压或椎板切除减压，但一般不适宜使用前路方法。形式C是形式A合并有脊椎节段性不稳，神经根遭受前方的压迫变形，并且常受到动态刺激，除了由于运动节段不稳引起椎间盘源性疼痛（主要是窦椎神经所支配范围的疼痛感受)外,也有来自关节突关节囊的刺激。除了诉说椎间盘突出特有的下肢放射痛外,主要表现在躯体运动、劳作诱发腰痛或者明显腰部僵硬。治疗原则为合并施行脊椎固定手术。形式 D 多为退变性腰椎管狭窄、脊椎变性滑脱和椎间盘突出数种病变同时合并存在,原则上考虑在椎板切除减压或开窗减压的基础上加以脊椎固定手术,但是对＞65 岁的老年患者,必须充分考虑具体的年龄、机体活动能力和强度、主观意愿以及全身状况来决定手术方法和大小。总之,根据以上所述突出部位的病变状态(归属于哪种形式)作为采取手术治疗的基准。

(3)临床症状和手术应用:腰椎间盘突出的发病初期多以腰痛为主,不久随病程延伸出现下肢痛(放射痛、下肢麻木、感觉异常)等神经根刺激症状,演变成典型的椎间盘突出表现。

手术疗法以经过一定期间的非手术治疗无效,仍有疼痛等症状者为对象,务必遵守这个原则,但是疼痛持续难忍、明显活动限制、出现下肢运动麻痹以及排尿障碍者则作为手术的绝对指征。然而,有时在慢性病变过程中逐渐发生下肢肌群的明显弛缓型麻痹,特别是下垂足,到这时下肢痛的主观不适往往有所减轻,即便是这种情况也作为手术治疗的绝对适应证,而手术的目的与患者的病痛无关。

2.手术方法

(1)后路髓核摘除术:早在 1939 年神经外科医师 Love 发表了摘除椎间盘突出的开窗手术,因此又称之为 Love 法。Love 法最初的方法是仅切除椎板间的黄韧带,完全不涉及椎板以保持脊椎骨性结构的完整性。以后 Love 又认为拘泥于黄韧带的切除并无必要,并对手术方式进行了改良,采取在必要时一并切除部分椎板的做法。迄今,Love 法已成为腰椎间盘突出后路手术的主流方法。

Love 法手术特点是侵袭性较小,但是这并不意味强调局限于黄韧带的切除,如果必要的话也可以合并切除单侧的一部分椎板,即通常的开窗术。然而,单侧的部分椎板切除范围不涉及关节突关节,以不减弱脊柱的力学结构为原则,而如必须施行侧隐窝彻底减压时可消除关节突关节的内侧缘。针对腰椎间盘突出的 Love 手术方法在临床上最为普及应用,并取得优良的疗效,但是术后因该手术方式引起疗效不佳而再次手术的病例也时有发生,必须谨慎选择病例,掌握操作技巧。

腰椎间盘突出经后路施行髓核摘除手术时,在突出的椎间盘组织摘除后宜进一步将髓核钳插入椎间盘腔内,插入 5mm 以上的深度,尽可能地摘除大量的髓核,称之为髓核摘除术,而平林等主张尽量努力将突出的组织整块取出,如果完整取出有困难则不必强求,髓核钳插入也不宜过深,一般＜5mm 深度,最大限度地保留残存的髓核和纤维环,这种方法称为突出物摘除术。

(2)腰椎后侧方固定术:腰椎后侧方固定手术主要存在骨融合率的问题,并且为了达到骨融合需要卧床制动,躯干石膏固定以及硬性腰围外固定,术后处理较为复杂。为此,现在常在植骨同时合并施行脊柱器械内植物固定,以减少植骨不能融合失败的比例和骨融合所需要的制动措施和时间。

(3)后路腰椎椎体间融合术:后路腰椎椎体间融合术(PLIF)是对神经组织进行全方位减压,同时施行椎体间融合固定的较受推崇的手术方法,适用于需要固定的所有腰骶椎退行性疾病,其中对于腰椎间盘突出症则有进一步的适应指征。随着现在各种椎间融合器、脊椎器械内固定的迅速开发应用,明显降低了 PLIF 手术时间和术后并发症,有效提高了手术疗效。

（4）前路固定术:一般而言,前路固定术适用于以椎间盘变性严重、椎体间不稳定为主要病因且伴有腰痛的病例,对于腰椎间盘突出,适用于椎间不稳、伴有椎体边缘损伤、腰椎后路手术后需要再次手术以及中央型巨大突出的病例。手术与否必须综合考虑到患者的全身状况、年龄、所处的社会情况等各种因素,通常应用于以腰痛为主诉的重体力劳动者（如运输、建筑、制造业）,多从事弯腰姿势作业,腰部载荷较大的职业。

前路固定手术不适用于多节段障碍、后方因素为主的椎管狭窄以及游离脱出型的腰椎间盘突出的病例。

前路固定术还可根据具体手术进路分为腹膜外进路和经腹进路 2 种方法。腹膜外进路皮肤切开可有斜切口或侧切口 2 种,也有从腹部正中切口的腹膜外进路,但腹膜在正中部较薄,剥离困难,通常多采取斜切口。腹膜外进路的切口高度相当于第 4～5 腰椎椎间或略微向上一些的平面较适宜。经腹进路切口则选择相当于第 5 腰椎～第 1 骶椎椎间平面为妥,尤其是在第 5 腰椎滑脱时可直接扩大术野。

前路固定术的优点在于不损伤腰背肌,也不侵袭椎管内神经组织,可切除椎间盘,增大椎体的间隙,随着水平、垂直方向的减压能够施行强固的椎体间融合固定,能较好地改善包含腰痛在内的症状,长期疗效稳定。缺点在于对腹部脏器、大血管的处理颇为繁琐,手术侵袭较大,术后处置时间长。尚可发生特有的并发症,如在男性病例可由于上腹下神经丛损伤引起性功能障碍,下肢血栓性静脉炎以及经腹膜进路导致的肠梗阻等,还可由于交感神经干损伤引起下肢皮肤温度的升高（较少见）。

（梁品超）

第六节　特发性脊柱侧凸

Galen 在公元前 180 年首次对脊柱侧凸进行了描述,scoliosis 来源于希腊,为弯曲的意思。在我国曾将 scoliosis 译为脊柱侧弯,目前常用脊柱侧凸。事实上,脊柱侧凸是一症状或检查发现的体征。引起脊柱侧凸的原因各不同。在青少年期,特发性脊柱侧凸最常见。

一、分类

有多种方法对脊柱侧凸进行分类。脊柱联合命名委员会对脊柱畸形做了较为仔细的定义和描述。这样规范了用语,是在该领域的研究和交流更为准确。这也要求各学者应用标准的定义进行学术研究和交流。脊柱最基本的畸形分为侧凸、前凸和后凸。另外,还可根据脊柱畸形的大小、部位和病因进行分类。

（一）不同的分类方法

1.根据解剖分类　脊柱分为颈、胸、腰、骶尾。根据侧凸顶椎的解剖部位、侧凸的左右,对脊柱侧凸进行分类,可分为胸段脊椎侧凸和腰段脊柱侧凸,进一步分为上胸段脊柱侧凸、下胸段脊柱侧凸、胸腰段脊柱侧凸、腰段脊柱侧凸及混合型脊柱侧凸。

2.病理分类　①先天性椎体病变。②胸廓的疾病如感染性疾病、胸廓矫形术后。③神经系统疾病如脊髓灰质炎后、神经纤维瘤病、脊髓空洞症等。④肌疾病：先天性肌疾病，肌营养不良。⑤特发性：不能确定特定的病变组织。

3.病因分类　这种分类方法是根据引起脊柱侧凸的直接原因进行分类，如神经肌肉性脊柱侧凸、肌疾病性脊柱侧凸、纤维结缔组织性脊柱侧凸等。

4.脊柱联合学会分类　标准化了脊柱畸形的术语，并结合病因和病理的分类方法将脊柱畸形分为脊柱侧凸、脊柱前凸和脊柱后凸。

（二）脊柱研究联合学会分类

1.非结构性脊柱侧凸　①姿势性脊柱侧凸。②癔症性脊柱侧凸。③神经根受刺激：椎间盘脱出；肿瘤。④炎症。⑤下肢不等长。⑥髋关节挛缩。

2.结构性脊柱侧凸　①特发性脊柱侧凸：婴儿（0～3岁）；幼儿（4～9岁）；青少年（10～18岁）；成人（>18岁）。②先天性脊柱侧凸：椎体形成异常（楔形椎体、半椎体）；椎体分节异常（单侧条状、双侧融合）；椎体形成异常。③神经肌肉组织病变：神经病变；肌肉组织病变。④神经纤维瘤病。⑤间叶组织异常。⑥风湿病。⑦创伤。⑧脊柱外挛缩。⑨骨软骨发育不良。⑩骨感染。⑪代谢性疾病：维生素D缺乏病（佝偻病）；幼年性骨质疏松症；成骨发育不全。⑫腰骶关节异常。⑬肿瘤。

二、病因与病理

在临床工作中，最常见的脊柱侧凸是先天性脊柱侧凸、神经肌肉性脊柱侧凸、特发性脊柱侧凸和混合性脊柱侧凸。由于特发性脊柱侧凸最为常见，目前研究最多，故重点论述该病。

（一）先天性脊柱侧凸

先天性脊柱侧凸是由于脊柱胚胎发育异常引起。有两种基本类型：一种是椎体发育分节异常。分节异常是脊柱椎体和小关节突之间，在一侧未分节形成一条骨性连接，而另一侧相对正常。骨性连接侧并无生长能力，相对正常侧能正常生长，这样脊柱侧凸就能形成。该畸形常伴有肋骨的异常，在未分节的脊柱段形成肋骨融合。脊柱畸形的程度取决于病侧脊柱骨性连接的程度和对侧的生长能力。

另一种是椎体形成异常。椎体形成异常是一侧椎体形成障碍，表现为不同形状的楔形椎，严重者为半椎体。这类异常可影响一个或多个椎体，发生于脊柱的任何阶段。根据异常的程度和部位，畸形有不同的类型。一侧椎体完全形成异常，形成半椎体，半椎体常在上方或下方缺少椎间盘，生长不平衡导致脊柱侧凸形成。一侧椎体部分形成异常，形成楔形椎体。

（二）神经肌肉性脊柱侧凸

肌营养不良、脊髓肌肉萎缩、脊髓肌膜突出、脊髓灰质炎和大脑性瘫痪等均有脊柱侧凸异常。大脑性瘫痪是由于上运动神经元的异常，脊髓空洞症、脊髓脊膜膨出、脊柱裂和脊髓灰质炎是由于下运动神经元的异常。肌肉的疾病有肌营养不良、椎旁肌肉萎缩等。

（三）混合性脊柱侧凸

这类脊柱侧凸是疾病表现的一部分如马方综合征、肢体不等长和椎板切除术后等。

（四）特发性脊柱侧凸

在脊柱侧凸中，常见的是特发性脊柱侧凸，根据年龄分为婴儿、幼儿和青少年特发性脊柱侧凸，其中以青少年特发性脊柱侧凸最常见。该类患儿除脊柱侧凸外，找不到致病原因，X线片上无椎体的异常。近50年，虽有数千篇有关ASI的论文在国内外发表，但其病因仍然不清楚。目前有各种器械用于治疗该病，但这些方法非针对该病的病因和发病机制，只能采取早发现、早诊断，预防侧凸的加重。近年来虽脊柱畸形的研究逐渐成为儿童骨科的热线问题，但如何从病因入手、从生理上矫正侧凸还需要继续努力。要达到此目的，就需要加强对该病的基础研究，只有对该病的病因和发病机制研究有突破，才能够找到新的治疗方法。

1.基因因素

近年来，虽然普遍认为基因和遗传因素在AIS的发生中扮演重要角色，但其遗传模式尚不清楚。在临床观察中，与一般群体比较，该病在家庭成员中有高发的表现。在双胞胎的研究中，Carr AJ(1990)报道了三对同卵双生均发生AIS，而三对异卵双生的小儿，仅有一对发病。在更多的病例研究中，Kesling KL(1997)报道37对同卵双生中，有27对(73%)同时发病。临床观察到同卵双生比异卵双生同时发病高出很多，提示基因在AIS发病中有肯定作用。在对其遗传方式的研究中，Wynne Davues R(1968)进行了家系研究，发现第一代发生AIS为7%，第二代为3.7%，第三代为1.6%，认为AIS是显性遗传。Riseborough EG(1973)发现AIS在家族三代的发病成指数下降，提示AIS为多基因遗传，并与环境因素有关，临床可能表现为不同的亚型。对群体研究，从该病的表现特征推测AIS可能是单基因异常。因为单基因病传代易出现可变性及异质性，对具有类特性的疾病进行研究，要求研究的人群量要足够大，才能对遗传方式更为准确定位及发现病变基因，在AIS的研究中要达到此目的还需大量的工作。

1970年，Cowell HR研究了17个家庭192个个体，发现了该病有男性到男性的遗传现象，考虑ALS为性链显性遗传。基因聚链分析是对家系进行调查，试图定位出可能的病变基因，这种基因可能是ALS的发病原因。Justice CM(2003)采用模型独立聚链分析，用X染色体连接标志物，对202个家庭中1198个个体进行分析，将患者按性链显形和常染色体显形遗传分层，提示X染色体与家庭性特发性脊柱侧凸有关。然而，AIS不具备性链显形遗传的临床特点，男性病者严重程度低于女性。近年来，我们对雌激素受体基因Pvull酶切受限片段长度的多态性(RELP)与生长发育指标进行了研究。其中ALS有79例，对照组76例。发现ALS患者等位基因pp型臂间距较pp型和Pp型长，其差别有显著性。与正常比较，pp型ALS的身高超过正常组PP和Pp型的身高。我们认为雌激素受体等位基因的变量与身高和臂间距有关。雌激素受体基因的多态性与ALS的生长发育有关，推测ALS发病可能与雌激素受体基因的多态性有关。

在探索基因在该病中的角色时，学者遇到很多困难。其中之一是如何确定患病个体。在文献中，一些学者将Cobb角>15°定为异常，而另一些学者定为10°。事实上，对是否将Cobb角>10°定为脊柱侧凸还有争论，对Cobb角<10°，如果无一定时间的随访，也不能除外AIS。在基因研究的另一障碍是目前对引起侧凸的基本病变组织还缺乏认识。诊断资料准确及方法

可靠是进行研究的关键。所以,严格掌握诊断标准,是研究该病遗传的关键。如能增大研究群体的量,将会对该病遗传特性获得更多更可靠的结果。理论上,在儿童的生长发育过程中,相关基因表达的异常,不同基因表达的多态性的差异,在一定环境因素的相互作用下就可能引起脊柱侧凸的发生。

2.生长异常

对 AIS 的自然病史的研究发现该病在青春期出现及加重。在 AIS 发病中,已认识到生长发育扮演重要角色。另外,脊柱侧凸的畸形越重,女性患者越多,男女比可达到 1:10。Caivo(1957)注意到脊柱的生长速度降低后,脊柱侧凸畸形不再加重。AIS 患儿的身高高于同龄儿,这一现象已被许多学者注意。由于脊柱侧凸的畸形影响患儿的身高,也有研究发现 AIS 与对照组身高之间差距不大。在对中国人的研究中,IJeong JC(1.982)发现 AIS 的身高高于对照组。总之,生长发育与该病有肯定的关系,首先,生长发育是该病发生的必要条件;其次,畸形加重多出现在患儿快速生长期,即在儿童快速生长期,侧凸加重的可能性很大;第三,生长发育停止后,不严重的畸形并不加重。

虽然有较多的文献报道 AIS 有生长异常,但这些研究的样本量不够大,人体生长发育测量的资料不全,对青春期无明确的分期。近年来,在香港威尔斯医院 AIS 中心,对 598 例 AIS 和 307 例年龄性别配对的正常青少年进行了生长发育的研究,测量了身高、体重、身体密度指数(BMI)、臂长、坐高和腿长。青春期发育行 Tanner 分期。在青春期发育的第一期,甚至发现 AIS 在身高、臂间距、坐高和下肢的长度还明显短于正常组(P<0.05)。当发育进入青春期分组的 2~5 期和年龄分组的 13~15 岁组,纠正的身高和臂间距在 AIS 明显高于对照组。AIS 身体指数比正常低。从青春期发育的时期上看,两组无差别。但月经初潮的时间在 AIS 明显延迟。本研究中另一个明显的发现是,严重组脊柱侧凸的臂间距和下肢的长度较中等和轻微组的患儿长。

此研究揭示 AIS 在青春期有异常的生长发育现象。如果这样,那么在脊柱中有无生长的异常?为回答这个问题,我们做了进一步的研究。为研究胸椎椎体前后的生长,用 MRI 对胸椎的形态进行测量,并且比较 AIS 和正常青少年之间的差别,对 83 例 AIS,年龄 12~14 岁,22 例正常对照的脊柱行 MRI 检查,在矢状面上测量椎体的高度,与正常脊柱比较,AIS 的第 1 胸椎到第 12 胸椎的椎体较正常组高,但椎弓根较正常短,椎弓根间距长。在 AIS 发病有关每个胸椎前侧的椎体与后侧的附件生长明显不同。而且,脊柱侧凸的严重性与胸椎前后结构生长的比例有关。与正常比较,AIS 有椎体生长过快,而后侧的附件相对较慢。椎体的生长为软骨内化骨的过程,而附件为膜内化骨的过程。曾有文献报道胸椎前后不平衡可能是 AIS 的发病因素,结合本研究推测 AIS 发生可能是由于这两种化骨的不平衡所致。

3.激素

(1)生长激素:由于 AIS 有生长发育的异常,而激素在生长发育中起重要作用,有学者对 AIS 是否有激素的异常进行了研究,其中对黑色素和生长激素的研究最多。生长激素在人体中分泌是成脉冲样的,在青春期分泌最多,以后逐渐下降。IGF-I 是生长激素生物活性的中介。Willner S 等(1976)发现 GH 在血中的水平 AIS 高过对照组。在血浆中 AIS 女孩生长调节素也较高。Dym-ling TF(1978)报道用 GH 治疗 AIS,其胸段的侧凸由 15°加重到了 27°。

停用 GH,则侧凸就稳定。在青春前期(7～12 岁),AIS 有高的 GH 释放性。Willner S 等 (1981)发现了早晨 GH、生长调节素和 17 羟-类固醇增加。然而,在 Tanner Ⅲ 期和 Ⅳ 期的 AIS,AhIT(1988)发现 AIS 与对照组之间 24 小时的 GH 无异常;在 Tanner Ⅱ 期,GH 在 ALS 中高过了对照组。当然,目前还不知道为什么 GH 在 AIS 中高,也不知道 GH 是如何致病的。

(2)褪黑激素:另一个引起人们关注的激素是褪黑激素。有几个研究小组,通过松果体切除术,做出了脊柱侧凸的动物模型。这些文献中存在一些矛盾点,松果体切除术的方法在不同的文献中相似,但发生侧凸的动物比例不同。在不同种类的动物间,该术诱导侧凸发生的比例也不同。至于发病的原因,目前的文献还不能回答为什么松果体切除术后能诱导脊柱侧凸。在 AIS 的研究中,还未发现 AIS 患者有褪黑激素分泌异常的证据,AIS 发病不像是缺褪黑激素所致。

4.中枢神经系统

虽然对神经系统异常与 AIS 的发病关系还不太清楚,但随着影像技术和神经传导技术的发展,目前的研究已揭示 AIS 伴有 Chiari Ⅰ 型脑畸形和 SSEP 异常的概率高。

(1)磁共振(MRI):小脑扁桃体异位(Chiari Ⅰ 型脑畸形)是小脑扁桃体疝出枕骨大孔,常伴有脊髓空洞症。一些学者指出脑干和脊髓异常可能与 AIS 发病有关。1983 年,Baker AS 首次提出了 Chiari Ⅰ 型脑畸形与 AIS 有关。Chuma A(1997)研究发现实验性狗脊髓空洞症可发生脊柱侧凸,提示中枢神经系统异常可能与脊柱畸形有关。2000 年,Porter RW 发现 50%(20/50)AIS 的小脑扁桃体低于枕骨大孔。我们今年的研究有类似的发现,而且对中国青少年小脑扁桃体的正常位置作了研究。当把 MRI 与临床相结合,试图探讨 Chiari Ⅰ 型脑畸形在 AIS 发病中的作用时,发现了许多疑点。也就是说,Chiari Ⅰ 型脑畸形、脊髓异常、SEP 异常和侧凸的严重程度间有无关系,还需进一步研究。

(2)体感诱发电位(SEP):SEP 广泛用于脊柱手术中,监测脊髓的可能损伤。但在术前行 SEP 检查的患儿中,部分患儿已有 SEP 的异常。这就提出一个有趣的问题,异常的 SEP 与脊柱侧凸的关系是什么? SEP 能够检查中枢神经系统传导通路的功能。当胫后神经受到刺激,在头皮记录大脑的体感诱导电位,通过观察波峰潜伏期的变化,定位周围神经和中枢神经传导通路的结构有无异常,有无损伤和病变。我们对正常青少年和 AIS 进行了研究。在 147 例 AIS 中,发现了 17 位患儿有 SEP 的异常是 AIS 原发原因而非继发于侧凸本身,但该组为原发患儿,SEP 异常可能为其内在原因,另外,SEP 术前检查有利于术中的监检。根据 SEP 对 AIS 的检查结果,AIS 可分为有本体感觉障碍和无本体感觉障碍,这为进一步研究 AIS 分类是否有一亚组存在打下了基础。另一个有趣的问题是侧凸的严重程度、SEP 和 MRI 的异常之间有何关系? 在 1999 年,Cheng JC 对 MRI、SEP 和侧凸严重程度间的关系做了前瞻性的研究。在 AIS 患儿侧凸严重组、轻度组和正常组间,发现 MRI 和异常的可能性分别为 33.3%、27.6% 和 2.9%。SEP 异常可能与小脑扁桃体异位有关。

(3)姿势不平衡:人体平衡系统的功能就是对抗外力,控制运动及眼睛的位置,这个系统处在一个动态调节之中,受到来自于韧带、关节囊、肌腱和肌肉以及眼和前庭系统的调控。来自外界的这些冲动经传入纤维融合集中到脑干和小脑,经过处理后,效应信息再被发回到同一组织,已达到动态平衡。虽然在不同层面上对 AIS 伴有的姿势不平衡进行了研究,但目前的研究还不能揭示姿势不平衡与 AIS 的确切关系。目前的假说是：任何因素影响了人体平衡系统传入和传出过程，就可能影响肌组织的张力，继而影响人体外形，发生畸形。这种假说引起一个有趣的问题，那就是能否找到与人体平衡系统相关的因子，预测畸形的变化。已有文献对肌力平衡、韧带松弛程度、异常的反射和功能进行了研究。

1981 年，Gregoric M 报道了神经肌肉性和特发性脊柱侧凸的姿势控制问题。采用眼运动测量仪器，在闭眼和开眼的情况下，测量人体重力中心的位置及变化。在神经肌肉性脊柱侧凸中，未发现差异。将 AIS 与正常组比较，也未发现重力中心的异常。由于眼运动测量仪器测量中不行干扰平衡的试验，对测量姿势的敏感性较差。

1985 年，Herman R 发现在无干扰的平衡测量中，AIS 与正常对照无差别。但实行干扰后，AIS 出现明显的姿势不稳，Sahlstrand T(1980)报道的结果相同。1984 年，Yamada K 检查了 150 位患者的平衡系统与脊柱侧凸的关系，发现 79% 的患者伴有平衡系统功能障碍，而且随侧凸加重而加重。虽然，这些研究显示 AIS 患者维持身体平衡较正常人差，但目前仍不清楚这种缺陷是原发因素，还是继发于脊柱侧凸。要回答这种问题，有必要行长期随访研究。

在动物实验中，通过分开后根神经节造成感觉上的错乱，可以产生脊柱侧凸。通过破坏髓质以切断本体感觉冲动可以诱发动物脊柱侧凸，发生率达 53%。从组织学角度分析，破坏髓质上传导神经纤维和后角，一般均会导致侧凸发生，而损伤前角往往与脊柱侧凸的产生是肌力不平衡所致有关。

5.结缔组织

随着对一些遗传性结缔组织疾病的认识提高，人们推测 AIS 可能与结缔组织的异常有关。在结缔组织中，如果酶、蛋白质有不同程度的异常，脊柱侧凸可能是其表现之一。马方综合征、羟赖氨酸缺乏性胶原病，这两种已知结缔组织异常的病，都有脊柱侧凸畸形。在 AIS 的研究中，有较多的文献报道结缔组织异常可能为其始发病变。

通过间接的免疫荧光方法，在椎间盘的髓核和纤维环中，对 4 例脊髓灰质炎、1 例 Pottis病、5 例先天性和 7 例特发性脊柱侧凸进行胶原和蛋白多糖表达的研究（Beard HK etal，1981），发现Ⅰ、Ⅱ、Ⅲ胶原和蛋白多糖在 AIS 与其他脊柱侧凸间无差异。与此相反，在 1973年，Pedrini VA 研究了椎间盘中的黏多糖发现在 AIS 中较低。Oegema TR(1983)比较正常人、AIS 和大脑性瘫痪椎间盘中蛋白多糖的含量，在脑瘫和 AIS 间无差别。但脑瘫、AIS 与正常间比较，蛋白多糖的聚合性较差，认为有进一步在不同层面研究的必要。在对脊髓脊膜突出性侧凸和 AIS 的椎间盘中氨基己糖和羟基脯氨酸的含量进行研究中，Zaleske DJ(1980)发现氨基己糖和羟基脯氨酸在髓核中这两种脊柱侧凸均较正常低，但这两种侧凸间无差异。作者推测这种改变可能为继发性改变，还不清楚与侧凸加重有何关系。对韧带中原纤维的研究，Hadiey-Miller N(1994)发现纤维的排列和密度异常。

在皮肤的研究中，Francis MJ(1976)发现胶原聚合体在 15 岁组的 AIS 患儿中明显降低，在 19 岁的 AIS 患儿中不明显。而且 Marfan syndrome 无此改变。在 34 例 AIS 组织化学和电镜的研究中，发现 28 例皮肤中弹力纤维有排列不等和撕裂。

总之，在 AIS 中发现了结缔组织的异常，这些异常是原发还是继发需进一步研究。

6.肌组织和血小板

AIS患儿肌电图检查(EMG)显示凸侧椎旁肌的活性增加,在凹侧由于受到牵拉,肌电的振幅和自发性活动也增加。这就是说,如果椎旁肌活动增加是脊柱侧凸的原因,则应在凹侧检查到肌活性增加。Zetterberg C(1984)在侧凸不重的患儿中也未发现EMG的异常。故还缺乏椎旁肌活性改变是AIS直接原因的证据。

对肌组织形态的研究,早期注重肌纤维形态的改变。1976年,Spencer GS报道了AIS患儿Ⅱ型纤维降低。Fidler MW(1976)报道了AIS在凸侧和凹侧肌纤维类型不同。Ⅰ型纤维在凸侧的顶椎处增加;Ⅱ型纤维在凹侧顶椎处减少。为进一步研究AIS是否有全身组织异常,一些学者对臀肌、三角肌和斜方肌进行了研究,在这些肌组织中发现了肌病和肌肉组织类型的改变。电镜检查发现肌组织中线粒体肿胀、肌纤维破坏、糖原增加和肌原纤维缺失。

在对AIS肌组织的生化研究分析中,发现钙的含量增加。在肌激酶中,发现磷酸丙糖脱氢酶和乳酸脱氢酶在凹侧的肌组织中增加。正常组织ATP酶活性较AIS增加3倍。然而,这些改变可能是继发于脊柱畸形的本身。

血小板与肌组织有相似之处,均有肌动蛋白和肌球蛋白。一些学者把血小板视为肌肉模型研究AIS的发病机制。由于血小板在血中无附着,不受脊柱畸形的直接影响。Yarom R(1980)用电镜X线微量分析法和X线荧光光谱测定检查肌萎缩性脊柱侧凸和AIS,均发现磷酸浓度在致密小体中增加。但Kahmann RD(1992)在超微结构下未见致密小体的异常。Under A,et al.(1980,1982)发现AIS患儿的筋膜比正常儿聚集血小板的能力差,出血时间比正常长。有学者发现血小板的聚集功能较低,也有学者发现AIS与正常间无差异。1989年,Peleg I发现AIS患儿血小板中Myosin的多肽不正常,ATP酶的活性较低。Kindsfater K(1994)在侧凸进行性加重的患儿中,发现调钙蛋白高过侧凸稳定的患儿。2002年,Thomas Lowe随访了55位AIS患者的X线片和血小板中的调钙蛋白,发现在13例进行性加重的AIS患者中,该蛋白增加;15例侧凸稳定的AIS,11位均不增加。在侧凸>30°的患者中,调钙蛋白处于高水平。行支具和脊柱融合治疗的患者,该蛋白下降。作者推算该蛋白可能与侧凸加重有关。

总之,在AIS中发现一些血小板的改变,这些改变在AIS与脊柱侧凸的发病关系还需进一步研究。

7.骨质疏松和异常骨矿化

AIS有低骨密度已引起人们的注意。1987年,Cook SD研究了4例9~20岁女性的骨密度。采用了双光子吸收法,并与同龄、同性别和同种族的正常儿做比较,发现AIS腰椎的密度明显低。该组患儿随访30个月后,DEXA测定仍为低骨密度状态。Cheng JC(1997,1999)设计了配对和长期随访研究,对AIS和年龄、性别和种族与配对的正常人进行了研究,发现了AIS患者骨密度在脊柱和骨转子均较正常组低,长期随访发现这种低骨密度状态持续存在。

用于测量AIS骨密度的仪器有Gadolinium153,为放射源双能量扫描仪、双能量X线吸光测定法(DEXA)\周围定量计算机断层扫描仪、双能量X线吸光测定法(PQCT)。DEXA测量面积骨密度(gm/cm)、PQCT测量体积骨密度(gm/cm)、PQCT测量体积骨密度(g/cm),分辨度高,可分别测量骨皮质和骨松质骨密度,目前用此方法研究AIS骨密度的文献报道还不多,由于 PQCT 不受骨生长和骨畸形的影响,这是用于 AIS 骨密度研究较敏感和准确的方法。

低骨密度状态不仅存在于 9～20 岁的 AIS,而且在 20～35 岁的 AIS 中亦存在。虽然还没有研究随访 AIS 骨密度到成人,但长达 3 年的随访研究,发现 AIS 患者持续低骨密度,支持低骨密度状态在 AIS 不是一个暂时的现象。另外,比较股骨近段左右两侧的骨密度,在 AIS 中两侧均未发现统计学上的差别。说明低骨密度未受脊柱畸形的影响。然而,要回答为什么 AIS 有低骨密度,还需要更多的研究。

低骨密度状态提示骨的再塑有异常。组织形态学是研究骨代谢的常用方法,通过此方法,Cheng(2001)发现 AIS 的髂骨中骨细胞数减少,静态的代谢指标减少,骨小梁表面的骨母细胞减少。这些改变与低骨密度相一致,推测 AIS 可能存在骨生长和代谢的异常。这也促使进一步研究 AIS 骨代谢动力学改变和骨细胞超微结构的改变。

从手术治疗的患儿中获取髂骨小关节突和棘突,电镜显示骨细胞发生变性,这种变性可在细胞膜、细胞核及胞浆中观察到。软骨细胞的形态较正常。TUNEL 显示小关节突中骨细胞发生凋亡较明显。用免疫组织化学的方法,进一步探讨非胶原骨基质蛋白的表达,对双糖链蛋白多糖和核心蛋白聚糖在 AIS 髂骨中的表达进行了初试验,发现在骨小梁中,AIS 表达低于对照组。这些发现将进一步促使我们研究骨生长和脊柱生长与 AIS 发病的关系。

8.生物力学

虽然目前还没有发现特有的生物力学因素与 AIS 病因的直接关系,但在理论上推测各种病因造成脊柱中骨和软组织的性质改变,在脊柱承受的机械力的作用下,引起脊柱侧凸,这可能是其发生的基本原因。

生物力学因素可能影响脊柱排列。脊柱中骨或软组织性质改变,影响各组织本身机械性能,各椎体之间排列关系也可能发生改变,在外力作用下,可引起脊柱侧凸。在动物试验中,固定脊柱的一侧,随着脊柱生长,将诱发脊柱侧凸。

在正常青春期小儿第 5 胸椎、第 10 胸椎及第 3 腰椎 X 线片形态研究中发生,12～16 岁女性椎体生长后明显变细,这种变化与男性同龄儿之间有明显差异。在 AIS 患儿亦有胸椎椎体生长变得细长,与正常组之间差异明显的报道。而且,侧位 X 线片发现 AIS 患儿胸椎后凸减少与脊柱侧凸之间存在一定的关系。

在 AIS,顶椎椎体前部分高度大于后部分。脊柱前部分生长过速,则脊柱前凸增加,发生脊柱侧凸,增加脊柱的后凸可以增加脊柱的稳定性。这样是说,在椎体生长中,如果椎体生长不等速,椎体上下生长板软骨内化骨比椎体膜内化骨快,椎体逐渐成细长状,脊柱后凸将消失,脊柱内在的生物力学性质将改变,这些变化可能是脊柱侧凸发生的原因。从整体上看,临床上已发现 AIS 患儿的身高较高,肢体细长,说明 AIS 有生长不平衡问题。当然,要回答为什么会出现这种生长异常,还需更多的研究工作。

三、脊柱解剖与生物力学

生物力学是研究脊柱的运动和平衡。脊柱生物力学变化可能在脊柱畸形的发生中扮演重要角色。有利于更好地了解脊柱在正常外力作用下,运动和形态的变化,在病理情况下畸形的形成,更为准确地掌握脊柱的机械性能,更好地认识和发明各种矫形器械和支具。

(一)脊柱的生物力学基础

1.历史

早在 1543 年,开始了对脊柱的解剖和功能的研究。随着尸体解剖的增多和对活体的观察,以及 X 线检查的出现,立体放射学的建立,脊柱运动学的知识大为丰富。进而,对脊柱细微结构分析,通过模具,能够了解内在的力量对脊柱的各种结构的作用。虽然生物组织对外力的反应是非线性的,脊柱的数学模型对生物组织虽有局限性,但在一定程度上可以分析脊柱可能发生的畸形。

2.脊柱解剖

在描述上脊柱常分为前后两部分。前部分脊柱包括椎体的后纵韧带、椎间盘、椎体和前纵韧带。脊柱的后部分包括椎弓根、椎板、横突、棘突、小关节及韧带(棘上韧带、棘间韧带和横韧带),这些结构在脊柱的稳定和运动中起重要作用。

脊柱的胸段最长,通常由 12 个椎体组成,每一椎体与一对肋骨形成关节。第 1~10 胸椎与其配对的肋骨和胸骨形成胸廓,从结构上看,胸段比颈和腰段稳定。矢状面上,胸段有 20°~40°的后凸。胸椎椎体成圆形或心行,前后径长于左右径。由于主动脉的原因,左侧胸椎较扁。椎体的组织结构为骨松质,但两侧的骨皮质为前路螺丝钉固定效果满意。胸段中最下段椎弓根直径最大,中段最细,上段居中。在一组 AIS 的研究中,发现脊柱侧凸的直径变化与正常相似,T_1 直径为 7mm,T_{12} 为 8.5mm,T_4 和 T_5 为直径最小。不同胸椎的椎弓根横向成角亦不同。T_1 有 30°,到 T_{12} 处逐渐减少。后侧的投影是横突上缘的平行线与椎板外侧缘的垂线的交点,呈 20°向前下方成角。椎弓根的内侧壁为神经根和硬膜,外侧有椎韧带、关节和肋骨,上下形成神经根孔,并有神经根通过。近年来,胸段椎弓根螺丝钉器械已用于脊椎矫形固定中。从整体上看,用于胸椎的椎弓根螺丝钉直径为 4~6mm。但是,对胸椎的放射学研究发现有的椎弓根不能穿过 4mm 的螺丝钉。胸段的小关节突使脊柱能侧曲和旋转,其上关节突形成神经孔的顶,内侧与脊髓相邻。横突为重要的生物力学结构和手术标志,T_1 横突最大,T_{12} 最小。在横突面的成角由 T_1 的 4、8 点位到 T_{12} 的 5、7 点位。近年来,横突已作为常用的器械固定点,经横突上方的挂钩,能够提供较为满意的固定。值得注意的是,AIS 患儿有整体骨密度低的状况,横突可能没有足够的强度承受挂钩的外力。操作中应注意保护横突完整。胸段棘突较长、较窄。椎板由上前后下方向倾斜,上椎板紧贴下椎板,不易进入髓腔。从解剖的角度上看,棘突和椎板是较好的固定点。椎板下穿钢丝是节段固定的方法,棘突也是穿钢丝固定点,椎板挂钩也广泛应用。然而,这些技术均经过椎管,有损伤脊髓的可能。近年来已被其他方法所取代。腰椎常有 5 个,其主要功能是提供屈曲和伸展运动,在矢状面上,传递重力到股骨,保持身体平衡。椎体成肾形,腰椎椎体高度为 20~30mm,前侧比后侧高,能够承受两个螺丝钉置入。腰椎椎弓根的定位是:①横突中线通过椎弓根的中点;②椎骨关节突线,为最内侧入点;③乳突或上关节突的外缘侧;④副突于横突的根部。在 AIS,由于脊柱旋转,凸侧的椎弓根较大,暴露好,椎弓根螺丝顶易定位。凹侧则较小,定位较困难,软组织暴露要充分。

3.脊柱的生物力学与生长

在三维空间上认识脊柱的解剖部位、大小、形状、运动和受到的外力,发现脊柱任何一个节段运动均不会是单方向的。

　　骨的生长受到基因、营养、激素生物力学的影响。虽然机械因素与生长的关系还不太清楚,但一般认为椎体纵向生长来源于椎体上下的生长板,并受外力的影响。椎间盘在脊柱畸形的发生中扮演一定作用,但对椎间盘外力与生物力学间的关系还所知甚少。在动物实验中,长骨在一定的张力和应力下生长的调节与脊柱侧凸的非手术治疗和运动理疗有关。

　　在脊柱后份的解剖中,小关节突能够承受压力、剪力和扭转力。由于神经弓具有一定的韧性,所以无论是固定小关节突或将小关节突去除,均会影响脊柱的韧性。脊柱的扭转韧性中小关节突占了18%,其余的是椎间盘提供。这就是说,在椎间盘在脊柱中是机械运动的重要部分,但脊柱后侧结构能够保护脊柱的节段和预防椎间盘的损伤。由于脊柱的肌肉提供了协作和对抗的力量,在研究中很难找到一个生物功能模型与活体情况相似;而且,脊柱韧带的结构也是一个复杂的因素。在脊柱的生长和发生中,必须有一个良好的控制。目前还难以解释脊柱生长是否是侧凸发生的直接原因,但研究发现脊柱生长发育与脊柱侧凸加重有关。另外,目前还不知道为什么AIS女性多见,可能女性AIS的椎体比较细长有关。而且关节松弛和神经因素等也与生物力学有关。脊柱由前侧的椎体和后侧的附件组成,威尔斯亲王医院脊柱侧凸研究治疗中心用MRI对胸段的脊柱生长进行了研究。一组是83例AIS,另一组是22例年龄、性别和种族相同的正常对照,年龄均在12~14岁。在矢状面和水平面,对胸段的椎体和附近进行了测量,发现AIS组椎体比正常组高,而椎弓根较短较粗,其差别有显著性($P<0.05$),揭示AIS椎体前后的生长与正常组不同,而且在AIS前后生长的比例与脊柱侧凸严重程度呈正相关性。这就是说,与正常比较,AIS的椎体生长较快,后侧的附件生长较慢,而椎体是软骨内化骨形成,附件是膜内化骨形成。该研究的结果揭示AIS有软骨内化骨的生长不平衡,这种生长的不平衡可能是AIS发病的原因。

(二)生物力学原理与三度空间矫正畸形

1.影像诊断在脊柱畸形的应用

　　(1)X线特点:检查脊柱的畸形常需要用长片(91cm×36cm),常规的X线平片包括正侧位。一张长片上,能得到所需的放射征象。患者直立,不要穿鞋,这样可以注意到肢体的长短。正位片上,可知侧凸的类型,是特发性还是先天性,整个脊柱躯干的平衡状态,骨骼发育成熟度,骨盆的位置和有无肢体不等长。Risser征、三角软骨和股骨头的骨化中心是判断骨发育成熟的标志。侧位片的检查脊柱的矢状面,可以发现后凸和前凸的程度,也可以除外脊柱滑脱和椎体前移。术前需要做侧凸矫正摄片,这样可以帮助术中决定融合的节段。需要注意的是,脊柱侧凸患者由于经过多次X线检查,患乳腺癌和甲状腺癌的可能性较一般人高,摄片中,可采用一些防护的方法。目前数码技术的应用,使放射量大为减少。多数X线检查间隔的时间是4~6个月。

　　(2)CT重建:CT并非是常规的检查。但CT能够帮助决定先天性的畸形。对术后的患儿,CT能够显示有无假性关节形成、骨融合的程度、椎弓根螺丝钉的位置。脊柱内有金属置入物时,CT能代替MRI。

　　(3)MRI:在脊柱侧凸的检查中,MRI能够清楚地显示椎管内的异常。通过检查能发现脊髓空洞症、阿若尔德-希阿利变性、脑干异常、脊髓积水、脊髓肿瘤、脊髓栓系和脊髓纵裂等。对

MRI是否作为常规检查还有争议,但对不典型的AIS,如患儿有右侧胸段侧凸、头痛、异常的神经系统发现、侧凸突发性加重、足的畸形加重和腹部的反射异常,常有必要做MRI的检查。对典型的AIS,如果无神经系统的异常,一般不常规做MRI。

2.非手术治疗

由于目前对AIS的病因和病理均不清楚,所以还无针对性的治疗方法。非手术治疗或手术治疗的方法均靠外力去矫正畸形。这种靠机械外力矫正畸形的方法,包括在矢状面上水平的外力、分散的外力、侧屈和屈伸的运动和水平面上的运动。用支具治疗AIS,通常要提供三方面的力量。在侧凸的顶点为一作用点,其上、其下有反作用点。这样试图在正面和矢状面上控制侧凸。但在临床的实际治疗中已认识到支具难以在三维空间矫正畸形。

3.外科矫正的生物力学原理和器械

在1960年前,外科治疗AIS的方法仅能行后侧脊柱融合术,在脊柱融合发生之前,靠延长外固定的时间。1960年,Harrington器械的出现使外科治疗AIS发生了革命性的进展,并广泛地用于临床。在过去的40年,其他器械相继出现,各自的组合与结构做了相应的改进,从整体上可分为两大类,一类为前侧的矫正器械;另一类为后侧器械。在后侧的矫正器械中分为三代,第一代为Harrington器械;第二代为Luque器械和它的变形Harr-Luque器械和Harr-Wisconsin器械;第三代有Cotrel Douboussot、TSRH、ISOLA和Moss-Miami等。前路的矫正器械有Dwyer、Zielke、TSRH、ISOLA、Kaneda、Halm-Zielke等。

各种手术治疗AIS的器械的基本原理是通过器械对脊柱畸形施加矫形的外力,畸形在不同程度上得到矫正,为脊柱融合提供一个矫正的环境。各种器械是否能在三维空间上矫正畸形还有争议。由于Harrington棒引起背部扁平,现多用弧形棒,防止生理曲度的消失。从力学的角度看作用力和反作用力是相等的,故通过器械提供的主要矫形力应该均等。Harrington棒的主要弱点是:所有的矫正力均集中在两个钩上,这就易造成骨撕裂和脱钩,为防止这种并发症的发生,术后常需要矫形支具保护。Harrington棒之后各种器械均采用多点固定脊柱,这样使矫形的力量分散,矫形的效果就更好,固定就更稳定。

通过椎板下钢丝、棘突穿钢丝、多钩和螺丝钉,多种固定手段的脊柱器械可以达到分节和多点固定脊柱的目的。为进一步使固定矫形可靠,近年来,各种器械均采用了双棒,两棒间用横向连接,使整个器械形成一个稳定的结构。这样就能对抗矫形,保护矫形的效果,术后也不需要支具保护。从解剖上看,可置入固定脊柱的点有椎弓根、椎板、棘突和椎体。目前认为固定最牢固的点是椎弓根。在胸段,椎弓根钩是一个好的固定点;在腰段,椎弓根螺丝钉具有很大的矫形力,有利于矫正畸形。

四、特发性脊柱侧凸的手术治疗

脊柱侧凸影响外观,严重胸段的畸形影响心肺功能。严重胸腰段或腰段脊柱侧凸会伴发长期腰背疼痛,加速腰骶椎退变。一旦发现该病,治疗的首要目的是找一个合适的治疗方法,防止畸形加重,尽可能地矫正已发生的畸形。通过各种方法,使脊柱、骨盆和肩部在冠状面和矢状面上达到平衡,保留和维持下腰段的运动。当然治疗也可使脊柱的高度增加和改善外观。

从整体上看,治疗方法可分为非手术治疗和手术治疗。

（一）非手术治疗

1.自然病程

对该病的自然病程史深入了解是设计治疗方案的前提。目前认为如果 Cobbs 角在随访增加 5°,可视为侧凸在加重。需要注意的是轻微的脊柱侧凸并不明显影响患者的生活。<20°的侧凸,如果骨发育已成熟,进一步加重的可能性较小。然而,一些侧凸会加重,所以如何预测脊柱侧凸是否加重就显得很重要。能够帮助预测脊柱侧凸是否加重的因素有性别、生长的潜能、侧凸的严重程度和类型。临床观察发现较多的女性患者易于加重,这可能与激素有关。Risser 征和女性患者的月经是帮助判断生长潜能的方法。在脊柱常规前后位摄片中,骨盆正位片显示髂骨嵴的骨化状态。该处骨化由外向内,将其分 4 等份,当无骨化出现时为 O 期,由外向内,有骨化出现分为 1、2、3 和 4 期。Risser 4 期为整个骨化中心出现于髂嵴,Risser 5 期为骨化中心与髂骨完全融合。Risser 1 期和 2 期的患者,侧凸加重的可能性极大。对于女性患儿,通过询问病史,了解月经的状态,这样可以推测生长发育。对于无月经的患儿,处于生长发育的高峰期,侧凸加重的可能性大,月经出现后,生长发育减慢,侧凸加重的可能性较小。另外,Tanner 分期也用于判定生长发育状态。

对于定期随访的患儿,观察生长发育的高度变化,测定高峰生长发育速度。男性儿童达到此速度是 9.5cm,女性为每年 8.0cm。PHK 是判断生长发育状态的最好指标,从而可以推测侧凸的变化。

发现脊柱侧凸后,现有侧凸的大小结合生长发育的状态能够帮助推测侧凸的可能变化。如果患儿为 Risser 0 期,侧凸又超过 20°,则有极大的可能性加重。需要及时提供矫正治疗的方法。在脊柱侧凸的类型中,具有双侧侧凸的患者,侧凸加重的可能性最大,其次是胸腰段的侧凸,腰段侧凸加重可能性则相对较小。骨发育成熟的患儿,脊柱侧凸是否加重主要与侧凸的大小有关。<30°的患儿,侧凸加重的可能性较小,大于此度数的患儿多数发生每年 1°的加重,未治的脊柱侧凸,其病死率高过一般的人群,常有慢性的腰背疼痛。

2.观察

一般认为,首次发现的患儿,其 Cobbs 角<20°,可采用观察的方法。也就是说,多数患儿不需要治疗。当患儿年龄较小,Risser 征为 0 期或 1 期,观察的间隔为 3 个月,侧凸加重,要考虑支具治疗,对年龄较大的患儿,Risser 征为 2 期或 2 期以上,则观察的间隔为 6 个月。一般认为,Cobb 角>45°须行手术治疗。对 20°～45°的患者,是否采用观察的方法要看患儿的年龄、生长发育的状态。对骨发育成熟的患儿,可采用观察的方法。任何患儿在观察中,如果侧凸加重 5°～6°,提示侧凸在进行性加重,应考虑退出观察,采用适当的治疗方法。

3.非手术支具治疗

非手术治疗的目的:防止侧凸继续加重;对所有侧凸类型有效;治疗能达到满意的外观;减少手术的可能。其方法包括支具、电刺激、生物反馈治疗。支具治疗目前最常见,应用最广泛。

（1）支具类型:1946 年,Milwaukee 支具用于固定脊柱术后的患者,之后作为非手术方法用于治疗 AIS,可用于顶椎在 T₇ 以上的胸段侧凸。1960 年热塑料用于临床,发明了目前常用的胸腰髂骨型矫形支具。另外,腋下矫形支具包括 Boston,Wilmington 和 Miami。Boston 支具是一种上方在腋下，下方贴附于骨盆之上的一种带状支具。因预制外壳有不同规格，能选用适合于不同患儿的型别，这种支具在双臂以下，易被患者接受。当然这种支具仍然存在美容问题，佩戴时可能有心理的影响和限制生理活动。Charleston 夜间支具是根据患儿侧凸的矫正位置制作模型，戴上支具后对侧凸有较大的矫正力。

（2）Spincor 矫形带：这是一种动力性支具。近年在支具治疗上提出了新概念，希望设计一种矫形方法既能防止侧凸加重，又能让小儿正常运动的支具。Spincor 矫形带就是近年用于临床的动力性矫正的方法。这种方法试图既能固定脊柱侧凸，又能让患者躯干运动。该治疗方法近年开始运用。设计上分为两部分，第一部分为锚定点，包括骨盆点，大腿带和交叉带；矫正部分为一短上衣和矫正带。其基本原理是：对右侧胸段的侧凸，施加外力在胸和肩部，使侧凸变直；对左侧的胸腰段侧凸，外力来于骨盆；对左腰侧凸，来于骨盆的外力使躯干右移；对右胸段侧凸和左腰段侧凸，肩和骨盆的外力在水平方向使侧凸变直。本中心对这种动力性的矫正方法与传统的支具进行了比较，选择 10～16 岁的 AIS，Cobb 角为 20°～25°，Risser 征≤2°发现动力性的固定方法与支具治疗效果相似。另有医师用 Spincor 治疗了 195 例 AIS，并随访了 2 年，结果显示 55%的患儿有＞5°矫正，38%稳定，只有 7%进行性加重。

（3）指征：用支具的指征是：未成熟的 AIS，Cobb 角＞20°，Risser 征≤2；未成熟的 AIS，脊柱侧凸进行性增加 5°或 5°以上；患者能够接受这种治疗方法。由于目前常用臂下支具，故要求顶椎需在胸 7 或胸 7 以下。值得一提的是，支具治疗不适应于 Cobb 角＞45°的未成熟的 AIS，支具不能控制侧凸加重；患儿如果对采用支具治疗有严重的心理障碍，也不适宜支具治疗；对胸段侧凸的 AIS，如果胸段后凸明显减少到 20°以下，矫正外力应向外侧，避免前方的矫正力；对生长发育已成熟的患儿，支具治疗效果差。

（4）并发症：支具设计不当，在胸段侧凸，前凸可能加重；佩戴过程中肌肉可能萎缩；躯干变得僵硬；早期患儿可能感觉不适应和不舒服；可能造成压迫性的溃疡；有的患儿可能对支具有不同程度的敏感；由于佩戴支具，使腹部的压力增加，可能发生胃食道反流，造成食道炎。对行支具治疗的患儿，应定期随访，发现问题，及时解决，防止各种并发症的加重。

（5）结果：目前认为支具治疗 AIS，只要制作好，佩戴方法和时间正确，一般认为该方法是有效的。近年来的研究分析，支持了支具治疗的有效性。对 247 位 AIS 女孩支具治疗的研究，随访到了发育成熟期，发现支具治疗成功率达 74.0%，而电刺激仅有 33.0%。在 1994 年，Lonsten JE 报道了 Miwaukee 支具治疗 1020 例 AIS，随访时间长达 6.2 年，78.0%侧凸治疗后稳定，仅有 22%需手术治疗。Meta 分析是一种特殊的研究方法，对文献上已有的研究结果进行分析。对 1910 位患儿的研究，采用 Meta 分析，其中支具治疗 1459 例，电刺激 322 例，观察组 129 例，结果显示全均数比例在电刺激组是 0.39，观察组是 0.49，每日 8 小时治疗组 0.60，16 小时支具治疗组为 0.63，23 小时组与其他组之间差异有显著性意义。在 2001 年，Danielsson AJ 长期随访，发现 31%的患儿需要手术治疗，显示支具治疗能够较有效地控制侧凸。

当然，支具治疗 AIS 的有效性也存在争议。在临床中，有部分患儿支具治疗不能控制侧凸加重。还没有足够的证据证明支具治疗能够改变该病的自然病程。在男性的 AIS，支具的效果较差。

掌握好支具治疗的指征是获得较好支具治疗的前提。制备支具应有良好的技能，如采用电脑度身,使支具能更好地适应于不同的畸形,这样才能提高外固定的效果。患儿需接受医师的治疗安排,必须有足够佩戴支具的时间,在佩戴期间家庭成员要有足够的支持,帮助患儿克服佩戴中出现的不适。在我们的临床实践中,注意提高患儿对佩戴支具的认识能力,这样多数患儿能够从短时间佩戴到长时间佩戴,最后达到每天佩戴达 20～22 小时。在随访中,医师和支具制作者应通力合作,共同对患儿随诊,评价疗效,及时发现问题,改进制作,这样才能使疗效提高。佩戴治疗的终止时间应到患儿生长发育停止,出现月经后 18 个月,Risser 征达四级,则可停止支具的治疗。在治疗过程中注意支具可能对心理和生理造成的影响。家长及医务人员注意支具固定位置是否正确,对生长发育快的患儿,要及时更换支具,避免引起并发症。

(二)手术治疗

1.手术指征和目的

是否采用手术治疗需要分析多种因素,了解侧凸的大小和三维空间的变化、患儿的骨龄、自然病程和美容外观等。如果胸段的畸形超过了 50°,即使骨发育已成熟,侧凸仍然有进一步加重的可能性;如果胸段的侧凸超过了 45°并有前凸,肺功能将受到影响。基于对自然病程的认识和对成人患者的观察,胸腰段侧凸或腰段侧凸＜45°可不手术,如果侧凸更大伴有躯干不平衡、侧移和明显背部疼痛,则需要手术治疗。

双主弧的侧凸,相互能达到一个平衡,这样没有明显的外观畸形,如果侧凸没有超过 60°,骨成熟后进一步加重的可能性较小。对于决定是否外科手术,正确地随访记录侧凸的变化是必要的。对于年龄小的患者,器械可用于矫正胸段侧凸,而腰段侧凸可用支具。对严重的侧凸和后期的患者,即使已知脊柱会僵硬、功能受限和出现疼痛等问题,也只能将器械矫形用于整个脊柱。医师在手术前应与患者和家长广泛沟通。一般的情况下,手术指征是:侧凸＞45°～50°,并有明显的躯干旋转;在特殊的情况下,腰部侧凸和胸腰侧凸有明显的躯干偏移,有时未达 45°,仍需手术治疗。患者的年龄也是决定是否手术的重要因素,对于在骨骼成熟前的青少年,有较强的手术指征,防止侧凸加重,对成人患者,如果侧凸有 45°～50°,定期随访侧凸是否加重,有利于决定是否需行手术治疗。手术前必须告诉患者和家长,为什么建议行手术治疗,手术潜在的并发症和脊柱融合后要影响脊柱的运动。对于胸段的脊柱侧凸,如果侧凸进行性加重,Cobbs 角超过 80°就会发生心肺衰竭,手术的目的防止侧凸加重,心肺功能不受损害。对于胸段的侧凸,手术的主要目的是防止侧凸进行性加重、躯干偏移和退行性变,如果侧凸超过 45°～50°,出现这些并发症将导致难以治疗的腰背疼痛。

总之,手术的目的是安全地矫正畸形;在三维空间上平衡躯干;尽可能短地融合脊柱;尽可能地矫正畸形,将脊柱融合,防止脊柱进一步加重;术后躯干与骨盆保持平衡。

2.器械

1962 年,Harrington 首次报道了用器械固定,在凹侧撑开,在凸侧加压治疗脊柱侧凸。该方法对畸形的矫正率达 30%～40%。然而,该器械仅固定于上下两点,对畸形仅在两度空间产生矫正力,在有的患者,过度的矫正可使胸段脊柱过分前凸,出现平背现象。随着对脊柱侧凸畸形在三度空间上改变的认识,1980 年以来,各种器械相继问世。Luque 报道了棒和椎板下钢丝矫正脊柱侧凸,该方法固定的点较多,矫正效果较满意,但神经系统的并发症较多。结合 Harrington 和 Luque 的优点,Drummond DS(1984)设计了棘突穿钢丝,加 L 棒和 Harrington 棒分节段矫正脊柱侧凸畸形,该方法并发症少,对 AIS 矫正效果较满意,尤其在矢状面上可获得较满意的外观。在 20 世纪 80 年代中期,CD 器械开始用于各种脊柱侧凸的矫形。该器械可在侧凸的顶椎处撑开和加压,近年改进,该器械可与骶椎和髂骨固定,可用于脊柱畸形和创伤中。CD 器械的优点是能在三维空间上矫正畸形,但操作比较复杂,医师需要培训。与此同时 TSRH 器械(TSRH)也用于临床,该器械较易使用,将器械可能引起的并发症降到最低。1990 年,ISOLA 器械报道用于临床。该器械强调术前要仔细设计,精细操作,简化器械,使其具有通用性,螺丝钉具有多向和兼容性,有开口和闭口之分。整个系统强调钢丝、螺丝钉和钩相结合。用于各种脊柱畸形。

3.手术类型

与成人脊柱侧凸比较,对于 AIS,采用前路或后路的方法,用一定的矫形器械,使脊柱融合,足以达到矫正畸形和稳定脊柱融合。可采用一次进行,也可分为两期。使用器械的目的是矫正侧凸,恢复躯干平衡,使脊柱稳定,从而有利脊柱融合术后不需要矫形支具,尽可能保留脊柱的节段。

(1)后路:自 1920 年,后路治疗脊柱侧凸的方法包括体内融合脊柱、融合加矫形架、Hibbs 脊柱融合技术、Harrington 器械、Moe 小关节突融合、Luque 器械、Harri-Luque 结合器械和多钩螺丝钉器械(如 CD,TSRH,ISOLA)。其基本的矫形原理是:在凹侧产生分散的撑开力量,在凸侧产生加压力。这两种力的结合加上棒的作用,产生横向力和悬臂的作用。与脊柱产生锚定的方式通常有三种,即钩、螺丝钉和钢丝。1984 年随 CD 系统出现,钩作为一个与脊柱锚定方法应用于临床。钩锚定的位置有多种,胸段的横突和小关节突下是目前常用的点。远端的腰段在 ISOLA 中常用椎弓根螺丝钉。也有学者完全用椎弓根螺丝钉作为锚定点,认为这种方法在冠状面和矢状面上的矫形效果都比较好,可达到 80% 的矫正效果,而且脊柱融合的节段较少。

从技术上讲,在后路的术式中要彻底松解软组织,是获得冠状面和矢状面最大的矫形效果的前提。需要松解的组织包括脊柱间韧带和小关节突,需充分暴露横突。腰段椎弓根螺丝钉的置入通常在 L_1 和 L_2,此处椎弓根较 $T_{10\sim12}$ 狭窄。常选用 4.35mm 或 5mm 的螺丝钉定好点后,用锥子开口,然后用钝性探针,确定钉道在骨松质内,操作中需用 SEP 检测。后路手术效果与所有的固定方法有关。Suk S(2001)报道用椎弓根螺丝钉,可达到 72% 的矫形效果,而用钩为 52%,无神经系统并发症。腰段脊柱用椎弓根螺丝钉,在冠状面的矫正度数可达 80%,脊柱融合于矫正水平。我们用 ISOLA 器械治疗小儿脊柱侧凸,获得了 55% 矫正效果。

(2)前路:前路途径用于单纯胸段侧凸、单纯的腰段侧凸、单纯的胸腰联合侧凸。前路也可作为一种松解的方法,用于各种侧凸,作为后路矫形的一部分。

到目前为止,前路的器械还未能很好地分类。对于单纯的胸腰段或腰段脊柱侧凸(VDS)系统可达到满意的治疗效果。该系统的优点是能矫正 60%~90% 的侧凸,矫正旋转可达 40%。该系统的主要缺陷是入路需前方胸腹,固定的稳定性不够,术后还需要外固定达 6 个月,有可能出现置入器械失败,后期断棒、螺丝钉脱出和假关节形成等。由于 VDS 固定有造成后凸的趋势,对保留腰段前凸,该系统没有目前的器械效果好。目前改进的前路器械有 TSRH,ISOLA,Kaneda 和 Halm-Zieke 双棒系统,前路手术矫正脊柱侧凸 10 位女性,年龄在

12.5～18.4 岁,术前侧凸 Cobb 角平均 57.1°,术后 14.2°,矫正率为 75.1％,脊柱旋转畸形的程度(NashMoe 法)术前平均 2.3°,术后 0.6°,平均矫正 1.7°,有 1 例轻度泌尿道感染,无脊髓神经等其他并发症。我们初步的经验是,前路 Haml-Zielke 手术,如果患者选择得当,矫正脊柱侧凸疗效较满意,置入物稳定性好,并发症少,术后无需支架外固定。

在过去几年,胸腔镜前路松解,器械置入已在一些中心试验性地使用,目前还无长期随访的结果。目前使用该方法的指征还没有确定。

4.术前检查

(1)临床检查与手术方案:术前应仔细了解患儿的全身情况,明确侧凸类型,了解脊柱的平衡状态,侧凸的僵硬程度,有无神经系统异常,肋骨有无畸形,患儿的成熟程度和有无生长的潜能。由于术中出血多,尽可能地使用血液回输技术。明确移植骨的来源,准备术中脊髓检测的设备。手术器械的选择可根据地区和医师的经验而定。术前设计好脊柱融合的节段,术中应准确判断脊柱的节段。当发现任何神经系统异常时,应行 MRI 检查,除外脊髓栓系、脊髓纵裂和椎管异常。

(2)放射学检查:91cm 直立的前后和侧位 X 线片,平卧位左右屈曲摄片,可以预测侧凸的可能矫正的情况。通过整个脊柱 X 线片,了解脊柱侧凸的类型,这是选择器械和设计脊柱融合的前提。在 X 线片上对侧凸有多种分类,其中 King Moe 分类方法是常用的一种,这种方法将侧凸分为五类,不同的类型,手术的设计和脊柱融合节段有区别。

King HA(1983)将脊柱侧凸分为五型。第一型,S 型脊柱侧凸,胸段侧凸与腰段侧凸均通过中线,腰段侧凸大过胸段;第二型,也是 S 型脊柱侧凸,胸段侧凸与腰段侧凸均通过中线,胸段侧凸大过腰段;第三型,胸段侧凸,腰段侧凸不通过中线;第四型,长的胸段侧凸,其中腰 4 也斜向胸侧凸;第五型,胸段双侧凸,其中腰 1 也斜向侧凸方。这种分类有利于选择融合的节段。

虽然冠状面的 King 分类方法广泛被应用于临床,但有局限性。Lenke 对 AIS 提出了新的分类方法。该方法基于三方面:侧凸的类型;腰段代偿;矢状面胸段代偿。在冠状面整个脊柱的 X 线长片上,侧凸分为六型,第一型侧凸以胸段为主;第二型为双胸段侧凸;第三型为有两个明显主弧的侧凸;第四型为脊柱有 3 个侧凸;第五型为胸段和腰段侧凸;第六型为胸腰侧凸,胸腰为主弧。患儿亦同时在矫正下摄片和矢状面摄片,这样可以判断侧凸是否为结构性的。根据骶骨的垂直中线与腰段侧凸顶椎的关系来揭示腰段侧凸的严重性,矢状面胸段侧凸的 Cobb 角(胸 5～12)<10 为脊柱后凸不足;10～40 为正常后凸;>40 为过后凸。这是二维分类的方法,对手术治疗有帮助。术前做侧凸矫正摄片,可以帮助术中决定融合的节段。

(3)其他:肺功能检查应作为术前常规,这有利于术中和术后的管理。由于手术出血量大,一些学者主张术前抽取自身血,这就可以防止因输异体血所致的传染性疾病。

术中静脉通道要足够,并做动脉压的监测,留置导尿管,监测心电、血压。患者在手术台上的体位非常重要,为降低腹压,手术中患儿常俯卧于 Relton-Hall 架上,髋关节伸直以维持腰椎的前凸。双臂外展不超过 90°以防止臂丛受牵拉,肘关节屈曲,下方用软垫保护。

5.脊柱融合

脊柱侧凸手术的基本目的是病变脊柱完全融合,如果不能达到此目的,任何内固定系统均都意味着失败。Harrington 稳定椎体定位原则是后路手术确定脊柱融合节段的方法。

KingHA(1983)确定下位椎体稳定的方法是,两髂肌连线,经髂骨中线画一直线与髂肌连线垂直,与此线最近的为下位稳定椎体。对青春期的患者,要避免腰 4 及腰 4 以下的融合,使脊柱保留一定的运动。要达到脊柱融合的目的,必须小心清除脊柱两侧的软组织,切除融合范围内的小关节突,去皮质,选择骨移植供体。自身骨移植仍被广泛使用,骨的来源包括髂骨、棘突、肋骨。在过去的 10 余年中,随着各结构的建立,异体骨也被广泛应用于临床。与自体骨比较,异体骨的优点是不增加手术出血,减少手术时间,避免自体骨引起的各种并发症。为减少和防止传播 HIV、各型肝炎和其他潜在的病原菌,供体的血液和骨组织均需严格检查。为避免这些可能的弊端,近年来,生物材料在骨融合中的作用已引起人们的广泛关注。骨形态蛋白(BMPs)是转移生长因子(TGF-β)家族的成员,能够在体内诱导骨形成。人类重组骨形态蛋白(rhBMPs)已用于动物的脊柱融合中,发现能够增加骨形成,加快脊柱融合。随着生物技术不断发展,用于骨移植的生物材料将在不远的将来用于临床。

6.术中特殊检测

术中已广泛地使用体感诱导电位(SSEPs)检测。这种方法检测和记录脊髓的感觉功能,可在整个手术中进行检测,了解脊髓的功能状态。在手术进行时,下肢神经受到刺激,在头端记录,这样帮助医师了解神经传导通路。值得注意的是 SSEP 有出现假阴性和假阳性的可能,故术中仍应进行唤醒试验,这是判断术中有无神经损伤的可靠指标。在我们的临床工作中,所有的患者手术中均采用 SSEP,器械置入后,即使 SSEP 正常,也行唤醒试验。

7.血液回收技术

血液回收技术的应用也减少了输血的机会。该技术回收正常的红细胞,过滤破碎和陈旧的细胞,可以回收到 50% 的红细胞。虽然该技术增加手术的费用,但因术中出血多,用该技术也是值得的。减少失血的方法还有低血压麻醉,快速正常血液稀释法,这种方法是在手术室,抽取患者的静脉血,抽取的量应以血红蛋白不低于 9g/dl 为准。有效循环血量由晶体维持,术后或术中将血回输。

8.麻醉技术的进步和重症监护

近年来,为降低出血,已用术中低压麻醉,维持血压在 65mmHg 水平,在具体使用中应注意防止低血压对脊髓的损伤,手术结束后,患者需在重症监护室密切监护,24 小时平稳后回病房。

9.术后镇痛

目前常用的方法有患者控制镇痛(PCA)和硬膜外镇痛。PCA 通过静脉泵,剂量设定为一定大的程序,患者自行给阿片类止痛药,由于程序设定有安全机制,能够防止药物过量。硬膜外止痛近年也广泛用于临床,在后路手术的脊柱侧凸患儿,手术结束后,在缝合创面前,插入硬膜外管,保留到术后 48～72 小时,同时监测患者的呼吸和血氧饱和度。

10.并发症

(1)手术中出血:出血是手术医师和麻醉医师术中面临的第一个问题,脊柱手术总是伴有出血。出血的程度在神经肌肉性脊柱侧凸中较严重。手术中通常是渗血。如果手术中损伤了肋间神经、臀上血管(取自体骨时)或髂血管(前路手术),则可能造成大出血。手术中应仔细操作,避免损伤大血管,应密切观察出血的量和湿纱布的重量变化,做好记录。同时手术中应针对出血的量进行恰当的治疗。低血容量和有效循环血量不足,可能导致休克、心脏停搏和脑缺血。如果血容量补得过多,则中心静脉压增高,可能导致心脏失代偿和肺水肿。由此可见,术中对出血、循环血量监测,保证有效的血液循环是手术成功的一个关键环节。如果手术中输血,从冰箱中取出的血应升温后补给患儿,因为输入大量冷的血,可能导致体温降低,心脏冷却可导致心脏停搏。

(2)神经系统损伤:瘫痪是脊柱手术最严重和难以预测的并发症。由于各种器械应用,矫正侧凸的力量增加,发生瘫痪的患儿在增加。损伤脊髓的原因可能是器械进入椎管,损伤脊髓;脊髓有栓系或其他异常存在增加脊髓损伤的风险。手术中应注意,当撑开脊柱凹侧时,器械对周围所有的组织均有拉开伸长的作用,包括脊髓。通常认为脊髓的血供受到影响是瘫痪的原因。在先天性脊柱侧凸和僵硬性脊柱侧凸中,发生瘫痪的可能性较高。瘫痪可在手术中发生,也可能发生在术后 8～12 小时,甚至在术后 72 小时。手术后发生瘫痪首先的表现是肌力下降,膀胱麻痹,感觉改变,也可能突然出现完全瘫痪。一旦发现瘫痪,在治疗上应尽早取出置入的器械,改善血循环。预防瘫痪发生最为关键,术前应对患儿仔细检查,对高危瘫痪的患者应做 MIR 和脊髓造影检查。术中应仔细操作,密切监测。

(3)感染:明显的感染在术后 2～5 天出现高热,累及整个伤口。不明显的感染,温度轻微增高,伤口红肿不显,伸直无明显压痛。常见的致病菌是金黄色葡萄球菌,其次是革兰阴性菌。一旦发现感染,应对伤口进行彻底冲洗,扩创引流。有的学者主张取出置入器械和移植的骨组织。目前主张术前、术中和术后应用抗菌术,严格的无菌技术,脊柱手术的感染率可降到 1%以下。

(4)肠梗阻:脊柱手术肠梗阻较常见,术后禁饮食时间应到术后 72 小时。肠系膜上动脉综合征是由于十二指肠受压所致,十二指肠横部位于脊柱主动脉和肠系膜上动脉之间。如果脊柱畸形矫正后使其间隔减少,则十二指肠会受到压迫,出现梗阻。早期行胃肠减压,症状不改善,则有手术指征。

(5)肺鼓胀不全:常由于术后发热引起。术后多翻身和深呼吸可以预防。肺鼓胀不全可用吸入方法治疗。

(6)气胸:行后路脊柱暴露中,横突间过深可能损伤胸膜。如果对剃刀背矫形,切除肋骨时对胸膜损伤的可能性较大。引起气胸的原因还可能是呼吸机的异常工作,压力过高或肺囊肿破裂。如果气胸<20%,可观察,否则需要行胸腔引流。

(7)硬脊膜撕破:棘突钢丝和置入钩可能撕破硬脊膜,发生后应及时修补。

(8)主动脉受伤:椎弓根螺丝钉过长或置入方向有误,误伤主动脉。

(9)泌尿系统并发症:抗利尿激素分泌不当发生在术后,夜间较明显。当血浆中的 Na^+ 浓度降低,尿 Na^+ 浓度增加时,应考虑诊断。一旦发生,应避免过量补液。一般情况下,术后 2～3 天可恢复。

(10)远期并发症:①假关节形成:可通过斜位摄片、CT 或骨扫描诊断假关节。当脊柱后侧行骨融合后,由于椎体生长,椎间盘的间隔变窄。故如果椎间盘仍较宽,提示可能有假关节形成。在胸腰连接处的假关节,易出现腰疼痛,已矫正的侧凸再现。②腰椎前凸降低:常由于后路手术中腰段受到器械撑开的力量,发生后腰部疼痛。预防的方法是手术中要防止腰段脊柱被过度撑开。③远期感染：手术后几个月到几年仍可能发生感染，发生的部位常位于引流的窦道口，也可能发生于置入器械的深处。对窦道感染，应行窦道造影，掌握范围，行手术彻底清除。对深部感染，要彻底引流冲洗。抗生素剂量要足够，时间为 6 周。④后期发生的器械问题有脱钩和断棒：脱钩可高达 10％,这些问题发生常常与假关节形成有关。当发生断棒时，我们首先要考虑的是手术后脊柱融合不好，有假关节形成，而不能简单地认为是器械问题。棘突钢丝断裂可能与过度拉紧有关。如果棒、钩或钢丝突于皮下，常引起疼痛，甚至皮肤破裂，则需要手术清除。⑤曲轴现象：后路手术脊柱融合，虽然后路脊柱已满意融合，但前侧的椎体持续生长，脊柱畸形仍然不断加重，这种现象发生与患儿的生长密切相关，对于年龄＜10 岁的患者，如果行后路脊柱融合，则要考虑到此现象有很大发生的可能。

（安奇君）

第七节　脊柱感染

一、脊椎骨髓炎

（一）发病率及危险因素

1.占所有骨髓炎的 2％～7％（儿童该比例为 1％～2％）。

2.发病部位：腰椎＞胸椎＞颈椎。

3.男性＞女性（2∶1）。

4.50 岁后常见（50％以上患者发病年龄为 50 岁以上）。

5.静脉吸毒者、糖尿病患者以及免疫缺陷病人（长期服用类固醇药物、HIV、营养不良）常见。

（二）病因学

1.血行感染是脊柱骨髓炎最常见的感染途径，感染源可来自：

(1)泌尿道是最常见的感染源（泌尿道感染、泌尿生殖系统隐匿性感染）。

(2)软组织感染。

(3)呼吸系统感染。

2.有些感染来源不明。

3.直接感染（脊柱穿通伤、脊柱侵袭性操作）。

4.致病菌（按发生率由高向低排列）。

(1)革兰阳性需氧球菌（＞80％）。

①金黄色葡萄球菌（＞50％），耐甲氧西林金黄色葡萄球菌（7％）。

②链球菌（10％～20％）。

③凝固酶阴性的葡萄球菌（10％）。

(2)革兰阴性需氧菌（15％～20％）：泌尿道是最常见的来源地（大肠埃希菌、铜绿假单胞菌、变形杆菌）。

（3）胃肠道的微生物：沙门菌（一般罕见），但镰状细胞贫血的患者中较多见。

（三）病理改变

1.细菌的种植　　细菌主要是经由血流丰富的椎体滋养动脉网血行蔓延至椎体干骺部。

（1）Batson无静脉瓣的静脉丛在细菌的血行蔓延中并不起到重要作用。

（2）椎体干骺端内血流速度很慢，细菌可直接蔓延进入椎间盘、或跨过椎间盘进入邻近脊椎。

2.蔓延到椎间盘，引起骨/椎间盘破坏　　细菌产生酶溶解椎间盘组织，通过各种炎性介质激活破骨细胞，引起骨吸收。

3.扩散到软组织

（1）腰大肌脓肿。

（2）椎旁肌脓肿。

（3）硬膜外脓肿：可能直接压迫脊髓和神经根引起神经功能受损。

（四）临床表现

1.诊断延误的情况很常见。

2.腰背痛或颈部疼痛是最常见的主诉（90％）。

（1）50％患者就诊时上述症状出现已超过3个月。

（2）因出现急性败血症或脓毒血症就诊的病例罕见。

3.局部压痛并脊柱活动度降低是最常见的体征。

4.超过50％病人有高热的病史［高于100°F（约37.8℃）、伴或不伴寒战］。

5.儿童脊柱骨髓炎特征性表现是跛行或不愿步行。

（五）实验室检查（表18-1）

表18-1　脊柱感染的实验室检查

检查	结果
血沉（ESR）	80％以上患者会升高
	2/3病人充分治疗后，ESR会恢复正常
血白细胞计数（WBC）	超过50％病例＞10000/mm³
	白细胞计数对诊断的敏感性较低
C反应蛋白（CRP）	对脊柱感染术后的疗效判断上在敏感性和特异性上均优于ESR
血培养	儿童化脓性脊柱炎更有用
	只在约35％的病人为阳性
	对受累的器官直接取标本培养更可靠
细针穿刺活检	病人如已使用抗生素治疗，易出现假阴性
开放活检	如果细针穿刺活检结果阴性和（或）缺乏诊断意义，但临床上高度怀疑感染可能，可进行该检查
	比闭合活检假阴性率低

（六）影像学检查（表 18-2）

表 18-2　脊柱感染的影像学诊断

影像学检查	表现
X 线片	感染的临床症状发生约 2 周之后 X 线片才会出现异常表现
	椎间隙狭窄、侵蚀的表现（75%）
	溶骨表现、弥漫性骨质疏松、局部缺损（骨小梁的破坏达到 50% 平片上才会显现骨破坏的表现）
	骨硬化（11%）
	慢性病例可能会出现自发性骨融合（50%）
核素显像	作为初筛检查比较有效：与平片相比，能更早地发现感染并明确病灶位置
	联合使用镓（炎症）和锝（骨）扫描感染诊断的准确率＞90%
	^{111}In 标记的白细胞扫描对脊柱感染并不敏感：可能因为白细胞减少的原因引起假阴性率高
CT	显示骨质破坏最好的检查方法
MRI	脊柱感染较好的影像学检查手段
	T_1 加权像——椎间盘及相邻的终板信号降低
	T_2 加权像——椎间盘、终板及邻近的部分椎体信号增加终板的界限模糊不清
	钆增强扫描，病变的椎间盘和毗邻的部分椎体信号增强
	能显示受累的软组织（椎旁、腰大肌是脓肿）
	鉴别感染与肿瘤最好的检查方法

（七）治疗

1.目的

(1)获得组织学确切诊断并确定致病菌。

(2)清除感染。

(3)解除疼痛。

(4)预防或处理神经功能损害。

(5)重建脊柱稳定性及正常序列排列。

2.原则

(1)改善患者一般情况。

①营养支持。

②纠正实验室检查发现的异常情况。

(2)治疗脊柱外的感染源，包括泌尿道、心血管系统（感染性栓子）、胃肠道感染。

(3)如果可能，在确定致病菌之前不要使用抗生素，但对出现脓毒血症的患者可以先使用广谱抗生素。

(4)使用致病菌敏感的抗生素治疗。

(5)治疗前注意检查患者血沉(ESR)和 C 反应蛋白：根据上述指标的动态变化可评价疗效。

3.手术治疗

(1)适应证

①非手术治疗失败的病例。

②进行性的神经功能障碍：可能因为感染直接压迫引起，也可能因为进行性的脊柱畸形或不稳定而引起。

③脓肿或肉芽肿形成，这种情况下抗生素效果不佳。

④非手术治疗难以控制的顽固性疼痛。

(2)手术技术

①前路手术(椎体切除术)是进行椎体病灶清除最佳的入路，禁忌单行椎板切除减压，有引起脊柱不稳风险。

②自体骨移植是重建的金标准(取髂嵴、肋骨或腓骨)，但自体骨填充的钛网重建和带皮质的异体骨支撑植骨也显示了很好的临床疗效。

③胸椎和腰椎骨髓炎可以使用单纯后路手术(清创和固定)，手术时要经后路进行前方椎间隙感染的清创及融合。

二、硬膜外脓肿

(一)病因学

1.28％病例常合并有脊椎化脓性骨髓炎。

2.金黄色葡萄球菌是最常见的致病菌(约 60％)。

3.常见的部位。

(1)胸椎(50％)：容易发生神经功能受损。

(2)腰椎(35％)。

(3)颈椎(14％)。

4.成年人多见(儿童患病很少)，术后硬膜外脓肿发生率为 16％。

(二)临床表现

1.由于临床表现多样，超过 50％病例会有误诊及治疗延误的情况。

2.常有脊柱局部压痛。

3.可能会有颈项强直及其他脑膜刺激征。

4.伴或不伴神经功能受损。

(三)诊断

1.超过 98％的病例会有血沉升高。

2.白细胞计数并不可靠。

3.MRI 是最常使用的影像学检查。

(1)T₂上病灶局部信号增高。

(2)应注意鉴别硬膜外转移瘤、硬膜下脓肿。

（四）治疗

1.硬膜外脓肿需要紧急进行手术。

2.硬膜外脓肿伴神经功能损伤是急诊手术适应证。但下述情况除外：如果患者难以耐受手术打击、手术可能会影响患者生命，可先行抗生素等非手术治疗并密切观察患者病情变化。

三、椎间隙感染

（一）流行病学/病因学

1.细菌直接种植引起：一些手术操作容易引起椎间隙感染，如椎间盘造影术、椎间盘摘除手术、椎间盘内电热治疗。

2.细菌血源性扩散：这是儿童最常见的传播途径，椎间盘的血供来源于邻近椎体表面。

3.腰椎最常累及。

（二）临床表现

1.一般为 2～7 岁患儿。

(1)可能没有腰背痛。

(2)症状有患儿跛行、拒绝行走或髋部疼痛。

2.血沉及白细胞升高。

3.MRI 和骨扫描在疾病早期即能发现病变。

4.X 线片可能表现出椎间隙狭窄、椎体边缘骨质硬化及破坏。

（三）治疗

1.很少需要手术。

2.佩戴支具制动。

3.抗感染治疗。

4.如果抗感染治疗无效，需要进行活检以明确诊断。

四、脊柱结核

（一）流行病学/病因学

1.世界上最常见的肉芽肿性感染。

2.最常见的播散方式为血行播散（肺或胃肠道为细菌侵入途径）。

3.脊柱是骨骼中最容易受累的部位。

(1)最常累及脊柱前部。

(2)可通过椎间隙播散到邻近节段。

(3)50%为局部感染，可进行以下分型。

①椎间盘周围型（最常见）：从干骺端开始，沿前纵韧带下方蔓延。

②中央型（少见）：从一个椎体内起病。

③前方型（少见）：从前纵韧带下方起病。

（二）临床表现及诊断

1.疼痛，以及疾病的全身系统性表现，如发热、乏力和体重减轻。

2.局部压痛、肌肉痉挛和活动度受限。

3.因为结核杆菌培养时间很长，利用软组织活检进行细菌培养来进行确诊很困难，细菌培养有 55％的假阴性率。

4.鉴别诊断。

（1）肿瘤。

（2）结节病。

（3）夏科特脊柱病。

（三）影像学检查

MRI 是重要的检查手段，结核与化脓性感染有明显区别

1.椎间隙常受累。

2.连续多个节段椎体前部受累。

3.钆增强 MRI 扫描可清楚显示椎旁脓肿和肉芽肿组织。

（四）手术治疗

1.香港手术。

（1）前方的病变使用前路手术。

（2）病灶清除，彻底去除所有坏死组织。

（3）使用自体骨或异体骨进行支撑植骨/融合重建脊柱前柱。

（4）前方脊柱受累超过两个节段，要辅以后路器械内固定。

2.禁忌行单纯椎板切除术。

五、手术后感染

（一）可为早期、也可为晚期感染

1.早期感染　一般因全身系统感染症状而发现，症状有发热、寒战、伤口局部红肿、局部溢液、腰痛加重。

2.晚期感染

（1）更常见，特别是有内植物存在的情况下。

（2）诊断比较困难，如果存在明显的危险因素，应考虑该诊断可能。

（二）可为浅表、也可为深部感染

查体很难进行鉴别，因此所有的病例进行清创及灌洗手术时，均应打开深筋膜以检查是否有隐匿性深部感染（表 18-3）。

表 18-3　术后感染的危险因素

糖尿病

长期使用皮质激素

化疗

翻修手术

手术时间过长(>4h)

病态肥胖

术前/术后其他部位存在/发生感染

　牙周脓肿

　尿道感染

　肺炎

　压疮

手术创口放置引流时间过长

（柯来明）

第八节　脊柱肿瘤

一、原发性脊柱骨与软骨良性肿瘤

（一）骨样骨瘤

骨样骨瘤是一种由骨母细胞及其产生的骨样组织所构成的良性肿瘤。其特征是体积小（通常小于 1cm）、境界清楚、病变周围常存在反应性骨形成区。脊柱骨样骨瘤发病率低，占脊柱肿瘤发病率 7.5%，13% 左右的骨样骨瘤发生于脊柱，胸腰椎相对多见。该病好发于儿童及青年人，多为 5～30 岁，男性居多，男女患者之比为 2∶1。

1.临床表现

（1）疼痛：该肿瘤可发生于脊柱的任何部位，在胸椎主要表现为胸背部的疼痛，为持续性疼痛，负重时加重，常常夜间加重。研究认为瘤巢内及周围的感觉神经末梢可能与这种特发性疼痛有关。在某些病例由于肿瘤压迫神经根，可引起神经根性痛。

（2）脊柱侧凸：骨性骨瘤可引起痛性轻度脊柱侧凸，患者局部肌肉痉挛，压痛明显，并可出现神经根受压症状。主要为脊神经根受到刺激或压迫时，为缓解疼痛，脊柱向一侧弯曲，呈保护性反应状。

2.辅助检查

（1）X 线片：肿瘤体积小，X 线片上常易漏诊。病变常局限一个椎体，约 1/2 以上患者病灶位于椎板或椎弓;1/5 的病灶在关节突,另 1/5 发生在横突、棘突和椎体上;病变为一瘤巢,呈圆形或椭圆形,直径 1～2cm,周围有大量硬化的反应骨,密度增高,瘤巢相对为一透亮区。

(2)CT:优于 MRI,典型表现为椎板或横突局部膨大,呈骨样高密度改变,可突出于椎板外,呈类圆形肿块,高密度中心有个小圆形低密度区,低密度区中心有高密度的致密核。

(3)骨扫描:可见异常性的放射性浓聚,对于行 X 线、CT 诊断仍模糊的患者,可行此检查以进一步明确。

3.诊断

根据患者的发病年龄,反复发作的腰背部疼痛,伴或不伴有脊柱的侧突畸形,结合 X 线及 CT 的特征性表现,可基本明确诊断,进一步明确有赖于病理诊断。

4.治疗

目前认为对于脊柱的骨样骨瘤,当骨骼发育成熟,无结构性侧凸危险时可先予非甾体类抗炎解痉药治疗。对于骨样骨瘤及部分骨母细胞瘤可行刮除术,但如瘤巢切除不彻底有复发。因此手术治疗仍应行肿瘤的广泛切除。术前可行放疗或栓塞治疗。

(二)骨母细胞瘤

骨母细胞瘤是一种良性或局部侵袭性肿瘤。好发于 10～25 岁青少年,男女之比为 2∶1,1/3 的骨母细胞瘤发生于脊柱,约占脊柱肿瘤发病率的 11%,以腰椎、胸椎为多见。该瘤一般起源于后部结构,累及椎体的极为少见。

1.临床表现

(1)疼痛:与骨样骨瘤相似多为局部腰背部疼痛。少数病例可出现神经根受压症状。

(2)侧凸畸形:如骨样骨瘤,常可出现凹向病灶侧的侧凸畸形。

2.影像学检查

(1)X 线片:囊性膨胀性改变,有反应骨形成及不同程度的钙化,周围大量的骨质硬化。约 10% 的患者可见侵袭性特征,如月食状的特征和生长迅速。

(2)CT:能更清楚地显示病变破坏程度,有利于手术方案的制定。

(3)MRI:瘤体和周围软组织肿块在 T_1 加权像为低信号,在 T_2 加权像为高信号。钙化和硬化的边缘在 T_1 加权像和 T_2 加权像都为低信号。MRI 可显示脊髓受压的程度、范围及与周围组织的关系。

3.诊断

本病病程较长,好发于青少年,根据临床反复发作腰背部疼痛史,结合影像学上的表现,可作出诊断。但须与骨样骨瘤、动脉瘤样骨囊肿及骨巨细胞瘤相鉴别。

4.治疗

非手术治疗一般无效。如肿瘤血供丰富可考虑行术前介入栓塞大的滋养血管。骨母细胞瘤的恶性潜能不易预测,但约 15% 的骨母细胞瘤手术后复发,尤其是行刮除术者。因此主张手术中应行广泛切除术,避免病灶内切除。术后可行放射治疗。但有少数报道放疗后骨母细胞瘤恶性转化为骨肉瘤。

(三)脊柱软骨骨瘤

软骨骨瘤又称外生骨疣,为最常见的良性骨肿瘤。多发生于靠近关节的长管状骨,可单发或多发,单独发生于脊柱者少见。

1.临床表现

发生于脊柱的软骨骨瘤,多见于颈椎和上胸椎,多发生在附件。瘤体小者可无任何症状,常于体检 X 线片时发现;瘤体大者可压迫椎管内血管、神经根和脊髓,出现脊髓和神经根的压迫症状。部分患者可发生脊柱侧弯。大多数患者发现软骨骨瘤后 20 年可无疼痛,病变可向骨骺端扩大。骨骺生长板闭合后 1～3 年肿瘤停止生长,软骨帽逐渐变薄。大约 1% 的单发性软骨骨瘤和 5%～25% 的多发性软骨骨瘤可恶变为软骨肉瘤,局部出现疼痛、肿胀、软组织包块等症状。

2.影像学检查

(1)X 线、CT 表现:X 线检查和 CT 检查均清楚显示病变的形态及局部骨质特征性改变。肿瘤瘤体为起自椎弓皮质骨的骨性突起,以广基底附着于母骨表面,瘤体内骨小梁与正常骨松质一样,肿瘤尖端可见与透亮软骨阴影相间的不规则钙化与骨化影。多发性脊柱软骨骨瘤特别好发于棘突和横突。

(2)MRI 表现:肿瘤瘤体部分在 T_1 加权像为高信号,在 T_2 加权像为中等或高信号;软骨帽呈分叶状,T_1 加权像为低信号,在 T_2 加权像为高信号,软骨帽分叶之间存有低信号间隔。T_2 加权像的高信号代表肿瘤处于骨生长期,或静止状态的软骨残留;软骨帽高信号消失,则代表肿瘤生长停止。

(3)软骨骨瘤恶变的表现:①肿瘤停止生长后又突然加快生长;30 岁以上肿瘤体积突然增大,生长迅速;或生长缓慢的肿瘤近期增大迅速,并出现疼痛。②软骨帽增厚,年龄越小软骨帽越厚,但如超过 1cm,则应高度怀疑恶变的发生。③软骨帽的钙化密度变淡,钙化环残缺不全,边缘模糊或骨端出现不规则的骨质破坏。④软骨骨瘤内出现透亮区。⑤软组织肿块形成。⑥肿瘤同周围软组织失去清晰界限。

(4)骨扫描检查:儿童活动性软骨骨瘤的骨扫描检查结果常呈阳性,而成人不活动性软骨骨瘤的骨扫描结果常为弱阳性或阴性。

3.治疗

如肿瘤静止且无症状,不必手术治疗,但应密切观察。当邻近软组织受压引起疼痛或肿瘤侵及神经或血管引起功能障碍时,则应手术切除。为了避免遗留可能导致再生长的软骨帽碎片,对儿童,手术时应将肿瘤充分显露,将骨膜、软骨帽盖、骨皮质及基底周围正常骨质一并切除。对成年人,则不必切除软骨骨瘤的干或基底。手术前行 CT、MRI 检查可以了解与肿瘤有关的血管神经束移行情况,同时可重点显示软骨骨瘤软骨帽的异常增厚情况。脊柱软骨骨瘤多发生在附件,应施行包膜或广泛切除,其复发率较低。怀疑肿瘤恶性变时,必须实施严格的囊外、边缘或广泛切除。在切除过程中避免脱落软骨骨瘤的软骨面和瘤囊。同时,注意防止损伤瘤体,以免病变组织碎屑遗留于体内,而成为日后复发的隐患。

软骨骨瘤预后良好。发生恶变的软骨肉瘤,常分化较好,生长相对缓慢,恶性度低,转移较晚,早期彻底手术切除,仍可获满意效果。

(四)脊柱血管瘤

脊柱血管瘤在脊柱良性肿瘤常见,其发病率约为 10%～12%,可发生于任何年龄,中青年居多。女性略高于男性,随年龄增加。部位依次为胸椎、腰椎、颈椎和骶椎。约12%脊柱标本发现血管瘤,多无临床症状。80%~90%的脊柱血管瘤是单发病变。

1.临床症状

脊柱血管瘤主要症状有局部疼痛多不重,晚期患椎棘突压痛、叩击痛或有脊柱侧凸、后凸畸形,有时产生神经受压症状。严重者可合并病理性骨折或脊髓、神经压迫症状,表现为放射痛、下肢麻木、无力。

2.影像学检查

X线平片椎体呈栅栏状及网格状改变,椎体蜂窝状改变在肿瘤破坏的囊状透亮内,出现自中央向四周放射的骨间条纹阴影。CT可见到增粗的骨小梁断面与透亮区相间,并可观察到蔓延范围。MRI主要表现为境界清楚的类圆形病损。在T_1、T_2加权像上均可表现为高信号并混杂有点状的低信号区。骨外病灶扩展则在T_1加权像上不显现高强信号注射造影剂后血管瘤可增强。血管造影可明确诊断。血管瘤的供应血管是肋间动脉,造影可显现扩张的血管丛。

3.诊断与鉴别诊断

进展缓慢,中青年为多。如有上述典型表现,并结合X线片、CT及MRI表现诊断不难。脊柱血管瘤应与骨巨细胞瘤、转移性肿瘤及结核作鉴别。如果怀疑血管瘤,勿作活组织检查,因出血,易误诊恶性肿瘤。

4.治疗

(1)自愈疗法:无症状者可随诊观察,无需治疗,血管组织可由纤维组织替代,血管瘤自行愈合。

(2)放射治疗:血管瘤对放疗敏感,有症状者可考虑放疗,剂量在3000~4000Gy。

1)^{60}Co治疗机单野垂直照射:每次1.5Gy,每周6次,中位剂量30Gy/3周。

2)深部X线照射:电压180~220kV,DT 20~30Gy/2~3周。放射治疗的机制是血管瘤组织受到照射后充血、水肿、血栓形成,然后瘤体萎缩,椎骨在应力作用下重新改建、钙化。X线片所表现的栅栏状改变消失或变得不明显。放射治疗腰椎血管瘤剂量多小于脊髓耐受量(4Gy/4周),极少造成放射性脊髓炎。过去常使用放疗或联合应用减压性椎板切除。减压术在过去因血管瘤易大出血死亡而常不被接受,仅用于有脊髓压迫症状的患者。通过针吸穿刺可明确诊断而出血的危险性较低,如术前未行活检,可行血管内栓塞和椎体切除术。

(3)介入治疗:通过血管内介入和放射技术治疗血管瘤在各地得到开展,经皮栓塞滋养血管治疗血管瘤,并帮助手术治疗是一种很好的方法。

(4)手术治疗:手术可迅速解除脊髓压迫,有利于脊髓功能早期完全恢复,如有神经症状或有瘫痪均为其适应证。但术前应行血管造影,尽可能术前行栓塞处理,手术应尽量行肿瘤总体切除而非单纯行病灶内肿瘤切除,术中需植骨和(或)内固定以重建脊柱的稳定性。若肿瘤切除困难也可考虑行椎板切除减压加放射治疗。截瘫程度重、进展快者宜早期手术。

(5)椎体成形术:适用于有临床症状,但椎体后缘骨结构完整,无明显破坏的胸、腰椎椎体血管瘤患者,手术需相关器械及骨水泥材料,并在影像学下进行,局麻下经皮椎弓根进入确认在椎体内后可以注射6~8ml骨水泥,可以起到止痛及防止病理性骨折的作用。

(五)软骨母细胞肿瘤

软骨母细胞是一种少见的良性肿瘤,有时称为 Codman 瘤,是一种由软骨母细胞样细胞、少量软骨样基质及散在多核巨细胞共同组成的良性肿瘤。好发于 10～19 岁青少年,以男性居多。有时可伴有继发性动脉瘤样骨囊肿。少数软骨母细胞瘤在临床上有侵袭性行为。

1.临床症状

肿瘤多生长在骨骺内,症状有些类似于邻近节段骨关节紊乱,表现为局部的胸背部疼痛,可有放射病。

2.影像学检查

(1)X 线平片:可见病损呈圆形或椭圆形,边缘清楚,并有成熟的反应缘,内有细的点状钙化。可以破坏关节软骨,进入关节间隙。

(2)断层摄片或 CT:均有助于发现肿瘤内部的钙化。

(3)MRI:在 T_2 加权像上可表现为高信号,增强可见部分强化。

(4)血管造影:可见肿瘤较富含血管。部分软骨母细胞瘤伴有动脉瘤样骨囊肿,可在血管造影中清晰显示。因此血管造影对于手术中预防出血具有指导意义。

3.治疗

(1)药物治疗:口服水杨酸类制剂可明显缓解疼痛。

(2)手术治疗:手术治疗中如果单纯采用病灶内的搔刮术,术后复发率较高。因此对于该型肿瘤目前主张以病灶外的广泛切除术为主。尤其是对部分侵袭性病灶而言。

(3)放射治疗:放射治疗对该型肿瘤有一定的疗效。尤其是在枕颈部这一手术难度较大的区域,可考虑先行放疗。化疗一般无效。纯行病灶内肿瘤切除,术中需植骨和(或)内固定以重建脊柱的稳定性。若肿瘤切除困难也可考虑行椎板切除减压加放射治疗。截瘫程度重、进展快者宜早期手术。非截瘫患者单纯放射治疗有效率达 100%,无需手术治疗。

二、脊柱的原发性恶性骨肿瘤

(一)骨巨细胞瘤

骨巨细胞瘤是常见的原发性骨肿瘤之一,其来源尚不清楚,一般认为起源于骨髓内间叶组织。以大量破骨细胞型巨细胞均匀分布在卵圆形或短梭形单核的间质细胞中为特征,几乎都是发生在骨骼发育成熟后,是一种具有低度恶性或潜在恶性的肿瘤。

脊柱骨巨细胞瘤的发病年龄多在 20～40 岁,20 岁以下及 55 岁以上发病率较低,女性稍多。约占脊椎肿瘤发生率的 15%。颈、胸、腰、骶椎均可受累,以胸椎和骶椎发生率较高。多见于椎体,随着肿瘤的发展,可侵犯椎弓根、椎板、关节突和棘突,可突破皮质,侵犯椎间孔,或包围硬膜,或侵犯邻近肌肉。

1.临床表现

早期为患椎棘突周围广泛性疼痛,呈间歇性,多不影响睡眠,且内部可出血坏死,呈囊性变。最常见的是椎旁肌痉挛,后期呈持续性并逐渐加剧,出现病理性骨折后常有神经、脊髓或邻近器官受压的症状和体征。如果肿瘤位置比较浅表,可出现局部皮温升高、静脉怒张。当骨皮质破坏并形成软组织内肿块时,皮温增高明显。

2.影像学检查

(1)X线检查:巨细胞瘤呈膨胀性偏心性生长及多房性特点。无死骨、无椎旁脓、无椎间隙变窄等可与结核鉴别,无钙化块影或碎骨片影像可与脊索瘤鉴别。后期可显示溶骨性破坏,骨质缺损,皮质膨胀变薄,椎体、椎弓均可累及,边缘清楚,中间常有囊状分隔,无新生骨与骨膜反应。

(2)CT扫描:CT扫描能清晰显示X线片不能显示的或显示不清的微小骨破坏灶,对椎弓根、椎板等附件病灶的显示优于X线片,更能清晰显示肿瘤侵犯椎管内外组织情况。CT能显示骨巨细胞瘤的溶骨性、膨胀性、偏心性及多房性特点。目前的螺旋CT更具有优越性,且可以重建对其肿瘤的形状有一个立体描述。

(3)MRI检查:肿瘤在T_1WI像呈现低信号强度,在T_2WI表现为高强度信号。肿瘤皮层的骨质在肿瘤T_2WI高信号的衬托下,呈明显的低信号,边界清晰。肿瘤的皮质骨受到侵害时,周围的低信号环表现为不完整。肿瘤内常可见到囊变区,表现为明显的T_2WI高信号。肿瘤内出血时,在T_1WI和T_2WI均可出现高信号(亚急性期)。在评价肿瘤软组织肿块的大小和范围以及对脊髓和神经根的压迫程度方面,MRI明显优于CT。

3.诊断与鉴别诊断

(1)诊断:脊柱骨巨细胞瘤的初步诊断主要依靠病史、体征和影像学表现,最终确诊需要依靠病理检查结果。

(2)鉴别诊断主要与以下疾患相鉴别:①动脉瘤样骨囊肿:动脉瘤样骨囊肿常破坏脊椎后部结构,多在20岁以前发病,囊状膨胀改变明显,周围有蛋壳样骨壳包绕,囊内可有细小分割。有时两者鉴别困难,只能依靠病理鉴别。②脊索瘤,亦以骶骨最为多见,但往往位于骶骨中央,便于同骨巨细胞瘤鉴别。③骨母细胞瘤大多侵犯椎弓,尤好发于棘突、横突、椎板及椎弓根。X线表现为边界清楚的孤立性溶骨性破坏区,可有骨膨胀改变,周围有较薄的、轻度不规则的钙化边界。

4.治疗

(1)手术治疗:骨巨细胞瘤是一种有潜在恶性的肿瘤,单纯刮除术加自体植骨术已很少应用。手术应以彻底广泛切除为主,即将瘤组织及椎体的边缘正常组织一起切除,但手术难度较大。脊柱稳定性遭到破坏后,应重建脊柱稳定性。有报道脊柱骨巨细胞瘤行病变内手术复发率为27%,边缘切除为8%,广泛切除为0。彻底而有效的外科干预能对骨巨细胞瘤的预后起到积极的影响。

(2)放射治疗:脊柱骨巨细胞瘤对射线中度敏感。对某些不能行手术治疗的病例,可行深部X线或^{60}Co照射治疗。手术切除不彻底的病例,如术中无法实行边缘切除的病例可行术后辅助放疗,以减少复发。肿瘤范围大、出血多、手术困难者,可行术前辅助放疗,使肿瘤缩小、出血减少、方便手术彻底切除。但放射治疗效果不可靠,有转变为纤维肉瘤的可能,多出现在照射后3年左右。

(3)化疗:术后可联合行全身多药联合化疗,但未见化疗对该瘤具显著效果的报道。

5.预后

此瘤复发率高,应定期随访,以便早期发现复发,及时再行手术切除或行放疗等。

(二)软骨肉瘤

软骨肉瘤为恶性软骨源性肿瘤,在软组织肿瘤中发病率为19.08％,仅次于成骨肉瘤,在脊柱的发病率约为6％。按发生部位可分为中心型、周边型和骨膜型。按发病过程可分为原发性和继发性。继发性软骨肉瘤多继发于多发性软骨骨瘤及多发性内生软骨瘤。发病年龄较广,11～60岁均可,以30～60岁为多见。其中颈椎、胸椎、腰椎、骶椎,在各节段之间无明显分布差异。

1.临床表现

脊柱软骨肉瘤的临床表现取决于肿瘤的发病部位和肿瘤的侵犯情况。继发者可有良性病变突然增大的表现。

(1)疼痛:疼痛是患者最常见的主诉,疼痛病程较长,发展缓慢。最初的疼痛多数为脊柱区隐痛,间歇性发作或逐渐加重,也有少数患者在发病初期疼痛即较严重。随着病程的发展,疼痛逐渐加剧,甚至出现无法控制的进行性疼痛,夜间及俯卧位时疼痛加重。脊柱区疼痛最严重的部位常常是肿瘤存在的部位,脊柱区以外部位的疼痛甚至麻木可由肿瘤侵犯神经或压迫脊髓而引起。

(2)肢体的乏力和反射异常:肢体的乏力和反射异常是脊柱软骨肉瘤的重要表现之一,是神经和脊髓受损的直接表现。发生肢体无力的部位与肿瘤部位有关。当肿瘤侵犯神经根时,则肢体无力的分布范围较为局限,仅存在于受累神经根支配的肌肉,同时会出现该区域的麻木、感觉异常,肌肉牵张反射减弱或丧失。在脊髓受压时,则该节段支配区域以下肢体肌力均减弱。

(3)其他表现:一旦肿瘤步入晚期则可有消瘦、乏力、发热等肿瘤晚期恶病质表现。

2.影像学特点

(1)X线:中央型软骨肉瘤其主要表现为透亮区,其间可见钙化。周边型软骨肉瘤呈叶状肿块,呈透亮区,其间有较多的斑状钙化。继发性骨肉瘤可在原发良性病变基础上发展而来,常较明显。

(2)CT扫描:不仅能准确反映病灶的骨内和软组织内的范围,也可清楚地显示病灶钙化的量,同时可界定手术范围。

(3)MRI:有助于界定肿瘤的反应区。

(4)ECT:可显示病损的侵袭范围和程度。通常病灶内核素浓聚越高,肿瘤的恶性程度越高;但有些高度恶性肿瘤,由于钙化很少而无明显的放射性核素浓聚,可呈现冷区。

3.治疗

手术治疗原则是彻底切除肿瘤组织,恢复和重建脊柱的稳定性。继发性及低度恶性的软骨肉瘤一般不发生转移,可允许行边缘切除术,但提倡行广泛切除以降低复发率。对于高度恶性软骨肉瘤,在广泛切除之后仍有较高的复发率,因此不应行边缘切除,更不应行病灶内切除。

软骨肉瘤对于放疗及化疗均不敏感,故不作为临床首选的治疗方式。

（三）骨髓瘤

骨髓瘤是浆细胞异常增生的恶性肿瘤异常浆细胞浸润骨髓和软骨组织,产生 M 球蛋白,引起骨骼破坏、贫血、肾功能损害和免疫功能异常,是脊柱最常见的恶性原发性骨肿瘤,占所有原发性骨肿瘤的 45%。本病多见于 40 岁以上的男性,主要发生于 50～70 岁。脊柱为好发部位,胸腰椎更为常见,其他部位如胸骨、髂骨、头颅等也常发现。骨髓瘤主要侵犯骨髓,但也可在骨外形成浸润灶,如肝、脾、肾、淋巴结等,大多见于肿瘤的晚期阶段。初期骨髓瘤多发生于椎体。本病主要与骨转移癌相鉴别。

1.临床表现

在初期,本病有长短不一的无症状期,可长达数十年,且只发现有红细胞沉降率升高、蛋白尿、血清蛋白改变等征象。症状主要有骨痛,发生率为 75%,多发生在腰骶椎可占 70%;骨骼变形及病理性骨折发生率为 90%;全身性征象主要是进行性贫血;恶病质引起的表现,如消瘦、乏力、头晕和食欲减退等。椎体病理性骨折或稳定性破坏可压迫脊髓或神经根,产生相应的神经症状和体征。

2.实验室检查

(1)血象:由于肿瘤组织广泛侵犯骨髓,造血系统的组成和功能均受损,可出现不同程度的贫血、红细胞沉降率明显增快等表现。

(2)血液生化:约有半数患者的血清蛋白增高,清蛋白可正常或降低,A/G 倒置。约有 25%～50%患者的血清钙含量升高,常伴有肾功能不全,并可导致继发性甲状旁腺增生。

(3)骨髓象:骨髓涂片检查可发现有少量骨髓瘤细胞,即畸形浆细胞。浆细胞增多而无畸形者,应结合临床才能作出诊断或更换穿刺部位再行检查。

(4)尿与肾功能检查:多有蛋白尿,少数有血尿和管型尿。因血钙增高,尿中草酸钙结晶增加,碱性磷酸盐也明显增多。60%出现尿 Bence-Jones 蛋白阳性。这种蛋白是由分化不良的浆细胞所合成和分泌的轻型多肽链。早期可间歇出现,晚期可持续大量排出。本周蛋白并非骨髓瘤的特异性表现,它可以发生于慢性白血病、转移性肿瘤、红细胞增多症、老年性骨质软化症等,故在作出诊断时,先需排除上述病变。

3.影像学检查

(1)X 线表现:病灶为多个溶骨性破坏和广泛性骨质疏松。溶骨性病灶的边缘呈穿凿状,锐利而清晰,周围无骨膜反应和新骨形成。小的缺损可呈弥漫性的斑点状,大的缺损可达 4～5cm,骨皮质变薄,甚至形成软组织肿块。若发生病理性骨折时,可见轻度骨膜反应和骨痂形成。

(2)CT 与 MRI:可更清楚地显示溶骨性破坏,可进一步明确骨皮质的破坏程度和椎旁软组织的侵犯程度。MRI 对于骨髓瘤的诊断更为敏感。

4.治疗

(1)支持疗法:疼痛剧烈者应给予镇痛,同时给予输血,纠正水电解质紊乱与维持酸碱平衡。苯丙酸诺龙可改善食欲,纠正贫血。每日静脉注射羟基二膦锑 250mg,可在 2 周内使骨骼钙化。亦可给予骨化三醇,每日 0.5g,连续口服一周,可使疼痛减轻,骨质脱钙现象缓解。

（2）手术治疗：孤立性骨髓瘤出现神经症状可行手术治疗。手术应行肿瘤总体切除术，并植骨内固定。多发性骨髓瘤出现以某个节段为主的脊髓受压症状，亦可考虑行减压术。

（3）化疗：常用的有美法仑、甲氨蝶呤、长春新碱等。可采用多种药物联合治疗，常有化疗方案有 MP（氮芥、泼尼松）、BCP（博莱霉素、环磷酰胺、泼尼松）同时可合用肾上腺皮质激素和睾酮。

（4）放射治疗：疗效好，作用快，也可作局部深度 X 线照射。

（四）脊索瘤

脊索瘤是指来源于胚胎发育过程中残留脊索组织的肿瘤属恶性。多在颅底蝶骨枕骨部及骶尾部，以骶尾部最为多见，约占 60%，但因脊索组织有可能残留或迷走，故在脊柱其他部位亦可发生脊索瘤。约有 10% 的脊索瘤发生转移。可发生于任何年龄，但由于脊索组织残留的衍生物演变为瘤体是个缓慢的过程，因此好发年龄大多数在 40～50 岁，男性多于女性。一般均为单发。

1.临床表现

该病发病缓慢，呈隐袭性进展，常在发病后数年，中、晚期才开始出现症状。位于骶尾部者，多表现为腰骶部疼痛，疼痛性质为钝痛，部分病例有一侧或双侧下肢放射病，但极少有感觉运动障碍。初起时不严重，以后出现腰腿痛，随着肿瘤的增大，可在盆腔内或腹膜后形成巨大肿块，肿瘤向前生长，可压迫直肠、膀胱或其他脏器，可引起直肠和膀胱压迫症状，可误诊为膀胱炎或直肠炎。脊索瘤若波及或压迫骶神经，可出现大小便困难或失禁。

由于骶尾部脊索瘤向前发展多于向后生长，所以在骶骨后的肿块不太明显。查体可发现骶后叩击痛、压痛、局部隆起或肿块突起，骶神经分布区感觉减退、肌力减弱、肛门括约肌松弛。肛指检查可扪及巨大肿块，位于直肠后壁，质硬，表面光滑，基底宽而固定，有压痛。

2.辅助检查

（1）X 线：在早期，骨膨胀明显，呈磨砂玻璃样阴影。但因肠腔内气体存在，X 线正位片上很难辨断。晚期，为广泛性溶骨性破坏，并可在骨病灶周围见大而边缘清楚的软组织肿块阴影，肿块内可见残存的骨片或钙化斑。如果仅见到溶骨性破坏而未见到肿块内骨片或钙化斑，很难肯定是骶骨脊索瘤。在摄片前应作清洁灌肠，可确定肿瘤的范围、部位及与脏器的关系。目前的 CRX 线可以清晰了解。

（2）CT 与 MRI：能较清楚地判断骶骨肿瘤的大小、侵犯椎节的范围以及与神经根、周围组织、血管、坐骨神经的关系。尤其 MRI 检查，能辨清肿瘤在骶骨矢状位上的生长情况，有否压迫直肠、膀胱等，肿瘤向软组织侵犯情况。摸清这些情况，对于手术前准备，确定手术方案有较大意义。CT 上脊索瘤表现出与肌肉相似的密度。MRI 检查上脊索瘤呈异质性表现，呈长 T_1 与长 T_2，T_1 加权低至中信号，T_2 加权高信号，死骨及钙化部分无信号。

（3）实验室检查血常规有时可见血红蛋白偏低，呈贫血貌，白细胞有轻度升高。

3.诊断

本病好发于 40～50 岁，多位于骶椎及颅底蝶骨，发病缓慢，腰骶部疼痛，可引起直肠和膀胱压迫症状。查体可发现骶后叩击痛、压痛、局部隆起或肿块突起，骶神经分布区感觉减退、肌力减弱、肛门括约肌松弛。肛指检查时，可扪及巨大肿块。结合影像学检查有助于诊断本病。

4.鉴别诊断

(1)骶骨巨细胞瘤:20~40岁为多见,更有年轻者出现。好发于骨骺端,类似于脊索瘤的部位。X线片为一膨胀性骨破坏。在年轻患者易于鉴别,以骨巨细胞瘤可能性大。但在40岁以上甚至50岁以上者,以脊索瘤的可能大。当然也不能排除骨巨细胞瘤,需术中或术后病理检查鉴别。

(2)软骨肉瘤:为恶性程度高于脊索瘤,病情发展较快的肿瘤。好发年龄大致与脊索瘤相同。X线片为一密度减低的阴影,病灶中有斑点或块状钙化点,肿瘤生长过程中,皮质骨膨胀变薄,但很少有皮质骨穿破现象,有时不易鉴别,需依赖病理检查。

5.治疗

骶骨脊索瘤与骨巨细胞瘤均可行放射治疗,但骶尾部脊索瘤发现时往往已很大,放射治疗难以奏效,故常采用手术切除与术后放射治疗结合。骶骨脊索瘤的手术切除,因解剖复杂、肿瘤体积大、与盆腔脏器及大血管广泛粘连,手术比较困难,出血量大,具有一定的危险性。

(1)手术治疗

1)肿瘤内刮除术:能部分刮除肿瘤组织残留瘤体常可迅速复发或远处转移。

2)根治性肿瘤切除术:较刮除术彻底,是根治骶骨脊索瘤的理想方法。但由于脊索瘤所在部位毗邻颅脑、脊髓或神经根,手术时很难彻底根除肿瘤。位于骶3以下者,宜从骶2以下行骶骨大部分截除术,位于骶1者,宜作骶骨次全截除或骶骨全截除术。术后应行骨盆稳定性重建。

(2)放射治疗:术后可局部辅助放疗,剂量50Gy左右,发现复发后应再行手术切除,以提高疗效。

三、脊柱骨转移性肿瘤

转移是恶性肿瘤最重要的标志之一,脊柱是骨转移最常见的部位。据统计转移至脊椎的恶性肿瘤仅次于肺和肝脏,居第3位,约有40%以上死于恶性肿瘤患者发生脊椎转移。脊椎转移瘤以胸、腰椎为多见,其次为骶椎和颈椎。最容易产生脊椎转移的恶性肿瘤有乳腺癌、肺癌、前列腺癌、宫颈癌、肾癌、甲状腺癌、肝癌、胃癌、直肠癌等,其中乳腺癌、肺癌、前列腺癌最为多见。转移的主要途径为血行转移,少数为淋巴道转移。

脊柱转移性肿瘤的诊断与治疗长期以来一直存在着不少争论。近年来,由于目前的影像技术如螺旋CT、MRI、ECT等的提高,而诊断也日益进步,脊柱转移性肿瘤的早期发现率明显提高。同时随着外科治疗理念和技术的更新,外科治疗日益成为脊柱转移性肿瘤治疗的重要手段。

(一)临床表现

脊柱转移性肿瘤患者中,仅有约40%~50%的患者有原发恶性肿瘤的病史。多数患者以转移为首发症状。

1.疼痛

疼痛是最常见的症状,约有70%患者是以疼痛为首发症状。疼痛呈持续性加剧,夜间痛明显,疼痛严重者服镇痛药效果不佳。50%的胸椎转移患者在脊髓压迫症状出现前即出现神经根性疼痛。疼痛因病变部位不同而有所差异。腰椎转移可为腹痛,上颈椎转移常伴有枕大神经分布区域的放射痛。在上颈椎转移患者,由于上颈椎椎管相对较宽,患者早期并无脊髓的压迫症状,此时疼痛可能为唯一的表现。

凡有恶性肿瘤病史者,不明原因的脊柱部位疼痛,应高度怀疑是否有脊柱转移。

2.脊髓压迫症状

常很快出现神经根或脊髓压迫症状。由于主要位于椎体,往往从前方压迫锥体束或前角细胞,故常以运动功能损害先出现。与其他脊髓病损类似,括约肌功能损害往往提示预后不良。有研究表明,术前 Flanke 分级低与术后预后不良及并发症的增多有一定的相关性。如颈椎肿瘤累及交感神经丛则可出现 Horner 综合征。

3.运动受限及畸形

如上颈椎转移肿瘤累及枕寰关节或寰枢关节会引起头颈部的活动受限、僵硬。部分患者可出现斜颈,长期斜颈导致头面部发育不对称。其余部位的脊柱转移肿瘤压迫神经根也可出现相应的畸形。

4.病理性骨折

有轻微外伤或无任何诱因,可发生椎体压缩性骨折,此时疼痛加剧,可以很快出现截瘫等。

5.全身症状

有原发癌表现者,全身情况差,常有贫血、消瘦、低热、乏力等。

(二)影像学特征

1.X 线

X 线片是最简便、快速和经济诊断的主要手段之一。但 X 线片分辨率极低,尤其是对软组织分辨率较差,对于早期脊柱转移灶常无法发现。30%～50%患者出现 X 线改变以前椎体就有破坏,只有当椎体骨小梁破坏达 50%～70%时才能在平片上表现出来。脊柱转移癌 X 线平片早期仅表现出骨松质的稀疏,椎体发生压缩性骨折后,病椎的上、下椎间隙常保持不变。脊椎转移瘤 X 线片大致可有三种表现:溶骨型、成骨型和混合型。直肠癌、结肠癌、前列腺癌发生腰椎转移,主要表现为溶骨性破坏。部分前列腺癌、乳腺癌的硬癌、鼻咽部和骨肉瘤等肿瘤发生脊柱转移时可表现为成骨型。X 线片上如显示椎弓根的破坏,称为椎弓根阳性,对于诊断椎体转移具有很大意义。

2.脊髓造影

又称椎管造影,经穿刺将造影剂注入脊髓蛛网膜下隙并使之显影的检查方法。主要用于判断椎管形态上是否改变、椎管的情况和脊髓受压情况等,可用于初步鉴别脊髓受压是由于肿瘤还是椎间盘突出引起或椎体后部增生的臂赘引起等。

3.CT 及 CTM(CT 脊髓造影)

其优点是可明确骨皮质及骨小梁的微小破坏,能准确显示椎体的溶骨性或成骨性病灶以及肿瘤侵入硬膜外腔或椎旁软组织,肿瘤边缘多无硬化,基质钙化亦不多见。肿瘤侵出椎体可显现椎旁软组织肿块,增强扫描,肿瘤呈不规则强化。脊柱转移性肿瘤诊断时应注意单纯行CT 扫描易遗漏跳跃性的多发病灶。

4.MRI

MRI是诊断脊柱转移性肿瘤的重要手段。MRI的敏感性可以和核素骨扫描相媲美。MRI对骨松质的变化尤为灵敏,成人骨松质中以黄骨髓为主,肿瘤侵犯替代黄骨髓后,可使正常骨髓信号消失而产生不正常的信号。MRI能反映转移灶的分布、数目、大小及与毗邻组织的关系。局灶性溶骨性病变在T_1加权上一般表现为低信号,在T_2加权上由于出血、坏死或炎性反应而常表现高信号或高低混杂信号,但信号变化缺乏特异性。局灶性硬化的病变在T_1和T_2加权上均表现为低信号。通过MRI上所反映的信息有助于对良恶性疾病的鉴别,在MRI上出现骨髓异常信号、脊椎后结构破坏但椎间盘的形态基本正常常提示恶性疾病。MRI上出现多个椎体跳跃性受累、椎间盘嵌入征、椎间隙扩大征及附件受累也是诊断脊柱转移性肿瘤的有力依据之一。但MRI难以鉴别一些同样累及骨髓的疾病如多发性骨髓瘤、淋巴瘤及白血病骨髓浸润等。

5.ECT(核素骨扫描)

放射性核素骨扫描在检测椎体骨转移灶局部代谢改变时非常敏感,诊断价值较大,可早期发现原发灶。核素扫描阳性时,异常骨至少占正常骨的5%～10%。应注意到肿瘤侵袭、创伤和感染均可产生反应性新骨形成,在ECT上表现为异常浓聚。

(三)实验室检查

1.一般实验室检查

包括血沉、肝肾功、血清钙、血磷、碱性磷酸酶、尿钙及尿磷等。脊柱转移癌患者可出现血红蛋白降低、血红细胞减少、血白细胞计数略升高、血沉增快、血浆蛋白下降和清蛋白与球蛋白比例倒置。溶骨性骨转移先在尿内有尿钙显著增多,若病情进展血钙将进一步增高。

2.肿瘤标志物

根据原发肿瘤的不同可有一些不同的肿瘤相关标志物,如CEA、PSA、CA199、CA120等。

3.生化标志物

研究发现血清含有多种反映骨代谢早期改变的生化标志物及与溶骨反应相关的有Ⅰ型胶原C末端、01链C末端等;与成骨反应有关的有骨钙素、骨碱性磷酸酶、前胶原lC末端前肽、前胶原IN末端前肽、吡啉啶等。然而这些标志物的特异性还有待进一步临床验证。溶骨性标志物还可用于双磷酸盐治疗骨转移的疗效评价。

(四)诊断与鉴别诊断

脊柱转移性肿瘤的诊断应遵循临床、影像和病理三结合的原则。脊柱转移性肿瘤常常需要和以下疾病相鉴别。

1.骨质疏松

椎体骨质疏松以50岁以上老年女性为多见,可发生压缩性骨折。骨质疏松所引起的椎体骨折X线片上可表现为双凹或楔形改变,后缘相对较直。椎间隙一般不狭窄,但合并椎间盘突出,可引起间隙的狭窄。MRI上椎体转移灶可依据以下特点与骨质疏松性骨折相鉴别:①椎体转移灶椎体后缘骨皮质后凸;②转移灶可伴有硬膜外肿块;③转移灶T_1加权像椎体或椎弓根弥漫性低信号改变;④转移灶T_2加权像或增强后高信号或不均匀信号改变。如既往有原发肿瘤病史,则更便于转移性病灶的诊断。

2.椎体结核

椎体结核全身症状常不明显,可有发热、全身不适、倦怠、乏力等症状。局部可有明显的疼痛,炎症涉及神经根时可出现放射痛。颈椎结核可出现咽后壁脓肿,腰椎结核可出现腰大肌、髂窝、腹股沟及大腿两侧冷脓肿,血沉可明显升高,抗结核治疗有效。脊柱结核出现病理性骨折时影像学上可示椎体后突,成角畸形明显,椎间隙狭窄甚至消失,椎旁脓肿阴影等表现,与转移性肿瘤明显不同。同时,椎体结核一般不累及附件,出现椎弓根信号的异常,常提示为恶性病变。椎体结核在活动期,椎体呈长 T_1,长 T_2 不均匀信号,陈旧性结核多为等信号。

3.良性疾病鉴别

在诊断中还应注意与椎间盘突出、良性肿瘤原发恶性肿瘤、血管及脊髓疾病相鉴别。

(五)治疗

1.手术治疗

脊柱转移性肿瘤是脊柱肿瘤中最常见的肿瘤,也是脊柱肿瘤外科治疗的重要方面。然而患者一旦发生脊柱转移,其生存期即有限。对于何种患者应何时行手术治疗仍是目前在临床工作中研究的焦点问题。脊柱转移性肿瘤患者的生存期受多种因素的影响,如肿瘤病理类型、转移情况、脊髓压迫情况、患者一般状况及基础疾病等。相对而言,骨髓瘤、淋巴瘤和部分软组织肉瘤转移生存期较长。腺癌转移瘤中,以乳腺癌、肾透明细胞癌、前列腺癌生存期相对较长,肺癌和肝癌生存期则较短。一般认为准备行手术治疗时,患者的预期存活时期一般不应短于半年。

(1)目的:①保留或恢复神经功能;②缓解疼痛,改善生活质量;③切除肿瘤或肿瘤减压;④重建脊柱的稳定性。

(2)适应证:①预计生存大于 6 个月;②脊柱不稳与畸形或椎间盘、骨折片压迫脊髓、马尾和(或)神经根引起进行性神经功能损害;③顽固性疼痛经非手术治疗无效;④转移灶对放、化疗不敏感或经放、化疗后复发引起脊髓压迫;⑤病理活检明确椎体病变性质。

2.放射治疗

放射治疗是治疗脊柱转移性肿瘤的一种方法。淋巴瘤、骨髓瘤和精原细胞瘤对放疗敏感,乳腺癌、前列腺癌对放疗中度敏感。尽管某些转移性肿瘤患者的生存期较短,但是合理运用手术、放疗、化疗及其他综合治疗手段,也可有效地提高患者生存期。根据放疗的方式可分为外放射和内放射,根据放疗的时机可分为术前放疗、术中放疗和术后放疗。

(1)主要目的:①局部治疗椎体转移性肿瘤细胞,直接杀灭肿瘤;②缓解疼痛,有 60%～80%的患者在行放疗后其疼痛能得到有效地缓解,总剂量在 50Gy 左右,超过这一剂量可能引起放射性脊髓炎。

(2)治疗时机:有研究表明术前放疗增加了术后并发症的发病率,如感染、切口不愈合等。主要是放疗对正常组织的损伤,降低了其抗感染能力,而局部的胶原组织增生、瘢痕化也造成放疗对椎体肿瘤软组织侵犯有效,病理性骨折发生后,对于预防椎体进行性塌陷是无效的。

3.综合治疗

脊柱转移癌的综合治疗主要包括激素治疗、化疗和免疫治疗等疗法。

(1)激素及内分泌治疗:乳腺癌和前列腺癌是激素治疗敏感性肿瘤。其作用在于:①减轻脊髓水肿,保护神经功能,防治截瘫;②对于淋巴瘤、精原细胞瘤及尤文肉瘤有较为显著的治疗作用,研究表明以皮质类固醇单剂治疗髓外淋巴瘤可发现明显肿瘤负荷减小。

(2)化疗:对于全身化疗敏感的肿瘤如淋巴瘤、骨髓瘤、精原细胞瘤和神经母细胞瘤,化疗可作为一线治疗方案。对于转移性肿瘤,手术即使能从边缘广泛切除的瘤体,也应给予化疗。

(3)免疫治疗:目前肿瘤免疫治疗尚未取得令人满意的疗效,不能成为治疗的手段。

(4)骨水泥灌注:前临床上开展较多,对其可以起到防止病理性骨折和对部分肿瘤细胞有高温杀死的作用,但应选择椎体后壁完整的病例,以防止进入椎管加重症状。

目前随着外科治疗、放射治疗、综合治疗方面的进步及肿瘤分子生物学研究的深入,对于脊柱转移性肿瘤的诊断和治疗已有了一定的进步。尤其是外科治疗由既往较为消极的姑息治疗,正转变为较为积极的合理手术治疗。但是对其诊治仍存在不足。对于其治疗应强调多学科,如骨外科、肿瘤科、放疗科、影像科等的协同诊治,以制定合适的治疗方案,有效延长生存期,最大限度提高其生活质量。

四、脊柱瘤样病变

(一)嗜酸性肉芽肿

骨嗜酸性肉芽肿一般是指局限于骨的组织细胞增殖症,可为单发或多发,可发生于任何年龄,但以 30 岁以下男性多见,约 1/3 见于 4 岁以下的幼儿,3/4 见于 20 岁以下的青少年,平均年龄为 10 岁。在脊柱肿瘤中的发病率约为 4%,胸腰椎较常见。

1.临床表现

本病发病较慢,发病属隐匿性,症状前的潜伏期较长,有的仅轻度疼痛,患椎功能障碍。有时并发脊椎侧弯或后凸畸形,活动受限,亦可导致马尾神经或脊髓压迫并出现相应的症状。

2.辅助检查

(1)实验室检查:白细胞和嗜酸性细胞可有中度增多,血清钙、磷和碱性磷酸酶均在正常范围内。

(2)X 线:为孤立、界限分明的溶骨性改变,椎体遭到破坏后可塌陷,使椎体上、下骺板合并在一起,椎间隙无异常,边界清楚,无死骨和钙化,椎旁无软组织肿块影。其典型的 X 线表现描述为"扁平椎"。

(3)CT:显示溶骨性破坏的准确范围,破坏区内无脓肿、死骨和钙化等。

(4)MRI:病变在 T_1 加权上表现为中;在 T_2 加权上表现为高信号。

3.治疗

(1)该病起病年龄较小,潜伏期长,较少出现神经压迫症状,结合 X 线、CT 及 MRI 的特征性表现可明确诊断。本病为自限性疾病,应首先考虑非手术治疗。非手术治疗主要包括卧床休息及支具治疗。

(2)局部注射皮质激素有较好疗效。本病对放射治疗亦较敏感,一般给予 4~6Gy 放射治疗即可奏效,胸椎部不易刮除者术后加用放射治疗有较好的效果。

(3)对单发性局限性病变,刮除后植骨即可治愈,极少复发。多发病变以化疗为主。氮芥、甲氨蝶呤、长春新碱或类固醇等药物联合应用有一定疗效。椎体破坏严重者,可行肿瘤椎体切除前方减压植骨内固定术。

(二)动脉瘤样骨囊肿

动脉瘤样骨囊肿是一种可独立发病,也可在其他病变的基础上并发的瘤样病变。本病好发于四肢长骨,但在脊柱也不少见。肿瘤向骨外膨胀生长,其内容物为充满血液的囊腔血窦,以纤维组织为间隔,中有多核巨细胞聚积,并有骨化存在。动脉瘤样骨囊肿约占脊椎瘤样病变的10%,好发年龄为10~20岁,男女无明显差异。发生于骶骨部位比腰椎更多见,约2/3病例同时累及椎体与椎弓,约1/4病例仅累及椎弓。

1.临床表现

本病症状较轻,病程长,其症状为局部疼痛,出现病理性骨折可出现神经压迫症状。

2.影像学检查

(1)X线:其特征性X线表现为棘突、椎板及横突上的病变呈偏心性向骨外膨出,囊肿表面为一薄层骨壳,病变呈局限性透亮区,境界清晰,边缘有狭窄的硬化带,病变也可呈蜂窝样表现。但这些特殊的X线表现在棘突、椎板与横突上也不易清晰辨认,以致诊断有困难。

(2)CT:椎体及附件密度增高、膨胀,呈泡沫状改变,椎管可变形、不对称。当动脉瘤样骨囊肿突破骨膜向骨周围软组织生长时,约80%的病例CT上可发现软组织肿块边缘的薄层骨壳。造影后增强扫描可有助于鉴别。

(3)MRI:表现为类圆形或分叶状病损。在T_1加权像上常表现为异质性,在T_2加权像上常表现为同质性。在囊内,有时可见到液-液平面。在T_2加权像上有时可见到低信号的囊肿分隔。

3.诊断与鉴别诊断

本病多见于青少年的脊椎椎板,没有明显的症状。在X线表现为多囊性骨质破坏或呈离心性"气球样"膨出,结合CT、MRI应考虑到本病的可能。本病主要与骨囊肿和骨巨细胞瘤相鉴别。必要时可行活检进一步明确诊断。

4.治疗

(1)无明显压缩性骨折或神经症状的患者可考虑行非手术治疗。单纯行活检并予血管造影、栓塞治疗可导致病灶骨化,可获得满意疗效。局部放疗的效果也较好,但警惕有恶变成骨肉瘤的可能。

(2)有神经症状或畸形进行性加重者可行手术治疗。术前均应尽可能行栓塞治疗以减少术中出血。位于椎弓的病变,若范围局限或有神经压迫症状者可行肿瘤切除术。位于椎体的病变,若范围局限可行刮除术并予以植骨,但易复发,仍以广泛切除术为宜。病变范围大且有神经和脊髓压迫症状者,宜行肿瘤切除脊髓减压椎间植骨融合术。

(三)孤立性骨囊肿

孤立性骨囊肿亦称为单纯性骨囊肿,病因不明,有自愈倾向。多发于四肢长管骨,发生于脊柱为20岁以下的青少年,男性多于女性。可分活跃期及迟发期,活跃期多发于10岁以前,呈渐膨胀生长倾向,易发生病理性骨折;迟发期多见于12岁以后,壁较厚,内缘可有骨化,囊肿进一步增大趋势,近期不发生病理性骨折。

1.临床表现

一般症状轻微,以局部不适及隐痛为多见。可见脊髓或神经根的刺激症状,出现病理性骨折压迫脊髓后出现相应的症状。

2.影像学表现

X线片上表现为边缘清晰的X线透亮缺损,边界清楚。出现病理性骨折后可有相应骨皮质断裂的表现,在诊断本病之前应与骨巨细胞瘤、纤维异常增生症、嗜酸性肉芽肿及动脉瘤样骨囊肿相鉴别。

3.治疗

囊肿位于椎弓附件可行切除术,若位于椎体,切除后应行椎体间植骨融合。对于囊肿处于活动期者,单纯行病灶内刮除复发率可达30%~50%,行广泛切除术。病灶内注入泼尼松龙的方法可使囊肿活跃相转变为迟发相。

(四)纤维结构不良

纤维结构不良属于良性骨肿瘤,占全部骨肿瘤的2.5%、良性骨肿瘤的7%,发病有明显的性别差异,其特点是增生的纤维结缔组织中含有编织骨性原始骨小梁结构。

1.临床表现

纤维结构不良首次出现症状通常在5~20岁,但也有些患者直到20岁以后,甚至老年才出现症状。本病在早期通常没有临床症状,随着病变的发展和扩大可出现畸形、神经和脊髓压迫症状。多数纤维结构不良患者85%会出现病理性骨折,其0.4%~6.7%的病例会出现恶变,恶变主要发生在30~40岁男性患者中,放疗会增加恶变概率。如脊柱单发性,临床可长时间无症状,多在偶然体检或外伤后检查时发现。临床症状因病变的部位不同而各异,主要表现为下腰痛、背痛、胸痛、颈痛、外周神经和脊髓压迫症状。

2.实验室和影像学检查

血清学检查发现1/3纤维结构不良患者血钙和磷正常,而血清碱性磷酸酶、尿羟脯氨酸水平升高和尿中Ⅰ类胶原蛋白C端片断分泌增多。X线平片多表现为溶骨性膨胀性椭圆形骨质缺损,皮质骨变薄,病变处呈现透明、半透明状或磨砂玻璃样改变。放射性核素骨扫描时病变区域通常表现为放射性核素浓聚。CT扫描显示病损灶为膨胀性、溶骨性、非匀质样病变,在病灶周边有高密度的硬化带,但病灶不侵犯皮质骨。MRI显示在T_1加权像的表现不一,有18%表现为信号的减低,部分表现为中等程度的信号增高;在T_1加权像,60%病灶显示中等程度信号的增高,到病变晚期随着病灶中血管成分的增多,T_1加权像上病灶显示为高信号。

3.治疗

对于无症状、不发展、不影响脊柱功能和没有神经、脊髓压迫症状的患者可以暂时观察,定期随访。可以二磷酸盐治疗纤维结构不良。常用方法:在为期2年的疗程中,每6个月连续静脉给药3天,成人为60mg/d;儿童为1mg/(kg·d),在给药期间同时补充钙(1g/d)和维生素D(800U/d)。半数患者疼痛和影像学表现得到改善。对于放疗,由于可以增加纤维结构不良的恶变概率,临床上不提倡使用。对于出现脊椎畸形的纤维结构不良病灶,尤其有神经、脊髓症状的患者,通常在病灶活检时采用病灶切除植骨和脊椎内固定术,对于病灶牵涉到脊椎前后柱时,一般常先行后路病灶切除内固定,然后再行前路病灶切除和植骨融合,临床植骨通常采用自体骨移植、异体骨移植和人工骨。完全病灶切除的患者临床症状改善明显,没有复发的病例,如果不能完全切除病灶,则可能在病灶中有更多的纤维结构不良骨填充。

五、椎管内肿瘤

(一)神经鞘瘤

神经鞘瘤是起源于神经根的良性肿瘤,起病缓慢,多在中年时发现,占所有脊柱肿瘤的25%、椎管内肿瘤的45%。以胸段为最多见,其次为颈段和腰段。多数在硬膜内,也有呈内外哑铃形,少数在硬膜外,最大的可达20cm;有光滑的包膜连于神经根上,与脊髓粘连不重。脊髓受压可有压迹。

1.临床表现

小的神经鞘瘤可无症状。一般神经鞘瘤发生于后根,表现为单侧的根性痛。患者表现为不同程度的颈部及上肢疼痛、麻木感及放射痛,休息时不能缓解,并可发生夜晚疼痛加重,睡眠后可以痛醒,且活动后可有减轻。肿瘤增大时可呈串珠状或哑铃状出现,发生于神经根出神经孔处,引起神经根受压的相应症状。巨大神经鞘瘤可侵蚀椎体及椎旁软组织。当肿瘤进一步增大压迫脊髓时可出现脊髓半切综合征,也就是肿瘤压迫以下脊髓的感觉异常;程度不同的肌力减弱、完全瘫痪;大小便障碍。由于现在影像学的发展,典型症状较少见。

2.影像学检查

(1)X线片:晚期有60%左右的椎管内肿瘤可引起骨质改变,肿瘤压迫可使椎弓根内缘骨质吸收变薄或凹陷,两侧受累呈括弧状变形,重者可完全破坏。肿瘤向外延伸或发生神经根压迫时,可使椎间孔扩大,在斜位片可显示。当侵蚀椎体引起严重破坏时可出现病理性骨折。

(2)CT扫描:CT扫描可显示肿瘤邻近组织关系,骨质破坏情况。CTM(CT脊髓造影)能在一定程度上反映脊髓受压情况。

(3)MRI检查:矢状面与轴面上神经鞘瘤呈长 T_1 与长 T_2 加权像,即在 T_1 加权像上呈髓外低信号瘤灶,在 T_2 加权像上呈高信号病灶,脊髓被髓外肿瘤压迫变形移位。有时继续增强更可以分清其压迫的实际情形。

3.治疗

唯一的治疗方式是手术切除。根治性整体切除术应为首选的手术方案。单椎节内神经鞘瘤容易摘除,多椎节内的神经鞘瘤范围大,出血多,分界线不清楚不易全部切除,可先部分切除肿瘤,减小肿瘤体积后,将肿瘤与神经性组织分离。对于侵犯椎旁软组织的肿瘤,少数可能没有完整包膜并富含血管,切除时可先暴露肿瘤的上下两极的硬膜,明确解剖结构后再切除。术后易复发,可行多次手术。

(二)脊膜瘤

脊膜瘤是常见的一种脊柱肿瘤,约占椎管内肿瘤的12%,女性多于男性,以30～60岁最为多见,多发生于胸段,其次为颈段和腰骶段。

1.临床表现

早期通过窦椎神经而引起颈部症状。随着肿瘤的进展并刺激压迫脊神经根时,则可表现为神经根受激惹的症状,包括上肢疼痛、肌力减弱、麻木感、持物易坠落等,并随着腹压增加的动作而加剧。脊柱叩击痛是一项十分重要的体征。位于腹侧或背侧的肿瘤,亦可伴有躯干和(或)下肢的运动及感觉障碍症状。随着肿瘤组织不断地增长,其在椎管内所占位置逐渐增大,使脊髓组织从一小部分逐渐到大部分受压,以致造成表现各异、程度不同的脊髓不全受压综合征。临床上较多出现的有脊髓前索综合征、脊髓后索综合征及脊髓半切综合征等,并视肿瘤的部位不同而表现各异。后期即脊髓完全受压引起脊髓横断性损伤,此期时间长短不一,从数周、数月、数年甚至数十年不等。病情一旦进入本期,由于其病理改变无法逆转,预后不佳。

2.影像学检查

(1)X线片:仅有约10％患者在平片上有异常表现。

(2)MRI:具有较大诊断价值。T_1加权示等脊髓信号,信号均匀,边界清楚,注射造影剂后可均匀增强。脊膜瘤与受压变形的脊髓之间有清楚的边界,在 T_2 加权像上脊膜瘤的信号高于正常脊髓。

3.治疗

尽量行整体切除术。术中可先行部分切除肿瘤,减小肿瘤体积,进一步明确硬膜受累的部位,明确解剖关系后才能进行切除。

(三)神经胶质瘤

多发于脑内,脊髓内生长的比前两者略少,尤以中青年者为多。无年龄限制,约1/4发生于10～40岁。男与女之比为 3:2。本病好发于颈椎及胸椎。

1.临床特点

(1)疼痛:最早症状,并随着肿瘤的增大其范围扩大,从早期的颈背部疼痛扩展至肩、臂及手部,多为持续性、性质为烧灼样或刺咬样痛。

(2)感觉障碍:自上而下发展,且有感觉分离现象出现。

(3)肌萎缩:颈段肿瘤主要表现为肩带及上肢肌肉萎缩,且多较明显。

(4)自主神经紊乱:因括约肌功能易受累而引起两便失控,多早期出现。

2.影像学检查

(1)脊髓造影:显示阻塞处呈现梭形充盈缺损外观,且与椎间隙多不在同一水平上。

(2)MRI 检查:可清楚地显示肿瘤的部位、范围和侵蚀方向。

3.诊断与鉴别诊断

主要依据为较早出现髓内损害症状的特点及 MRI(或脊髓造影)等影像学所见,一般多无困难。需要与髓外致压性肿瘤、骨质增生等病变相鉴别。

4.治疗

(1)手术疗法:应尽早施术,必要时可在显微镜下操作。对分界较清楚的室外管膜瘤应尽可能地完全摘除,星形细胞瘤则应较彻底地刮除,注意切勿对脊髓组织牵拉及加压。术后有可能加重症状或截瘫。

(2)化疗及放疗:敏感差,可作为辅助手段。

5.预后

发生于颈段者预后较腰骶段者为差,如切除彻底,一般预后较好。界限不清刮除的成胶质细胞瘤预后最差。

七、脊柱肿瘤的手术治疗及预后

脊柱肿瘤的治疗已逐渐受重视,彻底地切除是减少复发和转移、缓解神经症状及保护脊髓功能的关键。同时,脊柱肿瘤只有在充分综合治疗的前提下,才可能达到延长生存期、提高生存质量的要求。

1.治疗原则

(1)基本要求:综合考虑多方面因素的影响,以决定治疗方法,主要决定因素有年龄、一般状况评分、预后、肿瘤类型、肿瘤负荷、局部稳定性和脊髓功能等。

(2)手术治疗的目的:①充分切除肿瘤,有助于降低术后复发率、恢复和保留脊髓功能;②重建脊柱稳定性,即时或永久的稳定性重建,恢复椎间高度,避免脊髓、神经受压。

(3)综合治疗:综合治疗强调包括化学治疗、放射治疗、激素治疗、免疫治疗等治疗手段的综合应用,以减少术后复发和转移。

(4)对症支持治疗:维持水电解质酸碱平衡、镇痛及营养支持等对症治疗对提高体能、促进术后恢复和延长生命具有重要作用。

2.外科治疗

(1)术前评估:脊柱肿瘤患者在术前必须进行严格而准确地术前评估,从而决定所采取治疗的原则。术前评估包括:①患者的一般状况,是否能耐受手术;②预后情况;③脊柱肿瘤的分期和局部椎体侵袭情况;④是否具备手术适应证,是行放疗、化疗和综合治疗还是手术治疗;⑤手术方式,是行根治为目的的手术还是姑息性的手术治疗;⑥手术时机,是予以观察后择期手术还是立即手术。

(2)手术目的及适应证:①手术治疗的目的:尽可能除去病灶;维持即时的或永久的脊柱稳定性;恢复或充分保留神经功能,防止脊髓压迫;缓解疼痛;最大限度地保留和改善患者的生存质量,延长生存期。②脊柱肿瘤的手术适应证:进行性的椎体不稳或塌陷,可能或已经引起脊髓受压,神经功能损害;脊髓受压,引起进行性的神经功能障碍;顽固性疼痛对非手术治疗无效;明确病变性质。

(3)手术切除方式:

1)基于 Enneking 分期:①囊内切除或病灶内切除,指在肿瘤的包膜或反应区内切除,肿瘤切除不彻底。②总体切除,目前名称比较混淆,大致可分为:a.边缘切除,即沿肿瘤包膜或反应区的切除.b.广泛切除,即在包膜或反应区以外的切除。总体切除手术较为彻底,预后好,尤其是对于放、化疗不敏感的肿瘤治疗是有效手段,因此成为目前脊柱肿瘤切除的趋势。③根治切除,指切除肿瘤及肿瘤起源的整个间隔,手术彻底,但手术创伤大,由于涉及保存脊髓功能问题,难以实施。

2)基于 WBB 分期:①椎体切除,肿瘤位于 4～8 区或 5～9 区。行前后联合入路,后路于椎弓根除离断,切除后纵韧带等后成分;前路切除椎体,可包括上下相邻椎体边缘,并行前路重建。②矢状或扇形切除,肿瘤位于 3～5 区或 8～10 区。行前后联合入路,后路切除受累椎弓根等后成分,前路切除椎体一部分;也可从侧方入路行肿瘤切除。③后弓切除,肿瘤位于 3～

10区,可仅行后方入路,自椎弓根处离断肿瘤。④全椎节切除,肿瘤位于同时累及3～10区和4～9区,行前后联合入路,切除椎、后弓及侧块,其后应行重建。

3)椎体形成术:指通过椎弓根或直接向椎体内注入人工骨水泥以达到增强椎体强度和稳定性、防止塌陷、缓解腰背疼痛、甚至部分恢复椎体高度的目的,可应用于脊椎血管瘤、骨髓瘤、溶骨性转移瘤等病症。

4)全椎节切除术:适应证主要包括①患者术后生存期限能延长3个月至半年以上,通过手术能明显提高生活质量。②符合以下标准的原发性恶性脊柱肿瘤和侵袭性良性肿瘤:未发现肿瘤侵犯前方内脏器官;肿瘤与下腔静脉和主动脉无粘连;未见多发转移;受累椎体少于3个椎节。③术前手术设计应该结合脊柱肿瘤的外科分期,对于WBB分期4～8/5～9区,可行前路椎体整块切除,对3～5/8～10区肿瘤可行矢状切除,对位于10～3区的肿瘤实行后弓切除。④孤立性的脊椎转移瘤,未发现原发病灶或原发肿瘤灶被控制,也视为全脊椎切除的适应证。

（蒋鸿儒）

第十九章　脊柱外科微创

第一节　经皮激光椎间盘减压术

一、经皮穿刺颈椎间盘激光减压术

（一）适应证与禁忌证

1. 适应证

（1）颈椎间盘突出症，临床表现为颈肩部疼痛，伴一侧或双侧上肢、指麻木，或伴头昏、心慌，但排除高血压及器质性心脏病等。

（2）经过 2 个月正规非手术治疗无效，又无明显外科手术指征者。

（3）CT、MRI、脊髓造影或椎间盘造影等影像学检查呈典型的椎间盘突出征象，突出的髓核组织仍被纤维环或后纵韧带所包绕，并未形成游离的碎块脱落于椎管内，且突出节段与临床表现一致。

（4）以单侧神经根受压迫症状（表现为反射减弱、运动受损、节段性痛觉分布、Naffziger 试验阳性）为主要表现者。

2. 禁忌证

（1）临床症状轻，经过非手术治疗有效。

（2）突出椎间盘已破裂、脱出、游离及突出物钙化或骨化者。

（3）伴脊髓型颈椎病或脊髓变性，出现瘫痪或部分瘫痪。

（4）伴有脊髓空洞、脊髓损伤、骨性椎间孔、椎管狭窄的颈椎间盘突出。

（5）伴明显椎间隙狭窄。

（6）伴有颈椎脱位或有椎节失稳者。

（7）伴有后纵韧带广泛钙化。

（8）伴有严重的颈椎骨质增生、骨桥形成者。

（9）颈椎术后。

（10）颈椎间盘突出伴肥胖、短颈、高血压、心脏病及精神功能障碍者。

（11）肿瘤或感染。

（12）甲状腺肿大。

（二）术前准备

1.患者准备

（1）患者常规查血常规、红细胞沉降率、凝血功能、心电图、血压等。

（2）患者常规摄颈椎正侧位及动力位 X 线片。

（3）颈椎间盘 CT 或 MRI 检查,了解突出椎间盘的节段、突出程度、突出方向,以及有无髓核钙化、椎管狭窄、黄韧带增厚、小关节增生、脊髓受压变性或水肿等禁忌证。

（4）训练患者术前反复练习向健侧推移气管与喉部。

2.器械设备准备

（1）选择合适的激光发生器:激光源的种类繁多,对于经皮激光椎间盘减压术（PLDD）来说,选择理想的激光源一直是一个热门和棘手的问题,目前大多数学者认为用于 PLDD 手术较好的激光源应是 Nd:YAG 或 Ho:YAG 激光。

（2）其他器械:激光光导纤维、"C"形臂 X 线机、透 X 线的介入床、5ml 注射器、23G×5cm 局麻穿刺针及 22G×7.5cm 椎间盘穿刺针、无菌薄铅手套。

（3）做好激光器的调试工作:将激光工作功率设置为 15W,工作模式设置为脉冲式,脉冲持续时间 1 秒,脉冲间隔时间为 2 秒,激光总能量设置为 400～600J。

（三）操作方法

1.体位 取仰卧位,颈项部垫枕,使颈部呈轻度后伸状态并保持颈部肌肉放松。

2.消毒 用聚维酮碘（碘伏）或碘酊常规消毒皮肤,铺无菌单。

3.定位 在"C"形臂 X 线机透视下定位或在 CT 扫描下定位,标记病变水平,在气管旁与颈动脉之间确定为穿刺点。

4.局麻 用 0.5%利多卡因局部浸润麻醉。但注意不能误入硬脊膜及椎间孔,保持神经根的敏感性。

5.穿刺 在透视引导下将穿刺针从患侧穿刺。用左手食指尖沿胸锁乳突肌内缘触及颈动脉鞘内缘,将其外推 1.0～1.5cm,使颈动脉位于食指的掌侧,将穿刺针与手术台呈 60°～80°角,从食指外侧部进入到椎体前外侧,针尖从前侧方钩突关节内侧穿过纤维环进入髓核,正侧位透视确认针尖位置,理想的位置应该在正位像上显示针尖位于椎间隙中央稍偏患侧,侧位像上位于椎间隙中后 1/3 处。注意应根据不同椎间隙,使穿刺针向尾侧倾斜 10°～15°,以使其与椎间隙平行。穿刺时应确保从胸锁乳突肌前缘及颈动脉鞘内缘、甲状腺、气管及食管外侧的安全间隙进入。

6.插入光纤 取出穿刺针的内芯,顺针道置入光纤,光纤尖端应超过针尖 1.5～2.0mm 裸露于椎间盘髓核中,并将光纤连接到激光发生器上。

7.调试激光器 打开并调试激光器的各项参数,输出功率 10～15W,脉冲时间 1 秒,激光能量体型瘦小者 400J,体型高大者 600J。

8.激光汽化 确认激光器各项参数设置无误后启动脚踏开头,激光输出,可听到脉冲或激光汽化髓核组织的声音,同时可闻到焦糊味。手术过程中通过"Y"形接头负压抽吸椎间盘内气体;并移动光纤由浅到深,先将针尖部髓核汽化,形成空腔后再在深一层烧灼,这样可保证椎间盘内气体顺利溢出,减少疼痛发生。汽化过程中应检测患者的一般情况、神经功能、发声、吞咽、呼吸等。由于颈椎髓核容积仅 $0.2\sim0.3cm^3$,汽化能量不能设置过高,一般为 $400\sim600J$。

9.汽化结束后拔出光纤和穿刺针,结束手术。拔针后局部压迫 $10\sim15$ 分钟以防出血。

(四)术后处理

1.术后卧床休息,颈部置枕平卧 $4\sim6$ 小时,尽量减少颈部活动。

2.观察生命体征,观察局部有无出血或血肿。

3.静脉给予抗生素预防感染,也可给予地塞米松促进手术后水肿吸收。

4.一般卧床休息 $5\sim7$ 天后即可恢复轻体力工作。

5.术后前 3 个月每月随访 1 次,以后每 3 个月随访 1 次。记录临床症状和体征情况,有条件可进行 CT、MRI 复查。

(五)经皮穿刺颈椎间盘激光减压术并发症及防治

经皮穿刺颈椎间盘激光减压术并发症的报道极少,但仍要注意在手术过程中有发生多种并发症的潜在可能,如神经损伤、血管损伤、终板损伤、椎体感染或坏死等,绝不可疏忽大意。

1.神经损伤　包括脊髓损伤、颈神经根损伤、周围神经损伤等。其原因可能是穿刺过程中穿刺针方向或深度掌握不当而引起的穿刺伤,也可能是术中髓核气体排出不畅导致髓核突出加重所致,还可能是光纤位置不当引起神经灼伤。故穿刺时应注意透视引导,$C_{3\sim4}$ 穿刺注意喉上神经损伤,$C_{6\sim7}$ 穿刺注意喉返神经损伤,C_6 椎体外侧有颈中交感神经节,注意穿刺损伤。

2.颈部血肿　多为甲状腺出血。$C_1\sim C_4$ 穿刺注意甲状腺上动静脉,$C_{6\sim7}$ 穿刺注意甲状腺下动静脉。术前仔细检查凝血试验,注意手术操作轻柔,术后拔针时应确实颈部压迫。一般来讲,穿刺所致颈部血肿经过休息、热敷,给予止血药和预防感染多能自行吸收痊愈,必要时可切开引流。

此外,与经皮腰椎间盘激光减压术相同,也可能出现椎间盘感染,但少见,术中、术后疼痛出现较多。

二、经皮穿刺胸椎间盘激光减压术

PLDD 主要应用于腰及颈椎间盘突出症的治疗,应用于胸椎间盘突出的报道较少。因此对该病的治疗尚处于探索阶段。

(一)适应证与禁忌证

1.适应证　CT 或 MRI 检查显示有胸椎间盘突出压迫脊髓或神经根的征象,且有影像学表现相一致的下列 1 项或多项症状,经过 $8\sim10$ 周正规的非手术治疗仍无效者。

(1)胸腹部束带感。

(2)下肢麻木、无力、行走不稳或有踩棉感。

(3)肋间神经痛。

(4)大小便功能障碍。

(5)查体躯干部出现感觉异常平面,下肢肌张力增高,腱反射亢进或病理征阳性,腹壁反射减弱。

2.禁忌证

(1)胸椎间盘突出合并有骨质增生压迫脊髓或神经根者。

(2)胸椎间盘突出游离或突出物过大,超过 6mm 者。

(3)胸椎畸形或肿瘤等。

(4)心肺功能差者。

(5)凝血功能障碍者。

(二)手术方法

1.患者俯卧于 CT 床上,胸部垫软枕,使胸椎后凸增加,以张开胸椎间隙的后方。

2.在病变椎间隙的患侧椎旁放置穿刺定位器,用 CT 对靶椎间盘做 2mm 层厚扫描,并与术前 CT 或 MRI 核对,确定椎间隙无误。以突出椎间隙正中的层面作为穿刺层面,在 CT 图像的椎间盘中心断面上确定烧灼的靶点,从靶点经小关节外缘达皮肤确定体表的穿刺点。利用 CT 测量功能测出穿刺点与定位器的距离、穿刺路径的距离及其与水平面的夹角。将 CT 床退回至穿刺层面,打开 CT 定位灯,标记皮肤进针点。进针点一般距后正中线旁开距离 4cm 左右,穿刺路径与水平面的夹角一般为 45°～70°。

3.常规消毒,铺无菌巾,用 2％盐酸利多卡因行穿刺点皮肤、皮下和肌肉浅层的局部麻醉。

4.用 18G 穿刺针按设计好的穿刺路径进针,边进针边对穿刺针进行 CT 扫描,根据 CT 扫描的进针深度和角度适时评估穿刺针能否进入胸腔,如果可能进入胸腔则应及时退针调整方向和角度后重新穿刺。要高度注意穿刺针误入胸腔引起气胸等并发症。当穿刺针从上下椎弓根内侧及肋骨头外侧抵达椎间盘纤维环后外侧缘时,继续进针至椎间盘内,CT 扫描显示穿针位于椎间盘中心后,将穿刺针后退 5mm。

5.将光导纤维通过穿刺针进入椎间盘内中心,光纤尖端超过穿刺针尖 5mm,使光纤尖端恰好位于髓核中央。设定激光功率为 15W,单脉冲工作模式,持续时间 1 秒。开启激光进行汽化,当穿刺针尾处出现沸腾的水泡或有青烟冒出并能闻到焦糊味后,及时抽吸椎间盘内的气体。为扩大减压范围,可以前后移动穿刺针和光纤,进行多点烧灼髓核。在改变穿刺针深度时一定要注意 CT 扫描观察针尖位置,严防针尖穿透椎间盘前部的纤维环而误伤椎体前方的脏器或退出纤维环引起神经根的热损伤。

6.根据 CT 扫描显示的椎间盘汽化后形成空洞大小的情况适时停止烧灼汽化,退出光纤和穿刺针。局部压迫 10～15 分钟以防出血。

(三)术后处理

1.卧床休息,严密观察有无气胸、椎旁血肿、神经根损伤等并发症。

2.给予抗生素预防感染,并给予 20％甘露醇 250ml 加地塞米松 5mg 静脉滴注,每日 2 次,连用 3 天。

3.3 天后可下床锻炼。

三、经皮穿刺腰椎间盘激光减压术

（一）适应证与禁忌证

1.适应证

（1）MRI、CT 等影像学检查确诊为腰椎间盘膨出或突出者。

（2）经正规非手术治疗至少 3 个月无效的患者。

（3）临床根性疼痛及其他症状和体征与突出的椎间盘水平相一致者。

2.禁忌证

（1）经后纵韧带突出型及游离型腰离型腰椎间盘突出症患者。

（2）存在其他相关骨关节疾患，如腰椎管狭窄、侧隐窝狭窄、椎间盘钙化、后纵韧带钙化、强直性脊柱炎、广泛性骨关节炎、腰椎小关节紊乱、腰椎滑脱、进展性退行性椎间盘病变等。

（3）既往有该节段椎间盘手术史者。

（4）存在出血倾向、心功能不全等严重全身性疾患。

（二）PLDD 手术过程

1.术前准备

（1）患者准备与经皮穿刺腰椎间盘摘除术（PLD）术前相同。若患者紧张可在术前使用镇静剂。

（2）术前进行 X 线平片、CT、MRI 等必要的影像学检查，选择适应证，排除禁忌证。

（3）器械设备准备：激光器种类不同，调试方法也不尽相同，原则是保证正确的治疗功率输出。

（4）穿刺针准备：采用脊柱穿刺针或 PTC 针。根据所用光纤直径选择穿刺针大小，一般 $400\mu m$ 光纤用 18G 穿刺针，$600\mu m$ 光纤用 16G 穿刺针，采用 15～16G 前端带有侧孔的穿刺针有利于术中排气。

2.操作方法

（1）体位：患者可取健侧卧位或俯卧位。

（2）定位：术前应先根据 CT 或 MRI 测量定位，再采用"C"形臂 X 线机透视下确认目标椎间盘、椎体、椎弓根，确定最佳刺入点与刺入角度。也可直接采用 CT 定位，利用 CT 良好的空间分辨力和组织分辨力，可明确观察到目标椎间盘的椎体、神经根、邻近的肌肉、血管、腹部脏器等结构，精确测量穿刺距离和角度，使穿刺更为准确和安全。进针点一般在突出部位间隙水平向患侧后正中线旁 8～10cm 处。

（3）穿刺：皮肤常规消毒铺巾后，在进针点处用 0.5％利多卡因局部浸润麻醉，将 16G 或 18G 穿刺针与躯干正中矢状面成 45°角进针，在"C"形臂 X 线机透视下确认穿刺位置。穿刺针由上关节突前外缘、神经根下方穿破纤维环进入椎间盘内。在此过程中如患者有下肢放射性麻木或疼痛等异常感觉应重新调整穿刺针方向和角度，以防损伤神经根。穿刺针尖端应位于椎间盘髓核中央偏后外份 5～10mm。

（4）插入光纤或植入套管及激光手具：抽出针芯，顺针道置入光纤，光纤尖端超过针尖

0.5cm,使光纤尖端恰好位于髓核中央。目前随着内镜技术的发展使 PLDD 手术有了质的飞跃,医师可通过放大的显示器清楚地看到髓核组织和激光烧灼过程。最新的钬激光手具集照明探头、摄像探头、注水管道及激光光纤为一体。沿穿刺针植入套管,套管进入椎间隙 0.5～1.0cm 为宜。固定套管,再植入激光手具,其穿入不宜超出套管 1cm。

(5)激光汽化切割(以钬激光为例):钬激光采用脉冲发射,汽化烧灼髓核组织。一般使用能量 2J,脉冲频率 10 次/秒,功率 20W,总能量 10～15kJ。在治疗过程中可看到轻微烟雾冒出针管并闻及焦味。若患者胀痛明显则可用注射器经三通管抽取气体,以减低椎间盘内压力,也可采取延长脉冲间隔的方法。如果是在 CT 引导下穿刺手术,可以观察穿刺针的位置、光纤位置、椎间盘内气体及空洞、椎间盘回纳情况等,并根据这些情况决定是否继续烧灼。如果在内镜下操作,烧灼切割时使激光手具前端与椎间盘组织接触,此时可感觉到有弹性活动的感觉。烧灼过程中要不断地调整激光的方向、角度及深度,直到监视器上可见烧灼的空洞不再有椎间盘组织回缩时,其洞穴直径为 0.7～1.0cm 为宜。手术中要不断用生理盐水冲洗,这样不仅及时冲走了椎间盘组织的碎屑,而且可降低术野温度,防止烧灼面积扩大。

(6)减压完毕,拔出光纤,拔出穿刺针,包敷穿刺口。也有学者在拔针前向穿刺部位注入地塞米松 5mg 加 1％利多卡因 1ml,以预防术后腰痛发生。

3.术后处理

(1)口服或静脉给予广谱抗生素预防感染。如有神经根刺激症状,可选用 20％甘露醇 250ml/d 及七叶皂苷钠针 20mg 加生理盐水 250ml 静脉滴注,每天 1 次,连续 3 天。

(2)腰椎佩戴腰围保护。

(3)指导患者进行循序渐进的功能训练:术后第 1 天卧床休息;术后第 2～4 天每天进行 15～20 分钟短距离步行锻炼;术后第 5 天可正常活动;轻体力劳动者可于术后 1 周工作;术后 1 月开始进行腰背肌训练。

(4)在术后第 1、7 天及 1、3、6、12 月进行随访。

(蒋鸿儒)

第二节　显微内镜下腰椎间盘切除术

一、定义

后路显微内镜下腰椎间盘切除术(MED)是利用工作通道从后方入路到达病变椎板间隙,通过内镜将突出或脱出的髓核组织摘除,并可进行椎管及侧隐窝的减压,从而直接解除对神经的压迫而达到治疗的目的。其总体有效率为 92.1％～97％。该手术途径不广泛剥离椎旁肌肉,只少量咬除椎板下缘,扩大椎板间隙,完全保留了脊柱中、后柱结构,不干扰正常的脊柱生物力学结构。与传统椎间盘摘除手术相比,该手术可降低术后并发症,减少创伤,缩短切口,减少住院日。

二、适应证

近年来 MED 手术适应证逐渐扩大,从单纯的单侧侧后方腰椎间盘突出扩展到各种类型的复杂椎间盘突出、腰椎间盘源性疼痛、椎管狭窄等。

三、禁忌证

主要有:①腰椎间盘突出症手术后原间隙复发者;②腰椎间盘突出症合并腰椎滑脱,需同时行植骨融合术者;③腰椎间盘突出症合并严重中央椎管狭窄,椎体后缘存在广泛钙化或骨赘者;④探查性手术,腰椎间盘突出诊断不确切者;⑤有化学溶核史,或椎管内药物注射史者。

四、手术技术

选用局麻、椎管内麻醉或者全麻,患者通常采用俯卧位,腹部悬空,避免腹部受压。进针点选在手术间隙的腰背部后正中旁开 1cm,定位导针在透视下插到椎间盘突出间隙的上一椎板的下缘,以导针为中心作一 1.6cm 长的皮肤切口。沿定位导针依次插入扩张器并安放工作通道,透视确定位置。将内镜放入工作通道内。去除椎板上软组织,暴露椎间隙,咬除部分上位椎板下缘和黄韧带,显露神经根和硬膜,如伴有侧隐窝狭窄,可咬除部分小关节以扩大侧隐窝。向内侧牵拉神经根和硬膜,暴露突出的椎间盘。切开后纵韧带及纤维环,摘除髓核及变性椎间盘组织,解除神经根的压迫。冲洗伤口,止血,拔出工作通道,关闭伤口。

五、术中注意事项

1.术前、术中均需 X 线透视定位,定位错误是 MED 手术的常见失败原因。
2.注意患者体位摆放,尽量避免腹部受压,减少术中出血。
3.术中操作应轻柔,动作准确,避免损伤硬膜和神经根。
4.如术中出血不能控制,或硬膜有较大撕裂,应转开放手术。
5.如术中发现硬膜或神经根粘连明显,应及时转开放手术。
6.根据术中渗血情况决定引流的放置。

六、术后注意事项

1.术后当日可佩戴支具下地。
2.术后需佩戴支具 6～8 周。
3.术后 3 个月内限制过度活动和剧烈活动。

七、MED 的并发症及其防治

目前发现 MED 的并发症与常规手术基本相同,主要为:残留腰腿痛、神经根损伤、硬脊膜损伤致脑脊液漏、马尾神经损伤、椎间盘炎、术后复发、定位错误等。并发症多与手术适应证选择不当、术前评估不准以及操作不熟练有关。对于并发症的防治,主要是根据术者自身手术技术严格掌握手术适应证,规范手术操作。

(蒋鸿儒)

第三节　木瓜蛋白酶溶解术

一、适应证

1.非手术治疗 3 个月以上无效,表现为三种情况:非手术治疗症状无改善;非手术治疗有效,但停止非手术治疗后症状又复发;非手术治疗时症状继续加重,特别是神经根症状。

2.有典型的椎间盘突出症状及体征:单侧或双侧肢体疼痛、麻木并与受累神经分布区域相一致。

3.CT、MRI 及椎管腔脊髓造影等影像学检查有椎间盘突出征象,并与临床体征相一致。

4.单一节段腰椎间盘突出,腿痛超过腰痛,有明显体征及影像学表现的患者。

5.年龄较轻的椎间盘突出症患者或 MRI 检查显示椎间盘脱水退变较轻者适应指征最强。

6.椎间盘突出症传统手术后症状复发或无效者。

二、禁忌证

1.对木瓜蛋白酶及其衍生物过敏者禁用,以往注射过木瓜酶者慎用。

2.游离型椎间盘突出症以及突出物直径>10mm 者。

3.椎间盘突出已大块状钙化或骨化者。

4.腰椎间盘突出症出现足下垂、膀胱直肠功能障碍、马尾综合征等神经症状者。

5.进行性神经功能失调引起的重症进行性麻痹。

6.椎间盘突出合并骨性椎管狭窄和/或侧隐窝狭窄(前后径大小 3mm)、严重腰椎滑脱,以及黄韧带肥厚(其厚度超过 5mm)。

7.合并有蛛网膜炎、糖尿病性多发神经炎、脊柱肿瘤、椎间盘炎病史。

8.脊髓肿胀、接受 β 受体阻滞药治疗的患者。

9.心、肺、肝、肾等脏器有严重疾病者。

10.妊娠妇女和 14 岁以下儿童。

11.有精神异常或心理障碍者。

三、用法用量

木瓜蛋白酶仅用于椎间盘内注射。木瓜蛋白酶的包装规格一般为 4000U（8mg）和 10000U（20mg）两种，使用时用无菌生理盐水将木瓜蛋白酶配制成每毫升含 2000U 的木瓜蛋白酶溶液。每个椎间盘内的注射量为 2000～4000U，即 1～2ml 木瓜蛋白酶溶液。若为多节段椎间盘突出时，最大用药量不超过 10000U。

四、术前准备

1.详细查体，并进行影像学检查，明确椎间盘突出的部位、程度和类型。

2.查凝血功能、血常规、心电图、胸部 X 线片、腰椎或颈椎正侧位 X 线片，以排除影响溶解治疗的其他疾病。

3.向患者说明治疗过程及可能出现的副反应，并要求患者或亲属签字。

4.穿刺器械及治疗巾等物品高压消毒。

5.治疗期间紫外线照射消毒 40 分钟。

6.开通静脉输液通道，做好过敏反应抢救准备。急救台上应包括肾上腺素、氢化可的松注射液、氨茶碱注射液、氯苯那敏（扑尔敏）注射液、碳酸氢钠溶液。

7.木瓜蛋白酶过敏试验。

8.穿刺部位皮肤消毒。

五、操作方法

1.患者俯卧或侧卧于 CT 床或 CT 臂透视床上，在 CT 引导下或"C"形臂 X 线机透视下确定穿刺间隙及进针点并做皮肤标记。进针点一般为背正中线向患侧旁开 8～10cm。

2.皮肤消毒、铺巾，进针点以 2％利多卡因局部浸润麻醉。

3.$L_{4\sim5}$ 以上椎间盘内注射时穿刺针取与中线矢状面 45°～55°夹角，对准椎间隙经皮下、深筋膜、骶棘肌，上下横突间有腰方肌、腰大肌，于神经根后下方的"安全三角区"进入纤维环时，推进穿刺针有砂砾样滞涩感，继续推送穿刺针，当这种滞涩感觉突然消失时，表示穿刺针进入髓核腔。穿刺针的理想位置在透视下显示：穿刺针位于椎间隙中间，正位针尖不超过椎体正中线，侧位针尖位于椎间隙的中间稍偏后。在 CT 下显示位于椎间盘断面的中后 1/3 处。

腰 5 至骶 1 椎间盘穿刺时，穿刺点选在髂峰后缘与髂后上棘连线上，距后正中线 6～9cm 处，穿刺针与身体矢状面成 45°～60°夹角的同时，针尖向足侧倾 20°～30°进针，以避开髂骨翼的遮挡。对于髂骨翼特别高的患者，如果运用这种方法不能进入椎间盘，可采用弯套针技术，这项技术包括先用 18 号穿刺针从距后正中线旁开 4～6cm 处穿刺至 $L_5\sim S_1$ 椎间盘外，再用更细的事先弯好角度的 22 号穿刺针，通过 18 号穿刺针管进入椎间盘髓核内。木瓜蛋白酶的注射通过 22 号穿刺针进行，它须长于 18 号穿刺针至少 5cm。

4.髓核造影:经透视证实穿刺针位置准确后,注入1ml左右非离子型造影剂摄正侧位X线片,观察髓核突出的方向及病理类型,尤其有无造影剂向管内或硬膜下渗漏,这是至关重要的,若造影剂溢向椎管内或进入硬膜下,就不能再注入木瓜蛋白酶。若造影剂从髓核腔向后延续,仅在椎间隙后方形成团状影像,而无沿椎体后缘的条状显影,说明椎间盘突出并未穿破后纵韧带和硬脊膜,可以注射木瓜蛋白酶。

由于髓核造影可增加椎间盘内压力,会增加术后腰痛的发生率和程度,所以近几年国外越来越倾向于髓核造影不作为注射木瓜蛋白酶前的一个常规检查,除非医师认为利大于弊时才进行此项检查。如必须进行此项检查,造影剂注入量以髓核突出形态显示清楚为度,一般不宜超过1.5ml,以尽量减低椎间盘内压力。在进行椎间盘造影后,最少应观察15分钟等待造影剂弥散吸收入组织内,此后再通过同一个穿刺针注射木瓜蛋白酶。

5.注射木瓜蛋白酶:将4000U木瓜蛋白酶溶入2ml无菌生理盐水内,在5～10分钟内缓慢注入病变椎间盘,观察5分钟患者无异常反应即可拔针。2个以上多节段椎间盘突出者可依次分别注射,但木瓜蛋白酶总剂量应控制在10000U以内为宜。

六、术后处理

1.注入木瓜蛋白酶后可送监护室观察30分钟,无不良反应时再送回普通病房休息。

2.24小时内禁止下床和坐起,第2天以后可配戴腰围短时间下地活动或出院,1个月内应多休息,少活动,半年内避免重体力劳动。

3.术后口服地塞米松3天,并静脉输注抗生素3天预防感染。

(蒋鸿儒)

第四节 射频消融髓核成形术

一、定义

射频消融髓核成形术,是运用40°低温射频能量在椎间盘髓核内部切开多个槽道,移除部分髓核组织,完成椎间盘内髓核组织重塑。并配合70°热凝封闭,使髓核内的胶原纤维气化、收缩和固化,缩小椎间盘总体积,从而降低椎间盘内的压力,减轻间盘组织对神经根的刺激,以缓解症状,达到治疗目的。其优良率为80%～90%,有效率为92.5%～96.97%。

二、适应证

诊断明确的颈腰椎间盘突出,严格保守治疗无效者。

三、禁忌证

主要有：①X线检查显示椎间盘的高度低于正常值50％者；②椎间盘脱出或游离；③椎间盘钙化者；④既往相同间隙手术史；⑤伴有椎管狭窄者。

四、手术技术

1.手术均用局部浸润麻醉。

2.对颈椎间盘突出，体位选仰卧位。选症状重的一侧做进针点，进针间隙为颈动脉与颈前肌及气管和食管之间。穿刺针到达椎前间隙后，前后位及侧位透视，并将穿刺针插入病变间盘。随后拔出针芯，放入射频刀头。踩压冷凝脚踏进行消融。

3.对腰椎间盘突出，应选俯卧或侧卧位，进针点为后外侧，经过三角工作区进入纤维环。

五、术中注意事项

操作过程中，若患者突感剧烈疼痛，应立即停止消融，然后以C形臂X线机检查一切是否正常，若神经直接和汽化棒接触，可能造成神经受损。椎间盘突出患者髓核或多或少都有不同程度退变，形成局部真空区，如果仅以C形臂X线机定位消融，经常会出现在真空区消融的无效操作，导致治疗失败。为避免出现上述情况，在穿刺套管上增加一根传导管，以监听髓核汽化的声音，同时间断看、闻汽化棒尖端是否有焦糊物质和气味，降低无效操作机率。

（柯来明）

第五节　经皮椎间盘内臭氧气体注射术

一、经皮颈椎间盘内臭氧气体注射术

（一）适应证与禁忌证

1.适应证

(1)程度为轻中度的颈椎间盘突出。

(2)病程较短、非手术治疗4~6周后无效的患者。

(3)有相应的神经根定位体征，并与影像表现相一致。

2.禁忌证

(1)颈椎间盘突出物已有严重钙化或骨化。

(2)严重的椎间隙狭窄或椎间孔狭窄导致神经卡压者。

（3）合并严重骨质增生、椎管狭窄、后纵韧带钙化、黄韧带肥厚。

（4）MRI 显示局部脊髓软化者。

（5）纤维环及后纵韧带破裂致髓核形成游离体进入椎管内或硬脊膜囊内者。

（6）对于纤维环完全破裂、髓核组织部分突出于盘外时，盲目椎间盘内加压注射臭氧则存在髓核突出加重、脊髓受压加剧的风险。

（7）合并有脊柱结核、肿瘤。

（8）合并重要器官严重疾患，手术有风险者。

（9）甲状腺功能亢进症患者、蚕豆病患者及有出血倾向者。

（10）精神障碍者、有严重心理障碍者及有手术风险者。

（二）术前准备

1.特殊器械物品准备：检查手术床、臭氧机、"C"形臂或 CT 机是否处于正常工作状态；带芯 7 号或 9 号穿刺针 2 根；记号笔；无菌消毒包一个；无菌机头套；抢救器械和药品；术者和患者的防护用物等。

2.详细查体和做必要的特殊检查：包括血尿常规、凝血功能、心电图、肝肾功能、心肺透视等，以便发现和及时处理对治疗有影响或可能带来潜在风险的疾病。

3.签署手术知情同意书。

4.对手术室、CT 室预先进行正规消毒，注意室内通风，预防臭氧对医务人员及患者的眼结膜和呼吸道产生严重刺激。

5.对患者做好心理疏导，对于精神紧张的患者应给予适量的镇静剂。

（三）操作方法

1.体位：患者仰卧，头后伸并稍偏向健侧。

2.定位：在 X 线透视或 CT 扫描下确定病变椎间隙，以颈前气管、食管与颈动脉鞘之间的间隙处做穿刺点。

3.消毒：以穿刺点为中心，消毒皮肤，铺无菌洞巾。

4.麻醉：1%利多卡因做穿刺点浸润麻醉。

5.穿刺：术者以左手食指和中指分别推开气管和颈动脉鞘，右手持 9 号穿刺针取与人体冠状面 45°～75°角经皮肤、皮下组织、前纵韧带、纤维环，由前外向后内方向从病变椎间隙进针。"C"形臂 X 线机正位、侧位透视或 CT 扫描确认穿刺针尖位于椎间盘中后 1/3 处或接近突出物处。

6.为避免增加椎间盘压力，常规不做髓核造影按操作常规将 O_3 发生器与医用纯氧连接，设定其输出的 O_2-O_3 混合气体中 O_3 浓度为 $30\sim60\mu g/ml$。接通 03 发生器电源开关，数十秒钟后用注射器抽取 O_2-O_3 混合气体 3～5ml 在较短时间内（一般不超过 30 秒）匀速注入椎间盘内。包容性椎间盘突出症者推注时阻力较高，CT 下可见气体在盘内呈水滴状或裂隙状分布；而纤维环破裂者气体易进入硬脊膜前间隙，而且部分患者可见臭氧从椎间孔逸出到椎旁肌间隙。透视下显示为椎体后缘线状透光影。臭氧注射过程中可边注射边稍退针，使臭氧在椎间盘内弥散分布，如果是 CT 引导下，可在注射后扫描椎间盘，观察臭氧分布状态，如果臭氧呈聚集状态，可以将针退至椎间盘前面纤维环边缘（不要完全退出纤维环），通过摆动针尾方向来改变进针方向后重新刺入椎间盘,再注射 2ml 臭氧。

7.椎间盘内注射完毕将针尖拔出调整到椎旁,注射 5ml 臭氧,浓度为 $40\mu g/ml$,拔针后,局部轻轻按压 5～10 分钟,包敷穿刺口。

(四)术后处理

1.患者术后去枕平卧 3 小时,卧床休息 24 小时并保持颈椎平直放松。1 周内患者尽量多卧床休息。

2.静脉滴注抗生素 3 天预防感染。

3.对于合并神经根水肿的神经根型患者静脉滴注甘露醇 250ml 加地塞米松 5～10mg,另可加用神经营养药对症治疗。

4.常规颈围固定颈部 2～4 周。

5.出院后休息 2 周,可进行适当的颈部肌肉锻炼。

(五)经皮颈椎间盘内臭氧气体注射术注意事项

1.进行局部麻醉时不可进针过深,以防误入椎间孔导致神经根敏感性缺失,在穿刺时刺伤神经而不能及时发现;或阻滞迷走神经引起心率异常。

2.由于颈椎间隙呈后上至前下方的角度,故穿刺时针尾需要向足端倾斜,以便与椎间盘平行。穿刺针由颈动脉鞘的内缘穿入椎间盘,故穿刺旁开角度取决于颈动脉鞘与颈椎外缘的距离。穿刺 $C_{4～5}$ 和 $C_{5～6}$ 椎间盘时穿刺针与冠状面的角度在 45°左右;在 $C_{6～7}$ 椎间盘水平颈动脉至椎体侧缘距离加大,穿刺角度亦加大。$C_{3～4}$ 椎间盘穿刺的旁开距离较小,一般在 35°～40°之间,由于此间盘位置高,而且在宽大的口咽水平,穿刺时应注意不可穿刺到咽部黏膜以免污染穿刺针,导致椎间隙感染。所以穿刺时针尾需要向足端倾斜方可准确穿入间盘中央。

3.当穿刺针进入椎间盘后,如果在 CT 下手术,注意不要一次进针过深,而是边进针边扫描针尖位置,并测量针尖到椎间盘中央或突出物的距离,再根据测得的距离将针进到椎间盘中后 1/3 处或突出物附近。如果在"C"形臂下手术,可在正位透视下将穿刺针刺入椎间盘纤维环约 3mm 后再调到侧位像,然后在侧位透视下将针尖进至椎间隙的中后 1/3 处。切勿超过椎体后缘,否则可能会造成脊髓损伤,引起严重后果。

4.对于纤维环未破裂的颈椎间盘突出症患者,盘内注射臭氧气体总量应在 3～10ml,如果注射时压力过大,要适当调整针尖的位置,尽量使臭氧与椎间盘组织接触面积增大,但不要过度加压注射,以防造成人为的纤维环破裂。对于纤维环已破裂者,由于气体大多从裂隙选出盘外,可适当加大臭氧注射量,最多可达 35ml,但应注意采取少量分次缓慢注射的方法,过快、过量会对硬膜囊产生压力,出现硬脑膜刺激症状。

5.对于脊髓型颈椎病变椎间盘向后正中突出压迫脊髓,穿刺针尖应达椎间盘中后 1/3 处注射臭氧方能使突出物得到充分氧化;神经根型颈椎病由于病变椎间盘突向一侧压迫神经根,应采取健侧斜向患侧穿刺,使针尖尽量接近突出物注射臭氧方能使其扩散至突出物和患侧神经根管;交感型颈椎病除常规病变椎间盘内注射之外,更应常规盘外椎旁注射 $40\mu g/ml$ 浓度的臭氧,使其分布到双侧椎旁组织和椎管内硬膜外前间隙,疗效会更好。

二、经皮腰椎间盘内臭氧气体注射术

（一）适应证与禁忌证

1.适应证

（1）主要为轻至中度的单纯性包容性腰椎间盘突出合并相应的神经功能障碍，经 CT 或 MRI 检查证实者，非包容性中度突出者（突出＜5mm）亦在适应证之列。

（2）临床表现为腰背痛和/或坐骨神经痛、神经根受压体征明显、无或仅有轻度神经功能缺失，经非手术治疗至少 8～12 周以上无效者。

（3）CT 或 MRI 检查应与临床定位症状一致，且临床症状与腰椎退行性改变关系不大者。

（4）外科手术治疗后出现腰椎手术失败综合征（FBSS）者。

2.禁忌证

（1）临床检查示严重运动神经功能损伤者。

（2）非椎间盘源性坐骨神经痛者。

（3）合并椎管狭窄、侧隐窝狭窄及椎体Ⅱ°以上滑脱者。

（4）椎间盘突出伴大部分钙化者。

（5）突出物大、压迫硬脊膜囊大于 50％者。

（6）纤维环及后纵韧带破裂致髓核形成游离体进入椎管内或硬脊膜囊内者。

（7）合并重要器官严重疾患，手术有风险者。

（8）甲状腺功能亢进症患者、蚕豆病患者及有出血倾向者。

（9）有严重心理障碍者及有手术风险者。

（二）设备与材料

1.X 线机：“C”形臂 X 线机，能进行正侧位透视，电视监视，清晰度高；或 CT 机也可。

2.臭氧发生器：能产生浓度至少为 30μg/ml 的臭氧，能实时显示臭氧浓度及压力。臭氧浓度稳定，有氧化还原系统。

3.穿刺针：最佳穿刺针为锥形多侧孔空心针，头端封闭，外径为 20～22G；或者弯套针；如果用椎间盘内置管法，应有加长短硬膜外穿刺针、多孔硬膜外导管。

4.2～20ml 各种规格注射器，螺口注射器为佳。

5.瓶装医用纯氧、无菌手术包、消毒用材料。

（三）术前准备

1.详细查体和做必要的特殊检查，包括血尿常规、凝血功能、心电图、肝肾功能、心肺透视等，以便发现和及时处理对治疗有影响或可能带来潜在风险的疾病。

2.向患者及其家属说明病情，介绍手术过程，征得患者及家属的同意，并要求签字。

3.对手术室或 CT 室预先进行正规消毒，注意室内通风，预防臭氧对医务人员及患者的眼结膜和呼吸道产生严重刺激。

4.对患者做好心理疏导，对于精神紧张的患者应给予适量的镇静剂。

（四）操作方法

1.传统侧后路注射法　患者患侧向上侧卧位或俯卧位,髂骨过高者可采取下侧肢体屈曲、上侧肢体伸直、腰下垫一薄枕。通常取突出椎间隙水平距脊柱中线旁开 7～10cm 处为穿刺点,常规消毒铺洞巾,2%利多卡因局麻。在"C"形臂 X 线机或 CT 监视下,用 21G 多侧孔酒精注射针刺入皮肤,针尖斜向椎间盘方向,与矢状面成 40°～55°角进针,紧贴后关节外缘进入安全三角区,继续向前进入病变椎间盘内,正位透视定位针尖位于椎间隙中央而侧位透视定位针尖位于椎间隙中后 1/3 区域表示穿刺位置正确。为避免增加椎间盘压力,常规不做髓核造影。按操作常规将 O_3 发生器与医用纯氧连接,设定其输出的 O_2-O_3 混合气体中 O_3 浓度为 30～60μg/ml。接通 O_3 发生器电源开关,数秒钟后可闻及刺激性强烈的气体味。用注射器抽取 O_2-O_3 混合气体 5ml 在较短时间内(一般不超过 30 秒)匀速注入椎间盘内。包容性椎间盘突出者推注时阻力较高,可见气体在盘内呈水滴状或裂隙状分布。而纤维环破裂者气体易进入硬脊膜前间隙,透视下显示为椎体后缘线状透光影。退针至椎间孔后缘,在确保不注入蛛网膜下隙的情况下,注入混合气体 10～15ml,可见气体在腰大肌间隙弥散。再注入刺激性较小的糖皮质激素及利多卡因混合液行局部封闭后即可拔针。

2.L_5～S_1 椎间盘进针方法　对于 L_5～S_1 椎间盘突出的患者,由于有髂翼阻挡,使 L_5～S_1 椎间盘进针往往比较困难,但只要采取适当的体位和进针角度,绝大多数均能顺利进入 L_5～S_1 椎间盘。人体由于腰骶角的存在,所以在侧位像 L_5～S_1 椎间盘所在平面往往是由后上方向前下方即向人体足端倾斜,呈一个较大的角度,穿刺时可以利用这一角度。手术者要同时把握好两个穿刺角度,即穿刺针与人体矢状面的夹角和针尾向头侧倾斜的角度。

3.双针注射法　该方法将 2 根穿刺针同时刺入椎间盘内的不同部位,目的是增大臭氧在椎间盘内的分布面积,使髓核氧化更充分,达到提高疗效的目的。其穿刺方法与传统侧后路注射法基本相同,根据穿刺针所在部位可分为同侧进针法和双侧进针法。同侧进针时,患者健侧向下侧卧位或俯卧位,通常取突出椎间隙水平距脊柱中线旁开 7～8cm 处为穿刺点,常规消毒铺巾,2%利多卡因局麻。在"C"形臂 X 线机或 CT 监视下,用 21G 多侧孔酒精注射针刺入皮肤,针尖斜向椎间盘方向,与矢状面成 50°～60°角进针,紧贴后关节外缘进入安全三角区,继续向前进入病变椎间盘内。然后在距第 1 根针的穿刺点向外旁开 1.0～1.5cm 处为第 2 穿刺点,使第 2 根穿刺针与矢状面成 40°～50°角紧贴后关节外缘向同一椎间盘穿刺。2 根穿刺针尽量从椎间盘的不同层面进入,达到理想位置后注射臭氧。

双侧进针法是在病变椎间盘间隙水平距脊柱中线旁开 7～10cm 处为穿刺点,分别从患侧和健侧向突出的椎间盘穿刺进行臭氧注射。具体进针方法与传统侧后路注射法相同。

4.经小关节内侧入路注射法　该方法一般在 CT 引导下更为安全。患者俯卧于 CT 扫描床上,腹部垫高,使腰椎生理前凸消失或稍后凸,行突出节段椎间盘常规 CT 扫描,确定椎间盘突出最明显的部位为穿刺平面,设计穿刺途径为侧后方,需要求黄韧带、神经根内侧间隙、突出物、椎间盘中央为一平面,必要时可倾斜机架角度选择最佳路径,退 CT 机至该层面,打开激光定位灯放置金属标志物后再次扫描,确认路径无误,选择穿刺点并测量穿刺路径的角度及深度,打开激光定位灯标记穿刺点。常规消毒铺巾,局部浸润麻醉,用 22G 带侧孔穿刺针在穿刺点根据设计的深度及角度沿小关节内侧缘进针,当针尖抵达黄韧带有坚韧感时,经 CT 扫描证实穿刺针尖位于黄韧带内,抽出针芯连接含 5ml 过滤空气的注射器,进针时给予注射器轻度压力,当针尖穿过黄韧带达硬膜外腔时注射阻力骤减.停止进针,行 CT 扫描确认针尖位置无误并回抽无血液及脑脊液后,将注射器中气体注入 3～5ml,再次行 CT 扫描确认气体已将硬膜囊推至健侧,继续进针至椎间盘内,经 CT 扫描确认无误后,用 5ml 注射器吸取浓度为 30～60μg/ml 臭氧,首先在椎间盘髓核腔内分次反复注射,经扫描观察盘内臭氧分布,直至臭氧在椎间盘内呈弥散状分布为佳,然后按照 CT 测量针尖至物中央的距离缓慢将针退到突出物中央,再次扫描确定针尖位置,缓慢注射臭氧 5ml。对于神经根增粗明显者将针尖退至侧隐窝,再次回抽无血液及脑脊液后,注入浓度为 30～40μg/ml 臭氧 5ml。退出穿刺针,包敷穿刺口,并用平板车送患者返回病房。

如果在 X 线透视下进行穿刺,应于距脊柱中线 1.0～1.5cm 的患侧相应椎间隙作为穿刺点,透视下沿该点垂直进针,紧贴小关节内侧缘进入侧隐窝,并注射 1～2ml 非离子型造影剂,证实针尖未刺破硬脊膜,注射适量空气将硬膜囊向健侧推移以扩大进针间隙,然后将针尖刺入椎间盘内。其他操作方法与在 CT 下相同。

5.经小关节间隙入路注射法　　该方法适用于 X 线正位片显示小关节间隙清晰或下关节突外缘可辨者。在"C"形臂透视下首先确定好小关节间隙在体表的投影作为穿刺点,一般距后正中线的距离为 1.5～2.2cm,平均 1.8±0.6cm。用 22G 带侧孔穿刺针经穿刺点快速刺入皮下,垂直进针至针尖下有韧感时即达小关节囊,继续进针进入小关节间隙,再继续进针遇到阻力时即为小关节囊前壁和黄韧带,边加压边进针,一旦阻力消失即进入侧隐窝。回抽无血液及脑脊液后,将注射器中气体注入 3～5ml,将硬膜囊推至健侧,继续进针至盘内。臭氧注射方法与经小关节内侧入路注射法相同。

6.椎间盘内置管法　　以 CT 引导下穿刺为例,患者俯卧在 CT 床上,腹部垫一软枕,CT 平行于椎间隙扫描,选取突出物最大层面,由椎间盘后中 1/3 点紧贴后关节前外缘引直线至患侧皮肤表面作为穿刺点,测量穿刺点至脊柱正中旁开距离,打开 CT 定位灯,在患者皮肤表面确定穿刺点,甲紫(龙胆紫)标记。常规消毒铺无菌洞巾,2% 利多卡因局部麻醉,用加长硬膜外穿刺针刺入皮肤,针尖斜向椎间盘方向,与矢状面成 40°～60° 角进针,紧贴后关节外缘进入安全三角区,继续进针人病变椎间盘内,CT 平扫确认穿刺针针尖位于椎间盘后中 1/3 点,拔除穿刺针内针芯,用 5ml 一次性注射器分次抽取 60μg/ml 臭氧气体 5～15ml 注入椎间盘内,CT 扫描观察气体在椎间盘内的分布情况,然后由穿刺针置入带钢丝的多孔硬膜外导管,右手固定导管,左予缓慢撤出穿刺针,再次行 CT 扫描,确认带钢丝硬膜外导管在椎间盘内的正确位置后,拔除钢丝,由多孔硬膜外导管注入 30～60μg/ml 臭氧气体 5～15ml,CT 扫描椎间盘,比较前后两次臭氧分布情况,封闭硬膜外导管口,胶布固定导管,平车推送患者回病房。分别在第 4 天、第 7 天由多孔硬膜外导管注入臭氧气体 5～30ml,第 7 天注射臭氧气体后,拔除硬膜外导管,操作过程严格无菌操作,患者绝对卧床休息。

7.弯套针旋转注射法

(1)弯套针的构成:由一根直针和多根弯针组成,直针尖端呈弧形并向一侧开口,也可由 16 号 Tuohy 针替代;弯针较细,由弹性良好的不锈钢制成,可插入直针芯内,弯针比直针长 2.5cm,直行部分与直针等长,超出直针部分有 10°～50° 不同角度的弯曲,当弯针进入直针时其弯曲的方向应与直针或 Tuohy 针的针尖的弧形方向一致。

(2)注射方法：让患者俯卧于治疗床上，从椎间盘突出间隙的患侧旁开 6～10cm，在 CT 或者"C"形臂 X 线机引导下将直针经安全三角区穿刺至椎间盘后外侧缘，当直针针尖抵住纤维环后，不刺破纤维环，再从直针中插入弯针，并将弯针前端超出直针的部分刺入椎间盘内，然后边注射 30～50μg/ml 臭氧边向后退针，当弯针退回到直针针尖位置时完成了对椎间盘第一个方向的注射，O_3 沿着弯针在盘内的穿刺路径弥散予椎间盘内。然后将直针旋转一定角度，再次将弯针刺入椎间盘，重复上述过程。如果在 CT 引导下，可根据 CT 扫描所显示的 O_3 在椎间盘内的分布情况，可以旋转到不同角度多次注射，直到 O_3 在椎间盘内的分布较理想或突出物明显缩小。如果在"C"形臂引导下，一般每次旋转 90°，分四个方向注射即可。

如果要进行突出物内注射，可以选取合适弧度的弯针，使针尖进入突出物内注射。上述操作 O_3 总量一般不超过 30ml。对于根性症状严重的患者在盘内注射完毕后退出弯针，从直针中注入 40μg/ml 臭氧约 10ml 至椎旁间隙。

（五）术后处理

经皮腰椎间盘内臭氧气体注射术后患者应卧床休息 1 天，并静脉滴注抗生素 3 天预防感染。一般主张术后患者应住院观察和治疗。临床症状较轻者也可回家休养，以卧床休息和口服维生素 B_1、维生素 B_6 等为主。症状较重者须用 20% 甘露醇 250ml、地塞米松 5mg 及神经营养药静脉滴注 3 天，必要时可给予止痛药。出院后休息 2 周，并应按计划进行康复锻炼。6 个月内禁止负重及参加剧烈的体育活动。

经皮腰椎间盘 O_3 注射术后康复计划如下。

1.术后 1～3 天　睡硬板床，绝对卧床休息 1 天。平卧时双膝下垫一枕头使腰部充分休息。尽量减少活动范围，坐立、行走时宜加用护腰带。

2.4 天～2 周　避免长时间坐立，一次坐立时间在 15 分钟之内。可进行轻微腰部伸展运动，严禁提举重物。

3.3～4 周　腰背及腹肌锻炼；步行锻炼，可根据情况爬一定坡度。游泳锻炼，每周 3 次，每次 15～30 分钟。

4.4 周～3 个月　多数患者可恢复轻体力工作。

5.6 个月　经循序渐进的腰背肌锻炼，部分患者可恢复重体力劳动。

（柯来明）

第六节　椎间孔镜下椎间盘摘除术

一、定义

椎间孔镜下椎间盘摘除术（AMD）是将内镜从后外侧经皮穿刺至神经根孔处的三角工作区（Kambin 安全三角区），在镜下将髓核摘除的微创式术，是一种镜下直视手术。临床上目前常用的椎间孔镜技术分为两种：从经 Kambin 安全三角区进入椎间盘内行椎间盘内减压（YESS 技术）；经椎间孔进入椎管内直接行神经根松解和减压（TESSYS 技术）。其优良率为 86.6％～96.0％。

二、入路位置

A：单纯椎间盘突出和部分脱垂型病例，首选后外侧安全三角区入路。

B：远外侧水平入路适用于中央巨大型突出。

C：后路或椎板间入路适用游离或钙化型患者。

D：适用于几乎所有类型椎间盘突出及部分骨性狭窄病例。

三、适应症

椎间孔镜下或内镜下显微椎间盘摘除术的选择标准与椎板切开、椎间盘摘除术的选择标准并没有本质的差别。选择行微创手术的椎间盘突出症患者必须表现出神经根受压的症状和体征，并须满足以下条件：

1.持续或反复发作根性疼痛。

2.根性疼痛重于腰痛。如腰痛症状大于腿痛的中度以下膨出的患者可先做低温等离子髓核成形术。

3.经严格保守治疗无效。包括运用甾体或非甾体消炎止痛药、理疗、作业或条件训练程序，建议至少保守治疗 4～6 周，但如果出现神经症状进行性加重，则需要立即手术。

4.没有药物滥用及心理疾病史。

5.直腿抬高试验阳性，弯腰困难。

6.为了精确确定突出或脱垂的髓核的位置和性质，以及椎间孔骨质增生的情况，手术前要进行彻底的影像学检查，特别是 CT 和 MRI 是精确确定髓核大小、位置和性质的重要手段。

适用于：

1.以一侧下肢放射痛为主要表现、严格保守治疗无效、体格检查和影像学检查证实的腰椎间盘突出。

2.YESS 手术主要适应证为包容性椎间盘突出或部分后纵韧带下型椎间盘脱出，特别是椎间孔内和椎间孔外的极外侧型腰椎间盘突出。

3.TESSYS 手术适应证为巨大型、脱出型、游离型和伴有椎间孔狭窄的腰椎间盘突出。

四、禁忌证

主要有：

1.伴有广泛腰椎管狭窄者。

2.多节段腰椎间盘突出。

3.椎间隙严重狭窄者。

4.合并腰椎不稳、腰椎滑脱者。

五、手术技带

YESS 技术强调先行椎间盘内减压；而 TESSYS 技术强调直接行椎管内的椎间盘摘除。在操作技术上，YESS 手术的工作套管经 Kambin 三角区进入椎间盘内；而 TESSYS 手术的工作套管经已扩大成形的椎间孔直接进入椎管内。手术操作过程中，YESS 手术首先所见是椎间盘内组织，减压过程中仅能看见手术视野顶部的后纵韧带；而 TESSYS 手术直视下可见突入或脱入椎管内的椎间盘组织，减压后可见椎管内的神经根和硬脊膜囊。YESS 和 TESSYS 手术的技术特点不同，因根据腰椎间盘突出的类型和部位正确选择不同的手术方式。

患者取俯卧位或侧卧位，用局部浸润麻醉。切口取相应病变水平同侧旁开正中线 10～12cm 处。在 C 形臂透视下，将 18 号针放至三角工作区（前外侧为出神经根孔的神经根，内侧为下行的神经根和硬膜，底边为椎间盘下方椎体的上终板），随后放入软组织扩张管及 5mm 通用工作套管。用 0°镜检查套管位置，确保其位于后纵韧带下方临近椎管的位置。然后将通用套管更换为卵圆形套管，以便能同时放入内镜和髓核钳，依次将髓核组织摘除。最后可用 30°或 70°镜检查硬膜和后纵韧带纤维。

（柯来明）

第四篇　关节篇

第二十章　关节损伤

第一节　肘关节脱位

肘关节脱位是肘部常见损伤，多发于青少年，常合并其他损伤，在诊治中应提高警惕，防止漏诊漏治。

（一）损伤机制及分类

肘关节脱位多由间接暴力引起，常发生在坠落时上肢外展着地时，是由剪切力造成的。大多数脱位为后脱位。近尺桡关节向后移位时造成桡骨头骨折、桡骨颈骨折和（或）尺骨喙突骨折，外翻的应力还可造成肱骨内上髁的撕脱骨折。

肘关节脱位分类如下

1.肘关节后脱位　最常见的一型，表现为尺骨鹰嘴向后移位，肱骨远端向前移位的肘关节脱位。

2.肘关节前脱位　较少见的一型，常合并尺骨鹰嘴骨折，表现为尺骨鹰嘴骨折和尺骨近端向前移位。

3.肘关节侧位脱位　常见于青少年，暴力致肘关节侧副韧带和关节囊撕裂，肱骨远端向尺侧或桡侧移位，常伴内或外上髁撕脱骨折。

4.肘关节分裂脱位　极少见的一型，表现为尺骨鹰嘴向后脱位，而桡骨小头向前移位，肱骨远端便嵌插在二骨端之间。

（二）临床表现及诊断

明确外伤史，肘关节肿胀，肘关节呈半屈曲状，伸屈功能障碍，肘后三角形骨性标志紊乱。如为肘关节后脱位，尺骨鹰嘴向后明显突出，肘关节后方空虚。如为肘关节侧方脱位，肘关节呈内或外翻畸形。X线可以明确诊断。需注意仔细检查上肢的神经、血管功能。

（三）并发症

1.肱动脉损伤　在肘关节脱位时肱动脉损伤是严重的并发症，较为罕见。血管受到牵拉造成内膜撕裂以致断裂，早期诊断非常重要。如果闭合复位后动脉循环未恢复，则需立即进行动脉修复，通常要用大隐静脉移植修复动脉缺损。如果延迟进行手术治疗，需要切开前臂筋膜防止筋膜间隙综合征的发生。内膜撕裂可导致动脉迟发的血栓形成，肘关节脱位复位后要密切观察患肢循环。

2.筋膜间室综合征　复位后通常有严重肿胀,需严密观测防止筋膜间室综合征的发生。

3.神经损伤　肘关节脱位时可造成神经损伤,多为牵拉伤,经保守治疗可恢复其功能。

4.肘关节不稳　肘关节反复脱位造成肘关节周围组织愈合不良、韧带松弛或复位而未能修复损伤的侧副韧带时可导致肘关节不稳。需手术修复侧副韧带。

(四)治疗

1.手法复位　新鲜肘关节脱位或合并骨折的脱位主要治疗方法为手法复位,石膏托固定3周。麻醉下取坐位进行牵引与反牵引,将肘关节屈曲 $60°\sim90°$,并可稍加旋前,常有复位感。合并骨折时,先复位关节,再复位骨折。超过3周的陈旧性脱位亦可试行手法复位,固定时肘关节要 $<90°$ 。

2.手术治疗

(1)适应证:①闭合复位失败或不宜进行闭合复位,②合并骨折时,关节复位后骨折不能复位;③陈旧性脱位,不宜进行手法复位者;④某些习惯性肘关节脱位。

(2)开放复位:取肘关节后侧入路,保护尺神经,为防止再脱位,用一枚克氏针固定肘关节 $1\sim2$ 周。

(3)关节形成术:适用于肘关节陈旧性脱位、软骨面已经破坏或肘关节已强直者。

3.复杂性肘关节骨折脱位及其治疗

(1)肘关节脱位合并桡骨小头或肱骨小头骨折:手法复位肘关节,如果桡骨小头骨折无移位或复位成功,上肢石膏固定3周。如果桡骨小头粉碎骨折或复位失败,则手术切除桡骨小头。

(2)肘关节脱位合并桡骨干骨折:手法复位效果较满意。肘关节复位后,如果桡骨干骨折再经手法复位成功,则上肢石膏固定 $4\sim6$ 周。如果桡骨干骨折复位失败,则手术复位内固定。

(3)肘关节脱位合并肱骨外髁、桡骨颈骨折:采用手法复位,如果肱骨外髁外翻 $90°$,则不能用牵引方法复位肘关节;如果肱骨外髁、桡骨颈骨折复位成功,则上肢石膏固定 $4\sim6$ 周;如果肱骨外髁、桡骨颈骨折复位失败,则采用手术复位。

(4)肘关节侧方脱位合并肱骨外髁骨折:如果肱骨外髁无外翻,应手法复位,避免牵引,将肘关节稍屈曲并稍内翻,用鱼际推按尺桡骨近端及外髁骨折块即可复位。如果外髁骨折块未复位,再试用手法复位。如果肱骨外髁复位失败,则采用手术复位。

(5)肘关节脱位合并上尺桡关节分离及肱骨外髁骨折:该损伤较复杂,可行手法复位。

(6)肘关节伸展性半脱位:该损伤少见,因此易于误诊和漏诊。有跌倒手掌着地外伤史,肘关节疼痛、肿胀,肘关节呈超伸展位僵直,不能屈曲活动,伸屈功能障碍 x 线可以发现肱骨滑车向掌侧明显突出并外旋,尺骨明显后伸,尺骨、肱骨干呈 $-20°\sim35°$ 角,鹰嘴关节面离开了与滑车关节面的正常对合关系。牵引下屈曲肘关节即可复位,上肢石膏固定3周。

(李　伟)

第二节　肩部关节脱位

一、肩关节脱位

这里所述的肩关节脱位是指盂肱关节脱位,包括急性创伤性盂肱关节脱位、陈旧性肩关节脱位和复发性肩脱位。

(一)急性创伤性盂肱关节脱位

1.病因及分类

本病好发于青壮年,在全身关节脱位中占首位。肩关节是球窝关节,肱骨头大,肩盂小而浅,肱骨头关节面与肩盂关节面面积之比为 3∶1,盂肱关节主要依靠肩周的肌群保持其动态与静态的稳定性,关节囊和韧带松弛薄弱,关节囊下方无韧带支持,外伤时易发生前下方脱位。脱位系由间接暴力引起,患者在跌倒时手掌着地,躯干倾斜,肱骨外展外旋位时,由手掌传来的暴力作用于前方或下方关节囊,使肱骨头脱位。脱位依据方向可分别位于:①盂下;②喙突下;③锁骨下;④胸腔内。急性创伤性肩关节前脱位约 75% 患者伴有肩前方盂唇的撕脱,少数病人伴有肱骨大结节撕脱骨折或肱骨头外后上方压缩骨折(Hill-Sachs 缺损)。盂肱关节后脱位较少见,脱位时多伴有关节盂后缘骨折,肱骨头前内方压缩性骨折。

2.临床表现及诊断

除患处肿胀、疼痛、功能丧失外,还包括几种特殊表现:

(1)病人姿势,患肢轻度外展,以健手托患侧前臂,头部常倾向伤侧。

(2)肱骨头脱位,三角肌塌陷,呈方肩畸形,可在锁骨下、喙突下或腋窝处摸到肱骨头。原有关节盂处空虚。

(3)搭肩试验(Dugas 征)检查,患侧肘部紧贴胸壁时,其手掌不能搭到健侧肩部;或患侧手搭于健侧肩部时,肘部不能贴近胸壁,即试验阳性,表示有脱位。

(4)常规 X 检查可明确脱位的类型,同时可确定有否伴行的骨折。

3.治疗

除特殊情况外,一般采取手法复位治疗肩关节脱位。复位前先进行局部关节内注射麻醉。常用手法复位包括:

(1)足蹬法(Hippocrates 法):病人仰卧,术者半坐于患侧床边,脱鞋,用足跟顶住患肩腋下,双手握住病人前臂,向下做对抗牵引的同时,逐渐外旋,内收患肢,直到肱骨头离开喙突或锁骨下区,外移至肩胛盂前外方,外旋肱骨头,使之经关节破口回纳到关节盂。

(2)旋转复位法(Kocher 法):病人坐位或仰卧位,术者一手握住患肢腕部,另一手握住肘部,屈肘 90°,沿肱骨长轴持续牵引,外旋上臂约 80° 后内收使肘部接近躯干中线,然后内旋托住肘部向上方推送,即可复位。

复位后要进行 X 线检查是否产生医源性外科颈骨折或大结节骨折。如原来有大结节骨折应注意其同时复位的情况。下列情况应考虑切开复位：①合并血管、神经损伤；②合并肱二头肌腱向后滑脱影响手法复位；③合并外科颈骨折，手法复位不成功者；④合并大结节撕脱骨折，骨块嵌入肱骨头与关节盂间影响复位者。肩关节复位后患肢要内旋肘关节屈曲位固定3～4周。

肩关节后脱位易被忽略而成为陈旧性后方脱位，CT扫描有助于做出明确诊断。后方脱位一般伴有肱骨头或肩盂的骨折，新鲜后方脱位手法复位不易成功，多采用切开复位的方法。

（二）陈旧性肩关节脱位

损伤时间在3周以上的肩关节脱位称为陈旧性肩关节脱位，病理特点是关节囊及周围软组织已形成瘢痕，肩袖及肩周肌肉已发生不同程度的萎缩和挛缩，肱骨头及肩盂软骨营养缺乏性变性，剥脱萎缩，肱骨上端及肩盂发生废用性骨萎缩，若并发肱骨大结节骨折，而且已有骨痂形成或畸形愈合，将进一步妨碍整复。

1.临床表现

与新鲜脱位不同的是疼痛和肿胀基本消失。由于血肿机化和肌肉萎缩，方肩和肩峰下凹陷已不明显，喙突或锁骨下能扪及脱位的肱骨头。患肢往往呈轻度外展位，Dugas试验阳性，肩关节外展不超过90°，旋转亦明显受限。X线肩关节正位和腋位相可明确诊断，了解脱位的类型和有否伴行的骨折。关节造影、CT与MRI可以了解肱骨头脱位的准确方向，肩盂的完整情况和关节腔内软组织填充等病理。

2.治疗

陈旧性肩关节脱位的疗效不十分满意，闭合手法复位不易成功。对老年患者尤应注意避免手法复位而致骨折，如无血管或神经并发症，又无疼痛症状，患臂前举及外展功能尚能满足日常生活需要，可以不做手术处理。对拟行切开复位术的患者，术前也应先做一段时间尺骨鹰嘴牵引，然后以轻柔的手法使关节粘连得到部分松解，在此基础上方可进行切开复位术。术中充分松解盂肱关节有一定难度，切开复位术的疗效并不令人满意，术后仍有一定程度的外展及旋转活动限制，并仍可残留疼痛症状。也可采用术中先松解关节外粘连，切开关节后再用手法松解关节内粘连并同时使之复位。全麻下充分松解粘连，术后早期功能训练是取得疗效的关键。

（三）复发性肩关节脱位

肩关节复发性脱位的原因主要有：①肩盂前方或前下方盂唇-关节囊复合体的剥离，不易愈合，成为永久性结构缺损，造成肩前方不稳定因素。②盂肱中韧带的松弛或断裂，肩关节囊前壁随脱位次数增加而松弛、膨胀程度加重以至难以修复。③初次脱位时肱骨头外上方压缩骨折，形成该部位凹陷性骨缺损（Hill-Sachs畸形），当肱骨头外旋达到一定角度，加上肩的后伸运动，缺损骨沟与肩盂边缘成为支点，即可促使肱骨头向前脱出。

1.分类

复发性肩关节脱位从病人的意志上分为随意性和非随意性两种，随意性是指病人可以按照自己的意愿把肩关节脱位形成习惯性或吸引人注意的动作。从是否有明显创伤分为创伤性脱位、非创伤性脱位和反复创伤引起的半脱位、脱位。创伤性脱位由直接和间接外力引起，部分病人发生复发性半脱位或脱位。非创伤性脱位是在正常活动中发生，病人多有先天或发育性肩部解剖变异,如肩盂发育过小,肩盂与肱骨头后倾角发育异常等,有一个以上方向的不稳定。反复创伤引起的半脱位、脱位多见于体操、游泳、举重、棒球运动员,或高举上臂劳作的工人。复发性肩关节脱位一般是指复发性肩关节前脱位。但亦应注意后方、下方和多方向的半脱位和脱位。

2.病理解剖

(1)关节囊和韧带的病变:关节囊撕裂、松弛以及肩盂唇的剥脱缺损是不稳定和复发性脱位的主要因素。

(2)肩盂发育异常:正常人约 3/4 有平均 7。的后倾角,约 1/4 有 2°～10°的前倾角,超过 4°的前倾角易发生前脱位。

(3)肱骨头病变:由于骨折缺损或发育不良,复发性前脱位有肱骨头外侧缺损(Hill-Sachs 缺损),肱骨头后倾角异常等易引起肩关节前脱位。

(4)肌腱的断裂:肩袖有较大的破裂,由于破坏了后方稳定的机制能引起前脱位。

3.诊断

本病好发于青年患者,以优势肩为主,复发可为数次或数十次。随意性脱位患者能自行复位,大部分患者需别人或医生的帮助才能复位。多数患者有明显的外伤史。首次发生脱位肩关节复位后要求固定 3～4 周,防止日后复发。但有报道复发与固定时间长短无明显关系,而与脱位是有否盂唇或肩盂缺损有关。要详细询问病史、过去史及家族史,特别是外伤史及有无神经肌肉损伤史。肩脱位检查及体征与急性前脱位类似。肩关节前后位 X 线片能发现脱位,但不易发现其他病变。需进行特殊位置的投照才能发现肱骨头缺损或游离骨片。肩关节造影能发现有无肩袖撕裂、肱二头肌长头腱滑脱,或前关节囊撕脱。肩关节充气双重造影加 CT(CTA)检查可了解盂唇的完整性。肩关节镜检查能更清楚了解肩盂盂唇,盂肱中韧带及关节囊的完整性(Bankart 病变)。

4.治疗

治疗复发性肩关节前脱位的手术方法很多,根据手术特点分为四类:加强前关节囊手术、肌肉止点移位、加强肩关节前壁手术、骨阻挡手术、肱骨头下旋转截骨术。

(1)加强前关节囊手术:如重新缝合盂唇,修复前关节囊的 Bankart 手术;使肩胛下肌重叠缝合,加强肩关节前壁的 Putti-Platt 手术;Neer 的前关节囊交叉重叠缝合,紧缩前壁加强修复术。这些手术适合前关节囊或关节盂唇的病变无明显骨结构发育异常或缺损的病人。

(2)肌肉止点移位、加强肩关节前壁手术:如 Magnuson 手术,将肩胛下肌止点从小结节移至大结节,以限制肩关节外旋,增加肩胛下肌的张力,防止肱骨头向前脱出。本类手术的适应证同前者。但缺点是术后肩关节外旋明显受限。

(3)骨阻挡手术:采用骨块移植将肩盂前方的缺损填平或使之加高,以阻挡肱骨头向前滑脱。Bristow 手术是将喙肱肌和肱二头肌短头肌在喙突的肌止和喙突的 1/3 部一起切下,在肩胛下肌中部分离肌纤维,显露肩盂颈部,把喙突连同上述联合肌腱固定于肩胛颈前方。移植的喙突可以阻挡肱骨头向前脱出,在外旋及外展位,联合肌腱张力增强又能防止肱骨头向下脱出。Oudard-岩原手术是取髂骨游离骨块,制成矩形骨块,植于喙突部,使喙突向下垂直延长,在肩关节的前内方形成骨挡,防止肱骨头向前方脱出。本类手术适合肩盂有明显缺损的前脱位病人。

(4)肱骨头下旋转截骨术:通过增大肱骨头后倾角稳定盂肱关节。一般用于肱骨头发育不良所致的复发脱位。

二、肩锁关节脱位

肩锁关节脱位约占肩部损伤的 12% 左右。常常由于肩峰外侧受到直接暴力冲撞所致。Allman 把肩锁关节损伤分成 3 度。Ⅰ度指肩锁关节的挫伤,并无韧带断裂和关节脱位;Ⅱ度是肩锁关节的半脱位,关节囊和肩锁韧带破裂,喙锁韧带的斜方韧带部分有断裂;Ⅲ度指肩锁关节的完全性脱位,喙锁韧带两个组成部分——斜方韧带和锥状韧带均断裂,锁骨外侧端向上方隆起,有浮动感,临床上出现琴键征,有时还合并三角肌和斜方肌部分肌纤维断裂。Rockwood 把肩锁关节脱位分成 6 型,其中常见得是Ⅰ、Ⅱ、Ⅲ、Ⅳ型,Ⅳ与Ⅵ型临床上较少见。

Allman 一般认为Ⅰ、Ⅱ度损伤可以采用非手术疗法,Ⅲ度的肩锁关节完全性脱位是手术治疗的指征。肩锁关节脱位的手术修复方法很多,有肩锁间或喙锁间内固定,喙锁韧带缝合术,韧带移植修复法,锁骨外侧端切除术以及符合力学要求的动力性肩锁结构重建术。

1.切开复位克氏针内固定喙锁韧带缝合术

该术式适用于损伤两周内的新鲜完全性脱位。手术的目的是用克氏针固定肩锁关节,然后缝合喙锁韧带。

2.切开复位内固定、喙锁韧带重建术(Phemister 法)

该术式利用韧带或人工合成材料作为替代物,重建喙锁间结构,恢复肩锁关节的稳定性。在肩锁关节克氏针固定后,一种方法是用替代物捆扎锁骨和喙突,另一种方法是喙肩韧带于肩峰处切断移至锁骨上固定(Neviaser 法)或切断肩峰侧,把断端移植至锁骨残端上(Weaver 法)。本类手术适用于新鲜的完全性脱位。

3.锁骨外侧端切除术

锁骨外侧端切除术的优点是方法简单,可在局部浸润麻醉下完成。但是术后因三角肌的前方部分失去了锁骨的附着,易致肌肉萎缩,肌力减弱,对举臂操作和持重功能带来一定影响,对青壮年患者应慎用。适应证是:①难以复位的陈旧性肩关节完全脱位;②50 岁以上的中、老年患者;③经非手术治疗无效,仍有症状的Ⅱ度脱位患者。

4.动力性肩锁稳定结构的重建术

1965 年,Dewar 设计用带肱二头肌短头腱和喙肱肌联合肌腱的喙突骨块,向上移位固定于锁骨前方的方法,用于治疗陈旧性肩锁关节脱位。之后,Barrington 用本法治疗新鲜的肩锁关节脱位,也取得了较好的效果。

Dewar 手术方法的原理是用肌腱移植重建喙锁韧带,使喙锁间的结构重新获得稳定性。肱二头肌短头腱和喙肱肌本身的张力足以维持喙锁、肩锁间的解剖关系。而上肢本身的重力以及肢体负重时此两肌肉收缩所产生的向下牵引力,又具有促使肩锁和喙锁间相互靠拢的动力性复位作用。因而 Dewar 的重建术对稳定肩锁间结构有静力和动力学的双重作用。为避免联合肌腱过度牵拉锁骨,造成肩、锁间撞击,Dewar 手术的改良方法是加做锁骨外侧端 0.5～1.0cm 范围切除术。

(李　伟)

第三节　肩袖损伤

肩袖损伤是肩关节外科的常见病,其发病率依据不同的文献报道为 5%～39%。作为上肢的活动枢纽,肩关节决定了整个上肢的活动范围和活动的空间精确度。而肩袖肌群作为肩关节空间位置精确控制的主要动力因素之一,对肩关节的功能发挥起着至关重要的作用。因此肩袖损伤会使肩关节产生不同程度的功能障碍并伴有疼痛,严重影响患者的日常生活能力和生活质量。然而,目前在国内对于该疾病的认识还处于相对滞后的阶段。本文将就肩袖损伤的解剖、病因、诊断和治疗进行概述。

(一)肩袖的解剖和功能

1.解剖　肩袖由前方的肩胛下肌(止于肱骨小结节),上方的冈上肌(止于肱骨大结节的上部),后方的冈下肌(止于肱骨大结节的中部,)和小圆肌(止于肱骨大结节的下部)构成。在接近止点的位置与关节囊相愈着并相互融合形成袖套样结构包绕在盂肱关节的周围。

2.功能　同髋关节相比,肩关节活动度更大,但内在稳定性低。肩袖的存在为肩关节提供了良好的内在稳定性和精确的空间位置控制能力。在进一步谈肩袖的功能前,先来认识一下 Inman 在 1944 年提出并由 Burkhart 在 1993 年进一步完善的力偶平衡理论。力偶平衡包括了两个方面的内容。

(1)在冠状面上的平衡:位于肩关节旋转中心下方的肩袖肌肉,包括肩胛下肌的下部、冈下肌的下部和小圆肌的全部,所产生的力矩能够与三角肌产生的力矩平衡,使合力的方向指向关节盂的中心,抵抗三角肌收缩产生的向上的牵引力,维持了肩关节在上举过程中的稳定。

(2)在轴面上的平衡:指位于前方的肩胛下肌与位于后方的冈下肌和小圆肌的力矩平衡。也即所产生的合力方向指向关节盂的中心。使肩关节能够在活动范围内的任意空间位置保持稳定性。

肩袖的功能就是提供以上两个平面上的力偶平衡,满足肩关节的功能要求。

(二)肩袖损伤的病因学

1.撞击　1972 年 Neer 提出了喙肩弓下撞击的概念,并提出通过喙肩韧带的切除和前肩峰成型来治疗。1965～1970 年 Neer 通过这种方法(少数病例加用了肩锁关节的切除)治疗了 50 肩的冈上肌肌腱炎/部分断裂/全层断裂。在获得随访的 47 肩中 38 肩的疗效满意。1986 年 Bigliani 报道了肩峰形态同肩袖断裂的关系。按形态(在肩袖的出口位上)将肩峰分为三个类型:平面型、弯曲型和钩型。在钩型肩峰肩袖损伤的发生率高于前两者。该研究似乎进一步明确了撞击是肩袖损伤的原因。但其他的一些研究表明在不同年龄段的人群中肩峰形态的构成比例是不同的。因此,在肩峰形态是肩袖损伤(肩峰下撞击)的原因还是结果方面,一直存在争论。

2.局部的应力环境、血供以及退变　更多的肩袖部分损伤不是发生在滑囊侧而发生在关节侧。SekiN 等的三维有限元分析表明在肩关节外展的过程中冈上肌腱的最大张力出现于肌腱前部的关节侧(肌腱前部关节侧和滑囊侧的张力分别为 15.0MPa 和 1.8MPa)。而冈上肌腱的前部关节侧正是肩袖损伤最常见的首发部位。肩袖的血液供应来自于旋肱前动脉的外侧升支、胸肩峰动脉的肩峰支、肩胛上动脉以及旋肱后动脉。Codman 在 1934 年就提出了冈上肌腱的最远端 10mm 为缺血区。随后的组织学研究证实了这一缺血区的存在,在这一区域的关节侧只有散在的血管分布,血液供应显著弱于同一区域的滑囊侧。冈下肌肌腱的近止点区域同样也为血液供应缺乏区。而且随着年龄的增长,肩袖的血液供应有降低的趋势。

以上的理论都支持劳损和随着年龄增长的退行性变是肩袖损伤的病因之一。

3.**外伤** 外伤直接导致的肩袖损伤很少,一般都是在退变的基础上肩袖的强度减低后发生外伤而导致肩袖的断裂。

4.**职业因素** 从事上肢过头工作及上肢高强度作业的人群容易发生肩袖损伤。一项研究调查了在 12 个不同工作岗位工作的 733 名工人肩袖病变的发病情况,发现以下为肩袖病变的职业性危险因素:上臂在大于等于 15％的工作时间内屈曲超过 45°;上肢高强度作业大于等于 9％的工作时间。

5.**其他的危险因素** 吸烟、遗传因素等。有研究表明临床确诊为肩袖全层断裂患者的兄弟姐妹与对照人群相比其罹患该病变的相对风险为 2.42。

(三)肩袖损伤的诊断

1.**症状**

(1)疼痛:运动时疼痛和夜间痛多见。疼痛的评价采用 VAS 评分。疼痛的量化便于对病情变化和治疗效果的评价。

(2)肌力降低:主要为外展、外旋和内旋力量的减弱。表现为洗脸、梳头、穿衣、拿放高处的物品以及驾驶等日常活动的困难。

(3)活动度降低:主要为上举(包括外展和屈曲)、外旋和内旋活动度的降低。活动度降低的显著特点是主、被动活动度的差异,显示肌力的减低是活动度降低的原因。长时间的活动受限也可以继发肩关节周围软组织的挛缩,但一般认为在肩袖完全断裂的患者一般不容易出现肩关节周围的粘连,因为此时盂肱关节腔已经与肩峰下滑囊相交通,关节滑液会发生组织粘连。

2.**体格检查**

(1)视诊:冈上肌和冈下肌的萎缩,肩峰下滑囊饱满等。

(2)触诊:"Tent test",为上臂置于体侧,肩关节略后伸,检查者一手内外旋肩关节,另一手置于肩峰前角的外侧,在冈上肌腱断裂的肩关节可触及三角肌深面的凹陷。该试验诊断肩袖损伤的敏感性和特异性都很高。触痛:大结节、小结节以及结节间沟等部位的触痛。

(3)活动度检查:美国肩肘外科医师学会推荐的检查步骤为屈曲,外展,后伸,内旋,外旋,外展 90°位的外旋和内旋。

(4)肌力检查:肩胛骨平面的外展肌力;肩关节中立和外展 90°位的外旋肌力;内旋肌力的检查:liftoff test(抬离试验)和 belly press test(压腹试验)。

(5)撞击实验:痛弧征为在冠状面上肩关节外展 60°～100°过程中出现肩关节部位的疼痛;Neer 撞击试验为在矢状面上屈曲肩关节,出现肩关节部位的疼痛为阳性;Hawkins 撞击实验为肩关节屈曲 90°、同时肘关节屈曲 90°,在此位置内外旋肩关节,出现肩关节部位的疼痛为阳性。

（6）神经功能检查：与颈椎病、臂丛神经损伤所导致的肌力障碍相鉴别,并明确肩胛上神经的功能状态。

3.X 线片　标准的线片包括：肩关节的真正前后位片,标准肩胛骨侧位片（又称为"Y"位）和腋位片。存在肩袖损伤的间接征象为：肱骨头的上移,AHI（肩峰肱骨头间隙）的减小；大结节和肩峰的骨质硬化。关节造影检查可以发现造影剂进入肩峰下滑囊。可以用来鉴别肩袖损伤和冻结肩,后者表现为关节腔容积的缩小,而无造影剂的外溢。

4.超声检查　很多的对照研究显示,对于经验丰富的操作者,超声对于肩袖断裂诊断的敏感性和特异性与核磁相当。而且超声检查的费用低廉而且可以进行实时的动态检查。肩袖断裂在超声图像上的表现为肩袖局部的凹陷和低信号。

5.核磁共振检查　为诊断肩袖损伤的主要检查手段,其敏感性和特异性均很高。肩袖断裂主要依据 T_2 加权像斜冠状面（与肩胛骨平面平行）、斜矢状面（与肩胛骨平面垂直）以及轴面上肩袖的正常信号中断并被液性的高信号取代来诊断。核磁共振造影检查：与传统 MRI 相比,MRI 关节造影能够提高肩袖损伤的诊断的敏感性和特异性,尤其在诊断肩袖的部分断裂方面。

（四）肩袖损伤的分类

首先需要明确的是肩袖断裂是部分断裂还是全层断裂。在部分断裂,首先根据断裂的部位分为：关节侧断裂和滑囊侧断裂；而后依据断裂的深度进一步分类：Grade 1（深度<3mm）,Grade 2（深度为 3~6mm,或接近 50% 的肌腱厚度）,Grade 3（深度>6mm,或超过 50% 的肌腱厚度）。在全层断裂一般根据断裂的大小来分类：小断裂 small（<1cm）,中断裂 Medium（1~3cm）,大断裂 Large（3~5cm）和巨大断裂 Massive（>5cm）。

（五）肩袖损伤的鉴别诊断

1.冻结肩　肩袖损伤和冻结肩都可能存在肩关节的活动受限。但前者一般被动的活动范围大于主动活动范围；而后者主动、被动活动范围大致相同。

2.肩锁关节病变　肩锁关节病变是肩部疼痛和功能障碍的另一个主要原因。肩锁关节病变的疼痛多发生在肩关节最大上举,水平内收和屈曲内旋时。肩锁关节在上举时的疼痛发生在最大上举时,而肩峰下撞击在上举时的疼痛则发生于上举 60°~100° 的范围内（痛弧）。肩关节撞击征的 Hawkins 试验是在屈曲位内旋肩关节来检查的,而在这一内收位置有时也会出现肩锁关节的疼痛。因为后者为静态性的检查,一般不会诱发撞击,因而此检查在肩锁关节病变为阳性,而在肩袖病变/肩关节撞击征则为阴性。

3.肱二头肌长头的病变　肩袖病变的疼痛一般发生在肩关节的外侧,肱二头肌长头的病变的疼痛一般则发生在肩关节的前侧。进一步可以通过 Speed 试验和 Yergason 试验来鉴别。

（六）肩袖损伤的治疗

1.保守治疗　肩袖损伤的两个主要问题即疼痛和功能障碍。因而保守治疗的内容也是针对这两个环节。首先针对疼痛可以口服非甾体类抗炎药。局部可以进行肩峰下间隙的注射,应用局麻药、肾上腺皮质激素以及玻璃酸钠。局麻药可以即时缓解疼痛。肾上腺皮质激素可以减轻肩峰下滑囊的炎性反应,但激素的应用次数一般不超过 3～5 次。研究表明局部应用激素超过 5 次会降低肌腱的力学强度,增加肌腱断裂的风险;而且激素应用的效果在 3 次时达到最大,继续应用效果不再明显。玻璃酸钠既有润滑作用,同时又有一定的抗炎作用,因而对于治疗肩袖损伤/肩峰下撞击疼痛的效果很好。

2.手术治疗 对接受系统的保守治疗 3 个月至半年,病情无明显缓解甚至加重的患者需要采用手术治疗。具体手术适应证的选择还要依据患者的年龄、活动要求断裂部位等因素综合考虑。虽然经过系统的保守治疗很多肩袖断裂的患者会保持良好的活动度,但远期的随访发现肩袖断裂的尺寸会逐渐增大,一些原来可以修复的断裂会转变为不可修复的断裂;同时伴有肩峰/肱骨头(AHI)间隙的减小和骨关节炎表现的加重。因此对年轻和活动要求高的患者手术的适应证更强。

(1)开放手术:传统的开放手术包括开放的前肩峰成型和肩袖断裂的修复手术。肩袖修复时于肩袖的原止点区域开槽,采用经骨缝合的方法进行固定。肌腱缝合的方法有很多,其中经生物力学实验证明强度最高的缝合方法是改进的 Mason Allen 缝合。

(2)关节镜下手术:通过标准的前方、后方和外侧通路插入关节镜和器械进行肩峰下减压和肩袖的修复。肩袖缝合采用缝合锚。与传统的开放手术相比,关节镜下的修复术侵袭性小,尤其对于三角肌于前肩峰的起点。缝合方式有单排缝合和双排缝合。后者使肩袖的断端与原止点区域的接触面积更大,会增加肩袖愈合的概率和强度。

(3)Mini-open:结合了上述两者的优点。采用关节镜下的肩峰下减压,避免和对三角肌起点的损伤。之后采用起自肩峰前角的小切口进行肩袖的修复,这种手术的耗时一般要短于关节镜手术。

(4)对于一些不可修复的肩袖损伤的治疗方法:单纯进行清创:对巨大的肩袖断裂无法进行直接修复,而患者肩关节在轴面和冠状面的力偶很好保存的病例。这些患者主要的症状为疼痛,活动度尚满意,因此可以通过清除增生的滑膜和炎性组织来缓解疼痛。

肌腱转移手术:对于巨大的肩袖断裂无法直接修复,同时患者的外旋力量严重减低的患者可以采用肌肉的转位以增强肩袖缺损部位的覆盖同时使患者重新获得部分外旋力量。常用的用来转位的肌肉包括背阔肌和大圆肌。

(李 伟)

第四节 髋关节损伤

一、髋关节脱位与股骨头骨折

髋关节属杵臼关节,股骨头大部分为骨性髋臼所覆盖,周围有宽厚的韧带、关节囊和肌肉包绕,结构稳定,能满足其负重功能的要求。因此,外伤性髋关节脱位需较大暴力,多发生于交通事故、建筑物倒塌等高能量损伤时,常伴有股骨头或者髋臼骨折。30%～40%的病人伴有其他部位损伤。髋关节脱位诊断并不困难,但因周围软组织丰厚而容易漏诊。

股骨头坏死或者骨关节炎的发生往往同髋关节的原始损伤有关,因此,髋关节脱位即使及时准确地复位,亦难免有发生创伤性骨关节炎或者股骨头坏死的可能。最严重的并发症是股骨头坏死,髋关节脱位后的发生率约为15%,晚期退行性骨关节炎的发生率约为75%。

治疗包括早期解剖复位、重建髋关节的稳定性、去除关节内游离骨片、防止股骨头坏死和创伤性骨关节炎的发生。

(一)相关解剖

髋关节的骨性结构由髋臼和股骨头两部分组成,是典型的杵臼关节。股骨头呈约2/3圆球形,几乎全部包含在髋臼内,除股骨头凹外均为关节软骨所覆盖。髋臼关节面呈马蹄形,称月状面,覆以关节软骨。月状面之间为髋臼窝,为脂肪组织及股骨头韧带所占据。髋臼周围有纤维软骨构成的髋臼唇,更增加了髋臼的深度。

关节囊坚韧而紧张,其近侧附着于髋臼及盂唇周缘,远侧向前可达转子间线,而后面仅包绕股骨颈内侧2/3。关节囊外面由多条韧带加强。前面为髂股韧带,呈倒V形,起于髂前下棘和附近的髋臼缘,向下分为两股,分别止于转子间线的上部和下部。两股之间较薄弱,仅有髂腰肌肌腱覆盖其上,髋关节前脱位易由此薄弱区脱出。耻股韧带位于髋关节前下方,由耻骨上支等处发出,向外下与关节囊前下壁融合。其主要作用是限制髋关节过度外展、外旋。坐股韧带较为薄弱,位于关节后方,起自髋臼的后下部,经股骨颈后方,止于大转子根部,可限制髋关节的内收、内旋。股骨头韧带连于髋臼横韧带与股骨头凹之间,外覆滑膜,内含营养股骨头的动脉。

髋关节周围肌肉粗大有力,增加了髋关节稳定性,可分为屈、伸、内收、外展、内旋和外旋等肌群。

髋关节主要由臀上、下动脉和旋股内、外侧动脉供血,股深动脉和阴部内动脉也有关节囊支分布至此。其中,股骨头颈的血供具有重要的临床意义,髋关节脱位或股骨颈骨折时,易发生股骨头缺血性坏死等并发症。股骨远端的血供以旋股内侧动脉为主,部分来自于旋股外侧动脉。两动脉在囊外形成动脉环,并发出颈升动脉分支,进入关节囊后形成囊内动脉环,最后进入骨质。旋股内侧动脉构成动脉环的内、后和外侧部分,旋股外侧动脉仅组成环的前部。股骨头圆韧带动脉来源于闭孔动脉的髋支,仅供应股骨头凹附近骨质的血运。股骨干滋养动脉供给部分股骨颈血供,多不与股骨头内动脉吻合。

髋关节前方有股神经和闭孔神经,后方有坐骨神经经过,其中以坐骨神经与髋关节的关系最为重要,髋关节脱位易损伤此神经。坐骨神经解剖具有一定变异,各文献报道不一。多数为一单干,经梨状肌下孔穿出,行走于上、下孖肌,闭孔内肌及股方肌后面。股骨头向后脱位时易使此神经受压迫或牵拉。若复位不及时,将造成坐骨神经永久性损伤。闭孔神经与其伴行的闭孔动脉经闭孔的前下方,髋关节前脱位有时可损伤此神经。

(二)损伤机制

髋关节脱位多发于交通事故或高处坠落等高能量损伤,重物砸伤腰背部也可发生髋关节脱位。

髋关节后脱位常发生于髋关节屈曲、内收、内旋时。膝关节被撞击后,暴力经股骨传导到髋关节,股骨头经髋关节囊后方脱出。典型的损伤机制是司机或乘客屈髋屈膝坐位时,车辆突然减速使其膝部撞击于前方仪表盘或椅背,造成髋关节后脱位。髋关节屈曲及内收、内旋程度越大,越易发生单纯脱位,反之则易造成髋关节骨折脱位。股骨头前倾角度与脱位发生也有一定关系,前倾角度减小,如髋内旋,使头位置靠后,更易发生单纯脱位,而不易发生骨折。

髋关节前脱位发生于髋关节在外展外旋位遭受暴力时。髋关节屈曲程度决定了前脱位的类型,伸直位易发生耻骨上脱位,而屈曲时易发生闭孔前脱位。

(三)分类

髋关节脱位的分类方法较多,多根据脱位的方向及伴随的损伤进行分类,但这些分类方法尚难以对预后做出准确的预测。

根据股骨头相对髋臼的位置,可分为后脱位、前脱位和中心性脱位。髋关节后脱位发生率最高,约为前脱位的 9 倍。前脱位和后脱位两者以 Neleton 线(髂前上棘与坐骨结节连线)为界。髋关节中心性脱位多伴有髋的中心骨折,向内脱至盆腔,较少发生。

一般来讲,前脱位预后较好,较少发生股骨头坏死,其次是后脱位,中心性脱位预后最差。

前脱位仅占所有创伤性髋关节脱位的 10%~15%。Epstein 将其分为向上脱位(Ⅰ型)与向下脱位(Ⅱ型)两种类型。每型根据是否伴有股骨头或髋臼的骨折再分为 A、B、C 三个亚型:

Ⅰ型:向上脱位(包括耻骨位及髂前下棘位)。

Ⅰ$_A$ 型:单纯脱位不伴骨折。

Ⅰ$_B$ 型:伴股骨头骨折(伴有或不伴有股骨颈骨折)。

Ⅰ$_C$ 型:髋臼骨折。

Ⅱ型:向下脱位(闭孔位)。

Ⅱ$_A$ 型:单纯脱位不伴骨折。

Ⅱ$_B$ 型:伴股骨头骨折(伴有或不伴有股骨颈骨折)。

Ⅱ$_C$ 型:髋臼骨折。

其中,伴有股骨头损伤者约占 85%。

前脱位较少发生股骨头坏死,但几乎所有病人最终都有退行性骨关节炎的发生。

后脱位是最常见的一种类型。Thompson 和 Epstein 将其分为五型:

Ⅰ型:脱位,伴或不伴微小骨折。

Ⅱ型:脱位,伴髋臼后缘的单一大骨折块。

Ⅲ型:脱位,伴髋臼后缘的粉碎性骨折,有(或无)一主要骨折块。

Ⅳ型:脱位,伴有髋臼壁的骨折。

Ⅴ型:脱位,伴股骨头的骨折。

Stewart 和 Milford 考虑复位后是否稳定这一因素,共分为四型:

Ⅰ型:单纯骨折脱位。

Ⅱ型:脱位伴髋臼缘骨折,复位后髋臼能提供确实的稳定。

Ⅲ型:脱位伴髋臼缘骨折,复位后臼不稳定。

Ⅳ型:脱位伴股骨头或颈骨折。

Levin 提出的分类方法,可同时适用于髋关节前或后脱位:

Ⅰ型：能够复位并稳定。

Ⅱ型：难复位，不伴骨折。

Ⅲ型：复位后不稳定。

Ⅳ型：伴髋臼骨折，须修复。

Ⅴ型：伴头或颈的骨折。

根据股骨头骨折有无伴髋关节脱位，将股骨头骨折分为两型：

Ⅰ型：无脱位。

Ⅰ_A 型：头的压缩（impaction）骨折。

Ⅰ_B 型：多块或粉碎性骨折。

Ⅱ型：伴脱位。

Ⅱ_A 型：前脱位。

Ⅱ_B 型：后脱位（即 Pipkin Ⅰ～Ⅳ型）。

单纯股骨头骨折较少见，绝大多数均伴有髋关节脱位，因此，Pipkin 将髋关节脱位 Epstein 分型中的第Ⅴ型又进一步分为四类：

A 型：髋关节后脱位伴股骨头骨折，骨折线在卵圆窝远侧。

B 型：髋关节后脱位伴股骨头骨折，骨折线在卵圆窝近侧。

C 型：A 或 B 伴股骨颈骨折。

D 型：A 或 B 伴髋臼缘骨折。

中心性骨折脱位，多伴髋臼内侧壁或负重区骨折，股骨头向内侧脱位，预后差。

Rowe 和 Lowell 等根据骨折累及髋臼组成部分的不同，将其分为四型，较为复杂，后经 Carnesale 修改，分为三型，如下：

Ⅰ型：中心性脱位，未累及髋臼负重区。

Ⅱ型：中心性脱位，累及髋臼负重区。

Ⅲ型：髋臼暴裂，多伴后方半脱位。

（四）临床表现

1.临床表现

伤后患髋明显疼痛，并伴有典型的体征：髋关节后脱位者，患髋呈内收、屈曲、内旋畸形；髋关节前脱位者患髋呈屈曲、外展、外旋畸形；而前上脱位者患髋呈伸直伴外旋或旋转中立位畸形。

脱位的股骨头可在臀部（后脱位时）或闭孔、耻骨处（前脱位时）触及。同时由于大转子内移，与健侧相比患侧大转子处有空虚感。脱位后患肢多伴有短缩畸形，但前上脱位（耻骨上型）可伴有患肢延长畸形。

患髋主动活动丧失，被动活动使患髋疼痛加重，由于关节脱位及保护性肌挛缩，活动度减小或消失。

髋关节后脱位诊断并不困难，但由于病人常伴有其他损伤，因病人意识丧失或其他部位疼痛掩盖了髋部损伤，或者由于伴有同侧股骨干或股骨颈骨折，造成畸形，使髋关节脱位漏诊，应在检查诊断时加以注意。

2.影像学表现

影像学检查的目的包括：①明确诊断，确定脱位类型和伴随损伤，尤其是头或臼的骨折；②了解复位情况，决定是否有手术指征；③根据检查确定手术方案；④估计预后。

X线平片是最常用和首选的检查方法，CT扫描及三维重建技术的应用，对于明确移位方向和所伴随的骨折情况具有重要意义。

摄片时，应将球管对准骨盆中心，以利于双侧对比。如有条件，应加摄股骨全长片和髋关节侧位片，排除同侧股骨颈和股骨干骨折。

骨盆正位片上，股骨头与髋臼失去正常对合关系。后脱位时，股骨头后移，影像较健侧为小，由于患肢内旋，使小转子影像也减小。典型的后脱位的X线表现是较健侧小的股骨头与髋臼重叠，偶尔后脱位的股骨头位于原位置的正后方，正位片可见头臼仍存在正常的对合关系，此时头影像变小可协助诊断，加摄侧位或CT扫描即可明确诊断。前脱位的股骨头可移至闭孔前方或耻骨上等处，股骨头影像较健侧增大，小转子也因外旋使影像较正常增大。

髋关节脱位复位后，应再行骨盆斜位或侧位以及CT扫描等检查，了解复位情况及详细的髋臼和股骨头骨折情况，指导治疗。由于病人常伴有多发性损伤，上述检查可能难以完成。当病人需要行头颅或腹部CT时，应借机同时进行髋部扫描。CT分辨率高，可观察到较小的关节内骨折碎片、股骨头及髋臼的微小骨折以及复位后头与臼的匹配程度等。正常双侧髋臼CT断层扫描具有典型的牛眼征，如头与前壁距离较健侧大0.5mm，也说明有半脱位。Fairbairn发现，在16例髋关节复位病人中，13例(81%)CT扫描可见髋关节内有气泡，此气泡多由于髋关节受牵拉，髋关节内产生负压所形成。

进行髋关节CT扫描的另一重要作用是明确髋关节的稳定性。在后脱位中，后壁骨折块的大小及程度是影响髋关节复位后稳定的重要因素。Keith等通过尸体截骨试验证实，小于20%的后壁骨折髋关节相对稳定，而大于40%则失去稳定性。Calkins等引入髋臼骨折指数评价髋臼骨折的稳定性。其影像学评价与临床结果相符，具有较高的实用性。髋臼骨折指数是以患侧残留髋臼弧度与健侧正常的弧度比值的百分比来计算的，其中的髋臼弧度指髋臼的前缘与后缘到股骨头旋转中心的夹角。临床表明，髋臼骨折指数小于34%时，髋部不稳定，若髋臼指数大于55%时，髋关节则基本稳定。复位后的髋关节与健侧对比，股骨头与髋臼关节面平行，且关节间隙与健侧相等。

MRI对于股骨头坏死具有重要的诊断价值.但在急诊髋关节脱位中应用较少。股骨头坏死在损伤后6~8周方有明显的病理改变，因此，早期髋关节脱位中MRI诊断价值不大。

(五)治疗

1.治疗原则

早期复位，恢复关节面正常对合关系，重建髋关节稳定性，避免并发症的发生。

2.早期复位

创伤性髋关节脱位是一种真正的骨科急症，早期复位能够减少股骨头缺血性坏死和神经不可逆损伤的发生率。但在复位前应做仔细全面检查，尤其是脊柱、骨盆及同侧股骨、膝关节有无合并损伤。并优先处理危及生命的创伤和并发症。伴全身多发性损伤者，待生命体征稳定后，再尽早处理髋关节损伤。

单纯髋关节脱位或稳定的臼壁骨折,以及 PipkinⅠ和Ⅱ型髋关节脱位伴股骨头骨折,可采用非手术治疗。如手法复位失败,应行切开复位和同时行骨折内固定治疗。复位应争取在伤后 12~24 小时内完成,也有作者认为应于 6 小时内完成,否则股骨头缺血性坏死发病率将大大增加。

复位需要在麻醉下进行,使肌肉完全松弛,并尽量在手术室内进行。复位前应仔细阅读 X 线片,认清脱位类型。复位时应注意其他损伤对体位选择的影响,如腹部脏器或头颅外伤病人不宜俯卧,而颈椎损伤不宜侧卧。髋关节复位需要较大力量并借助麻醉克服肌肉及软组织紧张形成的阻力,牵引应持续、缓慢,用力均匀。应避免使用突发的瞬间暴力,以防造成骨折或加重软组织损伤。

Allis 法:麻醉满意后,病人仰卧。一助手双手固定患者骨盆,术者于病人患侧双手握患膝,沿患肢畸形方向牵引,并逐渐屈膝屈髋至 90°,缓慢内旋外旋髋关节,多可感到有弹响感后患髋畸形消失,被动活动恢复,示复位成功。

Bigelow 法:麻醉后病人仰卧位,助手双手按压双侧髂前上棘固定骨盆作为反牵引,术者先沿患髋畸形方向牵引,并使髋内收、内旋屈曲,然后外展、外旋,并伸直髋关节,使股骨头利用杠杆作用撬入髋臼中。在左髋,复位时膝部运动轨迹如"?",而右髋相反,如反"?"。

Stimson 法:其机制类似于 Allis 法,病人俯卧于检查台上,患髋悬空,助手固定骨盆,患髋、膝各屈曲 90°,术者一手握患踝,一手向下推压膝部,并内外旋患髋,使髋关节复位。

以上三种复位方法最为常用,其余多由上述方法改进而来。Bassi 等采用固定骨盆后,屈曲内收并沿股骨长轴方向牵引复位。Heruig-Kempers 和 Veraart 介绍了一种简单的复位方法,由 Stimson 法演变而来,并不需麻醉就可进行。病人俯卧于检查台上,患者屈髋屈膝,术者一手持患踝,并将膝部置于患者伤膝的后方,借助体重逐渐加压,获得复位,但此法仅适用于无胸部等损伤的患者。

复位后,患髋保持伸直、外旋位,并行骨盆正位、侧位、斜位 X 线片及 CT 扫描检查,观察复位情况,以及股骨头、髋臼的骨折情况,关节内有无游离骨折块,并确定髋关节稳定性及是否需要手术治疗。PipkinⅠ型股骨头骨折及较小髋臼骨折块,不影响负重关节面,游离骨块多不影响关节对合关系,可同单纯关节脱位一样处理。也可在透视下,患髋呈屈曲、内旋内收位,沿股骨颈轴线向臼推压,摄 AP 片及斜位片,如头臼对合关系有所改变,说明髋关节半脱位,不稳定,应行手术切开复位内固定。CT 显示髋臼后壁骨折>35% 多为不稳定骨折,也应行手术切开复位内固定。

前脱位复位方法:Waler 描述了一种前下脱位的复位方法,由 Allis 法改进而来。沿股骨长轴牵引并轻度屈髋,一助手从股内侧向外推挤股骨头,同时内收内旋时髋关节可复位。如为前上脱位,则应先牵引股骨头至髋臼水平然后再轻度内旋,使之复位。复位成功时,多数可感到复位时的弹响,髋部畸形消失。术者经验不足时,不要盲目采用手法复位,切忌多次重复暴力复位。有报道不当的手法复位导致股骨颈骨折,甚至股骨头被挤压进入盆腔。手法复位失败,或合并股动脉、股神经损伤,应早期切开复位。

3.手术治疗

(1)适应证:手法复位失败或复位后 X 线片、CT 显示头臼关系不完全匹配,未达到解剖复位;复位后髋关节存在不稳定;复位后骨折块移位大于 2mm;复位后出现进行性坐骨神经症状;合并股骨颈骨折;股骨头负重区骨折。

(2)术前准备:术前试行复位或患肢牵引,如果为陈旧性骨折、脱位,牵引持续 1～2 周,尽可能使脱位的股骨头下降至髋臼水平。

(3)手术入路:后侧入路便于髋臼后壁骨折的处理,且不影响旋股外侧动脉升支的血供,如果骨折块较小仅须切除时,亦选用本切口。对于伴有股骨颈骨折须行空心钉内固定者,后外侧入路较方便。

(4)手术方案的选择:约 2%～15% 的髋脱位由于梨状肌、关节囊、关节唇、较大骨块阻碍,难以闭合复位,须早期切开复位。术前行 CT 扫描可明确诊断,并制定详细的手术步骤。如果发现骨折块位于关节面间,影响对合,应行切开复位并同时清理关节囊内碎片。

股骨头骨折 I A 型如负重面累及小于 25%,可行松质骨植骨,如负重面受累大于 50%,则应行人工股骨头置换或全髋关节置换术。I B 型多须行人工全髋关节置换术。II A 型累及股骨头>25% 须植骨,累及股骨头>50% 则行全髋关节置换术。

对于 II B 型即股骨头骨折伴髋关节脱位,Pipkin I 型应行手术切开复位内固定,无法固定则去除骨折碎片。II 型多须固定,伴骨缺损应植骨。对于 Pipkin III、IV 型骨折,年轻病人选择手术内固定,老年人则可选择全髋关节置换术。

如果骨折块在非负重区,即使骨折块较大,也应手术切除,避免骨折块发生缺血坏死。如果骨折块在负重区,应解剖复位,用松质骨螺钉或可吸收螺钉固定。

内固定术后早期即开始髋关节不负重功能锻炼,半年内禁止髋关节负重。半年后骨折愈合无股骨头坏死征象可开始负重行走。如果发生骨折不愈合、骨折块缺血坏死或股骨头缺血坏死,可行人工股骨头置换或全髋关节置换术。

(六)并发症

1.股骨头缺血性坏死

髋关节后脱位时股骨头坏死发生率文献报道不一,由于创伤程度不同,其发病率从 6%～40% 以上不等。髋关节前脱位引起股骨头坏死的发生率远较后脱位为低。是否发生坏死主要取决于损伤程度及复位时间,因此,早期复位是减少股骨头坏死发病率的重要因素之一。6 小时内复位者,股骨头缺血坏死的发病率为 0%～10%。一项研究显示,12 小时以后复位者,股骨头缺血性坏死发病率高达 52%,而 12 小时内复位者,发病率仅为 22%。Dreinhofer 等于 1994 年对 43 例单纯髋关节后脱位的病人在 3 小时内复位,并进行了长达 8 年的随访,仅有 2 例病人发生股骨头缺血坏死。尽管如此,仍有作者并不同意"6 小时内复位便有良好预后"这一看法。

对于复位后开始负重的时间尚有争议。一般认为,延期负重尽管对缺血坏死的发病率并无影响,但可减轻股骨头坏死发生后的塌陷程度。

2.神经损伤

创伤性髋关节脱位或骨折脱位可伴有神经损伤,以坐骨神经损伤最多见,其中腓总神经更易损伤。成人髋关节脱位或骨折脱位伴神经损伤者约 10%～15%,而小儿仅为 5%。可能因小儿髋关节较易脱位,为低能量创伤,因而伴神经损伤者较少。Schlonsky 和 Hiller 报道了 17

例儿童髋关节脱位患者,仅1例伴坐骨神经损伤,而且是交通事故(高能量)所致,其余不伴坐骨神经损伤者皆为低能量损伤。

坐骨神经损伤可由于股骨头或髋臼骨折片的直接压迫、骨折片的刺穿或切割等损伤。复位时的过度牵拉也可引起坐骨神经损伤,晚期则可能由于瘢痕愈合或大量异位骨化引起。由于髋关节脱位病人多伴有颅脑等处损伤,神经损伤易被忽略。其临床表现包括疼痛、麻痹、支配区域的感觉或运动丧失。可行电生理检查明确诊断。

髋关节脱位如伴有坐骨神经损伤,应及早复位,解除压迫,防止造成永久性损伤。对于脱位引起的神经损伤,手术探查的时机有不同意见,数周后或数月后各不相同。对于由于瘢痕或异位骨化引起的晚期损伤,多数作者建议手术探查。

大约60%~70%的患者,神经功能可完全或部分恢复。Epstein认为,可能预后同髋臼骨折的严重程度有关。在他随访各型骨折伴神经损伤的患者恢复情况中,髋关节骨折脱位Epstein II型的恢复率为86%,III型为47%,IV型为33%,V型为67%。

3.创伤性关节炎

创伤性关节炎是外伤性髋关节脱位或骨折脱位的晚期并发症。据统计,约1/3~1/2的髋关节前脱位患者可发生创伤性骨关节炎。单纯髋关节脱位者发生率约为16%,而伴有严重髋臼或股骨头骨折的髋关节脱位患者,其发生率可高达88%。

创伤性骨关节炎的发生主要与关节软骨损伤、股骨头或髋臼骨折、股骨头坏死等因素有关。上述因素使髋关节面失去平整、正常的对合关系,最终导致骨关节炎的发生。脱位时的初始损伤是决定晚期是否发生骨关节炎的重要因素,早期复位尽管重要,但并不能防止这一并发症的发生。

早期病人多进行保守治疗。髋关节镜可对关节内骨折碎片进行清理,修整软骨,但难度较大。年轻病人可考虑关节融合术及转子间截骨矫形等手术治疗。人工关节置换具有较好的疗效,但在中、青年患者中的应用受到较大的限制。

4.同侧股骨干骨折

髋关节脱位合并同侧股骨干骨折主要见于后脱位,发病率较低,但漏诊率很高,常在50%以上,甚至可达80%。漏诊原因主要是股骨干骨折的症状和体征非常明显,而掩盖了髋关节后脱位的症状和典型体征,X线摄片又可能未包括髋关节。因此,对高能量所致的股骨干骨折,应特别注意髋关节的情况,检查时应充分暴露患髋及下肢,注意髋关节是否有屈曲内收内旋畸形、肿胀、瘀斑及叩压痛,腹股沟或臀部可否触及股骨头,髋关节被动活动是否受限,尤其在股骨髁上牵引后或股骨干骨折内固定术后,患肢仍有内收内旋畸形时,更应高度怀疑并立即摄片,以做出诊断。

对于髋关节脱位合并同侧股骨干骨折的处理顺序,一般以先处理髋关节脱位为宜。多数情况下徒手牵引、同时推挤股骨头可以获得复位。陈旧性脱位一般应行手术治疗。股骨干骨折多主张行内固定治疗。

二、髋臼骨折

近年来，由于交通和工业的迅速发展，高速、高能量所致创伤增多，髋臼骨折的发病率也逐渐增高。髋臼骨折是骨盆骨折的一种特殊类型，具有骨盆骨折所共有的临床特点和治疗标准，它也多是高能量创伤的结果，常伴有其他脏器的损伤和多发骨折，在治疗上首先应集中于发现和处理危及生命的各种合并伤等，但是其损伤机制、临床诊断和治疗等方面又有其独自的特点。同时，髋臼骨折属关节内骨折，具有关节内骨折所共有的追求解剖复位、早期功能锻炼和重建负重与活动双重功能的高要求。因此，从 20 世纪 60 年代起，大多将其与骨盆骨折分别论述。

（一）髋臼的解剖与生物力学

髋臼呈半球深凹状，位于髋骨外侧面髂前上棘与坐骨结节连线的中部，由髂骨、耻骨及坐骨共同构成。其杯口朝向前下外方，直径约 5.5cm，与股骨头相对应。髋臼的顶占髋臼整个面积的 2/5，由髂骨构成；后壁和底占 2/5，由坐骨构成；前壁占 1/5，由耻骨构成。髋臼与股骨头共同组成了人体最大的球窝关节——髋关节，主要功能是负重和活动。

Judet 和 Letour004el 首先将髋臼及邻近结构划分为前柱和后柱。前柱又称髂耻柱，由髂嵴前上方斜向前下方，经耻骨支止于耻骨联合，分髂骨部、髋臼部和耻骨部三段。后柱又称髂坐柱，由坐骨大切迹经髋臼中心至坐骨结节，包括坐骨的垂直部分及坐骨上方的髂骨。后柱内侧面由坐骨体内侧的四边形区域构成，称方形区，是骨折分类时的重要标志之一。髋臼前后柱呈60°相交，形成一拱形结构，由髂骨下部构成，横跨于前后两柱之间，是髋臼主要负重区，称臼顶。

正常人体负重力线由骶髂关节下传，经坐骨大切迹前方到达髋臼顶。在直立行走时，将体重传达至股骨头。髋关节承受的载荷由重力和髋关节周围肌肉收缩组合产生的肌力两部分构成，双足静止站立于平面上时，身体的重力线通过耻骨联合的后侧，每侧髋关节承受的力为人体重量的一半。由于每侧下肢重量是身体重量的 1/6，每一髋关节的反应力将是剩余的 2/3 体重的一半，即身体重量的 1/3。单足静立时，承载侧髋关节支撑大约 5/6 的体重。由于重心偏移，骨盆倾斜，具有以髋关节为中心向内侧旋转的倾向。为了保持身体平衡，需要外展肌收缩加以抗衡。髋关节累计受到的合力大约为体重的 2.75 倍。正常髋关节所受合力的力线相对于地面垂线的倾角约为 16°。髋关节的反应力主要沿髋臼的上缘传向骶髂关节和耻骨联合。应力的峰值在髋臼边缘附近。在正常行走时，髋关节的反应力的方向局限在相当小的范围内，主要指向髋臼的前上象限。

Harnroongroj 通过生物力学测试指出：前柱提供的平均最大强度为 $(2015.40 \pm 352.31)N$，刚度为 $(301.57 \pm 98.67)N/mm$；后柱提供的平均最大强度为 $(759.43 \pm 229.15)N$，刚度为 $(113.19 \pm 22.40)N/mm$，即在骨盆环稳定性中，前柱所起作用为后柱的 2.75 倍，可能与其特殊的解剖学外形及骨小梁排列有关。

（二）髋臼骨折的损伤机制

髋臼骨折的类型取决于受伤时股骨的位置、暴力作用于身体的部位、方向和能量大小。而且，所有髋臼骨折患者都应注意排除股骨头、关节囊以及身体其他部位的损伤。

1.外界暴力通常作用的四个部位

(1)膝关节前部

高速行驶的汽车相撞或急刹车时，膝、髋关节处于屈曲位，由于惯性作用，膝关节前部撞击汽车仪表板或前座靠背，暴力作用于膝关节前部，沿股骨传导至股骨头。由于髋关节所处位置不同，股骨头撞击髋臼不同部位，而造成不同类型的髋臼后部损伤，又称为"仪表板损伤"。

髋关节内收位：如"跷二郎腿"，此时髋关节屈曲角度较大，可能仅造成股骨头后脱位，而不损伤髋臼或者仅伴有髋臼后唇骨折。

髋关节中立位或轻度外展位：股骨头撞击髋臼后壁，造成后壁骨折，并可伴有髋关节后脱位。

髋关节外展位：当髋关节外展大于 10°～15°时，股骨头可撞击髋臼后柱，造成后柱骨折。如果屈曲角度较大(如骑摩托车时)，骨折常位于后下壁。如果屈曲角度小于 90°，骨折常位于髋臼后上部。

对于暴力作用于膝关节前部的髋臼骨折病例，应注意检查有无膝关节结构损伤，尤其是交叉韧带和半月板损伤。同样，对于膝部损伤患者，也应注意检查髋关节，防止遗漏髋臼或股骨颈骨折。

(2)股骨大转子部

高处坠落、跌倒或交通伤时，暴力作用于股骨大转子部，沿股骨颈传导至股骨头，股骨头撞击髋臼。这种机制可以产生几乎所有类型的髋臼骨折。

(3)足底部

高处坠落或伸膝位交通伤时，暴力作用于足底，经伸直的膝关节，沿股骨传导至股骨头，撞击髋臼，造成髋臼后上壁骨折。同时髋关节周围肌肉强力收缩，可能进一步加大股骨头对髋臼的作用力。此类损伤往往造成髋臼顶部负重区严重破坏，预后较差。

(4)腰骶后部

受伤时髋关节处于屈曲位，暴力从后方作用于腰骶部，使骨盆向前下方运动，髋臼撞击相对静止的股骨头，发生髋臼后部骨折。

2.造成骨折的髋关节周围肌肉拉力

髋臼骨折的致伤原因除了最常见的严重外界暴力以外，髋关节周围肌肉拉力也是造成骨折的一个因素：

(1)非痉挛性肌肉牵拉

在髋关节外展位，髋关节周围肌肉在应急状况下不自主地发生同步收缩，使股骨头对髋臼壁产生矢状方向运动，造成髋臼骨折。因此，对于髋部扭伤病人，应仔细检查，警惕隐匿性髋臼骨折。

(2)痉挛性肌肉收缩

可见于癫痫发作、电休克治疗、电击伤和肌痉挛。由于肌肉痉挛性收缩，股骨头撞击髋臼，造成髋臼骨折。对于肾脏疾病晚期血液透析、甲状腺功能亢进、急性脑炎、骨软化、骨质疏松和长期应用激素类药物的病人，较易发生此类损伤。

（三）髋臼骨折的影像学检查

髋臼骨折的正确诊断主要依靠影像学检查。三种体位的 X 线平片检查对于判断髋臼骨折部位、明确骨折类型,选择正确的治疗方案是非常重要的。在没有 CT 的情况下,体层摄影在显示关节内小骨折片和髋臼缘的压缩骨折有重要意义。CT 扫描对于髋臼骨折的诊断是一个重大进步,可以提供髋臼在冠状面的清晰影像,近年来,通过 CT 三维图像重建技术,可获得髋臼骨折逼真的立体图像。

1.骨盆 X 线片

由于髋臼骨折大多伴有骨盆骨折的存在,因此,摄取三个标准体位的骨盆 X 线片,即前后位、入口位和出口位,对于避免漏诊、明确骨折部位与走向是非常必要的。

2.骨盆前后位片

髋臼前后位片可以显示以下 6 个标志:①髂耻线:起于坐骨大切迹上缘,向下延伸止于耻骨结节,是前柱的内缘线,在实体解剖上相当于耻骨梳线,该线中断提示前柱骨折;②髂坐线:起自髂骨方形区的后 4/5 与前 1/5 交界,向下延伸至闭孔后缘的弧线,该线中断提示后柱骨折;③泪滴:或称 U 形线,外侧缘为髋臼窝的前下缘,内侧缘为方形区的前方平坦部,正常情况下泪滴与髂坐线相交或相切,可用来判断髂坐线是否内移;④臼顶线:由髋臼窝外上角向内延伸至泪滴外侧缘的边缘线,代表髋臼负重区,此线中断说明骨折累及负重区;⑤前唇线:由髋臼顶的外侧缘至闭孔的上缘曲线,代表髋臼的前壁,前壁骨折时可出现此线中断;⑥后唇线:由关节面后角的外侧缘至坐骨结节上方的外缘曲线,代表髋臼的后壁,此线中断提示后壁骨折。

髋臼顶部厚实而坚强,髋关节压力均匀分布在髋臼负重面上,软骨下骨硬化,在 X 线片上表现为"眼眉"状的致密影。Domazet 等对"眼眉"进行形态学测量,发现"眼眉"平均长度为 (32.1 ± 15.6)mm,女性为 24.8～31.5mm,男性为 29.4～40.3mm。男性的年龄与"眼眉"长度呈反比;女性的年龄与"眼眉"长度相关性较差。"眼眉"长度与股骨颈干角呈反比,与 Wiberg 角(即 CE 角)无关,但与下肢短缩程度有关。受损髋关节比正常髋关节的"眼眉"长度平均大 6.89mm(女性:平均大 8.79mm)。因此,"眼眉"长度及形态的变化对于髋关节病损的诊治及随访有重要价值,可以直观地反映出髋臼应力分布的改变。

3.闭孔斜位片(OOV)

投照体位为病人仰卧位,楔形枕垫高患侧,使患侧髋关节向内旋转 45°,球管对准患侧髋关节。闭孔斜位 X 线片可显示以下结构:①完整闭孔;②髋臼前柱,可清晰显示前柱骨折情况;③髋臼后唇:是判断后壁骨折的标志;④髋臼上方髂骨轮廓的内缘:双柱骨折位于髋臼上方时,能看到"靴刺征"。

4.髂骨斜位片(IOV)

投照体位为病人平仰卧位,楔形枕垫高健侧,使患侧髋关节向外旋转 45°,球管对准患侧髋关节。髂骨斜位 X 线片可显示以下结构:①后柱(包括坐骨棘):可显示后柱骨折情况;②髋臼前唇:是判断前壁骨折的标志;③整个髂骨翼和髂嵴:可显示髂骨骨折情况。

如果进行 X 线检查时,病人疼痛剧烈,搬动不便,可通过分别在两个方向倾斜球管 45° 而不旋转病人摄片,以减轻病人痛苦。此时获得的 X 线片虽然放大,但能清楚地显示髋臼骨折。

5.Matta 顶弧角的测量及临床意义

顶弧角是用来定量检测髋臼骨折移位后臼顶负重区剩余量的一种方法。具体测量方法是：在三个不同体位的 X 线片上，从髋臼几何中心点画一条通过髋臼顶的垂直线，再做由髋臼几何中心点至髋臼顶骨折近端的连线，两线的交角称为顶弧角。在前后位片上测得的顶弧角称为内顶弧角，在闭孔斜位片上测得的顶弧角称为前顶弧角，在髂骨斜位片上测得的顶弧角称为后顶弧角。髋臼几何中心可采用 Mose 同心圆。与髋臼顶对合确定。如伤侧髋臼剩余较少，影响圆对合的准确性，可对合健侧髋臼来选定圆周，再移向伤侧。由于髋臼骨折时，股骨头常发生移位，因此，几何中心不能以股骨头中心为标准。Matta 认为如果内顶弧角＜30°、前顶弧角＜40°、后顶弧角＜50°则说明髋臼顶负重区已受累，宜采用手术治疗。反之则说明髋臼顶负重区尚完整，可采用非手术治疗。这一临界值可作为手术和非手术治疗的指征之一。该方法对于后柱或前柱横形骨折、前柱合并后半横形骨折时髋臼顶负重区的定量分析有重要价值，但对完全性的双柱骨折和后壁骨折价值不大。

6.CT 检查

由于 X 线片的局限性，有时不能完全显示骨折的情况，而 CT 可弥补其不足。通过 CT 检查可以清楚显示以下方面内容：

（1）平片难以发现的某些线性骨折或较小的局限性骨折。

（2）髋臼壁骨折：CT 片可以清楚的显示髋臼的前后壁，通过阅读连续的 CT 片可以确定髋臼壁骨折的范围、移位方向和测量移位距离。

（3）关节内骨折片：CT 检查可以发现普通 X 线片难以发现的关节内骨折片，有助于决定是否需要手术治疗。

（4）股骨头骨折：对于伴有股骨头脱位的髋臼骨折，股骨头复位后在普通 X 线片上常常难以清楚显示股骨头骨折情况，CT 可提供股骨头关节面的最佳影像。

（5）关节面的局部压缩：关节面的局部压缩如未能复位，可导致关节面不平整，CT 检查可清楚地显示压缩程度和范围。

（6）粉碎性骨折：CT 可以清楚显示所有骨折碎片的大小和位置关系，有助于在术前对内固定方式的选择。

（7）脱位：CT 对于股骨头脱位的显示更加清晰。

（8）骨盆损伤：髋臼骨折往往合伴有骨盆损伤，普通 X 线片往往难以清楚显示骶髂关节损伤或骶骨骨折等，CT 检查有助于明确诊断。

尽管 CT 检查有很多的优越性，但不能替代 X 线片，只有与 X 线片相结合才能获得更为全面的信息。

7.CT 扫描三维图像重建

CT 扫描三维重建立体成像技术可以提供更逼真的髋臼立体图像，利用图像消隐技术还可将股骨头从画面上隐去，以便更好地观察髋臼的关节面。还可利用快速原型技术生成骨折模型，用以精确设计手术方案和步骤、预先选择和预制内固定材料、确定内固定位置，为正确选择手术入路、减少手术创伤、缩短手术时间创造有利条件。然而不少学者认为，骨科医生的临床经验仍然是对髋臼骨折正确分类的重要因素。

（四）髋臼骨折的分类

骨折分类有有助于临床医生了解损伤情况，正确选择治疗方案和评估预后。如某种分类方法被普遍接受，尚有助于对不同单位治疗结果进行比较。髋臼骨折有多种分类方法，目前较常用的是 Letournel 分类和 AO 分类。

1.Letournel 分类

Letournel 分类由 Letournel 在 1960 年提出，1964 年，Judet 和 Letournel 进行了少量修改，1980 年，Letournel 又进一步加以完善，目前已被普遍接受。该分类根据"两柱理论"，通过 X 线片明确髋臼骨折的确切部位和累及范围，指导临床医生采用正确的手术入路、选择合适的复位技术和内固定材料。髋臼骨折被分为单一骨折和联合骨折两大类，前者指骨折仅累及两柱中的一柱，包括后壁骨折、后柱骨折、前壁骨折、前柱骨折和横形骨折。后者指同时存在至少两种简单骨折，包括 T 形骨折、后柱伴后壁骨折、横形伴后壁骨折、前柱伴后半横形骨折、双柱骨折。横形骨折由于仅有一条骨折线，因此列入单一骨折。

（1）单一骨折

1）后壁骨折：多见于髋关节后脱位，髋臼后方关节面发生骨折并有移位，但髋臼后柱主要部分未受累及。其中多数为骨折片与后柱分离，少数为后壁关节面受到压缩并向软骨下骨形成塌陷，也可向上累及负重区，形成后上型骨折，或者骨折线向下方延伸，形成后下型骨折。X 线正位片示髋臼后唇线中断，髋臼骨折块多有移位。由于后唇线的中断或移位，髋臼前唇线显得更为清晰。闭孔斜位片可显示股骨头后脱位的程度、后壁骨折块的形态、大小以及连续中断的髋臼后唇线，还可显示正常的前柱。髂骨斜位片对骨折块显示不理想，但可显示后柱、前壁和髂骨翼无骨折。CT 片上髋臼顶扫描可见到提示负重区受累的后上缘骨折块，髋臼中部扫描可显示髋臼后缘骨折缺损、移位情况。

2）后柱骨折：多见于髋关节中心性脱位，少数见于髋关节后脱位。移位的骨折主要由整个后柱组成（主要是坐骨和小部分髂骨）。骨折线通常始于坐骨大切迹顶部附近，斜向前下，于髋臼顶后方进入髋臼关节面，向下至髋臼窝、闭孔及耻骨支，但并不累及髋臼顶。正位片示股骨头中心性脱位并伴有髋臼大骨折块的内移，髂坐线在坐骨大切迹和坐骨结节处中断，并脱离泪滴内移，髋臼后唇线在上方中断，并可见髂骨、耻骨支骨折。髋臼顶正常，髂耻线完整，髋臼前唇和泪滴正常。闭孔斜位片可清晰显示髋臼后唇线中断及髂骨、耻骨支骨折，前柱完整。髂骨斜位片则显示后柱骨折块在坐骨大切迹处移位。CT 的髋臼顶层面显示骨折线呈冠状方向，在髋臼中部层面和坐骨结节层面分别显示方形区和坐骨结节骨折，其他层面无骨折。

3）前壁骨折：局限于髋臼前缘的骨折，有时伴有髋关节前脱位，骨折可为横形或纵形，亦可累及髋臼顶的内侧部分。前壁骨折经过关节面，起于髂前下棘，向下通过髋臼窝，通常骨折线结束在髋臼顶与耻骨上支连接处，顶部很少被波及。正位片示髋臼前唇线和髂耻线在髋臼部位中断，股骨头前脱位，泪滴内移偏离髂坐线。闭孔斜位片可见向前移位的骨折块，髂耻线中断，髂骨斜位片则可发现髋臼前唇线中断，后柱正常。CT 髋臼中部层面可显示髋臼前缘骨折，其他层面无骨折。

4）前柱骨折：特点为大块骨折分离，骨折线常起于髂嵴或髂前上棘，经方形区前方，止于耻骨支，使髋臼前壁与髋臼顶前部分离。也可起于髂前上棘与髂前下棘之间的切迹而向耻骨角延伸。正位片示髂耻线中断,主要表现为髋臼前唇线中断和(或)泪滴内移偏离髂坐线,并可见髂嵴及坐、耻骨支的骨折线。闭孔斜位片则明确显示前柱骨折移位及髂耻线中断,骨折线所处位置较高时髂骨斜位片上可见髂骨翼骨折并累及髋臼顶。CT 在相应层面可显示髂前上棘、方形区和耻骨支骨折。

5)横形骨折:骨折线横行通过髋臼,将髋骨分为上方的髂骨和下方的坐骨和耻骨。骨折线可横穿髋臼的任何位置,通常位于髋臼顶与髋臼窝的交界处,称为顶旁骨折。有时骨折线可经髋臼顶,称为经顶骨折。偶尔骨折线也可经过髋臼窝下方,称为顶下骨折。横形骨折下方的坐、耻骨部分常向内侧移位,而股骨头中心性脱位。正位片可见髂坐线、髂耻线及髋臼前、后唇线等所有纵形及斜形标志线在同一平面中断,但髂坐线与泪滴之间关系仍保持正常。髋臼顶多未受累,有时其内侧部分可有骨折但外侧部分始终与髂骨翼保持连续。闭孔斜位片上可清楚显示骨折线方向,而闭孔环完整,借此可与双柱骨折和 T 形骨折相鉴别。髂骨斜位片则可见髋骨后缘骨折线。CT 的髋臼顶层面显示骨折线呈矢状方向。

(2)复合骨折

1)T 形骨折:系横形骨折合并下方坐、耻骨的纵形骨折,纵形骨折可经方形区垂直向下累及闭孔环,或者斜向前方或后方,髋臼顶多不受累。T 形骨折的 X 线表现除与横形骨折相同外,还显示闭孔环中断,骨折纵形的部分在闭孔斜位片上最为清晰,方形区骨折常因股骨头遮挡而不能清楚显示。CT 除了髋臼顶层面显示矢状方向的骨折线外,还可见到方形区和坐骨支骨折。

2)后柱合并后壁骨折:正位片显示髂坐线和髋臼后唇线在坐骨大切迹处中断,后柱骨折片可以是一块或数块,而后壁骨折常为不完全性,无明显移位。闭孔斜位片显示后壁骨折块移位,可伴有股骨头后脱位,髂骨斜位片显示髂坐线中断及坐、耻骨支的骨折。CT 髋臼顶层面显示冠状方向的骨折线和后外缘骨折,提示骨折累及负重区。髋臼中部层面显示髋臼后缘和方形区骨折,在坐骨结节层面可见坐骨结节骨折。

3)横形合并后壁骨折:较常见,多为髋关节后脱位所致,也可见于髋关节中心性脱位。正位片常见股骨头后脱位(有时可见股骨头中心脱位),髂坐线、髂耻线及髋臼前、后唇线均中断,但闭孔环仍完整。闭孔斜位片可清晰显示后壁骨折片的形状、大小和完整的闭孔环。髂骨斜位片上则可发现髋骨后缘横形骨折线。CT 髋臼顶层面显示矢状方向的骨折线,髋臼中部层面方形区无骨折表现,相应层面可见后壁骨折。

4)前壁或前柱合并后半横形骨折:是一种少见类型,指前壁或前柱骨折合并与横形骨折后半部分相一致的后柱劈裂骨折。骨折线由髂前下棘向下穿过髋臼窝,结束在耻骨上支连接处,后半部分为纯横形的后柱骨折,通常无移位,位于后柱的下半。与双柱骨折不同之处是此型总有部分髋臼关节面与髂骨翼相连,闭孔环的后柱部分完整。正位片与闭孔斜位片显示髂耻线中断并随股骨头移位,髂坐线及髋臼后唇线则因横形骨折而中断。髂骨斜位片显示横形骨折通过四边体,位于髋骨后缘。

5)双柱骨折:较为常见,指骨折同时累及前柱和后柱而且彼此分离,与其他所有类型的区别是关节面与髂骨翼或骶髂关节分离,为髋臼骨折中最为严重的类型。其中骨折线在后柱的部分与单纯后柱骨折表现相同,骨折线从坐骨大切迹向下延伸,而后走向髋臼后方任何部位,另有一前柱骨折线与其汇合,表现为围绕中心脱位股骨头的髋臼粉碎骨折。正位片显示中心性股骨头脱位,髋臼顶骨块为粉碎性伴旋转移位使髂坐线消失,髂耻线中断,髂骨翼骨折累及髂嵴前缘。闭孔斜位片可清楚显示分离移位的前柱骨折,移位的髋臼顶上方可见髂骨翼骨折断端形成的"靴刺征",此为双柱骨折的典型特征,可与横形与T形骨折相区别。双柱骨折一定有闭孔环的断裂。髂骨斜位片主要显示后柱骨折的一系列征象,存在严重的髂骨翼骨折或粉碎的前柱及臼壁骨折,所有髋臼关节与髂骨翼之间的联系丧失。双柱骨折时常有后壁粉碎骨折,而前柱的劈裂骨折常累及前壁。CT髋臼顶层面显示冠状方向的骨折线,髋臼中部层面显示方形区骨折,在相应层面上可分别显示耻骨支、坐骨结节和髂骨骨折。

2.AO分类

在Letournel和Judet分类的基础上,AO分类根据骨折的严重程度进一步将髋臼骨折分为以下类型。A型:骨折累及髋臼的前柱或后柱。

A_1:后壁骨折。

A_2:后柱骨折。

A_3:前壁和前柱骨折。B型:横形骨折,髋臼顶与髂骨保持连续性。

B_1:横形骨折,横形合并后壁骨折。

B_2:T形骨折。

B_3:前壁或前柱加后半横形骨折。C型:前柱与后柱骨折,髋臼顶与髂骨不连续。

C_1:前柱骨折延伸至髂嵴。

C_2:前柱骨折延伸至髂骨前缘。

C_3:骨折累及骶髂关节。附加限定因素:

α_1——股骨头向前半脱位。

α_2——股骨头向内半脱位。

α_3——股骨头向后半脱位。

β_1——股骨头前脱位。

β_2——股骨头内侧脱位。

β_3——股骨头后脱位。

γ_1——髋臼表面软骨损伤。

γ_2——髋臼表面压缩。

δ_1——股骨头软骨损伤。

δ_2——股骨头压缩。

δ_3——骨软骨骨折。

ε_1——关节内骨折块需要手术去除。

ψ_1——髋臼无移位骨折。

AO分类试图在世界范围内将髋臼骨折的分类命名标准化,从轻到重、从简单到复杂,基本描述了髋臼骨折的特征及损伤程度,兼顾了许多重要的预后因素,既有助于治疗方案的制定,又便于专业人员进行学术交流,且有预示长期疗效的意义。然而由于髋臼骨折太复杂,仍然存在许多不足。但是,作为一种综合的、普遍的分类方法有很好的临床价值。

（五）髋臼骨折的治疗

髋臼骨折可供选择的治疗方案越来越多,从最初的非手术治疗、骨牵引到目前的切开复位内固定、C形臂透视机或计算机导航监视下闭合复位螺钉内固定、I期全髋关节置换术等,治疗效果也越来越好,病废率逐渐降低。由于髋臼骨折往往是高能量损伤,常伴有内脏损伤以及其他骨骼与关节损伤,因此,在治疗上首先处理危及生命的各种合并伤最为重要。除开放性损伤或难以闭合复位的髋脱位须立即手术外,髋臼骨折无急诊手术指征。对于病情稳定的髋臼骨折病人,治疗方案须根据损伤机制、骨折类型、合并损伤等情况综合决定,且须考虑病人的经济、社会因素,和对髋关节功能恢复的实际要求。

1.非手术治疗

（1）适应证

①无移位或移位＜3mm的髋臼骨折;②低位横形和低位前柱骨折,髋臼顶负重区完整(Matta内顶弧角≥30°、前顶弧角≥40°、后顶弧角≥50°);③后壁骨折缺损＜40％;④髋臼与股骨头仍保持良好匹配的双柱骨折;⑤关节内无游离骨块;⑥全身情况差不允许手术;⑦局部软组织开放伤继发感染;⑧严重骨质疏松者。

（2）方法

主要采用股骨髁上牵引4～8周,定时X线复查调整牵引力和方向。

2.开放复位内固定治疗

（1）手术决策

手术决策涉及多项综合因素。首先是风险-效益比。与其他骨折比较,复杂的髋臼骨折即使由有经验的医师手术,也有较高的并发症发生率和复位失败率。如果经验不足而使病人承受较大的创伤和风险,最终仍然复位不良,其后果可能还不如非手术治疗。其次为病人全身情况,包括其原有的健康情况和多发伤的严重性,以及病人的生理年龄和骨质量,后者主要指骨质疏松、先天性异常和病理骨折。然后应考虑骨折因素,是否为不稳定骨折,有无骨结构损害,如压缩,关节内骨片,髋臼扭转性移位,合并股骨头、颈、干骨折或软组织嵌入等,这些情况都将给治疗带来较大困难。当然,还应具备一定的设备条件包括点状复位钳、骨折撑开器、重建接骨板等复位和内固定器以及术中X线透视或摄片、降压麻醉条件等。

（2）手术适应证

①骨折移位＞3mm;②合并股骨头脱位或半脱位;③关节内游离骨块;④CT片示后壁骨折缺损＞40％;⑤移位骨折累及臼顶负重区(Matta内顶弧角＜30°、前顶弧角＜40°、后顶弧角＜50°);⑥无明显骨质疏松。

（3）手术时机

对于切开复位内固定手术的时机,意见并不完全一致。伤后一般不主张立即行髋臼骨折的手术治疗。大多数作者认为,手术应在伤后2～3天以后进行,以使病人的全身情况适当稳定,骨盆出血停止。理论上以伤后5～7天为最佳,此时,骨盆内的小静脉已栓塞,出血少,骨折线清晰易于复位。Matta报告伤后手术时间＜7天,8～14天和15～21天解剖复位率分别为74％、71％和57％,其中伤后手术时间＜14天与15～21天的解剖复位率比较,差异具非常显著性意义。因此,未合并其他部位损伤且全身情况较好的病人,可在伤后2～6天手术。而多发伤病人在解除生命危险的基础上,伤后 6～10 天为切开复位的"有利时机"。持这种意见的学者认为,伤后 6 天之前应以处理更严重的合并伤、稳定全身情况为主,而伤后 11～21 天将进入免疫抑制期,机体抗感染和康复能力减弱。

在以下情况时,需考虑急诊手术:伴有不能闭合复位的髋脱位、进行性神经损害、合并重要血管损伤以及开放性骨折。对于髋臼骨折脱位的患者,入院后应立即行闭合复位术,使股骨头还纳于髋臼中,延迟复位将会增加股骨头坏死率。Stewart 研究证实,超过 24 小时的骨折脱位,几乎 100% 将发生股骨头坏死。Brav 报道,在 12 小时以内复位者,股骨头的坏死率为 17.6%,复位时间延迟者,坏死率可达 56.9%。

伤后超过 3～4 周的病人,手术难度随时间的延长而明显增加。由于髋臼及其周围血供丰富,并以松质骨为主,骨痂生长迅速,X 线片中仍相当"清晰"的骨折线,在术中已很难辨认,更难以判断骨折在三维方向上的旋转情况。如欲在直视下复位,需清除大部分骨痂,这将增加术中失血,且往往仍难以取得完善的复位。至于 3～4 个月以上未曾做过治疗或首次手术失败的陈旧性骨折,基本上已失去切开复位的机会,除少数病人仍可一试外,以选择其他治疗如全髋置换更为简便。对于骨折畸形愈合但无明显疼痛、且功能尚可的年轻病人,应以功能训练为主,不必急于进一步手术。

(4)手术入路

髋臼骨折的外科手术治疗的效果,与切口的正确选择密切相关。对手术入路的综合评价须考虑手术的失血量、手术显露时间、骨折复位的满意程度、皮瓣与肌肉坏死情况、切口感染率以及术后功能恢复和异位骨化的发生率等因素。

Letournel 认为,任何手术入路都无法满足所有类型髋臼骨折内固定的需要,但就某一特定类型的髋臼骨折而言,总有一个最适合的手术入路。处理髋臼骨折的医师必须熟悉骨盆三维解剖,术前必须拥有完整的影像资料,包括骨盆前后位、患髋前后位、闭孔斜位和髂骨斜位以及骨盆 CT 扫描等,并对影像资料仔细阅读,认真对照骨盆标本,搞清前柱、后柱、穹隆顶和与髋臼相关联的髂、耻、坐骨的骨折和移位情况,然后才能做出正确的切口选择和手术计划。只有在术前付出充分的时间和精力,才能使手术顺利、减少时间和失误。

1)依据骨折的 Letournel 分类选择入路:①后柱、后壁骨折:患者俯卧位采用 Kocher-Langenbeck 入路。②前柱、前壁骨折:患者仰卧位采用髂腹股沟入路。③横形骨折:主要是俯卧位采用 Kocher-Langenbeck 入路,当骨折线较高时有也可采用仰卧位髂腹股沟入路。④T 形骨折:俯卧位采用 Kocher-Langenbeck 入路,也可选用髂腹股沟入路或延长的髂股入路。⑤横形合并后壁骨折:俯卧位采用 Kocher-Langenbeck 入路。⑥前柱或前壁并后半横形骨折:可采用髂腹股沟入路或延长的髂股入路。⑦双柱骨折:患者采用仰卧位髂腹股沟入路,也可采用延长的髂股入路。

2)AO 依据 AO 骨折分类选择手术入路:①A_1 型骨折:Kocher-Langenbeck 入路;②A_2 型:Kocher-Langenbeck 入路或外侧直切口;③A_3 型:髂腹股沟入路;④B_1 型:Kocher-Langenbeck 入路或外侧直切口,延长的髂股入路对 $B_{1,2}$ 型骨折复位固定尚可,而对 $B_{1,3}$ 型骨折即横型骨折合并髋臼后壁骨折处理较困难;⑤B_2 型:Kocher-Langenbeck 入路或外侧直切口,也可采用延长的髂股入路;⑥B_3 型:髂腹股沟入路;⑦C_1 型:可用髂腹股沟入路,如果存在后柱复杂骨折时应选用延长的髂股入路;⑧C₂ 型:髂腹股沟入路或延长的髂股入路,也可采用 Kocher-Langenbeck 入路或外侧直切口入路;⑨C₃ 型:延长的髂股入路。

由于 Kocher-Langenbeck 入路和延长的髂股入路可显露时干扰外展肌群,易造成坐骨神经损伤、异位骨化的发病率较高和术后功能恢复较慢等缺点,近年来人们已越来越多地应用髂腹股沟入路,有选择地替代骨盆外入路,手术获得了较好效果。

手术治疗髋臼骨折的主要入路:Kocher-Langenbeck 入路、髂腹股沟入路和延长的髂股入路。

①Kocher-Langenbeck 入路:后壁、后柱骨折患者取侧卧位或俯卧位,横形或 T 形骨折时宜取俯卧位,因侧卧位时下肢的重量可加重远侧骨折段内移,从而增加术中复位的难度。切口的起始段为髂后上棘与股骨大转子顶点连线的外 2/3,经股骨大转子顶端转为沿大腿垂直向下 15～20cm。依次切开皮肤、皮下组织及阔筋膜,顺切口将臀大肌钝性分开,注意保护臀大肌前方的臀下神经。显露并切断短外旋肌群和梨状肌止点,向内侧牵开找到坐骨神经予以保护,保持股方肌的完整性,以免损伤其下方的旋股内侧动脉的上升支。用骨膜剥离器将关节囊的浅层向髋臼的后柱和髋臼的上方剥离,在髋臼上方的髂骨上钉 2 根短斯氏针,将臀中肌牵向上方,以获得持续良好的显露。在坐骨结节的内侧安放 Blunt-Hohmann 拉钩(髋臼拉钩)将臀大肌、短旋外肌和坐骨神经牵向内侧,必要时可切断臀中肌止点的后 1/3 以扩大显露。如须更广泛的显露,可考虑行大转子截骨并自坐骨结节翻开腘绳肌的肌肉起点。手术完成后,大转子可用钢针行张力带或松质骨螺钉固定。术中保持膝关节屈曲 30°～40°,有利于坐骨神经松弛。

优点:能较充分的显露髋臼的后壁、后柱骨折,入路的解剖为多数医师所熟悉,相对简单、出血少。缺点:易损伤坐骨神经、旋股内动脉的上升支(造成股骨头的血供障碍)、臀上血管及神经;术后易发生异位骨化。

②髂腹股沟入路:患者仰卧位,切口起始段为髂嵴前 2/3,沿髂前上棘、腹股沟韧带止于耻骨联合上方 3cm,如需要可沿髂嵴向后延长。自髂嵴向内侧切开并剥离腹肌和髂肌的附着点,显露髂窝、骶髂关节前方和真骨盆上缘。沿切口继续向前切开浅筋膜、腹外斜肌腱膜和腹直肌的前方筋膜,达腹股沟管外环上方 1cm 处,解剖腹股沟管,游离出精索或圆韧带及腹股沟神经。分离腹内斜肌、腹横肌及腹横筋膜在腹股沟韧带的附着点,同时显露股外侧皮神经并加保护。在耻骨联合上方切断腹内斜肌和腹横肌的联合肌腱和腹直肌腱,进入 Reizius 耻骨后间隙。腹股沟韧带下方的结构被髂耻筋膜和髂腰肌鞘分隔为两个间室,即由髂腰肌、股神经和股外侧皮神经组成的外侧室和由髂外血管和淋巴管组成的内侧室。将内侧的髂外血管及淋巴管仔细地作钝性分离并拉向内侧,在分离牵拉时要注意血管的后方有闭孔动脉和神经,有时闭孔动脉不是起自髂内动脉,而由腹壁下动脉发出,可予结扎切断。沿髂耻嵴分离髂腰肌,在髂腰肌、股神经和股外侧皮神经下穿一橡皮条供牵引用。向内牵引可显露髂窝和髂耻嵴的上方,如向外侧牵引并同时将髂外血管及淋巴管拉向内侧,则可显露方形区、坐骨棘、坐骨大、小切迹和闭孔。将髂外血管及淋巴管拉向外侧、精索或圆韧带牵向内侧,可显露耻骨上方和耻骨后间隙(Reizius 耻骨后间隙)。手术完毕后应在耻骨后间隙和髂窝内放置引流管负压引流,然后修复各层组织。

优点:切口与皮纹平行,手术瘢痕小,且较美观;术中不损伤臀肌,术后功能恢复快;异位骨化的发生率极低,近于零,故关节活动度不受影响;手术创伤小,不需切开关节囊;有助于髋臼上方髂骨部骨折的显露与复位。

③延长的髂股入路:患者侧卧位,切口起自髂后上棘,沿髂嵴向前至髂前上棘,再沿大腿前外侧向下(指向髌骨外缘),止于大腿中段。切开臀筋膜并于髂骨翼外侧面剥离臀肌至髂前上棘,注意勿损伤股外侧皮神经,然后纵行劈开阔筋膜,显露髋关节囊及股骨大转子,自大转子外侧剥离臀小肌和臀中肌。最终将包括臀肌、阔筋膜张肌以及神经血管束等在内的皮瓣牵向后方,切断髋外旋肌群,显露整个后柱直至坐骨结节。必要时,可剥离髂肌,切断股直肌在髂前下棘止点,以扩大显露前柱。这一入路可显露除髂耻隆起以上、前柱下部以外的整个髂骨的外侧面,并可在髂窝和髋关节前方剥离髂腰肌后有限地显露髂骨内板,如切开关节囊还可行关节内探查。手术中应注意防止坐骨神经及臀上神经损伤。

优点:易于显露髋臼的前柱、关节囊以及坐骨大切迹,且无股动静脉和股神经损害的危险。缺点:手术时间、失血量及术后切口感染率较其他切口高;易发生异位骨化、外展肌肌力减弱、关节僵硬;股外侧皮神常易受伤。

(5)内植物

根据骨折的类型及生物力学要求,合理地选择骨折内固定物,对维持骨折的复位及稳定极为重要。

目前常用的内植物有:

1)髋臼重建接骨板:有直形和弧形两种,直形接骨板的厚度为2.8mm,宽度为10mm,螺钉孔的长径为12mm,根据钉孔的数目分为不同的规格,最长的有22孔。接骨板较前者厚,为3.6mm,其余相同。接骨板的螺孔可允许螺钉在孔内倾斜15°~20°。接骨板可根据骨折局部的外表形态,做三维折弯塑形以取得良好匹配。

2)螺钉系统:螺钉直径有3.5mm和4.5mm两种,并有不同长度,最长可达14cm,用于固定髋臼的前柱和后柱。6.5mm直径的松质骨螺钉,可提供有效的固定和强大的拉力。

3)特殊类型的接骨板:用于一些特殊部位骨折的固定。

Spring钢板:将3~4孔的1/3管状接骨板的最末端一孔剪切后,留下两个尖钉状部分,然后弯曲90°,用于固定髋臼边缘骨折。

(6)内固定技术

必须备有相应的专用复位器械,常用的手术复位器械有:顶棒、顶盘、Farabeuf钳、Tenaculum松质骨复位钳、球端复位钳(弯、直)以及螺钉复位钳等。他们在对不同部位不同类型骨折复位固定时,有着不同的作用。常用的复位技术有:①双螺钉复位技术:常用于髋臼后柱骨折复位,在骨折线的远、近两端各拧入1枚直径为3.5mm或4.5mm的螺钉,用Farabeuf-Lambotte钳的远端分别套在两枚螺钉的螺帽上,当扣紧复位钳时,螺钉便可带动两端的骨折块向一起靠拢而达到复位的目的,然后用相应的接骨板予以固定。②拉力螺钉复位技术:拉力螺钉常可使分离的骨块获得良好的复位,特别是前、后柱骨折,可利用松质骨螺钉的牵拉加压作用使骨块相互靠拢复位。

严重的髋臼联合骨折治疗比较困难,有时需采用两种入路完成手术,有人采用辐射状Y形切口显露,效果较满意。累及前柱和后柱的T形骨折和双柱骨折,在复位时应正确掌握复位固定的顺序,才能事半功倍。较合理的复位固定次序应由骶髂关节→髂骨→前柱→前壁→后柱→后壁。髂骨骨折的复位质量将直接影响髋关节面复位的满意度,所以,应注重髂骨骨折的解剖复位。根据骨折情况选用接骨板或松质骨螺钉固定。

1)后壁骨折:一般可采用 Kocher-Langenbeck 入路,进行骨折复位固定。在骨折复位后要先用克氏钢针或固定钳临时固定,经 X 线检查证实复位满意后,骨块较大者可用几枚直径为 3.5mm 或 4.5mm 松质骨螺钉固定,或用接骨板固定。如果骨块粉碎或较小常给固定带来困难,可先单用螺钉固定较大骨块,在骨折复位后将重建接骨板折弯塑型后,骑跨在骨折块上固定。单一的髋臼后壁边缘骨折,可用 Spring 接骨板固定。骨折部如伴有不同程度的松质骨压缩塌陷,需用骨刀或骨膜起子将塌陷的骨块抬起,缺损处植骨,再行钢板或螺钉固定。

2)后柱、后壁骨折:单纯后柱骨折少见,常合并髋关节后脱位,并伴有后壁的不全骨折块。可采用俯卧位或健侧卧位,多选用 Kocker-Langenbeck 后入路,根据术中需要可行大转子截骨。如果伴有后壁的不全骨折,首先复位后壁的骨折块,然后纠正后柱骨折块的旋转移位。较简单的方法是在坐骨结节上插入一根带有 T 形手柄的 Schanz 螺钉或其他类似复位针,通过 T 形手柄利用杠杆原理纠正旋转移位,观察后柱上的关节面是否复位,或利用手指触摸骨盆内壁的四方区检查复位情况。克氏针暂时固定,经透视证实复位完全后,选用拉力螺钉和支持钢板作为最终固定。

3)前壁、前柱骨折:髋臼的前柱、前壁骨折一般采用髂腹股沟入路。如果骨折累及髂嵴前部或髂前上棘称为高位前柱骨折,仅累及髂前下棘者为低位前柱骨折。手术中应先对髂骨段的骨折进行复位固定,恢复髂窝的正常解剖轮廓。一般来说,由于髂骨为髋臼负重区的延伸,如髂骨内侧复位满意,则髂骨外侧以及髋臼面骨折也必然获得满意复位。前柱高位骨折多需两块接骨板固定,一块用于固定髂骨段骨折,一块在预弯塑型后沿骨盆边缘即髂耻嵴固定。低位骨折复位后,可用接骨板沿髂耻嵴固定,接骨板下端的螺钉应向内下方打入以避免进入关节腔。应用解剖型髋臼三维重建接骨板,无论是高位或低位,前柱骨折均有较好效果。

4)横形骨折:髋臼横形骨折可选用 Kocher-Langenbeck 入路行复位内固定。骨折的远端多向内、后方向移位。可选用双螺钉复位技术,先用复位钳撑开骨折端,清除断端间的碎骨块和淤血块,以近端螺钉为支点,用复位钳将骨折远端向远、外及前方牵开后复位,复位满意后将复位钳合拢临时固定,取长度适宜的接骨板塑型后进行固定。如果合并后壁骨折,在横断骨折复位固定后,可再用接骨板固定后壁。对一些远端向内侧移位的骨折,有时向外牵拉复位非常困难。接骨板的精确塑型特别重要,如塑型不当即用作固定时,前柱有张开分离的可能。

5)T 形骨折:术前应仔细研究骨折类型,决定手术入路。理想的手术入路应能同时显露前、后柱和髋臼,可选用延长的髂股入路或单纯的前或后方入路,也可采用前后方联合入路。T 形骨折前后柱的前后骨折块是相对独立的,可根据手术入路的不同,对各个柱先后复位。复位后使用克氏针暂时固定,注意固定不要影响另一个柱的复位。在最终固定之前,通过透视确定复位是否充分。前面采用的固定方法都可使用。如用拉力螺钉固定前柱或后柱,必须再用支持钢板做加强固定。

6)横形合并后壁骨折:多选用后侧入路,对较大的骨折或陈旧性骨折常需要大转子截骨、延长入路或联合入路。根据手术入路选择患者取俯卧位或侧卧位。行后侧入路时,复位类似于后柱骨折,通过术中牵引、坐骨结节 Schanz 螺钉或后柱双螺钉复位钳等技术进行复位。先复位、临时固定横形骨折,再整位后壁骨折。如后壁有多个骨折块,复位后做临时固定。在透视确定正确复位后,可选用下列最终内固定:横形骨折使用前柱逆行拉力螺钉固定,去掉复位钳,复位后的后壁骨折用拉力螺钉初步固定,然后使用钢板跨过横形骨折和后壁骨折固定。

7)前壁或前柱骨折合并后半横形骨折:多采用髂腹股沟入路,患者仰卧位。复位技术类似于 T 形骨折中的前柱、前壁和后柱骨折的复位。由于关节囊不完整,前柱复位后后柱骨折常不能随之完全复位,应进一步复位。此类形骨折的固定技术也类似于 T 形骨折中的前柱、前壁或后柱的固定。经髂腹股沟入路,复位前柱骨折并临时固定。全部复位完成后,先用松质骨拉力螺钉固定前柱骨折,再使用前柱支持钢板固定。其中至少有一枚较长的拉力螺钉对后半横形骨折进行固定,并加用一枚拉力螺钉防止骨折块旋转。如后半横形骨折块移位较大,可经后路使用后柱支持钢板固定。

8)双柱骨折:可采用前方入路,尤其是在无后壁骨折,而后柱骨折为一块较大的骨折块时。如果后壁和后柱骨折比较复杂,则可选用延长的髂股入路或联合入路。根据不同入路选择患者体位。通常先复位和固定前柱,然后复位和固定后柱。复位从骨折上部开始,每个骨折块都应解剖复位,否则将影响关节部位的骨折复位。同样在复位后临时固定,X 线透视检查复位满意后再行最终固定。固定方法根据不同骨折选择,前柱固定可用拉力螺钉经髂峰或髂前下棘向后经骨折线固定。髂峰前部的骨折可使用一块置于内板的支持钢板固定。后柱骨折可以使用盆面的逆行拉力螺钉固定。其他固定包括后柱支持钢板、盆面钢丝环扎等方法,可根据不同骨折类型和入路进行选择。

3.X 线监视下闭合复位内固定术

Paul J 曾对 8 例病人采用 X 线监视下闭合复位内固定,取得较好疗效。该方法的适应证是:①骨折较简单,移位小;②高龄,难以行切开复位内固定。优点是损伤小(平均失血量<100ml)、固定尚可靠、手术操作简单。缺点是需要反复的 X 线透视和一定的手术技巧,适应证较窄。这种方法不失为髋臼骨折微创手术治疗的有益尝试。

(六)全髋关节置换术

一般来说,髋臼骨折后在骨折尚未愈合前行全髋关节置换术,因髋臼尚不稳定,术后髋臼假体易发生松动。有报道早期行全髋关节置换术髋臼松动率达 40% 以上。且骨折后髋臼移位,解剖结构关系不清,行全髋关节置换术易发生神经血管损伤。目前全髋关节置换术大多应用于陈旧性髋臼骨折、髋臼骨折术后并发创伤性骨关节炎、股骨头无菌性坏死伴头塌陷等。只有在下列情况下考虑行早期全髋关节置换术:①病理骨折;②外伤前已有明显的髋关节退变,已有全髋关节置换指征;③伴有股骨头骨折或股骨颈骨折的髋臼骨折;④老年人的髋臼骨折。原则上髋臼骨折患者伤后 2 个月内不做全髋关节置换。但近年来,随着人工假体的不断发展,全髋关节置换技术的不断提高,以及患者和医生对功能要求、生活质量以及缩短治疗时间等观念的转变,已有早期行全髋关节置换取得较好效果的报告。

施行全髋关节置换,需做好充分的术前准备,包括预防术后感染和下肢深静脉血栓等措施,器械准备包括髋臼骨折固定器械,并应通过骨盆和髋臼 X 线片、CT 或 CT 三维重建认真评估髋臼骨缺损、骨痂和异位骨化、骨盆解剖改变等情况,以做好相应的手术计划。

手术入路需综合考虑下列因素：①以前行髋臼内固定的入路；②是否取内固定物；③是否存在异位骨化，有无处理必要；④是否存在坐骨神经损伤。髋臼骨折后，即使施行了骨折复位内固定，髋臼缺损仍较常见，因此，术中应使用翻修技术，采用异体或自体植骨，尽量恢复髋臼前后柱和顶部。年龄小于60岁的患者尽量选用非骨水泥全髋，大于60岁患者可选用非骨水泥髋臼假体和骨水泥股骨假体。对存在有Ⅲ度以上髋臼骨缺损或髋臼结构改变较大时，可采用髋臼加强环加骨水泥臼假体或者采用计算机辅助定制型假体。

（七）髋臼骨折的并发症

如前所述，骨盆和髋臼骨折多由于高能量损伤引起，可伴有盆腔脏器、重要血管和神经的损伤，手术中也可能造成坐骨神经、股神经和重要血管的损伤。如伴有开放性损伤和空腔脏器损伤等，术后出现感染的可能性将增加。晚期并发症包括异位骨化、创伤性关节炎和股骨头坏死等。

1.坐骨神经损伤

（1）骨折继发性损伤：髋臼骨折中以累及髋臼后部的骨折脱位最易引起坐骨神经损伤。移位的骨折块或向后脱位的股骨头可使髋关节后方的坐骨神经受到不同程度的牵拉、撞挤或卡压等损伤。

对髋臼骨折脱位伴坐骨神经损伤的患者，目前多数学者主张在病人全身情况允许的条件下行急症手术，在对骨折和脱位进行手术治疗的同时，尽早解除骨折片与股骨头对坐骨神经的持续压迫和牵张，探查松解坐骨神经，清除神经内外血肿。病人情况不允许过早手术者，应争取尽快完成脱位的整复。

（2）医源性损伤：坐骨神经的医源性损伤主要有两种可能，一是髋关节脱位复位时卡压或进一步牵拉坐骨神经，此时出现进行性坐骨神经损伤症状，如闭合复位未能整复股骨头，需要急症手术。另一可能是术中显露与整复骨折时牵拉坐骨神经造成损伤。应重视手术入路的选择，正确使用 Hohmannn 拉钩，术中特别是牵引时应保持屈膝伸髋位以减少坐骨神经的张力。此种损伤一般较轻，术后病人多能自行恢复。对术中应用神经监测是否有助于避免医源性损伤的发生，但 GeorgeJH 研究认为，术中神经监测不能减少医源性神经损伤的发生率，尚有不同意见。

（3）迟发性损伤：一般是由外伤后血肿机化、瘢痕粘连、异位骨化或骨痂压迫所致。其特点是伤后逐渐出现髋关节屈伸功能障碍，继之发生进行性坐骨神经疼痛及麻痹症状。详细询问病史、认真查体、仔细阅读 X 线平片和 CT 片有助于确诊，尤其是 CT 扫描检查，不仅可以清楚地显示局部的解剖关系和压迫因素，还有助于确定切除异位骨的手术范围。症状呈进行性加剧的病例，应及时行神经探查松解减压术。

2.股神经损伤

髋臼骨折很少造成股神经损伤。但手术时有可能造成医源性损伤，其发生率据报道约为0.2%～0.4%。因此，术前检查应包括股神经功能检查。无论是创伤性损伤或是医源性损伤，股神经功能往往可自行恢复，无需手术治疗。

3.异位骨化

异位骨化为髋臼骨折术后一个严重的、最常见的并发症，日益受到重视。因缺乏理想的分类标准,文献报道差别较大,可为 3%～69%,部分患者同时出现 20% 或以上的关节运动功能丧失。非手术治疗患者中只有约 5% 发生异位骨化。

4.创伤性关节炎

创伤性关节炎可引起疼痛,关节功能受限,使患者的生活质量下降。可能导致创伤性关节炎发生的因素有骨折复位不良、股骨头软骨损伤、螺丝钉进入关节内、合并股骨头骨折、术前即患有骨关节炎和感染等。其中复位不良是创伤性关节炎发生的主要因素。

因此,术前应对骨折进行准确的分型,选择恰当的手术入路,使骨折获得良好复位与固定。术者或指导者须具有较丰富的经验,并备有专门的显露和复位器械。手术应力争达到解剖复位,术中需摄 X 线片证实复位情况。

5.股骨头坏死

股骨头坏死的征象大多出现在术后 2 年内,但股骨头的命运主要取决于受伤的一瞬间供应股骨头血液的主要血管是否均已断裂或扭曲。其他影响因素主要有:①手术入路及操作可能进一步影响股骨头血供。在后方入路处理外旋肌群时,切断股方肌,可能损伤旋股内侧动脉,后者是供应股骨头的重要动脉。②伤后脱位复位时间:Stewart 研究证实,超过 24 小时方做处理的骨折脱位,几乎是 100% 发生坏死。Brav 报道,在 12 小时以内复位者,股骨头的坏死率为 17.6%,而延迟复位时间者,坏死率可达 56.9%。

当股骨头坏死塌陷、并发骨关节炎、疼痛明显、功能严重受限时,可行全髋关节置换手术。

(八)髋臼骨折的术后康复

积极有效的康复治疗对促进全身和关节功能恢复、减少并发症有重要意义。术后康复训练是获得良好功能效果的关键因素之一。髋臼骨折术后康复训练的原则是在全身状况和内固定允许的情况下尽早进行主、被动功能锻炼,并逐渐增加主动功能锻炼的比重。早期持续被动运动,可加快肿胀消退、降低深静脉血栓发生、防止关节粘连、促进关节软骨修复、增加关节活动度,为骨折初步愈合后的大幅度关节运动打下基础。术后立即开始的主动肌肉收缩训练,既可减轻肌肉萎缩,也有利于防止下肢深静脉血栓形成。

术后早期:麻醉清醒后至术后第 2 天,用海绵枕固定患髋于外展 15°、展曲 30° 位。鼓励病人持续被动运动,可加快肿胀消退、降低深静脉血栓发生、防止关节粘连、促进关节软骨修复、增加关节活动度,为骨折初步愈合后的大幅度关节运动打下基础。术后即开始主动肌肉收缩训练,即可减轻肌肉萎缩,也有利于防止下肢深静脉血栓形成。术后早期:麻醉清醒后至术后第 2 天,用海绵枕固定患髋于外展 15°屈曲 30°位。鼓励病人作踝、足关节主动伸屈活动及股四头肌的等长收缩锻炼,协助病人进行膝、踝、足的被动功能锻炼,以促进下肢静脉回流,减轻肿胀。有人主张在麻醉未失效前即开始持续被动运动(CPM)锻炼。

术后中期:术后第 3～14 天,负压引流已拔除。应用 CPM 机做下肢持续被动运动,从 30° 开始,隔日增加 5°。鼓励病员跟随 CPM 的活动节奏作主动髋、膝关节屈伸运动,并继续进行股四头肌等长收缩锻炼。

术后后期:即术后 2 周以后,切口愈合,病员多数可出院。患者应能熟练掌握下肢主动屈伸运动、股四头肌锻炼、床边站立(伤侧不负重)、应用助行器或扶拐做不负重行走。术后 8 周随访,根据 X 线片及体检情况,增加髋外展、内收肌群及腘绳肌的主动锻炼。根据骨折类型、内固定情况逐渐开始部分负重行走。术后 12～14 周后完全负重行走。

（九）髋臼骨折治疗后的功能评价及预后

髋关节功能评价标准较多，常用的是改良的 d'Aubigne-Postel 临床分级标准（髋臼骨折术后），对临床治疗效果有较好的评定。但 Rice 等通过对放射学结果测量与其进行比较，研究认为，该评价标准中疼痛因素的评价过于主观性，影响髋臼骨折重建后局部结果的评价，而行走能力评价与放射学测量结果较一致，建议将髋关节行走能力的评价作为髋臼骨折重建后功能评定的有效标准，但放射学测量结果尚不能替代临床功能评价。

Murphy 研究认为，髋臼骨折的预后因素主要有局部骨折的复杂情况、不完全的骨折复位、相关骨折类型和异位骨化，这四者与临床结果有独立的显著的相关性。而性别、年龄、髋关节脱位、坐骨神经损伤、手术距损伤的时间与不佳的结果没有直接相关性，但不完全复位受到相应骨折类型和年龄增加的影响。

三、股骨颈骨折

约 90% 的股骨颈骨折见于老年人，骨折不愈合率高，易发生股骨头缺血性坏死，并发症多，伴有一定的死亡率，是骨折治疗中长期面临的一个难题。年轻人股骨颈骨折约占 3%～5%，常系高能量损伤引起，创伤大，治疗上面临的困难可能更甚于老年人。

由于股骨颈骨折的治疗困难和预后较差，在 19 世纪 50 年代，Dichson 将其称之为"未解决的骨折"。近年来有学者认为，应将股骨颈骨折称之为"无法解决的骨折"，并认为关节置换是最好的解决办法。

据 Hedlund 等的研究，30 岁以后的女性，每 5 年髋部骨折的发生率可增加一倍，85 岁以后其发病率可达 1.8%。在美国，从 20 世纪 60 年代至 80 年代，股骨颈骨折发病率增加了 3 倍，每年超过 300 万例，伴随而来的是每年 1000 亿美元的医疗费用。

（一）相关解剖

股骨颈与股骨干所构成的角度，称为颈干角。在成人，颈干角在 110°～140°，平均 127°。颈干角大于 140°，称为髋外翻；小于 110° 时，称为髋内翻。颈干角与髋部稳定性和下肢长度密切相关，股骨上段骨折治疗时，应注意恢复与维持正常颈干角。

正常股骨头与股骨干不在同一个冠状面上，股骨颈向前倾斜，与股骨内外髁后方切面形成前倾角，正常约 10°～15°，若股骨头前倾减少，将较正常人更易发生髋关节后脱位。

股骨上端骨小梁排列方向与其所受的应力有关，可分为五组：①主要抗压力骨小梁：股骨头上方负重面至股骨颈内下方；②主要抗张力骨小梁：由股骨头下部及颈的上部，弯曲至股骨干外侧；③次要抗压力骨小梁：由大转子至小转子；④次要抗压力骨小梁：位于第 2 组下方；⑤大转子部骨小梁。在诸组骨小梁之间，有一低骨密度区，称为 Ward 三角。

股骨距是位于股骨颈干连接部内后方、由多层致密骨构成的纵行骨板，实际上是股骨干后内侧皮质的延伸，向上与股骨颈的后侧皮质骨衔接，向下与小转子下方的股骨干内后侧骨皮质衔接。股骨距的存在，加强了颈干连接部对应力的承受能力，具有重要的临床意义。在内固定时，应使内固定物紧贴股骨距，使内固定获得坚实的支托。而在人工关节置换术时，维护和保留股骨距,可减少股骨假体松动或下陷。

股骨颈前方完全由关节囊包绕,后方大部分位于关节囊内,仅后外侧一小部分露于囊外,因此,股骨颈骨折属囊内骨折。

(二)损伤机制

股骨颈骨折除少数由高能量损伤引起者外,约90%为平地摔倒所致,这更常见于平衡能力下降且伴骨质疏松的老年人。髋部骨折的发生常具有如下因素:摔倒(肌肉收缩与髋部撞击);保护性反应不足;局部组织能量缓冲不足;局部骨强度不足。

发生骨折的可能机制有三:其一是由于摔倒,直接撞击大转子部引起。其二摔倒时引起的旋转暴力所致。由于股骨头固定于髋臼中,下肢相对于躯体的扭转使股骨颈后方同髋臼撞击,或骨折部向前成角,造成股骨颈后方粉碎性骨折。据Scheck报道,70%移位股骨颈骨折可见后方粉碎性骨折。第三种可能机制是由于自发性疲劳骨折,骨折后再引起摔倒。

年轻病人股骨颈骨折多见于交通事故或高处坠落伤,需较大暴力,骨折移位及软组织损伤严重。暴力由股骨向上传导,在股骨颈部形成剪切暴力而造成骨折。此时如髋处于外展位,多造成股骨颈骨折,如处于内收位,可引起髋关节骨折脱位。

(三)股骨颈骨折分类

1.根据骨折线的解剖部位,可分为

(1)头下型:临床常见,骨折线位于股骨头下,股骨颈完全位于骨折远端。此型股骨头血运破坏最大,极易发生股骨头坏死。

(2)头颈型:最为常见,骨折线一部分位于头下,另一部分则位于股骨颈。骨折部的剪切应力大,因而稳定性差。

(3)经颈型:较少见,骨折线完全经股骨颈。

(4)基底型:骨折线位于股骨颈基底部,血运破坏相对较小,骨折不愈合及股骨头坏死发生率较小。

Pauwel分型由Pauwel于1935年提出,即根据骨折线与髂前上嵴连线的夹角(Pauwels角)大小分型。因以骨盆为标志,不可靠。Linton于1944年提出Linton角,以股骨干纵轴的垂线与骨折远端骨折线的夹角作为分型依据:

Ⅰ型:Linton角<30°,骨折处主要遭受压力,较稳定。

Ⅱ型:Linton角在30°~50°,骨折处遭受较大的剪切力,不利于骨折愈合,不稳定。

Ⅲ型:Linton角>50°,骨折处遭受明显的剪切力,极不稳定。

α为Pauwels角。

β为Linton角。

上述分型仅依据正位X线片,由于远近骨折端多有旋转,往往使骨折线难以准确判断,且此分型未能考虑股骨颈后方的粉碎骨折,其临床应用受到一定限制。

2.Garden分型

此分型最为常用。按Garden所描述,正常髋关节的正位片中,主要抗压骨小梁与髋臼骨小梁呈一直线,与股骨长轴(或股骨干内侧皮质)夹角约为160°,而侧位片由股骨头至股骨颈的骨小梁应与股骨长轴平行呈180°角。上述角度称为Garden指数,并被应用于Garden分型中。Garden 认为,不同类型的股骨颈骨折代表同一骨折移位发展过程的不同阶段。

Ⅰ型:不完全骨折,或外侧皮质骨嵌插,正位片 Garden 指数>160°,较稳定。

Ⅱ型:完全骨折,无移位,正位片 Garden 指数约 160°。

Ⅲ型:完全骨折,移位<50%,骨折远段外旋而近段内收内旋,股骨头内侧骨小梁与髋臼顶部小梁不再成一直线,Garden 指数<160°。

Ⅳ型:完全骨折,移位>50%。

3.其他分类

根据骨折端之间的关系可将骨折分为三种类型:外展型骨折、内收型骨折和中间型。外展型骨折指骨折块呈外翻移位,股骨头小梁与内侧皮质角度增大,接近 180°。内收型骨折则相反,上述角度变小,骨折端呈内收移位。中间型骨折移位介于上述两者之间。

在股骨颈骨折行人工关节置换时发现,约 70%病人伴有股骨颈后内侧的粉碎性骨折。颈后方粉碎性骨折对骨折本身及内固定的稳定性均有很大影响。但上述各种分类中对这一因素却未能顾及。Caviglia 等所提出的分型将骨折的稳定因素一并考虑在内,共分六型,每型再按稳定程度分为两个亚型:

0 型:疲劳骨折。

Ⅰ型:稳定骨折。

ⅠA:不完全骨折。

ⅠB:完全骨折,嵌插于外展位。

Ⅱ型:完全骨折,未移位或部分移位,Linton 角<50°。

ⅡA:单纯骨折。

ⅡB:伴颈后方粉碎骨折。

Ⅲ型:完全骨折,Linton 角>50°,不稳定。

Ⅳ型:完全移位骨折,损伤重,Linton 角<50°。

Ⅴ型:完全移位骨折,Linton 角>50°。

分类中的 Linton 角是指正位片上骨折线与股骨纵轴垂线的交角。

(四)临床表现及诊断

病人多有外伤史,摔伤后髋部疼痛,不能站立,主动活动受限。患肢可有明显的屈曲、外旋和短缩畸形。腹股沟中点有明显压痛,患侧大转子叩痛和跟部纵向叩击痛。有明显移位的股骨颈骨折诊断多无困难,X 线片多可明确诊断。X 线摄片时,应包括患侧髋关节的正侧位片和骨盆片,侧位片往往可证实正位片上并无移位甚至不能清楚显示的股骨颈骨折,且能显示骨折后内侧有无嵌插或粉碎。而骨盆片可排除骨盆疾患,并有利于同健侧对比。

应引起重视的是无移位的嵌插骨折,病人可能疼痛并不严重,甚至仍可行走,而易于发生漏诊。对于老年摔跤后髋痛病人应仔细检查,摄质量良好的 X 线片并认真阅读,如未能确诊,仍怀疑有股骨颈骨折者,可卧床休息两周后,复查 X 线片加以排除。MRI 检查有助于新鲜骨折的诊断。

疲劳骨折、原发或继发肿瘤引起的病理性股骨颈骨折,应详细询问病史,必要时行 CT 或 MRI 检查,以明确诊断。半数以上的股骨颈骨折发生在骨质疏松的基础上,实质上也是一种病理性骨折,在病人出院之前,应对骨质疏松进行必要的评估,并给予相应的治疗。

(五)非手术治疗

髋部骨折常见于老年女性,主要病因之一就是绝经后骨质疏松。非手术治疗将延长卧床和伤肢不负重时间,将使骨质疏松迅速加重。

股骨颈骨折大部分需手术治疗,即使无移位的 GardenⅠ、Ⅱ型骨折,如果不采用内固定,也可能因继发性失稳而发生移位。采取非手术治疗的病人多由于以下原因:①病人或家属选择非手术治疗,国内往往与其经济状况相关;②病人全身状况差不能耐受手术;如严重的心脏病、脑卒中、肾功能衰竭、晚期癌症等;③骨折前伤肢即因脑卒中等原因而瘫痪,手术无助于改善功能。

对 GardenⅠ型、Ⅱ型或 Linton 外展型骨折,有人采用卧床休息,同时行牵引或防旋鞋制动等保守治疗方法,但更多的医生主张早期内固定治疗,以达到早期功能锻炼,早期离床活动,防止并发症的目的。

有人认为,如做嵌插性无移位骨折内固定手术有可能在术中引起骨折嵌插部分离,导致移位和增加股骨头坏死的发生率。但非手术治疗至少有 10%～15% 甚至更多的再次移位机会,一旦发生移位,即使再行整复和内固定,预后也将受到显著影响。

对于嵌插骨折,并不推荐使用牵引治疗。首先,位置良好的嵌插骨折无必要进行牵引;其次,长时间牵引病人常难以忍受,并发症也将显著增加;第三,有更简易的保持伤肢位置、同时进行一定被动和主动锻炼的治疗方法。

非手术治疗可分为两个阶段:早期在适当固定伤肢的同时,应注意防止各种并发症,如肺炎、褥疮、深静脉血栓、尿路感染等。后期骨折已部分愈合,可逐渐增加康复训练。

患肢应轻度外展和保持旋转中立位或轻度内旋,可使用防旋鞋或海绵制成的 U 形支具。骨折早期病人以卧床为主,应防止骶尾部、转子部及足跟等处出现褥疮。病人应定时做 30° 左右的翻身,于足跟加环形软垫使足跟部悬空。病人可交替平卧和半卧位,鼓励咳痰,必要时做雾化吸入等辅助治疗,防止出现坠积性肺炎。在内科或血管外科医生指导下,适当使用抗凝药物,防止深静脉血栓或肺血栓的形成。应尽早开始下肢肌肉的等长收缩以及健侧下肢各关节及伤侧足踝关节的主动伸展活动。早期病人疼痛较重,可口服少量镇静剂或止痛剂,但不能过量,以免增加肺炎或褥疮的发生。长期卧床势必加重骨质疏松,应口服双磷酸盐、雷洛昔芬(女性),肌内注射或鼻喷降钙素(密钙息)等有效的抗骨质疏松药物。

大约 6 周后,如 X 线片复查未见骨折移位,可进一步增加不负重主动功能锻炼,以恢复髋、膝、踝关节关节活动肌的肌力。8～12 周以后,在肌力有所恢复、X 线复查有愈合迹象的基础上,在医生、理疗师或家人的帮助下使用拐杖、助步器等下床做不负重行走。

显然,严格的非手术治疗对医师、病人及其家属的要求甚至比手术治疗都要高得多,三方面均须以足够的信心和毅力相互配合,而其效果却逊于手术治疗。Rauymakers 等报道,早期功能锻炼后负重的嵌插型股骨颈骨折,约有 86% 的骨折部愈合不佳。Hanser 则报道,GardenⅠ型骨折病人行非手术治疗后,约 50% 因骨折移位需要接受手术。因此,只要条件许可,各种类型的股骨颈骨折,均以手术治疗为宜。

如果是 GardenⅢ或Ⅳ型骨折,病人及家属拒绝手术治疗,或病人身体条件不允许手术,或伤前便已瘫痪或已有严重畸形,即使手术治愈骨折也无重建伤肢功能的可能时,非手术治疗的目的是使病人尽早坐起和使用轮椅下床活动,早期可用软枕固定伤肢以减少疼痛。由于非手术治疗不可能使 Garden Ⅲ 或 Ⅳ 型骨折愈合,因而任何长期卧床、牵引、石膏或长夹板固定等治疗都是没意义而且对全身情况有害的,病人应尽早离床用轮椅活动,无需顾虑骨折是否进一步移位。治疗的目标应该是保全生命和在一定程度上改善生命质量,减轻身心痛苦。

(六)手术治疗

1.骨折复位

股骨颈骨折闭合复位方法较多,可将其分为屈曲位复位或伸直位复位两种,但其原理基本相同,多为通过牵引恢复骨折对线,然后内旋肢体保持复位。

病人麻醉后取仰卧位,伸直、外展位牵引患肢,然后内旋以达到复位。亦可在患侧髋、膝各屈曲 90°行牵引,然后股骨内旋 45°,同时使患髋外展并伸直。如复位理想,术者手托患侧足跟时,患髋不再自发外旋。在屈髋屈膝沿股骨纵轴牵引的同时,可增加向外的牵引力,使牵引合力方向与股骨颈方向一致。然后内旋并伸髋以保持复位。

以上复位手法,特别是屈曲位牵引复位,有可能进一步损伤股骨头残存的血供。本节作者常规在病人入院后行伤肢骨牵引,病人送入手术室后不再手法复位,而在麻醉后立即仰卧固定于骨科手术床上,健侧肢体于轻度外展伸直位固定,会阴部加一立柱进行对抗牵引。患肢固定在手术床牵引架上,于外展、伸直位牵引,然后内旋患肢,几乎均能满意复位。若术前发现股骨颈后方粉碎性骨折并引起股骨头后倾(骨折部向前成角),则可在牵引下从前方按压股骨头及骨折部位加以整复。

2.复位评价

良好的复位可以提供骨折的初始稳定,并保护股骨头的血供。而不良的复位将直接导致内固定失败率升高、骨折不愈合和股骨头缺血性坏死,因此,精确地评价复位结果至关重要。

McElvemy 将复位结果分为三类:解剖复位、复位不足和过度复位。复位不足即股骨颈两骨折端位于内翻位,骨折极不稳定。过度复位时两骨折端较正常位置外翻,使股骨颈内侧皮质抵在近端内侧皮质的内下方,即所谓的帽-钩位置,或因过度牵引导致骨折端分离。过度外翻和骨折端分离均可能引起关节囊紧张并造成血管进一步扭曲和损伤,增加股骨头坏死的发病率。

Garden 指数除用于股骨颈骨折的诊断和分型外,在股骨颈骨折复位评价中也具有重要价值。在正位片上,股骨头主要压力骨小梁与股骨干内侧皮质正常夹角为 160°,而侧位片上两者夹角为 180°。Garden 等认为,如上述两角度值位于 155°~180°,复位结果可以接受。

尽管 Garden 指数简单明确,但在手术中多通过透视进行观察,无法获得清晰骨小梁图像,使其应用受到限制。Lowell 体外研究认为,无论髋关节位置如何,在正或侧位片,股骨头与颈的轮廓都应呈一光滑的 S 形。因此,如复位后仍无光滑的 S 形曲线,则说明复位欠完全。这一征象亦可用于股骨颈骨折的诊断。

尽量避免反复、粗暴的牵引复位,以免增加对股骨头血供的破坏。在连续 2~3 次闭合复位失败后,应该行切开复位或改行人工关节置换。切开复位可采用 Watson-Jones 入路,切开前关节囊进行复位,以免过分影响股骨头血供。如能在术前进行预备牵引,并掌握一定的术中复位技术,几乎不存在切开复位的需要。

3.闭合复位内固定

骨折愈合需要良好的力学环境。即需要建立骨折部良好的机械稳定性,又要保持骨折部一定的应力刺激。在安放内固定时,应尽量保护骨折端的血供及骨结构。由于股骨颈特殊的解剖形态及复杂的力线关系,增加了骨折固定的难度。

闭合复位和内固定是股骨颈骨折治疗的首选方法,如应用得当,80％以上的患者可获骨折愈合,股骨头缺血坏死的发生率各家报告不一,约为 15％～40％。何况,即使发生股骨坏死,只要尚未引起严重的创伤性骨关节炎,并不一定立即需要再次手术。

内固定并不能直接降低股骨头缺血坏死的发生。但是,有些作者认为,由于早期行内固定,减少了由于再次移位引起的股骨头血供再次损伤,从而降低了股骨头坏死的发生。无移位的嵌插骨折引起的血管损伤仅限于骨折处,如果发生骨折移位则可引起关节囊周围血供的进一步破坏。

手术方法选择的首要标准是并发症的发生率,如骨折不愈合、股骨头缺血坏死或其他全身并发症,其次是手术难易程度、创伤大小和治疗费用。

(1)手术时机:早期手术对于减少股骨头缺血坏死的发生率具有重要意义。手术可以降低关节囊内压力,减少股骨头血供的进一步破坏。但有些作者发现,延迟手术(6～7 天内)对骨折不愈合等并发症等的发生并无影响,而早期手术(24 小时内)死亡率反而增加。早期手术仅限于年轻病人及全身情况许可的老年病人,对耐受力较差的老年病人并不适合。如选择人工股骨头或全髋关节置换,更无必要过早行手术。

(2)空心加压螺钉固定:空心加压螺钉是股骨颈骨折最常用的内固定器,多用于无移位或复位后位置良好的股骨颈骨折,对于较年轻和骨量较好的病人常可获得较好的效果。

手术方法:闭合复位满意后,经正侧位透视确定股骨颈的前倾角及导钉的进针位置、方向。钻入定位导针,经正、侧位透视确认定位导针位置正确。经定位导针放置定位器,经定位器外周三角形分布的三个孔打入另三根导针,其深度以达到关节面下 5mm 左右为度。拔出中央定位导针,按三根导针的长度分别测算出空心螺钉的长度。使用 4.5mm 空心钻沿导针钻孔。于骨折远端皮质骨及干骺端处丝锥攻丝,拧入空心螺钉,螺钉的螺纹应超过骨折线全部进入骨折近段。必要时可于螺钉尾端下放置垫圈,以防止螺钉尾部陷入骨质内。三枚螺钉拧入并透视证实位置正确后,放松牵引,并再次拧紧螺钉。以上的全部手术过程也可在导航系统的指引下完成。后者只需首次 X 线透视,以后即可完成手术全程的实时导航,显著减少了放射线接受量,并保证了手术精度。

空心加压螺钉的数目、进针点、方向及位于股骨颈内的位置等问题上,尚存在争议。多数作者建议使用三根螺钉,通常呈一倒三角形分布。Swionthonski 等研究认为,无论四或五根空心螺钉或附加其他钉,在抗弯曲应力方面,并无明显区别,并只能恢复原来股骨颈的 3/4 弯曲刚度。然而 Kauffman 等研究发现,四根空心螺钉在固定有后方粉碎性骨折的股骨颈骨折的模型中,与三根空心螺钉相比,尽管只使初始稳定有较小的提升,但却具有统计学意义。

钉的布局十分重要,应符合三点固定原则,即空心钉通过股骨近端的压力和张力骨小梁,并分别在股骨颈内侧皮质及股骨距获得支持,尽量避开骨结构疏松的颈中心及 Ward 三角区。

第一根进针点应位于外侧小转子水平下方1～1.5cm,并紧贴股骨颈内侧皮质。钉尖位于股骨头下1/3区域内,其侧位应位于股骨颈中央部分。另外两根则分别紧贴前及后侧皮质。

钉尖应距离关节面约5mm,使钉尖与较致密的软骨下骨接触。空心加压螺钉较之动力髋螺钉更容易穿透关节面,如发生此种情况,应更换位置重新打入而非单纯更换一枚短的螺钉。

年轻病人使用三根空心加压螺钉的位置建议使用倒品字形,即一根螺钉贴近股骨距,另两根螺钉在此螺钉上方并相互平行,这种方法固定可以提供较大的压缩力。而老年病人则推荐使用正品字形的放置,即两根平行螺钉靠近股骨距,上方只有一根平行螺钉,尤其骨质疏松严重的患者更应如此,以增强颈内侧的抗压与抗弯压力。

(3)动力髋螺钉内固定术:自20世纪50年代开始,Richard即开始设计并使用髋部螺钉系统,以后逐渐完善,形成现代的滑动加压螺钉-Richard钉和动力髋螺钉(DHS)。其基本组成是一个圆头、粗大的宽螺纹螺丝钉,一个套筒接骨板和加压螺丝钉。DHS目前主要应用于股骨转子间骨折,亦可应用于股骨颈基底骨折。如果应用于头下型股骨颈骨折,螺钉在骨折近端太少,内固定容易失效,因此不宜使用。

多项临床研究表明,DHS治疗股骨颈骨折与空心钉相比,手术时间长、创伤大、骨折不愈合率高。DHS的股骨颈螺钉较粗,直径通常为12～14mm,对股骨头血供破坏较大,防旋螺钉的使用更加大了血供的破坏。对股骨头血供的动态测量显示,DHS固定后,股骨头血供比原来减少了3.5倍。

DHS是结构坚固的可伸缩内固定装置,允许骨折端在装置上滑动,为骨折端提供了静力及动力性加压,以取得自身的稳定。由于滑动的存在增加了骨面,尤其是内侧皮质的接触,降低了DHS所承受的张应力,有利于骨折端特别是压力侧的愈合,这将进一步降低DHS的负荷,使骨折获得更加良好的力学环境。DHS的可滑动性使髋螺钉不易切出股骨头,适合骨质疏松患者,同时有利于骨折端相互靠拢,增加了系统的稳定性。对于股骨颈后外侧粉碎,骨折端缺乏复位后骨性支持者提供可靠的支持。

在应用DHS内固定时,头钉置放的位置对于疗效的影响非常关键。Baumgaertner认为,股骨头螺钉(以下简称头钉)置放于股骨头颈中心最为牢固,不易发生头钉切割,并提出TAD值的概念。在正位与侧位片上分别测定头钉尖端与股骨头顶点之间的距离,股骨头"顶点"是指股骨头颈中轴线与股骨头关节面的交点。正、侧位测量值之和,称为尖顶距(TAD)。TAD$=[X_{ap} \times (D_{ap}/D_{true})]+[X_{lat} \times (D_{lat}/D_{true})]$Baumgaertner和Solberg的研究发现,TAD值小于20mm时无一例发生切割。而TAD值大于50mm时,切割率高达60%。有人主张头钉的位置应在股骨头颈中下1/3(正位)、偏后(侧位)。股骨头中下1/3偏后部位骨质较密,头钉置入后不易发生切割。Hartog等人的尸体标本实验结果认为,偏心位固定抗旋转力较差,主张以中心位固定为佳。但内上方固定应该避免,这是因为股骨头内上方骨质薄弱,内固定欠牢固,切割发生率较高。且外侧骺动脉位于股骨头上方偏后,该动脉供应股骨头大部分血运,头钉进入内上方极易损伤外侧骺动脉而引起股骨头缺血坏死。关于内固定物进入股骨头的深度,目前一致认为应距离股骨头关节面至少5mm为宜。

DHS抗旋转能力差,文献报道失败率为5%,因此,许多学者建议在头钉的上方再拧入一枚加压螺钉以防止旋转。另外,在使用DHS时,必须注意套筒的长度不能越过骨折线,并有足够的滑行余地,否则会阻止骨折端的嵌插。

(4)γ钉和PFN内固定术:γ钉具有半闭合操作、髓腔内固定、靠近负重力线、能有效传递负荷等优点。AO学派在γ钉的基础上研发出了股骨近端髓内钉(PFN),其近端加设防旋螺钉,有利于防止骨折端间持续旋转不稳定,且股骨颈内双钉承载,平均力臂较γ钉小,抗拉及抗压能力亦有提高,减少了应力集中,从而降低了股骨头切割等并发症的发生。

γ钉和PFN主要应用于股骨转子部骨折,对于靠近基底部的股骨颈骨折,尤其是粉碎性骨折,由于其特有的髓内固定优点,往往可以获得良好的固定效果,但术中扩髓和打钉时应避免造成或加重骨折部位的分离移位。无移位或移位较小的股骨颈骨折,不建议使用PFN,因术中扩髓时可能造成或加重骨折部位的分离移位。

(5)人工关节置换术:对于绝大多数新鲜股骨颈骨折,首先考虑解剖复位、坚强内固定。多数学者报道股骨颈骨折应用当代先进的内固定技术,不愈合率低于5%,晚期即使发生股骨头缺血坏死,也只有不到50%因症状明显而需进一步治疗。股骨颈骨折的病人内固定治疗后,如骨折愈合而未发生股骨头缺血坏死,其关节功能评分明显高于人工关节置换者。

许多学者认为,应用人工关节置换术的最大优点,是术后病人可以尽早进行肢体活动及部分负重,有利于迅速恢复功能,防止骨折的发生,降低老年人股骨颈骨折的死亡率。因此,应用人工关节置换术治疗股骨颈骨折的指征近年有所扩大。但是,随着内固定的设计和技术的不断发展,内固定的效果也在不断提高。

Russell对应用人工关节置换术治疗新鲜股骨颈骨折提出了相对适应证和绝对适应证:

1)适应证

①相对适应证

a.病人生理年龄在65岁以上。由于其他疾病,预期寿命不超过10～15年。

b.髋关节骨折脱位,主要是指髋关节脱位合并股骨头骨折,特别是股骨头严重粉碎骨折者。

c.股骨近端严重骨质疏松,难以使骨折端牢固固定。事实上,如严重疏松的骨质难以支撑内固定物,同样也难以支撑人工假体。如应用人工假体,常需应用骨水泥。

d.预期无法再离床行走的病人,其目的主要是缓解疼痛并有助于护理。

②绝对适应证

a.无法满意复位及牢固固定的骨折。

b.股骨颈骨折内固定术后数周内固定失败。

c.髋关节原有疾患已适应人工关节置换。如原来已有股骨头无菌坏死、类风湿关节炎、先天性髋脱位、严重的髋关节骨性关节炎等,并曾被建议行人工关节置换术。

d.恶性肿瘤。

e.陈旧性股骨颈骨折,特别是已明确发生股骨头缺血坏死塌陷者。

f.失控的发作性疾病病人,如癫痫、帕金森病等。

g.股骨颈骨折合并髋关节完全脱位。

h.估计无法耐受再次手术的病人。

i.患有精神疾患无法配合的病人。

2)置换选择：人工髋关节置换术包括单极或双极人工股骨头置换术和全髋关节置换术（THR）。不少作者认为应以THR为主，理由是，THR技术目前已成熟和普及，而且其10年优良率已经超过90％。人工股骨头置换包括双极人工股骨头置换，不仅与THR同样有发生各种并发症的可能，还有其特有的并发症，即髋臼软骨的磨损和股骨头中心性突出移位。Beckenbaugh等1977年报告约38％的病人，术后3年即发现髋臼软骨磨损，关节间隙变窄，并产生腹股沟区疼痛。LaBelle等1990年对一组随访7年半的双极股骨头置换术病人观察发现，约51％的病人出现关节间隙变窄。Whittaker观察，不论是单极或双极人工股骨头置换术后，都会出现股骨头向髋臼中心突出移位的现象，1～5年之内仅5％左右，随着时间的推移，发生率逐年增多，术后5～15年则上升到24％左右。如果再加上柄的松动及下沉等并发症，并发症发生率高于THR，其10年优良率则低于THR。但上海交通大学附属九院所作的随访显示，人工双极股骨头置换的并发症和不良疗效明显低于国外报道，而其手术创伤和出血量少于THR，如预期手术后活动量不大，伤前无严重骨关节炎，或年龄超过80岁并有人工关节置换指征的骨折患者，以行人工股骨头置换为宜。

（七）并发症

1.股骨头缺血性坏死

（1）发生率与发生机制

股骨头缺血性坏死是髋部损伤如股骨颈骨折、髋关节脱位等常见的并发症之一，前者更为常见。髋关节脱位引起股骨头坏死发病率文献报道不一，由于创伤程度不同及是否伴有骨折，其发病率从6％～40％以上不等。移位的的股骨颈骨折发生股骨头缺血坏死的发病率约为15％～30％，而无移位的股骨颈骨折的发病率仅为前者的一半。股骨颈骨折病人约20％～36％需再次手术，其中11％～19％是由于股骨头缺血性坏死。股骨头缺血坏死后，由于力学性能变化，遭受外力后发生股骨头塌陷，进而诱发骨关节炎，严重影响髋关节功能。

股骨颈骨折引起的股骨头血供破坏是引起股骨头缺血坏死的最主要原因。旋股内侧动脉发出下干骺端动脉（内侧颈升动脉）、后颈升动脉和上干骺端动脉（外侧颈升动脉），此动脉供应股骨头和股骨颈的大部分血液，一旦损伤极易导致股骨头缺血性坏死。另外，由于骺板的屏障作用，股骨头与干骺端在骨内没有血管吻合支，也是股骨头更易发生坏死的原因。另一主要原因是关节囊内出血引起关节内压力升高，超过股骨头供给血管内的压力，导致股骨头缺血坏死。即所谓"填塞作用"。据文献报道，髋关节内积血压力在髋关节外展、内旋位置时，最高可达150mmHg。Bonnaire等通过超声作血肿定位后进行测量，骨折后7～24小时内，压力可高达88mmHg，在骨折后第二周，髋关节内压力仍有明显升高。

（2）临床表现与诊断

X线平片是临床首选检查方法，一般常规摄双侧髋关节正位和蛙位片。虽然X线平片对股骨头坏死的早期诊断敏感性较低，但对中晚期股骨头坏死基本上能明确诊断。平片也是分期和疗效评价的基本方法。

1)形态和大小：中晚期股骨头缺血性坏死，可有不同程度的股骨头形态改变，以股骨头残缺及扁平为主。关节软骨破坏时出现关节间隙变窄、软骨下骨破坏、出现缺损，严重时可累及全关节产生半脱位。

2）死骨与新生骨：由于骨组织血运障碍发生骨坏死，形成死骨区，该区在 X 线片上相对密度增高，可见到骨小梁结构，比周围活骨小梁粗且清晰，此时很难鉴别出死骨与活骨。以后可见少量骨小梁被吸收或出现疏松区，这时死骨的边缘便可确定。当无肉芽组织伸入死骨区时，骨纹结构正常，骨小梁保持原有架构。坏死区塌陷，股骨头缺血性坏死后，软骨下发生囊变和新月征，新生肉芽组织伸入死骨区，将死骨裂解。如发生在负重区，可出现阶梯状塌陷。死骨呈密度增高，无骨小梁结构而呈棉絮状、索条状、无规律骨硬化区，周围无吸收带。

3）骨坏死征象：①早期改变：在股骨头表面变薄、关节面消失处，出现微小下陷即应考虑到骨坏死。如在这些区域出现骨小梁减少，边缘有少量的新生骨，即可确定死骨的边缘；②囊状透亮区：小的囊状区内可有小块死骨，多发性囊状区可伴有大块死骨；③核心型骨坏死：死骨呈杏核样，在股骨头正中呈球形，周围有环形透亮吸收带，外围有高度骨硬化环；④半月形、楔形骨坏死：可见三角形、锥形、楔形死骨，其头大底小，上宽下窄，即雪帽征。多塌陷，常有壳状骨折片游离在关节间隙。⑤弥漫性骨坏死：多发性骨坏死灶和囊变区内散布有大小不等的死骨块，股骨头长时间密度不均。

4）骨坏死后吸收征象：主要为囊变和疏松带，其表现由轻微到明显，由单一到复杂的骨密度不均，中心大块骨坏死吸收后形成大的囊变区。

5）骨坏死后修复征象：股骨头缺血性坏死后，死骨边缘或中心吸收，出现疏松带和囊变区，在外围有高密度无骨纹结构的新生骨形成硬化带，提示骨坏死修复。在修复过程中可发生以下情况：髋臼唇盂骨化、股骨颈滑膜下骨质增生、股骨头关节缘增生变形、髋臼窝滑膜下增生等。

6）骨坏死后改建征象：骨坏死后，经过组织吸收修复，出现新的关节形态，这一过程相当长，修复和改建是以适应关节功能而缓慢进行的，常见以下方式：关节软骨下壳状死骨片，或经吸收而消失，或肉芽组织包绕长时间存在，形成新的关节面；关节软骨广泛骨坏死，经软骨下吸收，关节面缺损由来自骨髓内的新生骨充填，或由关节软骨修复，形成新的关节面；股骨头大块缺损，可由骨髓内大量新生骨逐渐向前推进弥补，但股骨头变形不能复原，可由软骨覆盖在凹凹不平的关节面上，虽不平坦，但表面光滑，仍可有良好的功能。

股骨头坏死的 CT 表现可分为早、中、晚三期。早期主要反映股骨头坏死形成的最后阶段，表现为股骨头外形正常，股骨头内有斑点、条形或斑片状密度增高影，星芒征（股骨头横断面的中心层面上，正常骨小梁表现为从中心向外周放射状排列）稍变形；中期即修复期，表现为股骨头稍变形，骨皮质中断，其内出现裂隙及散在囊状低密度影，骨小梁增粗并融合，星芒征变形或消失；晚期即愈合期，表现为股骨头碎裂、塌陷、变形，髋臼缘骨质增生硬化。

CT 的优点在于能够清晰显示骨结构，如骨坏死范围、皮质骨或软骨下微小骨折等，对各期股骨头坏死均有很高的诊断价值，但早期诊断股骨头坏死的敏感性不如 MRI。

CT 表现的特点是：股骨头内不规则分布的斑点状、条形或斑片状高密度影，股骨头内骨小梁增粗、融合，星芒征变形，股骨头内散在囊状低密度影，股骨头碎裂、变形，股骨头骨性关节面中断。

磁共振成像（MRI）是一种安全、无射线损害的新成像技术。与 X 线检查、核素扫描等方法相比，磁共振是根据完全不同的物理学原理测定接受信号的强弱，以判断组织坏死是否存在及其程度。当股骨头血供中断 2~5 天后,骨髓脂肪细胞坏死,即可显示股骨头信号减弱。在坏死的早期阶段,坏死区内仍含有脂肪性骨髓,表现为高信号带(图像上呈白色);而围绕坏死区的硬化带表现为低信号(图像上呈黑色),形成坏死的早期特征,称为双线征。MRI 是目前早期诊断股骨头坏死最敏感的方法,脂肪抑制 T_2WI、STIR 序列和冠状切面尤为重要。MRI 还可测量坏死区面积及占负重区的比例,以此推测临床预后。增强 MRI 所显示的增强区域为有存活能力的组织,无增强则为坏死骨髓或骨组织,其定位和分区更精确,尤其动态增强 MRI 对股骨头灌注状况的评估,能准确预测股骨头缺血坏死的发生。

核素扫描(^{99m}Tc 等)主要用于股骨头坏死早期检查。与 MRI 比较,敏感度高,特异度则明显低于 MRI。核素扫描可确定坏死区大小,判定组织活性和坏死区血管再生情况,提示股骨头坏死临床预后和反映股骨头坏死的不同发展阶段。

早期股骨头坏死可无任何临床表现,甚至在 X 线片出现股骨头塌陷等明显改变后,病人临床表现仍不典型。臀部、腹股沟甚至股骨近端的疼痛不适是股骨头坏死病人最常见的症状,常随股骨头坏死塌陷呈进行性加重。病人由于疼痛出现跛行和髋关节活动障碍,甚至出现畸形。

王亦璁等认为,通过"出现钉痕、股骨头高度递减和硬化透明带"三个间接指征,能够较原有的 X 线片诊断大大提前。

(3)预防与治疗

1)预防:股骨颈骨折病人手术前应避免将髋关节置于伸直内旋位,以防止髋关节囊内的压力过高,进一步影响股骨头血运。髋关节屈曲位牵引可以明显地降低髋关节囊内压力,并可以使骨折复位并保持复位。关节囊内血肿穿刺的疗效尽管仍有争议,但是多项研究表明,穿刺可使股骨头血运增加。为防止股骨头坏死,应早期解剖复位并进行坚强内固定。手术放置内固定物时应防止将其安放于股骨颈的后上部,以避免进一步损伤股骨头血供。抗凝治疗对防止股骨头坏死也有一定的效果。

2)非手术治疗:只用于股骨颈骨折已愈合的病例。如头坏死伴骨折不愈合,则应考虑手术治疗。

①避免负重:主要适用于股骨头缺血坏死早期防止股骨头塌陷,避免负重有利于股骨头在塌陷前修复坏死的区域。

②药物治疗:部分作者应用药物扩张血管减低髓内压力,防止股骨头缺血坏死,国内也有作者报道应用丹参等药物治疗股骨头缺血坏死,但疗效有待进一步观察。

③电刺激疗法:实验发现,电刺激可促进骨发生及死骨的再血管化。国外已有很多医疗机构应用此疗法治疗股骨头缺血坏死。通常有三种方法:非侵袭性的电磁刺激、局部的侵袭性电磁刺激、股骨头减压后电容器刺激。

④冲击波疗法:冲击波可刺激新骨形成从而促进骨折愈合,国外报道此法治疗早期股骨头坏死成功率可达 70%~80%。目前国内此项治疗刚刚开始,尚未有完整的临床总结报道。

3)手术治疗:在骨折已愈合的前提下,可考虑以下治疗。

①髓芯减压并单纯骨移植术:髓芯减压术是经股外侧切口,透视下自大转子下方向股骨头颈方向钻孔,通过坏死区中心直至软骨下。其目的是降低股骨头内压力,改善静脉回流,促进

血运重建。然而,单纯髓芯减压术可使软骨下骨的机械支撑力减弱,因而,不少学者主张对早期头坏死的病人在髓芯减压的基础上进行骨移植,手术简单,并可推迟青壮年患者人工关节置换的年龄。

②带血管的骨膜移植术:带血管的髂骨骨膜移位治疗股骨头缺血性坏死的手术方法,是将带血管蒂骨膜植入头坏死区,以改善血运,骨膜生发层细胞可转化为成骨细胞,促进成骨。应用带旋髂深血管蒂骨膜移植治疗成人股骨头缺血性坏死,可以重建股骨头的血液循环,提供大量的具有成骨作用的细胞。经传导或诱导作用,在坏死的小梁表面形成新骨,带蒂骨膜的内层细胞可以分化为成骨细胞,能促进坏死股骨头的修复。

③带肌蒂或血管蒂的骨瓣移植术:带血管蒂髂骨骨瓣移位、吻合血管的骨瓣移植术、带血管的大转子移位术重建股骨头,不仅提供了新的血供来源,带入丰富的成骨效应细胞和骨诱导因素,还起到头颈减压、机械性支撑作用。

④截骨术:截骨术治疗股骨头缺血性坏死的原理是通过改变股骨头的负重部位,将坏死区从负重区旋转到非负重区,防止股骨头塌陷,为其修复创造条件。

⑤股骨头表面置换:手术具有操作简单、股骨头骨质切除少、不需要截骨、软组织损伤小、术后可早期活动等优点,即使手术效果欠佳,日后行人工髋关节置换仍和初次手术一样简单。Nelson 等报道,采用股骨头表面置换治疗股骨头缺血性坏死,经过 5 年以上的随访,优良率为82%(Harris 评分平均 87 分)。认为股骨头表面置换手术可以替代股骨头置换、双极股骨头置换及全髋关节置换,对青少年特别适合。

⑥全髋关节置换术

2.内固定失败和骨不连

由于股骨颈骨折存在巨大的剪切应力和骨折周围缺乏骨质的支撑,尽管有上百种内固定物用于股骨颈骨折的固定,尚没有一种内固定物能获得完美的结果。股骨颈骨折病人内固定术后,固定的维持时间和骨折愈合便开始一场竞赛,其中骨折类型、骨质量和骨折愈合能力是重要的决定因素。医生在这中间所起的作用有限,只能对骨折提供尽可能有效的复位和初始固定。

由于年轻患者多由于高能量损伤造成股骨颈骨折,而老年患者由于骨质量差,股骨颈骨折多由低能量创伤引起,二者发生内固定失败的机制也略有不同。

年轻患者股骨颈骨折后治疗不当导致股骨头坏死或者骨折不愈合等并发症的后果更为严重,因此,年轻病人应进行充分的术前评估和准备。复位不充分是引起内固定失败的重要原因之一。复位时应防止过分地牵引和旋转,以免股骨头血供遭受进一步损伤。如闭合复位无法满意,应考虑切开复位。股骨颈骨折合并同侧股骨干骨折增加了骨折复位的难度,在治疗顺序上也存在争议,多数作者主张先治疗股骨颈骨折,毕竟股骨颈骨折的并发症较股骨干骨折为多。

内固定松脱、滑移伴骨折明显再移位的病历,再行复位内固定的机会多数已不存在,应改行全髋或半髋置换术。如骨折无移位但未愈合,年龄在 55 岁以上,或伴有股骨头缺血坏死者,宜做关节置换术。年龄在 55 岁以下者,可考虑做跨越骨折线的肌蒂或血管蒂骨瓣移植术,更换或不更换原有的内固定。

老年病人骨折周围骨质量和术后的功能锻炼(包括负重时间)是影响内固定失败的重要原因。Singh 等根据 X 线片评估股骨颈部位的骨小梁,并据此将病人股骨上段的骨质量分为六级。Singh 指数在 $IV \sim VI$ 级的病人有较好的骨质量,可考虑选择内固定治疗;Singh 指数在 $I \sim III$ 级者骨质量较差,内固定失败的可能性明显增加。股骨颈骨折术后负重时间目前仍有争议,据文献报道,术后早期负重组(术后 12 周内)和晚期负重组(术后 12 周后)的股骨头坏死塌陷率并没有明显差异。患者什么时候开始下地负重很难控制,并且即使不负重,在床上进行的坐起、使用坐便器等动作也可使股骨上段遭受的巨大压缩、剪切和弯曲应力。反之,早期有保护地使老年病人进行部分负重功能锻炼,往往能改善局部血运,减少卧床并发症,降低死亡率。

四、股骨转子周围骨折

股骨转子周围骨折包括股骨转子下骨折和股骨颈基底骨折,是老年人常见的骨折,随着年龄的增长、骨质疏松的发生,其发病率明显增加。早期手术治疗已被人们广泛接受,因它能显著降低死亡率,使患者早期下床活动,减少因长期卧床引起的并发症。目前的治疗方法较多。一方面,需要简单可靠的操作技术,便于各级医生掌握,减少并发症;另一方面,由于损伤情况、年龄、骨折类型和骨质情况不同,又要求采用不同的内固定物。

(一)流行病学

流行病学调查发现,股骨转子周围骨折是老年人常见的骨折。Joseph 报告,美国每年发生 25 万例髋部骨折,其中 50 岁以上的病人占 90%。随着人口老龄化,到 2040 年,估计发生数超过现在两倍。国内的数字欠完整,李晨通过 426 例髋部骨折的流行病学调查发现,髋部骨折男性分布高峰在 $70 \sim 80$ 岁,女性在 $60 \sim 80$ 岁;50 岁以上年龄组男女髋部骨折分布比为 1:1.33,转子间骨折与股骨颈骨折分布比为 1:1.51。樊薇等通过回顾性调查发现,女性 50 岁以后髋部骨折明显增加,其峰值较男性提前 10 年,高龄女性以股骨颈骨折为主,男性以转子间骨折多见。目前认为,骨质疏松是引起老年人髋部骨折的主要影响因素,股骨近端的骨量的定量测定对于预测髋部骨折的危险性有一定价值。

(二)骨折分型

1.AO 分类

A_1:转子周围简单骨折。

$A_{1.1}$:股骨颈和转子接合部的骨折。

$A_{1.2}$:经转子部的骨折。

$A_{1.3}$:转子干部的骨折。

A_2:经转子部多块骨折。

$A_{2.1}$:有一个中间骨折块。

$A_{2.2}$:两个中间骨折块。

$A_{2.3}$:两个以上的中间骨折块。

A_3:转子间骨折。

$A_{3.1}$：反向简单骨折。

$A_{3.2}$：横行简单骨折。

$A_{3.3}$：伴有内侧骨皮质骨折。

2.Evan 分类

分为顺转子间骨折和逆转子间骨折两大类。

（1）顺转子间骨折：

Ⅰ型：骨折无移位，为稳定骨折。

Ⅱ型：骨折部分移位，大小转子完整。

Ⅲ型：小转子游离，骨折移位、内翻畸形。

Ⅲ_B型：大转子游离为单独骨块。

Ⅳ型：除转子间骨折外，大小转子均成为单独骨折块，内翻畸形。

（2）逆转子间骨折：骨折线自大转子下方斜向内上方，到达小转子上方。

顺转子间骨折约占转子间骨折的 80％，其中不稳定骨折据文献报告为 87.6％。逆转子间骨折中不稳定骨折只占 12.4％。

（三）治疗

1.保守治疗

适应证：对于伴有严重的内脏疾患，本人不愿意手术的病人，包括各种类型的骨折，可牵引 8～12 周，然后至少扶拐患肢免负重 12 周，直至骨折完全愈合才能完全负重，以防发生髋内翻。

要求：

（1）初始牵引重量要足够：达到体重的 1/7，否则易出现髋内翻。

（2）髋内翻校正后，仍需保持牵引重量为体重的 1/7～1/10。

（3）牵引时间要充分：一般在 8～12 周，16 周后可逐渐负重。

2.手术治疗

（1）适应证

股骨转子周围骨折多发生于老年人，国内外多数学者认为非手术治疗死亡率高，而倾向于手术治疗。国外文献报告，65 岁以上老年人髋部骨折保守治疗，只有 50％能恢复独立生活，恢复到伤前功能能水平的仅 25％，而手术治疗者 80％以上的患肢功能恢复满意。北京友谊医院总结 203 例股骨转子周围骨折的情况，手术治疗死亡率 0.83％，保守治疗死亡率 3.6％。因此，股骨转子周围骨折在条件许可下应尽可能采用手术治疗，并积极治疗伴发病和并发症，可取得满意的疗效。

（2）手术方法

手术方法分为内固定和外固定两类，根据医生的习惯和经验及不同的医疗条件，目前采用的方法较多。内固定是主要的手术方法，主要有接骨板螺钉和髓内钉两类。接骨板螺钉类主要有 Richard 钉和角钢板等，髓内钉主要有 Gamma 钉和 Ender 钉等，均可取得满意的疗效，也均存在一定的问题。

1）Richard 钉：又称滑动髋螺钉、DHS 钉，1967 年在美国首先开始应用。该钉设计合理，性能牢固,具有较好的生物力学性能。Laskin 测量其抗静力负荷为 330kg,王福权报告其抗弯能力为 280kg。

该固定可早期下床活动,减少卧床并发症,提高生活质量,是老年股骨转子间骨折较为理想的治疗方法。王福权报告 106 例病人,骨折全部愈合,无髋内翻畸形,2 例发生迟发性感染。术后 2～3 天坐起,对稳定性骨折,2～3 周扶拐下地,对不稳定性骨折,8～10 周下地活动,功能满意率 92%。对于内侧骨皮质缺损的不稳定性骨折可采用内移穿钉,亦可取得满意效果。

Richard 钉应用也存在一定问题,如接骨板螺钉松动、近端拉力钉退出或切出股骨头。文献报告,早期负重病例髋内翻畸形发生率为 10%,如早期不负重活动,髋内翻畸形发生率明显降低。

2)Gamma 钉:1989 年,法国 Grosse 教授首先应用 Gamma 钉治疗股骨转子周围骨折。其后,香港梁国穗教授根据亚洲人股骨的特点进行特殊改进,制成亚太型 Gamma 钉,在国内取得满意效果。

Gamma 钉的特点:①将股骨头颈部与股骨干牢固固定;②允许骨折部嵌插从而增加稳定,促进骨愈合;③通过髓腔固定,缩短了力臂,减少了弯距,能有效控制短缩和旋转,确保术后功能练习,减少卧床并发症;④手术技术标准化,易于掌握;⑤手术时间短,创伤小,出血少。

Gamma 钉能承受大部分股骨近端尤其是经股骨距的载荷,这显然有利于骨折早期愈合。但 Gamma 钉的远端锁钉外侧有明显的应力集中,钉体远端处股骨干骨折是其最严重的并发症,也限制了 Gamma 钉的应用。赵广跃等研究发现,Gamma 钉远端使用一枚锁钉不影响股骨近端的应力分布,且不增加锁钉部位的应力集中,故远端使用一枚锁钉是可行的。

自 1993 年 12 月至 1997 年 10 月,北京友谊医院应用国产亚太型 Gamma 钉治疗股骨转子周围骨折 96 例(97 髋)。其中稳定性骨折 40 例,不稳定性骨折 56 例(57 髋),平均随访 12 个月。骨折愈合率 98%,髋关节功能优良率 90.2%。并发症为股骨干骨折、拉力螺钉切出股骨头及退出各 1 例,迟发感染 3 例。作者认为,Gamma 钉可用于各种类型的股骨转子周围骨折,具有操作简便、手术损伤小、出血少、固定牢固等优点,是治疗股骨转子周围骨折的理想方法之一。熟练掌握 Gamma 钉技术,术中认真细致操作,有些并发症是可以避免的。

(3)麦氏鹅头钉

在 Richard 钉和 Gamma 钉应用于临床以前,麦氏鹅头钉是一种常见的治疗股骨转子间骨折的方法。属于钉板结合式内固定,钉板结合处靠尾螺钉固定,此处应力过于集中,易发生尾螺钉松动和断裂,造成内固定失败。这种设计缺陷造成了较高的失败率,因此已逐渐被其他的内固定方式取代。

(4)角接骨板

胥少汀等通过生物力学试验方法,测试了 130°角接骨板固定不稳定性股骨转子间骨折的稳定性,同时对内固定自身的应力状态进行观察。结果表明,300 次循环加载后骨折的稳定性受到一定程度的破坏。应变值显示,接骨板自身存在着较严重的应力集中现象,说明接骨板的力学状态欠合理。因此,使用角钢板固定不稳定性股骨转子间骨折,常不能取得满意的效果。角接骨板适用于固定稳定性股骨转子间骨折,且要避免早期负重。

（5）Ender 钉

Ender 钉自股骨远端插钉，具有手术创伤小、出血少、操作简便等优点。对超高龄并有重要脏器功能不全者，采用 Ender 钉是比较理想的内固定方法。但 Ender 钉属于弹性固定，不能提供足够的强度控制旋转及位移。对于不稳定性骨折，不宜应用 Ender 钉固定。Moon 等为克服 Ender 钉的缺点，在 Ender 钉治疗股骨转子间骨折时，联合采用空心钉内固定，取得了满意的疗效。共应用 23 例，无髋内翻发生和内固定失败，具有良好的稳定性。

（6）外固定架

现在使用的外固定架有孟氏力臂式外固定架、单臂多功能外固定架和 AO 外固定架等。其优点是创伤小、出血少、可早期活动、死亡率低。缺点是不易于护理、易于针道感染、不适于不稳定性股骨转子间骨折的治疗。但对于高龄、全身状况较差的病人可考虑采用。

（杨小广）

第五节　膝关节损伤

一、膝关节韧带损伤

稳定膝关节的韧带包括关节囊内的前后交叉韧带和关节囊外的内外侧副韧带。大多数观点认为，囊外韧带损伤（特别是内侧副韧带）有较强的自愈能力，而囊内韧带断裂则不能自发性修复，一般需外科手术修复。

（一）交叉韧带损伤

交叉韧带损伤属于较严重的损伤，对膝关节的活动影响较大，如能及时诊断和早期治疗，多数膝关节功能可得到较好的恢复。

1.病因

（1）强力减速外翻外旋。

（2）强力减速内旋和过度后伸。

2.机制　前交叉韧带与胫侧副韧带或半月板损伤，或三者联合损伤较常见，因外力大小和作用点不同，交叉韧带损伤本身分为完全断裂和部分断裂，由于损伤机理不同，可造成六种类型的交叉韧带损伤。

（1）前交叉韧带下附着点胫骨棘撕脱骨折。

（2）前交叉韧带上附着点撕脱。

（3）前交叉韧带中部断裂。

（4）后交叉韧带下附着点胫骨棘撕脱骨折。

（5）后交叉韧带上附着点撕脱。

（6）后交叉韧带中部断裂。

3.临床表现与诊断

(1)外伤史:伤者自觉膝关节内有撕裂感。

(2)疼痛肿胀:膝关节内剧痛,腿软无力而跌倒,同时膝关节内积血而迅速肿胀。

(3)行走不稳:完全断裂,常伴有胫骨髁间棘骨折行走困难,不完全断裂者症状较轻,可坚持走路,但有膝软、跛行等。

(4)抽屉试验:呈阳性。

(5)外展分离试验:阳性时,表明胫侧副韧带和前交叉韧带同时断裂。

(6)X线片:如发现股骨髁间棘前部,胫骨后缘或股骨髁间凹处有小骨折片,则应考虑交叉韧带损伤的可能性。

4.治疗

(1)非手术治疗:适用于部分断裂的交叉韧带损伤,抬高患肢,长腿石膏前后托固定膝关节于30°位6周,部分前交叉韧带完全断裂,但其附着点骨折无明显移位的,可伸膝石膏托固定。

(2)手术治疗:这种治疗方法适用于完全断裂的交叉韧带损伤,特别是新鲜的前交叉韧带断裂,合并胫侧副韧带或半月板损伤的患者。一经确诊,就应争取早日手术对全部损伤尽可能做到合理的修复,缝合或切除断裂的半月板,修补交叉韧带和侧副韧带,只有早期施行全面和妥善的治疗才能使膝关节功能得到较好的恢复。

新鲜前交叉韧带断裂,应尽早行关节镜下韧带修复、重建。

陈旧的交叉韧带断裂,可用髂胫束或半月板代交叉韧带行静力性重建和用髌腱代交叉韧带行动力性重建手术。

5.术后处理　术后用长腿管型石膏固定膝关节于屈20°位4～5周。

(二)侧副韧带损伤

1.病因

(1)间接暴力:外力作用于小腿或膝外侧,使股骨内收,内旋和胫骨外展造成胫侧副韧带损伤。

(2)直接暴力:膝半屈位强力内收致膝侧副韧带损伤。

2.机制　侧副韧带损伤根据程度可分为部分断裂和完全断裂两种。完全断裂可分为以下四种类型。

(1)胫侧副韧带完全断裂。

(2)韧带断端嵌夹在关节之间。

(3)膝关节损伤三联症,即胫侧副韧带损伤、合并半月板与交叉韧带损伤。

(4)腓侧副韧带完全断裂。

3.临床表现与诊断

(1)外伤史:膝部或小腿部受外力直接打击。

(2)肿胀疼痛:肿胀的程度与韧带损伤的轻重有关,严重的可合并有关节内积血。

(3)关节活动受限:韧带破裂,出血、疼痛,关节内积血或撕裂的韧带挤夹在关节间,活动明显受限。

(4)局部压痛:根据压痛点的位置和疼痛轻重。可确定韧带损伤的部位和破裂的程度。

（5）分离试验：确定胫腓侧副韧带的损伤程度。

（6）X线检查：加拍膝关节的应力片，确定胫腓侧副韧带的断裂。

4.治疗

（1）非手术治疗：适用于侧副韧带局限性纤维断裂或部分断裂。治疗目的在于减轻疼痛，消除肿胀。为促使损伤早期愈合与肢体功能的早期恢复创造条件。根据情况可采用卧床休息，石膏固定等方法。

（2）手术治疗：主要适用于侧副韧带完全断裂，或不能排除韧带完全断裂的患者，通过早期手术恢复韧带固有的连续性和完整性。

对新鲜断裂的韧带可对端缝合，重叠缝合。合并有骨块撕脱的，可给予固定，必要时可用半腱肌，股薄肌予以加强。

陈旧性的韧带断裂，膝关节仍不稳定的可行手术治疗，较多用的有：胫侧副韧带附着部移位术，半腱肌肌腱移位术，髂胫束与股二头肌腱韧带重建术。

（3）术后处理：术后屈膝 20°，石膏托固定 4～6 周。

二、膝关节脱位

膝关节脱位是比较少见的，只有在强大的暴力作用下，膝关节周围的软组织几乎完全被破坏时，才能造成膝关节骨端分离脱位。膝关节脱位的严重性，不仅是因为关节及周围软组织损伤广泛和严重，而是常合并血管和神经的损伤，如不早期治疗或处理不当，容易造成不良后果。

1.病因

（1）直接暴力。

（2）间接暴力旋转力、杠杆力作用。

2.机制 根据外力作用和胫骨在股骨下移动的方向，膝关节脱位可分为五种类型。

（1）前脱位：多为膝关节强烈的过伸性扣伤所致，屈膝时，外力向后作用于股骨下端或外力向前作用于胫骨上端，使胫骨向前移位，较多见。

（2）后脱位：向后的外力作用于胫骨上端，造成胫骨向后脱位，多合并动脉损伤。

（3）外侧脱位：为强大外翻力或外力直接作用在股骨下端使胫骨向外侧移位。

（4）内侧脱位：强大外翻压力使胫骨向内移位，较少见。

（5）旋转脱位：由于强大旋转外力的作用，胫骨向两侧旋转脱位少见，特点是移动幅度小，很少合并血管与神经的损伤。

另外，根据膝关节股骨髁与胫骨髁完全分离或部分分离，可将膝关节脱位分为完全脱位或部分脱位。

3.临床表现与诊断

（1）严重的膝部外伤史。

（2）伤后膝关节剧烈疼痛，膝部畸形、肿胀，关节活动受限。

（3）检查时膝关节有明显的异常活动。

（4）若合并有神经、血管损伤时，则可出现远端的神经、血管症状。

4.治疗

(1)初步治疗:通过轴向牵引及手法推挤多可直接复位。关节复位后,需要重复神经血管检查。膝关节用夹板制动并行冷敷。避免残留半脱位,特别是在需要延期手术治疗的情况下。绝大多数病例需要通过测量踝臂指数(ABI)及系列查体排除动脉损伤。

(2)最终治疗

①手术时机:膝关节脱位的急性期(损伤后14d内)关节镜检查是禁忌,因为破损的关节囊易造成液体外渗。随着自体韧带移植等韧带修复及重建技术的发展,建议延至膝关节恢复功能性活动度后再考虑手术。术者的经验及习惯也要考虑,但伤后早期重建前交叉韧带(ACL)会增加关节粘连的风险。ACL撕脱是例外情况,早期重建能够增加膝关节稳定性而不增加手术的复杂性或延长手术时间。合并后外侧角(PLC)损伤同样需要早期(伤后1个月内)重建或修复。修复侧副韧带能够提高关节稳定性,对治疗PLC损伤特别有用。

尚无明确数据支持膝关节脱位时修复还是重建侧副韧带及后外侧角更为有利。除合并撕脱骨折外,均应重建交叉韧带。存在合并损伤(软组织损伤、多发伤、感染)时,偶尔采取保守治疗。

保守治疗指在麻醉下用外固定器将膝关节固定于伸直位7~8周,随后手法锻炼、关节镜下松解及活动度锻炼。这一时间确保后交叉韧带(PCL)获得充分愈合。常需要在硬膜外麻醉下手法恢复最大活动范围。佩带支具后膝关节如能维持复位,也可选择支具治疗。

②手术治疗:膝关节脱位时PCL或ACL可保持完整。其意义在于有功能的PCL可指导术中对ACL的处理。相反,前后交叉韧带均撕裂是更复杂、更不稳定的类型,需要同时处理两条韧带。

同样,膝关节脱位可造成一侧或双侧侧副韧带撕裂。侧副韧带撕裂提示相应的关节内结构损伤,有助于指导韧带修复或韧带重建(更多采用)。

手术治疗的基本技术及原则如下:尽量采用中线切口,减少将来进行其他膝关节手术时出现切口并发症的风险。采用Krachow(1988)报道的提拉锁定方法固定撕脱的韧带。缝合或用螺钉固定骨性撕脱。不提倡直接修复,而应重建前交叉韧带,但当侧副韧带撕裂及后外侧角撕裂时,修复还是重建取决于残留的组织多少。自起止点撕脱的韧带,用螺钉或带垫圈的长钉固定,或手术重建。通过股骨及胫骨的隧道固定自体或异位韧带。膝关节脱位重建韧带的关键是PCL。同时重建多条韧带时,最好选择异体材料,优点是材料来源充分,避免自体取材时的进一步创伤。

术后用特制的支具制动。以活动度为核心的功能锻炼非常重要。足下垂时使用踝足矫形器。

（李洪钊）

第二十一章　关节疾病

第一节　化脓性关节炎

　　化脓性关节炎通常指因各种不同致病细菌引起关节化脓性炎症反应。常见于儿童。但近年来报告,成人发病率有所增加。在成人它通常影响到负重关节,如膝关节。而在儿童,它通常发生在肩、髋和膝关节。在成人常发生在免疫功能低下、酒精中毒、糖尿病、镰状细胞贫血、红斑狼疮、静脉注射吸毒者以及类风湿关节炎人群中。随着关节成形手术普及,术后并发化脓性关节炎的病例也有所增加。化脓性关节炎感染的途径常起自身体其他部位化脓病灶的细菌,经血液循环扩散至关节腔,即所谓血源性播散;有时为关节附近的化脓性骨髓炎,直接蔓延所致。最典型例子是,股骨头或颈部骨髓炎未得到控制,病灶内细菌直接蔓延到髋关节,造成髋关节化脓性炎症;偶尔可因外伤,细菌直接进入关节,引发化脓性关节炎。临床上最常见的致病菌为金黄色葡萄球菌、溶血性链球菌、白色葡萄球菌、肺炎球菌、大肠杆菌等。

一、发病机制

　　绝大多数引发化脓性关节炎的致病细菌经过血源播散,临床出现一个菌血症或败血症过渡阶段,最后侵犯关节,造成关节化脓性反应。导致关节软骨破坏、关节纤维或骨性强直,带来严重病变。关节炎症反应虽然与侵犯关节细菌的量、细菌毒力有关,与机体防御机制、免疫功能有关,但关节本身解剖结构起着关键作用。滑膜型关节内壁覆盖着含有丰富血供的滑膜组织,因此,关节容易受到循环系统内细菌的侵入,并在关节腔内生长、繁殖。与此同时,外来细菌被滑膜衬里细胞和炎性细胞所吞噬,在吞噬过程中,蛋白溶解释放,引起进一步炎性反应。在炎性病变的后期,滑膜衬里细胞可出现修复、再生、增生,呈现慢性炎性肉芽肿反应。如果炎症过程未加人为控制与治疗,炎症细胞蛋白溶解酶大量释放,关节软骨浸润破坏,软骨消失,最终关节的纤维连接或骨性强直必将产生。

　　关节破坏速度取决于很多因素,其中最重要的是与细菌菌种有关。例如金黄色葡萄球菌或革兰阴性杆菌,关节发生破坏迅速,相反另一些细菌,例如,淋病奈瑟菌和大多数病毒,通常并不引起不可逆的关节破坏。

　　体内防御机制、免疫功能同样与化脓性关节炎发生着密切关系。如果机体本身存在慢性疾病或因药物因素影响,化脓性关节炎的发生可增加,甚至在菌血症阶段过程中,即可发生关节破坏。这种情况特别在已有类风湿关节炎或神经性病变、关节严重破坏的病例中尤为明显。其他一些因素可影响机体容易发生感染的还有关节近期接受手术,或关节局部外伤等。此外,临床更为多见的情况是关节内注射激素类药物,它所产生的感染机会或感染的严重程度明显增加。

二、病理

化脓性关节炎病理发展可分三个阶段:

1.早期　又称为浆液性渗出期,关节滑膜充血、水肿,有大量白细胞浸润。关节腔内有浆液性渗出液。其中有大量的白细胞。此阶段关节软骨尚未破坏。如能恰当治疗,及时控制病情,浆液性渗出液可完全吸收,关节功能可完全恢复,不留任何损害。

2.中期　又称浆液纤维蛋白渗出期。渗出液明显增多,渗出液内细胞成分与含量显著增加。随着滑膜炎反应加剧,滑膜血管通透性增加,大量纤维蛋白、血浆蛋白进入并沉积在关节腔与关节软骨表面。这不但干扰软骨正常代谢,并且大量白细胞所释放的各种溶解酶破坏软骨基质,使胶原纤维失去支持,关节体软骨表面失去光泽,关节面软化。因此,该期临床最大特点是感染关节腔内含有大量的黏稠、混浊液体,关节软骨面同时出现损害。纤维蛋白剧烈渗出,量增加,最终出现关节内纤维粘连。因此,即使在该期得到有效治疗,残留关节功能必将受损。

3.后期　又称脓性渗出期。炎症反应加剧,滑膜与关节软骨面进一步破坏,炎性细胞向关节软骨、关节囊和周围软组织浸润。关节渗出液内含有大量脓性细胞和坏死脱落物质。关节腔内积聚黄白色脓液。与此同时,修复也将出现,表现为邻近骨质增生。由于关节软骨面继发性碎裂、破坏、消化、吸收,即使病情得到控制与治愈,关节活动将受到严重影响。

三、症状与体征

化脓性关节炎好发于儿童。一个典型的血源性播散化脓性关节感染病例为:发病前,躯干其他部位往往有感染病灶,如中耳炎、皮肤脓肿、疖、痈或有外伤病史。该病起病急骤,突然发热、发冷、寒战、高热,常达 38.5℃持续不退,脉搏增快,呼吸急促,食欲减退,出现全身乏力、头痛、盗汗和急性贫血症状。如儿童,常因高热而出现惊厥,过分虚弱或循环欠佳的病孩可不发热,或体温不升,四肢冷,甚至出现意识不清、谵妄等神经精神症状。而成年发病者,全身毒血症状相对较轻,而以局部症状表现更为突出。受累关节疼痛、压痛、红肿、皮温增高、患肢不能负重、关节周围肌肉保护性屈曲痉挛使关节常处于半屈曲状态。如受累关节较表浅,如膝、肘、踝、腕关节等,局部红、肿、痛、热、关节积液均较明显。相反,化脓性髋关节炎由于髋周围肌肉丰富,早起局部症状表现较少,但因关节积液增多,而使髋部呈外展、外旋、屈曲状态。此外,常有沿大腿内侧向膝内侧的放射痛。由于关节内积液,关节囊扩大,加上关节周围肌肉痉挛,常可发生病理性脱位或半脱位。

婴儿化脓性髋关节炎是化脓性关节炎中特殊类型。这类婴儿往往未获得母系抗体,常可因流感嗜血杆菌感染引起化脓性关节炎。有些临床报告指出,新生儿化脓性关节炎其感染可来自公共场所或医院。婴儿患病,主要表现为全身症状明显,常出现烦躁、恐惧、纳呆或高热惊厥,但有一些婴儿发病可不发热,甚至体温不升,以神委虚弱为主。化脓性关节炎局部症状往往不太明显,表现为肢体不愿活动,拒按。但仔细观察,仍可发现患病部位压痛,关节被动活动时疼痛,婴儿化脓性髋关节炎的另一特点是当病情静止、后期稳定时,股骨头、颈完全吸收消失,形成假关节。

四、实验室辅助检查

化脓性关节炎病例常表现为白细胞总数增加、中性粒细胞数增多、血沉加快、C反应蛋白试验阳性。凝固酶试验阳性是葡萄球菌致病的一个重要生物特性,它比菌落颜色和溶血性质更有意义。关节穿刺对化脓性关节炎诊断与治疗都起到重要作用。根据化脓性关节炎处于不同严重程度,关节液可以从早期浆液性渗出,发展到关节液黏稠、混浊,最终关节液完全呈脓性分泌物。而且还可根据关节液所含白细胞计数、葡萄糖含量高低,与其他类型关节炎如类风湿关节炎、结核性关节炎、痛风等相鉴别。

X影像学检查:影像学检查对化脓性关节炎诊断必不可少。早期仅可见到关节周围软骨组织阴影扩大或关节囊膨胀(关节外脂肪阴影移位)、关节间隙增宽,稍后可见邻近骨组织稀疏。后期关节软骨被破坏,关节间隙变狭窄或消失,关节软骨面粗糙。当感染侵犯软骨下骨膜时,可有骨质破坏和增生。在病变晚期,关节发生纤维或骨性融合,间隙完全消失,甚至可看到骨小梁跨越关节面,邻近骨质有硬化。偶然可看到化脓性关节炎早前的一些X线表现,例如病理性脱位。CT、MRI等影像学检查是近10年来发展异常迅速的高科技诊断手段,它对诊断组织炎症感染病灶有极高的敏感性,常在病程早期即可出现异常信号,但特异性较差。[99m]Tc检查有相类似的优缺点,作为一种临床检查方法,只有合理选择与应用,才能体现它的自身价值。

五、诊断与鉴别诊断

任何类型化脓性关节炎只有从病变关节滑膜或关节液内找到感染菌种,那么诊断方可确立。因此,关节穿刺术不可避免。如怀疑关节感染,应在无菌条件下做关节穿刺,一部分关节穿刺液立刻送检实验室做培养和药敏检测。而部分采样标本应立刻做涂片细胞计数、分类计数、黏蛋白凝块试验、涂片革兰染色检查。厌氧菌感染近年来有增加趋势,因此,必须做厌氧菌培养。如为结核菌感染,因结核菌常规培养方式不易成功,故一旦怀疑结核感染,可采用豚鼠接种方法,或采用罗-詹改良培养法,以帮助明确诊断。

由于抗生素广泛使用,往往在没有获得明确诊断前,大量抗生素已广泛使用,因此,细菌培养阳性率不高,这应该引起临床医师的重视。

典型的化脓性关节炎诊断并不困难,但某些部位,特别是感染位于深部,例如髋部感染炎症,诊断会发生问题。此外,化脓性关节炎还需要与风湿性关节炎、类风湿关节炎、损伤性关节炎、结核性骨关节炎等相鉴别。风湿性关节炎也可表现为关节的红、肿、发热,但该病为多关节游走性肿痛,关节液内无脓细胞、、无细菌生长,血清抗链球菌溶血素"O"试验阳性。类风湿临床表现为关节发病,以侵犯四肢小关节、对称性发作为特征。病程后期往往出现关节畸形、功能障碍。关节液检查与化脓性关节液有显著差异,结核性骨关节炎也表现为单关节感染,也有大量脓液,但结核性感染的发病演进过程、全身的结核中毒症状、慢性消耗性病态与化脓性感染是截然不同的。

六、并发症

如果化脓性关节炎只局限在关节内,并能够得到及时引流、清创,病灶可得到有效控制。然而,临床往往由于各种不同原因,在病程中会发生如下并发症:

1.病理性脱位 病理性脱位主要发生在儿童,成年人发生机会很少。由于关节炎症,关节腔内大量渗出,关节容量急骤增加,造成张力性疼痛,关节周围肌肉保护性痉挛,如关节未加以保护,往往会发生病理性脱位,导致治疗上的困难。

2.骨髓炎 由于解剖结构上的特殊性,容易引起位于关节腔内的骨组织感染。例如髋关节,股骨头、颈完全置于髋关节囊内,一旦髋关节化脓性感染未得到及时治疗,炎性感染病灶向股骨头、颈直接蔓延浸润,造成股骨头、颈部感染炎症病变。12岁以下儿童骨髓炎引起的股骨头死骨形成,可完全被吸收,并为新骨修复所替代,而成年人遗留下来的死骨,往往需要待病情稳定后,手术摘除。髋关节化脓性关节炎还可并发髂骨骨髓炎,如病灶形成,应手术治疗,切开引流清创。

3.脓肿、瘘管形成 如果化脓性关节炎未得到有效治疗与控制,脓液可向关节周围间隙蔓延,造成关节周围脓肿积聚,例如,腋窝、盆腔、腘窝等脓肿形成。脓液不但可穿透皮肤形成瘘管,而且可向深层组织间隙浸润,形成蜂窝状组织坏死,造成手术清创难度增大。脓液、感染坏死组织对周围邻近组织直接浸润破坏、造成大血管破裂、粪瘘形成,尽管发生机会很少,但一旦发生,处理极为困难,应引起警惕。

七、治疗

对任何一个怀疑急性化脓性关节炎患者,尽可能早地做关节穿刺,既达到早期诊断、早期治疗的目的,又可最大限度保持关节日后功能。急性化脓性关节炎处理原则与所有感染病灶处理一样,应做到病灶充分引流,应用有效足量的抗生素,患肢制动固定。

1.全身支持疗法

急性化脓性关节炎往往是躯干其他病灶内细菌经血源性播散所致。不少病员,特别儿童或老年体弱病人,全身情况虚弱,处于急性细菌毒素中毒状态或出现败血症,因此,全身支持治疗,降温,补液,水、电解质代谢紊乱的纠正,适当的营养,显得十分重要,必要时可少量输血、给予人体白蛋白等,以增强全身抗感染能力。

2.全身有效足量抗生素

化脓性关节感染,抗生素治疗是必不可少的药物。给药前,特别对有高热持续不退的病例,必须做血培养。在没有获得脓液细菌培养结果和药敏报告时,通常可选用最常见的感染菌种的有效药物来治疗。婴儿和儿童的化脓性关节感染的病因通常是金黄色葡萄球菌、流感嗜血杆菌和革兰阴性杆菌。在成人和年龄较大的儿童常见的病菌是淋球菌、金黄色葡萄球菌、链球菌、分枝杆菌,那些引起 Lyme 病的芽胞螺旋杆菌细菌也可以引起化脓性关节感染。吸毒者和免疫系统有缺陷者,例如 HIV,容易发生革兰阴性杆菌的化脓性关节炎。金黄色葡萄球菌也可以通过关节镜手术和关节置换术侵入到关节。金黄色葡萄球菌是最常见的致病菌,因此可选用青霉素类药物,也有人主张青霉素类药物和氨基糖苷类抗生素联合治疗更为有效,以后可根据细菌培养和药敏报告更换合适的有效抗生素。金黄色葡萄球菌是引起关节感染的最常见菌种,由于耐药菌种出现,给抗生素使用带来一定难度。对于这类病例,在抗生素使用问题上应注意以下几点:①选用抗生素时,应结合病员耐药情况来考虑,如病员来自城市郊县,不常用抗生素者,可先使用对葡萄球菌感染有效的抗生素,如红霉素或较大量青霉素。如考虑到多种抗生素耐药的菌株感染,可选用近期内对葡萄球菌疗效最明显的抗生素。葡萄球菌的耐药性在不同地区、不同期间和不同情况下并不一致。因此,应根据具体情况而定。②通常采用两类不同药物的联合应用,例如青霉素类与氨基糖苷类的联合应用能起到协同作用,减少副作用。③如果因使用了过多广谱抗生素,造成体内菌群失调,则应停止当时所用的一切抗生素,不要选用一种近期内公认的对葡萄球菌疗效最好的抗生素单独使用。

一般认为,铜绿假单胞菌所致关节感染宜选用多黏菌素 B 或羧苄西林、万古霉素。对链球菌、肺炎球菌所致感染,可用青霉素加有效的磺胺类药物。

药敏试验对指导临床医师如何选择抗生素有一定帮助,但也可能与临床疗效不符合。因此,如果应用某一种抗生素,确有明显疗效,即应继续使用,不必因为药敏试验阴性而摒弃不同。反之,用某种抗生素 3 天以上不见有效,亦不能因其高度敏感而坚持不换其他抗生素。

关于抗生素使用持续时间,有很大争论。对关节感染病例,用药持续时间应在临床症状完全控制后,继续静脉给药 2 周,随后改为口服有效抗生素持续 6 周。以避免好转后又出现复发或恶化。甚至有报道认为应延长至 2 个月或更长。

3.局部抗生素治疗

全身抗生素应用后,能进入关节内的量是临床医师所关心的问题。有报道认为,滑膜炎症反应时,滑膜对抗生素的通透性可显著增加,关节液内的抗生素浓度与血清内浓度相同,甚至略高,超过体外试验中足以抑制同类致病菌的浓度。因此,有人主张全身使用抗生素,关节液内足以达到所需要浓度而不必关节内局部注射。但关节内局部应用仍有很多优点,可及时清除浓度,清除关节内纤维蛋白以及白细胞所释放的大量溶酶体,避免对关节软骨造成不可逆的损害。鉴于这些优点,仍有不少学者认为,在全身抗生素控制下,关节局部使用含抗生素溶液持续灌注冲洗。通常生理盐水 500ml 加入庆大霉素 4 万 U。24 小时内灌注液可达 5000~10000ml,如此连续冲洗吸收,直至关节炎完全控制。

4.手术治疗

多数关节感染病例,经上述处理,症状可迅速控制。但如果仍有大量脓性渗出液,或某些深部关节感染,例如髋关节,应做关节切开,吸尽关节内渗出液,关节内清创除去炎性物质,清创后缝合关节囊,关节内置冲洗引流管,持续灌注冲洗。

5.局部休息制动

制动是抗感染的重要治疗原则。局部固定可使患部得到充分休息,使因炎症而损伤的关节面不因受压而变形,缓解肌痉挛,减轻疼痛,并可防止畸形或纠正畸形,制动方法可采用皮肤牵引或石膏托固定于功能位。

6.后期治疗

化脓性关节感染,除非早期病例得到有效控制,否则后期必将会造成关节病变。导致后期需要治疗的原因不外乎有化脓性关节炎并发病理性脱位、骨髓炎、瘘管形成、非功能位关节固定畸形、病理性的纤维关节强直、下肢不等长等。

针对上述各种不同情况,应有相应措施和治疗。关节感染引起病理性脱位主要发生于儿童,成年人发生机会很少。如果脱位发生在软组织严重萎缩之前并能及时做出诊断,应在处理关节感染的同时做骨牵引,或手法闭合复位,可能获得成功。如在病程后期才发现,或同时关节面已有破坏,惟一的处理方法是手术清创,最终将关节骨性强直在功能位。关节感染并发邻近骨组织炎症感染,或死骨形成,病程后期瘘管、窦道形成,则应根据慢性骨髓炎处理原则进行治疗。如病情已得到完全控制,而出现关节强直在非功能位,或痛性的纤维强直,则应根据具体情况施行关节内或关节外截骨矫正术,或关节融合术。

近年来,全髋关节置换术手术有很大发展,初次全髋置换术术后并发感染发生率约1%～2%,如果早期及时发现,在有效抗生素控制下保留关节假体彻底清创,术后冲洗引流有可能获得成功。如果无效,或发现较迟,可考虑施行髋关节切除形成术(Girdlestone 术),即去除假体。彻底清创包括骨水泥、坏死感染组织,直至确信髋关节包括股骨髓腔已充分引流,保留有血供的松质骨面。清创术后,伤口可Ⅰ期缝合,残留腔内置负压引流管,或抗生素溶液持续滴注冲洗,患髋屈曲 20°～30°,下肢骨牵引 3～6 周。

(姬长坤)

第二节　化脓性骨髓炎

化脓性细菌侵入骨膜、骨质和骨髓引起的炎性反应,即为化脓性骨髓炎。这是一种常见病,好发于儿童,男多于女。病变可侵及骨组织各部分,但主要为骨髓腔感染。致病菌大多数是金黄色葡萄球菌,其次是溶血性链球菌,其他如大肠杆菌、肺炎双球菌等也可引起。细菌侵入途径有 3 种,即:血源性感染、创伤性感染、蔓延性感染,大多数为血源性感染。按临床表现可分为急性和慢性,慢性化脓性骨髓炎大多是因急性化脓性骨髓炎没有得到及时、正确、彻底治疗而转变来的。

一、急性血源性骨髓炎

本病常见的致病菌是金黄色葡萄球菌,其次是乙型链球菌和白色葡萄球菌,致病菌在儿童体弱、营养不良或轻度外伤等抵抗力降低的情况下,经血行到达骨组织引起炎症。常见于儿童和青少年,男多于女,胫骨和股骨多见,病变多发生于长管状骨的干骺端。基本病理变化是骨组织急性化脓性炎症,可形成髓腔脓肿、骨膜下脓肿和化脓性关节炎,病理特点是骨质破坏、坏死、吸收和骨膜修复反应新生骨并存,早期以骨质破坏为主,晚期以修复性新生骨增生为主。

【诊断标准】

早期诊断比较困难,两周后 X 线摄片变化逐渐明显,诊断多无困难。

1.全身症状　起病急,全身中毒症状明显;前驱症状有全身倦怠,继以全身酸痛,食欲不振畏寒,严重者可有寒战,多有弛张性高热,可达 39～40℃,烦躁不安,脉搏快弱,严重者可有谵妄、昏迷等败血症表现,亦可出现脑膜刺激症状,病史曾有感染灶。

2.局部症状　早期有局部剧烈疼痛和跳痛,肌肉有保护性痉挛,患肢不敢活动。患部皮温高,有深压痛,早期肿胀可不明显,几天后局部皮肤红、肿、热、痛及压痛明显,干骺端持续性剧烈疼痛和深压痛。

3.血液检查　白细胞、中性粒细胞计数增多,一般有贫血;早期血培养阳性率较高,局部脓液应作细菌培养和药敏试验。

4.局部分层穿刺检查阳性　局部分层穿刺检查对早期诊断具有重要意义;

5.X 线检查　早期无明显变化,发病 2 周后可见骨质脱钙、破坏,少量骨膜增生,以及软组织肿胀阴影等。

6.骨扫描　对早期诊断骨髓炎有重要价值,CT 和核素扫描结合能提高对早期骨髓炎的诊断。

【鉴别诊断】

早期应与蜂窝织炎、丹毒等软组织炎症鉴别。蜂窝织炎、丹毒全身症状稍轻,局部红肿明显,多系链球菌感染,对青霉素治疗敏感。骨扫描有助于鉴别。

【治疗原则】

关键是早期诊断,早期应用大剂量有效抗生素控制感染防止炎症扩散,同时进行适当的局部处理。一旦形成脓肿,应及时切开减压引流,防止死骨形成,使病变在早期治愈,否则易演变成慢性骨髓炎。

1.全身支持疗法　高热时,降温,补液,注意水、电解质代谢和酸碱平衡。必要时多次少量输新鲜血,以增强患者的机体抵抗力。补充营养,给予易消化和富含维生素和蛋白质的饮食。

2.联合应用抗菌药物　应及早采用足量而有效的抗菌药物,首选针对金黄色葡萄球菌的有效广谱抗生素,待细菌培养和药物敏感试验有结果时,再选择适宜的敏感抗生素。抗生素使用至少应持续至体温下降,症状消失后 2 周左右。

3.切开减压引流　这是防止病灶扩散和死骨形成的有效措施。如联合应用大剂量抗生素治疗 2～3 天不能控制炎症,诊断性穿刺抽出脓液或炎性液体,均应做局部钻孔或开窗进行减压引流。早钻开骨皮质有利于控制骨髓腔内感染,及时开窗引流可防止感染扩散。

4.局部固定 早期用适当夹板、石膏托或皮牵引限制活动,抬高患肢并保持功能位,可以防止畸形,减少疼痛和避免病理骨折。

【临床路径】

1.病史 发病年龄、病程、既往诊治经过。

2.全身和局部症状 全身情况、局部症状、有无死骨、窦道。

3.放射学检查 X线与CT,骨扫描等。

4.实验室检查 血液检查、局部分泌物检查、药敏实验等。

5.根据病情选择合适的治疗方案及药物。手术有时是必需的。

二、火器伤化脓性骨髓炎

【诊断标准】

1.有明确的火器致伤病史。

2.晚期全身表现严重,与血源性骨髓炎表现相同。

3.火器伤使局部软组织和骨质受到损伤和污染严重,尤其是炸伤,组织破坏和污染程度较严重,机体抵抗力降低,感染可能性很大。

4.有时伤口中可以找到弹片等异物,鉴别比较容易。

【治疗原则】

1.外伤后要及时进行彻底清创,预防感染,增强机体抵抗力,使开放性骨折变为闭合性骨折。

2.将关节固定于功能位,伤愈后早期活动,恢复功能,防止关节僵硬。

3.如系枪伤所致的穿透伤,进出口都很小,污染轻微无异物,又无血管、神经等重要组织合并伤,可敞开伤口,只行伤口换药,保持引流,增强机体抵抗力和使用抗菌药预防感染。

4.对炸伤引起的开放性骨折,必须彻底清创,不缝合伤口,以利引流。早期清创,延期缝合,骨折可用石膏或外固定架临时固定。

5.对非火器伤骨折,污染不重,如能及时进行清创,应缝合伤口,放置引流条 48 小时,争取伤口一期愈合,使骨折转为闭合性。

6.若感染已发生,应尽早扩大伤口,以利引流,可采用 VSD 负压引流技术,加强全身支持疗法及抗感染治疗。应注意厌氧菌感染和气性坏疽的发生。

三、慢性骨髓炎

大多数慢性骨髓炎是由急性骨髓炎治疗不当或不及时发展而来。以前是多继发于急性血源性骨髓炎。现在急性血源性骨髓炎在早期多能及时有效治疗,转化为慢性骨髓炎较少,现在较常见的是开放性骨折和骨的贯通伤后发生的骨髓炎,以及金属内固定物植入引起的骨感染。急性炎症消退后,遗留的死骨、死腔是造成慢性骨髓炎的主要原因。致病菌常为多种细菌混合感染,以金黄色葡萄球菌为主。急性骨髓炎炎症消退后,反应性新生骨形成、骨质增生硬化、病灶区域存留的死骨、死腔和窦道是慢性骨髓炎的基本病理变化。其有慢性局限性骨脓肿和慢性硬化性骨髓炎两种特殊类型。

【诊断标准】

1.有急性血源性骨髓炎、开放骨折或火器伤病史。

2.窦道愈合的病变静止期,可无全身和局部症状。发作时,有发热、食欲不振,如急性骨髓炎表现。

3.急性发作时,局部已经愈合的创口,又开始疼痛、肿胀,流脓。有的在伤口瘢痕的表面形成混浊的水泡或波动性的肿块。当水泡或肿块溃破后流出脓液,有的排出小死骨片,以后全身症状消退。长久不愈,窦道周围皮肤长期受分泌物的刺激,有色素沉着或湿疹性皮炎,少部分人并发表皮样癌。幼年发病,骨骺板破坏者,可有肢体发育障碍,肢体有短缩或内、外翻畸形。

4.X线检查:病变骨失去原有的外形,骨干增粗,骨质硬化,轮廓不规则;髓腔变窄甚至消失,有圆形或椭圆形破坏透亮区;常可见到与周围骨质脱离的死骨,致密硬化的死骨块可大可小,多与骨干平行,死骨周围有一透亮区,边缘呈锯齿状,此为慢性骨髓炎特征。

5.窦道造影:可通过窦道造影了解窦道的深度、分布范围和死腔的关系。以利于彻底清除死腔和窦道。

【鉴别诊断】

根据既往急性化脓性骨髓炎的病史、体征、典型的 X 线表现,诊断多无困难,但仍需与下列病变鉴别。

1.结核性骨髓炎　一般多侵入关节,病史较缓慢,有结核病或结核病接触史等。X 线片显示以骨质破坏为主而少有新骨形成。

2.骨样骨瘤　常易诊断为局限性脓肿,但其特征为经常性隐痛,夜间疼痛较重,局部压痛明显,但无红肿,少有全身症状,X 线片可进一步提供鉴别依据。

3.骨干肉瘤　局部及 X 线片表现偶可与骨髓炎混淆,但根据发病部位、年龄、临床表现及 X 线片特征可以鉴别。若病程长,窦道久治不愈,局部疼痛剧烈,有异常肉芽,脓液量多且有恶臭味,应注意有恶性变的可能。

【治疗原则】

1.全身治疗　慢性骨髓炎是长期消耗性疾病,手术前患者体质弱,应增加营养,为手术创造条件。手术前后使用足量有效的广谱抗生素。

2.手术原则　尽可能彻底清除病灶,摘除死骨,切除增生的瘢痕和清除肉芽坏死组织,消灭死腔,改善局部血液循环,为愈合创造条件。根据不同的病情可选择不同手术方案,如病灶清除术、碟形手术(Orr 手术)、带蒂肌皮瓣转移术、骨移植术等。

3.药物治疗　应根据细菌培养及药物敏感试验选择抗菌药,术前、术中、术后均应用足量有效的抗菌药物。

(陈为国)

第三节　椎间隙感染

临床上,椎间隙感染并不多见,但由于病灶比较隐匿,对诊断、治疗带来一定困难。椎间隙感染以腰椎最为多见。

一、发病机制

椎间隙感染途径主要由下列两种原因所造成。

1.由脊柱诊断性操作或手术过程中细菌直接污染、接种所致。例如,椎板切除减压、髓核摘除手术、诊断或麻醉需要施行腰椎穿刺,或椎间盘造影术穿刺针直接进入椎间盘内感染所致,这种感染细菌以金黄色或白色葡萄球菌最常见。

2.由盆腔内或泌尿生殖系统感染播散所引起,已有大量研究报告证实存在盆腔与椎旁静脉系统通道,感染细菌或肿瘤栓子可经该途径直接蔓延侵犯脊柱。如该途径发生椎间隙感染,细菌菌种以革兰阴性杆菌为主。

椎间盘本身是一个无血供组织,因此,如经血源感染,病原菌必须停留在邻近椎体骺板。该部位血流缓慢,细菌容易停留造成毛细胞血管栓塞,形成局部脓肿,而椎间盘感染是继发的。缺血性感染的椎间盘组织逐渐发生液化,需要经过几个月的时间才能被吸收,感染坏死组织停留在局部,很少超出椎间盘本身结构,因此,绝不会发生硬脊膜周围脓肿,经过一定治疗,感染逐渐吸收,自行愈合。

二、临床表现

椎间盘感染通常在脊柱手术操作后几天至几周时间出现脊柱症状。如果继发于盆腔或尿路感染,则脊柱间隙感染发作潜伏期可能更长,可以几天至几个月,甚至达几年。腰背部疼痛症状往往突然发作,症状迅速加剧,病人往往不愿移动,甚至轻微移动即可能触发剧烈疼痛,需大剂量止痛剂解痛。疼痛常局限于脊柱背部,也可以向一侧或双侧下肢放射。局部肌痉挛、压痛、叩痛明显,感染的全身症状较轻微,体温正常或低热,高热罕见。疼痛或不适症状可能持续相当长时期,从数月至一年后,症状逐渐缓解。

三、辅助检查

血白细胞分类检查正常,惟一有价值表现为 ESR 升高,穿刺活检或培养常可提供诊断依据。感染发作几周或几个月时,X 线检查仍可无特征性变化,最早的 X 线征象是感染的椎间隙狭窄,跟随出现邻近椎体部分不规则吸收破坏。经过相当一段时间间隔,骨修复愈合逐渐明显,表现为沿着椎体缘硬化骨形成,新骨增生。当病灶完全稳定,椎间隙可完全消失,上下椎体连接融合。

四、诊断与鉴别诊断

椎间盘感染发生率并不高,该病有一些特征性的临床和 X 线表现,为正确诊断提供线索,从某种意义上,鉴别诊断更重要。

1.化脓性脊柱炎　化脓性脊柱炎临床表现与椎间隙感染极为相似,除了一部分病员可表现急性中毒症状外,有相当一部分人仅表现为局部脊柱痛,持续加剧,也可出现放射痛。唯一区别是,如发生化脓性脊柱炎,其感染脓肿波及椎管内,可引起脊髓和神经根压迫症状,截瘫发生率约 15%,甚至更高。如果脊柱炎发生在颈椎,椎旁脓肿可压迫气管、食管,如发生在腰椎,会出现腰大肌脓肿刺激症状。化脓性脊柱炎 X 线征象具有 4 种特征性表现:①病变起自椎体中心,出现骨破坏吸收,而上下椎间隙保持正常。②病变起自骨膜下,位于多个椎体前缘,前方皮质骨被侵蚀,骨吸收边缘骨增生。③病变侵犯椎弓或附件。④病变起自椎体终板附近,早期出现骨质稀疏,随后为虫蚀样或锯齿状骨破坏,最后炎性病灶可扩散到椎体中央,但也可向椎间盘侵犯,造成椎间盘狭窄、破坏、吸收、边缘出现骨增生。最后一种 X 线表现与化脓性椎间隙感染的 X 线表现相似,应引起重视。

2.脊柱结核　近年来,脊柱结核发生率有所增加,脊柱结核起病缓慢,全身结核中毒症状明显,局部疼痛,椎旁脓肿发生率较高,少数病人可出现脊髓压迫症状。X 线征象具有特征表现,病变早期常表现椎间盘间隙狭窄,邻近椎体骨疏松脱钙,但很快出现以椎体破坏椎旁脓肿为主的 X 线表现,很少出现骨质增生、骨桥形成,椎体附件结核发生较少,必要时可行穿刺活检,明确诊断。

3.脊柱转移性肿瘤　脊柱转移性骨肿瘤发生率极高,常表现为椎体溶骨性或增生性骨破坏,可侵犯单一椎体或出现跳跃式椎体破坏,脊柱转移性骨肿瘤很少出现间隙狭窄,这是转移性脊椎肿瘤的特点,这与椎间隙感染椎间隙狭窄截然不同。

五、治疗

1.非手术治疗

全身支持、局部制动以及抗生素应用是保守治疗主要三大措施。

(1)抗生素应用:感染源的识别,对了解感染菌种有帮助。如继发于盆腔,泌尿道的感染,往往以革兰阴性杆菌感染为主,而因脊柱手术操作引起的椎间隙感染往往以金黄色葡萄球菌感染为主。因此,根据可能的菌种感染选择有效抗生素。用药时应掌握各类抗生素的药理作用,不仅增加药物的疗效,而且可减少毒性,防止产生耐药性。抗生素治疗应足量、有效,直至感染症状完全消退,以后再改用口服抗生素持续 6 周。

(2)制动:硬板床或石膏床制动是必要的,直至临床症状完全消失。病情稳定通常需要 3 个月。症状减轻后可用支架、腰围保护。

(3)全身支持疗法:急性期显得十分必要,加强营养,及时补充和纠正水、盐、电解质紊乱。急性期疼痛是突出矛盾,因此药物使用十分必要。

2.手术治疗

如果病灶未及时早期发现,病变范围广泛破坏严重,或难以承受疼痛得不到有效控制,可考虑手术治疗,切除感染椎间盘、坏死组织,彻底清创使病灶得到控制与稳定。

(陈为国)

第四节 结核性骨关节炎

一、概论

【诊断标准】

1.症状及体征

(1)好发年龄:骨关节结核好发于任何年龄,青少年和老年居多。

(2)好发部位:负重及活动多的部位常见,脊柱结核占50%,其次为膝、髋关节。单发多见。

(3)诱发因素:机体抵抗力低下,卫生条件不良,过度劳累,外伤等。

(4)全身症状:多起病缓慢,有低热、盗汗、乏力、消瘦、食欲不振等。

(5)局部症状体征:疼痛、肿胀、肌肉痉挛、关节活动受限、畸形、肌肉萎缩、寒性脓肿、窦道形成等。

(6)影像学表现:

①X线摄片不能作出早期诊断。早期表现为骨萎缩,软组织肿胀。后期骨结核表现为骨骺或干骺端溶骨性破坏,伴或不伴有死骨形成,骨膜反应轻,骨质疏松及病灶周围软组织改变。关节结核表现为关节内及其周围软组织肿胀,骨萎缩明显,随着病情的发展出现不同程度的关节面破坏及关节间隙狭窄,关节畸形,严重者有关节骨性强直。

②骨扫描敏感性88%～96%,但特异性不高。

③CT检查可以发现早于X线片,可以清晰地显示骨破坏、硬化及病灶周围的寒性脓肿。

④MRI检查可以作出早期诊断,显示炎症浸润阶段的异常信号,还可以观察脊髓有无受压及变性。

2.实验室检查

(1)轻度贫血。

(2)白细胞分类中淋巴细胞所占比例增大。

(3)红细胞沉降率增快,C-反应蛋白增多。

(4)脓液培养:阳性率70%。伴有肺结核的患者痰培养阳性率超过50%。

3.结核菌素实验

阴性结果表示未曾感染结核,有排除诊断意义,但假阴性率达20%～30%(免疫功能不全的患者可出现假阴性),阳性结果对3岁以下的儿童有诊断意义。

4.结明实验　敏感性 70% 左右,特异性 90% 左右。

5.病灶组织学检查

有诊断意义。

【治疗原则】

1.全身支持疗法

(1)注意休息、营养,每日摄入足量的热能、蛋白质和维生素。混合感染者应给予抗生素治疗。

(2)抗结核药物治疗:这是治疗的关键,需联合用药以防止结核菌产生耐药性。常用的药物为异烟肼、利福平、吡嗪酰胺、乙胺丁醇等。推荐上述 4 种药物联用,吡嗪酰胺主张应用 3 个月,其他药物继续应用 9 个月以上,根据病情及药物不良反应及时调整用药。链霉素由于听力损害,不作为首选,特别对儿童。如果应用,亦作为强化治疗,限期 3 个月。

2.局部治疗

(1)局部制动。

(2)局部药物注射:对于早期单纯性滑膜结核可以关节腔内注射。大的寒性脓肿也可穿刺引流,并注射抗结核药物。

(3)手术治疗:清除结核病灶及寒性脓肿。晚期须纠正畸形,改善关节功能。手术方法包括脊柱结核的彻底病灶清除、内固定及植骨融合术、关节结核滑膜切除术、关节融合术、截骨术等。根据关节破坏程度,关节结核在病灶静止或愈合后还可行人工关节置换术。

二、关节结核

(一)膝关节结核

【诊断标准】

1.症状体征

(1)好发于儿童或青少年,常为单发。可分为单纯骨结核,单纯滑膜结核及全关节结核。

(2)全身症状:低热、盗汗、乏力、食欲不振、消瘦、贫血等。

(3)局部症状体征:疼痛、肿胀、畸形、活动受限、浮髌征阳性,儿童有夜啼,晚期可有肌萎缩、关节屈伸明显受限、僵直、窦道形成。

2.影像学表现

(1)单纯滑膜结核:可见软组织肿胀和骨质疏松。

(2)单纯骨结核:多见于股骨下端、胫骨上端,髌骨少见。有骨质破坏。

(3)全关节结核:骨质破坏,有死骨、空洞、骨质疏松。关节间隙狭窄或消失,甚至发生脱位、强直或骨质硬化改变。

3.关节镜检查　对早期诊断膝关节结核具有独特价值。

【治疗原则】

1.全身抗结核治疗。

2.卧床休息、患肢制动。

3.局部病灶处理

①单纯滑膜结核：一般采取非手术治疗，除全身给药外，可关节腔内抽吸关节积液，再将抗结核药物直接注入关节腔内。非手术治疗无效，可行关节镜下或开放的滑膜切除术。

②单纯骨结核：行病灶清除术。但 X 线片表现为较轻的局限性骨髓炎，或局限于髌骨的溶骨性改变并伴有片状死骨形成者，可联合药物治疗，非手术治疗无效可行病灶清除术。

③早期全关节结核：及早行病灶清除术。

④晚期全关节结核：15 岁以下的儿童，或在病灶清除术后尚有部分软骨面残留的成人病例可不做融合；15 岁以上关节毁损严重并有畸形者，在病灶清除术后，同时行关节加压融合术。有严重畸形者，可根据情况手术矫正。病灶静止后行人工全膝关节置换术可挽救晚期关节功能障碍，但有结核复发风险。

（二）髋关节结核

【诊断标准】

1.症状

(1)好发于 15 岁以下的儿童。全关节结核多见。

(2)全身症状：低热、盗汗、乏力、食欲不振、消瘦及贫血等。

(3)局部症状：患髋疼痛、跛行，甚至不能行走。儿童患者常诉膝部疼痛，有夜啼。

2.体征

髋关节压痛，活动明显受限。早期由于关节内积液和肿胀，患髋表现为屈曲、外展、外旋畸形，"4"字试验、髋关节过伸试验、托马斯征阳性。晚期因关节囊和肌肉挛缩出现屈曲、内收、内旋畸形，髋关节强直。

3.影像学表现

X 线早期表现为局限性骨质疏松、关节囊肿胀、进行性关节间隙变窄与边缘性骨质破坏，后期出现空洞、死骨，严重者出现骨关节炎、股骨头部几乎消失、病理性后脱位。

【治疗原则】

1.全身抗结核治疗。

2.卧床休息，皮牵引或髋"人"字石膏将有助于病灶静止，症状缓解。

3.手术治疗

①单纯滑膜结核：除全身抗结核药物治疗，可关节内注射抗结核药物。非手术治疗无效，可行滑膜切除术，同时对骨性病灶作彻底刮除。

②早期全关节结核：应及早行彻底的病灶清除术以挽救关节功能。

③晚期全关节结核：可选择髋关节融合术或截骨术纠正关节畸形，稳定关节。人工关节置换术是挽救晚期关节功能障碍的有效方法，但须在病灶静止后方可进行，且有结核复发风险。

三、脊柱结核

【诊断标准】

1.症状

(1)腰椎发病率最高，其次为胸椎、胸腰段、腰骶段及颈椎，常为单发，跳跃性少见。

（2）全身症状：一般起病缓慢，有低热、盗汗、乏力、食欲不振、消瘦、贫血等。

（3）局部症状：多数为轻微持续性疼痛，劳累后加重，休息后减轻。咳嗽、打喷嚏、弯腰活动或持重物时疼痛加重。儿童有夜啼。脊髓、神经根受压时，出现根性症状及脊髓损伤表现。

2.体征

（1）颈椎结核患者常用双手撑住下颌，咽后壁脓肿形成者可有呼吸和吞咽困难；胸椎结核患者可有结核性脓胸；胸腰段、腰椎、及腰骶段结核患者行走时喜欢将头和躯干尽量后仰，双手扶腰。

（2）局部压痛、叩击痛、僵硬、活动受限。

（3）严重者有局部后凸畸形，尤其是胸椎结核患者。

（4）巨大脓肿形成者，可在腰三角、髂窝或腹股沟处摸到脓肿。腰大肌深层脓肿可妨碍髋关节伸直。脓肿破溃者形成窦道。

（5）腰椎结核患者拾物实验阳性。

3.影像学表现

（1）X线改变：椎体或附件破坏、椎间隙变窄、后凸畸形。胸椎结核可有椎旁不对称脓肿影，腰椎结核可有腰大肌脓肿，表现为腰大肌影增宽，边缘模糊。

（2）CT：可以清晰地显示骨破坏、死骨、脓肿形成及其钙化情况。

（3）MRI：可发现早期病变，清晰显示椎体炎症及椎旁软组织的轻微肿胀、脓肿的范围及椎管侵犯、脊髓神经受压情况。

（4）B超：可显示椎旁或腰大肌脓肿的大小、位置，并判断术后有无复发，方便快捷，但对骨质病变的显示欠佳。

（5）核素扫描：敏感性较高，但特异性差，可以发现多发性脊柱或骨关节结核。

【治疗原则】

1.全身抗结核治疗。

2.注意休息、营养，每日摄入足量的热能、蛋白质和维生素。混合感染者应给予抗生素治疗。

3.手术治疗

①病变以脓肿为主，椎体破坏不重、无明显死骨及脊髓神经受压者，可以B超引导下穿刺置管引流及抗结核药物灌注冲洗。

②有大的死骨、椎体不稳、脊柱后凸畸形大于30°、伴有脊髓神经压迫症状者，根据病灶的部位、范围，采用不同入路下彻底的病灶清除、内固定及植骨融合术。

四、骨盆结核

（一）骶髂关节结核

【诊断标准】

1.症状和体征

（1）多见于青壮年，单侧多见。

（2）起病缓慢,疼痛局限于臀部,晚期关节发生纤维或骨性强直时,疼痛消失。病变刺激神经根可产生沿坐骨神经放射性疼痛。

（3）臀部或髂窝有脓肿者可触及波动感,骨盆挤压和分离实验阳性。脓肿穿破可有窦道形成。

2.影像学表现

（1）X线片早期可见关节边缘模糊,关节间隙增宽;晚期可见关节间隙狭窄或消失,局部破坏,可有死骨形成。关节破坏严重者同侧髂骨和耻骨向上脱位。

（2）CT对早期诊断具有重要意义,可以清晰地显示病灶的部位、范围。

3.病灶组织学检查

经皮穿刺性活检有助于早期诊断。

【治疗原则】

1.早期无明显死骨和脓肿者,可采取抗结核药物治疗,局部制动,疼痛明显者,可做患侧下肢皮牵引。

2.伴有脓肿和死骨的病例,或窦道经久不愈的病例,应做病灶清除术。无混合感染者,可同时做关节融合术。

（二）耻骨结核

耻骨结核可累及耻骨联合,行药物治疗和病灶刮除术通常能很快愈合。

（姬长坤）

第五节 骨关节炎

随着人口老龄化,骨关节炎已成为严重影响人们特别是老年人生活质量和活动能力的最常见的关节疾病。骨关节炎是以软骨退变为特征、伴有关节周围骨反应的滑膜关节疾病。这一概念排除了有软骨病变而没有骨增生反应的疾病如类风湿关节炎、多发性软骨炎等,也排除了无软骨病变而单纯骨增生形成骨赘的疾病,其必要条件是二者同时具备。

一、致病因素和发病机制

1.影响骨关节炎发病的全身因素

（1）肥胖:肥胖可以从两个方面引发骨关节炎:①机械性因素;②代谢因素。很明显,肥胖增加关节负荷,过量负荷是骨关节炎的重要诱因。代谢因素与肥胖者的胶原代谢有关,目前认为代谢因素更为重要。

（2）遗传因素:结节性骨关节炎和全身性骨关节炎受遗传因素影响最大。实验证明 HLA-A1、B8 及其 α_1 抗胰蛋白酶 MZ 表型,在软骨自身免疫机制中起重要作用。COL2A1 基因与多关节骨关节炎特异相关,说明 COL2A1 基因决定的 II 型胶原缺陷可能是导致骨关节炎的潜在因素。

（3）骨密度：调查显示骨质疏松与骨关节炎负相关，骨密度越高，发生骨关节炎的可能性越大。调查还发现，矮胖型人群的骨密度较高，较易发生骨关节炎，瘦长型人群骨密度较低，较易发生骨质疏松。

（4）性激素：多关节骨关节炎患者中女性占大多数，且常发生于停经后。研究发现，骨关节炎的某些亚型与性激素水平改变有关，在软骨细胞上已经发现一些雌激素受体，这提示骨关节炎可能与激素调节有关。

（5）吸烟：有调查显示，吸烟者较少发生膝关节骨关节炎，有人推测这可能与烟内有抗雌激素成分，影响细胞代谢有关。

（6）另外，有些调查显示，骨关节炎还可能与糖尿病、高血压、高尿酸血症等疾病有关。

2.影响骨关节炎发病的局部因素

（1）创伤：较大的创伤是引起骨关节炎的常见原因，特别是创伤后导致关节结构改变的损伤，更易导致骨关节炎，如经关节骨折、半月板损伤、膝交叉韧带损伤等。长骨骨折引起的骨关节炎常发生在邻近的关节，如股骨骨折易引起髋关节骨关节炎，胫骨骨折易引起踝关节骨关节炎，肱骨骨折易引起肩关节骨关节炎。此外，长期反复的小的疲劳性创伤也是骨关节炎常见病因。

（2）关节形状：关节形态异常容易导致骨关节炎，这在髋关节特别明显，无论先天畸形或后天的发育不良，只要引起髋关节形态异常，继发髋关节骨关节炎的比例非常高。

（3）职业和业余活动：特殊职业如矿工、风钻操作工等很容易发生特定关节的骨关节炎。相反，芭蕾舞演员、长跑运动员、跳伞者等人们想像容易引起骨关节炎的职业人群，骨关节炎发生率并无明显增高。这是否说明职业对骨关节炎的发病更具影响力，其原因还有待这一步调查研究。

3.发病机制

骨关节并非简单的随增龄发生的退变。目前认为有两种情况可导致骨关节炎发病。一种是，软骨发生异常改变，但所受应力正常，软骨不能耐受正常的应力，发生退变，导致骨关节炎。另一种是，软骨本身正常，但承受的应力异常，软骨不能承受过度异常的应力，发生退变，产生骨关节炎。这两种情况的共同结果是软骨的极限强度，特别是其疲劳强度不足以承担其所承受的应力，软骨中胶原纤维网架的化学和物理连续发生松弛，胶原纤维结超微结构遭到破坏，胶原纤维发生疲劳性断裂。

使软骨胶原纤维网架产生损害的另一重要原因是软骨面的粘连性磨损和界面磨损。当软骨受到长时间恒定载荷，软骨内液体被挤出，软骨形变加大。关节相对合的软骨面间的滑液也被挤出，对合的软骨面发生直接接触，此时关节活动可使软骨表面出现明显磨损。软骨表面磨损和胶原纤维网架的松弛断裂，可造成软骨内蛋白聚糖成分漏出，蛋白聚糖漏出又反过来影响胶原纤维网架的稳定性，如此形成的恶性循环使软骨基质进行性破坏。软骨基质是软骨细胞赖以生存的微环境，软骨基质破坏可引起软骨细胞一系列的生物学反应而发生退变或坏死。

在软骨细胞生物学反应中，目前发现一氧化氮（NO）起很重要的介导作用。NO以游离基团的形式，在组织中迅速弥散并诱导产生 IL-1、TNF-α 和 TNF-β 等细胞因子，这些细胞因子促使软骨细胞产生金属蛋白酶（MMPs）。MMPs 包括胶原酶、明胶酶和间质溶素，这些酶可以降解结缔组织中的大多数大分子物质,包括胶原和蛋白聚糖,同则 MMPs 还抑制软骨细胞合成胶原和蛋白聚糖。

更重要的是,MMPs 不仅能降解软骨的基本成分 II 型胶原和蛋白聚糖,它还能降解对胶原和蛋白聚糖连接起非常重要作用的聚合素、修饰素及 IV 型和 VI 型胶原,如此使胶骨基质的破坏进一步加剧。

在软骨被破坏的同时,骨关节炎的发病过程中始终伴随软骨的修复反应,基质降解引起 TGF-β、IGF-1、FGF 等生长因子释放,这些生长因子可促使软骨细胞增生增殖,促进各种基质大分子合成,特别是促使软骨中、深层内聚合素和修饰素浓度增高。这些软骨的修复反应部分抵消了 MMPs 的分解效应。但是软骨细胞的破坏性反应总是超过或等于修复性反应,当破坏性反应超过修复反应时,软骨进行性破坏,而当两者相等时,软骨维持原状。目前认为,骨关节炎自然发展进程中,修复反应不可能超过破坏性反应,如此软骨发生渐进性破坏,骨关节炎也进行性发展。

在骨关节炎后期,部分软骨完全磨损,软骨下骨裸露,特别是骨髓开放暴露,组织会产生明显的修复反应,但所形成的软骨以纤维软骨为主,缺乏原透明软骨的生理特点。因而实际上仍未修复。

二、病 理

骨关节炎的病理学特征是关节软骨退变、软骨下骨改建和骨赘形成,这三者构成了骨关节炎的主要病理变化。除此之外,滑膜、关节液、韧带、关节囊,肌肉都会发生各种病理变化,特别是滑膜及由之产生的关节液成分改变,在骨关节炎病理发展过程中起非常重要的作用。

1.关节软骨退变

关节软骨表面正常为浅蓝色,半透明,软骨退变后,色泽转为白色、暗白色、黄色或褐色,不透明,无光泽。镜下可见软骨表面原纤维暴露,形成所谓原纤维化。随着病情的发展,病变向中、下层侵蚀,形成局灶性溃疡、裂纹、裂隙,以后裂纹、裂隙扩大,溃疡面积增大、深度加深,软骨完全剥脱,软骨下骨暴露。超微结构和生化分析显示,在软骨发生原纤维性变的同时或以前,软骨基质的分子网络出现松弛,蛋白聚糖的浓度和聚集性下降,软骨内水分增加,基质渗透性提高,软骨刚度下降,软骨细胞初期表现为增生、增殖,而后期则表现为明显变性、坏死。

2.软骨下骨改建

骨关节炎另一重要病理变化是软骨下骨改建、硬化。软骨下骨随关节受力的变化而进行的改建,是关节产生畸形的最主要原因。骨的改建和软骨的变化几乎同时出现,有人发现骨改建甚至早于软骨的变化。但大多数学者认为,在软骨发生原纤维化的早期,骨能精确感受骨所传递力的变化,而且骨比软骨对应力改变更为敏感,一旦软骨发生变化,骨不得不承受更为敏感、一旦软骨发生变化,骨不得不承受更大的力,通过骨代偿性改建,增加软骨下骨的密度,以承受较大的力。后期,由于长期的磨损,增厚变硬的骨板也可以变薄甚至出现疏松。

骨关节炎软骨下骨还出现囊性变,囊肿样骨腔内含有黏液样、纤维样或软骨样组织,囊腔边缘骨硬化增厚。

3.骨赘

骨赘是骨关节炎的重要病理特征,这些纤维状、软骨性或骨性突起常形成于关节周围,沿软骨骨交界处生长的为边缘骨赘,沿关节囊附着处生长的是关节囊骨赘,从退变的关节软骨表面向关节腔内突出的叫中央骨赘。多数骨赘骨表面有软骨或纤维软骨覆盖,内为骨性基底,骨赘似乎是关节软骨内的延伸,通常认为是机体试图扩大关节承力面积的代偿性行为的结果。每个关节有各自特征性的骨赘形成方式,如髋关节,典型的骨赘沿髋臼盂唇形成骨赘,而盂肱关节,骨赘常沿肱骨头表面的内缘形成。

骨关节炎的病理变化还包括滑膜、韧带、关节囊及关节周围的肌肉等。骨关节炎早期,滑膜增生、包裹、吞噬脱落的软骨碎屑,导致滑膜炎性反应,产生 IL-1、IL-4、TNF-α、PGE$_2$ 等物质,这些物质进入关节液,并可能通过关节液进行软骨,加速软骨的破坏。骨关节炎后期,滑膜可出现广泛纤维化,增厚成结节样。韧带、关节囊均会发生挛缩,退变肌肉萎缩,纤维化。

三、临床表现

骨关节炎的临床症状主要表现为疼痛、关节僵硬、功能受限和关节畸形。

疼痛是最主要的主诉症状,透明软骨内设有神经纤维,因此,软骨退变本身并不直接引起疼痛,引起疼痛的机制可能有:

1.滑膜增生引起滑液产生增多,导致关节内高压,关节内高压刺激关节囊内痛觉纤维和机构感受器引起疼痛。

2.骨关节炎造成软骨下骨内压增高,刺激骨膜产生疼痛。

3.骨关节炎造成软骨下骨微骨折,引起疼痛。

4.关节畸形、结构改变,肌肉萎缩等原因使肌腱和滑囊的结构和功能发生变化,引起肌腱炎和滑囊炎。

不同机制引起的疼痛特点不同。例如,由机械性原因导致的疼痛和肌腱炎引起的疼痛均主要发生在活动关节时,炎症性机制引起的疼痛发生于休息时,骨内压增高引起的疼痛的夜间痛为主,这种疼痛表明损害严重,预后不良。

疼痛与关节破坏的严重程度并不完全相关,有时 X 线显示关节严重破坏,但疼痛并不明显。疼痛与 X 线表现相关最密切的是髋关节,其次是膝关节,在手和脊柱两者相关程度最差。

僵硬是另一主诉症状,常发生于长时间固定体位后的初始活动时。骨关节炎病人也可发生晨僵,特别是有焦磷酸盐代谢异常的患者,但一般持续时间短,很少超过 30 分钟,程度也不严重。

骨关节炎患者功能障碍的原因有两个:一是由于疼痛,二是由于活动范围减少。与疼痛有关的活动障碍在不同的关节往往具有特征性,如髋关节内旋、膝关节过伸、颈椎后伸、腰椎前屈等均易引起疼痛,因而也最早发生活动障碍。后期随关节畸形、关节周围组织挛缩和肌肉萎缩,关节活动范围越来越小,最严重的可固定于某一姿势。

关节表面不平整引起的关节咔嗒音、研磨感,异常骨改建引起的骨端增大、关节畸形、关节不稳定均是骨关节炎常见体征。不同程度的滑膜炎症可造成关节肿胀、表皮温度升高,以及关节间隙周围普遍压痛。

四、分类

多种不同的体内和体外因素都可引发骨关节炎,发生于不同关节的骨关节炎,由于其解剖结构、功能特点均有不同,因而其临床表现结果,以及治疗原则也不相同。以往的分类方法将骨关节炎分为原发性(无原因的)和继发性(有明显原因的)两种,但在具体工作时很难把握,因为:①不能找到原因的所谓原发性骨关节,实际是由目前尚不能确定的多种病因引起的疾病群。②很难确定"无明显原因"和"有明显原因"的标准,也很难确定继发于骨关节炎的病损是否是引起骨关节炎的真正原因,因而两组疾病间有明显重叠难以区分。

为此,除了从诱因角度,以下的一些特征也被用来作为分类的基础:①累及关节的部位;②累及关节的数量(单关节,少关节,多关节);③是否存在结晶体沉着;④临床是否存在明显炎症;⑤骨反应(萎缩性,增生性)。

据此进行的分类,注重骨关节炎的临床特征,能够区分出一些特殊类型的骨关节炎,但是在各组间仍然没有精确的区分标准,组与组间有重叠。具体分类如下:

1.结节性全身性骨关节炎

这是最容易识别的类型,特征明显:①手指多个指间关节受累;②有 Heberden 结节和 Bouchard 结节;③女性多见;④中年好发;⑤功能预后良好;⑥以后累及膝、髋、脊柱的几率明显增加;⑦有明显的家庭遗传倾向。

2.侵蚀性(炎性)骨关节炎

发病率不高,有如下特征:①手指间关节易受累;②有红肿等炎性表现;③X 线显示软骨下骨侵蚀性表现;④指间关节有明显的强直趋势。

3.大关节骨关节炎

(1)髋关节骨关节炎:髋关节是骨关节炎的好发关节,国外的发病率远高于国内,髋关节骨关节炎还可分成两个不同的类型:

1)上部空洞型:本型多见,典型病例的髋臼顶部局限性软骨缺损,髋臼盂唇骨赘形成,股骨颈内侧骨皮质增厚,软骨下骨硬化,骨囊肿形成。本型的特征为:①男性好发;②多为单侧性;③进行性发展,股骨头向上外或上内侧移位;④通常继发于髋关节发育不全、解剖结构异常。

2)中央型:本型特征为:①女性好发;②多为双侧性;③与结节性骨关节炎关系密切;④进行性发展趋势不明显,如出现,股骨头呈轴性向内移位。

常见的危险因素包括:以往的髋关节疾病如 Perthe 病、股骨头骨骺滑脱、髋臼发育不良、股骨头无菌性坏死、严重损伤、全身性结节性骨关节炎。

(2)膝关节骨关节炎:膝关节是骨关节炎最常见部位,双侧多见,女性多见。年龄对膝关节骨关节炎发病影响明显,高龄人群中膝关节骨关节炎患者比较很高。内侧胫股关节最易受累,因此,膝内翻畸形的病人较外翻畸形病人明显增多。髌股关节骨关节炎发生比例几乎与内侧胫股关节相等,而且是发生疼痛最主要的原因。

危险因素为创伤后(如半月板切除后)、肥胖、全身性骨关节炎、女性、股骨远端畸形等。

(3)结晶体骨关节炎:已经发现在骨关节炎滑液中有多种颗粒,其中重要的有二羟基焦磷酸钙和磷灰石,这些物质产生的机制尚不明确。与痛风类似,这些颗粒可以造成关节面损伤,并导致所谓结晶体沉积疾病。二羟焦磷酸钙和磷灰石可以导致滑膜炎,沉积于软骨表面的颗粒,造成软骨明显磨损。但是正常关节也可存在这些颗粒,因此,一些人对此损害机制表示怀疑。影响这些结晶体沉积的因素很多,其中代谢和生理因素最为重要。某些情况下,例如,假性痛风,结晶体可激发炎症.但通常情况下这些颗粒有蛋白质保护膜,因而不会直接与细胞接触,对软骨的机械性磨损作用也不像一般所想像的那么严重。

(4)其他关节的骨关节炎:与指间关节、髋关节或膝关节相比,肘关节、盂肱关节或踝关节骨关节炎相对较少。

肘关节骨关节炎与结节性全身性骨关节炎及焦磷酸沉积性骨关节有关,职业性损伤也是引起肘关节的主要危险因素,掌腕关节骨关节炎也有同样的特点。

脊柱的骨关节炎并不少见,特别是下颈椎和下腰椎更为常见。其他如趾关节、掌腕关节都是骨关节炎的好发部位,且均与结节性全身性骨关节炎有关。

五、诊断

骨关节炎没有严格的诊断标准和特异性试验,其诊断主要依据临床表现和放射学检查。骨关节炎 X 线改变非常普遍,但其中大多并无症状。因此,诊断的关键是确定引起症状的原因是否为骨关节炎,这主要依靠临床检查和临床医生的经验判断决定。

1.实验室检查　实验室检查主要用于排除其他疾病。骨关节炎与关节外疾病无关,通常只有轻、中度滑膜炎,免疫学异常不明显,因而很少出现贫血、血小板增多、血沉升高、C 反应蛋白阳性、自身抗体、免疫复合物阳性等异常。但是焦磷酸钙沉积的假性痛风在急性期可出现血沉增快和 C 反应蛋白阳性。而结节性全身性骨关节炎可有类风湿因子阳性,不能据此将其诊断为类风湿关节炎。

2.影像学检查　影像学检查的目的是协助诊断、估计严重性、描述累及范围。影像学检查包括普通 X 线平片、磁共振、超声和 X 线断层摄影。

3.X 线平片　尽管 X 线平片不能直接显示关节软骨的损害,不能发现软骨的局限性缺损,X 线平片仍是最常用、也是最实用的辅助诊断方法。典型的骨关节炎 X 线平片可以发现关节间隙狭窄、骨赘、软骨下骨硬化等改变,反映了骨关节炎的主要病理改变。这些改变在大多数骨关节炎患者的 X 线片中都会出现,只是其程度存在差异。其他的 X 线表现包括关节内游离体、关节半脱位等,这些表现不会在每个骨关节炎患者的 X 线片中均出现。

膝关节骨关节炎患者建议加摄应力片,应力片可以更精确地显示关节间隙的距离以推测软骨的厚度,同时应力位片可检测软组织的松弛或挛缩程度,精确估测关节畸形情况。

4.超声　相对价廉且无损伤,可用于了解软骨厚度,在检验早期软骨异常方面有一定价值。

5.磁共振　价格较贵,而且普通的磁共振仍难以清楚区分软骨和滑液。

6.生化检测指标　目前仍处于实验阶段。目的是通过检测某种生化指标,了解软骨破坏和再生活动。检测的基础来自两个假设:①软骨破坏后,其基质成分进入滑液、血清和尿液;

②定量测定滑液、血清和尿液中该种基质成分，可以反映软骨代谢状况。这些基质成分包括聚合素、修饰素、硫酸角质素、Ⅳ型胶原、Ⅵ型胶原、C端多肽Ⅱ型胶原等。

六、治疗

迄今为止，还没有一种治疗方法可以有效地逆转、终止骨关节炎病程，或改变骨关节炎病理变化，从病因和发病机制上治愈关节炎。但即使这样，我们仍有很多简单有效的手段，使大多患者可以获得一定的改善。骨关节炎治疗原则是：①病人指导；②缓解疼痛；③保持并改善关节和肢体的功能。

1.病人指导

以往常被忽视，但由于骨关节炎是一种长期的慢性疾病，患者平时生活工作中对关节的使用与疾病的发生发展密切关联，因此，病人指导是治疗的重要组成部分。

单纯告诉病人骨关节炎是不可避免的、进行性的、老年性关节磨损性疾病，容易导致患者对疾病产生消极态度。例如，因为害怕磨损而减少一切活动，或为了增加活动度而进行过量的体育锻炼等。

过度和不平衡的负重对骨关节炎的发生发展都有明显的不利影响，肥胖、过度体育锻炼、生活和工作中长时期固定体位的压迫都会加大关节的负担。减肥、使用手杖都可以有效地减轻负荷。避免过度的体育锻炼，特别是避免高负荷情况下的活动，如上、下楼梯，下蹲或负重下蹲等。避免长时间固定体位，避免长时间重复无变化的、机械的活动。对于不平衡的负重，如下肢不等长，可应用矫形鞋、增高鞋跟来解决。

适当的关节活动不仅不会增加磨损，而且还可以通过关节活动，改善关节软骨的营养，舒展挛缩的关节周围软组织。肌肉的等长收缩锻炼可以增强肌力，改善肌肉对关节的控制能力，又不会增加关节的磨损。

2.缓解疼痛

缓解疼痛是治疗骨关节炎最重要也是最核心的问题。缓解疼痛的方法很多，归纳起来有两方面，一是局部治疗，二是全身用药。

局部治疗有局部外用药物、热疗、冷疗、推拿按摩、水疗、局部注射药物、关节腔冲洗、局部神经阻滞等。

骨关节炎局部外用药物主要有中草药和外用消炎镇痛药两种，中草药的作用机制通常是增强局部血液循环，消除肿胀，减轻炎症反应，缓解局部软组织炎症。另一作用机制是通过皮肤刺激，使痛觉弥散，减轻局部疼痛。外用消炎镇痛药是将消炎镇痛药涂敷于局部，通过皮肤局部吸收，减少消炎镇痛药对胃肠道的副作用，但药物局部吸收的能力及效率往往不高。热疗、冷疗、推拿按摩、水疗等的作用机制和局部外用中草药的机理相似，均是试图通过对局部血液循环的刺激来改善症状。这些治疗不能改变骨关节炎的病程，治疗效果因人而异，要特别注意的是，外用药物和推拿按摩时，要保护皮肤，防止破损引起感染。

如果关节周围的肌腱炎或滑囊炎是产生疼痛的主要原因，而且压痛局限，可将局麻和激素类药物进行局部注射，疼痛的缓解即使是暂时的，让病人树立进一步治疗的信心有明显益处。

一些部位例如拇指基底部,单次局部注射就可以获得很好的疗效,缓解的疼痛时间有时相当长。

对于进行关节腔内激素注射有很大争议,一些研究证明,关节腔内注射激素和注射生理盐水的结果无明显差异,而且经常的注射可以导致软骨破坏。但也有实验证实,小剂量的激素注射对焦磷酸盐沉积引起的骨关节炎疗效明显,可以长期有效地控制滑膜炎症,从而缓解症状。

关节腔内注射透明质酸已有很长历史,其治疗的基本原理来自于黏弹补充理论。骨关节炎患者滑液中透明质酸的分子质量及浓度(量)均降低,因而造成滑液的弹性和黏性均低于正常关节滑液,而滑液黏弹性是维持关节内稳定的必要条件。这种内稳定包括三个水平的稳定:一是宏观水平,透明质酸有稳固和保护胶原纤维网状支架系统、细胞和痛觉感受器的作用;其次是局部水平,指关节液的交换、关节液的流动取决于滑液的黏弹性,黏弹性越高,通过组织间隙的液体越少,骨关节炎滑液黏弹性下降,关节液流率是正常关节的 4 倍以上;第三是微观水平,代表细胞和感觉纤维的微环境,黏弹性物质透明质酸可以抑制细胞移行、吞噬及单核细胞释放前列腺素等。

黏弹性物质的补充,特别是高分子质量的透明质酸(＞700000)的局部注射,可以从三个水平提高关节内环境的稳定性,而且还可以抑制关节组织中感觉传入纤维和疼痛受体的兴奋性,抑制由关节活动刺激产生的放电频率及波幅,从而缓解疼痛,改善关节功能,消退炎症。有时关节腔内注射生理盐水同样可以缓解症状,其主要作用机制是关节扩张。在欧洲,对髋关节骨关节炎患者用生理盐水扩张关节,取得了较好的疗效。

关节腔内用生理盐水或其他关节冲洗液灌洗关节也是一种有效的缓解症状的方法,在膝关节尤为常用,关节腔内灌洗的主要目的是消除关节腔内的游离组织碎屑及炎性介质,这些物质的清除可以有效缓解疼痛,疼痛缓解时间通常为几个月。

对于严重的、不能缓解的疼痛,也可考虑进行局部经皮神经电刺激或局部神经阻滞,这种方法在盂肱、髋关节较为有效,盂肱关节骨关节炎可阻滞或刺激冈上神经,而髋关节骨关节炎则阻滞闭孔神经。

解热镇痛药和非甾体类抗炎药,都是常用的缓解骨关节炎患者疼痛的药物。首先必须明确,药物治疗是一种辅助的治疗手段,它不能替代其他的治疗方法,不能消除病因,不能逆转病程。大量的比较研究和我们自己的经验显示,在疗效上非甾体类抗炎药(NSAIDs)并不一定强于解热镇痛药。因此,只要使用恰当,注意副作用,首先可试用简单的解热镇痛药,如果疗效不明显,再按一定的顺序使用各种非甾体类抗炎药。目前还没有令人信服的资料显示哪一种NSAIDs 在疗效上强于其他各种药物,大多数学者认为,各种不同的 NSAIDs 有其不同的特点,适用于不同的病人个体,作为医生,应帮助病人尽快地发现对其个体敏感的适用药物。各种 NSAIDs 的作用相似,但其副作用的大小相差较大,NSAIDs 的副作用主要为胃肠道反应和肝肾损害,减小副作用的途径,一是改变剂型或加用保护胃肠道的药物,二是选用选择性COX-2 抑制剂。

必须告知病人,服用药物的目的是减轻疼痛而不是完全消除疼痛,因此只有在症状明显时才可服用。对疗效明显的患者,应建议其尝试停药,以检验是否还需要服药。总之,不宜让病人长期服用 NSAIDs。

　　骨关节炎治疗最大的进步是手术治疗,尤其是在常见的、导致残疾最严重的髋、膝关节骨关节炎的治疗上,手术治疗取得了相当大的成功。

　　髋关节骨关节炎的手术治疗方法很多,对于不同年龄和不同程度的病例,有多种不同的手术方法可供选择。对于年轻的、病变程度较轻的病例,主要应选择改善症状、防止病情进一步发展的手术,这类手术包括截骨术、闭孔神经切断术、钻孔减压术、髋关节周围肌肉肌腱松解术、滑膜切除术、滑囊切除术等,其中疗效确切、应用较广泛的是各种类型的截骨术。

　　截骨术是一种相对较古老的手术,由于人工髋关节置换所取得的巨大成功,使截骨术的应用逐渐减少。但现在人工关节置换面对越来越多翻修术的挑战,截骨术重又受到重视。截骨术可迅速缓解疼痛,而且疗效持久,只要选择病例合适,往往可以取得很好的效果,有效地延迟患者进行人工关节置换的时间,而且其疗效价格比优越。对年龄较小、关节活动范围尚未明显受限(髋关节屈曲大于 70°)、关节存在明显髋内翻或髋外翻畸形或髋臼发育异常的患者,截骨术是有价值的手术。

　　截骨术包括股骨截骨术和骨盆截骨术,其手术设计思想是改变关节承重部位,使已经磨损、破坏的部位迁移到非承重区,改由原来尚好的软骨部位承重,同时矫正关节畸形,扩大有效承重面积,改善承重力线,减轻肌肉负荷。

　　对于主要由髋臼发育不良引起的继发性骨关节炎。应选择骨盆截骨术。骨盆截骨术有骨盆内移截骨术和髋臼旋转截骨术两类。骨盆内移截骨术以 Chiari 手术、Colonna-HeyGroves 手术等为代表,手术将髋关节的髋臼和股骨头整体向内移位,扩大股骨头的骨性覆盖,并可改善髋部肌肉的生物力学环境。

　　髋臼旋转截骨术则有 Salter 髂骨截骨术、Pemberton 髋臼成形术、Steel 三相髂骨截骨术、Sutherland 和 Greenfield 双髂骨截骨术、Eppright 旋转截骨术等多种术式,根据患者的年龄和手术者的经验,可选择其中的一种或几种手术方法对不同的患者进行治疗。

　　股骨截骨术可分为外翻截骨、内翻截骨和移位截骨等类型,通常对于有髋内翻畸形的患者应该行外翻截骨,而髋外翻的患者则行内翻截骨。截骨的部位一般在转子间或小转子下,无论内翻截骨或外翻截骨,均可将截骨远端的股骨内移后再行固定,以改善髋关节力线,减轻臀中肌、臀小肌的负荷。

　　人工关节置换术的进步和成功是提高骨关节炎治疗效果的关键。人工髋关节置换术已是成熟而疗效确切的手术。人工髋关节的种类很多,应该根据骨关节炎的程度和范围,以及病人的年龄和对活动的要求,选择假体的类型和固定方式。髋关节骨关节炎一般同时涉及髋关节的髋臼侧和股骨头侧,因此,需要同时置换髋臼和股骨头,单独置换股骨头疗效往往不满意。对于年龄较轻、病变仅限于软骨和软骨下骨、大部分软骨下骨尚完整的中青年患者,可选择髋关节表面置换。髋关节表面置换的优点是手术切除的骨骼少,髋关节的解剖关系和应力分布均接近正常状态,置入的异物量少,且可为二期补救手术包括再次表面置换、全髋置换、关节固定术等留下余地。做翻修术时,去除置于关节表面的杯状假体,也远较去除全髋假体简便得多。

　　全髋关节置换按假体的固定方式,可分为骨水泥固定型髋假体和非骨水泥假体,以及混合两种固定方式的混合固定全髋假体。骨水泥能充分充填假体-骨界面的空隙,对提高近、中期假体稳定性有良好作用,但现有骨水泥的疲劳寿命尚不足以保证更长期的稳定,而骨水泥本身的聚合热和单体毒性等会带来一系列的并发症。目前认为,骨水泥型髋假体适用于高龄和有明显骨质疏松的病人。非骨水泥髋假体依靠压配合获得初始的机械固定,然后通过骨组织长入假体多孔表面的孔隙内,形成骨与假体间的交叉嵌合固定,或与骨床形成化学结合,达到生物学固定效果以保证假体的长期稳定性。多孔表面的制造材料可以是金属、陶瓷、有机高分子聚合物,羟基磷灰石等,非骨水泥髋假体适用于年龄较轻,没有明显骨质疏松的病人。混合固定型髋假体是近年来出现的一种新的固定方法,主要是基于大宗病例的长时间随访,总结出髋臼侧假体宜采用生物学固定方法,而股骨侧则采用骨水泥固定。

膝关节是骨关节炎的好发部位,对于不同年龄、不同程度的膝关节骨关节炎,有一系列不同的手术治疗方法可供选择,这些手术包括关节镜手术、截骨术和人工膝关节置换术等。

膝关节镜手术是诊断和治疗膝关节疾病的有效手段。对于膝关节骨关节炎,可以进行关节清除术、关节刨削术、钻孔术和软骨移植术等。关节清理术是清除关节腔内增生的滑膜、软骨碎屑,摘除游离体,同时处理并发的半月板和韧带损伤。关节清理术疗效确切,特别是对早、中期的骨关节炎的疗效更佳。清理软骨碎屑和增生滑膜,对关节腔内进行冲洗,可以清除原有关节液内大量的炎性因子,减轻关节内的炎性反应,缓解疼痛。摘除游离体和处理半月板、韧带损害,更是解除了导致骨关节炎进一步恶化的诱因,根据我们的统计和文献复习,伴有游离体和半月板损伤的骨关节炎患者,在关节清理术后的疗效最好、维持缓解的时间最长,关节刨削术在关节清理术的基础上,对软骨退变部位进行刨削。钻孔术是在关节镜监视下,对软骨缺损部位进行磨削、钻孔,钻孔时必须穿透硬化的软骨下骨,至有明显的出血为止。一方面,钻孔术在软骨缺损区制造新鲜创面,使原先难以修复的软骨缺损处出现纤维软骨修复。有人认为,修复的纤维软骨虽然不及透明软骨耐压抗磨,但总比骨组织直接暴露要好。近年来,有人使用在软骨下骨制造微骨折的技术,也可收到同样效果。有研究表明,在钻孔后,加以关节持续被动活动,修复的纤维软骨中Ⅱ型胶原成分明显增加,软骨耐压抗磨能力也增加。另一方面,钻孔术还能同时减低软骨下骨内的高压,从而减轻疼痛。

膝关节骨关节炎很容易出现膝关节内、外翻畸形,其中内翻更为常见。而膝关节内、外翻畸形又进一步加剧骨关节炎。两者的因果关系目前还不明确,但有一点可以肯定,纠正内、外翻畸形可以有效地缓解疼痛、改善症状、防止骨关节炎进一步发展。胫骨高位截骨术是最常用的矫正膝关节内外翻畸形的手术,适用于病变局限于胫股关节的一侧,而另一侧关节未明显受累的病人。胫骨高位截骨平面多选择在胫骨关节面下 2～3cm,截骨时应注意保护髌韧带止点和后方重要的神经血管。截骨后可用支持钢板、专用骑缝钉、角钢板固定,也可使用 Llizarov 外固定架固定或直接用石膏固定。如果病变与畸形主要在股骨髁侧,单纯矫正胫骨反而会使胫骨平台倾斜,此时应该选择股骨髁上截骨矫形。

截骨术通常可以解除疼痛,力线和畸形的纠正可使症状缓解很长一段时间,有效推迟甚至避免进行人工关节置换。膝关节周围的截骨术一般不会影响以后可能进行的人工关节置换术。因此,至今截骨术仍是治疗膝关节骨关节炎的常用手段之一。但合并髋关节畸形、膝关节不稳的病人不适宜进行截骨术。

人工膝关节置换也已经是一种成熟的治疗膝关节骨关节炎的方法,目前,人工膝关节置换术的效果与人工髋关节置换相似,其长期疗效甚至可能超过人工髋关节。

在人工膝关节置换术的所有适应证中,骨关节炎是首选适应证,与其他适应证相比,其近、远期疗效均为最佳。

大多数膝关节骨关节炎患者应选择非制约型假体,因为骨关节炎很少发生侧副韧带严重损害。对于有严重关节内、外翻畸形,软组织平衡困难,或合并侧副韧带损伤的病例,可选择半限制型假体。

(姬长坤)

第六节 髋关节发育不良

髋关节发育不良是指髋臼外倾变陡,导致髋关节中心外移,股骨头部分或全部脱出髋臼的系列畸形,包括各种程度的髋臼发育不良直至股骨头完全脱位。既往称为先天性髋关节发育不良,经临床研究发现,如未经有效治疗,畸形可随生长而加重,现已改称为发育性髋关节发育不良(DDH)。占新生儿 1‰~5‰,依地域不同差别较大。造成髋关节发育不良的危险因素按危险程度依次为臀位产、女婴、头胎、羊水过多、家族遗传史等,可同时伴有先天性肌性斜颈,足部畸形等。

【诊断标准】

1.临床表现

依年龄不同而有不同临床特点。

(1)新生儿可发生关节不稳,关节松弛。检查可发现腹股沟皱纹不对称,患侧臀部皱纹升高,成多条,下肢呈轻度外旋位。

(2)学走期(12~18 个月),学会走路晚于正常儿童,步态摇摆不稳,腰前凸增大等。

(3)儿童可出现跛行步态,下肢不等长,外展活动受限等。

2.体征

为使 DDH 获得最早期诊断,骨科医师应训练助产士或产科医师熟悉新生儿髋关节不稳的体征与检查方法。

(1)观察臀纹及腹股沟皱褶是否对称,不对称或外展活动障碍应考虑有 DDH 的可能。

(2)Barlow 试验(弹出试验):患儿仰卧位,检查者面对婴儿臀部,食、中指把持大转子,将其双髋、双膝各屈曲 90°,拇指放在其大腿内侧小转子处加压,向外上方推压股骨头,感觉股骨头从髋臼内滑出髋臼的弹跳,当去掉拇指压力,股骨头又自然回弹到髋臼内为阳性。

(3)Ortolani 征:患儿乎卧,屈膝、屈髋各 90°,检查者面对婴儿臀部,两手握住双膝同时外展、外旋。正常时膝关节外侧面可触及床面,膝外侧不能触及床面为阳性。当外展一定程度突感弹跳,则外展可达 90°,称为 Ortolani 征阳性,是髋关节脱位最可靠体征。

(4)会行走儿童跛行为唯一症状,双侧脱位呈鸭步。

3.影像学检查

由于婴儿期股骨头均为软骨,X 线片不能显影,因而诊断率不高。近年发展的超声检查为新生儿 DDH 可靠及敏感的诊断手段。推荐的超声检查应为 Graf 冠状面正中层面静态形态测量（α 角和 β 角）及 Harcke 应力下动态检测，两者结合可提高确诊率。美国儿科学院对新生儿 DDH 的检测提出实用程序，检出率高，漏诊率低，为世界多数国家采用。出生 4～5 月后的婴幼儿可摄双髋 X 线片，可确诊 DDH。

新生儿临床检查（出生 4 周内）：Barlow 及 Ortolani 试验、外展活动)。

【治疗原则】

早诊断、早治疗则可获得良好疗效且可明显降低严重并发症的发生率。如在 1 岁以内获得治疗，罕见遗留异常。

1.0～6 个月：自动复位，Pavlik 支具或外展位吊带。

2.6～18 个月：如能自动复位，则用 Pavlik 支具，如不能复位，则宜采用牵引或手法或内收肌切断后复位等，复位后宜用蛙式石膏固定。

3.18～24 个月：仍有闭合复位可能，但应辅以手术复位。

4.＞24 个月：切开复位，骨盆截骨（Salter 或 Pemberton），股骨短缩去旋转，依患儿情况选择。

5.髋关节"Y"形软骨闭合后遗留髋臼发育不良者可行髋臼周围截骨。

【并发症】

主要并发症为股骨头坏死，发病率最高者可达 48％。依据 Buchloz-Ogden 分型，Ⅰ、Ⅱ 型较 Ⅲ、Ⅳ 型预后好，选择合适技术可降低坏死的发生率。

（杨小广）

第七节　股骨头坏死

一、病因

（一）病因分类

股骨头缺血性坏死分为原发性和继发性两种，原发性股骨头缺血性坏死发病机制不清。引起股骨头缺血性坏死的病因很多，比较复杂，有的同一因素可以引起多方面的作用，难以全面系统的分类，这与其发病机制不清有关。

1.按病因的性质分类

（1）疾病

1）髋部疾病。①髋部创伤：包括股骨颈骨折、髋关节脱位、髋臼骨折、轻微损伤；②髋部发育不良：先天性髋脱位、先天性髋内翻；③脊髓灰质炎后遗症；④炎性反应：化脓性髋关节炎、髋关节结核（治愈后再引发血管供应障碍）；⑤非化脓性炎性反应：髋关节骨关节炎；⑥色素沉着绒毛结节性滑膜炎。

2）血液系统疾病：镰状细胞贫血、珠蛋白生成障碍性贫血（地中海贫血）、戈谢病、血友病、急性白血病、DIC、铁中毒（血色病）、血小板减少性紫癜。

3）循环系统疾病。①动脉源性病患：动脉粥样硬化、闭塞性动脉硬化、血栓闭塞性脉管炎（或称 Buerger disease）；②静脉源性疾病：血栓性静脉炎（包括血栓性浅静脉炎和深部静脉血栓形成）、下肢溃疡。

4）呼吸系统疾病：支气管哮喘病。

5）消化系统疾病：脂肪肝、溃疡性结肠炎和克罗恩病，Whipple 病，志贺菌、沙门菌、幽门螺杆菌及耶尔森菌感染后的肠炎。

6）泌尿系统：肾病综合征，慢性肾功能不全。

7）内分泌系统：皮质醇增多症（库欣病）、甲状腺功能减退症和黏液性水肿、骨软化症。

8）营养与代谢性疾病：糖尿病、痛风、高脂血症和高脂蛋白血症、黏多糖代谢病、肥胖症、骨质疏松、脂肪绝对过量、脂肪相对过量。

9）结缔组织病：类风湿关节炎，系统性红斑狼疮，血管炎（包括结节性动脉炎、过敏性血管炎、贝赫切特病）肠病性关节炎。

10）理化因素所致疾病：辐射病、潜水病、热损伤、四氯化碳中毒、氟中毒。

（2）医源性因素

1）治疗：①先天性髋脱位术后；②小儿麻痹后遗症术后；③肢体石膏固定过久；④术后下肢水肿。

2）药物：①激素；②酒精中毒；③抗肿瘤药物（如天冬酰胺酶等）；④非甾体类药物；⑤过载铁（高血铁）。

（3）其他

1）妊娠：可能与妊娠时雌二醇和孕酮增多所致的血液高凝、静脉栓塞有关。任何晚期妊娠 DIC 的其他原因，尤其是脂肪肝、子痫和羊膜栓塞，可能是骨坏死的潜在原因。

2）避孕药。

3）脑膜炎球菌血症：引起 DIC、内毒素 Shwartgman 现象导致骨坏死。

4）静脉滴注麻醉药成瘾伴获得性免疫缺陷综合征（艾滋病）病毒感染：可能因其继发抗磷脂类抗体综合征后并发骨坏死。

5）变态反应：导致 DIC 而引发骨坏死。

6）烧伤：导致血液高凝状态。

7）糖原贮积症。

8）异常球蛋白血症。

9）抗磷脂类抗体综合征。

2.按诱发股骨头缺血性坏死的病理生理过程分类

（1）创伤性股骨头缺血性坏死：其发病机制已明确，由于供养股骨头的动脉血管断裂导致股骨头缺血性坏死，包括：股骨颈骨折、髋关节脱位、髋臼骨折、转子间骨折。

（2）特发性股骨头缺血性坏死：也称非创伤性股骨头缺血性坏死。与许多疾病和药物等有关，但其发病机制不如创伤性股骨头缺血性坏死明确。由于这些疾病或药物等引起的股骨头缺血性坏死,并不能完全排除诸如日积月累的生理性机械因素对股骨头缺血性坏死病理进程中的作用,所以称非创伤性并不十分妥当,目前各种文献多称其为特发性股骨头缺血性坏死。病因包括除严重创伤外的所有因素。

3.Ficat 与 Arlet 的病因分类

(1)明确的病因:病因关系清楚并被大家广泛接受的,包括严重创伤(股骨颈骨折、髋脱位、髋臼骨折)、潜水病、镰状细胞贫血、放射病、动脉源性骨坏死、Gaucher 病等。

(2)可能的有关病因:这些病因可能与以后骨坏死有短暂联系或在具有个别特征的一组患者中增加发病率,这些常见联系已被多数人所接受,但尚未得到证实。在这些情况中,有许多病因与以后坏死之间在病理生理的关系尚不太清楚或仍存争议。包括:轻微损伤、激素应用、痛风和高尿酸血症、静脉疾病、妊娠、发育不良、脂代谢失调、结缔组织疾病、骨质疏松和骨软化等。

(二)股骨头缺血性坏死的发病因素

1.骨内因素

(1)骨细胞因素:Kenzora 和 Glimcher(1985 年)提出积累性细胞功能紊乱学说。该学说认为病因有三方面:①解剖部位;②全身代谢紊乱;③糖皮质激素应用。股骨头坏死的发生是由于局部解剖因素决定的,但不能解释股骨头的特殊部位发生坏死而另外一些部位不发生坏死的原因。全身代谢紊乱、慢性肾衰竭、饮酒等与代谢有关,激素、系统性红斑狼疮、血红蛋白病均可使骨细胞功能紊乱并逐渐加重。表现为生物化学方面钙磷代谢的变化和骨组织学变化如骨软化和骨质疏松。糖皮质激素的应用则会对骨细胞产生细胞毒性作用,使已受损害的骨细胞发生不可逆性变化,这是对骨细胞最后摧毁的打击。另有报道也证实骨坏死患者曾患有严重的骨细胞和骨组织疾病。Kenzora 和 Glimcher(1985 年)报道肾衰竭患者发生骨坏死与肾疾病有关。

(2)骨内动脉因素:Jones(1965 年)首次提出骨内血管脂肪栓塞引起骨坏死,并于 1985 年对脂肪栓塞理论进行了较全面的阐述,由于脂肪栓子的一些理化特性,很容易栓塞骨内血管,主要有以下特性:

1)脂肪栓子内含有大量中性脂肪。

2)脂肪的黏滞性较血浆高。

3)脂肪球的表面张力使之易附着于骨内小动脉壁。

Jones 认为脂肪栓子的来源有三个方面:①脂肪肝;②血浆脂蛋白不稳定和降解;③骨髓内脂肪和其他脂肪组织崩解。临床上,由乙醇和激素所致的股骨头缺血性坏死都影响着全身脂代谢,可引起脂肪肝和高脂血症。脂肪栓塞骨内小血管后在脂酶的作用下释放出非酯化脂肪酸,可引起前列腺素增多;纤维素沉着、血栓形成,开始于易损伤的软骨下微循环的毛细血管。

(3)骨内静脉因素:绝大多数股骨头缺血性坏死患者存在股骨上端静脉回流障碍,提示骨内静脉闭塞在股骨头缺血性坏死中起着重要作用。激素引起的血流高凝状态产生静脉血栓;镰状细胞贫血时镰状细胞可在血窦和小静脉内形成血栓;在减压性骨坏死时氮气在骨髓的血管内析出,形成氮气栓,阻塞血窦,造成骨组织营养障碍。

（4）骨内血管外因素：骨内小动脉、毛细血管、小静脉易受血管外因素的影响。可以想象，在股骨头近端有许多不能扩张的管道，内有血管通过，当管道内的内容物增多时，就可压迫血管，同样股骨近端内容物增多时可引起骨内压增高，造成血管压迫。有学者认为，骨内血管外因素是各种原因致股骨头缺血性坏死机制中最后阶段所共有的，在髋关节病、股骨感染、肿瘤、Gaucher 病、血管病、血友病、创伤性骨内血肿、细胞外氮气泡形成、骨内脂肪细胞增大等疾病，都可能因此机制导致股骨头缺血性坏死。

2.骨外因素

（1）骨外动脉因素：动脉因素是最重要的发展为股骨头坏死（AVN）的原因。供应股骨头的血管是终末血管，侧支循环不丰富，对髋关节的创伤可能导致对股骨头和颈主要血供和支持带内的侧副血管血供的机械性阻断。大多数患者动脉造影显示动脉狭窄和支持带的侧副血管动脉粥样硬化，尤其对于老年患者，可能是致病的重要因素。

（2）骨外静脉因素：有学者发现，股骨头缺血性坏死患者行患侧髋静脉造影时常发现骨外静脉血流淤积。骨内血流阻滞并不等于骨外静脉性疾病。骨外静脉疾病可以引起骨内血流阻滞、骨内压升高，使血窦和小动脉受压，骨干反流；股骨头动脉血流减少致股骨头缺血、坏死，如反射性交感神经营养不良、畸形性骨炎及一过性髋关节滑膜炎等疾病。

Ficat 和 Arlet 等报道 21 例特发性股骨头缺血性坏死与下肢静脉回流障碍有关，如晚期妊娠及静脉炎等。

目前关于骨外静脉因素与骨外动脉因素引起股骨头缺血性坏死哪个为主要致病因素，观点不一。多数学者认为骨外动脉因素较为重要。Jones 认为，创伤性骨坏死来自于突然的缺血，常因阻断了骨内和骨外动脉所致；而特发性骨坏死最终表现为血管内凝血如血栓或继发性出血。作为一个中间机制，致病因素有骨内脂肪栓塞、Shwartzman 反应、变态反应、蛋白分解酶和凝血酶释放。

可以引起股骨头微循环障碍的原因很多，常分为创伤性和非创伤性两大类。据目前的研究，创伤性病因可能有股骨颈骨折、股骨头骨折、外伤性髋关节脱位及先天性髋关节脱位。非创伤性病因可能有长期大剂量使用激素、酗酒、Perthes 病、减压病、血红蛋白病、特发性股骨头缺血坏死等。创伤性股骨头缺血性坏死发病机制比较明确，创伤可造成股骨头主要营养血管损伤，导致股骨头血液供应障碍而发生缺血性坏死。非创伤性股骨头缺血性坏死发病机制尚未明确，可能有多种因素参与。血液流变学是影Ⅱ向股骨头微循环的重要因素之一。Glas 等对 39 例非创伤性股骨头缺血性坏死患者进行观察，发现红细胞聚集性明显增强，可能由于滋养血管阻塞和血液高黏滞状态引起骨缺血。非创伤组的全血低切黏度、血浆纤维蛋白原与健康对照组比较明显增高，即非创伤组血液处于高黏滞状态，提示血液高黏滞状态可能是非创伤性 NFH 发病机制中的一个因素，由于股骨头骺动脉发出的终末动脉与关节软骨面垂直走行，扩展为血窦后再 180°折反为终末静脉，所以高黏滞血液在该处易于滞缓，导致股骨头负重区微循环障碍。当存在其他促凝因素时，高黏滞血液也更容易形成血栓，导致局部骨组织缺血坏死。同时也观察到，非创伤组股骨头缺血性坏死患者存在脂质代谢紊乱，尤其三酰甘油水平显著增高。因为高脂血症时患者血液黏滞性增高，并且与三酰甘油水平呈正相关。所以，非创伤性股骨头缺血性坏死的血液高黏滞状态可能在较大程度上与高脂血症有关。但是在本研究中,仍然有 7 例(25％)非创伤性股骨头缺血性坏死患者血脂正常,提示非创伤性股骨头缺血性坏死的血液高黏滞状态可能还有其他未知病理因素参与形成,具体机制有待进一步研究。血液流变学各项指标属于非特异性指标,不能仅凭血液流变学指标的异常就作出股骨头缺血坏死的诊断,在临床上对有股骨头缺血性坏死危险因素的患者进行血液流变学监测,可能起到预警作用。改善血液流变学状态有助于改善股骨头的微循环,防止股骨头缺血坏死的发生,该疗法对早期股骨头缺血性坏死的治疗效果尚需进一步研究。引起股骨头缺血坏死的病因大多为徐缓渐进性的,所以股骨头缺血坏死的进展相对缓慢。坏死前的血管变化有:窦状小管充血、外渗,组织间隙内出血,有坏死的红细胞及含铁血黄素,在水肿组织间隙中出现网状纤维,间质细胞合成纤维细胞,类似于幼嫩而松软的纤维组织。脂肪坏死表现为:脂肪细胞核消失、破碎;造血髓组织坏死表现为:缺血首先引起髓细胞的抑制,红髓呈现颗粒状坏死,造血组织消失。窦小管扩张,动脉壁增厚并有栓塞。多数骨小梁显示有陷窝空虚,骨细胞核消失。由于骨细胞死亡是个缓慢过程,故有学者认为当 75％骨陷窝内骨细胞消失时,才认为骨小梁坏死;骨小梁坏死后的结构和密度不变,骨细胞周围骨质溶解而显得陷窝扩大。

二、临床表现

(一)病史

股骨头缺血性坏死有创伤性和非创伤性之分,前者是指因股骨颈骨折或髋关节脱位,使股骨头的血供遭到破坏的结果;而后者除少数有明显原因外,多数患者的确切病因与发病机制至今仍未完全明了。其中创伤性缺血坏死较多,患者往往能追忆起有髋部外伤史,时间长短不定,大致是 1 年至十几年。小的外伤如扭伤、摔伤,引起坏死的时间较晚,往往被大多数人所忽视;而大的外伤如关节内骨折、关节脱位则可较早地引起骨坏死。在非创伤性因素中,主要致病高危因素为应用激素,其次为饮酒,还有潜水、高空飞行及血液病等。非创伤性因素的发病速度以应用激素进展最快,患者往往有短期大剂量或小剂量长期应用激素史,一般大剂量激素使用几个月至 1 年左右即可引起症状。对于酒精性股骨头坏死患者往往有长期大剂量饮酒史,时间长短和每次饮用量不同。此外,询问患者是否有潜水史及高空飞行史,以及是否有内科相关疾病也十分重要。一般来说,疾病的发展是逐渐加重的,有些患者病程中有一段缓解期。可能是由于关节软骨面的破裂,导致骨内压减低从而缓解了疼痛。但最终导致的骨关节炎会使疼痛越来越重,关节的功能也会越来越差。

(二)症状

1.疼痛

大多数股骨头缺血性坏死患者的首发症状是疼痛。

(1)疼痛的部位和性质:初起时以髋、膝关节、大腿内侧为主,其次为大腿前、臀后、小腿外侧。疼痛以钝痛、酸痛多见,大多数患者往往不能确切叙述疼痛的性质。早期症状不典型,但常有以下比较有特异性的表现:髋部隐隐作痛,或酸软乏力、不适,大腿内侧及腹股沟酸痛或有牵拉感,有的表现为膝关节无规律疼痛,患侧卧位时疼痛,很难摆出一个舒适的姿势。在病变中期,患肢剧痛,患者有时亦不能确切指出严重疼痛部位。晚期疼痛则固定在腰骶、髋、腹股沟、大腿内侧及膝关节处。中晚期持续性疼痛极难缓解,卧床休息虽能减轻疼痛,但不能终止疼痛。一部分患者的首发症状即是膝部疼痛不适。这是因为髋关节由闭孔神经前支支配,膝关节由闭孔神经后支支配,所以髋关节的疼痛可以向膝关节放射。

(2)疼痛规律

1)夜间痉挛痛:夜间小腿和足部的剧痛感常使患者痛醒,疼痛可持续发作,也可不规律发作,持续数分钟至 20 分钟,睡眠时足跟不自主牵伸可诱发痉挛痛。原因可能为神经肌肉接头处代谢产物堆积或代谢规律变化所致。

2)间歇性疼痛:早期会出现无诱因自动缓解期,卧床休息后出现,此时疼痛可完全或大部分缓解,但随病情的进展,这种疼痛缓解期逐渐缩短,终转变成持续性疼痛。

3)休息痛:在病变急性进展期,有些患者的疼痛不但在休息时不减轻,而且在夜间疼痛更剧,甚至彻夜难眠,有时虽可勉强入睡,但体位稍一变动就会痛醒,这与精神因素和环境条件有一定关系,另外与就寝时血压偏低,原本缺血的组织缺血状态更加显著密切相关。

2.跛行

早期患者由于股骨头内压力增高,并且由于髋关节的活动导致股骨头内压力进一步增高,疼痛逐渐加重而出现跛行。休息后由于骨髓腔内压力逐渐下降静脉回流重新通畅而好转,因而易出现间歇性跛行(常常突然发生,又突然消失,其与间歇疼痛一致)。早期还易出现痛性跛行:其早期是一种功能性改变,与疼痛呈平行性存在的症状,因而在疼痛严重时需要拖拽来挪动患肢,形成特殊的痛性拖拽样跛行,因而往往需借助支具行走。晚期患者由于股骨头塌陷、骨关节炎及髋关节半脱位可出现短缩性跛行,或出现混合性跛行(在痛性跛行基础上又出现股骨头塌陷而引起患肢短缩,呈混合性跛行)。混合性跛行患者行走更加困难,需拄双拐才能行动。

3.髋关节功能障碍

早期疼痛轻微,关节活动受限不明显,髋关节活动可正常或轻微丧失,表现为向某一方向活动障碍,以患肢内旋受限最常见。随着病情的发展髋关节逐渐出现功能障碍,髋关节功能由受限逐渐进展到严重的功能障碍,髋关节屈伸、抬高、内收外展、旋转等都受到影响。初期与肌肉痉挛及疼痛而诱发的被动性关节制动有关,后期则是关节囊、股骨头及髋臼畸形所致,出现行走困难,关节支撑力下降,逐渐出现不能负重,发展到严重时出现瞬间支撑能力丧失,导致患肢残疾。

4.患肢肌肉松软无力

早期即伴有患肢无力、肌肉萎缩,随之出现皮肤无汗及发冷等症状,然而由于股骨头缺血性坏死的剧痛,上述症状多不会引起重视。但在中晚期患者就诊时已经能明确讲述出患肢出现肌肉松软萎缩、活动无力、肢体变细以及皮肤干燥、苍白等进行性肌营养不良症状,这些症状说明整个患肢供血障碍,而引起这些改变的根本原因为髋关节制动及肢体运动减少所致。

5.关节肿胀、绞锁、弹响

股骨头缺血性坏死患者,由于反应性关节滑膜炎,常有患髋关节肿胀、积液,外观难以发现。在病变晚期,患者运动时,髋关节活动到一定方位时发出一种"咔"的响声,常见于屈曲稍外展位置,一般不疼痛亦无明显不适感,但会给患者带来心理上的压力,这种髋弹响可能与股骨头和髋臼变形、关节软骨面塌陷、碎裂,以及关节内游离体形成和滑膜变异有关,是形成骨关节炎的一种临床表现,可持续数月乃至年余,通过股骨头病变的修复重建会逐渐消失。

(三)体征

1.步态

由于股骨头形态变化、肌肉萎缩状态及髋关节畸形程度等因素的共同影响,临床出现以下各种各样的步态:由于患髋的剧痛导致患者出现快慢交替步或痛性拖拽跛行;由于患肢剧痛及支持力不足,不敢负重,行走时必然出现患肢侧负重相缩短,缓慢向前挪步,摆动相延长,导致正常步态的负重相、摆动相时间发生变移,有些严重患者还需同侧上肢拖拽才能向前挪步;当病情稳定后由于股骨头大多变扁平,如果下肢短缩1~2cm时,跛行多不明显,当下肢短缩>3cm时就会出现患肢足尖着地的所谓点脚步态;由于疼痛,股骨头半脱位以及肌肉萎缩无力等,步行时躯干左右摇摆,利用骨盆倾斜来甩动下肢,两足间距比正常人宽,但在内收肌有明显肌痉挛时双足内收状态,呈剪刀式交叉向前蹁动,即所谓鸭步步态;当髋关节屈曲活动度<60°或处于僵直状态时,上身呈前倾位,步行时上身呈规律性的前后摆动,呈所谓的强直步,此多见于髋关节强直或髋膨大者。

2.关节畸形

股骨头缺血性坏死患者关节畸形常于晚期出现,早期由于反应性滑膜炎所致的肿胀亦可出现患髋关节轻微畸形,但甚难发现。患髋关节既可以出现屈曲位弹性固定畸形,亦可出现伸直位僵直畸形,也可能僵直于内收、外展位或某一角度上,给患者的生活和工作带来了莫大的压力。

3.压痛、叩痛

股骨头缺血性坏死早期可以无任何体征,尽管有患部酸胀、不适。随着病情的发展,可以出现患髋关节周围深压痛、叩痛。临床上最常见的压痛部位一般位于腹股沟,内收肌止点及臀部,大转子及足跟轴向叩击痛多阳性。

4.活动功能检查

髋关节可沿额状轴、矢状轴、垂直轴三个轴进行活动,正常时髋关节3个平面活动度的总数为260°~320°;髋关节活动稍受限,190°~260°;髋关节活动部分受限,160°~190°;髋关节活动明显受限,130°~160°;髋关节活动严重受限,<130°。股骨头缺血性坏死中晚期髋活动功能必然受到不同程度的影响,但对患者今后日常生活和工作中关系最大的是髋关节伸屈功能。特别是屈曲状态,所以常把髋关节屈曲度作为临床重点监测项目。

5.单足站立试验

此试验主要检查髋关节支撑功能。患者独自单腿站立,另一下肢屈曲离开地面,即髋关节支撑功能,此时髋关节承受力约为自身体重的3倍。如果是股骨头缺血性坏死病变区受到压力的作用,则会产生疼痛,严重时瞬间直立亦不能完成,所以患肢直立状态不仅反映出股骨头病变程度,而且是判定疗效的有力依据,还可根据直立时患肢的耐受力来选用支具。

6.足跟叩击试验

又称髋关节撞击试验,主要是检测股骨头病变稳定程度,可与腹股沟震动痛同时存在,且反应更为敏感,在髋关节病变比较轻微时即可呈现阳性反应。检查时患者呈仰卧位,术者一手握住患肢踝部,将足微托起,另一手握拳叩击足跟,如发生髋部疼痛则阳性。

7.下蹲试验

屈曲能力为髋关节活动度的主体,临床检查常用以下三种下蹲式。

(1)人马步式髋关节屈曲<90°,患者只能勉强摆出下蹲姿势,而不能完成下蹲动作,且维持时间短暂,多见于晚期病变。

(2)足跟离地下蹲式髋关节屈曲>90°,<110°,患者只能借助足跟离地来完成下蹲动作,且不持久,有时会出现下肢麻木或肌肉抽搐,多见于中期或晚期病变稳定者。

(3)勉强下蹲式髋关节屈曲度基本正常,患者能完成下蹲动作,但动作吃力,常需借助上肢或膝关节来完成下蹲动作,此多见于早期病变,股骨头尚未发生明显畸形,主要为功能改变,疼痛缓解后可好转。

8.4 字试验

检查时患者仰卧位,一侧下肢伸直,患侧屈髋曲膝,并外展外旋,将外踝放在伸直侧膝上部,屈侧膝关节贴近床面,摆成 4 字形,膝关节不能贴于床面为阳性。如能除外髋关节周围软组织损伤,则存在髋关节实质性病变的可能。然后,将足跟沿胫骨前缘下画至足背处伸直,检查内收内旋功能,全部动作完成后,基本上能说明髋关节在不同平面上的活动功能。股骨头缺血性坏死患者很难完成本试验,特别是晚期患者根本不可能完成,甚至连基本姿势也摆不出来。在做本试验时,禁忌强行拉、拽及下压,特别是老年人及女性,防止引起股骨头或颈骨折。

9.内旋试验

患者仰卧,检查者立于患髋侧,令患者屈髋、屈膝,远侧手握住患者踝部相对固定,另一手掌扶于膝关节部并向内推压,使髋关节逐渐内旋,当髋关节在正常内旋范围内出现疼痛时为阳性。其原理是因为髋关节后外侧组织紧张,将病变的股骨头挤压于髋臼上所致,正常仅有不适或轻微疼痛。检查时要逐渐内旋髋关节,切忌用力过猛过快,以免塌陷变形的股骨头脱位。

10.髋关节脱位或半脱位

Auis 征及 Trendelenburg 征可呈阳性;伴阔筋膜张肌或髂胫束挛缩者 Ober 征可呈阳性。

三、临床检查

疾病的诊断要靠病史、体格检查、辅助检查来进行综合判断。只有做出准确的判断才能进行合理的治疗。

骨科临床检查时,首先应树立全身情况与局部情况并重的观念,切忌只见局部,忽略整体;其次,应充分暴露被检查部位,这是做好检查的首要条件;第三,应注意对比,包括左右对比或患侧与健侧对比,以及上下邻近组织之间的对比。骨科各部位检查的顺序,必须遵循一个原则,即不遗漏重要的阳性体征和有意义的阴性体征。

(一)骨科一般检查

1.检查用具

(1)一般用具:同一般体格检查用具,如听诊器、血压计等。

(2)骨科用具。①度量用具:包括金属卷尺(也可用皮尺或无伸缩性布卷带代替)、关节量角器、旋前旋后量角器、骨盆倾斜度测量计、足度量器、枕外隆凸垂线等。②神经检查用具:包括叩诊锤、棉签、大头针、音叉、冷热水玻璃管、皮肤用铅笔、握力器等。

2.检查注意事项

(1)环境要求:检查时要在温度适宜、光线充足、安静舒适的地方进行。

(2)检查顺序:需系统而全面,一般先进行全身检查,再重点进行局部检查,按顺序进行,避免误诊、漏诊。检查时一般按视诊、触诊、叩诊、听诊、特殊检查、功能活动检查、肢体长度与周径测量、肌力检查、神经系统检查、软组织检查的顺序进行。

(3)显露范围:根据检查需要脱去上衣或裤,充分显露被查部位。检查时要显露健侧做对比(如果双侧均有病变,应设法与健康人做对比),不可忽视邻近关节或其他有关部位的检查,应结合全身检查,要有整体观念。检查女性患者时要有家属或护士陪同。

(4)检查体位:通常情况下,上肢和颈部的检查可采用坐位或站位;下肢及腰背部的检查一般采取卧位,有时还可采用下蹲位,特殊检查可采取特殊体位。

(5)检查手法:要求动作规范、轻巧,检查应轻柔,对创伤患者要注意保护,尽量减少由于操作而引起的患者不适。

(6)其他事项:若患者配用矫形支具,如使用拐杖等,应检查是否合适,可能时应去除做全身和局部检查。若患者采用石膏或夹板固定或牵引,应检查肢体位置,血液循环情况,固定部位活动情况,牵引重量,局部皮肤有否破损,石膏、夹板是否完好无损,其松紧度是否合适。

3.一般检查项目

(1)发育与体型:发育状况通常以年龄、智力和体格成长状态(身高、体重及第二性征)之间的关系来判断。一般判断成年人正常的指标为:胸围等于身高的1/2;两上肢展开的长度等于身高;坐高等于下肢的长度。体型是身体各部发育的外观表现,包括骨骼、肌肉的成长和脂肪的分布状态。临床上把成年人的体型分为无力型(瘦长型)、超力型(矮胖型)和正力型(匀称型)三种。

(2)营养状态:根据皮肤、毛发、皮下脂肪、肌肉的发育状况综合判断,也可通过测量一定时间内体重的变化进行判断。临床上分为营养良好、中等、不良三个等级。

(3)体位和姿势:体位是指患者身体在卧位时所处的状态。临床上常见的有:自动体位、被动体位和强迫体位。

(4)步态:即行走时表现的姿态。步态的观察对疾病诊断有重要帮助。骨科常见的典型异常步态有剪刀步态、摇摆步态、跨阈步态、跛行步态、间歇性跛行等。

(二)髋关节基本检查

1.问诊　髋关节病变引起的疼痛,通常位于腹股沟部中点或臀部,有时也位于大腿前面和膝部内侧,其解剖基础是沿闭孔神经前支放射。医师如不了解髋关节疼痛的特点,只检查膝关节,就会漏诊早期髋关节病变。髋关节的活动痛也应该详细询问,仔细分析。

脊椎病变也可引起牵涉性"髋痛",但主要表现在臀部及大腿外、后侧,常被误诊为髋关节疾病。真正的髋痛常因走路增多而加剧,而脊椎病变引起的髋痛,咳嗽、打喷嚏时加重,甚至放射到足或小腿。

2.望诊

(1)步态:注意异常步态。

①代偿性跛行:主要由单侧下肢短缩引起,如果一侧患肢短缩在1~2cm时一般无跛行,此时一侧下肢的短缩可由骨盆来代偿。但如果短缩在2cm以上则无法完全代偿,此时骨盆及躯干倾斜,患者常以患侧足尖着地或屈曲对侧膝关节而呈跛行。

②疼痛性跛行步态:当单侧髋关节发生病变时,患者行走时为了减轻患侧下肢的负荷,患侧足谨慎落地,在行走中迅速抬起,尽量设法缩短患肢的负重时间,即当用患肢着地时极快地收回正跨步的健肢,健肢跨步动作十分仓促,患者常在对侧借助手杖或拐杖减轻疼痛。双侧髋关节病变时患者多用双拐辅助行走。儿童突然发生者,见于髋关节结核、股骨头骨骺炎等;成年人逐渐发生者,以髋关节骨关节炎为多见。

③摇摆步态(鸭行步态):臀中肌为股骨外展肌。如一侧臀中肌无力,行走时该侧肢体支撑时,对侧骨盆下降,躯干为了取得重心平衡,需向支撑肢体倾斜,至健肢支撑时,躯干恢复常态。常见于先天性髋关节脱位、髋内翻或陈旧性股骨颈骨折愈合后等。双侧髋关节脱位时,可见躯干交替向双侧摆动和倾斜。

④髋关节强直步态:髋关节强直固定在不同的位置上,各有其特殊的步态。总体说来,当一侧髋关节强直时,身体侧转移动行走,患侧髋部呈整块地向前移动之趋势,即转动腰部及全骨盆,使患侧下肢向前迈步。常见于髋关节结核、化脓性髋关节炎。

⑤偏瘫步态:偏瘫患者步态的特点是站立相及双足负重期延长,步态的异常与马蹄足膝关节屈曲受限、髋关节屈曲增加有关。

(2)两侧髂前上棘:观察两侧髂前上棘是否在同一水平面上。如骨盆向左倾斜,同时有代偿性腰椎右侧弯则提示左髋关节有外展畸形,但要鉴别这两者中哪个是原发的。任何原因引起的下肢长度不等,均可继发骨盆倾斜,同时出现下腰椎代偿性侧弯。可以通过测量下肢短缩的准确数值来判断,也可以通过目测的方法来进行粗略的检查。方法是让患者两腿并拢,两足跟着地放平,取立正姿势,医师用双手拇指分别压在患者两侧髂前上棘部,然后目测两下肢的长度相差数值。在髋关节疾病中,引起肢体短缩常见于髋关节结核、股骨头坏死、小儿股骨头骨骺炎、骨骺滑脱等。

(3)股骨大转子的位置:大转子向上移位,表现为髋部增宽,大转子明显向外突出,与髂前上棘距离变短,常见于股骨颈骨折和髋关节脱位,如为双侧性,则出现会阴部增宽,或有明显的双侧髋内翻表现。多见于双侧股骨头无菌性坏死和小儿双侧先天性髋关节脱位。

(4)髋关节有无畸形:髋关节不能伸直可呈屈曲、内收、外展及旋转畸形。

①屈曲畸形:患者髋关节不能伸直呈屈曲状态。站立时多有"点脚",或腰椎前凸。

②内收畸形:患肢超过躯干中线,呈内收位不能外展,同侧骨盆高于对侧。

③外展畸形:患肢处于外展位而不能内收,同侧骨盆低于对侧。

④旋旋畸形:观察足趾或髌骨,向外偏时为外旋畸形,向内偏时为内旋畸形。髋关节前脱位时,患肢呈变长、外展、外旋而微屈髋畸形。当髋关节后脱位时,出现患肢屈髋屈膝、内收、内旋、短缩畸形。股骨颈骨折时,呈现屈髋、屈膝、外展、外旋、短缩畸形,若是关节囊外骨折其旋转角度加大。在股骨大转子骨折时,患肢呈内收、外旋、短缩畸形。在髂耻滑囊炎时,患侧下肢

往往处于屈曲位。髋关节骨关节炎时,呈现屈曲、外旋、内收畸形。

(5)两侧腹股沟:检查时应注意观察皮纹深度和位置是否对称,因腹股沟中点稍下方正是髋关节的前部,关节内有肿胀必然引起腹股沟的改变。必要时需要做双侧对比检查,否则不易发现一些较轻微的异常。如果腹股沟局部凹陷变深,则有股骨头脱位的可能。

(6)两侧臀大肌:臀部如有慢性疾病或长期疼痛,使患肢不能负重,可出现臀大肌废用性肌萎缩,表现为患侧臀部变得平坦。如臀部出现条索状沟凹,并伴有臀肌萎缩,则是由于臀筋膜挛缩或臀大肌纤维条索形成所造成的特有外观形态。如有一侧臀部高突,则常见于髋关节后上脱位。

(7)两侧臀横纹:观察两侧横纹是否对称。

(8)皮肤改变:观察髋关节周围有无瘢痕及窦道,局部有无红肿。臀部如果出现红肿并伴有疼痛、高热等症状,则提示可能有臀部软组织感染性疾病,如急性蜂窝织炎等。

(9)仰卧位检查:髋关节轻微畸形时,站立位时可因骨盆或腰椎代偿不易被发现,仰卧位时,由于不负重,无代偿,骨盆摆正后,可以显示。正常髋关节的两侧髂后上棘或髂嵴顶点连线应与双下肢轴线垂直,若在骨盆已摆正的情况下,任何一侧下肢轴线不垂直于上述连线,说明该侧髋关节有内翻或外翻畸形。

(10)卧位检查:髋关节屈曲挛缩者不能俯卧。

3.触诊

(1)仰卧位检查:触诊时首先寻找体表标志如髂前上棘、大转子等进行定位,触摸髋部有无压痛、肿胀,有无肿物、异常隆起、肌紧张、痉挛等。

腹股沟中点压痛多见于髋关节炎症、股骨颈骨折、风湿性关节炎、股骨头无菌性坏死、髋关节结核等,如触之隆起、饱满,说明髋关节肿胀;如触到凹陷,则是股骨头脱出。若在大转子触及囊性肿物,其后方生理凹陷消失,伴有压痛,可见于大转子滑囊炎。在屈伸髋关节时,可触及一粗而紧的纤维带在大转子上来回滑动,多见于弹响髋。股骨大转子上移可见于股骨转子间骨折、髋关节后上方脱位、股骨头无菌性坏死时。

(2)俯卧位检查:髋关节后方主要的骨性标志是髂后上棘,于皮下很易摸到。坐骨结节位于臀部,约在臀皱襞的水平,因为该结节有臀大肌和脂肪覆盖,所以关节伸直时不易摸清。骶髂关节因有突出的髂骨和支持关节的韧带,所以骶髂关节触不到。

臀部软组织触诊:主要检查臀大肌、臀中肌、股方肌、梨状肌、骶结节韧带等软组织有无异常改变。大转子后上部正是髋关节的后壁,触其有无压痛,有无肿胀。在臀大肌下方,若触及球形股骨头,则说明髋关节后脱位。

4.叩诊　仰卧位检查。

(1)大转子叩击痛:半握拳,从大转子外侧向内叩击,使关节发生冲击疼痛。

(2)足跟叩击痛:将髋关节外展30°,下肢伸直位,并抬高30°,用拳叩足跟部,使之发生传导痛。髋部有骨折或炎症时,均可出现叩击痛。

5.听诊　仰卧位检查。

(1)髋关节内弹响:①当股部自主伸直到最后25°时,于髋关节内可听到清晰的一尖锐的响声,常见于运动员,起因不明,可能是髂腰肌肌腱于髋关节前方向外侧滑动所致,也有可能是关节盂缘韧带松弛,股骨头撞击髋臼盂的结果。②由于股骨头在髋臼的后上方边缘轻度自发性移位,造成大腿突然屈曲和内收而发生弹响,日久可变为习惯性。多见于儿童。③由于髂股韧带呈条索状增厚,在髋关节过伸,尤其是外旋时与股骨头摩擦而发生程度不定的弹响。常见于成年人。

(2)髋关节外弹响:当髋关节屈伸及行走时,在大转子上方出现一滑动的条索状物,并同时出现较大的声响,发生的部位有两处:①大转子与髂胫束之间:髋关节屈伸的时候,髂胫束由大转子后方向前方滑动,引起弹响。大转子处有明显的压痛,滑液囊肥厚,见于大转子滑液囊炎。②腹股沟韧带与髂骨之间:见于腰大肌下滑液囊炎。

6.肢体画线及测量

(1)下肢的长度及周径

①下肢的长度:真正的下肢长度应该从股骨头中心量起。由于股骨头中心没有固定的表面标志,常选择髂前上棘到内踝尖的距离为下肢长度。如发现双下肢不等长,应进一步确定短缩的部位,如股骨大转子以上缩短,则表明病变发生在髋关节附近。

②周径的测量:在髌上 10cm 处测其周径,并与对侧对比。

(2)股骨大转子位置的测量:髋关节病变如结核、后脱位、髋内翻及股骨颈骨折等引起的下肢短缩,股骨大转子都向上移位,可用下列方法测量。

①内拉通线:仰卧位或侧卧位,从髂前上棘与坐骨结节的中心(此点在髋关节屈曲45°时最突出)连一直线。正常时 Nelaton 线恰好通过股骨大转子。如股骨颈骨折或髋臼骨折大转子尖上移,超出此线之上。但是,大转子顶点上移超过 1cm 才有诊断价值,因为坐骨结节较大,定点很难准确。

②布赖恩特三角:仰卧位,两腿平伸,患肢有畸形时即取健肢与患肢对称体位。从髂前上棘向床面作一垂线 AD,由髂前上棘向股骨大转子作 AB 线,自大转子顶点向 AD 线作一垂直线 CB,即构成三角形 CAB,CB 线为三角形之底边。两侧对比,如患侧 CB 线有短缩即表示大转子上移,见于髋关节脱位或股骨颈骨折。

③舒梅克尔线与卡普兰交点:患者仰卧位,由两侧股骨大转子顶点与髂前上棘之间各画一连线,此线称为舒梅克尔线。将左、右之连线向前腹壁延长,正常时,两线在脐或脐上中线相交,两线交叉点称为卡普兰交点。如一侧大转子上移,则交点在对侧腹壁脐的下方,两侧髋骨亦不在同一水平面上。

④大转子间连线:又称奇恩试验。两侧大转子顶点以及两侧髂前上棘之间,连成两条直线。正常时,此两线平行,如一侧大转子上移,两线即不平行。

⑤耻骨联合横线:通过耻骨最高点作水平线,正常时,此线经过大转子顶点,如大转子上移,则其顶点高出此线。

⑥阿兰-多德试验:检查者将两侧拇指各置于髂前上棘,而中指放在大转子的顶点,将环指、小指置于大转子后方,两侧对比,即可测出大转子移位情况。

7.髋关节运动功能检查　髋关节的活动有前屈、后伸、内收、外展、内旋、外旋六个方向,又有外力作用的被动运动和自身肌力作用的主动运动。检查时,就要检查关节这两方面功能。神经损伤或脊髓灰质炎患者应先做主动运动检查,一般髋关节病变可以直接做被动运动检查。

（1）髋关节中立位：髋关节伸直，髌骨、足趾朝上。

（2）主动运动检查

①屈曲：屈髋肌为髂腰肌、缝匠肌、阔筋膜张肌和耻骨肌。其中最强有力的为髂腰肌，此外，还有一些辅助屈肌，如臀中肌和臀小肌前部纤维、长收肌、股薄肌等。患者仰卧位，双下肢伸直，被检查侧髋关节主动屈曲或被检查侧屈髋、屈膝，大腿向胸腹部靠近，臀部和背部不要离开床面，正常人膝关节接近胸部。膝伸直时，由于腘绳肌（股二头肌、半腱肌及半膜肌）的紧张，主动屈曲可达 80°，被动屈曲约 120°。膝屈曲时，腘绳肌松弛，主动屈曲 130°～140°，被动屈曲可超过 140°。

②后伸：后伸肌为臀大肌、臀中肌后部纤维、腘绳肌和大收肌。

患者俯卧位，双下肢伸直，检查侧下肢抬离床面，主动后伸一般为 20°，被动后伸可达 30°。检查时要注意防止腰椎代偿运动，骨盆不能离开床面。

③外展：外展肌为臀中肌、臀小肌和阔筋膜张肌，臀大肌上部纤维和梨状肌亦起辅助作用。

患者仰卧位，双下肢伸直。医师双手扶住两侧髂骨，防止骨盆运动。被检查侧下肢自动外展，估计两腿之间的角度。正常可达 30°～40°。

④内收：内收肌为耻骨肌、长收肌、短收肌、大收肌和股薄肌。此外，臀大肌、股方肌、闭孔内肌、闭孔外肌和腘绳肌也有内收大腿的作用。

患者仰卧位，被检查的下肢自动向对侧肢体靠拢并越过，估计其超过的角度。检查时下肢与身体要正直。正常可达 20°～30°。

⑤外旋：外旋肌为梨状肌，闭孔内肌，上孖肌、下孖肌，屈髋时髂腰肌亦起作用。

患者仰卧，髋关节和膝关节各屈曲 90°，大腿不动，足向内侧运动，小腿向内运动的角度即是髋关节外旋的角度。正常可达 30°～40°。检查时要防止骨盆移动。

⑥内旋：内旋肌为臀中肌、臀小肌前部纤维及阔筋膜张肌。

患者仰卧，髋关节和膝关节各屈曲 90°，大腿不动，足向外侧运动，小腿向外运动的角度，即为髋关节内旋角度。正常可达 40°～50°。

（3）被动运动检查：在进行髋部运动功能检查时，如果患者有运动功能障碍，往往以骨盆或腰椎的活动来代偿运动受限的髋关节。为了准确地评价髋关节的活动范围，应该防止这种代偿活动。在进行下面各项检查时，应该固定住骨盆。

①屈曲：正常时髋关节屈曲角度为 130°～140°。

患者仰卧位，使骨盆放平，通过两髂前上棘之间的假想线与身体中线垂直。检查者一手放在腰椎下面固定骨盆，另一手放在膝部。当屈曲髋关节时，同时屈曲膝关节，要注意屈曲到什么角度时，患者背部能触及医师固定骨盆的手，这时腰段脊柱前凸变平，骨盆也被固定，再进一步屈曲，只能是髋关节运动。要尽可能使髋关节屈曲，正常时，屈曲可使大腿靠近胸部。

检查时要注意对侧肢体必须保持伸直位，如骨盆发生旋转则出现托马斯征，另外还要注意对侧髋关节是否有屈曲挛缩畸形。

②后伸：正常时髋关节后伸的角度约为 30°。

患者俯卧位，检查者将一侧手压在患者骶骨部，固定住骨盆。让患者弯曲膝关节，松弛腘绳肌，使其不参与伸髋活动。检查者另一手放在被检查侧大腿的下面，向上抬腿。假如腿不能后伸,就可能有髋关节屈曲挛缩或关节强直,这时需要检查对侧,对比两侧的活动范围。

③外展:正常时外展角度为 45°~50°。

患者仰卧,两腿取中立位。检查者一侧前臂横放在患者骨盆前部,用手握住对侧髂前上棘固定骨盆,然后用另一手握住踝部,尽量使检查侧下肢外展。下肢外展到最大限度时,检查者可以感到骨盆开始移动。如果让被检查侧下肢保持这个位置,再以同样方法检查另一侧,这就很容易比较两髋关节外展的程度。

④内收:正常时内收角度为 20°~30°。

患者仰卧位,检查者用手固定患者的骨盆,另一手握住踝关节,使被检查侧下肢横过身体中线和对侧下肢的前方。当内收到最大限度时,检查者可感觉到骨盆开始移动。

内收、外展双侧同时检查法:患者仰卧,两腿平伸。医师站在床尾,以双手分别握住患者的两足跟,使双腿充分交叉,观察双髋的内收度。再使两腿充分分开,观察两髋外展度。髋内翻、髋关节后脱位以及炎症性疾病均外展受限,髂胫束挛缩则髋内收受限。

⑤内旋:正常时内旋角约为 35°。

患者仰卧位,双下肢伸直。检查者站在诊察床头足侧,用双手分别握住双足踝上部,以髌骨近端作为标志,向内旋转下肢并测定旋转角度。

另一种检查方法是患者取仰卧位,双侧小腿悬垂于诊察床头外。检查者一手固定其大腿,以防止在检查过程中把股骨拉向侧方,另一手握住胫骨下端,以胫腓骨作为杠杆,将小腿向外展,使大腿和髋关节发生内旋。

胫骨可以作为一个指针,可清楚地表明旋转活动角度。然后,以同样方法检查对侧,并做两侧对比。

⑥外旋:正常时外旋角度约为 45°。

检查方法与内旋检查方法基本相同,只是将检查动作改为相反方向即可。

内外旋双髋同时检查法:患者仰卧,使其双髋及双膝同度屈曲。两膝并拢不动,两足充分分离,观察两髋的内旋度。然后将两足跟并拢不动,两膝充分分离,观察两髋的内旋度。然后将两足跟并列不动,两膝充分分离,观察两髋的外旋度。髋关节结核、骨关节炎、化脓性关节炎、类风湿关节炎及强直性脊柱炎等疾病均能使内外旋受限;而先天性髋脱位以及陈旧的外伤性后脱位则可发现内旋范围增大而外旋受限。

在检查过程中应该注意区分伸髋与屈髋这两种体位来检查髋关节旋转活动范围。因为在一种体位可能有旋转活动,而在另一种体位旋转就可能受限。在检查髋关节旋转痛时要一面检查,一面分析,以判断其疼痛的位置。

活动髋关节时出现疼痛,可能有关节内病变和软组织病变两种情况。一般在轻度旋转时即出现疼痛,多由于关节面的不平滑所引起。强度旋转因软组织被牵拉,所以肌肉、筋膜有病也能引起疼痛,这时需要结合压痛部位和旋转方向来推测哪一侧软组织受牵扯而产生疼痛。

髋关节的屈曲位旋转,可使髂腰肌松弛。如果轻微旋转仍有疼痛,则证明是关节面的摩擦痛,可以排除髂腰肌的牵拉痛。常见的止于股骨小转子的髂腰肌急、慢性炎症,则必须做屈曲位旋转。因为髋关节伸直能使髂腰肌紧张,如稍有旋转就更使髂腰肌紧张,此时的旋转痛并不代表关节面的摩擦痛。所以不能伸直的髋关节不能马上估计为髋关节本身的病变,这时如果检查屈曲位无旋转痛,就可以排除关节内的病变,而是软组织挛缩所引起的关节外病变。髋关节伸直对步行非常重要,因此在髋关节伸直状态下,检查其旋转功能就更为重要。另外,还要检查髋关节环转运动。嘱患者用腿做顺时针和逆时针画圆运动,检查者用手察辨髋部的响声。低浊的响声可能是大转子与滑囊之间发生摩擦的缘故,响脆的声音常是关节面不平所致。

(三)髋关节特殊检查

1.站位检查　单腿站立试验,又称髋关节承重功能试验、臀中肌试验、Trendelenburg 征。嘱患者先用健侧下肢单腿站立,患侧下肢抬起,患侧骨盆向上提起,该侧臀皱襞上升为阴性。再使患侧下肢独立,健侧下肢抬起,则健侧骨盆及臀皱襞下降为阳性。此试验反映髋关节的稳定情况,任何髋关节结构的改变(如先天性或外伤性髋关节脱位、股骨颈骨折等)或肌肉的瘫痪、无力,而影响臀肌特别是臀中肌的作用,甚至发生麻痹性髋脱位时,本试验呈阳性。

2.仰卧位检查

(1)托马斯征:又称髋关节屈曲挛缩试验。检查时嘱患者取仰卧位,大腿伸直,此时腰段脊柱前凸;屈曲健侧髋关节,迫使脊柱代偿性前凸消失,则患侧大腿被迫抬起,不能接触床面。提示该髋关节有屈曲挛缩畸形或髂腰肌痉挛,而患肢与床面所形成的角度即屈曲畸形的角度,临床上常见于类风湿关节炎、股骨头缺血性坏死、髋关节结核、髋关节骨关节炎等。

(2)艾利斯征:又称 Galeazzi 征。检查时患者取仰卧位,屈膝屈髋,两足平行放于床面,双足跟放齐后比较两膝高度。不等高为阳性,提示较低一侧的股骨或胫骨缩短,或髋关节后脱位。临床上多见于股骨干或胫腓骨骨折的重叠移位、股骨颈骨折、粗隆间骨折向上移位、髋关节后脱位等疾病。

(3)高芬征:又称大腿滚动试验,检查时患者取仰卧位,双下肢自然伸直,检查者用手掌轻搓大腿,使大腿来回滚动。若系该髋关节疾病并起髋周围肌肉痉挛,运动受限,疼痛,可见到该侧腹肌收缩,则为阳性。临床上常见于髋关节脱位、股骨颈骨折、股骨粗隆间骨折、髋关节炎症、结核等。

(4)望远镜征:又称都普顿征、巴洛夫试验、推拉试验。检查时患者取仰卧位,检查者一手固定骨盆,另一手握住患肢膝部,使髋关节、膝关节稍屈曲,沿股骨干长轴,用手上下推动股骨,反复数次,若觉察有抽动和音响为阳性,临床上多见于小儿先天性髋关节脱位、股骨颈骨折未愈合等。

(5)杨特征:本体征是区别髋关节屈曲畸形是由于髂腰肌挛缩还是由于髂胫束挛缩的方法。检查步骤与托马斯征基本相同,当托马斯征出现阳性体征时,保持健侧膝髋极度屈曲体位,将患肢外展,当患肢外展到一定角度髋关节屈曲畸形消失,患髋可以伸直即为阳性,提示患侧髋关节屈曲畸形是由于髂胫束挛缩引起。

(6)奥托兰尼试验:用于新生儿先天性髋脱位的早期诊断,通过触诊的脱位感、复位感及脆响等,判断髋关节有无松弛或半脱位引起的异常活动。检查时,患儿仰卧,双髋外展,两腿外展,两腿分开,患侧膝关节不能接触床面;如能,则先有一滑动声响,此为暂时复位的标识。

(7)巴尔娄试验:这是 Ortolani 试验的改良方法,但两侧同时检查。保持前述试验体位,中指放在大转子处,拇指在小转子部位施加压力,如感到股骨头向后滑出髋臼,放松后立即复位者,说明髋关节不稳定,极易发生脱位。

(8)蛙式试验：又称屈膝屈髋外展试验。正常新生儿或 2～9 个月的婴儿双髋、膝各屈曲 90°后，外展双髋可达 70°～90°，若不能达到，应疑有先天性髋脱位。

3.侧卧位检查

(1)髋外展试验：患者侧卧位，嘱自动伸直大腿并外展，如不能外展，即为阳性。见于臀中肌麻痹或松弛。

(2)欧伯试验：又称髂胫束挛缩试验。检查时患者取健侧卧位，健侧屈髋屈膝，减少腰段脊柱前凸。检查者立于患者背后，一手固定骨盆，另一手握住患肢踝部，屈患髋膝达 90°后，外展大腿并伸直患膝，再放松握踝的手，正常时应落在健腿之后方，若落在健腿之前方（即髋关节表现为屈曲）或保持上举外展的姿势即为阳性，提示髂胫束挛缩或阔筋膜张肌挛缩。

4.俯卧位检查　髋关节超伸试验患者俯卧位，检查者一手固定骨盆，另一手握住踝部，使之屈膝向后，提起下肢，正常髋关节可向后超伸 15°左右。当髋关节有挛缩及炎症等病变时，其伸展受限。

四、诊断

股骨头缺血性坏死的诊断一般根据患者的症状、体征、髓芯活检、骨组织内压测定和髋关节 X 线、CT、DSA、MRI 等检查。主要通过三个步骤进行。①怀疑阶段：患者有患髋疼痛和髋关节活动受限，X 线检查可为正常或接近正常；②可能阶段：根据血流动力学或核素检查进一步证明股骨头缺血性坏死的可能，包括髓内压增高、压力试验阳性、髓腔静脉造影淤滞、骨扫描吸附增加，MRI 检查是临床较为常用、无损伤且准确率很高的检查方法；③确诊阶段：主要根据病变在各种影像学检查（X 线、CT、DSA、MRI 等）和组织学检查中的明显变化。

（一）诊断依据

1.临床表现

具有非特异性的特点。血管损伤后的早期，无关节症状，而且如果病变较小，还可保持这种状态。疼痛通常逐渐加重，可能与骨内压升高有关。疼痛突然加重提示关节面的塌陷，患者最终可发生跛行和活动受限。

2.实验室检查

大部分常规实验室检查是阴性的。血分析、红细胞沉降率正常，类风湿因子阴性、抗链球菌溶血素 O 无升高，HLA-B27 阴性。但镰状细胞贫血和 SLE 可通过适当的检查确诊。应测定患者循环血脂量的异常，进行有关凝血疾病的特殊检查。这包括 C 蛋白及 S 蛋白和抗凝血酶Ⅲ降低的幅度，以及纤溶酶原抑制素-1 升高的幅度。

3.组织学检查

以往组织学上把骨细胞陷窝空虚看作是骨坏死的一种后期结果，其仍不失为诊断骨坏死的标准。病理生理上均确认存在骨缺血和骨坏死的最初期，可见属可逆性的骨髓改变：如骨坏死的早期仅呈现为无骨小梁坏死的非特异性骨髓改变。为获取病理组织而进行的侵袭性骨活检以及病理检查过程中可能发生的采样错误均限制了上述形态学诊断手段，而对骨功能进行评估的技术如髓内静脉造影、骨髓内压力测量、应力试验以及骨活检对发现骨坏死均具有高度的敏感性和特异性。然而,由于这些技术是侵袭性的,故较少应用于诊断骨坏死。

(1)髓芯活检病理组织学检查

1)髓芯活检的意义:髓芯活检对股骨头缺血性坏死早期诊断具有重要意义。在活检取材的同时又进行了髓内减压,从而打破了静脉淤滞造成缺血的恶性循环。从治疗上讲,髓芯活检由于减低了髓内压,可以缓解疼痛,防止病情的进一步发展,促进股骨头血管的再生,有利于股骨头的修复。

2)髓芯活检的方法

①器械:长 35cm 的空心钻头,前端为锯齿形,后端有便于操作的横向把柄,空心圆钻表面有刻度标记,以便测知插入的深度。可制成 6mm、8mm 及 10mm 三种直径的钻头,每一钻头配置 2 个钻芯,短的一个可使空心钻击入时不使出口发生畸形,一个长 36cm 的稍长针芯,以作骨活检标本推出之用。

②麻醉:硬膜外麻醉。

③体位:仰卧位,患侧垫高 40°。

④切口:以股骨大转子外侧为中点做纵形切口。

⑤操作步骤:暴露大转子基底部,沿阔筋膜张肌及股外侧肌纤维方向分离,用前、后拉钩暴露股骨外侧,于股骨颈长轴与股骨外侧交点处用峨眉凿将外层皮质凿去一小片,沿此缺口用空心钻持续旋转逐渐插入,方向指向股骨头上端部分,同时对前倾角必须做出估计。如股骨头明显硬化,钻头不易进入,可将短针芯,用铁锤轻轻锤击,以免损伤空心钻开口。钻头插入深度可从刻度测知,以达软骨下 4～5mm 处为宜。如能在 X 线监视下操作,定位易掌握。到达所要求的部位后,将空心钻钻头旋转数次,继续旋转缓慢退出。然后将长芯插入空心钻内推出标本,置于 10% 甲醛缓冲液中。髓芯残腔用生理盐水冲洗后任其敞开,将股外侧肌、阔筋膜张肌及皮肤分层缝合,并置引流管做负压引流。

⑥术后处理:术后患者卧床休息,数天后可起床活动,3 周后负重。

⑦标本观察

肉眼观察:标本为圆柱形骨质,观察标本外形、结构、密度、颜色和坚固性。正常时股骨颈区骨质呈红色,头部呈黄色伴散在红色,近端股骨头部分较远端的股骨颈部分致密,标本对手的捏挤有抵抗性,仍可挤碎。标本坚硬如木或近乎液体均为病理征象。由于标本取自股骨颈轴心线上,因此可看到平行但远端呈分散的骨小梁,在近端很容易看到平行骨小梁。

光镜检查:电镜检查可早在缺血后 4h 发现细胞学变化,而用光镜检查至少需缺氧 24～72h,在细胞自溶前才可发现其改变。最早可发现的骨坏死特征是出血,造血成分损失,脂肪细胞核缺失,微小脂肪囊泡和骨髓坏死,有时伴有纤维蛋白沉积。

骨松质小梁:骨松质小梁由骨板组成,骨板内骨单位呈环形,结构不十分明显,骨小梁聚在一个区域内,区域里哈佛管相当少,内板形成弓状,沿骨小梁方向排列。骨小梁厚度为 0.1～0.5mm,并为 0.5mm 至数毫米厚的骨髓间隙所分隔,表面细胞很少呈活力现象,在特殊情况下才能偶尔见破骨细胞,骨小梁内无吸收性陷窝,且破骨细胞活动亦很少见,骨细胞平均分布于骨小梁的陷窝内,周围为坚强的细胞间质,有些陷窝为空虚状,因为组织切片时可能很薄,切片制备过程中骨细胞散在,或因细胞死亡。但如果陷窝空虚量超过 30% 时即为病理变化。在许多实验研究中,骨细胞核缺失被作为骨坏死的依据。但其敏感性与特异性均较低。光镜下,骨细胞常显示皱缩,在常规处理的脱钙组织中,胞核固缩并不是细胞死亡的可靠征象,而且,缺血后骨细胞核仍可在骨内持续存在。实验研究已经表明,甚至完全缺氧,骨细胞核完全消失之前,它可保持48h至4周,因此,细胞核的存在或缺失不是判断骨活性的惟一标准。

骨髓:包括四种成分,即造血细胞、脂肪细胞、间隙毛细血管及少许结缔组织结构(包括血管周围的胶原纤维、网状纤维、少量网状细胞和组织细胞)。红骨髓很少占据整个骨髓间隙,常与脂肪组织混合,红骨髓分布各处呈斑点状,有时有很大的多核细胞——巨核细胞。脂肪细胞是体积较大的细胞,有一扁平细胞核,核居边缘,细胞圆形,当形成大片纯粹脂肪组织时为多边形。其直径为 $20\sim100\mu m$ 。脂肪细胞被周围的毛细血管所分隔,细胞间毛细血管有时为扁平,无功能,有时则为扩张和活动的。通过水合作用和脱水作用,血管窦、细胞间毛细血管和脂肪细胞相依存,形成一体。脂肪细胞可大可小。当出血时,间隙毛细血管扩张,脂肪细胞则萎缩,有些学者认为脂肪细胞来自血管外膜的网状组织,在某种情况下有些骨髓细胞由网状组织支持和保护。脂肪细胞、网状细胞及内皮细胞之间的形态学和生理学之间的联系,在骨髓的生理学和病理学方面起着重要作用。

(2)骨组织内压力测定

1)骨组织压力测定的原理及意义:股骨头缺血性坏死的机制尚未完全阐明,但有相当多的证据提示骨组织具有腔室的性质,骨内高压在股骨头坏死的发展中具有重要作用。Michelsen首先证明骨髓腔内有压力存在。另有研究进一步证实,骨内循环具有腔室的性质,骨皮质为这个腔室的外壁,在这个腔室内有血管通过,在血管以外、骨皮质以内在相当多的软组织,如正常的造血组织、骨髓内的脂肪细胞、组织液等。当这些软组织在体内、外各种因素的作用下而体积增大时,髓腔内压力随之增高,髓腔内的血管血流量因外界压力增高而逐渐减少,骨组织也将因血液供应减少而发生骨细胞及骨髓细胞的死亡。髓腔内压越高,骨内血液循环的阻力越大。压力试验可以使我们发现潜在的病理变化,当病变尚不足以使骨内压力发生病理变化时,进行本试验,可使骨髓血液循环超负荷而诱发局部压力升高,从而能早期发现病理变化,证明股骨头内静脉回流紊乱,并预示股骨头内有血液淤滞。

2)检查方法

①器械:测压套管针,骨内压测量仪和骨内压记录仪。测压套管针为不锈钢制成,直径3~5mm,针长8~15cm。针芯尖露出针套外3mm,呈三棱形。目前国内普遍采用河南医科大学骨科研究所研制的 HM004-Ⅰ型或 Hmu[cl]-Ⅰ型骨内压测量仪。

②测压方法:患者仰卧,大转子区常规消毒。采用全身麻醉会使骨内压增高,所以采用局部麻醉,依次浸润皮肤、皮下组织及骨膜,套管针在影像增强透视下定位,将皮肤戳一小口,于股外侧肌起点近侧 1.5cm 将套管针水平插入,与身体纵轴成直角,用锤将针击入大转子 2cm左右。压力传送器置于直立位与套管针高度相同。导管连接在压力传送器三路开关上,接上抽满肝素化盐水 20ml 的针筒,导管和各部内必须排空气泡。正常情况下,套管针取出后应有一滴混有脂肪的骨髓血液充满套管针管腔,如无此脂肪混合血液,则套管需用细长脊髓穿刺针将肝素化盐水灌注,确保整个器械充满液体。导管中三路开关须保证不漏,在测压过程中,嘱患者切勿变更体位、躁动、咳嗽、喷嚏,并尽量维持血压平稳。骨内压的正常波动范围较大,最

好双侧同时测量进行对比。正常人股骨头骨内压平均为 3.33kPa,高于 4kPa 即为不正常,股骨近侧干骺端骨内压平均为 2.3kPa,范围为 1.6～3.47kPa(Alert);股骨颈平均为 2.5kPa,儿童股骨近端的骨内压值略高于成年人。

3)压力试验:本试验为骨髓血管床容量的血流动力试验。向转子内注入 5ml 生理盐水,将三路开关中通向套管的开关开放,将通向压力传送器的开关关闭,使导压管与压力传送器相通,此时管内压测量仪显示的压力值和记录仪打印的压力曲线和相应数值称为注射压;注射 5min 后的压力称为加压试验压。一般正常骨和病变骨在注射后骨内压均升高,但病变骨的上升幅度明显大于正常骨,并且正常骨的注射压很快即下降至正常或接近基础压,而病变骨者在 5min 后仍然下降幅度很小而且明显高于基础压。

压力试验可以获得各种数据。首先应注意注入液体时的阻力,正常时液体注入如同静脉推注,骨内有病变存在时,注射阻力明显增大。其次注意疼痛,骨内注射时可以发生亦可以不发生疼痛。最后注意注射对骨髓内压力的反应,如果注射压力明显升高,压力 5min 后维持在 1.33kPa 以上,则为病理性的,试验即为阳性。

4)影像学检查:X 线片可发现 Ficat 分期 Ⅰ 期以上的骨坏死。摄双侧髋关节常规优质的前后位(AP)及侧位 X 线片,但阳性率依医师的经验而定,常常遗漏早期病例。最早期的变化有轻微的骨质稀少,但更常见的是股骨头的前上有花斑状表现,由斑片状硬化及透明区组成。以后会在坏死区的周围形成硬化缘。某些患者的软骨下骨板下方的骨小梁塌陷产生透放射线的半月征。之后出现关节面塌陷。随之出现继发性退行性改变,即关节间隙狭窄,最终出现髋臼硬化和"囊肿"形成,并伴有边缘骨赘形成。如果在 X 线平片上可见双侧髋关节受累,则很少需要进一步的检查。如果怀疑有骨坏死(ON),但在 X 线片上见不到,或如果 ON 只见于一侧髋关节病变,应行双侧髋关节的 MRI 检查。核磁共振成像对股骨头坏死早期具有较高的敏感性,可早期发现骨坏死的存在,有效率可达 100%。^{99m}Tc 扫描是一种安全、简便、灵敏度高的检查方法,对于股骨头缺血性坏死的早期诊断具有很高价值。特别是当 X 线检查尚无异常所见,而临床又高度怀疑有骨坏死作用更大。^{99m}Tc 扫描及闪烁照相与 X 线摄片检查相比,常可提前 3～6 个月预报股骨头缺血性坏死,其准确率可达 91%～95%。

(二)股骨头缺血性坏死分期诊断

成年人股骨头坏死有多种分期方法,最早的 Ficat 和 Arlet 依据 X 线表现和骨功能评价提出的分期法得到了广泛应用。随着 MRI 的应用和发展,MRI 已经成为股骨头坏死早期检查的非常灵敏的方法,2002 年宾夕法尼亚大学的学者依据股骨头坏死的其他检查方法结合 MRI 表现,形成了宾夕法尼亚大学分期,该分期方法更为精确和实用。另外还有 Marcus 分期 (Florida 体系)、骨循环研究协会(ARCO)分期、日本骨坏死学会分期、Steiberg 分期等。

1.Ficat 分类法

0 期:单侧有明确的缺血坏死病变的对侧关节定为病变 0 期。该期病例无临床症状,X 线和 MRI 检查正常。但是骨功能检测阳性,即骨髓压＞4kPa、15min 后髓腔内有造影剂潴留及髓芯活检组织有缺血改变者,有 64.7% 的病例将发展成缺血性坏死。

Ⅰ 期:放射学前期,其特征为无放射学异常迹象,至多显示为小的骨质疏松。患者有关节僵硬、疼痛,尤以晚间加重,伴有关节活动轻微障碍,以内旋、外展障碍为主。

Ⅱ期:临床症状持续存在或加重,X 线可见股骨头有弥散性骨质疏松、硬化、囊性变,股骨头上方有骨硬化斑,MRI 可见新月状改变。关节间隙和股骨头球面正常。

Ⅲ期:出现跛行或扶拐行走,髋关节各向活动均受限。骨小梁的连续性断裂,有透亮区的新月征和股骨头部分塌陷或扁平,关节间隙正常或增宽。

早Ⅳ期:临床症状同Ⅲ期,X 线可见 2mm 的全月形的相连,表明关节间隙仍然存在。

Ⅳ期:软骨面进行性丧失、髋臼骨赘形成。股骨头失去球面外形并表现骨关节炎表现。

2.Marcus 六期分类法

Ⅰ期:在常规 X 线片上,仅在股骨头前方承重部位有斑点状轻微密度变化,也可以阴性。

Ⅱ期:有分界明显的骨梗死区,其基底部可见密度增高的边缘。

Ⅲ期:在正侧位 X 线片上可见股骨头稍扁平或软骨下骨小梁与软骨分离的"新月征"。

Ⅳ期:缺血部位明显塌陷,股骨头球面中断,在骨坏死区的边缘可见到关节面骨折。

Ⅴ期:有髋关节退行性关节炎表现,关节间隙变窄,在股骨头软骨下骨质和髋臼承重部位可见小骨赘和囊性变。

Ⅵ期:有显著的退行性改变,关节间隙变窄,股骨头塌陷。

3.Steiberg 分期法

0 期:X 线片、骨扫描和 MRI 表现正常或非诊断性。

Ⅰ期:X 线片正常,骨扫描和 MRI 表现异常。

A:轻度:MRI 股骨头病损范围<15%。

B:中度:MRI 股骨头病损范围 15%～30%。

C:重度:MRI 股骨头病损范围>30%。

Ⅱ期:X 线片显示股骨头有囊性变和硬化改变。

A:轻度:X 线片股骨头病损范围<15%。

B:中度:X 线片股骨头病损范围 15%～30%。

C:重度:X 线片股骨头病损范围>30%。

Ⅲ期:软骨下塌陷形成新月征。

A:轻度:软骨下塌陷(新月征)占关节面<15%。

B:中度:软骨下塌陷(新月征)占关节面 15%～30%。

C:重度:软骨下塌陷(新月征)占关节面>30%。

Ⅳ期:股骨头变扁。

A:轻度:关节面塌陷占关节面<15%或压缩<2mm。

B:中度:关节面塌陷占关节面 15%～30%或压缩 2～4mm。

C:重度:关节面塌陷占关节面>30%或压缩>4mm。

Ⅴ期:关节间隙狭窄和(或)髋臼受累,股骨头病损范围按Ⅳ期方法,同时评估髋臼受累范围,计算平均程度。

Ⅵ期:进一步退行性改变。

4.ARCO 分期

该分类系统融合了基于病变大小的宾夕法尼亚系统与基于病变部位的日本系统于一体。

ARCO 倡导的 0-4 期分期与 Rutishauser 等的病理形态学分期相关性描述。

5.Ohzono 分型

Ohzono 分期如下。

Ⅰ期:与髋臼负重面相对应的股骨头区域出现坏死团。

Ⅰ$_A$:股骨头负重区<1/3 受累。

Ⅰ$_B$:1/3≤股骨头负重区≤2/3 受累。

Ⅰ$_C$:股骨头负重区>2/3 受累。

Ⅱ期:出现模糊的骨硬化线,可见坏死骨,股骨头负重面不平,但没有骨关节炎改变。

Ⅲ期:坏死区有囊样变出现。

Ⅲ$_A$:未出现负重区软骨下皮质骨剥脱。

Ⅲ$_B$:整个囊性变区域正好位于股骨头负重区外侧 2/3 的下面。

6.Enneking 分期

Ⅰ期:轻度密度增加。

Ⅱ期:出现退化缘或退化圈。

Ⅲ期:出现新月征。

Ⅳ期:股骨头逐渐变扁。

Ⅴ期:股骨头塌陷。

Ⅵ期:出现髋关节畸形。

7.Froberg 六期分期标准

0 期:正常

Ⅰ期:骨小梁模糊或轻度骨质疏松。

Ⅱ期:斑片状硬化及不规则透亮区。

Ⅲ期:骨硬化及透亮区附近出现"新月征"。

Ⅳ期:大块骨碎裂、塌陷及股骨头不完整。

Ⅴ期:合并退行性髋关节病及关节间隙狭窄。

8.髋臼软骨坏死的分期

在股骨头缺血性坏死中,髋臼软骨随股骨头病变进展发生坏死,分期如下:

Ⅰ期:关节面无破裂或有限破裂,伴有局限性软化的改变。

Ⅱ期:表面不规则,有裂缝区存在。

Ⅲ期:裂缝伴有明显的纤丝状变化深入软骨下层,根据有无骨赘形成又分为Ⅲ$_A$期:无骨赘形成,Ⅲ$_B$期:伴有非钙化性骨赘,多在髋臼窝。

Ⅳ期:软骨下骨暴露并腐蚀。

9.股骨头缺血性坏死的关节镜分期

股骨头缺血性坏死的关节镜分期标准(表 21-1)。

表 21-1 关节镜分期标准

分期	镜下所见
Ⅰ 期	正常关节面
Ⅱ 期	关节表面裂隙,但没有可压缩碎块
Ⅲ 期	可压缩碎块,头形态正常
Ⅳ 期	可压缩碎块,头塌陷
Ⅴ 期	关节表面分层,松质骨外露
Ⅵ 期	髋臼表面退变

10.儿童股骨头坏死的分型

Ratliff 把由于儿童髋关节骨折引起,的骨坏死,根据坏死范围将儿童股骨头坏死分为三型:Ⅰ型,全头受累;Ⅱ型,部分头受累;Ⅲ型,坏死范围从骨折线到骨骺线。

11.先天性髋关节脱位的股骨头坏死的 Buchoz-Ogden 分型

Ⅰ型:有暂时的血管梗死部位,继发骨化中心的不规则骨化,骨骺形态正常,头骺骨化中心高度轻度减少。

Ⅱ型:有较明显的原发缺血部位,干骺和骨骺不规则,外侧干骺和骨骺过早闭合。

Ⅲ型:有暂时的血管梗死部位,股骨头骺纵向生长受损,股骨头形状不规则。

Ⅳ型:有暂时的血管梗死部位,股骨头骺纵向、横向生长受损,骨骺过早闭合。

五、股骨头缺血性坏死的治疗现状

股骨头缺血性坏死是由于各种原因破坏了股骨头的血液供应,导致股骨头某些区域的骨小梁和骨髓等发生坏死,使股骨头塌陷、关节间隙变窄,最终导致骨关节炎,是骨科较为常见的顽症之一。其治疗一直是医学界的难点,因股骨头缺血性坏死患者大多数为青壮年,应用人工关节置换术远期疗效欠佳,因此,主要的治疗方案仍被着眼于保髋的手术上,其方法很多,有些方法疗效比较肯定,但没有一种术式是完全满意的。现将近年来股骨头缺血性坏死治疗的进展归纳如下。

(一)非手术治疗

非手术疗法的主要原则是减少或避免负重以利股骨头的自身修复。治疗目标是重建股骨头的血供,促进坏死骨的修复,防止股骨头塌陷。

1.避免负重 患者部分或完全不负重,带坐骨支架,用助行器行走,卧床同时行患肢牵引可缓解症状;定期复查 X 线片,待骨坏死完全愈合后负重行走,仅应用于塌陷前的股骨头缺血性坏死,即 ARCO Ⅰ期及Ⅱ期。但有报道认为股骨头不负重会产生类似于骨折钢板固定的应力遮挡作用,也可致股骨头塌陷,所以,有学者认为单纯减轻负重的结果与股骨头缺血性坏死的自然转归并无差别。

2.药物治疗 应用药物治疗股骨头缺血性坏死的报道较少,只适用于早期病例,应用的药物能对毛细血管前动脉起作用,减少骨髓压力,对产生骨危象疼痛有较好作用。总之药物治疗效果尚不能肯定,但因其无创性,是一个重要的研究方向。

3.脉冲电磁场疗法 自脉冲电磁场疗法始于 20 世纪 80 年代初,许多学者开始研究使用脉冲电磁场疗法治疗股骨头缺血性坏死,实验证实 72Hz 单脉冲磁场可加快新骨形成速度及减慢骨吸收的速度,由于缺乏长期随访资料,其疗效尚难以评价,需进一步研究和观察。

4.体外震波 是近年来出现的一种新的非手术疗法。其基本原理是将震波作用于坏死骨与正常骨交界区的硬化骨,促进坏死区的血管化和骨组织的修复。Russo 等报道股骨头缺血性坏死 45 例用体外震波治疗后随访 6 个月,其中 39 例疼痛消失,且 MRI 显示病灶区异常信号恢复正常。其临床价值还需要以长期随访结果及选择合适的动物模型进行科学观察来评估。

此外,高压氧治疗、放血疗法等仅限于个别报道,效果有待进一步证实。

(二)保留髋关节的手术

1.髓芯减压术 根据股骨头缺血性坏死早期股骨颈部骨内压升高的原理设计的,其目的是降低股骨头内压力,改善静脉回流,促进血供重建。最早由 Arlet 和 Ficat 倡导采用髓芯减压治疗 Ficat Ⅰ、Ⅱ期股骨头缺血性坏死。Ficat 报道,髓芯减压术治疗早期股骨头缺血性坏死有效率达到 80%,其他报道都无法达到如此高的疗效。髓芯减压术操作简单,即使手术失败也不会增加其他手术的复杂性,若适应证选择得当,尤其对于塌陷前期(Ficat Ⅰ期和Ⅱ期)患者,髓芯减压术是目前阻止前期患者股骨头塌陷、延缓全髋关节置换时间较好的、危险性较低的方法。

2.带血供的骨移植 带血管蒂的骨移植理论依据基于 4 点:①股骨头髓芯减压,中断骨内高压和缺血的恶性循环;②去除阻碍股骨头再血管化的坏死骨;③以新鲜骨松质充填缺损,起到骨诱导作用;④填入有活力的骨皮质,以支撑软骨下骨并加速股骨头再血管化的进程。近年来,随着显微外科的发展,应用此术式治疗股骨头缺血性坏死的报道日渐增多。此种手术分三类。

(1)带血管蒂髂骨骨瓣移位。机制:①手术清除坏死骨组织;②提供新的血供来源,改善股骨头部血液循环;③植骨块可起机械支撑作用,防止塌陷;④股骨头颈部开窗可起到减压作用;⑤提供新的血供来源。目前临床上常用的手术方法:①带旋髂深血管蒂的髂骨骨瓣移位术;②带臀上血管深上支蒂的髂骨骨瓣移位术;③带旋股外侧血管升支蒂的髂骨骨瓣移位术。这些带血管蒂的髂骨骨瓣移位术治疗股骨头缺血性坏死,可使坏死的股骨头转归,为股骨头的修复创造良好的条件。

(2)吻合血管的骨瓣移植术:其机制同带血管蒂的髂骨骨瓣移位术。对此手术方法,应遵循一项显微外科原则,即首先选用邻近带血管蒂的骨瓣(膜)治疗同侧股骨头缺血性坏死。只有同侧无带血管蒂的骨瓣(膜)可取时,才考虑选用远距离切取骨瓣(膜),进行吻合血管的骨瓣(膜)移植。

(3)带血管的大转子移位重建股骨头:当股骨头缺血性坏死已达到Ⅳ期,无法采用其他任何手术方法、患者又不同意做髋关节人工关节置换时,可考虑采用带血管的大转子骨瓣移位重建坏死的股骨头。

3.不带血管蒂的骨移植术 由于单纯髓芯减压术导致应力集中,可能引起股骨头塌陷,通过在股骨颈或股骨头软骨开窗去除死骨,植入同种骨皮质和骨松质,可对塌陷前期和塌陷早期股骨头缺血性坏死起到减压、去除死骨、提供机械支撑和骨诱导作用。近年来,随着细胞因子促进骨生长技术在骨科领域的成功应用,出现了用骨诱导性成分复合载体移植的方法,如脱钙骨基质移植。脱钙骨基质包含一定量的骨诱导成分,主要为骨形态蛋白,转移生长因子超基因家族。通过脱钙骨基质的骨诱导作用再产生的胰岛素样生长因子1、2及转移生长因子,有与新骨形成一致的生物学过程。游离骨移植手术简单,可延迟青壮年患者人工关节置换的年龄,一般认为适合于塌陷小于2mm、髋臼未受累的病例。

4.截骨术 1978年Sugioka首先介绍了一种经转子旋转截骨方法治疗股骨头缺血性坏死,其原理是将坏死的股骨头前上部分转移至不承重部位,从而预防股骨头关节面的进行性塌陷,并改善因关节面塌陷后股骨头半脱位所致的头臼不匹配。随后各种改良术式(包括经转子、转子下截骨、屈曲截骨、旋转截骨、外翻截骨、内移截骨等)应用于临床,各报道疗效存在较大差异。Hisatome采用Sugilka术式治疗21例(25个髋)股骨头缺血性坏死,平均随访6.4年,临床优良率为80%,放射学成功率为60%,10个髋有进行性塌陷。认为此术式虽然可以预防新负重区的塌陷,但增加了关节的不稳定性及相应的骨关节炎的发生率。由于此术式并发症发生率较高和导致股骨近端畸形,临床应用受到限制,目前主要用于Perthes病的治疗。

5.血管束植入术 研究证实血管束植入骨组织后可形成新生血管,重建血液循环。电镜下超微结构显示成骨活动代谢旺盛,认为血管束是成骨活动的启动因素,并证明植入血管束对骨松质和骨密质的成活均有良好的效果。但实验同时证明血管植入缺血坏死的股骨头之后,仅在植入的血管束周围有新骨形成,而股骨头的边缘部因离植入的血管束较远,既无血供增加,又无新骨形成,股骨头塌陷继续进展。事实上,临床有时也较难证实血管植入的成活效果。

6.带血供骨膜移植、骨膜细胞移植 Finley首先报道带血管蒂的骨膜移植治疗骨缺损,此后大量实验及临床研究证实了带血管骨膜的优越性。另有学者对髂骨骨膜移位治疗股骨头缺血性坏死进行了实验研究,显示带血管蒂骨膜移植能在坏死的股骨头内良好成骨及重建血管,其成骨不需应力刺激,在成骨及重建血管方面优于带血管髂骨移位。单纯带血管蒂骨膜移位术的不足之处是不能起到软骨下及关节面的支撑作用。采用联合骨、骨膜瓣移位术被认为适用于各期病例。据报道,采用带血管蒂的髂骨膜瓣移植术治疗股骨头缺血性坏死262例,成年人有效率为71.4%,儿童为93.5%。随着细胞生物学的发展,人们已成功地进行了多种骨膜细胞系的分离培养,且培养的骨膜细胞移植到体内后仍能形成骨和软骨组织。若切取自体骨膜还可避免排斥反应,故此术式有良好的潜在使用价值。

7.介入治疗 介入治疗是应用Seldinger技术,在X线机监视下,将多种有效药物直接注入供给股骨头血供的血管如旋股内、外动脉等,以达到治疗股骨头缺血性坏死的目的。有报道介入法治疗股骨头缺血性坏死疗效确切,几乎所有患者治疗后均有效,优良率80%以上。但此法尚处于尝试阶段,有待于不断改进。

8.死骨清除骨泥填充的股骨头重建术 这是近年来股骨头缺血性坏死治疗的一种新技术。其设计原理是:清除死骨后,用骨、骨替代材料或骨水泥等填充缺损部位,使塌陷的软骨面复位,重建股骨头的圆形轮廓。Wood等使用聚甲基丙烯酸对19例Ficat Ⅲ期患者施行此手术,并随访6个月~2年,结果在改善临床症状、Harris评分、延迟THA等方面的成功率为

80％。与其他手术相比,此手术具有能有效恢复股骨头的圆形轮廓、术后可早期活动等优点。但广泛清除死骨会进一步破坏邻近骨的血供,填充骨水泥会增加股骨头内压,故应对其效果作长期的随访观察。

(三)髋关节成形术

股骨头缺血性坏死病变达到无法逆转的阶段,即股骨头发生塌陷或发生继发性髋关节退行性变时,是关节成形术的指征。关节成形术包括半关节成形术和全关节成形术。半关节成形术有3种类型:表面置换、单极和双极假体置换,适用于髋臼尚未受累的病例。后两种由于临床效果不佳,返修率高而且会给全关节成形术增加困难而被大多数学者放弃。

1.股骨头表面置换 表面置换术是髋关节置换前身和初期的一种设计,通过特殊的假体,置换股骨头颈近端一少部分,仅去除坏死的软骨,保留大部分股骨头和股骨颈骨质。该手术具有技术操作简单、股骨头骨质切除少、不需要截骨、软组织损伤小和术后可早期活动等优点。即使手术效果欠佳,一旦失败也不会影响以后的全髋关节置换手术。Beaule 等对 37 例患者行股骨头表面置换术,5 年和 10 年的优良率分别为 79％和 62％。股骨头表面置换适用于年龄较小、病史较短、髋臼软骨尚好患者。

2.全髋关节置换 对于晚期股骨头缺血性坏死患者,髋关节出现严重的骨关节炎,全髋关节置换已被公认是缓解疼痛和改善功能方面十分有效的方法。但目前存在的争论焦点是一些学者认为股骨头缺血性坏死关节置换的远期效果比骨关节病差,而另外一些则认为两者之间没有太大的差别。Ortiguera 等对两者进行了比较,每组各 178 例,性别、年龄、手术医师相同,全部植入 Charnley 骨水泥全髋关节。平均随访 17.8 年,50 岁以上年龄组两者之间没有明显差别,50 岁以下年龄组股骨头缺血性坏死患者的机械失败率明显高于骨关节炎患者。

(四)股骨头修复与再造术

有学者对旋股外侧血管横支的走行分布及血供范围进行了研究,并进行了动物实验;在此基础上设计了带旋股外侧血管横支的大转子骨瓣及带旋股外侧血管升支臀中肌支大转子骨瓣和联合髂骨瓣治疗股骨头缺血性坏死,有多种术式:股骨头修复术、股骨头修补术、股骨头部分重建术、股骨头全头再造术、股骨头颈部再造术、髋关节成形术、关节镜指导下的股骨头修复术、记忆合金网植入术和股骨转子间旋转截骨加带血管蒂骨(膜)瓣植入术。并将数字减影血管造影(DSA)成功运用于股骨头修复与再造之中,对股骨头修复与再造的手术方式的选择以及股骨头修复与再造前后股骨头的血供变化,对预后的评估都起到重要的作用。并首次提出带血管蒂大转子骨瓣转移到股骨头上端进行股骨头重建术等。大转子以骨松质为主,与股骨头的骨质相似,呈半弧形,能使力的传导通过股骨头上端的大转子扩展到股骨距,恢复了压力曲线,改善了关节功能;大转子表面组织在压力摩擦下可化生成软骨,进一步恢复髋关节功能,避免了人工关节置换。关节镜辅助手术是一种新的治疗方法,关节镜引入股骨头缺血性坏死的治疗,使损伤降低到最小程度,并指导手术,使病变清除更彻底。总之,带血管蒂的髂骨瓣及大转子骨瓣转移,对股骨头进行修复与再造提供了一个新的手术方法,使股骨头缺血性坏死的治疗进入了新的研究阶段。

六、针灸疗法

（一）针灸对股骨头坏死的治疗作用

使用针灸治疗股骨头坏死,需要根据脏腑、经络学说运用"四诊""八纲"的辨证方法,将临床上各种不同的证型加以归纳分析,以明确本病的属性是寒是热,属虚属实,在此基础上,进行相应的配穴处方,或针或灸,或补或泻,以通其经脉,调其气血,使阴阳归于平衡,从而达到治疗疾病的目的。

1.扶正祛邪　根据中医学理论观点,正气是维持人体生命能量的各种物质与功能以及由这些物质和功能所产生的抗病能力;邪气是指一切致病因素。邪正斗争的胜负,决定着疾病的进退。邪胜于正则病进,正胜于邪则病退。对于股骨头坏死的患者来说,正气的虚弱体现在肝肾不足、气血虚弱等方面,而寒湿等的侵袭则属于邪气的乘虚而入。治疗股骨头坏死的原则就是要扶助正气,祛除邪气。在治疗中,可通过补的方法来实现扶正,通过泻的方法来实现祛邪。扶正与祛邪是两个不同的治则,但两者之间具有相互为用、相辅相成的关系。扶正,使正气增强,有助于机体抗御或祛除病邪;驱邪,可以排除病邪的侵害和干扰,有利于正气的保存和恢复。

2.平衡阴阳　《素问·至真要大论篇》中提到治病的基本原则是"谨察阴阳所在而调之,以平为期"。大量的临床实践证明,针灸是一种机体接受非特异性刺激而产生自我调节作用的治疗方法。阴阳各有偏盛偏衰,对于股骨头坏死患者来说,肝肾的阴虚或肾阳虚正是阴阳偏衰的典型证候,应当采用"补其不足"的治法。

3.疏理经络气血　气血是经络和各脏腑以及其他组织功能活动的主要物质基础,气血各有其功能,又相互为用。在生理上气能生血、行血、摄血,故称为"气为血帅"。而血能为气提供物质基础,血能载气,故称为"血为气母"。一旦气血相互为用、相互促进的关系失常,就会出现各种气血失调的病证。对于本病来说,"瘀"字是贯穿整个病程的始终的,而气滞血瘀,气血两虚等证型更是与气血有着直接的关系。针灸调理气血关系的原则为"有余泻之,不足补之",针灸不能直接起补血作用,只能起补气和调气的作用。根据中医学理论,气能生血,气胜则血生,气虚则生血无能,可导致血虚或气血两虚。所以,针刺补气有间接的生血作用。用针灸治疗股骨头坏死可以调理气血,补气生血,行气行血,防止血行减慢或瘀滞不畅,通则不痛,针灸还可以起到镇痛的作用。

4.调整脏腑功能　人体是一个有机的整体,髋关节与各脏腑之间有着密切的联系,尤其是"脾"。针灸可以改善各脏腑的功能,同时还可以通过与脏腑有联系的经络来调理气血。

（二）针灸治疗股骨头坏死的施治原则

在针灸临床上要抓住"治病求本"这一原则,但要正确掌握"治本"与"治标"和"正治"与"反治"的具体运用。

1.治本与治标　所谓"本"和"标"是相对而言的,它说明了病变过程中各种矛盾的主次关系。从"正气"与"邪气"的关系来说,正气是本,邪气是标;从病因与症状的关系来说,病因是本.症状是标;从病变的部位来说,脏腑是本,皮肉筋骨是标;从疾病的先后来说,旧病、原发病是本,新病、继发病是标。对于股骨头坏死来说,股骨头坏死是本,髋关节僵硬、肌肉萎缩是标,髋关节、腰膝部出现的疼痛是标。在治疗时,既要缓解疼痛(治标),又要阻止骨坏死的发展。"标"和"本"是可以互相转化的,当股骨头坏死继续发展到后期,关节僵直,肌肉萎缩,功能受限,此时的标已经转化为本了,就需要标本兼治了。在临诊时充分搜集疾病的各个方面的情况,用中医理论去进行综合分析,透过现象,看清本质,找出致病的根本原因,从而确立相应的治则与治法,确定是治本、治标还是标本同治。

2.正治与反治　正治与反治实际上都是治病求本这一治则的具体应用。《素问·至真要大论》提出"逆者正治,从者反治"。正治是指采用的治法与疾病性质针锋相对的治则;反治是指采用的治法的性质顺从疾病的假象而治的一种治则。

(1)正治:通过临床证候分析,辨明疾病性质的寒热虚实,然后分别采用"寒者热之""热者寒之""虚则补之""实则泻之"的治法去治疗不同性质的病证,这一治则适用于疾病的征象与本质相一致的病证。在股骨头坏死的治疗中常常采用这一治则。

(2)反治:通过临床证候分析,发现证候与疾病性质出现不相符的假象时,可以采用"热因热用""寒因寒用""通因通用"等反治的治则。在股骨头坏死的治疗中间有时可以使用,如湿热型股骨头坏死有时热为寒邪所郁,虽然表象似乎为寒性,但仍然需要用清热的治法。

3.补泻手法　针灸的治病手法虽多,但总的来说以补泻为基础。临床上的补泻是根据八纲来运用的,八纲中的阴阳是表里、虚实、寒热的概括。阴证多为里、虚、寒;阳证多属表、实、热。表里是指受病邪部位的深浅;虚实是指正气与病邪的强弱而言,是决定针与灸、补与泻的关键。寒热是指疾病的属性,寒证多见肢冷、便溏、喜热,而热证则见面赤、喜凉、恶热等现象。

临床上运用针刺或艾灸,是根据病症的性质来决定的。归纳起来有补法、泻法和平补平泻三种。

(1)补法:根据"虚则补之"的原则。"虚"是指正气(气血)不足而言,多由久病导致,临床上多表现为衰弱的征象,如身倦懒言、面色无华等虚弱的症状。阳虚气虚的可用艾灸以振奋人体的气化功能,起到补益的"扶正"作用;偏于阴虚的,宜用针刺补法以调之。"陷下则灸之",是针对脏腑经络之气虚弱,失其固摄之权,如阳气暴脱、汗出不止、肢冷脉微、气息奄奄以及脱肛、子宫下垂等证,其治疗均当艾灸。针与灸各有其适应证,应因证制宜,分别应用。

"寒者温之",是说病的性质属寒,由于机体的阳气偏虚,不能抵御寒邪,以致形寒肢冷、便溏、冷痛等证,用灸治法以温通经络,助阳以散寒。

"寒则留之",是指阳气偏虚、寒邪较盛、脏腑经络之气凝滞,其证多见恶寒喜热,或痹痛怕冷,治此必须深刺久留针,以激发其经气,使阳气来复以散其寒邪。

(2)泻法:根据《灵枢》"满则泻之""盛则泻之"的原则,"盛满"是指病邪方盛满实的时候,概括有阴阳的实证,以及躯体某些部位的红肿疼痛等症,在针刺治疗时,必须用泻法或放血。

"热则疾之",是指邪热较盛,可见于五脏六腑和以某一经为主的全身症状,也可出现于某一经的局部,治疗方法,宜疾刺出针,或放血,以祛邪热。

"菀陈则除之",此多指经络之瘀滞,如扭闪或因气滞血凝而出现的肿痛,以及邪热入于营分的闭厥等证,宜用三棱针刺十二井穴,及其局部的脉络出血,以去瘀泻热,起到通调经气的作用。

（3）平补平泻：散用于临床征象"不盛不虚"即"虚实"不明显的疾病，只取其相关的经穴，这是临床上常用的一种治疗方法。

（三）针灸治疗股骨头坏死的配穴原则

使用针灸治疗股骨头坏死，是通过针刺与艾灸某些腧穴来完成的。所以在临床上对腧穴的选取和处方的组成适当与否，是直接与医疗效果有密切关系的。处方除了依据辨证及标本缓急之外，还必须结合腧穴的特殊功能而进行配穴处方。从临床需要出发，可选用一种或两种选穴方法组成处方，也可将多种方法结合起来使用。

1.配穴原则　配穴处方主要以脏腑经络学说为依据，而腧穴的选取，又可分为近取、远取和对证取穴三种。

（1）近部取穴：是指在病痛的局部和邻近的部位取穴，此种方法应用于局限的症状比较显著的部位，例如红肿疼痛、麻木等，对急、慢性病痛都可适用。针刺环跳、居髎，或在股骨头局部围刺治疗本病均符合该原则。

（2）远道取穴：主要是在离病痛较远的部位，根据脏腑经络学说取穴。在这方面历代医家给我们积累了许多的经验，如《肘后歌》中指出："头面之疾针至阴，腿脚有疾风府寻，心胸有病少府泻，脐腹有病曲泉针"，还有许多的针灸治疗歌赋，都反映了远道取穴的重要性，直到现在还指导着针灸临床的实践。此外，前人在远取的基础上，还有"上病下取，下病上取""左取右，右取左"等法。在治疗股骨头坏死的针灸处方中可以见到百会、合谷等穴，这就是符合远道取穴的原则。

（3）对证取穴：此与远取、近取有所不同，而是针对全身的某些疾病，结合腧穴的特殊作用的一种取穴方法。各经五输穴均各有主治，以及阴经的荥输主五脏病、阳经的荥输主六腑病等，均为对证取穴的范围，常为临床所采用。

2.配穴方法　配穴方法是在选穴原则的基础上，根据临床治疗的需要，选择具有协同作用的两个以上的穴位配伍，即可组成针灸处方。

（1）单穴独用和同穴双侧配穴法：单穴多指任督二脉的某些腧穴，独用于临床；同穴双侧配穴指在治疗疾病时，选用十二经穴同经、同名穴，左右对称配用，有助于提高治疗效果。

（2）前后配穴法：本法不限定于特定穴中的腧募配穴法，而是属于《灵枢·官针》篇所记载的"偶刺"法的范畴。

（3）表里配穴法：本法是以脏腑经络的阴阳表里为依据，但不限定于特定穴中的原络配穴法和主客配穴法，而是凡阴经有病同时可配相表里的阳经穴位，阳经有病时有可配表里阴经的穴位。

（4）左右配穴法：这是以经络循行借助于络脉纵横交错的特点为配穴的依据，加之经脉循行的左右对称，故左右配穴可加强治疗作用，有助于提高临床疗效。

（5）上下配穴法：上，指上肢和腰部以上；下，指下肢和腰部以下。《灵枢·始终》篇说："病在上者，下取之；病在下者，高取之；病在头者，取之足；病在腰者，取之腘。"本病针灸治疗有时可选用一些上肢的穴位，此即上下配穴法。

（四）股骨头坏死针灸禁忌证及异常情况处理

1.针刺禁忌证

（1）过于饥饿、疲劳、精神高度紧张者，不行针刺；体质虚弱者，刺激不宜过强，并尽可能采取卧位。

(2)怀孕3个月以下者,下腹部禁针刺,3个月以上者,上下腹部、腰骶部以及一些能引起子宫收缩的腧穴如合谷、三阴交、昆仑、至阴等均不宜针刺;月经期间,如月经周期正常者,最好不予针刺。

(3)避开血管针刺,防止出血;伴有自发性出血或损伤后出血不止的患者,不宜针刺。

(4)髋部皮肤若有感染、溃疡、瘢痕等,不宜针刺。

2.灸法禁忌证

(1)施灸时,应注意安全,防止艾绒脱落,烧损皮肤或衣物。

(2)凡实证、热证者,一般不宜用灸法。《伤寒·辨太阳病脉证并治中》说:"微数之脉,慎不可灸……火气虽微,内攻有力,焦骨伤筋,血难复也。"

(3)有大血管的部位不宜施瘢痕灸。

3.针刺异常情况的处理

(1)晕针

症状:精神疲倦,头晕目眩,恶心欲吐;重者心慌气短,面色㿠白,出冷汗,四肢厥冷,脉细弱而数或沉伏。再重,神志昏迷,卒然仆倒,唇甲发绀,大汗淋漓,大小便失禁。

处理:立即停止针刺,退出全部留针,扶患者平卧,头部放松,头部放低,松解衣带。轻者静卧片刻,给饮温茶,即可恢复。不能缓解者,可指按或针刺急救穴,如水沟、素髎、合谷、内关、足三里、涌泉、中冲等。也可灸百会、关元、气海。必要时可配用现代急救措施。在病情缓解后,仍需要适当的休息。

预防:对初次接受针灸治疗者,要做好解释工作,解除恐惧心理;采取卧位,且体位适当、舒适;对体质虚弱或年迈者,取穴简要,手法轻捷,少留针;对过累、过饥、过饱的患者,推迟针刺时间;注意室内空气流通,消除过热、过冷等因素。

(2)弯针

现象:针尾改变了进针时的方向和角度,运针、退针滞涩而困难,患者自觉疼痛或扭胀。

处理:弯曲度小的,可趁弯的角度慢慢退出;弯曲度大的,除顺依弯势外引,还须轻轻摇动;体位移动所致的弯针,须协助患者恢复进针时的体位,之后方可退出;针体弯曲不止一处者,须结合针柄扭转倾斜的方向逐次分段外引。总之要避免强拔猛抽,引起折针、出血等弊病。

预防:术者手法要轻巧,用力稳准,不偏不倚;患者体位适当,留针过程中不可移动体位;清理周围衣物,防止挤压针柄。

(3)滞针

现象:进针后,发现捻转、提插和退针困难。

处理:如因为患者精神紧张而引起的肌肉痉挛所致,须做耐心解释,消除紧张情绪,延长留针时间;如因捻转过度,需向反方向捻转,或用手在邻近部位做按摩,以求松解;如因为患者体位移动,需帮助其恢复原来的体位,必要时可在邻近部位再刺一针。切忌强力硬拔。

预防:做好针前的解释工作,消除紧张情绪。行针时应正反两个方向捻转。选择较舒适的体位,避免留针时移动体位。

（4）折针

现象：在行针或退针过程中，突然针体折断，部分露于皮肤外，或整段没于皮肤之内。

处理：术者应头脑冷静，态度沉着。交代患者不要恐惧，保持原有的体位，以防止残端隐陷。如皮肤尚露有残端，可用镊子钳出。若残端与皮肤相平，折面仍可看到，可用左手拇、示二指在针旁按压皮肤，使之下陷，相应地使折针残端露出皮肤，右手持镊子轻巧地拔出。如残段没入皮内，须视所在部位采用外科手术切开寻取。

预防：针前必须仔细检查针具，特别是针根部分，更应该认真刮拭。凡电针机的毫针，应定期更换淘汰。针刺时不应该将针体全部进入腧穴，绝对不能进至针根，体位应留一定的长度。行针和退针时，如果发现有弯针、滞针等异常情况，应按前述方法处理，不可强力硬拔。

（5）针后异常感

现象：退针后患者不能挪动体位；或沉、麻、胀感过强；或原症状加重；或出血不止；或皮肤发绀、结节等。

处理：如有遗忘的针，应随之退出。一般退针后让患者休息片刻，不要急于离去。对原病加重，可查明原因另行针治。出血、发绀者，可用棉球按压较长的时间和稍施按摩。

预防：退针后应清点针数，避免遗忘；行针手法要匀称适当，避免手法过强和留针时间过长。遵守辨证施治原则，认真询问出血史，对男性患者，要注意排除血友病患者。

（姬长坤）

第八节　弹响髋

弹响髋是指髋关节在屈曲、内收或内、外旋活动，在关节内外发生可触及或可听到的弹响。

【诊断标准】

1.分类

可分为关节内和关节外两大类。

（1）关节外弹响：较常见，包括髂胫束弹响和髂腰肌弹响。

（2）关节内弹响：较少见，主要因髋臼盂唇损伤引起，其他尚有游离体，髋关节不稳等引起。

2.临床特点

（1）髂胫束弹响：系髂胫束在股骨大转子半脱位引起。当髋关节屈曲时，可在大转子表面触及或听到弹响，反复发作可伴有滑囊炎而发生疼痛。

（2）髂腰肌弹响：典型症状为患者仰卧，髋关节自屈曲、外展及外旋位时伸直，在腹股沟部可触及弹响。引起髂腰肌弹响的原因为髂腰肌在髂耻隆起处反复磨损，多见于运动员（体操、舞蹈等）及人工全髋置换术时应用过大的髋臼杯患者。

（3）关节内弹响：主要由髋臼盂唇撕裂引起，主要临床症状为髋关节内收、内旋时出现弹响和疼痛，作 MRA 检查可触诊。

【治疗原则】

1.髂胫束弹响　多数不需治疗，如有较重疼痛或患者不能接受的弹响声时可手术治疗。

手术方法为椭圆形髂胫束切除并作大转子滑囊切除。

2.髂腰肌弹响　治疗可使用局部封闭及药物,无效者则宜手术治疗,包括腰大肌延长和骨突切除术。人工关节置换术患者则需做髋臼翻修术。

3.关节内弹响　一旦确诊可行关节镜下修复或切除术。

（赵智平）

第九节　类风湿关节炎

类风湿关节炎(RA)是一种以慢性多关节炎症为主要表现的全身性自身免疫性疾病,主要侵犯关节的滑膜,从而引起关节软骨、周围韧带及骨质的破坏,最终导致关节畸形、功能障碍。同时,RA 也可侵蚀关节外的其他器官、组织,如心、肺、肾、动脉、神经、眼等,引起相应的病变。1800 年,Beavai 对类风湿关节炎的描述,被认为是人类首次对 RA 进行的较全面的描述。1859 年,Garrod 将这种疾病正式称为类风湿关节炎。1904 年 Strangoways 对 RA 的病理学研究及 1912 年 Billings 对类风湿因子的研究,奠定了现代类风湿学的基础。

经过几代人对 RA 的探索和研究,目前认为 RA 的基本病理是滑膜炎,它所表现出的炎性反应和组织破坏代表了关节局部免疫反应的过程。当 RA 的易感者受到目前尚不清楚的病因侵蚀时,被激活的滑膜淋巴细胞所产生的相应抗体及其抗原结合成免疫复合物,沉积于滑膜,在补体的参与下激活一系列炎性介质,包括前列腺素的合成和各种炎性细胞的浸润,使滑膜血管渗透性增加,关节腔积液,临床表现为关节肿痛。滑膜中的巨噬细胞和淋巴细胞在抗原不断刺激下增殖并分泌多种细胞因子。它们介导关节软骨及骨质的损害,造成关节强直、畸形和功能的丧失。

一、流行病学

RA 是一个世界性的疾病,无论是经济发达的城市还是贫困落后的农村,无论任何人种,都有发生。RA 在发达国家的发生率约为 0.5%～1%,平均为 0.8%。我国流行病学调查为0.29%,以东北、华北地区为多。过去几十年来,RA 的发病率并无明显变化,但在发达国家中,该病的危害有所降低。

女性的发病率约为男性的 2～3 倍,70 岁以前发病率随年龄的增长而增长,可能是随着年龄的增长,体内的致病危险因素也随之增长,从而最终出现临床症状。

国外的流行病学资料显示,本病在受教育程度较低和收入水平较低的人群中的发病率及病死率均较高。

早在 1948 年,已有流行病学家提出血清中 RF 与 RA 的密切联系,近年来的研究更加证实这一点。研究表明,人类白细胞抗原(HLA)-DR4 的某些亚型与 RA 的发病有关,在 Felty患者中,有 95%HLA-DR4 阳性。

RA 的发病率因地区的差异而有所不同,说明特殊的基因和环境影响 RA 的发生、发展。

国外有资料显示妊娠和口服避孕药可减轻患者的症状,甚至可以防止发病。

统计分析表明,RA 与痛风之间存在明显的负相关,这与高尿酸状态可能具有的抗炎作用有关。RA 在精神病患者中的发病少见。

二、病因及发病机制

RA 的病因迄今不明。据流行病学调查,内分泌、代谢、营养以及地理、职业及精神社会因素等,可能影响疾病的进程,但不是 RA 的直接原因。目前较公认的观点是,RA 为多种因素诱发遗传易感机体的自身免疫反应而产生的疾病。

微生物感染亦与本病的发生有密切的联系。如约 65%～93% 的 TA 患者血清中可检到 EB 病毒核心抗体,而患者体内培养的 B 淋巴细胞,经 EB 病毒转化后可产生 RF。其他还有 I 型人类 T 细胞白血病病毒、疱疹病毒、风疹病毒、细小病毒、支原体、结核杆菌及奇异变形杆菌等。目前认为某些微生物对 RA 易感者的高免疫反应,与发病有关。

RA 有遗传趋向,同卵双生子共同患病率为 34%,而异卵双生子为 3%。有 RA 史的家族成员发病率高于对照组的 2～10 倍。

近年来发现,RA 与人类白细胞抗原 HLA-DR4 的某些亚型有密切的相关性,尤其是严重的 RA 病例,其相关性更为显著。

RA 属于自身免疫性疾病目前已获公认。但在早期阶段这种自身免疫反应的过程仍不清楚。有多种学说阐述发病机制,其中以分子模拟学说、局部组织的 MHC II 类分子过度表达学说较为流行。

三、病理

滑膜炎症是 RA 最早期的病理变化。正常滑膜光亮,半透明。其表面常可见微血管。镜下可见很薄的滑膜衬里层(通常为 1～2 层),常包含脂肪或轻度肥大的滑膜细胞。而 RA 患者的滑膜浑浊,并可见表面颗粒。早期即可见滑膜衬里细胞的增厚。镜下见滑膜下间质层大量炎性细胞浸润,主要为 T 淋巴细胞聚集于血管周围,形成淋巴小结;B 淋巴细胞较少,集中于淋巴滤泡中央,周围分布大量浆细胞和散在的巨噬细胞。急性期内还可见大量的中性粒细胞。

新生的血管和增生的滑膜细胞使滑膜进一步增厚,并形成小绒毛状突起伸向关节腔,滑膜内新生肉芽组织侵入软骨边缘部,形成血管翳。血管翳是一薄层肉芽组织,呈水肿样透明,血管网清晰可见,主要由巨噬细胞和成纤维样细胞组成。常发生于滑膜与软骨或骨的交界处,呈侵袭性生长,由边缘向中心发展。在膝关节,血管翳还可侵及半月板、交叉韧带等。血管翳中的炎性细胞分泌各种胶原酶、蛋白水解酶、细胞坏死因子以及其他炎症介质,分解软骨组织内的胶原、蛋白多糖的多种基质成分,导致软骨细胞死亡。肉眼可见软骨逐渐浑浊,不透明,萎缩变薄。血管翳如侵入软骨下骨,可使骨小梁囊性变,骨端吸收,软骨面失去依托,从而进一步加重软骨破坏。晚期,肉芽组织和血管翳等被修复性的纤维组织和瘢痕所取代,使关节挛缩,造成关节畸形。

RA表现为多脏器损害,病变范围极其广泛。类风湿结节是RA最常见的关节外表现,大约20%～20%的患者有皮下结节,多见于关节周围。结节大小由数毫米到3～4cm,呈灰白色,其中心为黄色的坏死灶,外面包围着"栏栅样"的单核细胞,呈典型的类风湿肉芽肿改变。血管炎也是常见的RA关节外表现之一,主要累及各种动脉。病理特征为血管壁的纤维素样坏死,可伴有血栓形成,引起相应组织的梗死。病变累及心脏时心肌和心内膜可有类风湿肉芽肿形成,炎性细胞浸润导致心肌纤维化。纤维素性心外膜炎导致心外膜增厚甚至心包粘连。肺部亦可见类风湿肉芽肿、肺间质纤维化、纤维素性胸膜炎及胸膜粘连等改变。

四、临床表现

RA的临床过程很不一致,从轻微短暂的少数关节疾病,到不断发展的破坏性关节炎,并伴有全身表现,变化范围很大,病程很难预料,有些可自行缓解,而另一些病变持续发展,出现畸形,生活不能自理。

因RA的基本病变是滑膜炎症,所以主要累及有滑膜覆盖的可活动关节,而脊柱诸关节中除颈椎寰枢关节外,很少有滑膜,故很少受累,病变常呈对称性。常见的受累关节依次为手、腕、膝、肘、足、肩、髋,颈椎的寰枢关节、下颌关节亦可受累,而其他脊柱关节和骶髂关节少见。因此,根据关节分布特点可与其他疾病相鉴别。

约55%～70%的患者有通常持续数周至数月的隐匿发病,在出现关节症状之前有疲乏、全身不适、肌肉酸痛等非特异性的主诉,后出现多关节疼痛、肿胀,在发病早期常难以诊断,尤其对早期出现单关节或少关节病变者,应提高警惕。急性或爆发型发病者,约占8%～15%,常有明显诱因,表现为突发高热,全身与关节症状十分明显,有时要与急性感染相鉴别。介于上述两者之间的中间型,占15%～20%,兼有两型之特点。

1.关节症状

手指小关节的晨僵常出现在关节疼痛之前而成为关节的最早的症状,持续时间常超过1小时,可能与睡眠期间滑膜充血水肿有关,活动后通过淋巴管和小静脉的回流吸收而缓解。部分骨性关节炎患者虽也有晨僵现象,但持续时间较短,通常不超过30分钟。晨僵是判断全身炎症程度的一个很好的指标,RA病情缓解,晨僵持续时间短,反之则长。晨僵和关节疼痛也可进一步发生在其他关节,但与风湿热不同,不会因其他关节的发展而使原发关节的症状消失。邻近关节的肌肉萎缩也是早期变化之一,主要是因疼痛而引起的废用性改变。关节内滑膜肥厚、肿胀,关节腔积液增多,引起关节梭性肿胀,并出现关节局部皮温增高。随着病变的进一步发展,持续的滑膜肥厚和关节腔积液导致关节囊和韧带机械性扩张,造成松弛与薄弱,软骨破坏致使部分关节间隙狭窄,从而进一步加剧关节囊或韧带松弛。病变侵蚀到肌腱、韧带时,引起肌腱粘连、断裂、滑脱,致使关节周围力量不平衡加上晚期关节囊的纤维化和瘢痕形成,最终导致关节脱位、挛缩和畸形。这一过程因病程的长短,治疗及康复锻炼的情况而异。

(1)手和腕关节:RA早期累及近节指间关节(PIP)、掌指关节(MCP)和腕关节,末节指间关节(DIP)很少受损。表现为近节指间关节梭形改变,掌指关节肿胀、疼痛,晚期可出现掌指关节半脱位而使掌骨头突出。当病变侵及伸肌腱,可使其松弛,出现"锤状指"。尺侧腕伸肌萎缩导致手指代偿性的尺偏。有一半的患者拇指受累出现掌指关节屈曲,指间关节过伸,表现为Z字形畸形;病变累及骨间肌时,出现近节指间关节过伸,远端指间关节屈曲的"鹅颈"畸形;伸肌腱中央部撕裂,致伸肌腱向掌侧移位,使近端指间关节固定屈曲位远端指间关节固定于过伸位,表现为"纽扣指"畸形。

腕关节及手的伸肌腱受累时,导致下尺桡关节向背侧脱位严重者出现"琴键征"。随着下尺桡关节掌、背侧韧带和关节盘的破坏,腕关节稳定性破坏,出现尺骨远端背侧脱位,腕关节桡偏畸形,与手指尺偏畸形一道,形成手腕部"之"形畸形。

腕部的滑膜肿胀,腕横韧带增生使腕管容积相应变小,正中神经受压而产生"腕管综合征"出现相应症状。

(2)肘关节:肘关节位置表浅,关节腔积液、滑膜肿胀时较易发现。但由于肩关节和腕关节的代偿作用患者不易察觉肘关节的屈曲挛缩。滑膜肿胀及炎性反应也可造成尺神经在肘部受卡压,主要表现为手部症状,而为患者所忽视。严重病例可产生肘关节半脱位。

(3)肩关节:与肘关节相反,肩关节被诸多肌肉包绕,因此,肩关节受累的早期不易被发现。但因日常生活对肩关节活动范围要求不高,出现肩部活动受限时又易与"肩周炎"混淆。因此早期极易漏检。随着病变发展,可出现肩关节囊的肌腱撕裂,引起肱骨头半脱位,肩关节外展受限。病变累及肩锁关节时,还可能出现肩关节的不稳定。

(4)足和踝:属于负重关节,是RA最早侵犯的关节之一。这类关节病变引起的临床症状远较上肢非负重关节严重。足踝部RA好发于跖趾关节(MTP)、距舟关节和踝关节。MTP关节炎造成近节趾骨基底部向跖骨背侧脱位或半脱位。距舟关节RA不仅造成关节破坏,同时引起周围肌肉痉挛,出现特征性的足外翻、旋前畸形。RA早期常不累及踝关节,但踝关节受累后可引起严重的症状,如可发生距骨塌陷,导致踝关节活动严重受限。局部滑膜炎症可压迫胫后神经引起跗管综合征,出现足底麻木、烧灼痛和感觉异常,站立、行走时加重。

(5)膝关节:由于膝关节是人体最大的关节,滑膜占全身滑膜的一半,又是负重关节,因此是最常受累、致残的关节之一。大约10%患者以膝关节为首发部位,有1/3患者疾病早期即有膝关节受累症状,90%以上患者最终均累及膝关节。滑膜肥厚、关节积液使得病变关节明显肿胀,关节内压力增加,部分病例可因关节液进入腘窝间隙而继发腘窝囊肿。症状主要为关节僵硬、肿胀、疼痛、行走和坐起困难。早期少见骨侵蚀性病变,晚期可发生关节严重破坏,关节间隙狭窄,侧副韧带相对松弛,产生关节不稳定。当一侧的软骨面和软骨下骨质严重破坏时,可发生内外翻畸形,一般以膝外翻畸形较为多见。股四头肌可在病变数周后发生萎缩,影响伸膝功能,加之患者为减轻疼痛多置患膝于屈膝位,这更加速了固定性膝屈曲挛缩畸形的发生,严重者固定性屈曲挛缩可超过90°。RA膝关节不仅屈曲、外翻,而且多有外旋畸形,其周围软组织也呈不同程度的挛缩状态。

(6)髋关节:由于髋关节解剖位置较深,早期关节肿胀、压痛等症状不易发现。患者主诉为髋关节活动受限及活动或负重时疼痛。晚期患肢出现屈曲、外旋、外展畸形,此时Thomas征阳性。严重者由于骨盆严重骨质疏松、髋臼变薄,可有股骨头中心型脱位(Otto骨盆)。

(7)颈椎:由于在脊柱诸关节中,滑膜衬里仅见于颈椎,因此,受累亦主要限于颈椎。在早期约25%可发现颈椎病变,晚期则可高达60%～70%。颈部疼痛、僵硬、颈椎生理前凸消失是早期最主要临床症状,病变进一步发展可产生基底动脉供血不足脊髓压迫等症状。当寰枢椎受累时,病变侵蚀寰椎横韧带,使寰枢椎的稳定性受到影响,引起寰枢关节半脱位。RA 患者如需手术治疗而行全麻时,应对气管插管可能加重的寰枢椎脱位给予足够重视。

2.关节外表现

RA 关节病变只可能致残,而关节外病变及其并发症则可致死。据统计,RA 的死亡原因分别是感染、心血管和肾脏疾病。伴有关节外病变的患者多存在 RF 阳性、HLA-DR4 和 CRP阳性。

(1)类风湿结节:约 20%～35%的患者出现皮下结节,常发生在几乎都伴有 RF 阳性。与严重关节破坏,多见于疾病晚期和有全身症状者。好发于伸肌表面,如鹰嘴部、尺骨近端,偶见于脊柱、头部、足跟部。它可以是形状不规则、质软、可移动的团块,也可以是坚硬地附着在骨膜上。临床可被误诊为痛风石、皮脂腺囊肿或黄色瘤。另有一种深部结节发生于多种内脏组织中,引起不同症状,可在尸检中发现。

(2)血管炎:血管炎的发病率约占 RA 患者的 25%,是 RA 的基本病变之一。90%具有血管炎表现的患者 RF 为阳性,是病变严重的表现。主要累及病变组织的动脉,病理改变为坏死性血管炎。可能是与循环免疫复合物形成及补体激活有关。因侵犯不同组织的动脉而表现出相应的症状。如侵犯心脏出现动脉粥样硬化性心血管病;侵犯肝脾,可引起 Felty 综合征;侵犯肾脏时可致肾功能改变;侵犯肢体末端动脉,可出现末梢坏疽或溃疡。

(3)心脏表现:RA 侵犯心包时引起心包积液,心包肥厚严重者可有心脏压塞和心包缩窄,导致死亡。RA 还可侵犯心脏瓣膜,引起心瓣膜病。而心肌炎的发生较少见,可能与血管炎有关。

(4)肺部表现:RA 累及胸膜、肺血管和肺间质时,出现肺部症状。表现为胸膜炎、胸腔积液、肺内类风湿结节、肺动脉高压,最终导致肺间质性纤维化。患者常有进行性呼吸困难,胸廓活动受限,肺功能检查提示肺组织顺应性降低和通气受限。

(5)肾脏表现:RA 累及肾小球和肾小管,引起相应病变,也可能由药物的毒副作用出现肾功能损害。严重的 RA 患者常发生淀粉样变,预后较差,是 RA 患者的死亡原因之一。

(6)神经系统表现:RA 侵犯周围神经的滋养血管,免疫复合物沉积导致多发性周围神经病,出现相应的感觉、运动障碍。也可由外周神经直接受嵌压引起,如腕管综合征等。另外,RA 病变还可侵及颈椎滑膜,引起颈椎脱位压迫脊髓,出现中枢神经症状。

(7)眼部表现:最常见为角膜和结膜病变,常表现为少泪、干燥、眼内"磨砂"感、发红、但视力正常。当累及巩膜时,可出现黄色类风湿结节,严重时可出现"穿透性巩膜软化"。

(8)血液系统表现:患者常出现贫血,一般属于慢性疾病性贫血,也可由铁代谢异常引起。常为轻、中度贫血。少数患者可合并自身免疫性溶血性贫血。Felty 综合征见于慢性 RA,几乎完全限于 RF 阳性患者,95%为 HLA-DR4 阳性,表现为脾肿大、淋巴结肿大、贫血、血小板减少及选择性中性粒细胞减少,关节病变严重。

五、实验室检查

1.类风湿因子：RF 是抗 IgG 分子 Fc 片断上抗原决定簇的特异抗体。虽然约 85％RA 患者血清中可检出 RF 因子，但 RF 阳性对 RA 不具有特异性。除 RA 外，RF 阳性还可见于其他多种疾病患者，如干燥综合征、系统性红斑狼疮等风湿性疾病。另外，感染性疾病，如肝炎、结核、麻风、锥虫病等，一般 RF 阳性的 RA 患者多伴有严重活动性关节疾病，存在类风湿结节和全身合并症。

2.血沉、C 反应蛋白：血沉在 RA 中多见增高。虽缺乏特异性，但却是判断疾病活动程度的简单而可靠的方法。C 反应蛋白是急性期反应物之一，同样可用于检测炎症程度。有人认为它较血沉更为敏感。

3.HLA-DR4 临床发现，HLA-DR4 阳性，约占全部 RA 患者的 47％，相对危险率为 2.7，与 RA 疾病直接相关。这种患者不仅病程难以控制，而且常伴有严重关节外病变，预后较差。

4.其他实验室检查：可有贫血、高丙种球蛋白血症、低补体血症、血小板增多症及嗜酸细胞增多现象，但这些异常多出现在严重 RA 患者。

5.关节液检查：滑液浑浊，黏性降低，通常白细胞含量为 $(3\sim5)\times10^9/L$。多形核白细胞占绝大多数，但在疾病早期，半数以上为淋巴细胞和其他单核细胞。涂片可见到白细胞胞质内涵物。滑液中补体含量常常低于血清补体的 30％，没有结晶。

六、影像学检查

虽然 RA 早期常缺乏特异性的影像学特点，但是，如果把病史、各种症状和体征、好发部位、实验室检查和影像学结果综合到一起，则能够做出相当可靠的诊断。到晚期，可出现本病特征性的关节畸形，此时仅根据影像学检查，即可做出可靠的诊断。对受累关节的影像学检查，不单纯是为了诊断，还可用作判断疾病严重程度、进展分期和选择手术治疗方法。

从 1949 年起，美国风湿病学会（ARA）依据 X 线检查，结合临床表现，对类风湿关节炎的进展分期，至今仍然作为评价标准，并得到全球的普遍认可，见表 21-2。

表 21-2　类风湿关节炎进展的分类

Ⅰ期：早期

1.X 线检查无破坏性改变 *

2.可见骨质疏松的 X 线证据

Ⅱ期：中期

1.骨质疏松的 X 线证据，有或没有轻度的软骨下骨质破坏，可有轻度的软骨破坏 *

2.可见关节活动受限，但无关节畸形 *

3.邻近肌肉萎缩

　　4.有关节外软组织病损,如结节和腱鞘炎

Ⅲ期:严重期

　　1.骨质疏松加上软骨或骨质破坏的 X 线证据 *

　　2.关节畸形,如半脱位、尺侧偏斜,或过度伸展,无纤维性或骨性强直 *

　　3.广泛的肌萎缩

　　4.有关节外软组织病损,如结节或腱鞘炎

Ⅳ期:末期

　　1.纤维性或骨性强直 *

　　2.Ⅲ期标准内各条

　　注: * 处于任何一特定期的患者必须具备的分类条件。

　　RA 的 X 线征象与其病理变化密不可分。早期关节内积液,周围软组织肿胀,X 线表现为关节间隙变宽,并可出现骨质疏松,此时通常为Ⅰ期。当病变进一步发展,滑膜折返部血管翳破坏关节边缘部,进而破坏缘软骨或直接破坏无软骨覆盖区时出现边缘性骨侵蚀;血管翳破坏软骨等时,关节间隙变窄;血管翳破坏软骨下骨质时,关节面骨侵蚀及关节面下骨“囊肿”形成,此时的 X 现表现为Ⅱ期。当关节囊纤维收缩,韧带松弛,肌肉痉挛或收缩 X 线片表现为关节变形、半脱位、脱位。此时的 X 线片表现为Ⅲ期。最终发展到纤维性、骨性强直时为Ⅳ期。

　　小关节如掌指、指间关节是 RA 最先累及的部位。手部的 X 线表现,特别是掌指关节和腕关节的骨质侵蚀破坏,在 RA 疾病早期诊断与疗效监测中占有十分重要的地位。1987 年,美国风湿病协会将其列为 RA 诊断标准之一。手部 RA 骨侵蚀最早多发生在掌指关节,第 2、3掌骨头的桡掌侧;有时也出现在近节指间关节的两侧、尺骨茎突及下尺桡关节等处。随着病变进展,手、腕关节可出现多种特征性的关节脱位和畸形,如指间关节的纽扣指畸形、鹅颈畸形、近节指骨掌侧半脱位等。异常疏松的骨组织在外界应力持续作用下,可出现压力性骨侵蚀,X线片上表现为腕骨塌陷。也有人认为足的影像学检查更为敏感,尤其第 4、5 跖趾关节的侵蚀性改变,RA 早期即可发生。

　　计算机断层扫描(CT)、磁共振(MRI)以其高分辨率的优点,在检查肌肉骨骼系统,特别在脊柱、肌肉韧带等软组织成像方面具有常规 X 线检查无法比拟的优越性。如 MRI 和 CT 能直接观察到齿状突骨侵蚀、关节早期移位、颈椎脊髓受压等情况,MRI 也可较好的显现滑膜炎症和软骨病变程度。

七、诊断与鉴别诊断

　　RF、HLA-DR4、IgG 等对 RA 的诊断及病情的判断都有很大的帮助,近年来有报告抗RA33 抗体、抗鼠食管角质层抗体(AKA)、抗核周抗体(APF)等有助于 RA 的早期诊断。所有这些对 RA 的诊断都不具有特异性。RA 的诊断主要以临床表现为基础,结合实验室和影像学检查的结果,综合评估,才能做出正确的诊断。

美国风湿病学会（ARA）经过流行病学的研究制定了数套 RA 的分类标准，最新的标准在 1988 年正式推出，以取代 1958 年标准。1958 年的标准将 RA 分为"典型"RA、"肯定"RA、"可能"RA。此标准 30 年来为全世界广泛采用，许多临床医师发现无法区分"肯定"RA 和"典型"RA，而所谓的"可能"RA 往往被证实为其他疾病。1988 年标准如下（符合四项以上者即可诊断）：

1.晨僵至少 1 小时（≥6 周）。

2.3 个或 3 个以上的关节肿胀（≥6 周）。

3.腕、掌指关节或近端指间关节肿胀（≥6 周）。

4.对称性关节肿胀（≥6 周）。

5.手的 X 线片具有典型 RA 改变而且必需包括糜烂和明确的骨质脱钙。

6.类风湿结节。

7.类风湿因子阳性（所用方法在正常人群中的阳性率不超过 5%）。

国外报告此标准敏感性为 91%～94%，特异性为 89%。国内协和医院报告敏感性为 91%，特异性 88%。

RA 在晚期出现特征性表现和畸形时容易诊断，但疾病早期要与多种疾病相鉴别。骨性关节炎、痛风、假性痛风、Lyme 病、系统性红斑狼疮及系统性硬化症是易与 RA 混淆的疾病。而且全身性疾病如结节病、炎性肠病、Whipple 病、淀粉样变、慢性感染及恶性肿瘤都可能与 RA 类似。因此，对所有出现关节症状的患者都应进行完整系统检查，并做必要的辅助化验和影像学分析。

RA 功能评估也是诊断的重要内容，美国风湿病协会将 RA 患者分为Ⅳ级：

Ⅰ级：功能状态完好，能完成日常的任务而无困难。

Ⅱ级：能从事正常活动，但有 1 个或多个关节活动受限或不适。

Ⅲ级：只能胜任一小部分或完全不能胜任一般职业性任务或自理生活。

Ⅳ级：大部分或完全丧失能力，患者需卧床或依靠轮椅，很少或不能自理生活。

八、治疗

在人类发现 RA 的 200 多年来，随着对 RA 这种疾病认识的不断深入，治疗 RA 的方法和药物也在不断进步，但由于对 RA 的病因、病理尚未完全被认识，对此病目前尚无特效的治疗药物。其治疗目的是减轻患者的痛苦、控制病情的发展、改善功能、提高患者生活质量。此病也没有固定的治疗方案，要针对患者的不同情况，确定不同的治疗方案。何时制动，何时进行功能锻炼，如何进行功能锻炼，使用何种药物，何时用药，是否需要手术治疗，选择哪种手术方案、术后康复方案及功能锻炼方案，这些问题都需要内科医师、骨科医师、康复工作者共同协作，才能最大限度地控制疾病的发展，减少病残率。同时还要取得患者和家属的配合和支持。对 RA 的治疗大体上可分为保守（非手术）疗法和外科治疗两类。

（一）保守治疗

1.对患者的心理辅导

许多 RA 患者由于长期患病而心理承受力差，情绪不稳定，意志薄弱，有负罪感等"类风湿人格"的表现。因此,一方面要让患者对疾病有一个全面的了解,减轻患者的心理负担,消除对疾病的恐惧感,使患者树立与疾病斗争并战胜疾病的信心。另一方面,要让患者参与制定治疗方案,对治疗中可能出现的问题如药物治疗的毒副作用,外科手术治疗后的康复的困难性有一个充分的心理准备。

2.饮食治疗

目前尚无充分的证据说明控制饮食是否能改变 RA 的病程,但饮食治疗至少可以作为一种能缓解患者症状的辅助治疗。应避免可能加重疾病的食物,如红色肉类、奶制品、蛋白等。而补充对缓解症状有益的食物,如鱼油、维生素、藻类、微量元素硒等。

3.锻炼与理疗

理疗的目的在于改善和恢复肌力;尽可能地使关节保持在伸直位;保持关节的活动。要取得良好的理疗效果,专业人员必须为患者提供一个有效而又可行的康复计划,并辅以热疗、休息和各种小夹板固定。物理疗法必须因人而异,在滑膜炎的急性期,因以休息为主,避免过度锻炼,但亦宜行适当的主动活动,以维持肌力和关节的活动。

在炎症活动期,适当的卧床休息结合全面主动运动的锻炼,对维持和改进关节、肌肉功能,防止因长期卧床休息所造成的不良反应有一定好处。休息时间视病情而定。活动期患者需要完全卧床休息。某些患者持重关节受累即使不是活动期,也需要休息一定的时间。关节处于急性炎症渗出期除卧床休息外,尚须用各种类型夹板作短期固定,一般不超过 3 周。不论是否用夹板固定,每日均应在床上进行关节训练。对炎症静止期患者,应逐渐转为以运动为主的锻炼,主、被动加大关节活动范围,必要时做牵引。物理治疗一般在关节炎的慢性期进行,急性炎症期渗出明显,有发热等情况,不宜使用,以免加重炎症。选用适当的自助具、支具,可使许多RA 患者得以进行日常生活所必需的活动。

4.药物治疗

RA 的基本病理是滑膜炎,它所表现出的炎性反应和组织破坏代表了关节局部免疫反应的过程。当 RA 的易感者受到目前尚不清楚的病因侵蚀时,被激活的滑膜淋巴细胞所产生的相应抗体及其抗原结合成免疫复合物,沉积于滑膜,在补体的参与下激活一系列炎性介质,包括前列腺素的合成和各种炎性细胞的浸润,使滑膜血管渗透性增加,关节腔积液。临床表现为关节肿痛。滑膜中的巨噬细胞和淋巴细胞在抗原不断刺激下增殖并分泌多种细胞因子,如IL-1、TNF、IL-6 等,它们介导关节软骨及骨质的损害,造成关节强直、畸形和功能的丧失。因此,体液免疫和细胞免疫异常在 RA 的发生和发展中都起着关键性作用。

治疗 RA 药物主要有一线药物[包括水杨酸类和其他非甾体类抗炎药(NSAIDs)]、改变病情的抗风湿药(DMARD)和激素三大类。

(1)一线药物:主要通过抑制环氧化酶,削弱炎性介质前列腺素的合成,从而起到消炎止痛的作用。此类药物对疾病本身并无作用,但可以有效的控制炎性反应,减轻患者的症状,改善关节功能。具有用药简单、安全的特点,易为患者接收。因此,目前应用较为广泛。主要的副作用亦是由于前列腺素合成受到影响而致,表现为为胃肠道黏膜损伤、肾毒性及出血倾向。临床选择药物时一定要强调个体化。阿司匹林作为抗炎药物已使用近百年,20 世纪 60 年代以来,出现了许多新型的抗炎药,如吲哚类的吲哚美辛(消炎痛)、舒林酸(奇诺力)和优妥,丙酸类的布洛芬及其缓释剂布洛芬(芬必得)，苯乙酸类的双氯芬酸(扶他林)等这些新药的疗效普遍优于阿司匹林。为了预防和减少 NSAIDs 对胃肠的刺激，目前，国外推荐使用 NSAIDs 时并用前列腺素 E_1 类似物，或使用含有 NSAIDs 与前列腺素 E_1 的复合剂。这一类药物有奥湿克、napratec 等。

RA 早期一般可给予长效药物，而对病程较长、病情重、老年人及肾功能不全的患者应当选用半衰期短的药物，如齐诺力等。既往有胃肠道病史者用药更应慎重。因这类药物可引起出血倾向，对于须手术治疗的 RA 患者，原则上术前两周应停用，以减少术中、术后出血。

(2)改变病情的抗风湿药：被认为可影Ⅱ向 RA 免疫病理过程，抑制或减少血管翳对关节软骨的腐蚀破坏，使病情进程减慢或活动性减轻，从而也减轻炎性症状。主要包括抗疟药、青霉胺、金诺芬、柳氮磺吡啶、雷公藤、甲氨蝶呤(MTX)、环磷酰胺等。这类药物从应用到出现临床疗效，大多需长达数月的时间。各药的药理作用尚不完全清楚。这类药物有明显的副作用，偶尔可以致命。既往常作为二线药物使用，近年来，多主张在早期，患者尚未发生骨侵蚀或关节破坏时即开始应用，以控制软骨病变的加重。如无特殊禁忌，希望在 6～8 周内控制病情，金诺芬和 MTX 是最常用选择。至于 MTX 剂量，多数学者倾向于使用低剂量，5～10mg，每周 1次，口服或注射。一般在用药 3～12 周即可起效。

(3)激素：为效果最迅速的短时抗炎药物。到目前为止，还没有哪一类药物在控制 RA 炎症上能与激素媲美。然而多年来，人们普遍不愿用以常规治疗 RA。主要原因是其长期使用产生的毒副作用超过其治疗作用。而且，当疾病处于活动期，停药后会出现严重的反跳现象。现激素主要应用于严重威胁生命的 RA 并发症——血管炎；在等待慢作用药发挥疗效期间。泼尼松剂量不应超过 7.5mg/d，除非具有严重系统性类风湿表现如脉管炎、胸膜炎或心包炎的患者。使用激素的禁忌证包括消化性溃疡、高血压、未经治疗的感染、糖尿病和青光眼。

对滑膜炎症状较重、受累关节少、全身治疗有禁忌的患者，可行关节内皮质类固醇注射治疗。剂型以长效者为好。常用注射剂量视关节大小而异，美国风湿病学会提出的参考剂量为：手、足小关节，2.5～15mg 泼尼松龙混悬液或其相当的药物；中等大小关节如腕、肘，10～25mg；髋、膝、踝和肩关节，20～50mg。为取得最佳效果，必要时可加大剂量。注射之间隔时间越长越好，对负重关节，间隔时间至少应有 6～12 周。

RA 药物治疗方案多种多样。有所谓经典的"金字塔"模式，也有其他所谓的"倒金字塔"、"下台阶"、"波浪式"或"锯齿"等模式。考虑到 RA 的病情长短和病情发展的严重程度差别很大而且不易预测，临床治疗方案的确定必须根据患者的具体情况，积极主动，因人而异，达到治疗目的，避免毒副反应。

RA 药物治疗的传统疗法是金字塔式方案，即在发病初期予以阿司匹林或其他非甾体类药物，对无效或有严重并发症的患者可改用慢作用抗风湿药物(SAARD)，包括改变病情药、二线药、免疫抑制剂、细胞毒药物，最后加用细胞毒药物。此种方法虽顺应 RA 病变的发展趋势，避免了 SAARD 许多不良反应。但近年来的研究表明，由于 RA 滑膜炎在最初 2 年间进展很明显，有一半的关节骨破坏在此期出现，如按传统的金字塔法治疗，大部分关节会出现不可逆的损害，造成功能障碍。因此，20 世纪 90 年代以来，在治疗 RA 时采用了更积极的方案以改善其预后。

1989 年，Wilske 提出了"下台阶"方案，其特点是起病初期就应用小剂量泼尼松以控制其急性炎性，并很快地继以几种药物的联合应用，包括 NSAIDs 及一种以上的 SAARD。这样的联合治疗使作用机制不同的药物最大程度地各自发挥其作用，尽早控制关节炎，防止骨破坏。1990 年，FRIESFries 又提出了锯齿形模式，及所使用的改善病情药（DMARDs），一旦失效或病情有加重及换用其他 DMARDs，使病情再次缓解。Wilske 和 Fries 的治疗方案与传统方法的不同是早期加用 DMARDs。临床经验表明，为取得较好的疗效，应该在早期骨软骨尚未破坏前使用 SAARDs，对一些病情可能会迅速进展的患者甚至应采取 SAARDs 的联合治疗。

早期判断 RA 的病情、进展，从而早期及时治疗，对预后很有意义。从临床表现来看，受累的关节数目与病情的严重程度是成正相关的，对称性、多个小关节受损的患者预后较少数或单个大关节受损者为差；有关节外表现如皮下结节、肺间质病变及干燥综合征者预后差。实验室的检测如 C 反应蛋白明显增高、类风湿因子呈高滴度也是反应 RA 病情活动和进展的指标。近年来国内外的研究表明，RA 的遗传基因能早期提供预后信息。C 反应蛋白的数值、类风湿因子的滴度、HLA-DR4 都对 RA 预后的预测有很大的帮助，具有这些指标者因及早应用 SAARDs。

SAARDs 联合治疗可利用药物的协同作用，减少药物用量，从而相应地减少药物的副作用。另外，某些药物还可以降低另一些药物的毒副作用，如羟氯喹可减轻 MTX 的肝脏损害。运用 SAARDs 治疗 RA 时，应注意定期检查血、尿常规，肝、肾功能等。

考虑到 RA 的病情长短和病情发展的严重程度差别很大而且不易预测，临床治疗方案的确定必须根据患者的具体情况，积极主动，因人而异，达到治疗目的，避免毒副反应。

（二）外科治疗

对通过外科手段治疗 RA 是否有意义，曾有许多不同的看法。近几十年来，随着科学技术的突飞猛进，设计更合理、材料更先进的人工关节器械和假体不断涌现，关节镜技术也日益成熟，同时经过临床外科医生的不断努力和实践，手术方法和技巧也不断改进，使手术创伤减少，手术时间缩短，手术并发症得到充分的认识和较好的控制。加上术后康复的积极配合，使外科手术治疗关节病变的效果得到了明显提高，RA 的外科治疗也逐渐被广大内外科医生和患者所接受，使外科治疗成为 RA 治疗中的重要组成部分。

在欧美等发达国家，从 20 世纪 60 年代以后，相继建立了专门检查、治疗和研究 RA 疾病的关节炎科或关节炎中心。由内科、骨科、眼科、理疗、体疗及基础研究的各种专门人才相结合，并将 RA 的治疗提高到一个新的水平。芬兰是世界上最早成立风湿病医院并开展内、外科结合治疗 RA 的国家。以 Heinola 风湿基础医院为例，每年进行外科治疗的病例不少于 1000 例。1976 年，Marmor 医师总结了 1629 例手术病例，无 1 例因手术死亡。因此，他们认为，手术治疗的危险性甚至比某些药物治疗的危险性还小。

作者通过 10 年的 RA 外科临床实践，基本上同意上述观点，对于 RA 这样的顽固性疾病，单纯依靠药物和其他支持疗法，不可能对所有的患者都取得令人满意的治疗效果。对经严格的内科保守治疗半年以上无效，且出现以滑膜增生为主的严重关节病变者，应尽早进行滑膜切除，以打断关节病变的恶性循环。这样不仅避免了病变关节软骨的进一步破坏，还能使全身用药发挥更明显的作用。对于 RA 进展和功能分类第 Ⅲ 期（严重期）和 Ⅳ 期（末期）的患者，药物和其他疗法基本上作用甚微,矫形外科通过关节成形、关节重建,使患者部分或全部恢复关节功能,改善或增加患者生活自理能力。

1.RA 术前评估与处理

按矫形外科医师的观点,除骨肿瘤和创伤骨折之外,一般的矫形外科手术,均应该通过充分术前准备,使患者处在最佳状态后再施行手术治疗,以期获得最好的手术疗效。而对 RA 患者的手术不同于一般矫形外科手术。RA 是一种全身性的免疫系统疾病,病程长,患者全身情况较差,绝大多数患者经过内科保守治疗,仍无法达到一般矫形外科医师所要求的最佳状态,手术风险要大于普通患者。因此,对于拟行手术治疗的 RA 患者,术前必须作认真细致的准备工作,作者曾对 300 例接受各种治疗的 RA 患者进行分析研究,认为术前应注意以下几个方面。

(1)调整患者的心理状态:RA 患者由于长期患病,造成精神和心理上的巨大压力。尤其是伴有严重关节功能障碍者,长期卧床丧失生活自理能力,与外界隔绝的患者情绪消沉,对生活失去信心,甚至绝望,表现为"类风湿人格"。临床医生对此必须有充分的认识。术前利用一定的时间与患者谈心,以及通过图片、信件、暗示、与其他术后患者的交流等增加患者的信心,消除疑虑,使患者积极配合治疗。同时使患者理解这种全身免疫性疾病,单纯依靠手术不可能解决全部问题,术后需要艰苦的功能康复,还必须坚持长期的内科药物治疗。

(2)了解患者的骨质疏松情况:类风湿疾病本身即可引起全身的骨质疏松性改变,长期应用激素和 NSAIDs 药物等也可使钙磷代谢失调引起骨质疏松,绝期后的患者的骨质疏松则更为明显。目前对雷公藤等药物引起月经中断的原因及对雌激素或卵巢功能的影响机制尚不明了,但此药无疑会引起骨代谢的不正常。有资料表明,服用糖皮质激素的 RA 患者比未服用激素的患者脊椎和脊椎外骨折发生率高 3 倍。我们发现,绝经期后的 RA 女患者,大多存在较严重的骨质疏松情况,特别是长期卧床不起,生活不能自理的患者更为严重。分析上述引起骨质疏松的种种原因,作者认为,长期卧床所致的废用性骨质疏松是造成严重骨质疏松的最关键因素。在作者施行的几百例手术中,绝大多数患者属于此种情况。术中发现这种患者的骨质异常疏松,骨皮质菲薄,常呈薄纸板样改变,用手术剪刀即可修剪,其关节端松质骨骨小梁正常结构已完全丧失,由脂肪样组织所代替。手指可轻松插入骨端的松质骨。个别患者甚至在手术消毒皮肤的过程中,就会造成骨折,某些屈膝挛缩畸形的患者在假体安装之后的伸膝过程中,胫骨平台出现压缩骨折。过去我们对这样的患者施行人工关节置换术后的长期效果非常担心,通过长期随访观察发现,一旦患者经过术后体疗康复,能够负重走路之后,骨质疏松的状况将得到迅速改善。我们经治过的 3 例有严重骨质疏松的患者,分别于膝关节置换术后的 4、7、8 年,经历交通伤或严重外伤,造成其他部位的粉碎骨折,但人工关节的稳定性并未遭破坏。这从另一个侧面说明,废用是造成骨质疏松的关键因素之一,也证实严重骨质疏松的 RA 患者是可以接受外科矫形手术治疗,甚至人工关节置换术的。但对 RA 患者施行外科治疗时,要求手术医生操作时务必十分小心,禁忌粗暴操作,并尽可能使用电锯,少用骨刀、骨凿,以防发生意外骨折。

(3)了解抗风湿药物的使用情况:几乎所有 RA 患者术前都曾服用非甾体类药物,其中阿司匹林对血小板功能的影响较大,特别是小剂量阿司匹林常使凝血酶原时间延长,一般在停药后 10 天才能恢复正常。作者曾遇到 1 例 RA 患者，由于术前未能及时停用阿司匹林，尽管全膝关节置换术结束时，止血很彻底，但术后渗血严重，出血量高达 1200ml。因此，对术前应用阿司匹林治疗的患者，应引起足够的重视。一般于术前两周停药，改用其他对血小板影响不大的药物，同时对长期大量应用水杨酸药物的患者，给予积极地抗溃疡治疗。因为长期应用水杨酸类药物治疗的患者，不论是否有主观症状，往往伴有潜在的胃肠道溃疡，为防止术后应激性溃疡出血，在围手术期应采用西咪替丁等药物治疗是必要的。

作者的调查资料显示，约 90% 的准备接受外科治疗的 RA 患者，在发病后接受过皮质类固醇类药物的治疗，其中 10% 的患者，停用激素之后，病情立即加重，因此，一直到手术时仍不能停药。长期服用皮质类固醇的患者，除了典型的库欣体征之外，常伴有皮肤菲薄、皮下出血、静脉变细、管壁变薄、骨质疏松。更严重的是，长期使用皮质类固醇类药物会抑制患者自身肾上腺皮质的功能，使肾上腺皮质变薄、脂肪变性、肾上腺皮质激素分泌功能严重受损。这样的患者，常常经不起疼痛，低血压或缺氧等打击，易出现急性肾上腺皮质功能衰竭而死亡。

对于长期使用皮质类固醇治疗的患者，围手术期激素补充治疗问题，国外已有许多报道，国内郭巨灵于 1984 年也曾有过论述，但其激素补充量偏大。近 10 年来，根据临床实践，我们对长期服用激素的患者做如下处理：

停用激素 2 年以上的患者，同未用激素的 RA 患者一样，不予任何特殊准备。对术前仍然维持激素治疗的患者，我们认为，术前最好检查并了解患者的肾上腺皮质功能，如无检查条件者我们主张围手术期给皮质类固醇类药物，在激素支持下，平安度过围手术期的打击。

对于停药超过 1 年但不足 2 年的患者，我们基本上按此方案增补皮质类固醇治疗，但用药数量酌情减少，用药时间缩短，常于术后第 2 天停药。近 10 年来，作者曾采用这种激素补充方法为 200 多例 RA 患者施行手术治疗，其中有 20 多例不能停用激素的患者均安全渡过围手术期的考验。

除非甾体类抗炎药物和激素外，免疫抑制剂或细胞毒素类药物也是 RA 患者的常用药物。矫形外科医师对应用此类药物的患者，最大的担心是否会出现术后伤口愈合的问题。因为，此类药物均可影响伤口愈合能力、延长伤口愈合时间并降低抵抗感染的能力。作者遇到这样的患者例数有限，但对几例长期口服或静脉应用 MTX 的患者，术前 1 个月停药，术前适当延长拆线时间和抗生素时间，特别是对关节置换术后，需要进行持续性关节被动活动器功能锻炼的患者，拆线延长至 3 周。尚未发现伤口感染及伤口愈合不良等并发症。

（4）皮肤、软组织的准备：长期患病的 RA 患者常并发贫血、低蛋白血症、血管炎等。患者皮肤抵抗力低，再加上有些患者长期服用免疫抑制剂和激素，RA 患者常有皮下组织萎缩，皮肤菲薄、变脆，出现皮下淤斑，血管炎还可能进一步影响肢体远端血液供应，皮肤愈合能力差，因此，RA 患者术后感染发生率高。术中对软组织操作应轻柔、无创，暴露关节时，皮下游离范围不宜过大，否则会造成皮肤延迟愈合、感染，甚至剥脱。

（5）术前化验检查：多数要求手术治疗的 RA 患者处在病变活动期，其表现为多项化验指标不正常，如白细胞计数和血沉升高，血红蛋白低，白球蛋白比例异常，部分患者免疫球蛋白不正常。如过分强调化验指标的正常，将会贻误手术时机，使关节破坏更为严重，全身状态更差，手术难度更大。对这类患者，可予以对症治疗，如术前补充白蛋白、术前抗生素的运用、术中术后输血等。临床实践已表明，只要术前准备充分，是可以安全度过围手术期的。因此，对术前某些化验指标不正常，不应视为手术绝对禁忌证。但对于有严重并发症、全身情况极差的患者来说，应该在相关科室的协助下，尽可能使患者达到较理想的状态，以减少并发症的发生。

（6）麻醉前准备：大多数手术都可在区域神经阻滞麻醉下进行，尤其是上肢的手术，下肢手术应尽量考虑硬膜外麻醉或全麻。如果术前患者手术的肢体伴有多发或单发的神经病变，则不应采用区域阻滞麻醉。

由于约30%～40%的类风湿关节炎患者颈椎受累，麻醉时颈椎过度前屈或后仰可能造成寰枢椎脱位等并发症，危及患者的生命安全。所有准备全麻的RA患者术前均应进行细致的神经系统检查，摄颈椎侧位及张口正位X线片。对于有颈椎固定指征者还应先行颈椎固定，或在硬膜外麻醉穿刺及全麻插管时避免过度屈颈，高危患者在插管时宜在清醒状态下进行。伴有严重屈颈畸形或颈椎强直的患者，术前可采用纤维喉镜引导下插管。颞下颌关节受累患者张口受限，可考虑经鼻插管或气管切开。寰枢关节受累可见于26%的RA患者，临床上表现为声嘶、喉部紧缩感、耳部放射痛等，这种患者气道狭窄，应选用较细的气管内插管，以免插管时损伤气道，可疑患者在术前应行间接喉镜检查。

弥漫性肺纤维化是最常见的RA肺部病变，引起肺弥散功能异常，肺部的肉芽肿浸润会进一步影响氧的摄取，降低肺泡的顺应性。有些患者肋椎关节受累，胸壁的顺应性也下降，因此，术前必须检查肺功能及动脉血气，以便明确肺部受累的情况。

RA有时可累及心脏，常在应急状态下表现出心律失常等症状，因此，对于所有术前可疑伴有心脏病变的患者，均应在术中及术后即刻给予心电监护。

除非药物引起的副作用，RA患者的肝功能一般不会受损，但是有些短期内多次接受外科手术的患者其肝脏可能对卤化物的敏感性增加，使用此类麻醉药物是应予注意。

（7）手术顺序的安排：类风湿关节炎累及全身多个关节，晚期常有多关节手术指征，尤其是在我国，许多患者往往出现严重的多关节畸形才求助于外科医生，因此，选择正确的手术顺序对日后的康复尤为重要。一般下肢手术前，应充分评估患者术后扶拐的能力，如上肢各关节广泛受累，丧失扶拐能力，一般宜先解决上肢功能问题。在髋膝手术顺序上，国外多认为应先髋后膝，尤其是髋关节屈曲畸形的患者，否则不仅对术后膝关节功能锻炼不利，而且将会改变患者的步态，增加对膝关节、足和踝关节所承受的旋转应力，这样必然会加速膝关节假体的松动。另外，在髋关节手术的同时，还可对膝关节进行手法推拿、矫形及石膏外固定于尽可能理想的功能位。这种患者宜先行人工全髋关节置换术也可采用一侧髋、膝或踝关节同时置换术。但当膝关节严重破坏，成为患者生活不能自理的主要因素，而髋关节的病变尚轻，具有一定活动度时，根据作者自己的临床经验，合理的手术顺序宜先膝后髋。当然，在决定具体患者手术顺序时，还应考虑患者自己的要求和患者的工作性质，而不必拘泥于一定的模式。

在我国，RA的外科治疗刚刚起步，有许多国外少见的全身多关节畸形的RA患者，他（她）们往往过早地丧失了生活自理能力和谋生的能力，身体素质较差，并发症多，经济条件不好，对生活失去信心。怎样通过最少的手术，获得最大效益，让患者尽早站起来，恢复生活自立能力，术前需要反复研究，精心设计，争取通过一次手术，尽可能多解决一些问题。

作者曾为78例双膝屈曲挛缩的RA患者，在同次麻醉下同时施行双侧膝关节置换术，对

13 例下肢髋、膝 4 个关节均有严重破坏和畸形的患者,采用同次麻醉下,同侧髋、膝关节同时置换术,结果只用两次手术就使患者站立起来。最近,作者又对双下肢髋、膝、踝 6 个关节均强直在畸形位的患者,采用一次麻醉,行同侧 3 个关节行同时置换术。

需要指出的是,采用一次手术,尽可能多为患者解决更多的问题的想法和做法的出发点是好的。但这种严重的 RA 患者的身体条件往往很差,有些患者伴有严重的心肺疾病,或有严重的贫血等,采取一次多关节的手术风险很大,必须术前经过认真周密地研究和讨论,制定手术方案。手术室的条件和装备、术后的监护也非常重要。术者的手术技巧和熟练程度是能否在一次麻醉下进行多关节同时手术的关键因素,如果术者经验不足或手术操作不熟练,一味追求效率,势必得不偿失。

(8)输血:类风湿关节炎患者常表现出慢性贫血,术中、术后常需输血。尤其是需同时接受 2 个以上关节置换手术,手术创伤较大,手术时间较长,出血量大,而这类患者全身情况往往较差,因此,术前更需备充足的血。自体输血技术近年来在关节炎外科多有应用。该方法不仅可以避免肝炎、艾滋病等疾病的传播,缓解血源紧张状况而且具有安全、有效和经济的优点。对于一般健康状况良好、无心血管及肝肾功能不良、无脓毒血症和凝血因子缺乏、预计术中出血量达 1000~2000ml、术前血红蛋白不低于 100g/L、血细胞比容大于 0.33 的患者,应积极采用这种技术。常用方法有三种,即术前自体血预存、术中血源稀释及术中、术后血液回收。其中预存自体输血不需要特殊设备,采血及回输方法简单,便于推广。

2.手术方式

(1)滑膜切除术:RA 受累关节的滑膜充血、水肿、炎性细胞浸润、滑膜细胞增厚,在滑膜与软骨面交界处,毛细血管和成纤维细胞增生,形成类风湿肉芽组织或血管翼,腐蚀破坏关节软骨、半月板、韧带等,最终肉芽组织纤维化、瘢痕化,导致整个关节挛缩、畸形,丧失其功能。如在 RA 的早期,及时切除增厚的滑膜,能有效地控制其对关节软骨、半月板等结构的破坏,减轻关节症状,延缓关节病变的进程,推迟关节置换的时间。膝关节是全身滑膜面积最大的关节,约占全身滑膜面积的一半。及时切除变性增生的膝关节滑膜,除了局部对关节软骨的保护作用之外,可清除浸润于滑膜下层包括类风湿因子的大量浆细胞,对全身免疫状态也有调节作用。因此,RA 的早期行滑膜切除术,尤其是膝关节的滑膜切除,具有积极的意义。目前,常采用的滑膜切除术的方法包括关节切开滑膜切除、关节镜下滑膜切除、化学性或放射性同位素滑膜切除几种。

1)关节切开滑膜切除术:适应证有:①严格药物保守治疗半年以上,关节肿胀和疼痛仍较严重,X 线检查骨质破坏不明显者。②病变不足半年,虽经药物治疗,但关节肿胀疼痛明显,以滑膜增生肥厚为主,积液量不多者。③病变超过 1 年,关节肿胀、疼痛,X 线检查有明显骨质疏松或关节间隙变窄,但尚无明显骨质破坏和畸形,说明关节面透明软骨或关节间的纤维软骨(半月板等)已有不同程度的破坏。此时滑膜切除术虽然已经不能达到保护关节软骨的作用,但对阻止关节软骨的进一步破坏、减轻疼痛、推迟关节置换的时间,也能起一定的作用。滑膜切除术的关键是尽可能多地切除滑膜组织,以减少复发率。术后可根据关节大小,向关节内注入长效皮质类固醇以及透明质酸类药物以减轻炎症反应,保护软骨,防止粘连。术后第 1 天作肌肉等长收缩锻炼,防止肌肉萎缩。24~48 小时后拔除负压引流,开始关节活动锻炼。

2)放射性同位素滑膜切除:将放射性同位素如磷-32、镝-165等注入到关节腔,利用其释放的β射线(软组织杀伤深度为5.7mm),起到杀伤病变滑膜组织的目的。这种方法具有操作简单、侵袭性小、不影响关节功能、住院时间短、理论上可达到100%滑膜切除、易为患者接受等优点。现已成为RA常用的治疗方法。适应证与滑膜手术切除术基本相似,禁忌在关节软骨已有磨损破坏的患者中使用,以避免对软骨下骨的放射性损伤。

病期越早效果越佳。滑膜以中度增生者效果最好,严重增生或滑膜过薄,以渗出、纤维化为主者,效果反而不好。缺点是:①对多房性关节如腕关节疗效欠佳;②不能同时施行某些矫形术;③有同位素逸出关节造成其他系统损害可能。

3)关节镜下滑膜切除术:损伤小,术后病残率低,并发症少,可重复操作。通过关节镜不仅可以切除增生的滑膜组织,而且能冲洗掉各种碎屑、炎性介质和免疫复合物等,临床疗效肯定。但关节镜下切除滑膜毕竟范围有限,不易彻底切除滑膜。

(2)人工关节置换:人工关节置换技术的飞速发展,对广大RA患者,尤其是有严重关节功能障碍的患者带来了福音。不仅可以减轻关节疼痛,矫正关节的畸形。许多长期卧床患者因此而重新获得站立、行走功能,部分或完全恢复了生活自理能力,获得了生活的信心。髋、膝关节是临床人工关节置换最多的关节,与骨性关节炎相似,在RA患者其术后10年优良率也平均在90%左右。人工关节的主要问题是远期松动和晚期感染。

RA手术患者一般比做同类手术的骨关节炎患者要平均年轻10岁,这就意味着,施行人工关节置换术的RA患者将在更长的时间内经受术后各种并发症的考验,关节再置换的可能性相对较大。尽管如此,鉴于确切的手术效果,作者认为,只要手术条件符合,仍应及时施行人工关节置换术。年龄因素不是划分是否手术的绝对指征,即使10~20年后,人工关节出现问题,也可以进行翻修。另外,随着社会科技的进步,有理由相信,到那时该技术将更为完善。

RA病变关节常呈多关节、对称性,如果双髋或双膝关节同时受累,为保证术后康复的顺利进行,可以考虑一侧髋膝关节置换术、双髋关节同时置换术或双膝关节同时置换术,甚至双侧4个关节同时置换术。但必须看到,多关节同时置换术要求手术技巧较高,且术后并发症也增多,患者需要承受的心理和经济负担加大。有时,与其置换多个关节,还不如选择1~2个最影响患者四肢活动功能的关节进行人工关节置换术。有4个关节置换术指征的患者,不管是局部,还是全身情况都相当差,稍有不慎,即可发生多种并发症,对于这种患者,尽可能减少手术次数和手术创伤显得十分重要。

掌指及跖趾关节置换目前仍以硅酮铰链式假体较多,但是并发症较常见,除感染外,假体断裂是导致术后远期失败的原因之一。近年出现的表面型假体的效果也不十分满意,主要是因为这类小关节周围缺乏强有力的软组织维持关节的稳定。肘、腕及肩关节为非负重关节,大多数患者通过滑膜切除术等矫形手术,以及其他各关节的运动代偿,不一定必须采用关节置换术。

严重骨质疏松、骨质缺损、高度屈曲旋转甚至脱位畸形、多发关节病变、髁发育不良及肌力低下等是RA人工关节置换术中经常遇到的棘手问题。合适型号、尺寸假体的选择、周密的手术设计、精心的术后康复护理直接关系到手术的成功。由于目前我国人工关节假体的生产,工艺材料、型号、配套手术器械、普遍的置换技术和对人工关节术后失败的翻修能力均较发达国家有相当差距,因此,必须严格掌握手术指征,培训和提高关节置换技术水平,控制人工关节假体质量,这样才能减少并发症,取得更好的疗效。

(3)关节融合术:病变关节被融合在功能位后,患者可以得到一个稳定、无痛的关节,并最大限度地发挥其功能,因此,在人工关节技术成熟之前,关节融合术曾是治疗类风湿关节炎的重要手段。某些关节如腕关节、指间关节等融合术后,其整体功能并不比人工关节置换术的效果差。对于需行强体力劳动的年轻人来说,关节融合术的远期效果要比人工关节置换术更为可靠。在 RA 患者中,经常施行关节融合术的部位主要有腕、掌指、踝、后足及近端指间关节等。

踝关节融合术是治疗 RA 踝关节炎的主要方法,适用于:①年轻、活动量大、仅踝关节严重受累者;②踝关节严重不稳及难以矫正的固定性后足畸形。术后足的功能取决于踝关节融合位置以及足部其他关节的功能情况。一般认为踝关节融合的最佳位置是:矢状面呈中立位,外旋 5~10°,后足外翻 0~5°,距骨于胫骨下方稍后移。缺点是:①术后不愈合率高。②固定时间长,一般需 10~20 周,不利于高龄及类风湿关节炎患者的术后康复,尤其对那些中、后足关节已有病变者,长时间的固定使中后足关节活动进一步受限,甚至出现关节僵直。而这些关节本身的良好活动是进行踝关节融合术的先决条件之一。③术后邻近关节活动量增加,可引起继发性损伤,局部疼痛不适发生率高。

腕关节融合术是治疗严重腕关节炎的一种可靠方法,术后关节稳定性良好,95%患者疼痛可得到缓解。主要适应证是严重关节破坏、关节不稳、疼痛、伸腕肌腱断裂或手的其他部位病变需要腕关节结构稳定者。腕关节融合的位置是手术成功的关键。正确位置是:屈伸中立位,轻度尺偏约 5~10°,保持桡骨与第二掌骨的准确对线。尽可能避免双腕关节融合,如必须进行时,可将其中一个固定在轻度屈曲位,以满足患者个人卫生的需要。

在 RA 外科治疗中,掌指、指间关节融合术也十分常见。拇指掌指关节常融合在屈 15°、外展 5°、旋前 20°位。当然,对不同职业要求的患者,具体位置还可进行适当的调整。关键是使融合的位置最有利于手的功能发挥。

(4)截骨术:目前,截骨术治疗类风湿关节炎已少见,RA 患者多有骨质疏松,截骨术后骨折端间的固定不牢固,骨质疏松及内固定欠牢固使骨折愈合需要比正常人更长的时间,而术后长时间的关节固定,势必会影响关节功能。另外,RA 多累及整个关节面,因此通过截骨术调整关节负重部位,加重相对正常的关节面的负重,不能根本解决关节疼痛症状。近年来,随着人工关节置换技术的日益成熟,许多 RA 患者的关节病变通过人工关节置换可以得到根本解决。因此,截骨术治疗类风湿关节炎价值有限。偶尔对髋或膝关节非功能位强直、影响患者日常生活、同时对术后功能要求不高患者,可考虑施行简单的截骨术。

尺骨小头切除术适用于下桡尺关节背侧脱位,疼痛局限于下尺桡关节及前臂旋转活动受限者。保护性地切除尺骨小头可以恢复前臂旋转功能,减轻对尺侧伸腕肌腱的压迫。尺骨小头切除长度在 1~1.5cm,否则可造成腕关节不稳。术中应行下尺桡关节周围韧带重建术。

(5)其他软组织手术:主要包括肌腱的修复和重建、软组织松解术、滑囊及囊肿切除术、类风湿结节切除术等。

肌腱手术在手部应用最广泛,腕管综合征亦常采用腕横韧带切开减压术。滑囊炎见于类风湿关节炎的肩、髋关节等处,如经保守治疗无效,常须手术切除。类风湿关节炎引起的腘窝囊肿常在病情缓解后自行退缩,有时须手术治疗。

对局部疼痛、影响关节功能的类风湿结节,可考虑手术切除。注意手术切口的设计,以免影响远期可能的关节成形术。手术应完整切除类风湿结节及其表面皮肤,缝合时切忌张力过大,必要时可采用旋转皮瓣或游离皮肤移植术,否则会引起难以治愈皮肤溃疡。

RA 的中晚期,许多患者会出现关节附近软组织挛缩,造成髋关节的屈曲、内收畸形,并可进一步引起腰椎前凸、骨盆倾斜、膝关节屈曲挛缩。通过软组织松解术,协同按摩、体疗等方法,可改善病变关节的功能,但对于关节面严重破坏、关节畸形严重、仅靠软组织松解术已无法改善关节功能和减轻疼痛时,软组织松解应与人工关节置换术同时进行,如髋关节置换术的同时将内收肌腱切断以矫正内收畸形等。

(姬长坤)

第十节 类风湿髋关节炎

类风湿关节炎为原因尚未搞清的慢性自体免疫性疾病,可累及全身多处关节,以腕、肘、膝、踝等多见,累及髋关节仅占一定比例。发病率约为 1%,多见于 $30\sim50$ 岁女性。男女比例为 $1:3$。有遗传倾向,多见 HLA-DR4 及 HLA-DR 抗原阳性,环境因素有一定关系。

【诊断标准】

1.临床表现

关节滑膜炎阶段髋部疼痛活动受限,其中以内旋活动受限最早出现。炎症期后关节软骨破坏,可出现屈曲外旋畸形,关节活动进一步受限甚至完全消失。股骨头软骨大部破坏后可发生关节半脱位,此时行走困难。多数患者同时合并有腕、肘、膝等处关节病变,应同时检查。

2.影像学检查

X 线摄片可见滑膜肿胀,关节积液,关节间隙变窄或消失,股骨头及髋臼骨侵蚀。

3.实验室检查

血沉、C-反应蛋白增高,类风湿因子阳性,HLA-DR4 或 HLA-DR1 阳性。

4.按美国风湿病学会的标准,7 项中 4 项符合即可确诊

(1)晨僵 1 小时/日;≥6 周。

(2)至少 3 个关节肿胀≥6 周。

(3)腕掌、掌指及近节指关节肿胀≥6 周。

(4)对称性关节肿胀。

(5)皮下结节。

(6)类风湿因子阳性。

(7)X 线片示骨侵蚀及骨质疏松

【治疗原则】

类风湿关节炎为全身多关节病变,首选治疗为药物、体疗及康复治疗。

1.药物治疗:包括消炎止痛,改善病情,免疫抑制及细胞毒性药物,根据病情及病期选择应用。

2.体疗和康复:帮助关节活动,防止肌肉萎缩,防止关节畸形。

3.细胞因子治疗。

4.手术治疗:包括早期的滑膜切除(切开或关节镜),晚期关节僵直或软骨完全破坏者行全髋关节置换术。

(杨小广)

第十一节　膝关节疼痛

一、概述

骨质增生、关节软骨变性、磨损对中老年来说是不可避免的,但不能解释膝关节 OA 引起膝痛的所有机制,对绝大多数膝关节痛患者来说膝关节 OA 不是主因,况且,膝关节 X 线检查无异常发现也不在少数。据研究发现,关节周围软组织无菌性炎症(血运降低、纤维化)、肌力低下是关节痛的主因。关节内的炎症也是疼痛的部分因素(痛的程度轻)。现代软组织是指硬性骨组织之外的人体组织系统。软组织无菌性炎症致痛理论是探讨以肌肉韧带为代表的软组织损伤诊治理论。古代中医学有"束骨而利机关"的"经筋"。经筋理论是沿十二条运动力线对人体肌肉韧带学的分布及其疾病诊治规律的总结。古今理论不只是时代问题,更重要的是两者从不同角度对软组织损伤诊治规律进行了总结。一个更加具象深入;一个更注重整体识病。

软组织疼痛的基础是软组织损伤导致的"无菌性炎症"。其实,这一基本观念早在两千年前的中医经典《黄帝内经》中也提出来:《灵枢·周痹》:"…迫切为沫,沫得寒则聚,聚则排分肉而分裂,分裂则痛,痛则神归之"。迫切为沫即无菌性炎症。显然,在经筋理论与软组织理论理论中,治疗筋性疼痛都注意到要消除渗出炎症! 这是古今理论对关节疼痛的共识。

二、膝关节疼痛的特征与分型

【特征】

1.关节内病变

(1)疼痛较轻。

(2)压痛点近关节缘。

(3)推移髌骨多诱发疼痛。

(4)主诉多为膝内痛。

（5）运动疼痛较轻。

2.关节外病变

（1）疼痛较剧烈。

（2）压痛点多位于肌组织间筋膜交界处或应力点（起止点）。

（3）运动受限较明显。

（4）易产生关节内、外翻畸形和病理性步态。

3.混合型病变

【分型】

1.关节内炎症型

2.关节外炎症型

（1）关节周围型。

（2）关节远端型：

1）传导痛型：

①原发性。

②继发性（躯干代型）。

2）牵扯痛型。

3）放射痛型。

3.关节内外混合型

大部分的病人先有关节内病变，久之因代偿导致关节外软组织继发性病变，（病人多因关节外软组织致关节痛就诊）。

三、膝关节致痛部位

膝痛大多数是关节周围疼痛，患者感觉的是以膝关节为中心，越远离该部位疼痛越强烈——膝内为轻度钝痛，持续时间长，就诊率不高。患者最烦恼的疼痛是膝关节周围的肌肉疼痛，从臀、腰部、大腿根部的肌肉病变均可以膝痛为主诉表现，有肌肉僵硬和痛阈低下，治疗效果好。

四、膝关节主要的伸展结构

1.伸膝：股四头肌。

2.内侧（缝匠肌、股薄肌、半腱肌、半膜肌、腓肠肌）——屈膝内旋（外侧头）。

3.外侧（股二头肌、腓肠肌）——屈膝外旋（内侧头）。

4.股外侧肌损伤对应后部的腓肠肌内侧头。股内侧肌损伤对应后部的腓肠肌外侧头。

五、膝关节周围肌肉疼痛的代偿

肌组织损害发生膝痛，身体有意无意会改变使用肌肉的方式，从而导致膝关节周围肌肉不良使用方式的恶性循环。

1.膝关节前后的恶性循环 膝关节伸展结构负荷过重→为了不再增加伸展结构负担，机体就会代偿性使用膝关节内的肌肉→导致腓肠肌超负荷参与行走→腓肠肌会损害→继而膝关节伸展不全，伸展结构的力量渐渐降低→腓肠肌负荷进一步增加，损害加剧，形成恶性循环。

2.膝关节内外的恶性循环

(1)人类行走左、右脚交替承重→重心从内侧开始移向外侧→膝关节内侧的关节面承重70％，外侧关节面承重不到 30％。

(2)有膝内翻倾向内侧负荷更重→内侧软骨面减少、甚至挤出→进一步加重膝内翻→内侧负荷增加，形成半有膝内翻的内侧型 OA 的恶性循环。

六、膝关节内侧痛

1.髌下脂肪垫。

2.股内侧肌的筋膜传导痛（运动痛）。

3.鹅足痛（骨膜肌腱炎、肌筋膜传导痛）。

4.股外侧肌髂胫束紧张内侧被动紧张痛（内侧支持带运动痛）。

5.内侧副韧带损害痛。

6.隐神经的放射痛（伴小腿内侧痛）。

【诊断】

1.关节囊内侧的附着部位 关节内的炎症——关节腔痛。

2.膝关节前内侧痛 髌内侧支持带附着部位——骨膜痛。

3.膝关节后内侧痛（半月板） 半膜肌附着部位疼痛——后方关节腔痛。

4.膝关节下内侧痛（鹅足）

(1)半腱肌产生的紧张痛。

(2)伸展肌力低下或膝屈曲挛缩痛。

(3)膝外翻造成的内侧过度紧张疼痛。

5.膝关节股骨内髁上处痛 股内侧肌远端附着部位——股内侧肌肌力下降或疲劳痛。

内侧缝匠肌肌、半腱肌、半膜肌呈鹅足样附着胫骨结节内侧，压痛多为于沿着肌肉走形方向止点的上方。

七、膝关节外侧痛

1.膝关节外侧部位痛 可以说是一种保护膝内侧面产生的肌肉疼痛（特别是 O 行腿）。

2.膝外侧肌附着处　从髂胫束到阔筋膜张肌的疼痛。

3.膝外侧广泛部位疼痛　股外侧肌和腓肠肌疼痛。

4.胫前肌附着部位疼痛　胫骨近端肌肉附着部位疼痛。

5.外侧关节间隙　关节内病变不容易诊断 OA、外侧半月板损伤。

6.外侧副韧带　盘腿时触诊与关节间隙痛鉴别。

八、股四头肌损害

1.股直肌　屈膝髋,行走中腿刚离地时提供动力,腿向前摆动时屈髋伸膝。损害后引起膝盖和髌骨周围的疼痛,有时感到膝关节深部痛。严重的深部夜间痛(靠近髌上)。下楼梯痛重、无力。常因长、短收肌诱发。

2.股内侧肌(膝关节屈伸障碍的肌肉)　上部的损害轻微运动障碍,不产生疼痛。下部损害感到膝关节内侧疼痛(深部锐痛)。1～3 个月突然无痛,膝关节无力而导致屈曲。该肌不但参与小腿整个伸直过程伸膝最后 10～15 度是起到"锁扣"作用,稳定膝关节。该肌萎缩是继发性"O"型腿的病因,常因长时间跪位工作诱发。

3.股外侧肌　强大有力,损伤不易被觉察。损伤引起的疼痛大腿的外侧和膝关节的外侧,损害轻微是疼痛较局限,深部是扩散大腿上下方。上部损害无法侧卧而影响睡眠。下部损害近髌骨损害卡压髌骨出现关节绞索。中部损害出现膝关节疼痛、无法侧卧休息。久坐不能快速站起行走,只能缓慢行进。常因臀小肌、阔筋膜张肌和外伤诱发。

4.股中间肌　损害隐藏深,不易觉察。损害时症状位于膝关节上部。上楼梯是痛重,严重时久坐不能快速站起行走。另外膝关节弯曲困难与股中间肌同时合并腓肠肌有关。缝匠肌长诱发其发病。

九、腘窝疼痛

1.腓肠肌外侧头肌腱部位

(1)压痛点大多集中在此。

(2)有时股二头肌的疼痛。

2.股二头肌肌腱部分　股二头肌肌腱移行部、短头股骨附着部位、腓骨附着部位疼痛。

3.内侧腘绳肌腱疼痛　疲劳痛。

4.中间痛大多是腘肌下蹲障碍

5.意识到潜在膝前疼痛情况

一般先治疗对应的组织:

(1)外侧腘窝痛要检查治疗股内侧肌。

(2)内侧腘窝痛要检查治疗股外侧肌。

(3)下蹲腘窝痛(障碍)要检查治疗国肌。

(4)直腿抬高大腿后紧扯感检查治疗半腱半膜肌、股二头肌。

(5)不要忘记膑下脂肪垫导致的腘窝传导痛。

十、膝关节疼痛的治疗原则

1.改善关节活动受限和恢复肌力是基本

（1）慢性炎性期：

1）在获得关节周围组织的柔软性。

2）控制关节内的炎症（活动的限制、NSAIDS、膏药）。

（2）骨痛期：

1）预防和消除关节活动度受限（维持关节活动度进行自我伸展训练和端坐动作）。

2）切断关节功能损害的恶性循环。

2.预防消除肌力下降，进行肌肉等长训练。

3.没有强制伸展痛和强制屈曲痛＝正常关节。

（黄炳刚）

第五篇　康复与运动医学篇

第二十二章　骨科的康复医学

第一节　骨科康复医学概论

一、康复医学的基本概念

1.康复的定义

在医学领域,康复即指人体功能的复原,也就是说对各种先天或后天的疾病以及创伤所造成的肢体、内脏及精神上的障碍、受限、残缺,采用以训练为主,辅以必要的教育、心理、辅助支具的应用和环境的改造、适应等综合措施,使患者恢复其正常功能;对无法恢复的功能,则采取必要的补偿办法,尽可能使其具有独立的生活能力,重返社会。

2.康复医学的定义

是应用医学方法为康复服务的专业性学科。作为独立学科,康复医学有其相应的理论基础和功能测评方法。其最终目的在于加速人体伤、病、残后的康复进程,预防或减轻其后遗功能障碍程度。为达此目的,应在病理变化稳定、一般情况许可下,尽早开始康复治疗。对有残缺的患者,重点放在促进发展代偿功能所必需的生理过程。

3.医疗康复的定义

属临床医学范畴,即应用临床医学方法改善其功能,或为以后功能康复创造条件。如骨科医师为小儿麻痹后遗症或某些骨关节功能障碍患者施行矫形手术,使患者功能获得改善。并为其以后的功能康复提供条件。

世界卫生组织(WHO)的医疗专家委员会曾就康复进行过专门解释,并不断加以补充和说明。1969年对"康复"的解释限定为综合和协同地将医学、社会、教育及职业措施应用于残疾者,对他(她)们进行训练和再训练。以恢复其功能至最高可能的水平。1981年又将康复定义为:应用所有措施,旨在减轻残疾和残障程度,使他(她)们有可能不受歧视的成为社会的整体。康复的目的不仅要训练残疾人适应环境,而且要他(她)们作为一个整体介入最接近的环境和社会,平等地参与社会活动。因此,残疾者本人、家庭及他(她)们生活的社区都必须包含在康复计划中,以最彻底地落实有关康复的服务。1994年,著名康复专家 Hellendar 在1981年 WHO 的医疗康复专家委员会所解释内容的基础上作了补充。即康复应包括所有措施,以减少残疾的影响,使残疾者达到自立,成为社会的整体,有较好的生活质量,能实现其抱负。并指出:康复不仅仅是对残疾人的训练,还应包括社会大系统所采取的各种措施,如对环境的改造及保障残疾者的人权。

总之,从康复总体概念看,它是多措施的综合协同应用,是不可分割的整体。其最终目的是为了减轻残疾人的残疾程度,重返社会,过尽可能接近正常人的生活。

4.骨科康复医学

骨科康复医学仅为康复医学学科的一部分。骨科康复医学的主要任务是采取各种措施如肌力训练、物理治疗、应用矫形器或假肢等,帮助患者残疾肢体运动功能的康复。骨科康复医学的最终目的是尽最大可能,使残疾患者达到或接近正常人生活,并能融入社会。

二、康复医学的发生、发展及现状

在我国,康复医学的思想和方法早有记载,1797 年 Amiot 的《中国科学史》中提到,公元前 1000 多年就有《功夫》一书,其内容主要为姿势治疗和呼吸练习,该书被译为 Kong-fou,有的学者主张译为《康复》;汉代张仲景《金匮要略》一书提出"导引吐纳,针灸膏摩"等方法防治疾病;张衡的《温泉赋》中也提到用温泉治病;汉末名医华佗则模仿动物的动态,编成"五禽戏"用以治疗疾病,健身延年。到了隋、唐、清时期,康复医学有了发展,不仅康复治疗方法更加丰富,而且还有对各类病症的具体康复治疗记载,其中最具代表性的为隋代巢元方编纂的《诸病源候论》,书中对各种疾病如痹症、风痹手足不遂等的"养生方引导法",并指出了康复治疗的适应证和禁忌证,该书可视为中国第 1 部康复医学专著。随后,李时珍的《本草纲目》等书中均有不少关于康复医学的内容。

在西方,运动疗法源于希腊,古希腊的神庙中就有运动疗法的壁画。但最早有关康复概念和运动疗法描述的著作出自公元前 5 世纪 Herodicus 和他的学生 Hippocrates,他们认为,应用自然因子如日光、海水、矿泉等有镇静、止痛、消炎等作用;运动可以增强肌力,促进体质,恢复和改善精神,并能推迟衰老。公元 2 世纪后,Caelus Aurelianus 首次提出瘫痪患者使用滑轮悬挂肢体进行康复治疗,并提倡创伤后早期运动,以加速创伤愈合。1780 年,Tissot 敦促骨科医师用运动促进伤后关节、肌肉功能的恢复,并分析了工艺操作的动作,使作业治疗有了进一步发展。19 世纪,瑞典的 Ling 使运动治疗系统化,采用肌力抗阻练习,并对运动负荷、重复次数进行了定量。Zander 在此基础上发展了一系列用杠杆、滑轮及重锤摆动的器械等康复治疗措施。19 世纪 40 年代,直流电和感应电开始用于治疗,并有离子透入疗法。1891 年,俄国的 Minlin 开始使用白炽灯治疗。1892 年 Dasonval 创用高频电疗。1896 年,丹麦的 Finsen 使用炭棒弧光灯,促进了光疗的开展。

到了 20 世纪,随着社会、经济的发展,康复医学也有了很大发展,特别是基础医学研究的不断深入,为康复医学的开展创造了条件。20 世纪 50 年代,由于 Rusk 等人的努力,使康复医学开始成为一门独立的学科。康复一词是西班牙学者 Torro 于 1864 年在他的著作中首先提出。1917 年,美国陆军建立"身体功能恢复和康复部",1921 年 Law 医师第 1 次在学术会议上提出"战争受害者的康复问题"。1947 年,美国成立物理医学和康复学会,从此,康复作为专业医学名词开始使用。而在英国,著名骨科专家 RobertJones 在第一次世界大战期间开设了康复车间,帮助伤兵进行职业训练。第二次世界大战时,WatsonJones 在英国空军设立康复中心,经过治疗,77%的伤员重新回到战斗岗位。Leithauser 于 1938 年大力提倡手术后早期起床活动,被认为是 20 世纪医学实践中重大变革之一。

20 世纪中叶,随着康复中心的大量建立,康复医学已自成体系,其间,包括医学工程、心理及语言治疗也都纷纷加入到康复医学的行列。1970 年,国际康复医学学会(IRMA)的成立,标志着康复医学学科已经进一步完善和成熟。在我国,康复医学的发展相对滞后,但 20 世纪 80 年代后,由于政府的重视,康复医学发展迅速,各地相继成立了许多康复医学中心,建立了社区康复设施,康复医学活动及研究正在逐步加强,学术气氛日益浓厚。

三、我国康复医学的未来

随着社会的进步、人们生活的改善及医疗卫生事业的发展,更重要的是政府对残疾事业的重视,康复医学的未来有着美好的发展前景。①社会的需求:随着人们的生活水平、生活条件的逐步改善,人的平均寿命延长,随之而来的人口老龄化、老年病的比例也在同步增长,与此同时,人们已不再仅仅满足于对基本生活的需求,对物质文化生活的要求也在不断提高,因此,患者的就医要求不仅仅是满足于单纯的治病,而是希望其功能得到满意的恢复,这就为康复医学的发展创造了社会基础。②学科的发展:1983 年,在我国卫生部的领导下,将各种康复疗法汇总形成综合的康复医学科,成立了"中国康复医学研究会",1988 年更名为"中国康复医学会",各地也相应成立了分会并开展学术活动、培养学术队伍、建立康复基地。此后,各地医疗卫生单位陆续建立各种形式的康复医疗机构,并开展康复治疗工作。近几年来,各地社区康复也在陆续组建之中。③政府的重视:中国政府对残疾人事业十分重视,卫生部、民政部、中国残疾人联合会及中国残疾人福利基金会都相应支持着各自的康复事业。1984 年,卫生部要求各地高等院校开设康复医学课程。民政部以关心残疾人生活,帮助解决他们的工作、家庭等问题,为残疾人服务,如建立为数众多的假肢厂、伤残学校、盲聋学校、儿童及老人福利院等。并于1987 成立民政系统康复学会。1988 年成立的中国残疾人联合会则以帮助残疾人解决医疗问题,如开展截瘫治疗、小儿麻痹后遗症矫治、聋哑儿童早期语言训练等,之后又扩展到社区康复、精神病康复、脑性瘫痪康复、弱智儿童康复等。1990 年,第 7 届全国人民代表大会通过了《中华人民共和国残疾人保障法》,使残疾人的康复、教育、就业、文化生活、福利、环境和法律责任纳入法制轨道,为我国康复事业的发展奠定了坚实的法制基础。④社会对康复事业的关爱:我国残疾人事业蓬勃发展,不仅受到政府的高度重视,也受到社会各界人们的关爱,各种关心关爱残疾人的无障碍设施已深入到社区。近几年,在历届残疾人国际运动会上,中国残疾运动员获得优异成绩;中国残疾人艺术团出访世界各国演出获得高度评价,这其中无不与中国康复事业的发展息息相关。相信,有政府的重视,有社会的关心,又有人们对康复医学的需求,中国康复事业有着美好的发展前景。

（孔祥锋）

第二节 骨科康复的医学评定

　　骨科康复是主要功能的康复,骨科康复评定也就是功能评定,即应用各种检测手段和方法评估了解伤病后机体的运动系统的功能状况,评定功能受损的性质、范围、程度及可能的变化趋势,借以制定合理的康复医疗方案,选择适当的康复治疗方法。同时也可以用来确定康复治疗的效果,判断具体的康复方法的疗效和作为劳动鉴定及伤残分级评定的依据。

　　骨科康复评定包括以下几个方面。

一、肌力评定

　　肌力评定是运动功能评定的基本内容,其可以评价神经肌肉系统功能损害的范围及程度,常用徒手肌力测定法(MMT)。该方法是 1916 年 K.W.Lovett 提出的,方法简单有效,可信度高,不受检查器具、场所的限制。虽然具体的操作有修改,但基本原则无改变。检查时要求受试者在特定的体位下,完成标准的动作。测试者同时通过触摸肌腹、观察肌肉的运动情况及克服阻力能力,来决定肌力的大小。还有其他的肌力评级方法,如 MRC 分级、Kendall 分级,后者是按占正常肌力的百分比进行分级的。

　　MMT 法主要是判定机体肌肉对重力以及抗阻力为基准,检查时,受检的肢体在一定的位置,检查受检肌肉或肌群在减重、抗重力、抗阻力的状况下做一定的动作,并使该动作达到最大的活动范围,根据受检肌肉完成情况来判断该肌的肌力级别。Lovett 的 MMT 法将肌力分为 6 级,即 0 级、1 级、2 级、3 级、4 级、5 级。其中 3 级为检查中心,以受检肌能否抗重力而达到正常活动为标准。

(一)肌力检查测定

　　肌力检查测定时应先将肢体放置在适当的姿势。肌力 3 级以下者在去除重力影响评定,即肢体不能克服重力做全幅度运动,可调整体位使肢体在水平面上运动以消除重力的作用。例如测试远端肌肉时,可稍托起肢体,测试近端肌肉时可在肢体下放置光滑平板,以消除活动时摩擦力的影响。在这种情况下能完成大幅运动者可判定为 2 级肌力,如今有轻微小关节活动或未见关节活动,但可在主动肌的肌腱或肌腹上扪及肌肉收缩感可判定为 1 级肌力。扪及不到收缩感即 0 级肌力。受检肌肉肌力在 3 级或 3 级以上者,肢体的姿势要能使其远端在垂直面上做自下向上的运动。例如由测试者用一手将患者肢体近端固定,令患者尽量用力收缩受检肌肉,这样,肢体的远端如能对抗自身重力做全幅度运动,说明肌力在 3 级或 3 级以上。这时在肢体的远端施以阻力,受检肌肉能完全抗阻力运动者,肌力 5 级,部分抗阻力者肌力 4 级。

(二)器械检查

　　在肌力超过 3 级时,为了进一步作较细致的定量评定,须使用专门的器械进行肌力测试。不同的肌肉、不同的收缩方式有不同的测试方法,其包括等长肌力检查、等张肌力检查及等速肌力检查。

1.等长肌力(IMMT)检查 在标准姿位下用特制的测力器测定一块肌肉或一组肌肉的等长收缩所能产生的最大张力。

(1)握力:用握力计测定,测试时上肢在体侧下垂,握力计表面向上,将把手握至适当的宽度,测 2～3 次,取最大的数值。正常值一般为体重的 50%。

(2)捏力:用拇指与其他手指相对,捏压捏力机的指板,其值约为握力的 30%。

(3)臂肌力:即拉力,用拉力计测定。测试时两膝伸直,将拉力计把手调节到膝盖高度,然后做伸腰动作上提把手。正常值男性为体重的 1.5～2 倍,女性为体重的 1～1.5 倍。

(4)四肢各组肌力测定:在标准姿势下通过钢丝绳及滑轮拉动固定的测力计,可对四肢五组肌肉的等长肌力进行测定。

2.等张肌力检查(ITMT) 测定肌肉等张收缩使关节做全幅度运动时所能克服的最大阻力。测出完成一次关节全幅运动所能对抗的最大阻力称为被测者此关节屈或伸的 1RM;测出完成 10 次规范的关节全幅运动所能对抗的最大阻力称为 10RM。测定时对适宜负荷及每次的增加量应有所估计,避免多次反复测试引起肌肉疲劳,影响测试结果。运动负荷可用哑铃、沙袋、砝码可定量的负重练习器进行。

3.等速肌力检查(IKMT) 肌肉收缩做功对抗某种可变阻力外,所牵动的关节做等角度圆弧运动,称为肌肉的等速收缩。肌肉的等速收缩所产生的肌力成为等速肌力。

(三)肌力检查的注意事项

为了使检查结果准确、稳定,具有较好的可重复性与可比性,检查过程中应严格规范。

1.肌力检查前应做适当的动员,使受试者积极配合,并处于适当的兴奋状态,可做简单的准备活动。

2.是否消除重力的影响对于肌力 3 级的判断是关键。

3.有时检查结果介于两级之间,可以在最接近级别后附加"＋、一"标注。

4.采用正确的测试姿位,在等长测试时要特别注意使关节处于正确的角度。

5.测试动作应标准化、方向正确,近端肢体应固定于适当的姿位,严格对照测试的规范要求,以提高测试值的可比性,防止替代动作。

6.不宜在疲劳、饱餐或受试者易于被干扰的环境内进行肌力测试。

7.每次测试都应做左右对比,因正常肢体的肌力也有生理性改变,一般认为两侧差异大于10%有临床意义。

8.注意禁忌证,肌力测试特别是等长肌力测试时,持续的等长收缩可使血压明显升高。测试时如持续地闭气使劲,可引起乏氏反应,对心脏活动造成困难,有高血压或心脏病患者慎用,明显的心血管疾病患者禁用。

二、关节活动度测定

关节的功能取决于其活动度(ROM)、柔韧性和稳定性。一般情况下,稳定性大的关节活动度小,上肢关节有较大的活动度,下肢关节有较大的稳定性。关节活动度是指关节活动时可达到的最大弧度。关节活动度的测定可以用以评价关节功能,以了解关节运动范围及程度,是运动系统功能检查的基本内容之一。因此 ROM 的测定作用在于:①发现阻碍关节活动的原因;②可以判定关节障碍的程度;③为治疗提供依据;④作为治疗的评价手段。

关节活动主要分为两种,即主动活动和被动活动。关节活动度的测定应使用具有较长测量臂的角度仪,至少每递增 5°为一刻度。原则上取被动测定值作为记录,如果需要合并记录主动测定值时可在括号内记入并注明主动运动字样。

关节活动度测定的基本姿位:全身所有的关节按解剖部位的姿位放置者为 0°,前臂的运动手掌面在矢状面上状态为 0°。轴、面的概念与解剖学一致。

ROM 的测量方法:ROM 的测量一般有两种方法,即通用量角器法和方盘量角器法。

(一)通用量角器检查法

通用量角器是用两根直尺(一个是固定臂,一个是移动臂)连接一个半圆量角器或全圆量角器制成。使用时首先使肢体处于检查要求的姿位,待检查关节按待测方向运动到最大幅度,将量角器的中心对准关节活动轴中心(参照一定的骨性标志),并加以固定,量尺的两端分别放到或指向关节两端肢体上的骨性标志或与肢体长轴平行,随着关节远端肢体的移动,在量角器上读出关节活动度。测量手指的关节可用小型半圆角器测量。

(二)方盘量角器检查法

1974 年我国范振华教授研制出一种方盘量角器。正方形,边长 12cm,在圆形的刻度盘中心有一可旋转的指针,受重力的影响,指针永远指向正上方,使用时使待测关节的任意一端肢体处于水平位或垂直位,另一端肢体在垂直于地面的平面上做待测方向的运动并至最大幅度,以方盘量角器的一边紧贴运动端肢体,同时使"0"对准规定方向,在肢体运动到最大幅度时,即可在刻度盘上读出该关节所处的角度(方盘量角器)。

ROM 的表示方法:虽然文献中有关 ROM 的表示方法不尽相同,但一般以基本体位 0°位(约与解剖学体位相一致)作为基准来表示。

三、步态分析检查

人类的步行是一个复杂的过程,它的根本目的是从一处安全有效地转移到另一处。步行是通过双脚的交互动作移行人体的人类特征性活动。步行并不需要思考,然而步行的控制十分复杂,包括中枢命令、身体平衡和协调控制,步行需要全身肌肉的参与,包括人体重心的转移,骨盆的倾斜旋转、髋、膝、踝关节的伸屈及内外旋、躯干、颈、肩、臂的肌肉和关节协调运动,任何环节失调都可能影响步态的稳定性。步行是人体位移的一种复杂的随意运动。步态是人类步行的行为特征。涉及人的行为习惯、职业、教育、年龄及性别等因素,也受到多种疾病的影响。由于人类个体差异的存在,每个人的步态是独特的,但是人类具有基本相同的解剖和生理结构,所以健康人的步态具有极其相似性,这一过程的差异是非常细微的。

行走是人日常生活中一种重复最多的整体性运动,现代测量技术的发展使我们对人类行走时身体各部分,特别是下肢的运动和受力情况可以进行动态的量化分析,即步态分析。步态分析是研究步行规律的检查方法,旨在通过生物力学和运动学手段,揭示步态异常的关键环节和影响因素,从而指导康复评估和治疗,也有助于临床诊断、疗效评估和机制研究等。同时,步态分析也是一种对人体行走方式进行客观记录并对步行功能进行系统评定的有效手段,是骨科康复评定的重要组成部分。对骨科可能影响行走能力的患者进行步态分析,以评估患者是否存在步态异常以及步态异常的性质和程度,为分析步态异常的原因和矫正异常步态制订治疗方案提供必要的依据。

（一）基本概念

1.步行周期

步行周期是指一侧足跟接地起到同侧足跟再次接地止的时间过程,即称一个步态周期。由支撑相和摆动相构成。

(1)支撑相:是指下肢接触地面并承受重力的时间。在一个正常的步行周期中,支撑相占60%,其中大约有10%为双支撑相。因此支撑相的大部分时间是单足支撑。步行与跑步的关键差别在于步行有双足支撑的时间,即双支撑相,相当于支撑足首次接触地面及承重反应期和对侧足的减重反应和足离地时期。双支撑相的时间与步行速度成反比,步行障碍时一般首先表现为双支撑相时间延长,以增加步行稳定性。支撑相包括足跟接地、足掌接地、支撑中相、足跟离地、足趾离地5个时段。

(2)摆动相:是指足离开地面向前迈步到再次落地的时间,占步行周期的40%。摆动相分为三个时段,即摆动早期、摆动中期和摆动末期。

步行周期各相的百分比是通过正常人以较舒适的速度步行时测得的,步行速度发生改变,这些百分比也会发生很大的变化。步行速度加快单支撑相的时间就会延长,而缩短双支撑相的时间。步行时身体重心做上下5°的移动。骨盆做幅度8°左右的前后旋转。正常步态的维持,有赖于髋关节前屈30°,后伸10°;膝关节充分伸展,屈曲60°;踝关节跖屈20°,背伸15°左右活动度。

2.步行的基本机制

(1)人体重心:人体重心位于第二骶骨前缘,两髋关节中央。直线运动时该中心是身体摆动最小的部位,步行时减少中心摆动是降低能耗的关键,其变化包括:

1)骨盆前后倾斜:摆动侧的髋关节前向速度高于支撑相,造成骨盆前倾。

2)骨盆左右倾斜:摆动侧骨盆平面低于支撑侧。

3)骨盆侧移:支撑相骨盆向支撑腿的方向侧移。

4)纵向摆动:重力中心在单支撑相最高,双支撑相最低。上下摆动8~10cm。

5)膝关节支撑相早期屈曲:支撑侧膝关节屈曲15°。

6)体重转移:支撑侧早期在跖屈肌的作用下体重由足跟转移到全足。

7)膝关节支撑相晚期屈曲:支撑侧膝关节屈曲30°~40°。

(2)廓清机制:廓清是指步行周期的摆动相下肢适当离开地面,以保证肢体向前行进,其包括摆动相早期-中期髋关节屈曲,摆动相早期膝关节屈曲,摆动相中-末期踝关节背屈。另外,骨盆的稳定性也参与廓清机制,支撑相对廓清机制也有一定影响。

3.步行的肌肉活动特征

肌肉活动是步行的动力基础,具有步行速度和环境依赖性。步态异常与肌肉活动异常通常有密切的关系。

正常步态是健康成年人以最自然、最舒坦的姿态行进时的步态,具有 3 个特点:身体平稳、步长适当、能耗最少。正常步态行走需要中枢神经系统、周围神经系统以及骨骼肌系统的动态配合,并通过骨盆、髋关节、膝关节、踝关节和足趾的一系列活动而共同完成,躯干基本保持在两足之间的支撑面上。正常步态行走时其重心最小限度的定位于骨盆,加上适宜的关节运动和适宜的力量,因而步态流畅。

(二)步态分析

步态分析是利用力学的概念、处理手段和已经掌握的人体解剖、生理知识对人体行走的功能进行对比分析的一种生物力学研究方法。步态分析有临床步态分析及实验室步态分析。

1.临床步态分析

临床步态分析也称为定性步态分析,即目测步态分析,是临床医生经常使用的,通过目测的方法观察病人的行走过程,根据印象或按照一定的观察项目进行评价结果并得出初步分析结论。目测法步态分析要求医生有一定的临床经验,所得结果只是定性,无法提供量化信息,并且由于人类步行的速度和复杂化等原因,有很多局限性。分析内容包括:

(1)病史回顾:病史是判断步态异常的前期。进行步态分析前应仔细询问病史,包括既往史、手术史、具体的康复治疗措施等,最好能明确步态异常的原因。

(2)体格检查:体格检查是判断步态异常的基础,尤其是神经系统和骨骼肌肉系统的检查。

(3)步态观察:步态观察应采用自然步态,需从侧、前、后三个方向分别观察患者行走时的各关节、肌肉、骨盆的运动情况及全身姿势的协调状况,包括步行节律、稳定性、流畅性、对称性、重心偏移、手臂摆动、诸关节姿态与角度、患者神态与表情、辅助装置(矫形器、助行器)的作用等。必要时可在自然步态观察的基础上,要求患者加快步行速度,减少足接触面(踮足或足跟步行)或步宽(两足沿中线步行),以凸现异常;也可通过增大接触面或给予支撑(足矫形垫或矫形器),以改善异常,从而协调评估。

2.实验室步态分析

实验室步态分析即步态的定量分析,为步态的客观评定提供了一种精确有效的方法,并且可对步态分析的基础参数(步速、步频、步长)、时相与周期、站立相力矩及下肢关节角度等多种步态指标进行定量分析,指导步态训练。

(1)运动学分析:运动学分析是研究步行时肢体运动时间和空间变化规律的科学方法,主要包括:步行整体时间与空间测定和肢体节段性运动方向测定。时间—空间参数测定:传统的测定方法是足印法,即在足底涂上墨汁,在步行通道(一般 4~6m)铺上白纸,受试者走过白纸,用秒表记录步行时间,并通过足迹测定步行空间。也可以在黑色通道上均匀撒上白色粉末,让受试者赤足通过通道,留下足迹,即可测得步长,步宽等数据。现代实验室也可采用数字化三维分析或电子步态分析系统。

1)节段性运动测定:是针对特定关节或运动中心的三维动态分析,目前用得比较多。通过这一测定,可获得步行时关节各方向活动的角度的动态变化及其步行时相之间的关系。常用的分析方式有:

①同步摄像分析:在 4~8m 的步行通道周围设置 2~6 台摄像机,同时记录受试者步行图

像,采用同步慢放的方式,将受试者的动作分解观察和分析。

②三维数字化分析:通过 2~6 台检测仪(数字化检测仪或特殊摄像机)连续获得受试者步行时关节标记物的反射信号,通过计算机转换成数字信号,分析受试者的三维运动特征。假如关节的同一标记物被两台以上的检测仪同时获取,即可进行三维图像的重建和分析。

2)关节角度计分析:采用特制的关节角度计固定于被测关节,记录关节活动的角度变化,转化为数字信号并用计算机重建步态。

(2)动力学分析:动力学分析是对步行时作用力(反作用力)、反作用力强度、方向和时间的研究方法。动力学分析的基础是牛顿第三定律,即作用力一反作用力。动力学分析系统的主要设备是三维测力板。测力板由对称分布在力板四角的传感器组成,可以实时反映步行时的垂直、水平和侧向作用力。主要特征包括:

1)地面反作用力:正常步行时地面反作用力呈双峰型,下肢承重能力降低或步行速度降低时,地面反作用力双峰曲线降低或消失。

2)剪力:前后剪力表现为反向尖峰图型。左右剪力形态相似,但是幅度减小。

3)力矩:是力与关节活动范围的乘积,是动力学和运动学的结合点,其受肌肉力量、关节稳定性和运动方向的影响。

4)测力平台:用于记录步行时压力变化的规律。

5)足测力板:采用超薄的测力垫插入受试者鞋内,测定站立或步行时足底受力的动态或静力变化,协助设计矫形鞋和纠正步态。

(3)表面肌电图(sEMG):也称动态肌电图,是步态分析非常重要的组成部分,是研究步行时肌肉活动与步态关联的方法。表浅肌肉一般采用表面电极,置放于与相邻肌肉距离最远并且接近肌腹的部位,深部肌肉可以采用植入式电极。由于神经疾病患者步态分析的发展临床对于明确导致步行障碍的关键神经肌肉的需求日益提高;因此,表面肌电图的诊断价值也越来越突出。

(4)能量利用率测定:能量利用率的测定主要是通过心率、氧耗、氧损失来求得。在正常情况下,合适的步行速度可以使单位距离的消耗减少到最低。步行周期的运动学要求身体重心在水平和垂直方向的移动均减少到最低及最佳能量消耗的运动。步行时,身体因为各节段的移动而消耗动能,也因为关节韧带和肌肉的牵拉以及重心的转移而产生势能,步行时产生的势能大约 50% 可以被再利用。以正常的步态行进时,在接近最大心率之前,心率和氧耗呈线性关系。

(三)常见异常步态

1.支撑相步态异常 下肢支撑相的活动属于闭链运动,足、踝、膝、髋、骨盆、躯干、上肢、颈、头均参与步行姿势。在此闭链系统的任何改变都将引起整个运动链的改变,远端承重轴踝关节对整体姿态的影响最大。

2.摆动相步态异常 摆动相属于开链运动,各关节可以有孤立的姿势改变,但是往往引起对侧下肢的姿态发生代偿性改变,近端轴(髋关节)的影响最大。

四、感觉功能的评定

感觉是指客观事物的个别属性在人脑中的直接反应。感觉是信息的输入过程,是知觉、记忆、思维、想象的源泉和基础。在生理学上,感觉是指作用于各个感觉器的各种形式的刺激在人脑中的直接反应,分为一般感觉和特殊感觉。

(一)感觉的分类

1.一般感觉　包括浅感觉、深感觉、内脏觉和复合觉。浅感觉来自皮肤、黏膜,包括痛觉、温觉、触觉。深感觉也称本体感觉,来自肌腱、肌肉、骨膜和关节,包括运动觉、位置觉和振动觉。内脏觉起自内脏、浆膜、血管,有痛、胀、压、空等感觉。复合觉又称皮质觉,是大脑顶叶皮质对深、浅各种感觉进行分析、比较和综合而形成,包括实体图形觉、两点辨别觉、定位觉、重量觉等。

2.特殊感觉　包括视觉、听觉、前庭觉、嗅觉和味觉。

(二)感觉障碍的检查方法

1.浅感觉　痛觉检查可用针尖轻刺皮肤。温度觉可用装有冷水(5～10℃)及热水(40～45℃)的专用试管交替接触皮肤。触觉可用棉花束轻触皮肤。根据检查结果可以用图形标出感觉障碍的范围和部位。

2.深感觉

(1)运动觉:患者闭目,检查者被动活动患者的四肢,让患者说出肢体的运动方向。

(2)位置觉:让患者闭目,检查者将一侧肢体被动摆在一个位置上,让患者说出肢体所处位置或让另一肢体模仿出相同的角度。

(3)振动觉:用振动着的音叉置于骨突起处,如足趾、内外踝、胫骨、膝盖、髂嵴、手指、桡尺骨茎突、锁骨等处,询问有无振动感觉,并注意感受时间。

(4)复合感觉(皮质觉)

①形体觉:患者闭目,将常用物品放置于患者手中,让患者辨认该物品,说出名称、大小及形状。

②定位觉:患者闭目,检查者用手或棉签等轻触患者皮肤,让患者指出刺激部位。

③两点辨别觉:患者闭目,检查者用特制的双规仪或两点辨别尺,将两角分开到一定的距离,接触患者的皮肤,当患者感到两点时,缩小距离,至两接触点被感觉到一点时为止。两点同时刺激,用力均等。正常人身体各处两点辨别觉敏感性不同,指尖最为敏感(2～4mm),指背为4～6mm,手掌8～12mm,手背2～3cm,上肢7～8cm,背部、臀部敏感性差,两点辨别觉更大一些。

五、疼痛的评估

疼痛是一种与组织损伤或潜在组织损伤相关的不愉快的主观感觉和情感体验以及保护性和病理性反应。疼痛是多种疾病共有的症状体征,国内外已经对疼痛有了很深入的研究,也越来越受到重视,许多学者主张将疼痛作为"第五生命体征",与血压、心率、呼吸、体温等同起来,并给予及时正确地处理。疼痛是一种主观感觉,疼痛的评估是处理疼痛关键的第一步。

(一)视觉模拟评分法(VAS)

VAS 用于疼痛的评估在临床较为广泛。其方法是使用一条长约 10cm 的游动标尺,尺的一面标有 10 个刻度,两端分别为"0"分端和"10"分端,"0"分表示无痛,"10"分表示难以忍受的最剧烈的疼痛。使用时将有刻度的一面背向病人,让病人在直尺上标出代表自己疼痛程度的相应位置,医生根据病人标出的位置给予评分,临床评定以"0~2"分为"优","3~5"分为"良","6~8"分为"可",大于"8"分为"差"。临床治疗前后使用同样的方法进行评定即可较为客观地作出疼痛的评分,并对疼痛治疗的效果进行较为客观的评价,此方法使用简单易行,较为客观而且敏感,在临床广为应用。

(二)麦-吉疼痛问卷(MPQ)

MPQ 是一种多因素疼痛调查评分方法,其设计较为精密,主要是观察疼痛及其性质、疼痛的特点、强度和伴随的状态和疼痛治疗后病人所经历的各种复合因素及相互关系。MPQ 采用调查表形式,表内附有 78 个用来描述各种疼痛的形容词,以强度递增的方式排列,分别为感觉类、情感类、评价类和非特异性类。MPQ 在临床使用中可测定有关疼痛的多种信息和因素,适用于临床科研工作或较为详细的疼痛调查工作,但对病人的要求较高,表中的词汇比较抽象,相对复杂,所以有时病人难以理解,并且花费时间较多,所以临床应用中具有一定的局限性。

(三)情绪评分(ES)

不管是急性疼痛或是慢性疼痛都会伴有不同程度的情绪变化,使用 VAS 尺进行评定,"0"分端为"最佳情绪","10"分端为"最差情绪",临床以"0~2"分为"优",病人情绪良好,面容安静,应答自如;"3~5"分为"良",情绪一般,安静,面容淡漠,指令回答;"6~8"分为"可",情绪焦虑或抑郁,轻度痛苦面容,勉强应答;">8"分为"差",痛苦面容,呻吟不止,强迫体位,无法应答。

六、日常生活能力的评估

日常生活活动能力(ADL)是评定康复对象的基本活动能力和活动受限的指标,其反映了人们在家庭和在社区中的最基本能力,因而在康复医学中也是最基本和最重要的内容。

(一)日常生活能力

日常生活活动能力是指人们在日常生活中,为了照料自己的衣食住行,保持个人卫生整洁和独立的社区活动所进行的必需的基本活动。可分为两个方面。

1.基本日常生活活动　包括活动(如床上活动、转移、行走、上下楼梯等)、自我照顾(穿衣、吃饭、如厕等)。

2.工具性日常生活活动　需要更多的解决问题的能力,社会能力和有更复杂的环境因素介入,其中包括家务劳动、社会生活技巧、个人保健,环境设施及工具的应用等。

（二）评定方法

1.直接评定　在治疗室、病房或者患者实际生活环境中进行直接观察，评估患者完成指定活动情况，根据患者完成的程度和所用的时间给予评分。

2.间接评定　有些特定情况可以由患者自述或从患者家属或陪同人员述说中获得，如穿脱内衣、处理大小便、外出乘车等。

3.常用的评定量表

（1）Barthel 指数（BI）：是 1965 年由美国 Dorothy Barthel 和 Florence Mahoney 设计并应用于临床，是用来测量个体基本生活能力，提供残疾严重程度评分、判断预后的量表。该量表评定简单、可信度高、灵敏度高、使用广泛。

（2）PULSES ADL 功能评定量表：是 1957 年由 Moskowitz 和 Mclann 发表的一种总体功能评定方法。评定内容共 6 项：身体状况（P）、上肢功能（U）、下肢功能（L）、感觉功能（S）、排便功能（E）、社会地位因素（S）。

（3）功能独立性评定（FIM）：美国物理医学与康复学会 1983 年制定功能独立性评定量表（FIM），它是"医疗统一数据系统"的核心部分。用来评定患者独立生活能力。目前已广泛应用于医疗机构中，是国际公认的独立生活能力评估。FIM 包括两大类，六个方面，共 18 项。

（李洪钊）

第三节　骨科康复的治疗方法

一、物理治疗

物理治疗是骨科康复常用的方法，即利用物理学原理，通过力与运动、声、光、电、磁、水等物理因子刺激人体，从而产生一定的生理效应，以改善血液循环，增强肌力、耐力，增加关节活动度，提高平衡与协调能力，增强心肺功能，缓解肌肉痉挛，恢复体能，达到改善患者功能、提高生活质量的目的。物理治疗在骨科应用广泛。大体分为两大类：运动疗法和其他物理因子疗法。

（一）运动疗法

运动疗法即通过治疗性运动保持和重新获得功能或防止继发性功能障碍的方法。通过不同的运动可以主要用于神经系统、肌肉、骨、关节系统的功能保持和恢复。

1.促进肿胀消退

组织损伤后由于组织出血、渗出，出现外伤性炎症反应，加之疼痛等，肌肉出现痉挛，局部静脉、淋巴回流障碍、滞留，肿胀因此出现。这时需要适当进行肌肉的收缩运动，即进行肌肉的"唧筒"作用，促进血液循环，可以对肿胀的消退起到促进的作用。

2.保持和恢复关节活动度

人体关节可能因为关节疾病、外伤、手术、固定等原因出现骨性或纤维性活动范围受限，即出现关节外的软组织挛缩或关节内外发生粘连,或因为其他疾病如瘫痪的病人关节活动减少或不能活动,可以通过适当的治疗性运动疗法保持或恢复关节活动度。主动运动、被动运动、关节连续被动运动(CPM)、牵引、助力运动、手法关节松动术等,根据不同病情选择不同的运动方式。

(1)被动关节活动度训练:由治疗师或患者自己用健肢协助的关节活动度训练。主要用于截瘫患者预防关节僵硬、挛缩;另外在运动创伤的康复中用于关节僵硬、关节疼痛、关节粘连术后的患者。在不引起病情加重或不加重疼痛的情况下,范围尽可能接近正常最大限度的活动关节。

(2)主动关节活动度训练:主动运动是指不需要借助外力辅助,患者自己能够主动进行练习或者利用简单辅助器械如体操棒、绳索、滑轮装置等进行锻炼。有条件者还可以进行水中运动,以利用水的浮力和温度,使动作更容易完成。开始训练时应先练习对抗肢体重量的锻炼,逐渐加强运动量,能够顺利完成后,再逐渐过渡到对抗阻力,增强肌力的训练。

(3)助力运动关节活动度训练:当患者主动运动力量不够或有疼痛时,由治疗师通过滑轮和绳索装置等简单器械,或患者用健肢施加辅助力量进行关节活动的训练,兼有主动运动和被动运动的特点,其所加助力要随肌力增加而逐渐减少。

(4)CPM:即在 CPM 仪上进行关节活动度的练习。COM 仪由加拿大著名的骨科医师Salt 发明,其可提供可控制角度、速度、持续时间,并围绕着与关节运动轴心一致的机械运动。可以防治关节损伤、病变及关节制动所引起的关节挛缩、粘连,促进关节软骨再生和关节周围软组织的修复,还有改善血液循环,消除肿胀和疼痛的作用。在 CPM 的训练中,要注意观察,如果在关节活动达到终端时出现肌肉收缩意识时,应及时移行到主动运动的训练方式。

(5)持续牵引关节活动度训练:利用重力持续进行牵引的方法。使用牵引器具,将牵引的一端连接患肢,依靠牵引力使患肢维持在要求的位置,间隔一定的时间后去除牵引,放松患肢,如此牵引—放松反复进行。胶原纤维在载荷牵伸下可发生弹性延长和塑性延长,对关节进行持续一段时间的重力牵引,使挛缩和粘连的纤维组织产生更多的塑性延长以恢复关节活动度。此方法主要对出现肌肉挛缩所致的关节活动度受限及关节活动受限刚出现的关节功能恢复有效。进行牵引的同时,在关节局部进行温热治疗,能显著地提高牵引的效果,并能减轻疼痛。牵引的程度以患者有轻度的能耐受的疼痛为宜。由于原发病的不同,对疼痛的耐受性不同,如痉挛性麻痹的关节挛缩能耐受很强的牵引力,而骨折固定所致的关节挛缩和慢性类风湿关节炎的炎症期,对疼痛很敏感,同时要注意不要引起继发性损伤。

(6)关节松动术:治疗师进行一些操作以达到被动关节活动度训练的目的。可以改善关节疼痛,维持或改善关节的活动度。基本方法有:

1)摆动:固定关节近端,关节的远端做往返运动,如关节的伸、屈、收、展、旋转等。

2)滚动:屈曲关节的两个关节面发生位移即为滚动,滚动同时伴有关节的滑动和旋转。

3)滑动:平面或曲面关节发生的关节面侧方运动,为一块骨在另一块骨面上的运动。

4)旋转:移动骨围绕静止骨关节面做圆周运动。旋转常同滚动、滑动同时发生。

5)分离和牵引:外力与关节面呈直角位移时为分离,外力沿骨的长轴方向使关节位移时为牵拉。

一般关节手术或炎症早期应进行轻柔的关节活动,尽可能不引起疼痛或在适当的镇痛情况下进行,可选择主动运动、被动运动、助力运动等,有条件的可使用 CPM。活动的幅度以病人可以耐受而没有很大的痛苦且每天有进步为原则;对于进行过关节松解手术的病人,应在渗血基本停止后即开始 CPM 治疗为好,或者进行缓和的主动运动;对于不能自主活动的患者,要进行被动的关节活动,以维持关节的活动度,以免出现关节僵硬、挛缩或关节软骨的退变等。在进行关节活动时,动作、手法要轻柔,不宜粗暴。

3.增强肌力训练

在骨科病人中,几乎都需要进行肌力训练。一是因为骨科病人活动减少,需要维持现有的肌力,同时可以增加局部的血液循环,有利于患者的康复;二是对于肌力减退的病人,必须进行肌力锻炼以恢复肌力。

肌力训练是根据超负荷的原理,通过肌肉的主动收缩来改善或增强肌肉的力量。超负荷原理是:使肌肉以最大强度收缩,重复一定次数或持续一定时间以引起适度的肌肉疲劳,以便通过超量恢复原理使肌肉纤维增粗、肌力增强。并且应掌握训练间隔时间,使后一次训练在前一次训练引起的超量恢复阶段内进行以便使超量恢复得以巩固与积累,达到训练效果。根据不同的肌力可选择不同的训练方法。

(1)肌肉收缩的形式:肌纤维在 ATP 和 Ca^{2+} 激动下,使肌球蛋白与肌动蛋白的横桥结合,从而产生收缩。由于骨骼肌两端均附着于骨骼,随着肌纤维的缩短、延长或不变,以关节为枢纽,产生多方位的功能活动。骨骼肌在做收缩功时主要有两种不同的收缩形式,即有动收缩和无动收缩。

1)有动收缩

①等张收缩:指肌肉收缩时,整个肌纤维的长度发生改变,张力基本保持不变,可产生关节活动,大部分肢体活动均属此类。肌肉的等张收缩是人体肌肉的生理收缩形式,也是肌力训练的常用方式。现在已有最新的等张肌力训练仪,可以针对特定部位的肌肉设计,如股四头肌训练器,主要用于髋部各肌肉的训练等。等张收缩又分为两种,即等张向心性收缩和等张离心性收缩。

②等速收缩:指肌肉收缩时,产生的肌张力可变,而带动的关节运动的速度是设定不变的。等速收缩也有向心性与离心性两种不同的收缩,等速收缩产生的运动又称等速运动。这种收缩不是自然完成的,而是由仪器提供的。可随肌肉收缩而产生相应的阻力,使收缩的角速度不变。等速收缩的概念于 20 世纪 60 年代由美国生物力学家 Hislop 和 JamesPerrine 提出,由此发展而来的等速技术逐渐形成。由于等速技术在肌力测试和训练上具有客观性、安全性和可重复性的特点,已被认为是肌力功能评估及肌肉力学训练的最佳方法,故其在骨科康复的应用前景十分广泛。美国 Cybex 公司 1970 年开发出等速功能训练及测定仪。设定角速度后,仪器可以感知训练者运动的力量,随之给予相应的最大阻力使训练者运动的角速度不变,从而可以得到最大的训练功效,目前认为等速训练及测定仪是最好的肌力训练仪器。并且由于仪器提供的阻力是顺应性的,对于运动创伤的训练有着较好的安全性。

2)无动收缩:又称等长收缩,指肌肉收缩时,整个肌纤维的长度无改变(事实上是收缩成分缩短,不可收缩成分却被拉长),此时不产生关节活动,所做功表现为肌张力增高。等长收缩训练可在关节固定时防止肌肉萎缩,促进肢体的血液循环,如膝关节固定时进行股四头肌的等长收缩训练。

（2）肌力训练的原则

1）超负荷原则:肌力训练负荷应超过现有水平,并随着时间逐步增加,递增速度为 5%。在高水平时降低进展速度,肌力训练达到较高水平,特别是接近极限水平时应降低负荷增加程度。

2）特异性原则:掌握肌肉的解剖与功能,选择正确的动作与方法,针对特定的肌肉或肌群进行训练治疗,以达到训练的目的。

（3）肌力训练的方法:肌力训练之前,首先应对肌力进行测定,根据原有肌力的水平选择不同的肌力训练方法。

1）肌力 0 级的训练方法:可进行肌肉电刺激疗法及传递冲动练习。肌肉电刺激疗法是通过电刺激以唤醒神经肌肉兴奋,防止肌梭的变形。传递冲动练习是患者试图使瘫痪的肌肉收缩的练习,以促进周围神经的再生及功能恢复。

2）肌力 1～2 级的练习方法:可采用肌肉电刺激疗法及肌电生物反馈电刺激疗法。肌电生物反馈电刺激疗法是通过肌电图表面电极拾取肌肉主动收缩时的肌电信号,加以放大并转化为病人可视的曲线或声响后借助视觉及声响产生正反馈作用,促进肌肉收缩。

3）肌力 3～4 级的训练方法:主要进行肌肉的抗阻训练。运动创伤引起的肌肉功能障碍,肌力都在 3 级以上,所以肌肉抗阻训练是运动创伤后康复治疗的主要肌力训练方法。在抗阻训练中肌肉通过承受较大的阻力,以增加肌纤维的募集,从而促进肌力的较快增长。

（4）肌力训练的注意事项

1）肌力训练前应进行适当的准备,如低强度的肌肉收缩等,训练后也应进行必要的放松活动,以防肌肉疲劳和损伤。

2）应掌握适当的运动量。肌力训练应从较小的运动量开始,循序渐进。根据肌力增强的情况逐渐增加训练的强度,每次训练要引起一定程度的肌肉疲劳,以通过超量恢复达到肌肉的增强,运动量以训练后第 2 天不感到疲劳和疼痛为宜。

3）应注意是否有肌力训练的禁忌证,尤其应注意是否有异常的心血管反应。因为肌力训练可引起心率增快和血压升高,有高血压、冠心病或其他心血管疾病的患者应注意训练的方式,在抗等长阻力运动时应避免过度用力或闭气。

4.肌肉耐力训练

肌肉耐力是指肌肉发挥力量持续时间长短的能力。肌肉耐力训练是指肌力和 ROM 有所恢复时肌肉要有一定的耐力才能适应日常生活和工作的需要。

（1）肌肉耐力训练的基本原则:使肌肉对抗 30%～40%最大阻力做收缩训练,逐渐延长训练时间或重复次数,以重点训练慢纤维,增加肌肉有氧代谢酶活性,增加肌糖原储备及肌肉毛细血管密度,使肌肉能更持久地收缩。

（2）肌肉耐力训练方法:在一定的强度下,在相当的时间内（一般不少于 15～30 分钟）周期性地反复运动。可以进行肌肉的等张耐力训练、等长耐力训练和等速耐力训练来完成。

1）等张耐力训练:以 10RM 的 60%为负荷做运动,25 次为一组,重复三组,每日可进行1～2次。

2)等长耐力训练:以 20%～30%最大等长收缩为负荷,逐渐延长持续时间至肌肉疲劳,每日进行一次。

3)等速耐力训练:以 100°/s 速度反复运动至力矩值下降至开始时的 50%为止,重复 3 次,间歇 1～2 分钟,每日训练一次。

4)采用如步行、游泳、骑自行车、跳绳、登高、健身操、健身跑、划船等进行肌肉耐力训练。进行这些训练时要求达到一定的强度。心率与运动强度之间存在线性关系,通常将运动中允许达到的心率作为靶心率,计算靶心率的方法:靶心率＝180(170)－年龄(岁)。运动时间长短与运动强度应相互协调,一般采用中等运动强度。一般来说,除预备活动和整理活动外,运动持续时间为 15～60 分钟,其中到达靶心率的时间不少于 10 分钟。预备运动时间应在 10 分钟左右,并要求心率增加 20 次/分钟左右。整理运动持续 5～10 分钟。如有足够强度的运动,一次训练效应可维持 2～3 天,每周可练习 2～3 次;对于无运动习惯者应坚持每天运动。

5.平衡训练

人体保持平衡依赖于两个方面,一是依靠感觉,如外感受器、本体感觉和特殊感觉器官(眼及前庭)的整合;二是依靠运动系统和固有姿势反射的整合。平衡功能训练主要用于脊髓损伤和下肢骨关节功能障碍者。

平衡训练可在治疗师的协助下进行,首先应从小范围的平稳而又流畅的运动开始,随着患者的控制改善逐渐增加活动范围;治疗应集中训练患者正常支持基底上和抗重力位置上的训练。可以先从床上翻身坐起、床上转移等开始,逐渐过渡到下床支撑、行走活动等。

6.协调性训练

协调能力是指在进行身体运动过程中,调节与综合身体各个部分动作的能力,肢体动作与机体姿势因果关联,四肢与躯干互相联接使人体能够完成所有活动。运动器系一旦损伤,其康复治疗仅采取训练关节活动度和增强肌力的方法是不够的,尚不能充分提升和改善受伤部位的功能,必须及时进行整合运动传导链的神经与运动器系的协调训练。

(1)适应证

1)四肢关节疾患的保守治疗或手术后的康复训练。

2)四肢骨折的康复训练。

3)截肢术后的义肢装配训练。

4)脊柱疾病的保守治疗或手术后的康复训练。

5)体育运动训练。

6)神经肌肉疾病。

7)失用性疾病。

(2)目的

1)训练足趾、足底的控制能力以改善机体的整体控制能力。

2)在免荷负重下促进下肢关节运动链的整合。

3)为避免单侧肢体过度载荷而提升两侧肢体间功能替换的能力。

4)避免同一组织持续承受应力。

5)改善对应突然遭受外力的反应,建立机体防御能力。

(3)方法:训练的程序一般分为四步:免荷期、部分负重期、完全负重期以及家庭练习期。

1)免荷期:主要进行足趾、足底的抓地训练、足底踩压墙壁等,还可以进行仰卧位下模拟练习骑自行车运动。

2)部分负重期:下肢部分负重进行骑自行车练习,以恢复运动觉和下肢各关节周围肌肉;坐位练习或在矫形支具辅助下练习制动摇摆不稳定的圆板。还可进行水中行走练习等。

3)完全负重期:两脚完全负重站立,在施加外力的情况下进行平衡练习。站在大型的活动平板上(不稳定摇摆板)练习平衡及遭受外力的反应。

4)家庭练习期:如骑自行车练习,在水中积极行走。

(二)其他物理因子疗法

物理因子疗法是应用电、光、声、磁、热、冷、水等物理因子作用于人体以改善人体生理功能、促进组织代谢、预防和治疗疾病、促进病后机体康复的治疗方法。广泛应用于骨科病人的康复治疗,并具有良好的效果。

1.物理因子的作用机制

(1)直接作用:物理因子可直接作用于人体的组织器官或致病因素。

(2)体液调节作用:物理因子作用于人体可引起物理或化学变化,通过体液作用于局部或全身。

(3)神经反射作用:物理因子作用于人体感受器,引起感受器的兴奋或抑制,从而通过神经反射引起机体反应。

(4)经络作用:物理因子可作用于人体的经络或穴位而发生作用。

2.物理因子的作用特点

(1)物理因子治疗无痛苦,病人乐于接受。

(2)物理因子治疗的热效应在治疗过程中可增强患者躯体和心理上的舒适感,有利于患者的恢复。

(3)物理因子治疗副作用少。

(4)物理因子治疗一定的次数后可产生适应性,因此应分疗程进行。

(5)某些物理因子作用人体可能产生过敏反应,如光、电、磁等,应加以注意。

(6)不同的物理因子治疗可起到协同或加强作用,可以选择联合应用。

3.电疗法

(1)直流电疗法和直流电药物离子导入疗法:直流电的电流具有方向性,其电离子由阴极向阳极移动,不随时间的改变而改变。直流电作用于人体时,体内的各种阴、阳离子则向直流电的两极定向移动,由此会产生不同的生理作用。利用直流电作用于人体以治疗疾病的方法称为直流电疗法。使用直流电将药物离子通过皮肤、黏膜或伤口导入体内进行治疗的方法,称为直流电药物导入疗法。

在直流电的作用下,体内的带电离子、水分和胶体微粒产生定向移动,从而产生一系列的生物学效应。

1)局部血管扩张,改善局部组织的血液循环,促进组织的再生和修复。

2)组织及细胞内水分和蛋白质发生改变,细胞膜的通透性发生改变,有利于组织炎症及肿胀的消散。

3)强度较大的直流电可使静脉血栓向阳极侧松脱,血管逐渐开放。

4)直流电可以促进骨痂生长,加速骨折的愈合。

5)利用直流电将药物导入体内,药物进入血液循环后,则在局部或全身发生药物本身的作用。

(2)低频脉冲电疗法:应用频率1000Hz以下的脉冲电流治疗伤病的方法称为低频脉冲电疗法。常用的有感应电疗法、经皮神经电刺激疗法、神经肌肉电刺激疗法、间动电疗法等。低频脉冲电应用人体可产生一定生物学效应,有利于疾病的治疗和康复。

1)低频电脉冲治疗具有镇痛效果。

2)兴奋神经和肌肉。

3)促进局部血液循环。

(3)中频电疗法:应用频率为1～100Hz的电流治疗伤病的方法称为中频电疗法。包括调制中频电疗法、等幅中频电疗法、干扰电疗法和双动态调制中频电疗法。中频电疗法对人体组织作用较深,无电解作用。其治疗作用是:

1)对神经肌肉具有兴奋作用。

2)镇痛作用。

3)改善血液循环。

(4)高频电疗法:应用频率为100～300000Hz的电流治疗疾病的方法称为高频电疗法。其种类较多,如长波、中波、短波、超短波以及微波治疗。高频电疗法的作用是:

1)通过产热可以改善局部血循环、镇痛、消炎、增强机体免疫力,促进组织生长修复,降低肌张力,缓解痉挛。

2)通过非热效应可以促进神经纤维再生,使急性炎症迅速消退。

4.光疗法

利用各种光的辐射作用治疗人体疾病的方法称为光疗法。常用的光疗法有红外线疗法、可见光疗法、紫外线疗法、激光疗法等。

(1)红外线疗法:应用波长400nm至760μm的辐射线照射人体治疗伤病的方法称为红外线疗法。红外线的主要生物学效应是热效应,具有改善血液循环、消炎消肿、缓解痉挛、镇痛的作用。可用于软组织损伤、劳损、关节炎、神经炎、伤口愈合不良等治疗。

(2)紫外线疗法:应用波长为180～400nm的人工紫外线治疗疾病的方法称为紫外线疗法。经一定量的紫外线照射后2～6小时后,局部会出现均匀的、界限清晰的红斑,是皮肤对紫外线的一种特殊反应。紫外线具有消炎、镇痛的作用,并可加速组织再生修复,促进伤口愈合等。可用于静脉炎、急性神经痛、关节炎、感染、伤口愈合不良等。

(3)激光疗法:应用激光治疗疾病的方法称为激光疗法。激光是一种受激辐射光,具有方向性。激光具有改善血液循环、消炎、镇痛、消肿、促进组织修复和创面愈合的作用。可用于治疗局部炎症、神经炎、神经痛等。

5.磁疗法

应用磁场治疗疾病的方法称为磁疗法。磁场作用于人体后可改变体内生物电流的大小和方向,影响体内带电离子运动和分布,改变神经的兴奋性和细胞膜的通透性,从而发生一系列的生物学效应。磁疗法具有镇痛、镇静、消炎、消肿、解痉、调节自主神经及血管功能等作用。在骨科应用广泛,可用于慢性炎症、慢性疼痛、软组织损害损伤及劳损、神经炎、神经痛等治疗。

6.传导热疗法

以已经加热的导热介质作用于人体以治疗疾病的方法称为传导热疗法。可以作为导热介质的物质较多,常用的导热疗法有石蜡疗法、蒸气疗法,还可以用泥、沙、化学热袋等治疗疾病。各种传导介质作用于人体会产生温热效应,起到改善组织血液循环、促进组织修复、解痉、镇痛、消炎、消肿的作用。如石蜡疗法可用于软组织损伤的恢复治疗,关节炎、慢性组织劳损、软组织挛缩、瘢痕增生等治疗。

7.冷疗法

应用制冷物质和冷冻器械所产生的低温作用于人体以治疗疾病的方法称为冷疗法。一般温度在0℃以上,不会引起组织破坏或组织细胞的死亡。冷疗法可降低局部温度,使血管收缩,可减少局部渗出,具有防止肿胀、止血、镇痛、解痉、麻醉等作用。可用于急性软组织扭伤、鼻出血、软组织感染早期、关节炎急性期、骨关节术后肿胀等治疗。

8.水疗法

利用水的温度、压力、浮力和所含成分,以各种不同的方式作用于人体以治疗疾病的方法称为水疗法。按水温的不同、水的不同成分或形式以及压力或浮力的不同,水疗法可以分为很多种,不同种类的水疗法作用也不尽相同。

(1)水的温度不同治疗作用不同。温热水具有解痉、镇痛促进炎症消散和发汗的作用;冷水具有刺激血管收缩和镇痛的作用。

(2)水具有压力、浮力和冲击力。水中运动时,水的压力可对人体肌肉起到按摩作用,还可以压迫体表的血管和毛细血管,促进体液回流;水的冲击力可以引起人体的周围血管扩张,增强神经系统的兴奋性,促使神经血管功能的改善;水的浮力可使肌肉、骨骼的负荷减轻,肌张力下降,使关节处于松弛状态,以促进肢体功能的恢复。

(3)可在水中加入不同的物质,如药物或气体等,作用于人体可产生不同的生理效应。因此,可以利用水的这些不同作用,进行全身浸浴、局部浸浴、热水浴、温水浴、冷水浴、药浴、水中运动等。

二、作业治疗

作业治疗(OT)是指导患者参与、进行有目的的作业活动,旨在增强手、眼和脑的协调性及对动作的控制和运用能力,进一步提高和改善日常生活活动能力,以治疗躯体和精神疾病,保持健康、增强职业能力,增强患者参与社会、适应环境、创造生活能力的康复医学方法。患者通过主动积极参加有效的作业治疗,有目的地利用各种材料、工具及器械进行日常生活活动、工作和娱乐,在活动的过程中达到身体功能、心理社会功能和生活能力的康复。骨科患者的康复治疗是其疾病的治疗的重要组成部分,骨科康复常用作业治疗,根据患者情况不同,可选用不同的作业治疗方法。例如:肌力训练、关节活动度训练、动作的灵活度训练、耐力训练、感觉功能训练、平衡功能训练以及日常生活能力的训练。

作业治疗的最终目的是提高患者的生存质量,重返家庭和社会,使患者成为生活中的主动角色。作业治疗应根据每一患者的病情分步进行,首先应根据患者病情进行评估,依据评估结果制定作业治疗计划,为患者提供学习的环境,根据设计的学习内容,细致、有步骤、有计划地指导患者学习、训练。

(一)方法与种类

1.按作业治疗训练方法分

(1)感觉运动功能训练

①治疗性学习。

②神经生理学方法。

③计算机辅助训练。

④认知综合功能训练。

⑤日常生活活动能力训练。

(2)娱乐活动。

(3)工作训练。

(4)矫形器、假肢和自助具的使用。

2.按作业名称分

(1)认知作业。

(2)日常生活活动。

(3)书法、绘画等。

(4)园艺。

(5)编制作业。

(6)制陶作业。

(7)手工艺作业。

(8)木工、金工、皮工等。

(9)黏土作业。

(10)电器装配与维修。

(二)作业治疗的作用

1.增强躯体感觉和运动功能　通过一系列的感觉和运动功能的作业训练,结合神经生理学方法、治疗性训练改善躯体的活动能力,如增加关节活动度,增强肌力、耐力,改善身体协调能力和平衡能力。

2.改善认知和感知功能　通过各种感知与认知作业训练,可以提高脑的高级功能的能力,如增强认识力、记忆力、注意力、定向力和对顺序、定义、概念、归类等的认知,并获得解决问题、安全保护意识等能力。

3.提高生活活动自理能力　通过生活活动能力的训练,矫形器或假肢、自助器具的使用,提高患者的自我活动能力、自我照料能力、适应环境和工具的使用能力。

4.改善社会和心理功能　通过作业活动治疗，可以改善患者回归社会和处理情感的能力，比如患者表达能力、应对能力，自我观念、价值观、兴趣以及介入社会和人际关系能力，还可以调动患者的情绪和积极性，增强战胜疾病的信心。

（三）作业治疗的训练

1.流程

（1）作业评定：患者进行作业治疗前首先应进行作业评定。主要是对患者的功能状况进行评定，寻找患者存在的问题，即进行或完成作业活动和技能过程中可能存在哪些功能障碍。

（2）制定作业计划：根据作业评定的结果，明确和设定治疗目标，选择适合患者功能状态和促进其恢复的作业活动和治疗。

（3）作业治疗：对患者进行细致、有计划、有步骤的指导训练，并对患者进展和恢复的不同阶段再进行评定，调整作业计划，制定不同阶段的康复目标，并再实施。

（4）终评：经过反复的作业训练，评定患者达到康复。

2.方法

康复医学的作业疗法包括诸多方面，对于骨科患者来说重点在于躯体功能的恢复。

（1）治疗性练习方法

1）增强肌力练习：肌力练习在骨科病患中广泛应用，不同病情可进行不同的练习。主要练习类型：①主动等张练习：如使用锤子训练上肢肌力，使用橡皮泥训练手肌力等。②主动助力练习：上肢可借助悬吊带进行一些肌肉的等张收缩活动以练习上肢肌力。③主动牵拉练习：利用主动肌的力量牵拉拮抗肌。④被动牵拉练习：可增加关节的活动度。⑤抗阻练习等。

2）增加关节活动度和灵活性练习：可以指导患者进行关节的主动运动和被动运动练习。

3）增加耐力的练习：可进行一些低负荷、重复性练习，以增加肌肉的耐力。

4）增加心肺功能的练习：可以进行一些有氧练习，如骑车、步行或游泳等，要求达到最大耗氧量的 50%～85%。

5）增加协调性练习：指导患者反复地练习某个动作，逐渐使表现的动作与想象的动作吻合。

（2）日常生活活动能力的训练：指导患者利用实际生活情况进行日常生活活动的训练，主要包括吃饭、洗漱、转移、如厕、穿衣、脱衣等，教给患者一些技巧，必要时可配置辅助器具。

（3）娱乐活动：主要适用于大关节、大肌群的训练。指导患者参加一些适当的娱乐活动，根据患者病情和年龄的不同选择不同的娱乐形式，如球类、跳绳、游戏、下棋、表演文艺节目、绘画、雕刻等。通过这些活动不仅可以使患者的机体功能得到锻炼，帮助患者调整情绪，还可以增加患者内在价值感和自尊感，增进患者与家人、朋友的关系，以利于患者身心的康复。

（4）工作训练：工作训练是为最大程度使患者重返工作而设计的有目标的个体化治疗程序。是以真实的或模拟的工作活动作为手段。对患者的工作活动进行分析，评定患者身体功能状况，为患者设计工作活动。使患者体力得到恢复，肢体及器官功能得到改善，上班后能较快地适应工作和社会生活的要求。

3.矫形器、自助器具的使用

有些患者经过治疗和康复仍然需要使用矫形器或自助器具。要指导患者如何安全使用这些器具。

4.作业治疗的注意事项

(1)作业治疗活动中必须有患者的参与来完成,活动内容也是根据患者病情、体力、兴趣、爱好和工作需要来设计的,应鼓励患者主动参与,家属也应积极配合。

(2)定期评定,调整作业计划,使治疗更具体、适用和有效。

(3)合理的活动环境,设置适合患者的活动环境。

(4)注意安全,治疗过程中要有医护人员的指导和监护,应有家属的配合与协作,避免患者受伤,防止意外发生。

三、骨科康复心理治疗

心理治疗也称精神治疗。目前有关心理治疗的概念尚未统一。康复心理治疗是心理治疗在康复领域的应用。具体是指在康复治疗过程中,治疗者应用心理学理论和技术,通过言语和非言语方式与患者沟通,建立良好的治疗关系,以帮助患者消除或减轻心理痛苦,改变不良认知和行为方式,促进患者康复和人格健康。骨科患者的康复应充分重视其心理及行为方面的康复,因为患者的心理变化会明显影响其康复过程和结果,还可能改变其残疾的结局。因此,应用心理疗法,通过言语、行为、表情、态度、姿势及周围环境因素去影响、改变患者的感受、认知、情绪和行为,减轻和消除病人各种病痛的心理状态、消极情绪和异常行为,不仅使患者的躯体功能得到康复,心情也要愉悦轻松。

(一)原则

1.康复心理治疗的基础是对患者情感的支持和提供宣泄的机会,不论采用何种心理治疗方法,首先应建立良好的医患关系,取得病人的信任。所有的康复人员都可以为患者提供心理支持和疏泄。

2.心理治疗既是一种治疗手段,又是一种人际关系和沟通方式。医务工作者应避免居高临下,在治疗中应帮助患者分析病情和利弊,让患者了解病情,对治疗和康复有充足的信心。

3.患者所处的环境对患者可造成重要影响,康复心理治疗的对象不仅是患者,也包括患者家属或看护者。康复有关人员的言行都会对患者的心理造成一定的影响。因此,康复心理治疗必须协调康复有关人员,包括医护人员、患者、患者家属、社会工作者,建立统一的治疗联盟,以达到患者心理治疗的预期目标。

4.根据患者的自身情况和所呈现的心理问题选择不同的治疗形式和方法。

5.康复心理治疗并不排斥其他形式的治疗,也不能替代药物治疗,必须和康复其他治疗协同进行,以促进患者整体康复。

(二)方法

1.精神分析疗法

也称精神动力性治疗,最早是由奥地利著名精神病学家弗洛伊德所创立,其应用已有100

多年的历史,在精神心理治疗上占有重要的地位。经典的精神分析理论认为人的精神活动分为三个层次:意识、前意识和潜意识。每个人的人格由三部分组成,即本我、自我和超我,本我——原始本能的我,超我——理想道德的我,自我是在超我监督下,根据现实原则,对本我的有限表现。心理健康是健康的第一标志。不健康的身心必给个人、家庭和社会造成灾难,在病患的恢复过程中更是如此。我国先秦医典《黄帝内经》把说理疏导放在药石调理之先。精神分析疗法的程序分为四点:①倾诉:就是鼓励病人表白,尽情吐露内心的矛盾,已达到精神发泄,解除压抑。②解释:就是进行精神分析,推论出病人潜意识中存在的矛盾和内心冲突。③教育:对病人不良行为意识的改造,医生的责任是严厉指出病人的缺点并指出正确的改良途径。④影响:就是医生对患者进行感染和渗透,让病人领悟进而克服自己的防御反应,并建立起新的有利于疾病康复的行为和意识。几乎每个医生都要不同程度地运用上述四种程序来改变病人的精神生活。

2.行为疗法

又称行为矫正。"行为疗法"源于"行为主义"理论,它强调通过对环境的控制来改变人的行为表现,其理论基础包括俄罗斯著名生理学家巴甫洛夫的"条件反射"理论及美国著名心理学家桑代克和美国著名心理学家斯金纳等人的"操作性条件反射学习"理论等。行为疗法是基于现代行为科学的一种非常通用的新型心理治疗方法。行为疗法是运用心理学派根据实验得出的学习原理,是一种治疗心理疾患和障碍的技术,行为疗法把治疗的着眼点放在可观察的外在行为或可以具体描述的心理状态上。因此,行为疗法的代表人物沃尔普将其定义为:使用通过实验而确立的有关学习的原理和方法,克服不适应的行为习惯的过程。人的所有行为都是通过学习而获得的,其中强化对该行为的巩固和消退起决定性作用。强化可采取嘉奖或鼓励(正强化)的方式,也可采取批评或惩罚(负强化)的方式。由此,学习与强化,是改变个人不良行为的关键。心理治疗的目的在于,利用强化使患者模仿或消除某一特定行为,建立新的行为方式,它通过提供特定的学习环境促使患者改变自我,摒弃不良行为。由此,它很注重心理治疗目标的明确化和具体化,主张对患者的问题采取就事论事的处理方法,不必追究个人潜意识和本能欲望对偏差行为的作用。行为疗法理论认为,人的行为,不管是功能性的还是非功能性的、正常的或病态的,都经学习而获得,行为疗法主要包括系统脱敏疗法、厌恶疗法、满灌或冲击疗法、阳性强化疗法、发泄疗法、逆转意图疗法、阴性强化疗法、模仿疗法、生物反馈疗法等,其核心均在于利用控制环境和实施强化使患者习得良好行为,矫正不良行为,重塑个人形象。学习的原则就是受奖赏的、获得令人满意结果的行为,容易学会并且能维持下来;相反,受处罚的、获得令人不悦结果的行为,就不容易学会或很难维持下来。因此,掌握了操作这些奖赏或处罚的条件,就可控制行为的增减或改变其方向。

3.当事人中心疗法

是由卡尔·罗杰斯于20世纪50年代创立的一种心理治疗方法。其主要观点认为心理障碍是因为满足个体基本需要的能力缺失,现实自我和理想自我发生矛盾所致。强调自我概念的重要性,认为人自身具有恢复健康的潜能,治疗时主要在于调整患者现实自我和理想自我的差距,调动患者的潜能。不追求特殊的策略和技术,其主要技巧就是倾听:开放式询问(并不常用)、释意、情感反应、鼓励、自我揭示等,而很少用影响性技巧。

4.家庭治疗

家庭治疗产生于 20 世纪 50 年代,以系统论、控制论为范式,对当时的个体治疗有很多超越。其是将家庭作为一个整体进行心理治疗的方法,主要是协助患者家庭执行正常的家庭功能,改善家庭功能失调的状态。在家庭治疗之前,心理治疗领域关注的是以个体为基础的治疗。随着心理治疗的发展,治疗者们开始关注家庭成员的互动关系对病人及其家庭成员的重要影响。家庭治疗关注整个家庭环境对个体心理和行为塑造的重要作用。

家庭治疗具有如下几个较为显著的特点:

(1)强调从整体和系统的视角出发来考察问题,治疗的对象是家庭系统。

(2)把着眼点放在此时此地,侧重于横向的考察,不纠缠于过去曾经发生过的历史事件。

(3)治疗者不把自己的标准强加于别人,而是充分考虑和尊重患者家庭自己所做的选择。

(4)主张对治疗的时限加以控制,通常在半年以下,属于短期治疗。治疗时,通常需要一名以上的治疗人员和所有家庭成员。

(周　勇)

第二十三章　　运动医学新进展

　　运动医学是一门多学科交叉的临床学科。它一方面研究体育运动对人体健康的影响,另一方面用现代医学的方法和理论,研究和治疗运动引起的创伤和疾病,达到最大运动能力的恢复,保障人类健康。

　　运动医学的发展正迅速拓展它的学科领域,向骨科、康复医学、心血管、内分泌、神经、药学、营养、力学、生理学、心理学、遗传学等诸学科渗透。由于运动损伤的特殊性以及运动人群对早期康复和重返运动的迫切要求,微创外科成为运动损伤治疗的重要工具。典型的例子是,关节镜微创技术已经成为运动创伤治疗的重要手段,并不断创造出新的、疗效更好的手术方式和更积极、有效的康复措施。由此,派生出一门新的交叉学科——骨科运动医学和运动康复。

　　骨科运动医学,也称骨科运动创伤或运动创伤学,是现代骨科学的一个重要分支,是继手外科、关节置换外科、脊柱外科后又一门学科。

　　美国骨科运动医学学会(AOSSM)是全世界最早(1972)成立的骨科运动医学专业权威组织,有许多世界著名的骨关节病专家参与。AOSSM 创始主席 StewartMT 指出,"我们不仅是医师和外科医师,我们更是全世界所有运动员的同事。"现代骨科运动医学的治疗范围已经扩大,主要诊治与运动有关或影响运动的骨与关节、肌肉、肌腱、韧带、软骨、滑膜等创伤,这些也是普通老百姓的常见伤病,如膝、肩、踝、肘、髋、腕等关节运动损伤和关节不稳,包括半月板损伤、交叉韧带损伤、肌腱损伤与肌腱病、骨骼肌损伤、侧副韧带损伤、髌股关节损伤与不稳、软骨与骨软骨损伤、滑膜病变、肩袖损伤、肩关节不稳、关节盂唇损伤、肩峰撞击症、踝关节反复扭伤等;按体育项目又可以分为足球踝、网球肘、骑马髋、跳跃膝、排球肩、击剑腕、举重肘、网球腿等等。运动创伤的治疗宗旨是以最小的创伤、达到最大的疗效、最佳功能恢复与尽可能早的运动回归。

　　一名合格的骨科运动医学医师应具备坚实的临床骨科基础,同时具备运动医学、康复医学和生物力学知识,以尽快恢复伤者运动能力为第一选择,能够对创伤预后做出正确判断,并在手术和非手术之间做出合理选择;合格的骨科运动创伤医师,首先必须是一名优秀的关节镜微创外科专家,同时也是肌腱病和骨骼肌损伤的治疗能手,熟悉体育运动,了解运动医学规律,能熟练选择和制订运动康复程序,善于发现临床问题并开展骨关节运动损伤相关研究。

　　骨科运动医学近年来的飞速发展,得益于以下 3 方面的推动:①骨科运动医学临床研究的广泛开展,促进了临床应用和技术提高;②关节镜微创技术和设备的进步;③运动康复理论和实践的不断丰富和应用。尤其在最近 15 年,以关节镜下交叉韧带重建和半月板缝合为特色的骨科运动医学所取得的成就,已经向世人展示了这个领域最具活力和令人鼓舞的成就;积极的康复措施,使得前交叉韧带重建术后重返运动的时间,由一年缩短到半年。现在,关节镜下肩袖修复和关节不稳功能重建技术的深入,更体现了运动医学微创化趋势的巨大发展前景,传统的开放手术已经从教科书上消失、废弃。

一、膝关节

(一)前交叉韧带

前交叉韧带损伤是目前膝关节中最受关注的焦点之一。研究者对手术时机、移植物选择、固定方式选择、手术技巧及翻修等各方面的问题进行了深入的研究。目的是使重建的前交叉韧带更好、更持久地控制和防止膝关节反复的轴移,维持膝关节稳定性。

前交叉韧带损伤后,两周内进行重建手术可能引起术后关节僵硬,股四头肌抑制和康复延迟。但在急性期过后,应尽早接受手术。因为,研究显示前交叉韧带撕裂后 6 个月,半月板撕裂的危险性增加;伤后 1 年,软骨损伤可能性增大。

重建前交叉韧带最常用的仍是自体骨-腱-骨和腘绳肌肌腱。后者由于取材简便,术后取材部位并发症少而受到广泛推崇。但是,尽管取腱后腘绳肌肌腱存在再生现象,但在术后 2 年仍存在屈膝肌力、扭矩及做功下降。最近一项 13 年的随访显示异体骨-腱-骨重建前交叉韧带的功能评分和稳定性都非常好。这项研究可能促进异体移植物更广泛的应用。但对于其他异体移植物如胫前肌腱等的应用还处于探讨之中。然而,通过组织工程获得的交叉韧带可能是将来比较理想的移植物,但强度和无菌技术可能是面临的直接困难。人工韧带在沉寂多年,在克服了滑膜炎和强度的缺点后,又在欧洲大陆卷土重来。从 2004 年开始,中国大陆部分医院也已开始使用 LARS 人工韧带重建前(后)交叉韧带损伤,近期随访比较,临床疗效满意,早期功能恢复较自体肌腱移植重建明显占优。2~4 年随访未发现滑膜炎及关节松弛等不良反应。尤其适用于运动员及急性韧带损伤患者。但人工韧带在骨道内的愈合问题尚需长期观察。

很显然,固定方式和前交叉韧带重建的临床结果关系密切。操作简单又固定牢靠的固定方式一直是手术医师的追求目标。横杆系统减少了术后股骨骨道增宽,相对于 Endobutton 而言固定更接近股骨隧道关节面,而手术方式又较挤压螺钉简单安全,逐渐得到了临床的广泛应用。一项 16 个月的研究显示横杆固定腘绳肌在临床疗效上和自体骨-腱-骨重建无显著性差异。然而在另一项研究中,可吸收横杆系统存在 16% 变形或断裂,尽管对临床结果没有影响,但还需要更长时间的随访来明确。胫骨侧固定是腘绳肌肌腱重建前交叉韧带中固定较弱的,这往往导致术后胫骨侧隧道扩大。生物力学实验显示挤压螺钉合并垫圈系统的双重固定可能可以弥补这一弱点,减少了潜在的手术失败风险。

是否需要进行双束重建的争论一直没有结论。Seon JK 等的研究结果提示双束重建可以更好地重建正常的胫股运动。但没有观察到对临床结果的影响。Yamamoto Y 等的研究也显示尽管双束重建可以更精确地重建膝关节伸屈时的运动学,但并没有显示更好的临床疗效。显然,还需要更多的研究来证明双束重建的优越性,更长时间来证实它的安全性。

（二）半月板

半月板作为膝关节稳定结构的重要性一直受到重视,在交叉韧带重建术后,术中若进行半月板切除,更容易出现关节松弛和重建韧带再撕裂。这些研究结果强调了半月板作为次要关节稳定结构的重要性,也提示我们手术中应尽可能保留半月板。

半月板缝合的疗效已经经过多项临床研究的证实,最近一项历时5~7年的随访研究显示缝合半月板可以获得良好的临床疗效。半月板缝合的金标准还是内一外垂直缝合。全内半月板缝合可以减少手术时间,避免额外切口,降低手术难度以及减少神经血管并发症。半月板箭的疗效并不理想,一项6年的临床随访发现半月板箭疗效不如经典的内一外缝合。此外,半月板箭还可能导致软骨损伤,甚至这种损伤在半月板箭取出后仍然存在。新一代的全内缝合装置可以减少这种风险并在临床上显示良好的效果。RapidLoc和FasT-Fix等在早期随访中都显示了90%以上的成功率。但是,还需要更长时间随访来明确全内缝合的长期疗效。

实验显示垂直缝合可以更好地承受压力负荷,但水平缝合可以更好地抵抗剪切力,也更容易操作。实验提示在半月板缝合中需要同时进行两种缝合才能更好地获得缝合部位的稳定性。有研究者提出采用斜向缝合能结合垂直缝合和水平缝合的优点。

半月板移植仍然只局限于不多的适应证。其疗效随时间可能减退。

尽管人工半月板替代物可能有较好的发展前景,但目前仍处于实验阶段。

（三）后交叉韧带和后外侧角

轻度的后交叉韧带损伤最佳治疗还是非手术治疗。对于需要重建的后交叉韧带损伤,早期重建可以得到更好的效果。但双束和单束重建的意见并未统一。目前,只有在后交叉韧带3部分(后内术、前外束、半月板股骨韧带)全部撕裂时才进行双束重建,这种情况往往存在于后交叉韧带损伤的慢性期,之前有过严重损伤(后交叉韧带和后外侧角同时损伤、膝关节脱位等)的病史,并在此基础上逐渐形成膝关节严重松弛的患者。

无论单束还是双束重建,隧道位置是手术成功的关键。外-内技术可以减小移植物和股骨隧道间角度。而外侧入路可以减小韧带和胫骨隧道之间的应力。镶嵌技术也可以用来减少韧带和胫骨侧的磨损。但2年的随访结果显示镶嵌技术和隧道技术在临床疗效上没有显著性差异。

后交叉韧带损伤合并后外侧结构损伤时,无论单束还是双束都不能控制旋转或内翻不稳定。必须同时进行后外侧结构的治疗。加强修补仍是2周内后外侧结构急性损伤的最佳选择。但更多的后外侧角损伤需要应用重建而非简单的修补来治疗。重建后外侧角可以重建接近正常的膝关节动力学和分担后交叉移植物的负荷。更多的研究开始关注解剖位重建后外侧结构。重建还必须重视后外侧结构的张力控制,生物力学显示外侧副韧带、腘腓韧带和腘肌腱的张力分别是295、298和700N。外侧副韧带在伸直位时张力最大,而腘肌腱和腘腓韧带在屈曲时最紧张。

（四）软骨

目前的治疗方法中,自体软骨移植是最好的方法之一,特别是年轻、症状较短的患者,采用自体软骨细胞培养加基膜修复损伤软骨的技术已经开发成熟,并应用于临床。带软骨下骨块的马赛克软骨移植方法也已获得 90% 的成功率。

如果自体移植不可行,微骨折仍是可以选择的简易方法。随着组织工程技术的发展,更多的软骨损伤将得到修复。

(五)髌股关节

对于髌骨关节不稳,随着微创技术的进步,以及非手术治疗的高复发率,越来越多的学者建议手术治疗。手术治疗髌骨不稳的相对指征包括:保守治疗失败,骨软骨骨折(游离体),复发性不稳,以及 Merchant 位 X 线片显示复位后仍然存在明显排列紊乱。

髌骨习惯性脱位保守治疗无效的可以多种手术方式治疗:首先应进行内侧髌股韧带的修复与重建,单独的或合并其他操作的内侧髌股韧带修补或重建可以减少复发,改进膝关节评分。在实验研究中,内侧髌股韧带重建比胫骨结节移位能更好地重塑髌股活动轨迹。此外,长期随访的研究显示 Roux-Elmslie-Trillat 技术治疗髌骨脱位或半脱位在 26 年随访后仍能取得很好的疗效。

当选择手术治疗髌骨不稳时,大多数学者建议进行适度的近端软组织重排。复杂的手术例如 Insall 等描述的广泛的切开重建已经被摒弃,通过微创直接解剖修复内侧支持带和髌股内侧韧带的方法现已成为更好的修复方法。关节镜下辅助重建髌股内侧韧带是最常用的技术。

合并发育畸形的慢性非创伤性髌骨不稳病例,如果 Q 角不超过 20°,并且内侧髌股韧带完整,可以选用近端的内侧支持带皱缩合并挛缩的外侧支持带松解对于骨骼未发育成熟的患者,不论其发育不良的严重程度,均建议采用软组织手术而不是骨性手术以避免损害生长板。对于症状轻的患者,可采用内侧支持带紧缩。严重病例或紧缩失败者,可采用内侧髌股韧带重建。在内侧髌股韧带松弛伴有严重复发性不稳的病例中可考虑重建内侧髌股韧带。

通过术前查体、MRI、关节镜检,综合判断内侧髌股韧带损伤部位。根据损伤部位不同决定重建方式。内侧髌股韧带损伤处在髌骨内侧止点的,取髌骨内侧旁纵行切口 2~3cm,将缝合锚钉植入髌骨内上 1/2 处,以缝线缝合固定内侧髌骨韧带断端;内侧髌股韧带损伤位于股骨止点处,取内收肌结节处纵行切口,将缝合锚钉植入股骨内收肌结节,缝合固定韧带断端;如内侧髌股韧带损伤位于韧带中段的,取自内收肌结节至髌骨中点的横形切口,于胫骨内上方分离股薄肌腱并取材,将股薄肌腱折叠两股编织后,两端以缝合锚钉或挤压螺钉固定于内收肌结节和髌骨内侧。在韧带断端缝合最终固定前,缝线预打结,自膝前髌上外侧入口再次关节镜下观察髌骨轨迹和膝屈伸中髌股关节的动态匹配关系,根据情况调整缝合的张力,避免重建韧带的张力不足或张力过度,确认髌骨轨迹和髌股关节动态匹配恢复满意后,最后完成打结充分固定。

外侧支持带及股外侧肌松解可以减少复发率,提高膝关节功能。但单纯外侧支持带松解疗效不确切,不稳的复发率较高。单纯的外侧松解并不能纠正内侧支持带的解剖异常,大多数学者认为这不是治疗真正的髌骨不稳或排列不齐(半脱位)的有效方法。

在内侧髌股韧带修复的同时,是否进行髌骨外侧支持带松解仍存在争议。许多学者在内侧修复时常规进行外侧支持带松解,而有些学者认为附加外侧支持带松解并无优势,或根据外侧支持带松紧而行的个体化选择。笔者的意见是根据术中的外侧支持带的松紧程度决定是否进行外出支持带松解。如果外侧支持带紧张,可考虑松解手术。对于髌骨内侧推移试验明显阳性、髌骨外侧支持带紧张的,进行关节镜下外侧支持带松解术。

开放性髌骨重排术包括近端重排列和远端重排列术。对伴有严重的排列紊乱,复发性不稳,Q角过大,或先前行近端软组织重排失败的患者需要进行远端骨性重排手术。近端重排列手术纠正髌骨侧方移位,如外侧支持带的松解、内侧支持带的紧缩、内侧髌股韧带的修复重建和股四头肌内侧头的加强术等;远端重排列可以纠正髌骨在三维空间的异常对位,有髌韧带内移、胫骨结节前内移、髌韧带紧缩术等。上述手术方式可以通过改变力线,减少髌骨的移位趋势达到治疗的目的。髌骨重排列术多是根据纠正Q角的异常而设计的;但应注意的是,Q角是正常存在的解剖特征,应避免Q角的矫枉过正,造成髌股关节运动轨迹的异常,导致手术失败。

术后康复十分重要。术后治疗包括完全伸直位支具固定1周,随后物理治疗2～3个月。1周后支具解锁使患者开始一定范围内的活动训练,但支具继续应用3～4周直到股四头肌肌力恢复。患者在4周内不允许屈曲超过90°,但可以在支具的保护下短暂的完全负重。

髌股关节疼痛的治疗仍然以物理治疗为主,各种物理治疗的综合方案如McConnell方案等能较好地缓解疼痛。这些治疗方案强调稳定髌骨活动轨迹,增强动态稳定性,不仅对膝关节进行康复,同时还需要对髋关节肌力进行增强。近年有医师主张谨慎的手术治疗,手术治疗包括软骨病灶清理、髌骨软骨面微骨折,再加髌骨远端或近端的重排列术。研究证实,通过髌骨远端或近端的重排列术如胫骨结节抬高术,可以使髌股习惯性接触区病灶得到旷置,避开了对原有病灶的挤压,起到局部减压作用,有效缓解疼痛。

二、肩关节

肩关节是近年来运动医学中发展最迅猛的领域。新的理念、手术设备、固定锚钉和手术技巧的提高促进了关节镜下手术的推广。

(一)肩袖

肩袖损伤的诊断主要依靠病史、正规的体检,X线、超声波或MRI、关节造影等可以为诊断提供依据,关节镜检查可以作为确诊的依据。目前,临床术前诊断正确率已经达到90％～95％。不同的损伤类型有不同的治疗方法和预后。

由于肩袖损伤治疗技术难度较大和疗效不确切,国际上一直有两种不同观点,保守治疗或手术治疗。最近的文献研究已开始明显支持采用积极的手术治疗。已经报道的结果一致显示,手术患者的疼痛缓解率达到85％～95％以上,肌肉力量恢复程度更高。而非手术治疗组的疼痛缓解率仅在50％左右,长期随访肌力没有恢复,甚至降低。

越来越多的研究证明手术治疗在肩袖损伤的治疗中占有重要地位。手术的目的包括修补撕裂的肩袖重建力偶平衡,清除不稳定的撕裂缘,扩大间隙去除撞击因素等。肩袖损伤后应尽早进行修补手术,研究显示在肩袖损伤后12周即可出现肩袖肌肉容量减小,脂肪变性以及肌肉僵硬,这些病理改变将增加手术难度。肩袖修补是目前较为成熟的肩关节镜下手术之一。

肩峰下间隙的狭窄导致的肩峰下撞击症,与肩袖损伤的密切关系,早已得到普遍重视。因此肩峰成形减压已经成为肩袖损伤正规化手术治疗的一部分。然而 Lee 等认为肩袖损伤是退变性疾病，不一定继发于撞击。Goldberg 等对 27 例全厚肩袖损伤者，在行修补术同时未做肩峰成形术，术后随访疗效满意。

近来喙突下间隙狭窄导致的喙突下撞击症逐渐引起人们的关注，喙突下撞击的存在可能成为肩袖损伤患者疼痛的病理机制，未经处理者可以导致肩袖手术的失败。据报道在肩袖损伤的患者中，CT 检查发现有约 26％存在喙突下间隙的狭窄。Suenaga 等报道 216 例肩袖修补术中有 11 例（5.1％）因并发喙突下撞击而致手术失败。因此术前详细的体格检查，结合影像学资料，术中镜下观察，充分评估是否存在喙突下撞击，有无必要进行喙突后外侧成形，对提高手术的成功率至关重要。

并非所有的肩袖撕裂都必须修补，也不是所有的修补术都必须将裂口完全修复。因此掌握力偶平衡原则成为正确设计手术方案的前提。

对于部分厚度损伤，过去多采用肩峰成形和损伤肩袖清理术。但越来越多的学者认为应该对部分厚度损伤的情况进行充分评估，预测损伤是否会进一步发展。＞50％厚度的损伤应该修补，有研究证明滑囊面损伤较关节面预后差，需手术修补。

对于有功能的损伤肩袖，年龄＞60 岁，肩关节功能要求不高的患者，在保守治疗无效的情况下，行局部病灶清理术，清除不稳定的撕裂缘，并结合间歇减压术，可以获得缓解疼痛的满意疗效。

肩袖损伤修补术有开放手术、微切口、关节镜辅助下微切口和全关节镜下修补等多种方式。对于术式的选择除满足微创化的趋势以外，还应根据医生的技术优势和具体的损伤情况来决定。

开放性肩袖修补曾经作为外科治疗的标准。开放性肩袖修补平均有 87％的疼痛缓解率。现代肩袖修复技术，包括微切口和全关节镜修复，其疼痛缓解率在 80％～92％。

一些研究已经测量了手术修复后肩关节的肌力改变，使用 Cybex 机器，对肩袖手术患者的术前、术后 6 个月和 12 个月的肌肉力量进行测定，发现修补术后外展、外旋和前屈肌力明显增加。Rokito 等对 42 例肩袖修补术后患者，每隔 3 个月测量等动肌力，注意到小到中撕裂，到一年左右，肌力基本恢复，而大撕裂，肌力恢复慢，且难以预测。一年以后的肌力恢复如何取决于原始撕裂的大小。

有关撕裂大小对手术修补效果的影响，已经有一些报道。研究表明撕裂口大小直接与关节主动活动度有关，如外展和上举，同时也与屈曲、外展和外旋的力量有关。与大或巨大撕裂相比，中小（＜3cm）撕裂手术后结果明显好。因此在进行肩袖修补之前记录撕裂口大小，对最终的预后评定有重要价值。对开放和微切口肩袖修补术来说，可直接用尺测量裂口大小。关节镜下测量肩袖撕裂尺寸有一定困难，可以使用有刻度的探针，从后方入口测量前后径，从外侧入口测量内外径。撕裂大小也可以通过观察肩袖裂口边缘的位置来进行估测，如果撕裂缘在关节面软骨边缘的外侧，这是一小撕裂，通常直径＜1cm。如果裂口缘已经暴露了肱骨头，但没有扩展到关节盂，是中型撕裂（＞1cm 到＜3cm 之间）；如果撕裂扩展到关节盂，为大撕裂（3～5cm）；如果裂口回缩到关节盂内侧，为巨大撕裂（＞5cm）。

部分巨大撕裂肩袖，撕裂缘回缩，术中难以完全修补。有很多方法尝试进行局部裂口的闭合,如自体或异体筋膜组织、小圆肌或冈下肌肌腱转位等。Burkart 等认为满足肩袖力偶平衡是治疗的根本目的,因此部分修复巨大撕裂,使其变为有功能的损伤肩袖,在理论上可行的,并且也通过实践证明获得满意疗效。

无论哪种手术,将撕裂的肩袖稳固的缝合至解剖位足印区是最重要的。不断有新的缝合技术用来达到这一目的。双排缝合被认为可以增加肩袖残端与足印区的接触面积,MRI 显示术后 3 年结构完整性更好,但临床疗效没有显著性差异。体外实验显示关节镜下使用双缝线铆钉比开放骨道修补提供更稳定的初始固定。双锚钉的褥式缝合技术也可以分散应力和提供更多的固定点,增加腱—足印之间的接触面积和压力,有利于腱骨愈合。

如何更简单的在镜下打结方式与技术是避免术后肩袖再撕裂的关键。

虽然对于肩袖损伤的研究广泛而深入,但仍然有很多新的问题在临床实践中被发现,也不断有新的理论的被提出,结合生物力学、组织工程促进腱骨愈合、关节镜外科的研究成果,将进一步提高肩袖损伤的疗效。

(二)肩关节

目前,肩关节不稳的分类主要采用 Masten 分类法,它是根据肩关节不稳的发病机制和相应的治疗方式,将肩关节不稳分为两型。①TUBS 型:指的是有明确肩部外伤史,单侧不稳定,合并 Bankart 损伤,需手术治疗。②AMBRI 型:无明显创伤史,多向不稳定,好发于双侧肩关节,增强肩袖肌群力量的一系列康复治疗效果明显,将松弛关节囊前下部上移重叠缝合的手术方法有一定疗效。这种分类方法简单,医生可以根据分类制订出相应的治疗方案。

关节镜手术主要用于治疗创伤性关节不稳和有症状的非创伤性多向不稳。关节镜下手术禁忌证主要包括严重的骨缺损导致"倒梨形"肩盂,啮合性 Hill-Sachs 损伤,严重而难修复的关节囊撕裂或破裂等。因而对于肩关节不稳的关节镜手术治疗,应该在结合病史、症状、体征、影像学证据的术前评估基础上,在关节镜下进一步细致观察评估,从而决定手术方式并判断预后。

关节镜下评估很重要,首先对盂肱关节进行全面的评估,重点观察肩关节前下盂唇、上盂唇、后下盂唇和肩胛盂的连续性。在创伤性前方不稳中,可从前上外入路更清晰地评估前方盂唇的完整性,判断盂唇损伤的类型,特别需要警惕 ALPSA 损伤,以利于盂唇修复的完整性。在多向不稳中,重点是不要遗漏后下盂唇的 Kim 损伤。

在创伤性不稳中,当未能发现 Bankart 损伤时,应设法观察盂肱韧带的肱骨止点,判断是否存在 HAGL 损伤而导致不稳。

创伤性肩关节不稳中,还应通过前上外入路评估肩胛盂形态,通过标记刻度的探针测量肩盂前方的缺损程度。如肩胛盂下缘骨折缺损大于 25%,则肩盂呈"倒梨形",关节镜下盂唇修补手术疗效欠佳。

关节镜下关节囊缝合时,如果发现盂肱韧带自肱骨止点撕脱的 HAGL 损伤,可以将锚钉植入肱骨的关节囊止点,再缝合关节囊。然而此技术难度较大,也可以进行开放修复。

对于肩袖间隙明显增大,体检有典型 Sulcus 征的患者,可以考虑行肩袖间隙闭合术。必要时进行前方关节囊纵向的重叠缝合。多向不稳病例,应以缝线修补闭合后方入路。

关节囊热挛缩术(关节镜下关节囊射频挛缩技术)是随着近年来射频设备开发而出现的一

种新的治疗手段,通过射频头进行横向、纵向的关节囊热挛缩,以达到降低关节容积的目的。理论上对于治疗肩关节不稳定有一定疗效,然而较多临床医生认为关节囊热挛缩术治疗肩关节不稳效果并不理想。

关节镜下肩关节不稳定重建的疗效已经得到很大的改善。关节镜下盂唇缝合可以减少住院时间,费用更低,肩胛下肌损伤更少,术后疼痛更少,活动度丧失更少。即使在高运动量或对抗性运动员中也可以取得和开放重建类似的效果。越来越多的肩关节不稳定手术将通过关节镜来完成。但相对于创伤性肩关节不稳定来说,过度使用导致的肩关节不稳定关节镜疗效可能较差。此外,多向不稳仍以开放手术为宜。

(三)肩锁关节

一直以来锁骨远端切除被用以治疗严重的肩锁关节疼痛。研究显示关节镜下远端锁骨切除可以获得比开放手术更好的疗效。而另一项研究显示经过 6 年随访,切除肩峰内缘骨赘和部分切除肩锁关节软骨并不增加肩锁关节不稳,而且可以获得和开放或关节镜下锁骨切除相似的疗效。相对于锁骨远端切除而言,这种手术方式创伤更小,具有更大的优势。

(四)肱二头肌长头腱

对于顽固性肱二头肌腱病的患者,可以用手术治疗。对于年老或活动要求不高的患者,可以在关节镜下行肱二头肌长头腱切除术,对于要求高的患者,需要行腱固定术。

腱固定术是常用的治疗肱二头肌长头腱撕裂、脱位或严重腱病的手术,采用关节镜下进行腱固定术的临床疗效比较理想。在腱固定术中采用缝线锚钉、悬吊装置或挤压螺钉对疗效并没有明显影响。腱固定的远期临床效果是比较理想的。

三、髋关节

在所有与运动相关的损伤中,累及髋部的约占 2.5%,而在青少年运动员中这个数字增至 5%~9%。年轻和中年患者髋痛的诊断仍是一项挑战。近 10 年来,随着影像学技术和关节内病变治疗技术的进步,髋痛可以得到更加明确的诊断和更有效的治疗。近来在髋关节病变的确切诊断和治疗方面取得了很大的进展,在关节镜下治疗髋关节内和关节外病变的范围不断扩展。髋关节镜手术是今后几年运动医学领域中的热点。髋关节镜技术的发展使手术医师可以微创的方式进入髋关节中,发现并处理以往所没有认识到的疾病,如盂唇损伤、股髋撞击症等。

盂唇损伤是最常见的髋关节疼痛原因,在接受关节镜手术的髋关节内弹响的患者中,80% 为髋臼盂唇撕裂所致。髋臼盂唇的撕裂改变了关节的生物力学特性。运动员在运动过程中应力作用于撕裂的盂唇部位往往会引起疼痛。盂唇损伤的患者通常会有机械性症状,如卡阻、弹响或交锁。运动员可能会有微妙的发现,包括经休息后仍不缓解的钝性的、活动引发的局部疼痛。报道最多的创伤性盂唇撕裂的原因是过伸和外旋的髋关节受到向外的应力。然而,其特殊的激发因素往往并不明确。按腹股沟拉伤、肌肉劳损或髋部挫伤保守治疗无效后患者才会寻求进一步的评估。

盂唇损伤的机制可以是创伤性和急性的,也可以是慢性和退行性的。髋关节撞击的慢性负荷作用于前上部盂唇并导致髋臼相应部位的盂唇退行性损伤。区域不同盂唇损伤的部位也不同。在亚洲人群中，撕裂更多见于后部，而且与过度屈曲和蹲有关。70%以上的患者可以通过髋关节镜下盂唇成形获得良好的疗效。但盂唇切除可能导致髋关节稳定性下降。目前，研究者已经开始进行关节镜下盂唇修补来减少这种不稳，提高手术疗效。

股骨髋臼撞击症是相对较新的诊断，髋关节镜微创技术使我们认识到髋痛的另一种常见病症——"股髋撞击症"，也有人称为"髋关节撞击症"。股髋撞击是一种股骨颈的结构异常，会导致慢性髋痛和继发性髋臼盂唇退行性撕裂。股骨颈与盂唇之间反复撞击造成的细微损伤会引起盂唇前上 1/4 的退行性损伤。撞击常常发生于关节活动范围的极端。这种机械性撞击来源于股骨颈的"手枪把"畸形或髋臼后倾。

"股髋撞击症"的发生，除了一部分为先天性解剖异常外，大多数患者还伴有急性和慢性关节损伤史。类似损伤在足球、滑冰、滑雪、舞蹈、体操、瑜伽、健身搁腿、盘腿久坐、健身房劈叉拉韧带等运动项目中都经常见到。临床症状主要表现为髋部疼痛，在变换髋部姿势时有弹响声，或者关节突然卡住的感觉。患侧髋部力量下降，急速奔跑或单腿支撑困难。严重的患者甚至不能侧卧。由于"股髋撞击症"在骨科运动医学界还是个比较新颖的名词，在髋关节镜未开展前，大部分医生对此病缺乏认识和相关经验，难以明确诊断，因而误诊误治情况非常多见，最容易被误诊为"股骨头坏死"、"滑膜炎"、"坐骨神经痛"、"腰椎间盘突出"等。

当患者髋关节处于屈曲位时，内旋和内收都会减小，而且往往伴有疼痛。如果髋关节软骨盂唇损伤或破碎，则关节会引起"交锁"和"弹响"，长期的股髋撞击会导致髋关节"退化"和"骨关节炎"，后期需要进行"髋关节置换"。因此，"股髋撞击症"应得到及时诊治。

髋关节镜外科的进步，不但有助于"股髋撞击症"的诊断，更使其治疗迎刃而解。通过去除引起撞击的骨赘，修补损伤盂唇，促进损伤关节软骨修复等手术步骤。手术创伤小，术后患者恢复快，可早期扶拐下地行走，一般不影响生活自理。因为没有损伤相关结构，很少残留后遗症。

除了上述"股髋撞击症"，关节镜也可以处理其他髋关节内疾病，如关节内的"游离体"、"圆韧带损伤"、"关节软骨损伤"，甚至可以用于早中期股骨头坏死的治疗，通过关节镜下判断股骨头的形态、关节软骨的质量，能够充分评估病情和判断预后，施行关节镜下股骨头钻孔减压，也是治疗早期股骨头坏死的一种有效手段。

髋关节不稳远比肩关节不稳少见，但是会引起显著的功能障碍。在活动范围的极端，特别是屈曲时，稳定性主要由盂唇提供。盂唇撕裂或缺损时，大部分应力通过关节囊传导。

刨伤性髋关节脱位可引起关节囊的增厚和临床上的髋关节松弛。

在髋关节反复旋转并轴向负荷的运动中可能出现髋关节不稳，如高尔夫、花样滑冰、足球、体操、芭蕾舞和棒球。运动员常见的损伤形式是盂唇退变伴有细微的髋关节旋转不稳。盂唇清理和关节囊热挛缩已经能够成功地治疗这类损伤。

类风湿关节炎也是一种会累及髋关节的常见的炎症性关节疾病。关节镜下滑膜切除术已经作为一种治疗手段，目的是改善症状和延缓病程的发展。

四、踝关节

慢性踝关节不稳分为功能性不稳和机械性不稳。功能性不稳是患者主观不敢用力造成的"打软腿"。为避免与踝关节假性不稳混淆，功能性不稳可以理解为真性动态不稳。

动态不稳的定义是指踝关节动态稳定结构的薄弱，正常负重下，在稳定韧带限制的范围内，踝关节发生半脱位。这可能是由原发性的神经肌肉或者腱的问题引起的，或者是由于下肢对线不良导致动态稳定结构相对薄弱。动态不稳很难在临床设施上得到证明，主要是排他性的诊断，即排除假性不稳和器质性韧带松弛。

器质性不稳以前被定义为踝关节具有客观证明的高活动度，可以在应力位 X 线片上得到证实。现在可以更准确地认为是真性静态不稳或者踝关节静态韧带稳定结构的薄弱。目前，如同膝关节交叉韧带损伤和肩关节盂肱不稳一样，静态踝关节不稳也是靠临床检查得出的。

踝关节扭伤是最常见的运动损伤，首次损伤后必须进行正规的康复治疗来防止慢性踝关节不稳定的形成，踝关节周围肌力训练和本体平衡感觉的训练是康复方案的关键。研究显示，平衡感训练可以减少 50% 的再扭伤率。

慢性踝关节不稳需要进行手术来重建外侧稳定性。Brostrom 外侧踝关节重建术仍是标准手术方式，但更多的人开始使用自体或异体移植物来重建距腓前韧带。

大量的不同手术方式被用于外侧不稳的治疗，据文献报道超过 80 种。这些手术方式大致被分为非解剖重建、解剖重建以及加强术式。我们很难说哪种重建的方式最好，但我们要学会选择最合适的。

典型的非解剖重建包括通过全部或部分腓骨短肌腱进行肌腱固定术，在踝关节外侧面创建一个"勒马缰绳"，3 种最常见的手术有 Watson-Jones 式式、Evans 式式和 Chrisman-Snook 式式。这 3 种术式的多项生物力学研究显示，在产生不同程度的稳定性和减少活动范围的同时，会导致踝关节和距下关节运动学发生变化。长期的跟踪报道证明，与解剖重建相比，这 3 种手术会增加主观不稳复发率、前抽屉试验客观的松弛、X 线显示退行性变等的发生率。结果，这 3 种术式现在已经被淘汰，取而代之的是比较可行的解剖重建。

解剖重建被分为直接修复[前距腓韧带（ATEL）和跟腓韧带（CFL）的紧缩术]及韧带解剖重建（用肌腱加强 ATFL 和 CFL）。原则上，我们应当选用最简单、解剖上差异最小、能达到手术目的的手术方式。直接修复早期的强度依靠缝线，而晚期的强度依靠足够的软组织愈合，这导致一些特殊的情况下不宜使用直接修复。特别是术后早期或晚期受到高于平均的应力的特殊情况。比如，希望早期重返运动（如职业运动员），要求立即进行康复，有潜在的受到过度的应力的因素。相对而言，体型较大或肥胖的患者，具有高度内翻危险的精英运动员，还有存在神经和腓骨肌肉损伤的患者，他们经过成功的修复之后，后期可能承受过度应力。对于这些患者，我们推荐使用高强度的组织和坚强的骨的固定来进行韧带重建。

踝关节外侧韧带的直接修复由 Brostrom 在 1966 年描述。手术包括找出拉伸的 ATFL 和 CFL，在中部切断，紧缩，然后在中间直接修复。1980 年，Gould 等发明了改良的 Brostrom 手术，他加强了直接修复，主要是松解伸肌支持带外侧面的近端，将之固定在雕骨的前面，覆盖在 Brostrom 手术的上面。这个就是著名的 Brostrom-Gould 术式,是直接修复最常用的术式。

还有其他的改良 Brostrom 术式。附加的加强组织的方法主要是解决外侧修复组织不足的问题。作为加强的替代方法。Brostrom-Gould 外侧韧带直接修复:①切断 ATFL 和 CFL,缩短,以及直接缝合。②下屈肌支持带的外侧部分被拉到修复好的 ATFL 的上面,缝合到腓骨前面的骨膜上。

五、肘关节

肘关节镜的应用范围在逐步扩大,关节镜下肘关节滑膜清扫或肘关节粘连松解可以减少术后关节僵硬的可能,并且可以具有和开放手术相当的长期疗效。

对于顽固性的网球肘而言,可以采用关节镜下清理桡侧伸腕短肌腱病变组织并松解其止点,同时治疗并发的关节内病变。而另一项研究显示在清理桡侧伸腕短肌腱病变组织后,将其以锚钉重新固定在外侧髁上可以获得更好的疗效。

六、腕关节

对于腕关节疾病的认识也在不断的发展。研究显示腕关节桡背侧不明原因疼痛往往存在舟月骨间韧带损伤,关节镜下清理可以获得良好的疗效。

三角纤维软骨损伤是腕关节中最常见的损伤之一,采用关节镜下清理可以取得良好的疗效。但越来越多的医师倾向于进行三角纤维软骨缝合。

七、腱病

随着军事训练和体育运动强度加大,发生在肌肉肌腱附着于骨或软骨止点处的疼痛性疾病日益增多,这是肌肉肌腱过度使用,反复强烈牵拉引起的肌腱胶原纤维的退行性病变,英文为 tendinosis 或 tendinopathy,中文译成"腱病"。这类疾病不仅在竞技运动员中经常发生,并且在军训士兵、娱乐体育和手工劳动的人群中也有较高发病率,并且极难治愈。常见发病部位有肱骨外髁、肱骨内髁、肩袖、跟腱、髌骨上下止点等。主要表现为局部疼痛、压痛、腱增粗或质地变硬,运动疼痛和功能障碍。X线表现为腱或腱止点处增粗或钙化。

首先必须与传统概念中的肌腱炎和腱围炎相鉴别。以往诊断为跟腱炎、髌腱炎、肩周炎、肱骨外上髁炎等的肌腱疾病,事实上大部分并非单一的炎症,而合并有胶原组织的变性,应当改称为"腱病"。越来越多的迹象表明,用治疗肌腱炎的方法治疗腱病常常无效。

根据对外科肌腱病理标本的观察,无论在跟腱、髌腱、肩袖,还是在肱骨内外上髁,肉眼病理结果相当一致,"腱病"标本外观呈灰暗、微棕黄色变性、腱实质生鱼肉样变性、变软或硬化。而正常腱组织呈白色、有光泽、坚实有弹性。光镜下:腱病的胶原连续性中断,胶原结构松散,出现玻璃样变,潮标上移或钙化。偏光显微镜下正常胶原呈黄色反光,病变胶原变成绿色无光泽,结构无序。病变组织中腱基质、血管和细胞成分增加,而这些细胞主要来源于成纤维细胞和成肌纤维细胞,没有炎症细胞。

腱病一直以来是运动医学研究的热点之一。尽管其确切的发病机制尚未明确,但近年来基于循证医学发展,各种保守治疗可以较好地改善腱病的疼痛症状,其中以冲击波治疗和离心性肌肉训练疗效最佳。此外,研究显示一些药物的局部应用也可以减轻腱病的症状。只有对于正规保守治疗无效的患者,才建议采用手术清理病变的腱组织。今后的研究将着眼于进一步深入研究腱病的发病机制以及发展疗效更好的保守治疗方法。

(陈为国)

参 考 文 献

1.公茂琪,蒋协远.创伤骨科.北京:中国医药科技出版社,2013

2.侯海斌.骨科常见病诊疗手册.北京:人民军医出版社,2014

3.古洁若.脊柱关节炎与强直性脊柱炎.北京:科学出版社,2013

4.何羿婷.类风湿关节炎及强直性脊柱炎中西医诊治.北京:人民卫生出版社,2015

5.曾炳芳.OTC中国创伤骨科教程.上海:上海科学技术出版社,2015

6.布鲁斯·D·布朗纳,杰西·B·朱庇特,艾伦·M·莱文.创伤骨科学·成人卷.天津:天津科技翻译出版社,2015

7.施密斯,麦基.创伤骨科手术技术.北京:北京大学医学出版社,2012

8.姜保国.创伤骨科手术学.北京:北京大学医学出版社,2004

9.卡内尔,贝帝.坎贝尔骨科手术学.北京:山东科学技术出版社,2013

10.王学谦.创伤骨科学.天津:天津科技翻译出版社,2007

11.卢世璧.骨科标准手术技术丛书.沈阳:辽宁科学技术出版社,2003

12.王满宜,杨庆铭.骨折治疗的AO原则.北京:华夏出版社,2003

13.郭世绂.临床骨科解剖学.天津:天津科学技术出版社,2005

14.温建民.骨科关键技术.北京:中国医药科技出版社,2004

15.荣国威.骨折.北京:人民卫生出版社,2004

16.冯传汉.肩关节外科学(第1版).天津:天津科学技术出版社,2010

17.韩荣,田慧中.强直性脊柱炎综合治疗学.北京:人民军医出版社,2013

18.孙智平.脊柱退行性病中西医治疗.西安:西安交通大学出版社,2012

19.何羿婷.强直性脊柱炎.北京:人民卫生出版社,2015

20.伊智雄.中西医结合治疗强直性脊柱炎.北京:人民卫生出版社,2008

21.徐皓,陈宗雄,李忆农.强直性脊柱炎诊断与治疗选择.北京:人民军医出版社,2008

22.Howard S.An,Kern Singh.脊柱外科精要.北京:人民军医出版社,2013

23.田元生.强直性脊柱炎特色疗法.郑州:郑州大学出版社,2012

24.蒋国强,李放.老年脊柱外科学.北京:人民军医出版社,2014

25.瞿东滨.脊柱内固定学.北京:科学出版社,2012

26.钟俊,彭昊,李皓桓.骨科康复技巧.北京:人民军医出版社,2013

27.王茂斌.康复医学科诊疗常规.北京:中国医药科技出版社,2012

28.张士杰,耿孟录,陈秀民,李永革.临床脊柱外科学.北京:科学技术文献出版社,2008

29.张铁良,刘兴炎,李继云.创伤骨科学.上海:第二军医大学也出版社,2009

30.朱汉章,柳百智.针刀临床诊断与治疗.北京:人民卫生出版社,2009

31.张朝纯.脊柱疾病手法治疗学.江苏:江苏科学技术出版社,2006

32.李明东,赵吉连.中国骨与关节损伤杂志.2006,21(11):926

33.杨宝军,屈建平.张力带钢丝内固定及喙锁韧带修复术治疗锁骨外端骨折.中国矫形外科杂志,2005,13(2):154-155

34.黄公怡,王晓滨.肩关节创伤的治疗进展.中华创伤骨科杂志,2004,6(1):20-26

35.魏玉坤.重建钛板内固定治疗锁骨中段骨折.中华创伤骨科杂志,2004,6(12):1406-1407